사랑과 축하의 마음을 담아
이 책을 드립니다.

_____

_____

_____

선배 엄마들 9인이 고른 필수 정보들!
책 내용의 10%를 뽑아, 밑줄 표시!

◆

〈The Bible〉 시리즈의 밑줄 표시는, 9인의 선배 엄마들이 자신들의 육아 경험을 바탕으로 본문에서 10%(대략 5~15% 사이)를 가려 뽑은 체험적인 필수 정보입니다.

◆

10%의 선택 기준은, 선배 엄마들이 과거에 몰라서 힘들었던 부분, 중요 부분, 주의할 부분 등으로 밑줄 부분부터 먼저 읽어보기를 권장합니다.

── 주부 원고 검토단 ──

김혜경
(46세, 자녀 1명, 고양시 일산구)

도아 맘
(37세, 자녀 1명, 서울 성북구)

범준/민준 맘
(38세, 자녀 2명, 서울 강서구)

석한나
(31세, 자녀 2명, 광명시)

신지원
(41세. 자녀 3명. 서울 강서구)

양하나
(36세. 자녀 1명, 광명시)

예은/예승 맘
(42세, 자녀 2명, 서울 강서구)

이지안 맘
(33세. 자녀 1명. 서울 강서구)

정미옥
(38세, 자녀 3명, 부천시 원미구)

왜 이 책이 세계에서 가장 많이 읽힌 임신 출산의 바이블일까요

◆

최근 25년간 가장 영향력 있는 25권의 책 가운데 한 권이다.
USA 투데이

◆

단 한 권의 임신 관련 서적을 지녀야 한다면, 이 책이 바로 그 책이다.
사우스 플로리다 페어렌팅

◆

초보 엄마들에게 굉장한 바이블!
이 책이 없었다면 전 아마 몸무게가 10킬로그램은 더 나갔을 테고
너 정신없이 살았을 거예요.
캐서린 스코브, 아이들 엄마

◆

두 차례의 임신을 경험하면서 이 책을 꼼꼼하게 읽었어요.
그리고 소아과 의사로서 이 책의 내용이 옳다는 걸 알았지요.
수전 월터 맨기아멜리, 의학박사

◆

첫 아이를 출산하든, 다섯 째 아이를 출산하든,
출산을 앞둔 예비엄마라면 '반드시 지녀야 할' 책.
소피아 가르시아, 아이들 엄마

◆

저는 제 환자들에게 이 책 한 권만 있으면 된다고 추천합니다.
엘리자베스 도일, 의학박사

◆

이 책은 말 그대로 없는 게 없어요.
건강하고 행복한 임신 기간을 위해 이 책보다 완벽하면서도 푹 빠질 만큼
재미있게 안내해주는 책은 한 번도 본 적이 없답니다.
수잔 케인, 베이비토크 매거진 편집장

◆

이 책은 무수한 정보들로 가득 차 있어,
임산부의 침대 옆 탁자 위에 두고 수시로 들여다보아야 한다.
아메리칸 베이비

◆

많은 사람들이 읽고 또 읽으면서 무수한 사랑을 쏟는 보물 같은 책이 될 것이다!
산전 검사든 의학 요법이든, 이 책 안에는 없는 게 없다.
- 자넷 찬, 페어렌팅 그룹 편집장.

◆

철저하고 빈틈없는 정보로 예비 아빠 엄마의 걱정을
깨끗이 해결해주는 최고의 책.
로스엔젤리스 타임스

◆

이 책은 믿을 수 없을 만큼 굉장한 임신 관련 서적입니다.
사용하기도 무척 쉬울 뿐만 아니라 색인이 무척 훌륭해요.
어떤 주제든 바로바로 찾아볼 수 있습니다.
브렌다 스몰레강, 공인등록 간호사

◆

이 책은 정말 대단해요.
이 책이 없다면 어떻게 임신 기간을 보낼 수 있을지 상상도 안 돼요.
미란다 맥코이, 아이들 엄마

◆

임신 사실을 확인하자마자 이 책을 읽기 시작했어요.
이 책은 스트레스 없이 임신 기간을 보낼 수 있도록 지침이 되어주었답니다.
캐롤린 골드스테인, 아이들 엄마

◆

부모의 두려움을 가라앉히고 유용한 정보를 제공해주는
놀라운 책입니다. 적극 추천합니다!
도니카 L. 무어, 의학박사

◆

편안하고 읽기 쉬우며, 제목에서 내건 약속을 충실하게 지켜준다.
마더후드

The Bible

① 임신 출산 수업

WHAT TO EXPECT® WHEN YOU'RE EXPECTING, 4TH EDITION
by Heidi Murkoff and Sharon Mazel
Copyright © 1984, 1988, 1991, 1996, 2002, 2008 by What to Expect LLC
What to Expect® is a registered trademark of What to Expect LLC
Korean translation copyright © 2014 by DASAN BOOKS CO., LTD.
This Korean edition published by arrangement with What to Expect LLC c/o
Renaissance Literary & Talent, through Shinwon Agency Co.

이 책의 한국어판 저작권은 신원에이전시를 통해 저작권자와 독점 계약한 다산북스에 있습니다.
저작권법에 의해 한국 내에서 보호를 받는 저작물이므로 무단 전재와 무단 복제를 금합니다.

The Bible

①
임신 출산 수업

하이디 머코프 · 샤론 마젤 지음
서민아 옮김
김병인 · 이유미 감수

다산
사이언스

깊은 감사를 드리며

♦♦♦

지난 23여 년간 내가 배운 두 가지가 있다면, 아이들은 혼자 크지 않는다는 것과 책은 저절로 써지지 않는다는 것입니다. 아무리 오랫동안 백지를 뚫어지게 바라봐도 말입니다.

다행히 저는 아이를 키우는 일이든 책을 쓰는 일이든 혼자서 해내지 않아도 되었습니다. 아이를 키우는 일에 대해서는(공식적으로는 아이를 다 키웠다고 말하긴 하지만, 솔직히 말해 어디 아이 키우는 일에 끝이 있나요?) 남편 에릭이 최고의 파트너가 되어주었습니다. 책을 쓰는 일에 대해서도 마찬가지입니다. 수십 명의 동료와 친구들이 참여해주어, 《The Bible ① 임신 출산 수업》의 네 번째 개정 작업을 지원하고 통찰력과 아이디어를 아낌없이 쏟아부어주었습니다.

도움을 준 이들 가운데 다른 작업을 위해 떠난 사람들도 있지만, 초판을 작업하는 처음부터 지금까지 줄곧 함께 해준 이들도 있습니다. 그들에게 깊이 감사합니다.

샌디 해서웨이, 〈The Bible〉 시리즈에 기울인 공헌에 감사합니다. 당신은 훌륭한 동지이자 더할 나위 없는 친구입니다.

수잔 래퍼, 편집자이며 친구인 당신은 《The Bible ① 임신 출산 수업》의 구상부터 네 차례가 넘는 교정에 이르기까지 꼼꼼하게 작업을 관리했습니다. 더구나 우리는 수잔 덕분에 잊지 못할 별명을 갖게 되어 3,500만 부를 출간한 것은 말할 것도 없고 수백 개의 신문 머리기사와 만화, 패러디들을 만들어내지 않았던가요.

피터 워크맨, 당신은 보기 드물게 진실하며 목표한 바를 향해 꿋꿋하게 앞으로 나가는 출판인으로, 서점들이 우리 책을 신뢰하지 않을 때에도 당신만은 우리 책이 많은 사랑을 받으리라 굳게 믿었습니다. 또한 더디지만 꾸준히 시간을 들여 〈The Bible〉 시리즈라는 작고 여린 싹을 뿌리 내리게 했으며, 포기할 법도 한, 그래서 포기하기도 했던 시리즈들을 결코 포기하지 않았습니다.

그 밖에 4판 개정에 도움을 준 많은 사람들에게 감사합니다. 표지 디자인을 예술적으로 변화시키려는 우리의 시도를 믿어주고, 매우 도전적이고 파격적인 변신을 일일이 감독하고 지시한 데이비드 매트, 그러한 변신을 묵묵히 기다려주고, 마법과도 같은 근사한 삽화를 그려준 존 길만, 웨이항 탕뿐 아니라 저 역시 가장 좋아하는 디자이너인 리사 홀랜더, 일러스트레이터 팀 오브라이언, 리넷 파르망티에, 캐런 쿠차, 잘 생긴 태아를 그려준 톰 뉴섬, 순리대로 일을 진행시켜 모든 작업을 원활하게 해준 아이린 뎀춰쉰, 그 밖에 수즈2(수지 볼로틴), 헬렌 로스너, 베스 도티, 발터 바인츠, 제니 맨들, 킴 스몰, 그리고 에이미 콜리를 비롯해 이번 작업에 함께해준 대단히 뛰어난 동료들에게 감사합니다.

저의 파트너 샤론 마젤. 당신은 저의 미니미이며, 저보다 훌륭한 저의 반쪽이자 정말 사랑하는 가장 소중한 친구입니다. 대단한 엄마 밑에서 저와 함께 자란 저의 형제들, 다니엘라와 아리안, 키라. 우리는 부득이한 경우가 아니면 아프거나 뼈가 부러지는 일 없이 건강하게 자랐습니다. 온화한 품성을 지닌 우리 집 주치의 제이, 훌륭한 생물학 수업을 해주어 감사하고, 무엇보다 샤론의 인생을 이해하게 해주어 감사합니다.

뛰어난 의학 전문가 찰스 록우드, 간결하고 정확한 조언을 해주고, 의학적인 부분과 그 외의 부분에 세심한 주의를 기울이며, 엄마들과 아기들에게 깊은 연민을 보여주었습니다. 당신의 해박한 지식과 놀라운 경력(당신의 이력서를 보고 어찌나 놀랐던지요), 세심한 배려는 정말이지 믿기 어려울 정도입니다.

스티븐 페트로우, 마이크 케리아코스, 벤 울린, 짐 커티스, 사라 허터, 그 밖에 워터프론트 미디어의 내 훌륭한 친구들과 동료들은 《The Bible ① 임신 출산 수업》을 현실로 만들어주었습니다. 또한 엄마들의 동호회에도 감사합니다. 덕분에 우리의 웹 사이트가 더욱 특별한 공간이 되었을 뿐만 아니라 엄마들의 임신 상태와 갓 태어난 아기, 이제 막 걸음마를 뗀 아기에 대한 정보를 매일 공유할 수 있었습니다.

저의 소중한 두 친구들, 마크 챔린과 앨런 네빈스. 마크 챔린은 법에 대한 예리한 통찰력과 뛰어난 사업 수완을 지녔고 굳은 의리로 지원을 아끼지 않았습니다. 앨런 네빈스는 능수능란한 관리 능력과 뛰어난 수완을 발휘하며 끝없는 인내심과 끈기를 보여주고 늘 격려해주었습니다.

제니퍼 게디스와 프랜 크리즈는(끊임없이 체크하고, 체크하고 또 체크하면서!) 우리가 모든 사실을 명쾌하게 이해할 수 있도록 도와주었습니다. 제시카 우 박사는 임신 기간 중 피부 관리에 대해 흠잡을 데 없이 완벽한 조언을 해주었으며, 하위 만델 박사는 제가 해마다 저의 연감에 몰래 집어넣는《The Bible ① 임신 출산 수업》에 관한 질문들에 척척 대답해주었습니다. 언제나 격려를 아끼지 않는 What to Expect 재단의 상무이사인 리사 번스타인은 기적을(열 달을 다 채우는 완벽한) 일으켰습니다. 조에와 테디, 단 두브노에게도 감사합니다.

제가 하는 모든 일에 함께했으며 언제나 영원토록 그렇게 해줄 저의 파트너 에릭, 위에 열거한 이유들은 물론이고 그 이상의 무수한 이유들로 말로 다 할 수 없는 감사를 전합니다. 에릭과 함께했기에 일과 즐거움을 동시에 누릴 수 있었습니다. 당신을 영원히 사랑합니다. 사랑하는 사람에 대해 말이 나온 김에 몇 사람 더 열거하겠습니다. 모든 사람을 일일이 열거하기는 불가능하니 두 아기들의 이름을 대표로 이야기해야겠습니다. 처음부터 모든 과정을 함께 시작해준 아기 엠마와 뒤이어 작업에 참여해준 아기 와이어트, 이들은 저의 자랑이자 기쁨이 되어주었습니다. "아기들아, 사랑한다. 너희들 덕분에 운 좋은 엄마가 될 수 있었단다."

아버지이자 친구(그 다음은 더 나열할 필요도 없겠지요)인 사랑하는 하워드 아이젠버그, 사랑과 격려를 보내준 빅토르 샤가이(그리고 존 아니엘로), 세계 최고의 친척이며 역시 세계에서 제일 깔끔한 애비와 노먼 머코프에게도 감사를 보냅니다. 또한 레이첼과 에단, 리즈, 샌디의 놀라운 세 아이들, 그녀의 애인 팀에게도 감사합니다.

여성과 아기들을 지지하는 산부인과학회와 임신 기간을 더 안전하고 행복하게 보낼 수 있도록 예비 부모들을 위해 매 시간 심혈을 기울여 애쓰는 모든 의사, 간호사, 임상 간호사들에게도 감사합니다. 그 가운데에서도 《The Bible ① 임신 출산 수업》을 개정할 때마다 보다 알찬 내용으로 꾸밀 수 있도록 도움을 준 모든 예비 엄마들, 초보 엄마들, 경력이 많은 엄마들, 그리고 아빠들에게 특히 감사합니다. 전에도 말한 바 있고 앞으로도 거듭 말하겠지만, 부모들은 나의 가장 소중한 자산으로, 앞으로도 많은 카드와 편지, 이메일을 부탁합니다!

모두에게 다시 한 번 깊이 감사하고, 여러분 모두의 소망이 이루어지길 진심으로 바랍니다!

하이디 머코프 *heidi*

임신과 출산, 세심하고 정확한 정보가 필요합니다

◆◆◆

우리는 21세기 정보화 시대를 살아가고 있습니다. 인터넷이 보편화된 것은 물론, 퍼스컴이 장착된 스마트폰까지 늘 우리 곁에 있지요. 덕분에 우리는 살아가면서 생기는 호기심을 언제든지 실시간 검색으로 해결할 수 있게 되었습니다. 그야말로 정보의 홍수 속에서 살아가고 있는 것입니다. 그런데 이런 정보의 홍수는 우리에게 큰 혼란을 가져다줍니다. 수많은 정보 속에서 필요한 정보를 찾았다고 할지라도 그 수준이 얕을 때가 많고, 깊이 들어가보면 신뢰할 만한 정보인지 가늠하기 어려운 경우가 많기 때문입니다.

특히, 임신과 출산에 관한 정보는 태아와 산모의 건강과 생명에 직접적인 영향을 줄 수 있기 때문에 전문가의 세심하고 정확한 정보가 필요합니다. 그런데 이런 환경에서는 아쉬울 때가 많습니다. 저는 이 책을 감수하면서 왜 미국에서 이 책이 베스트셀러가 되었는지 쉽게 이해할 수 있었습니다. 깔끔하게 정리된 각 장의 제목은 아기를 갖기 전부터 산후조리를 할 때까지 시간의 흐름에 따라 필요한 정보를 바로바로 찾아볼 수 있게 해줍니다. 임신과 출산에 대해 광범위하게 다룬 내용은 언제든지 당혹스러운 상황을 해결하고, 사소한 궁금증에도 말끔한 해답을 얻을 수 있도록 해줍니다. 또한 맨 뒤에 정리되어 있는 찾아보기는 세세한 정보를 보다 쉽게 찾아 볼 수 있도록 도와줍니다. 더욱이 전반적인 내용을 문답식으로 정리해놓아 독자들이 보다 쉽게 접근할 수 있도록 하고 있습니다. 이런 여러 가지 장점으로 인해 늘 시간에 쫓기면서도 정확한 정보가 필요한 현대인들에게, 이 책이 큰 도움이 될 것이라고 확신합니다.

김병인 (의학박사)
인정병원 원장

이유미 (의학박사)
청담마리산부인과 원장

네 번째 개정판 추천의 글

❖❖❖

어느 날 한 환자에게 진심 어린 감사의 편지 한 통을 받았습니다. 편지에는 건장한 대학생 하키 선수의 사진 한 장이 동봉되어 있더군요. 바로 제가 19년 전 출산을 도운 바로 그 아이였던 겁니다! 정말이지 저는 세상에서 가장 근사한 일을 하고 있습니다. 인간이 경험하게 될 가장 기쁘고 황홀하고 놀라운 순간, 바로 자기 아이가 태어나는 순간을 함께하니 말입니다. 그것도 한두 번이 아니라 수없이 되풀이해서 말이지요. 물론 산부인과 의사라는 직업은 힘든 순간도 맞이하기 마련입니다. 새벽 3시에 죽도록 피곤한 상태에서도 출산을 도와야 할 때도 있고, 임신부가 좀처럼 출산할 기미가 보이지 않아 초조하고 답답한 때도 더러 있지요. 때로는 아드레날린이 솟구칠 정도로 극도의 흥분 상태가 되기도 하고, 도전 의식을 불러일으키는 환자를 만나기도 하고, 어쩔 수 없이 복잡한 감정들이 밀려들기도 하지만, 대체로 이 일은 아주 즐겁습니다.

어떤 면에서 산부인과 의사로 일하는 것은 아마도 여러분의 임신 과정과 비슷하지 않을까 싶습니다. 매일 작은 모험을 감행해야 하지만 대체로 즐거운 임신 과정 말이지요. 《The Bible ① 임신 출산 수업》을 곁에 두는 것은 이 모험 여행을 즐기는 동안 여러분을 안내해줄 개인 산부인과 의사와 동행하는 것과 같습니다. 나는 지난 몇 년 동안 이 책을 추천해왔고, 이번 네 번째 개정판 역시 매우 즐겁게 읽었습니다. 그도 그럴 것이, 최고의 임신 안내서가 더욱 알찬 정보로 채워졌으니 말이지요. 완전히 새롭게 바뀐 이번 개정판은 지혜로우면서도 재미있고, 빈틈없이 철저하면서도 현실적이며, 경험이 풍부하면서도 열정적이고, 조직적이면서도 공감할 줄 아는, 여러분이 선호하는 의사에게서 들을 수 있는 유익한 정보와 조언으로 가득 차 있습니다.

이 책은 임신 전에 무엇을 해야 하고, 무엇은 하지 말아야 하는지 강력하게 권고하므로, 임신을 시도하기 전에 먼저 이 책을 읽는 것이 좋습니다. 또한 이 책은 이러한 이해를 바탕으로 건강한 임신을 할 수 있도록 친절하게 안내해줄 것입니다. 뿐만 아니라 앞으로 여러분의 생활 방식이며 직장 생활, 식단 등을 어떻게 변화시켜야 할지에 대해서도 차근차근 설명합니다. 이 책의 가장 큰 장점 가운데 하나는 매달 일어나는 변화에 대해 알려주는 것입니다. 정확하게 말하면 자궁 속의 태아가 어떻게 자라고 있는지 무얼 하고 있는지, 주 단위로 안내한다고 할 수 있지요. 물론 임신부의 변화 양상(배의 상태뿐만 아니라 머리부터 발끝까지 전신의 변화 양상)과 임신부의 기분까지 함께 설명하고요. 남편이 무엇을 해야 할지도 알려주고, 어떤 검사를 왜 받아야 하는지도 꼼꼼하게 검토합니다. 그리고 마지막 부분쯤에서는 자연분만이든 제왕절개든, 출산일을 차분히 맞이할 수 있도록 여러분을 준비시켜줍니다. 여러분은 출산 계획, 진진통과 가진통을 구별하는 법, 분만하기에 좋은 자세 등을 배우게 될 것입니다. 또한 출산 시 통증, 태아 전자 감시기, 회음부 절개, 산통 완화, 마취 등 뭘 궁금하게 여겨야 할지 몰랐던 부분까지도 친절하게 해답을 들을 것입니다. 이처럼 《The Bible ① 임신 출산 수업》은 출산 전 과정에서 일어날 수 있는 모든 양상들에 대해 철저하고 꼼꼼하게 여러분을 안내합니다.

한편 이 책은 우울감과 우울증을 구분하는 요령을 제공하는 등 산후조리 기간에 대해서도 다룹니다. 그리고 임신 중에 발생하는 모든 문제들을 한 장에 할애하여, 해당하는 문제가 있을 경우 쉽게 찾아 읽을 수 있도록 했으며, 아무런 문제가 없을 경우 건너뛸 수 있도록 했습니다. 천식과 고혈압, 당뇨와 같은 일반적인 질병이 있는 여성의 임신은 물론 그 여성들이 정상적으로 임신할 가능성을 극대화하는 방법에 대해서도 다룹니다. 더불어 유산을 경험할 경우 어떻게 해야 하는지, 깊은 위로를 보내는 것과 더불어 현실적인 대처 방안을 알려줍니다. 남편이 해야 할 일도 빠뜨리면 안 되겠지요. 이 책은 남편으로 하여금 훌륭한 코치가 될 수 있도록 매우 실질적인 길잡이가 되어줍니다. 다태아를 임신한 예비 부모에 대한 문제도 다룹니다. 한 장 전체에 다태아에 대한 무수한 궁금증과 중요하게 짚고 넘어가야 할 사항들에 대해 설명해놓았습니다.

산부인과 전문의로서 이 책이 무척 방대한 정보를 다루고 있다는 사실이 대단히 인상 깊었습니다. 또한 편집자의 한 명으로서, 간단명료하고 설득력 있는 문체에 다시 한 번 깊은 인상을 받았습니다. 그리고 남편이자 아버지로서 예비 엄마들과 그들의 남편들이 반드시 알아야 할 사항이 무엇인지 저자들이 잘 알고 있다는 사실에도 깊은 인상을 받았지요. 그러나 이 책이 얼마나 많은 사람들에게 사랑받고 있는지 가장 잘 아는 방법은, 뭐니 뭐니 해도 수백 명의 임신부들이 나와 내 직원들, 그리고 병원 대기실에서 차례를 기다리는 다른 임신부들에게 입에 침이 마르도록 이 책을 칭찬한다는 사실에 있을 겁니다.

이 책을 읽는 여러분은 아마도 최근에 임신을 했거나 이제 곧 임신을 하게 되겠지요. 정말 축하드립니다! 여러분에게 조언을 하자면, 편안하게 등을 기대고 계속해서 이 책을 읽어나가라고 말씀드리고 싶습니다. 여러분은 이제 곧 일생에 단 한 번뿐인 모험을 시작해야 할 테니까요.

찰스 J. 록우드(의학박사)
예일대학교 의과대학 여성건강센터 교수 겸
산부인과 및 생식과학센터 회장

차 례

감사의 글: 깊은 감사를 드리며 ... v

추천의 글 1: 임신과 출산, 세심하고 정확한 정보가 필요합니다 ... viii

추천의 글 2: 네 번째 개정판 추천의 글 ... ix

머리말: 이 책은 왜 거듭 개정되어야 할까요? ... xxii

제1부 가장 먼저 준비할 사항

1장. 임신 전 ... 2
예비 엄마의 임신 준비 ... 2
예비 아빠의 임신 준비 ... 10

2장. 임신일까? ... 13
무엇이든 물어보세요 Q&A ... 13
　　임신 초기 증상 13 • 임신 진단 방법 15 • 임신 테스트기의 선이 흐리게 나올 때 16 • 더 이상 양성반응이 나오지 않을 때 17 • 자꾸 음성반응이 나오는데 18 • 첫 번째 병원 방문 18 • 출산 예정일 계산법 19

ALL ABOUT : 의사 선택과 검진 ... 20
　　산부인과 의사 20 • 산부인과 의사 진료 21 • 내게 맞는 의료진 찾기 21 • 의료진 결정하기 21 • 임신부와 의사의 협력 관계 22

3장. 개인 임신 프로필 ... 27
무엇이든 물어보세요 Q&A (부인과 병력) ... 27
　　임신인 줄 모르고 피임을 했어요 27 • 자궁근종이 있었어요 28 • 자궁내막증을 앓고 있어요 29 • 질 확대경 검사를 받았다면요? 29 • 인유두종바이러스, 괜찮을까요? 30 • 헤르페스, 아기도 위험할까요? 32

무엇이든 물어보세요 Q&A (산과 경력) ... 32
　　시험관 수정이라 걱정돼요 32 • 두 번째 임신에 잘 적응하려면요? 33 • 아기를 낳고 바로 또 임신했어요 36 • 임신 경험이 많은데 문제가 되지 않을까요? 37 • 임신중절 경험이 있어요 39 • 또 조기분만 할까 봐 걱정돼요 40 • 자궁경부 무력증인 경우 40 • Rh 부적합인 경우 41

무엇이든 물어보세요 Q&A (일반 병력) 43

풍진 항체 역가가 낮아요 43 • 비만인데 괜찮을까요? 43 • 저체중인데, 임신에 문제없을까요? 45 • 식이장애가 있어요 45 • 35세 이후의 임신은요? 47 • 예비 아빠의 나이가 임신에 미치는 영향은요? 49 • 유전질환 상담을 받을까요? 49

ALL ABOUT : 산전 검사 50

임신 초기 51

임신 초기 초음파검사 51 • 순차적 통합분석검사 1차 52 • 융모막 융모 생검 53

임신 중기 54

쿼드 검사 54 • 양수천자 55 • 임신 중기 초음파검사 58

4장. 임신 기간의 라이프 스타일 59

무엇이든 물어보세요 Q&A 59

운동해도 돼요? 59 • 커피를 끊어야 하나요? 59 • 임신한지 모르고 술을 마셨어요 61 • 오랫동안 담배를 피워왔어요 63 • 남편이 담배를 피워요 65 • 탄산음료가 먹고 싶어요 66 • 약물을 복용했어요 66 • 휴대전화 통화를 오래 해도 괜찮을까요? 67 • 전자레인지에서 나오는 전자파, 괜찮나요? 67 • 온수 욕조를 이용해도 될까요? 68 • 고양이를 기르고 있어요 68 • 집 안의 유해 물질, 정말 심각할까요? 69 • 대기오염도 해가 되죠? 73

ALL ABOUT : 보완대체의학 74

5장. 임신 기간에 잘 먹기 77

임신 기간의 권장 식단 77

건강한 식습관을 실천하는 기본 원칙 78 • 임신 기간의 하루 필수영양소 82

무엇이든 물어보세요 Q&A 92

우유가 싫어요 92 • 붉은 육류를 못 먹어요 93 • 채식주의자, 영양이 부족해지지 않으려면요? 93 • 저탄수화물 식사를 계속해도 될까요? 94 • 콜레스테롤이 걱정돼요 95 • 정크푸드를 너무 좋아해요 95 • 외식이 잦아요 96 • 식품의 영양 성분표, 너무 어려워요 97 • 생선초밥, 먹지 말까요? 98 • 매운 음식, 먹어도 되나요? 98 • 상한 음식을 먹었어요, 어떡하죠? 98 • 설탕 대신 인공감미료, 괜찮을까요? 99 • 허브차, 마셔도 될까요? 102 • 식품첨가물, 먹어도 될까요? 102

제2부 임신 그리고 아기의 탄생(임신부터 출산까지)

6장. 임신 1개월 1~4주 108
이달에 아기는 108
어떤 느낌일까? 110
첫 산전 내원의 검사 내용 111
무엇이든 물어보세요 Q&A 113
    임신 소식을 언제 알릴까요? 113 • 비타민 보충제를 복용할까요? 113 • 늘 피곤해요 114 • 입덧에 대해 궁금해요 116 • 침이 자꾸 고여요 120 • 입에서 금속성 맛이 나요 121 • 소변을 너무 자주 보거나 그 반대인 경우 121 • 유방의 변화, 괜찮을까요? 122 • 아랫배에 압박감이 느껴져요 123 • 속옷에 얼룩이 묻었어요 124 • HCG 수치의 의미는요? 126 • 스트레스 해소법은요? 126

ALL ABOUT : 임신 기간에 내 몸 가꾸기 129
    머리카락 129 • 얼굴 130 • 치아 131 • 몸매 131 • 손발 관리 133

7장. 임신 2개월 5~8주 134
이달에 아기는 134
어떤 느낌일까? 135
이달의 검사 내용 136
무엇이든 물어보세요 Q&A 136
    속 쓰림과 소화불량이 있어요 136 • 음식이 당기지 않거나 식탐이 심한 경우 138 • 정맥이 보여요 139 • 거미줄처럼 뻗은 정맥은 뭐죠? 139 • 하지정맥류를 예방하려면요? 140 • 골반이 아프고 부었어요 141 • 피부에 뭐가 났어요 141 • 피부가 너무 건조해요 142 • 습진이 악화됐어요 143 • 배 모양이 자꾸 달라져요 144 • 예전 몸매를 되찾지 못할까 봐 불안해요 145 • 자궁의 크기가 작아요 145 • 자궁의 크기가 커요 145 • 소변을 보기 어려워요 145 • 감정 기복이 심해요 146 • 우울증이 있는 것 같아요 147

ALL ABOUT : 임신 기간의 체중 증가 149
    얼마나 증가해야 할까? 149 • 어떤 비율로 증가해야 할까? 150

8장. 임신 3~4개월 9~13주   153

이달에 아기는   153

어떤 느낌일까?   154

이달의 검사 내용   155

무엇이든 물어보세요 Q&A   156

    변비가 심해요 156 • 변비가 없어요 158 • 설사에 가까운 변이 나와요 158 • 배에 가스가 차요 158 • 두통이 너무 심해요 159 • 튼살 예방법은요? 162 • 몸무게가 늘어나지 않거나 너무 많이 늘어나는 경우 163 • 벌써 배가 나왔어요 164 • 쌍둥이인 줄 어떻게 알죠? 165 • 성적 욕구가 시들해지거나 왕성해진 경우 165 • 오르가슴 후의 복부 경련, 괜찮을까요? 167

ALL ABOUT : 임신과 직장 생활   168

    상사에게 임신 사실을 보고할 시기 168 • 임신 사실 보고하기 170 • 직장에서도 편안하게 생활하려면? 171 • 직장에서의 안전 대책 173 • 계속해서 직장 다니기 176 • 직장을 옮겨볼까? 177

9장. 임신 4~5개월 14~17주   179

이달에 아기는   179

어떤 느낌일까?   180

이달의 검사 내용   181

무엇이든 물어보세요 Q&A   182

    충치가 생겼어요 182 • 숨쉬기가 힘들어요 183 • 코가 막히고 코피가 나요 184 • 임신 후 코를 고는데, 왜 그럴까요? 184 • 알레르기가 심해졌어요 185 • 질 분비물이 나와요 186 • 고혈압이라 걱정돼요 186 • 소변에서 당이 검출되었어요 187 • 빈혈이 임신부에게 흔한 증상인가요? 188 • 태동을 아직 못 느꼈어요 188 • 뚱보가 된 것 같아 신경이 쓰여요 189 • 임부복을 입기 싫어요 190 • 문득문득 겁이 나요 192 • 원치 않는 충고에 짜증나요 193 • 허락 없이 배를 만지면 불쾌해요 193 • 건망증이 생겼나 봐요 194

ALL ABOUT : 임신 기간의 운동   195

    엄마한테 좋은 운동의 효과 195 • 아기한테 좋은 운동의 효과 196 • 임신 중에 올바르게 운동하는 법 197 • 임신 기간에 할 수 있는 운동 202 • 운동을 하지 않아야 하는 경우 208

10장. 임신 5~6개월 18~22주 ... 210

이달에 아기는 ... 210
어떤 느낌일까? ... 211
이달의 검사 내용 ... 212
무엇이든 물어보세요 Q&A ... 213

덥고 땀이 나요 213 • 현기증이 심한데, 문제없겠죠? 213 • 허리가 너무 아파요 214 • 배가 쑤시고 아파요 217 • 발이 커졌어요 217 • 머리카락과 손톱이 빨리 자라요 219 • 시력이 나빠지는 듯해요 220 • 태동이 느껴지다 안 느껴져요 220 • 임신 중기에도 초음파검사를 받아야 하나요? 221 • 태반의 위치가 걱정돼요 221 • 엎드려 자면 안 되죠? 222 • 태교를 해야 할까요? 223 • 큰아이를 안아주면 몸에 무리가 갈까요? 224 • 아기를 돌본다는 건 뭘까요? 224 • 안전벨트, 어떻게 착용하나요? 225 • 여행을 떠나고 싶어요 226

ALL ABOUT : 임신부와 성 ... 230

임신 기간의 성생활 230 • 임신 중 성생활에 영향을 미치는 요인 231 • 섹스를 제한해야 하는 경우 234 • 횟수는 적어도 즐거움은 두 배로 235

11장. 임신 6~7개월 23~27주 ... 237

이달에 아기는 ... 237
어떤 느낌일까? ... 238
이달의 검사 내용 ... 239
무엇이든 물어보세요 Q&A ... 240

잠을 이루지 못해요 240 • 배꼽이 튀어나왔어요 242 • 태동이 들쑥날쑥해요 242 • 배가 가려워요 243 • 물건을 자꾸 떨어뜨려요 244 • 손에 감각이 없어요 244 • 다리에 쥐가 나요 245 • 치질 예방법은요? 246 • 유방에 멍울이 잡혀요 247 • 출산이 너무 고통스러울 것 같아요 248 • 진통이 어색해요 249 • 진통을 스스로 통제하고 싶어요 250 • 병원이 낯설어요 250

ALL ABOUT : 예비 아빠의 임신 준비 ... 251

출산 교실에 참여하면 좋은 점 251 • 출산 교실 선택하기 252 • 출산 교실의 종류 253

12장. 임신 7~8개월 28~31주 　　　　　　　　　　　　　　　　　　　256

이달에 아기는 　　　　　　　　　　　　　　　　　　　　　　　256

어떤 느낌일까? 　　　　　　　　　　　　　　　　　　　　　　257

이달의 검사 내용 　　　　　　　　　　　　　　　　　　　　　258

무엇이든 물어보세요 Q&A 　　　　　　　　　　　　　　　　　259

　　　　또다시 피로가 몰려와요 259 • 발이 심하게 부어요 260 • 두드러기가 났어요 261 • 허리와 엉덩이가 아파요 261 • 하지불안증후군인가 봐요 262 • 태아도 딸꾹질을 하나요? 263 • 넘어져서 배가 바닥에 부딪쳤어요 263 • 오르가슴 후에 태동이 없어요 264 • 아기 꿈을 시도 때도 없이 꿔요 265 • 할 일이 너무 많아요 267 • 출산 계획을 세워야 하나요? 268 • 글루코스 선별검사가 뭐죠? 270 • 저체중아를 낳지 않으려면요? 272

ALL ABOUT : 진통 완화 방법 　　　　　　　　　　　　　　　　272

　　　　약물을 이용한 통증 관리 273 • 보완대체의학을 이용한 통증 관리 276 • 통증 완화 방법 결정하기 278

13장. 임신 8~9개월 32~35주 　　　　　　　　　　　　　　　　　　　279

이달에 아기는 　　　　　　　　　　　　　　　　　　　　　　　279

어떤 느낌일까? 　　　　　　　　　　　　　　　　　　　　　　280

이달의 검사 내용 　　　　　　　　　　　　　　　　　　　　　281

무엇이든 물어보세요 Q&A 　　　　　　　　　　　　　　　　　282

　　　　자궁이 조이는 느낌이 들어요 282 • 아기 발이 제 가슴에 끼인 것 같아요 282 • 숨쉬기가 힘들어요 283 • 웃을 때 소변이 새요 284 • 사람들이 배 모양에 대해 이러쿵저러쿵해요 284 • 키가 작은데 출산에 지장이 없을까요? 286 • 아기가 너무 큰 것 아닐까요? 286 • 태아의 자세를 어떻게 알 수 있죠? 287 • 아기가 거꾸로 있나요? 288 • 아기의 자세가 특이하다고 해요 290 • 의사가 제왕절개를 권해 속상해요 290 • 선택적 제왕절개 분만을 할까요? 293 • 제왕절개는 몇 번까지 할 수 있나요? 294 • 첫째는 제왕절개, 둘째는 자연분만 해도 될까요? 295 • B그룹 연쇄상구균이 뭐죠? 296 • 목욕해도 되나요? 297 • 운전해도 되나요? 298 • 여행을 가도 될까요? 298 • 섹스를 해도 되나요? 299 • 남편과의 관계가 소원해진 것 같아요 299

ALL ABOUT : 모유 수유 300

모유 수유가 아기에게 좋은 이유 300 • 모유 수유가 엄마에게 좋은 이유 302 •
분유를 선택하는 이유 303 • 모유 수유 결정하기 304 • 모유와 분유 함께 먹이기 305 •
모유 수유를 할 수 없거나 하면 안 되는 경우 305

14장. 임신 9~10개월 36~40주 308
이달에 아기는 308
어떤 느낌일까? 310
이달의 검사 내용 311
무엇이든 물어보세요 Q&A 311

또다시 소변이 자주 마려워요 311 • 모유가 새어 나오지 않아요 312 • 성관계 후 출혈이
있어요 312 • 공공장소에서 양수가 터지면 어쩌죠? 313 • 막달인데도 아기가 내려오는
느낌이 없어요 313 • 태동이 이전과 달라졌어요 315 • 출산전 증후군이 뭐죠? 316 •
언제 출산하게 될까요? 318 • 출산 예정일이 지났어요 318 • 첫째 때처럼 긴 진통을 할까
봐 겁나요 320 • 아기를 잘 돌볼 수 있을까요? 321

ALL ABOUT : 전진통과 가진통, 진진통, 어떻게 알까? 323

전진통의 증상 323 • 가진통의 증상 324 • 진진통의 증상 325 •
언제 병원에 연락할까? 325

15장. 진통과 분만 327
무엇이든 물어보세요 Q&A 327

점액질 마개가 사라졌어요 327 • 이슬 비침이 있어요 328 • 양수가 터진 것 같아요 328 •
양수가 거무스름해요 329 • 진통 중 양수가 부족하대요 329 • 자궁 수축이
불규칙해요 329 • 막 진통이 시작됐는데 병원에 연락할까요? 330 • 제 시간에 병원에
도착하지 못하면 어쩌죠? 330 • 다른 사람들은 진통이 아주 짧았다는대요? 331 •
진통이 시작되니 허리가 너무 아파요 332 • 의사가 유도 분만을 권해요 333 • 진통 중에
먹어도 될까요? 335 • 정맥내 주사, 맞아야 할까요? 336 • 태아 감시 장치를 연결해야
할까요? 337 • 인공적으로 양막을 파열하면 어떡하죠? 338 • 요즘은 회음절개술을 하지
않죠? 339 • 겸자를 이용할 일이 일어날까요? 340 • 흡입기를 이용한 사람도
있던데요? 340 • 진통 중에 좋은 자세는요? 341 • 출산 후 질이 늘어나면 어쩌죠? 342 •

피를 볼까 봐 두려워요 344

ALL ABOUT : 출산은 어떻게 이루어질까? 345

분만 1기 : 개구기 345

단계 1 : 준비기 345 • 단계 2 : 진행기 348 • 단계 3 : 이행기 353

분만 2기 : 만출기 355

분만 3기 : 후산기 360

제왕절개 분만 362

제3부 쌍둥이, 세쌍둥이 혹은 그 이상의 다태아
(둘 이상의 다태아 임신)

16장. 둘 이상의 다태아 임신 366

무엇이든 물어보세요 Q&A 366

쌍둥이인지 어떻게 진단하나요? 366 • 쌍둥이 전문의를 찾아봐야 할까요? 367 • 임신 증후군이 더 심한가요? 368 • 세쌍둥이면 세 배를 먹어야 하나요? 369 • 몸무게가 훨씬 더 늘어나나요? 371 • 운동해도 될까요? 371 • 쌍둥이라 두려워요 372 • 심술궂은 말들이 신경 쓰여요 373 • 아기들과 제가 건강할까요? 375 • 안정을 취해야 할까요? 377 • 쌍둥이 소실 증후군이 뭐죠? 377

ALL ABOUT : 다태아 출산, 어떻게 이루어질까? 378

다태아 임신부의 진통 378 • 쌍둥이 분만 방법은? 380 • 세쌍둥이 분만 방법은? 382

제4부 아기가 태어난 후

17장. 산후 회복기 - 출산 후 첫 주 384

어떤 느낌일까? 384

무엇이든 물어보세요 Q&A 385

피가 나왔어요 385 • 배가 쥐어짜는 듯이 아파요 386 • 회음부가 아파요 386 • 얼굴에 타박상과 멍이 생겼어요 388 • 소변을 보기 어려워요 388 • 대변을 보고 싶은데 수술 부위가 걱정돼요 391 • 땀이 너무 많이 나요 392 • 열이 나고 체온이 너무 높아요 392 • 젖몸살이 심해요 393 • 모유 수유를 하지 않는 경우 젖몸살은요? 393 • 모유가 잘 나오지 않아요 393 • 아기한테 아무 감정이 없어요 394 • 출산 직후 아기와 있는 것이 힘들어요 395 • 제왕절개 분만 후 회복 과정은요? 396 • 퇴원하면 아기를 어떻게 돌보죠? 398

ALL ABOUT : 모유 수유 시작하기 399

젖몸살을 완하하는 법 403 • 모유 수유 교육 406 • 젖이 샐 때 대처 방법 407 • 젖꼭지가 쓰라릴 때 대처 방법 408 • 유방에 문제가 생겼을 때 대처 방법 410 • 제왕절개 분만 후 모유 수유 412 • 다태아 모유 먹이기 412

18장. 산후 회복기 - 출산 후 6주 415

어떤 느낌일까? 415

산후의 검사 내용 416

무엇이든 물어보세요 Q&A 416

너무너무 피곤해요 416 • 머리카락이 너무 많이 빠져요 418 • 아직도 요실금이 낫지 않네요 418 • 대변이 찔끔 나왔어요 419 • 출산 후에도 허리가 심하게 아프네요 420 • 아기가 태어났는데도 우울해요 421 • 산후 우울증일까요? 423 • 출산 후 몸무게가 줄지 않아요 426 • 제왕절개 분만 후 회복 과정은요? 427 • 언제쯤 성관계를 해도 될까요? 427 • 모유 수유 중에도 임신이 될 수 있나요? 429

ALL ABOUT : 임신 전 몸매로 돌아가기 430

1단계 : 분만 후 24시간 431

2단계 : 분만 후 3일 434

3단계 : 산후 검진을 받은 뒤 434

제5부 예비 아빠의 임신 · 육아 · 생활 준비

19장. 아빠도 임신부 438

무엇이든 물어보세요 Q&A 438

아내를 어떻게 돌볼까요? 438 • 제가 왜 입덧을 할까요? 440 • 소외감이 들어요 441 •

자주 성관계를 해도 문제가 없나요? 442 • 이상한 꿈을 자주 꿔요 446 • 아내가 감정 기복이 너무 심해요 447 • 아내가 임신했다는데 왜 제가 우울할까요? 448 • 벌써부터 분만에 대한 부담이 커요 449 • 아기가 태어나면 생활이 달라질까 봐 두려워요 451 • 아빠가 된다는 것이 겁나요 453 • 모유 수유를 한다니 묘한 기분이 들어요 454 • 애착 형성이 잘되고 있는 걸까요? 455 • 성욕이 심하게 떨어졌어요 457

제6부 임신 기간을 건강하게

20장. 몸이 아플 때 462
무엇이든 물어보세요 Q&A 462

감기에 걸렸는데 아기가 괜찮을까요? 462 • 축농증인 것 같아요 464 • 독감 예방주사, 맞아도 될까요? 464 • 미열이 나요 465 • 큰아이가 패혈성 인두염에 걸렸어요 466 • 요로감염에 걸렸어요 466 • 질염에 걸렸어요 467 • 배탈이 났어요 469 • 유제품을 먹지 말아야 하나요? 469 • 톡소플라스마증에 걸릴까 봐 걱정돼요 470 • 거대세포바이러스에 걸릴 가능성은요? 471 • 제5병이 문제가 될까요? 471 • 홍역 예방주사를 맞아야 할까요? 473 • 볼거리에 걸리지 않으려면요? 473 • 풍진도 위험한가요? 474 • 큰아이가 수두에 노출되었어요 474 • 사는 곳이 라임병 위험 지역이에요 475 • A형 간염이 임신에 나쁜 영향을 미칠까요? 476 • B형 간염 보균자인데 아기에게 해로울까요? 476 • C형 간염도 위험할까요? 476 • 얼굴이 갑자기 축 늘어졌어요 477

ALL ABOUT : 임신 기간의 약물 복용 477

일반 약물 복용 478 • 임신 기간에 약물을 복용해야 한다면? 480

21장. 만성질환을 앓고 있다면? 482
무엇이든 물어보세요 Q&A 482

천식을 앓고 있어요 482 • 낭포성 섬유증을 앓고 있어요 484 • 항우울제를 복용하고 있어요 485 • 당뇨병을 앓고 있어요 486 • 간질 환자도 안전하게 임신할 수 있을까요? 490 • 섬유근육통을 앓은 적이 있어요 491 • 고혈압을 앓고 있어요 492 • 과민성대장증후군을 앓고 있어요 493 • 루푸스가 재발될까 봐 걱정돼요 494 • 다발성 경화증 진단을 받은 적이 있어요 494 • 선천적으로 페닐케톤뇨증을 앓고 있어요 495 • 하반신 마비지만 임신에 성공했어요 496 • 류머티즘성 관절염을 앓고 있어요 497 • 척추측만증이 있는데 임신에 지장을 줄까요? 497 • 갑상선 치료제를 계속 복용해도 될까요? 498

ALL ABOUT : 만성질환을 앓고 있는 경우 어떤 도움을 받을 수 있을까? 499

제7부 복잡한 임신

22장. 복잡한 임신 관리 502

임신 합병증 502

조기유산 502 • 후기 유산 505 • 자궁외임신 508 • 융모막하 출혈 509 • 임신오조 510 • 임신성 당뇨병 511 • 전자간증 512 • 헬프증후군 514 • 자궁 내 성장 제한 515 • 전치태반 516 • 태반조기박리 517 • 융모막 양막염 518 양수과소증 519 • 양수과다증 519 • 만삭 전 조기 양막 파열 520 • 조기 진통 521 • 치골 결합 기능 부전 522 • 탯줄 결찰과 얽힘 523 • 단일제대동맥 524

흔치 않은 임신 합병증 524

포상기태 524 • 융모막 암종 525 • 자간증 526 • 담즙울체 526 • 심부정맥혈전증 527 • 태반유착증 528 • 전치 혈관 528

출산 및 산후의 합병증 529

태아 곤란증 529 • 제대탈출 529 • 견갑골 난산 530 • 심각한 회음부 열상 531 • 자궁파열 531 • 자궁내번증 532 • 산후출혈 533 • 산후 감염 534

ALL ABOUT : 안정을 취해야 한다면? 535

안정을 취할 때 부작용을 최소화하는 방법 535 • 건강한 정신을 유지하는 방법 536

23장. 유산 극복하기 540

유산 540

자궁 내 사망 542 • 분만 중이나 분만 후 아기 사망 542 • 쌍둥이 중 한 아이를 잃었을 때 547 • 다시 임신 시도하기 549

찾아보기 551

이 책은 왜 거듭 개정되어야 할까요?

✦✦✦

24년 전, 저는 딸을 출산했고 책 한 권을 임신했습니다. 그러고 보니 얼마 안 되는 시간 안에 두 가지를 후딱 해치웠군요. 정말 바쁜 시기였어요. 제 아이 엠마 빙과 《The Bible ① 임신 출산 수업》이라는 두 아이를 보살피면서 수년에 걸쳐 이 아이들이 성장하고 발달하는 모습을 지켜보는 것은 기쁘고도 힘들고, 뿌듯하면서도 짜증스럽고, 흐뭇하면서도 신경 쓰이는 일이었습니다. 물론 여느 부모들과 마찬가지로 저 역시 하루 종일 그런 상태로 지낸 건 아니었습니다. (뭐, 엠마가 열세 살이었을 땐 일주일 내내 …… 아, 네, 좋아요, 인정하지요, 1년, 아니 어쩌면 2년 내내 그런 상태로 지내긴 했답니다.)

그리고 지금 또 한 번의 출산을 알리게 되어 얼마나 기쁜지 모릅니다. 이제 갓 태어난 이 책, 그러니까 《The Bible ① 임신 출산 수업》의 네 번째 개정판을 자랑하고 보여주는 지금 이 순간, 그 어느 때보다 뿌듯하군요. 이번 개정판은 처음부터 끝까지 완전히 새롭게 고쳐 쓴 완벽한 개정판으로, 참신한 모습, 새로운 시각, 더욱 다정한 목소리로 곧 부모가 될 여러분, 바로 당신을 위해 새로 태어났습니다.

그렇다면 개정된 《The Bible ① 임신 출산 수업》은 어떤 부분이 달라졌을까요? 제가 다 흥분이 될 정도로 아주 확 달라졌답니다. 먼저, 아주 작은 세포 덩어리에서 꼭 안아주고 싶은 갓난아기로 태어날 때까지 배 속 아기의 변화 상태에 대해 주 단위로 알려줍니다. 그리고 배 속 아기의 놀라운 성장에 따른 임신부의 변화, 그러니까 가슴앓이에 대한 문제에서 목욕에 관련된 궁금증, 방귀에 대한 문제, 진통, 견디기 힘든 수면 부족 문제 등에 대해서도 꼼꼼하게 알려줍니다. 그리고 전보다 더 많은 증상과 해결 방안을 제시하고, 미처 생각하지 못한 문제들에 대해서까지 해답을 제시합니다. 임신 기간 동안 효율적으로 직장 생활을 지속하는 방법에 대해서도 자세히 알려줍니다(임신이 직장 생활에 전혀 지장을 주지 않도록 말이지요!).

자, 이제 실용적인 분야에서 잠시 눈을 돌려, 임신 중에도 여전히 자신을 아름답게 가꾸는 방법에 대해 알아볼까요? 이번 개정판에서는 아름다운 예비 엄마가 되기 위한 정보들을 새롭게 소개했습니다. 얼룩덜룩 반점이 생기고 뾰루지가 나고 발진이 돋고 가렵고 너무 번들거리고 너무 건조하지만, 그럼에도 불구하고 예비 엄마인 자신의 피부를 사랑하는 법, 아니 적어도 이런 피부를 관리하는 법에 대해 알아봅니다. 자신의 피부와 머리카락, 손발톱 상태에 따라 어떤 화장품을 사용하는 것이 좋은지, 출산 때까지 치워버려야 할 화장품은 어떤 것인지에 대해서도 알아봅니다. 또한 섹스, 여행, 운동, 패션 등 임신 중 라이프 스타일과 임신과 관련된 건강 상태(산부인과 병력 및 기타 병력이 임신에 어떤 영향을 미치는지, 혹은 미치지 않는지), 인간관계, 감정 상태 등에 대해 많은 정보를 제공합니다.

책상에서 일하며 식사하는 스타일에서 급하게 먹어치우는 스타일, 엄격한 채식주의에서 저탄수화물 다이어트, 카페인 중독에서 인스턴트식품 중독 등 예비 엄마의 다양한 식습관에 대해 한 장에 걸쳐 현실적인 해결 방안을 제시합니다. 임신 전에 임신에 대한 사전 이해를 돕는 장을 확대했으며, 다태아를 임신한 많은 엄마들을 위한 장도 새롭게 마련했습니다.

뿐만 아니라 육아에 있어서 대단히 중요한, 그렇지만 때론 너무나 소홀한 예비 아빠들이 꼭 읽어보아야 할 정보들도 가득 담았습니다. 모든 사항들에 대해 가장 최신 정보를 제공하는 것은 말할 것도 없지요. 덕분에 이 책을 읽는 임신부들과 남편들은 산전 검사부터 진통, 출산에 이르기까지 모든 사항들에 대해 최신 정보를 이용할 수 있습니다.

늘 그렇듯 이번 네 번째 개정판에서 달라진 부분만큼이나 지금까지와 동일한 부분 또한 매우 중요합니다. 《The Bible ① 임신 출산 수업》을 처음 작업하기 시작했을 때 단 한 가지 사명만을 염두에 두었습니다. 바로 예비 부모들의 걱정을 덜고 그들이 보다 행복하게 임신을 즐길 수 있도록 하자는 것이었지요. 이 사명감은 점점 커지면 커졌지 조금도 변하지 않았습니다. 지금까지 발행된 개정판들과 마찬가지로, 이번 네 번째 개정판 역시 여러분의 질문에 해답을 주고, 여러분을 안심시키며, 여러분에 대해 이야기하고, 여러분과 함께 공감하며, 밤에도 깊이 숙면을 취할 수 있도록 돕기 위해(목욕탕으로 달려가거나 다리의 쥐를 풀고 요통을 완화하느라 정신없을 때에도 최소한 잠만큼은 실컷 잘 수 있도록 하기 위해) 만들어졌습니다.

제가 즐거운 마음으로 이 책을 작업했던 것처럼, 여러분도 새롭게 태어난 제 아이를 기쁘게 맞아주길 바랍니다. 그리고 여러분이 이제 막 예비 부모가 되었을 때, 이 책이 여러분에게 도움이 되길 바랍니다. 모두들 건강한 임신과 행복한 육아를 즐기길, 아울러 바라는 모든 일들이 다 이루어지길 기원합니다!

하이디 머코프

부모수업 전 일러두기

✦ 임신 출산 수업에 참여하신 모든 엄마, 아빠에게 알립니다.

1. 본문 중에 나오는 모든 나이는 '만' 나이를 뜻합니다.
2. 본문 중에 밑줄로 표시된 부분은 선배 주부들이 임신, 출산, 육아, 소아과 질병 상황을 경험하면서 궁금해했던 내용, 꼭 알고 싶었던 내용, 후배 주부들에게 알려주고 싶은 내용들을 선별하여 표시한 것으로 선택된 정보의 중요도와 선호도에 개인차가 있을 수 있습니다.
3. 본서는 미국 책의 번역서로 미국의 실정이 어느 정도 반영되어 있습니다. 원서의 내용 중 본 한국 번역서에 소개할 가치가 거의 없다고 판단되는 내용은 편집 과정 중 제외하였으나, 글로벌 시대에 살면서 국내에 소개할 가치가 높은 내용은 미국의 상황이라 해도 과감하게 그대로 실었습니다. 때문에 책의 어떤 내용은 아직 한국에 정착되지 않았거나 한국의 상황과는 다소 다를 수 있지만, 다른 나라 시스템과 선진국 주부들은 어떻게 임신, 출산, 육아, 소아과 상황에 대처하는지를 자세히 살피고 참고할 수 있습니다. 이런 점을 감안하여 한국의 상황과 비교해가며 세계에서 가장 많이 읽힌 본 '임신 출산, 육아 소아과 수업' 시리즈를 읽으시기를 적극 추천하고 권장합니다.
4. 〈The Bilble〉 시리즈에 등장하는 각종 의학 관련 학회는 기본적으로 미국의 학회를 의미합니다. 예컨대, 원서의 '미국산부인과학회'는 '산부인과학회'로, '미국소아과학회'는 '소아과학회'로 번역하였습니다. 일부 기관의 명칭(예: 적십자사)도 이와 같은 원칙으로 표기하였습니다.
   한편, 정확하게 한국의 정보로 구분하여 제공할 필요가 있는 것들은 한국의 정보를 찾아 실었습니다. 예컨대, 영유아 검진 정보는 한국의 국민건강보험공단 영유아 건강검진 안내를 함께 제시하였고, 한국 아이들의 체중, 신장, 머리둘레 성장 도표는 대한소아과학회의 제공 자료를 실었습니다. (4부 참고 자료)
5. 〈The Bilble〉 시리즈는 《The Bible ① 임신 출산 수업》 《The Bible ② 육아 소아과 수업(0~12개월)》 《The Bible ③ 육아 소아과 수업(12~36개월)》로 구성되어 있습니다.

다산사이언스에서는 〈The Bilble〉 시리즈의 북카페인 〈맘스365〉를 운영, 향후 여러 유익한 이벤트를 개최하고 추가 정보를 제공할 계획입니다. 독자 여러분의 많은 참여와 좋은 의견을 부탁드립니다. 아울러 북카페 회원 간에 임신, 출산, 육아, 소아과에 관한 알찬 정보를 공유하실 분들도 많은 이용 바랍니다.

〈The Bilble〉 시리즈의 북카페 주소
cafe.naver.com/mams365
cafe.daum.net/mams365

제 1 부

가장 먼저 준비할 사항

1장

임신 전

자, 이제 여러분은 가족을 꾸리기로 결정했다. 정말이지 놀랍고도 가슴 뛰는 첫 단계이다. 하지만 꿈에 그리던 아기를 갖기 전에 먼저 건강한 아이를 낳을 수 있는 상황을 만들자. 이번 장에 소개하는 단계들은 예비 엄마 아빠들이 건강을 유지하고 임신에 대해 이해할 수 있도록 하여, 모든 준비를 완료한 상태에서 건강한 아기를 만들기 위한 출발선에 설 수 있도록 도와줄 것이다.

예비 엄마의 임신 준비

작고 귀여운 승객을 엄마라는 선박에 승선시킬 준비가 되었는가? 이 선박을 안전하게 운행하기 위해 실천해야 할 몇 가지 예방책을 소개한다.

건강검진 철저한 건강관리를 위해 산부인과 의사나 내과 의사에게 정기적으로 건강검진을 받는 것이 좋다. 검진 과정을 통해 임신 전에 미리 치료해야 하거나 임신 기간 동안 지켜보아야 할 건강상의 문제를 확인하게 될 것이다. 뿐만 아니라 의사는 임신(혹은 수정란 착상 이전) 기간 중에 복용하면 안 되는 약물들을 알려주고, 그때그때 필요한 예방접종을 하도록 안내하며, 예비 엄마의 체중, 다이어트, 음주, 기타 습관적인 생활 방식 등 예측할 수 있는 모든 문제에 대해 상담한다.

임신 전 담당 의사 찾기 임신이라는 장거리 경주가 시작되지 않은 지금, 여유를 갖고 천천히 산부인과 의사를 물색하는 것이 좋다. 산부인과 의사를 고정적으로 정해두면 시작부터 편안하게 임신 기간을 보낼 수 있을 것이다. 그렇지 않으면 여기저기 수소문하고 이 병원 저 병원 돌아다니면서 자신에게 맞는 의사를 고르느라 시간을 허비하게 될 테니까(좋은 의사를 선택하는 요령은 20쪽 참조). 의사를 선택했으면 면담 일정을 잡고 산전 검사도 받는다.

치과 진료 임신 전에 치과 진료를 받는 것은 산부인과 의사를 찾아가는 것만큼이나 중요하다. 임신이 구강 건강에 영향을 미치고, 구강 건강 또한 임신에 영향을 줄 수 있기 때문이다. 처음부터 입안 건강을 제대로 관리하지 못하면, 임신 후 호르몬으로 인해 잇몸과 치아 질환이 크게 악화될 수 있다. 더구나 연구 결과에 따르면 잇몸 질환이 몇몇 임신 합병증과 관련이 있다고도 한다. 그러므로 임신을 서두르기 전에 먼저 입안 건강부터 챙기도록 하자. 또한 임신 중에 치료

받을 일이 없도록 X-선 검사, 치아 떼우기, 치과 수술을 비롯해 필요한 검사 및 치료를 미리 받도록 한다.

병력 확인 임신부와 남편 양쪽 집안의 병력에 대한 중요한 정보를 입수한다. 각종 의학적 질환과 다운증후군, 혈우병, 낭포성 섬유증, 근위축증, 취약성 X 증후군과 같은 유전질환이나 만성질환의 병력이 있는지 알아보는 것이 특히 중요하다.

임신 경력 살펴보기 과거 임신을 했을 때 합병증이나 조기분만, 유산 등의 문제가 있었거나 다태아를 출산했다면 반복되는 상황을 예방할 수 있는 방안에 대해 의사와 상의한다.

필요하다면 유전자 선별검사를 실시하자 두세 차례 유산이나 사산을 경험했거나 장기간 난임이었거나 아이에게 선천성 결함이 있는 등 과거에 산과 질환이 있었던 경우, 또는 외국인과 결혼한 경우에는 유전자 선별검사를 실시하는 것이 좋다.

산전 검사 실시 병원에 가서 자신의 모든 병력을 확인하는 동안 임신부들이 받는 모든 검사와 정밀 검진을 자신도 받아야 하는지 물어본다. 혈액검사로도 다음의 증상을 확인할 수 있으며 대부분의 검사는 혈액검사만큼 간단하다.

- ◆ **헤모글로빈 검사 또는 적혈구 용적률 검사** 빈혈이 있는지 확인한다.
- ◆ **Rh 인자 검사** Rh 양성인지 음성인지 확인한다. 임신부가 Rh 음성일 경우 남편이 양성인지 확인해야 한다. 두 사람 모두 음성이면 Rh 문제에 대해 걱정하지 않아도 된다.
- ◆ **풍진 역가 검사** 풍진에 대한 면역 여부를 확인한다.
- ◆ **수두 역가 검사** 수두에 대한 면역 여부를 확인한다.
- ◆ **결핵 검사** 결핵 발병률이 높은 지역에 거주하는 경우
- ◆ **A·B·C형 간염 검사** 의료 종사자와 같이 고위험 군에 종사하거나 예방접종을 맞지 않은 경우
- ◆ **거대세포바이러스 항체 검사** 거대세포바이러스(CMV : Cytomegalovirus)에 면역성이 있는지 확인한다(471쪽 참조). 거대세포바이러스에 감염되었다는 진단을 받은 경우, 보통 임신을 시도하기 전에 6개월을 기다리도록 권장한다.
- ◆ **톡소플라스마증 역가 검사** 익히지 않은 음식이나 덜 익은 고기를 자주 먹는다든지, 장갑을 끼지 않은 채 정원을 손질하거나 놀이터에서 모래를 자주 접하는 경우 확인한다. 고양이를 키우는 경우에도 검사가 필요하다. 검사 결과 면역성이 있다면 앞으로도 톡소플라스마증에 대해 걱정하지 않아도 된다. 면역성이 없다면 지금 곧 68쪽을 참조하여 예방 조치를 취하도록 한다.
- ◆ **갑상선 기능 검사** 갑상선 기능 문제는 임신에 영향을 줄 수 있다. 그러므로 갑상선 질환이 있거나 과거에 있었다면, 혹은 갑상선 질환에 대해 가족력이 있거나 갑상선 질환의 증상이 있는 경우(157, 425쪽 참조) 이 검사를 실시해야 한다.
- ◆ **성 감염 질환(STDs) 검사** 모든 임신부는 통상적으로 매독, 임질, 클라미디아, 헤르페스,

인유두종바이러스(HPV) 감염, 후천성 면역결핍증후군을 비롯한 모든 종류의 성 감염 질환 검사를 받는 것이 바람직하다. 가능하면 임신 전에 검사를 받는 것이 좋다. 인유두종바이러스의 경우 백신을 접종받도록 한다. 어떤 질환에도 감염되지 않았다고 자신할지라도 신중을 기하는 차원에서 검사를 요청한다.

치료 검사를 통해 치료를 요하는 증상이 발견되면 임신을 시도하기 전에 반드시 치료에 신경 쓰도록 한다. 또한 필요한 경우 가벼운 수술과 지금까지 미루어오던 크고 작은 의학적 조치를 실시할 것을 고려한다. 지금은 다음의 경우를 비롯해 생식 및 임신에 방해가 될 수 있는 부인과 질환을 치료하기에 적당한 시기이다.

- 자궁내막용종, 자궁근종, 난소낭종, 양성종양
- 자궁내막증(정상적인 경우 자궁 내벽을 이루는 세포가 자궁이 아닌 다른 부위에서 증식할 때 생기는 병)
- 골반 염증성 질환
- 요로감염 혹은 기타 세균성 질염과 같은 감염증
- 성병

예방접종 지난 10년 동안 디프테리아-파상풍-백일해 예방접종(Tdap)을 맞은 적이 없다면 지금 맞도록 한다. 풍진을 앓은 적이 없거나 예방주사를 맞지 않았다면, 혹은 검사 결과 풍진에 면역성이 없는 것으로 나왔다면 지금 홍역, 볼거리, 풍진 예방접종(MMR)을 받은 다음 한 달 후에 임신을 시도한다. 뜻하지 않게 좀 더 일찍 임신이 됐다고 해서 걱정할 필요는 없다. 검사 결과 홍역에 걸린 적이 없거나 우리나라처럼 B형 간염에 걸릴 위험이 높은 나라에 거주한다면, 임신 전에 이들 질병에 대한 예방접종을 실시한다. 인유두종바이러스 예방접종도 고려하되, 임신을 시도하고 그에 따른 계획을 세우기 전에 세 가지 예방접종을 모두 실시해야 할 것이다.

만성질환 관리 당뇨, 천식, 심장질환, 간질 및 기타 만성질환을 앓고 있다면 임신 전에 반드시 의사의 동의를 얻어야 하며, 임신 전 건강관리에 주의를 기울여(아직 최상의 컨디션에 도달하지 못했다면) 지금부터라도 컨디션 조절에 유의해야 한다. 어릴 때 선천성 페닐케톤뇨증(PKU)을 앓았다면, 임신 전에 페닐케톤뇨증을 치료하기 위한 식이요법을 시작하고 임신 중에도 꾸준히 식이요법을 실시하도록 한다. 식이요법이 쉽지 않겠지만 그만큼 아기의 건강에 필수적이다. 알레르기 주사를 맞아야 한다면 지금부터 주의 깊게 관리를 시작해야 한다. 지금 알레르기 탈감작요법을 시작하면 임신 후에도 계속해서 이 요법을 실시할 수 있을 것이다. 우울증을 겪고 있다면 자칫 우울증 때문에 행복하고 건강한 임신에 방해를 받을 수 있으므로 임신이라는 커다란 모험을 시작하기 전에 미리 치료하는 것이 좋다.

피임은 그만 마지막 남은 콘돔 박스를 쓰레기통에 내던지고 피임약도 던져버리자. 어쨌든 임신을 하고 나면 자궁 상태가 달라질 테니까. 피임약을 복용하거나 자궁내피임기구를 이용하고 있다면 앞으로의 임신 계획에 대해 의사와 상의하도록 한다. 어떤 의사의 경우 생식 체계가 최소한 두 차례 이상 정상적으로 순환하는지 살펴보기 위해, 호르몬에 의한 피임을 그만둔 후 수개월 동안은 임신 시도를 보류하도록 권한다. 기다리는 동안에는 콘돔을 사용한다. 그런가 하면 어떤 의사는 임신을 원하면 최대한 빠른 시일 내에 임신을 시도해도 된다고 주장한다. 하지만 전체적인 순환이 정상화되어 다시 배란을 시작하기까지 몇 달 혹은 그 이상의 기간이 걸릴 수도 있다는 사실을 기억하자.

자궁내피임기구를 사용한다면 임신을 시도하기 전에 제거하도록 한다. 데포 프로베라 주사의 경우 주사를 맞지 않은 지 3개월 내지 6개월이 지나야 임신을 시도할 수 있다. 많은 여성들이 데포 프로베라 주사를 끊은 후 평균 10개월 동안은 임신이 되지 않으므로 그에 따라 임신 시기를 계획한다.

불필요한 방사선 촬영을 삼간다 의료 목적을 위해 X-선 검진을 받아야 한다면 반드시 생식기관을 가리고(검진할 부위가 생식기관이 아닌 경우), 방사선량을 최소량으로 줄이도록 한다. 임신을 시도하고 있다면 X-선 촬영 기사에게 자신이 현재 임신일 수도 있다고 알리고 필요한 모든 예방 조치를 취해달라고 부탁한다.

임신부용 비타민 섭취 전문가들은 엽산이 다량 함유된 음식을 많이 섭취하고 있더라도 임신 중에는 400~1,000mcg의 비타민이 함유된 보충제를 섭취하고, 최소한 임신을 시도하기 한 달 전부터 섭취하라고 권장하고 있다. 임신 전부터 임신부용 비타민 섭취를 권장하는 이유가 있다. 연구 결과에 따르면 임신 전 혹은 임신 초기에 비타민 B_6가 최소 10mg 함유된 종합 비타민을 매일 섭취한 여성은 임신 기간 동안 구토나 메스꺼움을 덜 경험한다고 한다. 또한 아연은 임신을 촉진시키는 역할을 하므로 종합 비타민에 15mg의 아연이 함유되어 있어야 한다. 그러나 특정한 영양소를 과잉 섭취하면 오히려 위험해질 수 있으므로 임신 전에 복용하던 다른 영양 보충제는 끊도록 한다.

약품 수납장 점검 모든 약이 그런 건 아니지만 일부 약품은 임신 기간 동안 복용하는 것이 안전하지 않다고 알려져 있다. 혹시 지금 복용하는 약이 있다면 임신 이전 기간과 임신 기간에 복용해도 안전한지 의사에게 문의한다. 정기적으로 복용하든 가끔씩 복용하든, 처방전으로 구입했든 처방전 없이 구입했든 마찬가지이다. 정기적으로 복용하는 약이 안전하지 않다면 지금 바로 안전한 약으로 대체해야 한다.

허브 치료제나 기타 대체 약품을 반드시 약품 상자의 앞쪽과 중앙으로 옮겨놓을 필요는 없다. 허브는 자연 약품이지만 자연 약품이 곧 안전하다고 볼 수는 없다. 더구나 일부 잘 알려진 허브, 즉 에키네시아, 은행잎추출물, 세인트존스워트 같은 것은 임신을 방해할 수도 있다. 허브와 보완대체의학에 대해, 그리고 이들 약품의 잠재적인 효과가 임신에 미치는 영향에 대해 정통한 의사의 허락 없이는 이러한 약품이나 보충제를 섭취하지 않는다.

영양이 풍부한 음식을 섭취한다 임신을 계획하고 있다면 최대한 일찍감치 영양이 풍부한 음식을 섭취하는 것이 좋다. 무엇보다 엽산은 반드시 섭취해야 한다. 충분한 엽산 섭취는 임신을 촉진시킬 가능성이 높다. 또한 연구 결과에 따르면 임신 전과 임신 초기에 충분한 양의 엽산이 함유된 음식을 섭취하면 신경관 결손(척추 갈림증과 같은)과 조기분만 등의 위험을 상당히 감소시킬 수 있다고 한다. 엽산은 정제하지 않은 통곡물과 녹색 채소에 다량 함유되어 있다. 또한 출산 전에는 최소한 400mcg의 엽산이 함유된 식품 보충제를

둘이 함께 힘을 모으자

아기를 만들려고 애쓰는 만큼 두 사람은 육체적으로 그 어느 때보다 가까워져 있을 것이다. 그래야 아기가 생길 테니까. 그렇다면 당신의 애정 관계는 어떤가? 정자와 난자는 완벽하게 결합시키려 애쓰면서도 두 사람의 삶에 중요한 또 다른 결합을 무시하고 있지는 않은가?

가족을 늘리는 것이 최우선 순위가 될 때, 섹스가 즐거움이 아니라 목적을 위한 기능이 될 때, 즐기기보다는 해치워야 할 일이 될 때, 그래서 전희 과정에서 자궁경부의 점액을 확인하기 위해 목욕탕으로 달려갈 때, 두 사람의 관계는 부담스러워질 수 있다. 하지만 절대 그럴 필요 없다. 사실상 둘 사이의 관계는 여느 때보다 더욱 건강해질 수 있으니까. 임신을 시도하는 동안에도 사랑을 변함없이 유지하는 방법을 소개한다.

여행을 떠나자 경험이 풍부한 엄마들은 이렇게 말할 것이다. 지금이야말로 남편과 함께 도시 밖으로, 아니 최소한 집 밖으로 여행을 떠날 시기라고! 일단 임신을 하고 나면 차를 타고 어디론가 멀리 떠난다는 건 거의 불가능한 일이 될 테니까. 출산 휴가가 있지 않냐고? 그 기간엔 집에 있어야 할 것이다. 그러니 미리 날짜를 정해두고 짧은 휴가를 떠나거나, 다시 한 번 신혼여행을 떠나보자. 휴가를 낼 시간이 없다고? 그렇다면 주말에 뭔가 새로운 계획을 시도해보자. 임신으로 인해 생활 방식이 예전과 달라지면 절대 하지 못할 그런 일을 말이다. 가령 트레킹이나 캠핑을 떠나보는 건 어떨까? 좀 더 쉬운 일은 없냐고? 주말 오후 박물관에 다녀와도 좋고, 영화관에서 영화 한두 편을 보는 것도 좋겠다. 아니면 좋아하는 레스토랑에서 저녁을 먹으며 느긋하게 시간을 보내는 것도 좋다.

연애 감정을 되살려볼까 임신을 생각하며 지금 당장 성관계를 해야 한다는 압박감에 시달리게 되면 성관계가 마치 중노동처럼 느껴질 수 있다. 그러니 침대 위에서 보내는 시간을 전처럼 즐겁게 만들도록 노력해보자. 작고 섹시한 잠옷, 에로틱한 영화, 성인 용품 한두 가지, 혹은 새로운 체위(불룩한 배 때문에 방해가 되면 카마수트라는 상당히 힘들어질 테니까) 등으로 분위기를 달구어보는 것이다. 물론 기초체온도 올라갈 것이다. 새로운 장소를 선택한다거나(가령 식탁 위에 올라가보는 건 어떨까) 새로운 방법을 택해보는 건 어떨까(각자의 몸 위에 아이스크림을 바르는 것이다). 그런 식의 모험은 재미없다고? 그렇다면 달빛 아래에서 산책을 하거나 촛불을 켜놓고 식사를 즐기거나 벽난로 앞에서 포옹을 하며 연애 감정을 되살리는 것도 좋은 방법일 것이다.

서로를 이해하자 남편이 당신의 기초체온을 기록하는 것보다 주식 시세를 기록하는 데 더 관심이 많아 걱정인가? 어쩐지 남편이 아기를 만드는 데 심드렁한 것 같다고? 남편을 너무 재촉하지 말자. 남편이 배란일에 성관계를 하려 애쓰지 않는다고 해서, 아기 용품점을 지나갈 때마다 좋아 어쩔 줄 모르는 표정을 짓지 않는다고 해서, 하루 빨리 임신을 하고 싶은 당신처럼 임신하고 싶은 마음이 간절하지 않다는 의미는 결코 아니다. 아마 그는 임신을 서두르기보다는 느긋하게 기다리는 영락없는 보통 남자일지 모른다.

어쩌면 임신이 되길 속으로만 노심초사 기다리고 있는지도 모르고. 그래서 당신에게까지 스트레스를 주고 싶지 않은 것이다. 어쩌면 아기가 태어나면 생활이 어떻게 달라질지 걱정하고 있는지도 모른다. 당신이 낳을 예쁜 아기를 위해 좀 더 저축을 해야 하지 않을까 걱정이 돼 야근을 하고 있을지 모른다.

어느 쪽이든 부모가 되기로 단단히 마음을 먹었다는 건 두 사람 모두 앞으로 크게 한 발을 내디뎠다는 걸, 그것도 두 사람이 하나가 되어 걸음을 내디뎠다는 걸 잊지 말자. 계속 같은 마음으로 서로를 이해하려면 임신을 시도하는 동안 계속해서 대화를 나누어야 한다. 설사 겉으로 드러나는 표현은 다를지라도 지속적으로 이야기해보자. 두 사람이 하나라는 사실을 알게 되면 기분이 한결 나아질 것이다. 비록 그 양상은 서로 조금씩 다를지라도 말이다.

섭취하는 것이 좋다(90쪽 참조).

한편 인스턴트식품과 고지방 음식을 덜 섭취하고 통곡물과 과일, 채소, 저지방 유제품(뼈를 튼튼하게 하는 데 필요)을 더 많이 먹기 시작한다. 건강에 좋은 균형 잡힌 기본 식단으로 임신 기간의 권장 식단(5장)을 이용해도 좋겠지만, 임신 전까지는 하루에 단백질 2인분과 칼슘 3인분, 그리고 통곡물 6인분 정도를 섭취하는 것이 좋다. 과도한 칼로리 섭취를 시도할 필요는 없다. 임신 전에 체중을 줄일 필요가 있다면 칼로리를 어느 정도 줄이는 것이 좋다.

정기적인 금식 같은 건강에 좋지 않은 식습관을 갖고 있거나, 거식증이나 대식증과 같은 식이장애로 고통을 받거나 받은 경험이 있거나, 채식, 건강식, 당뇨병 환자 식이요법 등 특별한 식습관을 갖고 있다면 의사와 상의한다.

체중 조절 과체중이든 지나친 체중 미달이든 모두 임신 가능성을 약화시킬 뿐만 아니라 임신이 됐다 하더라도 임신 합병증에 걸릴 위험이 커질 수 있다. 그러므로 임신 전에 필요한 만큼 칼로리를 더 섭취하거나 줄이도록 한다. 체중을 줄여야 할 경우, 한두 달 임신이 지연된다 할지라도 아주 천천히 현명하게 체중을 줄여야 한다. 무리한 다이어트나 영양이 불균형한 식단(저탄수화물 식단이나 고단백 식단 포함)은 임신에 지장을 줄 수 있으며, 영양 결핍을 초래할 수 있다. 최근에 과도한 다이어트를 시도했다면 다시 정상적으로 음식을 섭취하여 몇 달 동안 몸의 균형을 회복한 후 임신을 시도한다.

열심히 운동하되 몸은 차갑게 좋은 운동 프로그램은 임신을 촉진시킬 뿐만 아니라 임신과 출산이라는 힘든 과제에 대비해 근육을 튼튼하게 해준다. 또한 과도한 체중을 줄이는 데도 도움이 된다. 그러나 지나치게 운동을 하면, 특히나 운동으로 몸이 너무 여위게 될 경우에는 오히려 배란에 지장을 준다. 배란이 되지 않으면 임신이 될 수 없으므로 아무리 좋은 운동이라 할지라도 무리하지 않도록 한다. 또한 장시간 체온 증가는 임신에 지장을 줄 수 있으므로 운동으로 몸이 너무 뜨거워지지 않도록 한다. 마찬가지 이유로 뜨거운 물에 몸을 오래 담그거나 사우나를 하지 말고, 전기방석과 전기담요를 사용하지 않는다.

카페인 섭취를 줄인다 임신을 계획하고 있거나 임신을 한 이후라도 커피를 끊거나 카페인 없는 커피로 바꿀 필요는 없다. 대부분의 전문가들은 하루 두 잔까지는 카페인이 함유된 커피, 또는 그 정도 양의 카페인이 함유된 음료는 마셔도 괜찮다고 주장한다. 그러나 습관적으로 섭취하는 카페인의 양이 그 이상이라면 적당히 조절하는 것이 현명하다. 일부 연구에 따르면 카페인 과다 섭취가 임신 가능성 저하와 관련이 있다고 한다.

알코올 섭취를 줄인다 술을 마시기 전에 한 번 더 생각하자. 매일 반주로 술을 마시는 정도라면 임신 준비 기간에 크게 해가 되지 않겠지만, 지나친 음주는 월경주기를 교란시켜 임신에 지장을 줄 수 있다. 더구나 임신을 적극적으로 시도하고 있다면 임신에 성공할 가능성이 언제나 열려 있는 셈인데, 임신 기간 동안 알코올 섭취는 바람직하지 않다.

금연 흡연이 임신에 지장을 줄 뿐만 아니라 난자 노화의 원인이 된다는 사실을 알고 있는가? 그렇다. 30세 흡연자의 난자는 40세 비흡연자의 난자와 유사한 활동량을 보여, 임신이 힘들고 유산 가능성도 높다. 지금이라도 당장 흡연 습관을 버린다면, 앞으로 태어날 아기에게 최고의 선물이 될 뿐만 아니라 임신할 가능성도 훨씬 높아질 것이다. 금연에 도움을 주는 실질적인 요령은 64쪽을 참조한다.

불법 마약류는 반드시 끊는다 불법 약물은 임신에 해로울 수 있다. 복용 정도에 따라 임신에 지장을 줄 수도 있고 임신에 성공하더라도 태아에 잠재적으로 해가 되며 유산, 조기분만, 사산 등의 위험이 증가할지 모른다. 임시 복용이든 습관적인 복용이든 약물을 복용하고 있다면 즉시 중단한다.

중단할 자신이 없다면 임신을 시도하기 전에 도움을 구한다.

유해 환경을 피한다 일부 화학물질은 임신 전 난자의 건강에 잠재적으로 해를 미치며 임신 후 배아나 태아의 성장을 방해할 수 있다. 대개의 경우 위험 정도는 경미하고 심지어 가설에 불과한 경우도 많지만, 안전을 위해 직장에서 잠재적인 위험 물질에 노출되는 상황을 피하는 것이 좋다. 의료 및 치과학 분야, 예술, 사진, 수송, 농업, 조경, 건축, 모발, 미용, 세탁, 기타 공장 업무 등 특정한 분야에서 일할 경우 특히 주의를 기울인다. 경우에 따라 임신을 시도하기 전에 다른 곳으로 자리를

배란일 정확하게 파악하기

배란일을 정확하게 아는 것은 임신을 시도할 때 필수적이다. 이 중요한 결전의 날을 정확하게 알아내는 몇 가지 방법과 임신을 시도하기 위해 부부가 협조할 수 있는 방법을 소개한다.

일정표 살펴보기 대개 28일 생리 주기를 기준으로 중간쯤 되는 시기 또는 다음 생리 예정일부터 2주 전에 배란이 일어난다. 평균 생리 주기는 생리 첫날(1일)부터 다음 생리일 첫날까지를 계산해 28일간 지속된다. 그러나 임신과 관련된 모든 일이 그렇듯 생리 주기에 대해서도 평균이라는 범위가 상당히 넓고(23일에서 35일 사이로 잡는다) 자신의 생리 주기 또한 달마다 조금씩 차이가 날 수 있다. 몇 달 동안 생리 일정을 기록해 자신의 평균 생리 주기가 어떻게 되는지 알 수

있다. 이 일정표는 임신이 됐을 때 출산 예정일을 보다 정확하게 예측하는 데도 도움이 된다. 생리 주기가 불규칙할 경우 배란에 대한 다른 징후에 더욱 주의를 기울인다.

체온 재기 기초체온을 기록한다. 체온을 기록하려면 전문 체온계가 필요하다. 기초체온을 기록하면 배란일을 정확하게 확인하는 데 도움이 된다. 기초체온은 적어도 세 시간에서 다섯 시간 정도 잠을 잔 후 아침에 눈을 뜨자마자, 말을 하거나 심지어 침대에 일어나 앉기 전에 제일 먼저 확인한다. 기초체온은 주기를 거치는 동안 계속해서 변하는데, 배란이 일어날 때 가장 낮고 배란이 일어난 후 하루 정도 안에 크게(약 0.5℃) 상승한다. 기초체온을 기록한다고 해서 배란일을 정확히 예측할 수 있는 것은 아니며, 그보다는

배란을 한 후 임신이 가능한 2~3일을 추측하는 근거로 의미가 있다는 사실을 기억하자. 이러한 기록이 몇 달간 쌓이면 일정한 주기를 파악하는 데 도움이 되고, 앞으로 언제 배란이 시작될지 예측할 수 있다.

속옷 점검 자궁경부의 점액(속옷에 끈적끈적하게 묻은 물질) 상태와 늘어난 양, 점액 밀도의 변화는 배란일을 확인할 수 있는 또 하나의 표시이다. 생리 기간이 끝난 후에는 점액이 있다 해도 그렇게 많지 않다. 주기가 진행됨에 따라 점액은 희거나 부연 색을 띠고 점차 양도 많아진다는 걸 느끼게 될 것이다. 손가락으로 점액을 늘여보면 금세 끊어진다. 그러나 배란일에 가까워질수록 점액의 양은 무척 많아지고, 이 무렵 점액은 점점 묽고 맑아지며 밀도가 달걀흰자와 유사해 만지면

이동시켜달라고 요청하거나 직장을 옮기거나 특별한 예방 조치를 취하는 것이 현명한 방법일 수 있다. 임신 기간에 혈중 납 성분 함량이 높을 경우 아기에게 문제가 생길 수 있으므로 직장이나 그 밖의 다른 장소에서, 혹은 식수나 기타 집 안에서 납 성분에 노출되어 있다면 검사를 받아야 한다(70쪽 참조). 또한 집 안의 유독 물질에 과도하게 노출되는 상황도 피한다.

재정 상태를 탄탄하게 아기가 생기면 돈이 많이 든다. 남편과 함께 머리를 맞대 예산을 다시 평가하고 건강한 재정 계획을 세우도록 하자. 아직 재정 계획을 세우지 않았다면 지금 바로 계획서를 작성해보자.

직장 문제 해결하기 임신부의 노동권에 대해 가능한 한 모든 사항을 파악한다(168쪽 참조). 직장을 옮길 계획이라면 배가 부른 상태로 면접을 보지 않도록 지금 곧 가족처럼 따뜻한 분위기의 직장을 알아보는 것이 좋겠다.

배란일 기록 성관계를 하기에 최적의 시기를 맞추기 위해 자신의 월경주기를 잘 알고 배란의 징후를 익힌다(8쪽 참조). 성관계를 가진 날짜를 기록하면 임신된 날짜를 정확하게 알 수 있고 출산 예정일도 보다 쉽게 계산할 수 있다.

시간을 두고 느긋하게 건강한 25세 표준 여성이

미끈거린다. 손가락으로 늘여보면 몇 인치 정도 길게 늘어나다가 끊어진다. 이러한 현상은 배란일이 임박했다는 표시인 동시에 이제 욕실에서 나와 침대에서 임무를 완성할 때가 됐음을 알려주는 표시이기도 하다. 배란일이 지나면 몸은 다시 건성이 되거나 진한 분비물이 나올지 모른다. 하나의 도표에 자궁 상태(다음 단락 참조)와 기초체온을 함께 기록하면, 자궁경부의 점액이 배란일을 정확하게 짚어주는 매우 유용한 도구가 될 것이다.

자궁경부 상태 난자가 난소를 통해 배출되는 시점이 임박해지면 호르몬에 변화가 일어난다. 몸은 이러한 호르몬 변화를 감지하는 동시에 난자가 정자를 받아들여 수정이 될 수 있도록 준비하기 시작한다. 곧 배란이 되리라는 걸 알 수 있는 또 하나의 조짐은 자궁경부의 상태이다. 주기가 시작되는 동안 자궁경부는 아래쪽에 위치하며 딱딱하게 닫혀

있다. 자궁경부는 질과 자궁 사이에 목처럼 튀어나온 통로로 출산하는 동안 아기의 머리가 머무를 수 있도록 팽창되어야 한다. 그러나 배란일이 다가올수록 정액이 목표 지점을 향해 통과할 수 있도록 다시 위로 물러가고 약간 부드러워지며 살짝 벌어진다. 이러한 변화를 쉽게 느끼는 여성도 있고 거의 아무것도 느끼지 못하는 여성도 있다. 임신을 계획한다면 손가락 한두 개를 이용해 자궁경부의 상태를 매일 점검하고 관찰한 내용을 도표에 기록한다.

통증에 주목 여성의 20%는 아랫배 부위에, 대개 배란이 일어나고 있는 한쪽 부위에 부분적으로 찌릿한 통증이나 계속되는 경련을 느낌으로써 배란이 일어나고 있음을 알게 된다. 배란통이라고 하는 이 통증은 난소에서 난자가 배출되면서 생긴다. 여성은 이 통증으로 인해 매달 임신 가능성을 상기하게 된다.

배란 테스트기 배란 테스트기는 황체형성호르몬, 즉 LH의 수치를 측정함으로써 12시간에서 24시간 미리 배란일을 예측한다. 실제로 배란이 일어나기 전에 황체형성호르몬 분비가 최고조에 달한다. 테스트기에 소변을 묻힌 다음 배란일이 임박했는지를 알려주는 지표를 기다린다.

타액 검사 배란일을 예측하는 또 하나의 방법은 타액 검사이다. 타액 검사는 배란일이 다가옴에 따라 타액 속의 에스트로겐 수치 변화를 측정하는 것이다. 배란이 일어날 때 테스트기의 접안렌즈 밑으로 타액을 들여다보면 양치식물의 나뭇잎이나 창문 위의 서리 모양과 유사한 미세한 문양이 보인다. 이 문양이 모든 여성에게서 또렷하게 나타나는 건 아니지만, 이 테스트기는 표준형 배란 테스트기보다 저렴하고 여러 번 사용할 수 있다.

임신하기까지 평균 6개월이 걸리고, 그보다 나이가 많은 여성의 경우 더 오랜 기간이 걸린다는 사실을 기억한다. 남편이 나이가 많으면 더 오랜 기간이 걸릴 수 있다. 그러므로 당장 아기가 생기지 않는다고 스트레스를 받지 않는다. 그저 임신을 시도하는 과정을 즐기다가, 최소한 6개월이 지난 후 의사와 상의하거나 필요하면 난임 치료 전문가를 찾아간다. 35세 이상인 여성의 경우 석 달 정도 임신을 시도해본 후 임신이 되지 않으면 의사에게 상담을 받아본다.

마음을 편안하게 어쩌면 이 부분이 모든 사항 가운데 가장 중요한 사항일지 모른다. 물론 임신에 대한 기대감으로 들뜨기도 할 테고, 약간은 스트레스를 받기도 할 것이다. 하지만 임신이 될지 안 될지 불안해하고 초조해하면 오히려 임신이 더 어려워질 수 있다. 마음을 편안하게 하는 운동과 명상을 익히고, 가능하면 일상생활에서 받는 스트레스를 줄인다.

예비 아빠의 임신 준비

예비 아빠로서 미래에 태어날 아기를 위해 당장 아기 방과 먹을거리를 마련할 필요는 없다. 하지만 예비 아빠도 임신을 시도하는 과정에서 대단히 중요한 기여를 한다. 어차피 아빠 없이 엄마 혼자 임신할 수는 없으니까. 다음에 소개하는 임신 전 주의 사항은 최대한 건강하게 임신할 수 있도록 도움을 줄 것이다.

진료 임신이 시작되기 전에 예비 아빠도 건강검진을 받아볼 필요가 있다. 어쨌든 건강한 아기를 임신하려면 건강한 두 육체가 결합되어야 하니까. 아내의 건강한 임신을 방해할 의학적 질환(잠복고환, 정계정맥류, 고환의 낭종이나 종양 등)이 없는지 철저히 검사하고, 임신에 지장을 주는 우울증과 같은 만성질환도 치료해야 한다. 처방받은 약이나 처방 없이 구입한 약, 허브 치료제 등을 복용하고 있다면 이들 약이 성관계에 부작용을 일으키지 않는지 문의한다. 일부 약품은 발기부전과 정자 수 감소에 영향을 미칠 수 있으니 의사와 상의하는 것이 좋다.

필요하다면 유전자 검사를 받는다 아내가 유전질환 검사를 받을 때 함께 검사를 받는다. 특히 유전질환이나 그 밖의 질환에 가족력이 있는 경우 더더욱 검사를 받아야 한다.

식단 개선 영양 상태가 좋을수록 정자도 건강해지고 임신 가능성도 높아진다. 신선한 과일과 채소, 통곡물, 저지방 단백질 식품이 풍부한, 건강하고 균형 잡힌 식단을 마련한다. 적절한 양의 필수영양소를 섭취하기 위해 임신을 시도하는 동안 비타민-미네랄 보충제를 먹는다. 섭취해야 하는 필수영양소는 비타민 C, 비타민 E, 비타민 D, 아연, 칼슘 등 생식 능력 및 정자의 건강에 영향을 미치는 것들이다. 보충제에는 엽산도 반드시 함유되어야 하는데, 예비 아빠가 엽산을 적게 섭취하면 태아의 선천성 결함을 유발하고 생식 능력을 떨어뜨린다.

생활 방식 개선 아직 확실하게 말할 수 있는 단계는 아니지만, 임신 전 예비 아빠가 약물을 복용하거나 알코올을 과도하게 섭취하면 임신에 방해가 되거나 임신의 결과가 좋지 않을 수 있다는 사실이 서서히 밝혀지고 있다. 둘 사이의 인과관계는 분명하지 않지만, 약물 복용과 매일 과도한 양의 알코올 섭취는 정자에 손상을 입힐 뿐만 아니라 정자의 수를 감소시키고 고환의 기능을 저하시키며 테스토스테론 수치를 낮추는 것으로 알려지고 있다. 이러한 결과들은 임신 시도에 전혀 바람직하지 않다. 임신 전 한 달 동안 과음을 하면 태아의 출생 시 몸무게에 영향을 미칠 수 있다. 여기서 과음은 매일 하루에 두 잔 혹은 한 번에 다섯 잔 정도의 음주 이상을 말한다. 예비 아빠가 술을 줄이거나 끊으면 아내도 그럴 가능성이 훨씬 높아진다. 약물 복용을 중단하거나 술을 줄이기 힘들다면 지금 당장 전문 기관이나 병원에 도움을 요청한다.

몸무게 관리 신체용적지수(BMI 지수라고도 하며, 키와 몸무게를 기준으로 한 체지방 수치)가 매우 높은 남자들은 정상 체중의 남자들보다 생식 능력이 떨어질 가능성이 높다. 연구 결과에 따르면 몸무게가 10kg 증가할 때마다 난임 가능성도 10%씩 높아진다고 한다. 그러므로 임신을 시도하기 전에 몸무게를 관리한다.

금연 두말하면 잔소리. 흡연은 정자의 수를 감소시키고 임신을 어렵게 만든다. 또한 직접 흡연이 본인에게 위험한 만큼 간접흡연도 주변 사람들에게 매우 위험하다. 지금 당장 담배를 끊어야 가족 모두의 건강을 지킬 수 있다. 흡연은 훗날 태어날 아기가 유아 돌연사 증후군으로 사망할 위험을 증가시키기도 한다.

유해 물질에 손대지 말 것 일부 유기용매 (페인트나 풀, 니스, 금속 기름 등에서 발견되는 유기화합물)나 살충제 등 기타 화학물질은 물론이고 고농도의 납 성분도 남성의 생식 능력을 방해할 수 있다. 그러므로 임신을 준비하는 동안에는 이들 물질을 피한다.

차갑게 유지하기 고환이 과도한 열을 받으면 정자 생산이 악화된다. 사실상 고환은 다른 신체 부위보다 2~3℃ 정도 서늘한 상태인 것이 바람직하다. 고환이 인체 밖에 나와 있는 이유도 이 때문이다. 그러므로 뜨거운 물에 몸을 담그거나 뜨거운 물로 목욕을 하거나 사우나를 하지 않는다. 또 전기담요를 가까이하지 않는다. 평소 몸에 딱 붙는 청바지를 입지 않고 더운 날에는 체온을 상승시키는 합성섬유 재질의 바지나 속옷을 입지 않는다. 노트북 컴퓨터의 열이 낭심의 온도를 상승시켜 정자 수를 감소시킬 수 있으므로 무릎에 노트북을 올려놓지 않는다. 임신이 성공할 때까지는 노트북보다 데스크톱 컴퓨터를 이용하는 게 좋다.

안전 축구, 미식축구, 농구, 하키, 야구, 승마 등 격렬한 스포츠를 즐긴다면 생식기 부상으로 생식 능력에 손상을 줄 수 있으므로 보호 장비를 착용해야 한다. 너무 오랜 시간 자전거를 타도 문제가 생길 위험이 있다. 일부 전문가에 따르면 생식기가 자전거 안장에 지속적으로 압력을 받게 되면 동맥과 신경이 손상되어 임신에 지장을 줄 수 있다고 한다. 생식기에 감각이 없거나 얼얼할 경우, 안장을 바꾸거나 수시로 좌석에서 내리는 것으로는 해결되지 않는다. 그러므로 임신을 시도하는 동안에는 가급적 자전거 타는 시간을 줄이는 것이 좋다. 생식기의 감각이 마비되면 생식기가 제 기능을 발휘할 수 없다. 감각이 마비되거나 얼얼한 증상이 계속되면 병원을 방문한다.

휴식 임신과 출산을 생각하면 신경 쓰이는 일이 한두 가지가 아니다. 그러므로 실제로 임신을 시도하느라 바쁘게 매달리기 전에 임신 전 할 일 목록을 만들어놓자. 단, 이때에도 휴식 시간을 만들어야 한다는 걸 잊으면 안 된다. 스트레스를 받으면 성욕과 성행위에만 영향을 미치는 것이 아니라 테스토스테론 수치와 정자 생산에도 영향을 미친다. 마음을 편안하게 할수록 임신 가능성이 높아진다. 그러므로 휴식을 취하면서 임신을 시도하는 과정을 즐겨보자.

2장

임신일까?

♦♦♦

어쩌면 하루 정도 생리가 늦었을 수도 있다. 아마 3주 후에는 생리가 시작될지도 모른다. 아니, 생리가 시작될 기미를 보이기는커녕 어쩐지 뭔가 새로운 것이 요리되고 있다는, 가령 오븐 안에서 완전히 새로운 빵이 구워지는 것처럼 묘한 예감이 들지도 모른다! 어쩌면 지금까지 몸이 전달한 유일한 경고는 생리를 하지 않았다는 것뿐일지도 모른다. 혹은 임신이라고 생각할 만한 징후란 징후는 벌써 다 겪고 있는지도 모른다. 어쩌면 6개월 이상 젖 먹던 힘을 다해 임신을 위해 노력해왔는지 모른다. 혹은 2주 전 처음 피임 기구 없이 뜨거운 밤을 보낸 후 곧바로 임신이 됐는지도 모른다. 어쩌면 임신을 위해 전혀 적극적으로 노력한 적이 없는지도 모른다. 이 책을 펼쳐 든 이유가 무엇이든, 당신은 뭔가 궁금하게 여기고 있는 게 틀림없다. '혹시 임신일까?' 하고.

자, 그렇다면 좀 더 자세한 사실을 알아보기 위해 계속해서 책장을 넘겨보자.

무엇이든 물어보세요 Q&A

—— 임신 초기 증상

Q "내 친구는 임신 테스트기를 사용하기도 전에 벌써 임신 사실을 알았대요. 임신인지 아닌지 초기에 확인하는 방법이 있나요?"

A 초기에 임신 여부를 확실하게 알 수 있는 방법은 딱 한 가지, 바로 임신 테스트기를 사용하는 것이다. 하지만 이 기간 동안 우리 몸이 이제 곧 엄마가 될 조짐을 전혀 보이지 않은 채 시침 뚝 떼고 있는 건 아니다. 사실 그동안 우리 몸은 우리가 임신했다는 단서를 수없이 제공했을지 모른다. 많은 여성들이 임신 초기에 혹은 임신 몇 주가 지나기 전까지 임신의 징후를 전혀 느끼지 못한다. 한편 아기가 만들어지고 있다는 여러 암시들을 느끼는 여성들도 있다. 다음의 징후들 가운데 일부를 경험했거나 느낀다면 임신 테스트기를 구입해도 좋다.

유방과 유두 쓰림 생리 시작 전에 유방이 쓰리고 예민해지는 걸 느낀 적이 있는가? 이때의 쓰린 느낌은 임신 후 쓰린 느낌에 비하면 아무것도 아니다. 임신 후에는 쓰리고 팽팽하게 붓고 따끔거리고 예민하며, 심지어 건드리면 통증이 느껴지기도 한다. 이러한 징후는 정자와 난자가 만난 후 많은 여성들이 제일 처음 느끼는 징후 가운데 하나이다. 물론 모든 여성이 그런 건 아니다. 이처럼 쓰라린 느낌은 수정 후 며칠 이내에 시작되고 임신이 진행될수록 심해질 수 있다. 하지만 임신한 여성은 대개 몇 주가 지나서야 느끼기 시작한다.

유륜이 검어짐 유방이 쓰라릴 뿐 아니라 유륜(유두 주변의 거무스름하고 둥근 부위)의 색이 변할 수도 있다. 임신 중 유륜이 검게 변하고 심지어 임신 후 몇 주 내에 지름이 다소 커지는 현상은 지극히 정상이다. 벌써 몸에서는 임신 호르몬이 크게 증가해 피부색이 변하기 시작하는 것이다. 또한 앞으로 몇 달 안에 임신 호르몬이 급격히 증가할 것이다.

소름이 돋았나? 물론 소름은 아니다. 임신 전에는 한 번도 나타난 적이 없는 현상으로, 임신 초기 유륜 위에 오톨도톨한 작은 돌기가 점점 커져 비대해지는 걸 볼 수 있다. 이러한 돌기는 '몽고메리 결절'이라고 하는데, 소름처럼 보이지만 실은 유두와 유륜을 부드럽게 하기 위해 지방을 분비하는 지방 분비선이다. 이 돌기는 모유 수유를 할 경우 아기가 유두를 빨 때 크게 도움이 될 것이다.

점상출혈 일부 여성의 경우 배아가 자궁 안에 자리를 잡을 때 소량의 점상출혈을 경험하기도 한다. 소위 '착상혈'이라고 하는 이러한 현상은 생리일보다 일찍, 대개 수정 후 닷새에서 열흘 즈음에 나타난다. 연분홍이나 갈색을 띠며 간혹 생리혈처럼 붉은색을 띠기도 한다.

잦은 배뇨 최근 화장실 변기에 진을 치고 앉아 있는 횟수가 부쩍 많아졌나? 잦은 배뇨는 임신 초기(대개 수정 후 2~3주)에 나타나는 현상으로 겁이 날 정도로 자주 화장실을 찾는다. 자세한 원인은 121쪽을 참조한다.

피로 지나치게 피로하다. 완전히 기진맥진하다. 에너지가 바닥이다. 온몸이 나른하다. 뭐라고 표현하든 말 그대로 활기 없음 그 자체다. 가뜩이나 임신을 시도하느라 피로가 누적된 상황이라 더더욱 기운이 빠져 있을 것이다. 피로의 원인은 114쪽을 참조한다.

입덧 최소한 임신 첫 3개월까지 아예 목욕탕에 진을 치고 싶은 이유가 또 하나 있다. 메스꺼움과 구토, 즉 입덧 때문이다. 입덧은 대개 수정 후 약 4~6주 후에 나타나는 현상이지만, 첫 임신인 경우 수정 직후에 나타나기도 한다. 입덧의 원인에 대해서는 116쪽을 참조한다.

냄새에 민감해짐 후각이 강화되는 현상은 처음 임신하는 여성들이 호소하는 첫 번째 변화 가운데 하나이다. 갑자기 코가 예민해지고 냄새에 쉽게 불쾌해지면 임신을 의심해볼 수 있다.

배가 부어오름 걸어 다니는 부양 장치가 된 것 같은 기분이 드는가? 배가 부어오르는 느낌은 임신 초기에 아주 일찍부터 서서히 시작되며, 생리 전 증후군인지 임신으로 인한 현상인지 구별하기가 쉽지 않다. 붓는 현상이 태아의 성장 때문이라고 여기기에는 너무 이른 감이 있다. 아마도 호르몬의 영향 때문이 아닐까 싶다.

체온 상승 기초 체온기를 이용해 아침에 눈을 뜨자마자 기초체온을 재보면 수정 후에는 기초체온이 1℃ 정도 상승해 있다. 임신 기간 동안 이렇게 상승한 상태로 체온이 유지된다. 임신 외에 다른 이유로도 체온이 올라갈 수 있으므로 분명한 임신 징후라고 할 수는 없지만 임신 소식을 알려주는 중요한 지표이긴 하다.

무월경 당연한 말이겠지만 생리를 하지 않으면 임신 테스트기를 사용하기 전에 먼저 임신을 의심할 수 있다. 생리가 규칙적으로 진행된 경우라면 더욱 그렇다. 의사를 선택했으면 면담 일정을 잡고 산전 검사도 받는다(20쪽 참조).

임신 진단 방법

Q "임신인지 아닌지 확실하게 아는 방법은 없을까요?"

A 일부 여성들은 수정 후 얼마 지나지 않아 임신이 됐다는 걸 느낄 정도로, 여자의 직감도 놀라운 정확성을 자랑하는 임신 진단 도구이다. 하지만 정확한 임신 진단 방법은 뭐니 뭐니 해도 의학적 진단이다. 다행히 요즘엔 정확하게 임신을 진단하는 여러 방법들이 나와 있다.

임신 테스트기 임신 테스트기에 소변 한두 방울을 떨어뜨려 임신 여부를 알아본다. 누구나 욕실에서 혼자 쉽고 편안하게 시도할 수 있고, 빠르고 정확할 뿐 아니라 생리 예정일 전에도 임신을 진단할 수 있다. 물론 생리 예정일에 가까울수록 정확도가 높다.

임신 테스트기는 소변 내의 융모성성선자극호르몬(HCG), 즉 태반에서 생성되는 임신 호르몬 수치를 측정하여 임신 여부를 알아낸다. 융모성성선자극호르몬은 수정 후 6일에서 12일 사이, 배아가 자궁 내에 착상한 직후에 혈류와 소변에서 발견된다. 소변에서 융모성성선자극호르몬이 감지되면 양성반응이 나타난다.

그러나 이 방법은 이용 시기에 따른 제약이 있다. 대체로 정확한 반응이 나오지만 항상 그런 것은 아니다. 수정 후 일주일이 지나면 소변에 융모성성선자극호르몬이 포함되지만, 임신 테스트기로 발견하기에는 어려움이 따른다. 그러므로 생리 예정일 7일 전에 임신 테스트기를 이용해 임신을 진단할 경우 임신이 됐다 하더라도 음성반응이 나올 수 있다.

생리 예정일 4일 전에 임신 테스트기를 사용할 경우 정확성은 60%다. 생리 예정일까지 기다린다면 약 90% 정도 정확한 결과를 얻을 수 있다. 일주일 후에는 97%로 정확도가 높아진다. 또한 양성반응으로 잘못된 결과가 나오는 경우가 음성반응으로 잘못된 결과가 나오는 경우보다 훨씬 적다. 즉 테스트 결과 양성반응이 나온다면 임신일 가능성이 높다. 또한 임신 테스트기를 이용하면 의사에게 진단을 받는 것보다 훨씬 빨리 임신 초기에 매우 정확한 진단을 할 수 있다.

임신이 아니라도 실망하지 말자

이번 임신 테스트에서는 음성반응이 나왔지만 하루 빨리 임신이 되길 학수고대한다면, 1장에 소개한 단계들을 밟으면서 임신 전 기간을 보내자. 즐거운 마음으로 임신을 준비하면 수정이 됐을 때 최상의 컨디션으로 건강한 임신을 하게 될 것이다.

덕분에 수정된 지 며칠 안에 벌써 몸을 최적의 상태가 되도록 돌볼 수 있다. 물론 의학적인 진찰과 검사도 동시에 받아야 한다. 임신 테스트기 결과가 양성으로 나왔다면 혈액검사 및 완벽한 산전 검사를 통해 더욱 정확한 임신 여부를 확인한다.

혈액검사 혈액검사는 보다 정교해서 몇 방울의 혈액으로 수정 후 일주일 만에 거의 100% 정확하게 임신 여부를 알아낼 수 있다. 융모성성선자극호르몬 수치는 임신 기간 동안 계속해서 변하므로 혈액 내 융모성성선자극호르몬의 정확한 양을 측정함으로써 임신한 날짜를 알아낼 수도 있다(융모성성선자극호르몬 수치에 대한 자세한 내용은 126쪽을 참조). 대부분의 의사들은 보다 정확한 진단을 위해 소변검사와 혈액검사를 동시에 실시하도록 권한다.

진찰 요즘에는 임신 테스트기와 혈액검사로도 임신을 정확하게 진단할 수 있지만, 병원에서 진찰을 받으면 임신 여부를 더욱 확실하게 알 수 있다. 병원에서는 자궁 확장, 질과 자궁경부의 색 변화, 자궁경부의 조직 변화 등으로 임신 여부를 진단한다. 임신으로 진단을 받으면 정기적으로 산전 검사를 받도록 한다(3쪽 참조).

── 임신 테스트기의 선이 흐리게 나올 때

Q "임신 테스트기로 검사를 해봤는데 선이 아주 흐리게 나왔어요. 임신일까요?"

A 임신 테스트기가 양성반응을 보이는 경우는 딱 하나이다. 임신 테스트기를 통해 우리 몸속, 즉 소변에 융모성성선자극호르몬(HCG)이 있음을 감지할 수 있을 때뿐이다. 반대로 임신 테스트기를 통해 우리 몸에 융모성성선자극호르몬이 있다는 사실을 알 수 있는 경우는 딱 하나, 임신을 했을 때뿐이다. 다시 말해 테스트 결과가 양성으로 나왔다면 선이 아무리 흐려도 임신이다. 바라는 대로 또렷하고 선명하게 양성반응이 나타나지 않고 선이 흐릿하게 나오는 이유는 사용하는 테스트기의 종류와 임신이 진행된 정도와 관련이 있다. 일부 테스트기는 다른 종류에 비해 매우 민감하며, 융모성성선자극호르몬 수치는 매일 상승하므로 임신 초기에 검사를 할 경우 테스트기가 감지하는 융모성성선자극호르몬의 양은 얼마 되지 않는다.

사용하는 테스트기의 민감성 정도를 확인하려면 테스트기 포장에 기록된 수치를 참조한다. 테스트기의 민감도를 알려주는 리터당 밀리 국제단위 값(mIU/L) 수치를 찾아본다. 수치가 낮을수록 민감도가 높다. 20mIU/L은 50mIU/L보다 임신 여부를 빨리 알려준다. 당연히 비싼 테스트기일수록 대체로

생리 주기가 불규칙할 때 임신 테스트 방법

생리 주기가 예정대로 정확하게 지켜지지 않는다고? 그렇다면 임신 테스트 일정을 잡기도 한층 까다로울 것이다. 언제 생리가 시작될지 전혀 예측하기 어려운데 어떻게 생리 일정에 맞추어 임신 테스트를 할 수 있을까? 생리 일정이 불규칙한 경우 임신 테스트를 하는 가장 좋은 방법을 소개한다. 최근 6개월 동안 생리 주기 가운데 가장 긴 주기에 해당하는 일수를 기다리자. 그런 다음 테스트를 해보자. 결과는 음성인데 아직 생리가 없다면 일주일 뒤에 다시 테스트를 한다. 도저히 못 기다리겠다 싶으면 며칠 후에 해봐도 좋다.

민감도가 높게 나온다. 임신이 오래 진행될수록 융모성성선자극호르몬 수치가 높게 나온다는 사실도 기억하자. 생리 예정일 며칠 전후로 너무 일찍 테스트를 하면 아직 충분한 양의 융모성성선자극호르몬이 테스트기에 감지되지 않아 선이 또렷하게 드러나지 않을 수 있다. 2~3일 후에 다시 테스트를 하면 선명한 선을 보게 될 것이다.

── 더 이상 양성반응이 나오지 않을 때

Q "첫 번째 임신 테스트 때는 양성반응이 나왔는데 며칠 후에 다시 해보니 음성반응이 나왔어요. 그리고는 생리를 시작했어요. 어떻게 된 거지요?"

A 이 경우는 임신이 시작되기도 전에 사실상 종결되는 화학적 임신일 가능성이 높다. 화학적 임신은 난자가 수정해 자궁에 착상하기 시작하지만, 여러 가지 이유로 인해 완벽하게 착상하지 못한 경우다. 따라서 임신으로 이어지는 대신 생리로 끝이 난다. 전문가들은 수정란의 70%가 화학적 임신이라고 추정하지만, 화학적 임신을 경험한 대부분의 여성들은 자신이 임신했다는 사실을 전혀 깨닫지 못한다. 아무래도 임신 테스트기를 사용하기 전일 테고, 한참 후에야 임신의 징후를 느끼게 될 것이기 때문이다. 대개 임신 초기에 양성반응이 나온 다음 예정일보다 며칠에서 일주일 정도 늦게 생리를 하는 것이 화학적 임신을 알 수 있는 유일한 징후이다. 그러므로 처음 임신 테스트기 결과와 달리 두 번째

현명하게 임신 테스트하기

임신 테스트기를 이용하는 것은 여러 가지 임신 테스트 방법 중에서 가장 간단한 방법이다. 정확한 결과를 얻으려면 사용 설명서를 잘 읽고 그대로 따라야 한다. 다음 방법들을 익혀두자. 물론 익히 잘 알고 있는 내용이겠지만 막상 테스트기를 사용할 때는 당황해서 한두 가지 잊어버릴 수 있다.

소변 묻히기 제품에 따라 소변이 나올 때 몇 초간 스틱을 대고 있거나 컵에 소변을 모아 스틱을 담근다. 대부분의 테스트기는 오염 가능성을 덜기 위해 소변이 나오는 동안 소변에 스틱을 대는 방식이다. 1~2초 동안 소변을 본 다음 멈추었다가 적당한 위치에 스틱이나 컵을 대고 소변을 묻히거나 나머지 소변을 담는다.

평평한 곳에 놓고 차분히 결과 기다리기 평평한 곳에 테스트기를 내려놓고 결과를 기다린다. 설명서에서 권장한 대기 시간 후에 테스트 결과를 읽는다. 충분히 기다리지 않거나 너무 오래 기다리면 결과가 달라질 수 있다.

일찍 테스트하는 경우 아침 소변으로 테스트하기 반드시 아침 첫 소변을 사용할 필요는 없지만 생리 예정일 이전 등 일찍 테스트할 경우에는 아침에 일어난 후 4시간이 경과하기 전에 테스트하는 것이 좋다. 이 시간대에는 소변에 있는 융모성성선자극호르몬 농도가 높기 때문에 더욱 정확한 결과를 얻을 수 있다.

진단 장치 기다리기 테스트가 작동되고 있음을 알려주는 진단 장치를 기다린다. 가로줄이나 세로줄, 동그라미에 이르기까지 다양한 모양이 있으며, 디지털 테스트기의 경우 불빛이 반짝거리기도 한다.

검사 결과를 주의 깊게 읽는다 분홍색이나 파란색, 플러스 부호, 디지털 판독 등 어떤 표시가 나타났다면 아무리 표시가 흐리더라도 테스트기가 융모성성선자극호르몬을 감지했다는 의미, 즉 임신이 됐다는 뜻이다. 결과가 음성이나 아직 생리를 하지 않았다면 며칠 더 기다렸다가 다시 테스트를 해본다. 어쩌면 너무 빨리 테스트를 했을지도 모르니까.

결과에서 음성반응이 나왔다면 틀림없이 화학적 임신을 경험했을 것이다.

의학적인 관점에서 화학적 임신은 진정한 의미의 유산이라기보다는 아예 임신이 되지 않은 것으로 본다. 물론 초기에 테스트를 했을 때 양성반응을 얻은 여성들은 그렇게 생각하고 싶지 않겠지만 말이다. 엄밀히 말해 유산은 아니라 할지라도 임신의 가능성이 사라졌다는 사실만으로도 마음이 아플 것이다. 540쪽의 유산을 극복하는 방법을 참조하면서 감정을 다스리도록 하자. 그리고 일단 수정이 이루어졌으면 곧 다시 수정이 되어 건강한 임신을 하게 되고 행복한 결과를 맞게 될 가능성이 높다는 걸 기억하자.

── 자꾸 음성반응이 나오는데

Q "분명히 임신인 것 같은데 세 번이나 검사를 했는데도 음성반응이 나왔습니다. 어떻게 해야 하지요?"

A 임신 초기 증상을 경험하거나 느끼고 있다면, 임신 테스트 여부와 상관없이 임신이 아니라는 사실이 분명하게 밝혀질 때까지 조심스럽게 몸을 돌보자. 임신부용 비타민 보충제를 복용하고 술과 담배, 약물을 삼가며, 영양분이 풍부한 식품을 먹는다. 임신 테스트가 100% 정확한 건 아니다. 특히 아주 초기에 검사하면 정확성이 떨어진다. 자기 몸은 자신이 가장 잘 아는 법. 임신 테스트기보다 직감이 더 정확할 수도 있다. 직감이 정확하다는 걸 확인하기 위해 한 주 뒤에 다시 테스트를 시도해보자. 혹은 의사에게 혈액검사를 요청하는 것도 좋은 방법이다. 혈액검사는 소변검사보다 융모성성선자극호르몬(HCG)에 더 민감하다.

물론 임신 초기 증상과 징후를 모두 경험하고도 임신이 아닐 가능성이 있다. 어쨌든 그러한 증상이나 징후들이 하나 혹은 여러 개가 결합되어 나타났다 하더라도 임신이라는 확증은 될 수 없다. 검사 결과는 계속 음성으로 나오는데 아직 생리가 없다면 반드시 의학적 진단을 받아 임신 증상을 초래하는 다른 생물학적 원인이 없는지 알아보아야 한다. 다행히 아무런 생물학적 원인이 없다면 이러한 증상이 나타나는 이유가 감정 때문일 수도 있다. 때로 마음은 몸에 놀라울 정도로 강력한 영향을 미치기도 해 임신을 간절히 바라거나 임신을 두려워하면 임신이 아니어도 임신 증상을 보일 수 있다.

── 첫 번째 병원 방문

Q "임신 테스트기가 양성으로 나왔어요. 언제쯤 병원에 찾아가면 될까요?"

A 산전 관리는 건강한 임신을 위해 가장 중요한 요소 가운데 하나이다. 그러므로 지체하지 말고 즉시 병원에 방문해야 한다. 임신이 의심되거나 임신 테스트기의 양성반응이 미심쩍다면 1~2주 내로 병원을 찾는다. 병원을 방문하는 시기와 상관없이 임신 테스트기에 양성반응이 나왔다면 곧바로 임신 준비에 돌입한다. 임신부용 비타민 보충제 복용, 금주와 금연, 충분한 영양 섭취 등 기본적인 사항들은 대부분 익히 알고 있을 것이다. 또한 임신 프로그램을 잘 수행하기 위한 최선의 방법에 대해 의문이 생기면 지체 없이 병원에 전화해 물어본다. 궁금한 사항을 해결할

수 있으며 임신에 대한 정보도 미리 접할 수 있다. 대부분의 병원에서는 필요한 정보는 물론, 지켜야 할 식단부터 권장하는 임신부용 비타민, 안전하게 복용할 수 있는 약물 목록 등에 관한 모든 조언을 제공한다.

출산 예정일 계산법

Q "의사가 출산 예정일을 말해주었어요. 예정일은 어떻게 계산하는 건가요?"

A 출산 예정일에 정확히 출산할 수 있다면 삶이 훨씬 간단명료해지겠지만 인생이란 게 대체로 그렇지 않다. 많은 연구 결과에 따르면 20명의 아기 가운데 실제로 단 1명의 아기만이 출산 예정일에 태어났다고 한다. 달을 꽉 채운 정상적인 임신 기간은 대략 38주에서 42주 사이이다. 대부분의 아기는 예정일을 기준으로 2주일 전후에 태어나고 많은 부모들이 이런 식으로 출산일을 가늠한다.

출산 예정일을 가리키는 의학 용어가 EDD(Estimated Date of Delivery : 출산이 예정되는 날짜)인 이유도 그래서다. 의사가 알려주는 예정일은 교육에 의해 추정한 날짜에 불과하다. 마지막 생리 기간의 첫날에서 3개월을 뺀 다음 날짜에 7을 더하면 자신의 출산 예정일이 된다. 가령 마지막 생리를 4월 11일에 시작했다고 하자. 4월에서 3개월 뒤를 계산하면 1월, 그리고 11일에 7일을 더하면 자신의 예정일은 1월 18일이 된다.

생리 주기가 아주 규칙적인 경우에는 이 계산법이 도움이 되지만, 생리 주기가 불규칙한 경우에는 전혀 맞지 않을 수 있다. 가령 일반적으로 6주에서 7주 간격으로 생리를 하는 사람도 있고, 석 달이 지나도록 한 번도 생리를 하지 않은 사람도 있다.

한편 임신이 시작된 날짜나 마지막 배란일을 정확하게 알지 못해도 출산 예정일을 알 수 있는 몇 가지 단서가 있다. 첫 번째 단서는 자궁의 크기이다. 자궁 크기는 처음 내진을 받을 때 알 수 있으며 추정하는 임신 단계와 일치한다. 두 번째 단서는 초기 초음파검사로, 임신 10주가 되기 전에 이 검사를 하면 태아의 크기를 기준으로 임신한 날짜를 보다 정확하게 알 수 있다.

시간이 좀 더 지나면 임신 경과일을 확인할 수 있는 여러 가지 단서들이 생긴다. 처음 태아의 심장박동 소리가 들릴 때(도플러로 대략 9주에서 12주 무렵), 첫 태동이 느껴질 때(대략 16주에서 22주 무렵), 매번 진료할 때 자궁저부의 높이(가령 임신 20주 무렵 자궁저부의 높이는 배꼽에 위치한다) 등이 그것이다. 이러한 단서들이 도움이 되긴 하지만 그렇다고 완벽하다고는 볼 수 없다. 정확한 출산일은 아기만이 알 수 있으며, 아직 아기는 아무 말도 하지 않는다.

ALL ABOUT

의사 선택과 검진

임신을 하기 위해서는 두 사람이 필요하지만 임신부터 출산까지의 모든 과정을 안전하고 성공적으로 진행시키기 위해서는 최소한 세 사람, 즉 엄마와 아빠, 그리고 한 명 이상의 의료 전문가가 필요하다. 조심스럽게 임신을 준비한다면 부부 두 사람이 직면할 다음 단계는 이 세 번째 멤버를 선택하는 것이다. 임신 기간 동안 자신을 잘 돌볼 수 있고 분만 과정도 함께 해줄 전문가를 선택한다.

산부인과 의사

임신, 진통, 출산은 물론 산후 기간에 나타나는 모든 의학적 양상들을 해결하도록 도와주고 뻔한 질문부터 모호한 문제까지 척척 해결해줄 전문의를 찾고 있는가? 그렇다면 산부인과 의사를 찾아보는 것이 좋겠다.

산부인과 의사는 완벽한 산과 진료를 제공할 뿐 아니라 자궁 세포진 검사, 피임법, 유방암 검사 등 비 임신 여성의 건강과 관련된 제반 사항을 꼼꼼하게 관리한다. 일부 산부인과 의사들은 일반적인 진료도 해 1차 진료 의사 역할을 담당하기도 한다.

고위험 임신의 경우 산부인과 의사가 필요할 가능성이 높다. 혹은 고위험 임신을 전문으로 하는 전문의를 찾고 싶어 할지도 모른다. 90% 이상의 여성이 임신 상태가 지극히 정상인데도 불구하고 건강한 관리를 위해 산과 전문의를 선택하고 싶어 한다. 편안하게 부인과 검사를 받을 수 있는 마음에 드는 산부인과 의사에게 진찰을 받고 있다면 임신 후 굳이 의사를 바꿀 필요는 없다. 아직 산부인과 검사를 받지 않았거나 임신 기간에도 현재의 담당 의사에게

임신·출산 의료비 지원

모든 임신부(건강보험 가입자 또는 피부양자, 의료급여 수급권자 포함)를 대상으로 1인당 50만 원씩 전자 바우처 형태(고운맘카드)로 임신·출산 의료비를 지원한다. 둘 이상의 다태아를 임신한 경우에는 고운맘카드 지원에 추가로 20만 원을 더 지원한다.

◆ 건강보험 가입자 : 체크카드 또는 신용카드 형태로 발급
◆ 의료급여 수급권자 : 자격관리시스템상 가상 계좌로 지급

신청 방법 병원에 구비된 '임신·출산 진료비 신청서 및 임신확인서'를 받아 가까운 국민건강보험공단 지사, 국민은행, 신한은행, 우체국에 '임신·출산 진료비'를 신청하면 된다. 의료급여수급권자는 시군구 또는 읍면동 주민센터에 신청한다.

진료비 사용 방법 산부인과에서 진료를 받은 후 고운맘카드로 결제하면 된다. 보험급여가 되는 진료는 물론이고 초음파검사 등 비급여 진료도 모두 해당된다. 고운맘카드는 분만 예정일 이후 60일까지 사용할 수 있으며, 이 기간 동안 사용하지 않은 지원금은 자동으로 소멸된다.

기타 지원 의료기관 외 출산 시 출산비 지급, 만 18세 이하 임신부를 위한 '맘편한카드', 여성 장애인을 위한 출산 비용 지원 등 다양한 지원 시스템이 마련되어 있다.

문의 보건복지콜센터 129, 아가사랑 www.agasarang.org

계속해서 진료를 받을지 확신이 서지 않는다면 지금 자신에게 맞는 의사를 물색해보자.

─── 산부인과 의사 진료

산부인과 전문의사가 임신부를 진료한다. 단, 잠시 자리를 비우거나 자신의 능력으로 진료가 불가능한 경우 대체할 의사를 따로 둔다. 산부인과 의사나 가정의학과 의사는 단독 진료를 할 수 있다. 단독 진료의 가장 큰 장점은 매번 같은 의사에게 진료를 받는다는 것이다. 따라서 의사와 친해질 수 있고, 이상적인 경우 출산 전부터 의사를 편안하게 대할 수 있다. 단점은 담당 의사가 할 수 있는 분야가 아닌 경우 다른 낯선 의사가 출산을 돕게 된다는 것이다. 물론 이러한 문제점을 개선하기 위해 담당 의사를 대신할 의사를 미리 만나는 경우도 있다. 임신 도중 담당 의사가 마음에 들지 않을 때에도 문제가 된다. 담당 의사를 바꾸기로 마음을 먹었다면 다시 정보를 모아 자신에게 맞는 의사를 찾아야 한다.

─── 내게 맞는 의료진 찾기

내가 원하는 의료진 및 선호하는 의료 기간을 찾기로 결심했다면 본격적으로 이들을 찾아 나서보자. 어떤 사람들과 자료들이 도움이 될지 소개한다.

어떤 사람들에게 물어볼까
- ✦ 평소 선호하는 산부인과 의사나 가정의학과 의사, 내과 전문의 이들은 자신과 유사한 철학을 가진 의료진을 권장할 것이다.
- ✦ 최근 출산한 경험이 있고 성격이나 출산에 대한 철학이 자신과 유사한 친구나 동료
- ✦ 해당 지역의 산부인과 전문 간호사

- ✦ **산과 관련 의학 협회** 분만을 담당하는 의료진 명단은 물론 그들의 전공, 전문적인 관심 분야, 진료 유형 및 공인 자격증에 대한 정보를 제공한다.

의료진은 어떻게 알아볼까 다음 방법을 이용하면 대체로 자신에게 맞는 의료진을 찾을 수 있다. 마음에 드는 몇 사람을 직접 찾아가 상담을 해보는 것도 좋다.

- ✦ 가족분만실, 모자동실, 신생아집중치료실 등 자신이 중요하게 여기는 시설을 갖춘 가까운 병원을 알아본 후 참여하는 의료진 명단을 요청한다.
- ✦ 인터넷 검색을 해보거나 임신부 커뮤니티에서 추천받는다.

─── 의료진 결정하기

유망한 의료진 명단을 입수했으면 전화를 걸어 상담을 예약한다. 의료진의 철학이 자신과 일치하는지, 성격이 자신과 꼭 맞는지 알아보기 위해 몇 가지 질문을 준비한다. 하지만 모든 면에서 만족하리라는 기대는 하지 않는 게 좋다. 아무리 좋은 상대를 만난다 해도 그런 경우는 없으니까.

병원 및 산부인과 관련 기관 검색

- ✦ 대한병원협회 www.kha.or.kr : 지역별, 분야별, 규모별 병원 검색
- ✦ 대한의사협회 www.kma.org : 대학 병원, 의과대학 검색
- ✦ 대한산부인과의사회 www.kaog.org : 산부인과 병원 지역별 검색

다만 상담을 하는 동안 의사를 주의 깊게 관찰하자. 임신부의 말을 잘 경청하는지, 참을성 있게 설명해주는지, 임신부의 신체 건강만큼이나 정서적인 측면에도 관심을 갖는지 태도를 파악한다. 약물을 사용하지 않는 분만 혹은 무통분만, 모유 수유, 유도 분만, 태아전자감시기나 정맥내주사 사용, 제왕절개 분만 등 임신부가 확고한 견해를 갖고 있는 문제에 대해 의료진은 어떤 입장을 취하고 있는지도 확인한다. 의료진의 진료 방식을 알아두면 훗날 불쾌한 상황이 생길 가능성을 줄일 수 있다. 상담을 통해 의료진에 대해 알게 되는 것만큼이나 의료진에게 자신을 알리는 것도 중요하다. 자신의 현재 상태와 의견을 분명하게 밝힌다. 의료진의 반응을 통해 의료진이 자신을 편안하게 대하는지, 자신의 상태에 열의를 보이는지 판단할 수 있을 것이다.

의료진이 소속된 병원이나 분만 센터에 대해서도 알아두는 것이 좋다. 진통, 분만, 회복 혹은 진통, 분만, 회복, 산후조리가 동시에 이루어지는 입원실이 넉넉하게 마련되어 있는지, 모유 수유를 도와주는지, 최신식 태아전자감시기가 있는지, 신생아집중치료실이 마련되어 있는지 등을 알아본다. 임신부의 건강 상태에 따라 융통성 있게 진료하는지, 분만실에 자매나 남편이 들어와도 되는지 등도 확인한다.

최종적인 결정을 내리기 전에 의료진이 신뢰감을 주는지 다시 한 번 알아본다. 임신은 매우 중요한 여행인 만큼 완벽하게 신뢰할 수 있는 부조종사가 필요하다.

── 임신부와 의사의 협력 관계

자신에게 맞는 의사를 선택했다면 이제 의사와 효과적인 협력 관계를 이루도록 노력하자. 의사와 좋은 관계를 맺는 몇 가지 방법을 소개한다.

모든 사실을 있는 그대로 이야기한다 산부인과 질환과 일반적인 병력을 하나도 빠짐없이 정확하게 이야기한다. 식이장애나 올바르지 못한 식습관에 대해서도 털어놓는다. 과거나 현재에 앓고 있는 질환이나 수술 경력에 대해 모두 이야기하고, 현재 혹은 최근에 복용한

분만실 선택하기

분만실은 일반적인 분만실과 가족분만실 두 가지 유형이 있다. 일반적인 분만실을 이용할 경우, 진통실에서 진통을 하다 아기가 나올 준비가 되면 분만실로 이동해 분만을 한 후 병실로 이동하게 된다. 가족분만실을 이용할 경우, 진통, 분만, 회복 등 전 과정을 한 곳에서 진행하게 된다.

내 집처럼 편안한 분위기 대부분의 병원들은 '내 집처럼 편안한' 환경을 마련해놓고 있다. 은은한 조명, 안락의자, 예쁜 벽지, 마음을 진정시키는 그림들, 창문에 드리워진 커튼, 병원용 침대라기보다는 전시실에 진열되었을 것 같은 근사한 침대 등을 갖추고 있다. 이런 방들은 위험도가 낮은 분만은 물론이고 전혀 예기치 못한 비상시에 대비해 완벽한 장비를 갖추고 있다.

임신부와 가족을 위한 다양한 시설 분만용 침대는 임신부가 쪼그리고 앉거나 반쯤 쪼그리고 앉는 자세를 취할 때 임신부의 몸을 지지하기 위해 뒷부분을 올릴 수 있으며, 분만을 담당하는 의료진들이 서 있을 공간을 마련하기 위해 침대 아랫부분은 접혀지도록 되어 있다. 분만 후에 임신부는 다시 침대로 옮겨진다. 대부분의 분만실에는 가족과 손님이 시간을 보낼 수 있도록 소파가 준비되어 있다. 남편이 임신부와 함께 밤을 새울 수 있도록 접이식 침대가 준비되어 있는 곳도 있다.

약물에 대해서도 솔직하게 말한다. 처방받은 약이든 처방전 없이 구입한 약이든(허브 치료제 포함), 합법적인 약물이든 불법적인 약물이든, 치료를 위한 약이든 술이나 담배처럼 기분 전환을 위한 약물이든 모두 이야기한다. 의사에게 하는 이야기는 모두 비밀이 보장되므로 아무도 알 수 없다.

평소 궁금한 사항을 메모한다 즉시 대답을 듣지 않아도 되는 질문이나 관심사가 생길 땐 평소에 메모해두었다가 다음 진료할 때 문의한다. 휴대 기기를 이용해도 좋고, 냉장고 문이나 지갑 속, 직장의 책상, 침대 옆 탁자 등 편리한 장소에 메모지를 두고 생각날 때마다 그때그때 메모를 해도 좋다. 이렇게 하면 다음 진료 때 묻고 싶은 질문 내용이나 보고해야 할 증상을 빠짐없이 말할 수 있다. 임신 중에는 지독한 건망증이 생길 수 있으므로 메모를 해놓지 않으면 해야 할 말을 잊어버리기 일쑤다. 병원에 갈 때마다 질문 목록과 함께 펜과 메모지도 지참해 의사의 진료 내용을 기록한다.

치료 시 부작용이라든지, 약을 처방받았다면 언제까지 약을 복용해야 하는지, 문제가 되는 상황이 발생하면 언제 다시 병원을 방문해야 하는지 등 병원을 나서기 전에 문의한다. 의사에게 궁금한 사항을 모두 물어보지 못하면 집에 돌아가서 혼란을 겪을 수 있다. 가능하면 의사가 지시한 내용을 제대로 받아 적었는지 확인하기 위해 의사와 함께 메모 내용을 검토한다.

조금이라도 의심이 생기면 바로 문의한다 어떤 증상 때문에 겁이 나는가? 약물이나 치료 방법에 대해 거부반응을 보이는가? 그렇다면 그 자리에 앉아 그냥 걱정만 하고 있을 게 아니라 전화기를 들어 병원에 전화한다. 응급 상황이 아닌 경우에는 온라인 상담을 요청해도 좋다. 골반에 통증이 생길 때마다 일일이 전화를 걸거나 이메일을 보내고 싶지 않다 하더라도 참고할 책에서도 해답을 얻지 못하거나 다음 예약 때까지 도저히 못 기다리겠다 싶으면 바로 문의한다.

'괜한 걱정을 하는 게 아닌가' 하고 생각하지 말자. 걱정이 된다면 괜한 일이 아니다. 더구나 의사는 임신부가 많은 질문을 해주길 바라고, 특히나 첫 임신일 경우에는 더더욱 그렇다.

전화를 걸거나 온라인 상담을 요청할 땐 증상을 아주 구체적으로 전달할 수 있도록 미리 준비한다. 통증을 느꼈다면 통증 부위와 기간을 포함해 찌르듯 아픈지, 둔중한 느낌인지, 경련을 일으키는지 등 통증의 종류와 강도를 정확하게 쓴다. 가능하면 자세를 바꾸면 통증이 더 심해지는지 나아지는지 같은 내용도 설명한다. 질 분비물이 나올 경우 색깔과 농도, 분비물이 나오기 시작한 때를 설명한다. 색깔은 선홍색인지 검붉은 색인지, 갈색, 분홍색, 혹은 노란색을 띠는지 등을 자세히 묘사한다. 열, 메스꺼움, 구토, 오한, 설사 등 함께 동반된 증상도 보고한다(124쪽 '급히 병원에 전화를 걸어야 할 때' 참조).

최신 정보를 얻는다 육아 관련 잡지를 읽고 임신과 관련된 웹 사이트를 자주 방문한다. 그러나 모든 내용을 신뢰할 수 없다는 사실도 기억하자. 이런 매체들은 종종 신중한 연구를 통해 약물의 안전성과 효과가 검증되기도 전에 이점만 주로 보고한다. 때론 아직 완벽하게 밝혀지지 않은 사전 데이터를 기반으로 임신부를 걱정시키는 경고 내용을 발표하기도 한다. 새로운 정보를 읽거나 들었다면 의사에게 그 내용에 대한 의견을 묻는다. 정보의 정확성이 중요하다는 사실을 잊지 말자.

의사의 의견에 의문이 생기면 짚고 넘어간다
의사가 이야기한 내용과 일치하지 않는 정보를 접했다면 혼자만 알고 넘기지 않는다. 들은 내용에 대해 의사의 의견을 묻되, 사실을 똑바로 알아보기 위해 따지듯 묻지 않는다.

의사의 실수가 의심되면 의견을 분명히 밝힌다
아무래도 의사가 실수하는 것 같다는 의심이 들면 분명하게 의견을 말한다. 가령 자궁경부 무력증의 병력이 있는데도 성관계를 가져도 좋다고 한다든지, 알고 있는 것과 다른 이야기를 할 때는 바로 확인해야 한다. 차트를 손에 쥐고 있을 때조차 의사가 내 모든 병력과 개인적인 경험들을 일일이 기억할 수는 없는 노릇이다. 자신의 몸을 속속들이 알고 있는 사람은 다름 아닌 자기 자신이므로 실수가 생기지 않도록 의사와 함께 책임진다.

설명을 요구한다 처방된 약물에 잠재적인 부작용은 없는지, 약물을 복용하지 않고 치료할 방법은 없는지 확인한다. 어떤 검사를 왜 받는지, 그 검사가 어떤 증상과 관련이 있는지, 위험도는 어느 정도인지, 결과는 언제 어떤 식으로 알게 되는지 반드시 문의한다.

분만 방법 선택하기

요즘 임신은 임신 시기를 결정하는 일부터 분만 방법을 선택하는 일까지 모두 개인의 선택에 달려 있다. 분만의 경우 선택할 수 있는 방법이 너무 많아 머리가 어지러울 정도이다. 선호하는 분만법이 의사를 선택하는 유일한 기준이 되면 안 되겠지만, 아무래도 의사를 선택할 때 의사가 어떤 분만법을 시행하는지 고려하지 않을 수 없다. 임신부가 고려할 수 있는 여러 가지 분만법을 소개하면 다음과 같다. 자신이 선호하는 분만법에 대해 의사에게 의견을 물어보자. 또한 임신이 어느 정도 진행되기 전까지는 분만법을 확정하지 않는 것이 좋다. 많은 사람들이 분만 전까지도 분만법을 결정하지 못한다는 사실을 기억하자.

자연분만 일반적인 분만법으로, 정상적인 질식 분만을 일컫는다. 어떤 종류의 약물에도 의지하지 않고 자연적인 상태 그대로 아기를 낳는 것을 의미한다. 여성의 몸은 스스로 분만을 해낼 수 있도록 만들어져 있고, 아기도 스스로 산도를 통해 바깥세상으로 나오려고 노력한다. 그런 만큼 자연분만은 가장 자연스러우며 건강한 분만법이다.

제왕절개 배와 자궁을 절개해 그 부위를 통해 태아를 꺼내는 수술로, 태아나 산모가 위험한 경우 가장 안전한 분만법이다.

라마즈 분만 1950년대 페르낭 라마즈 박사가 창시한 분만법으로, 긴장 이완과 호흡법을 이용해 보다 '자연스러운' 방식으로 분만하는 방법이다. 남편과 훈련된 간호사가 적극적으로 분만을 돕는다. 1950년대에는 대부분의 임신부들이 분만 중에 마취를 했다. 라마즈 분만법의 철학에 따르면 '출산은 정상적이고 자연스러우며 건강한 것이어서, 자연스럽게 출산할 수 있다는 확신과 능력은 의료진의 지원과 편안한 출산 환경에 의해 향상되기도 하고 감소되기도 한다'고 한다. 라마즈 분만법의 목표는 긴장 이완과 규칙적인 호흡 패턴을 바탕으로 출산에 적극적으로 집중하는 것이다. 의료진은 임신부의 정신을 집중시키기 위해 한 군데 초점을 정해 그곳으로 관심을 돌리도록 유도한다.

그네 분만 '로마 분만대(Roma Birth Wheel)'라는 특수 분만대를 이용해 통증이 적고 편안한 분만을 유도하는 방법이다. '로마'는 이 분만대를 이용해 처음 태어난 아이의 이름에서 따왔다. 우리나라에서는 분만대가 그네처럼 움직인다고 해서 '그네

문의할 내용을 기록한다 의문 사항이나 걱정되는 내용에 의사가 매번 답할 시간을 내지 못할 경우 내용을 종이에 기록해 전달한다. 상담하는 동안 완벽한 답을 듣지 못하면 다음번에 좀 더 긴 시간을 할애해 답을 들을 수 있는지 문의한다.

의사의 권유에 따른다 특별한 사정이 없는 한 예약 일정, 체중 증가, 휴식, 운동, 약물 복용, 비타민 섭취 등에 대해 의사가 권유한 내용을 따른다. 의사의 권유를 따를 수 없는 상황일 경우 지시에 따르기 전에 의사와 충분히 상담한다.

자기 관리가 중요하다 훌륭한 산전 관리의 가장 중요한 요소는 철저한 자기 관리임을 기억하자. 그러므로 임신을 확인한 후부터, 기왕이면 임신을 시도할 때부터 충분한 휴식과 운동, 영양이 풍부한 식품 섭취, 금주, 금연, 처방전 없이 구입할 수 있는 약물 복용 금지 등을 지키며 자기 몸을 최대한 잘 돌본다.

불만은 부드럽게 전달한다 매번 오래도록 기다리는데도 질문에 아무런 답을 얻지 못하고 돌아간다든지 뭔가 불만이 생기면 불만 사항을 분명히 전달하되 가능한 한 부드럽게 이야기한다. 문제를 방치하면 의사와 임신부 사이에 효율적인 관계를 맺기 어렵다.

분만'이라고 한다. 이 분만대는 바로선 자세, 앉은 자세, 쪼그리고 앉은 자세, 무릎을 꿇고 앉은 자세 등 임신부가 원하는 자세를 취할 수 있도록 설계되어 있다. 임신부는 진통이 올 때마다 편안하게 움직이거나 분만대의 흔들림으로 통증을 줄일 수 있어 보다 원활한 분만을 할 수 있다.

르봐이예 분만 프랑스 산과 의사 프레드릭 르봐이예가 '폭력 없는 탄생'이라는 이론을 처음 제시했을 때 의료계는 그의 이론에 대해 매우 냉소적인 반응을 보였다. 하지만 신생아가 보다 평온하게 태어나는 것을 목표로 한 르봐이예 분만법 가운데 많은 부분이 오늘날 일반적으로 실시되고 있다. 그는 부드러운 조명이 신생아가 캄캄한 자궁에서 환한 바깥세상으로 나올 때 충격을 완화시켜준다고 주장했다. 그의 이론에 따라 요즘은 한때 필요하다고 여겨졌던 환한 조명을 없애고 분만을 진행하는 경우가 많다. 신생아가 자발적으로 호흡을 시작하지 않을 때 거꾸로 들고 때리는 공격적인 절차도 더 이상 의례적으로 행하지 않는다. 어떤 병원에서는 탯줄을 즉시 자르지 않는다. 엄마와 아기가 처음 서로를 알아보고 흥분을 멈출 때까지 둘 사이의 마지막 육체적 끈을 그대로 둔다. 또한 르봐이예는 자궁 속 따뜻한 양수 속에서 지내다가 메마른 바깥세상으로 나오는 데 따른 충격을 완화하고 신생아를 진정시키기 위해 따뜻한 욕조를 제안했다. 이 방법은 보편화되지 않았지만 대신 최근에는 엄마 품에 신생아를 바로 안기는 방법(캥거루 케어)이 널리 이용되고 있다. 많은 르봐이예 이론이 차츰 수용되고 있는 추세에도 불구하고 아기를 배려한 부드러운 음악, 은은한 조명, 따뜻한 욕조를 모두 갖춘 완전한 르봐이예 분만법은 널리 이용되지 않고 있다. 그러나 르봐이예 분만에 관심이 있다면 의사와 상담을 할 때 이 분만법에 대해 문의한다.

소프롤로지 분만 1960년대 유럽에서 시작된 분만법으로 사물을 있는 대로 받아들이는 동양적인 발상에 기초를 두고 있는 분만법이다. 이 분만법의 목표는 임신 기간 중 조화로운 생활과 분만을 산모가 스스로 조절할 수 있게 하는 데 있다. 소프롤로지 분만은 영상훈련, 호흡법, 소프롤로지 훈련 등의 세 가지 훈련을 통해 이루어지는데 임신 14주부터 영상훈련을 시작하고, 임신 7~8개월이 되면 이완 훈련 호흡법을 하게 된다. 이 호흡법을 바탕으로 감통 분만을 하게 되는 것이다. 소프롤로지 호흡은 라마즈 분만과 다르게 복식 호흡을 하는데 이를 통해 태내에 충분한 산소를 공급한다고 한다.

참고 〈네이버 지식백과 (건강한 출산 A to Z, 차병원)〉

갈등이 생긴 경우 전문 기관의 도움을 받는다

의사와 임신부 사이에 분쟁이나 불평이 생긴 경우 대화로 해결이 불가능하다면 건강 기관에 도움을 요청한다.

의사의 지시나 의사가 권한 치료 과정을 따를 수 없다는 생각이 든다면, 어쩌면 임신과 진통, 분만 기간 동안 나와 아기를 돌보기 위해 선택한 사람이 자신과 잘 맞지 않기 때문일지 모른다. 그런 경우, 혹은 이런저런 이유로 의사와의 관계가 원활하지 못하다면 다른 의사를 알아보자. 단, 경제적인 사정이 허락하고 의학적인 계획에 차질이 없어야 한다.

의사에게 전달할 정보를 적어두자

무언가를 쓸 시간 정도는 있을 것이다. 자, 그렇다면 내 증상을 적어두어 의사에게 빠짐없이 전달하자. 체중도 기록해서 이번 주 체중과 다음 주 체중을 비교해보자. 기억해야 할 내용을 잊지 않기 위해 낱낱이 기록해두자. 그럼 이제 노트 한 권을 장만해볼까.

3장

개인 임신 프로필

검사 결과 임신이 확정되면 기대와 함께 궁금한 점도 많아진다. 물론 자궁의 크기도 점점 커질 것이다. 우리가 궁금하게 여기는 내용은 이미 겪고 있거나 앞으로 겪게 될 증상에 대한 궁금증이 대부분이겠지만 개인 임신 프로필과 관련된 궁금증도 많을 것이다. 임신 프로필이란 무엇일까? 이것은 산부인과 병력 및 일반 병력, 다시 말해 임신에 관련된 모든 뒷배경을 집대성한 것을 말한다. 첫 산전 내원을 하면 담당 의사와 임신에 많은 영향을 미치게 될 이 배경에 대해 이야기를 나누게 될 것이다. 이번 장에서는 임신 프로필에 대해 자세히 살펴보고 이것이 임신 10개월 동안 얼마나 많은 영향을 미치는지 혹은 미치지 않는지 확인해보자.

각자의 임신 프로필은 사람마다 고유하므로 이번 장의 내용 가운데 많은 부분이 자신에게 해당되지 않을 수 있다. 자신의 프로필에 해당하는 부분만 읽고 그렇지 않은 부분은 건너뛰어도 좋다.

무엇이든 물어보세요 Q&A (부인과 병력)

—— 임신인 줄 모르고 피임을 했어요

Q "살정제를 바른 콘돔을 사용했는데 임신이 됐어요. 임신이라는 걸 알기 전까지 계속 살정제를 사용했습니다. 아기에게 선천적 결손증이 생기면 어쩌죠?"

A 콘돔이나 살정제를 바른 페서리, 살정제를 바른 콘돔, 일반 살정제를 사용하는 동안 임신이 됐다 해도 걱정할 필요 없다. 안심할 만한 사실은 살정제와 선천적 결손증과는 아무런 관련이 없다는 것이다. 사실 아주 최근에 알려진 가장 설득력 있는 연구 결과에 따르면, 임신 초기에 살정제를 반복적으로 사용했다 해도 문제가 발생할 비율이 증가하는 건 아니라고 한다. 뜻밖에 임신이 됐다 하더라도 마음 편히 임신 사실을 즐기자.

Q "자궁내피임기구를 이용했는데 임신이 되었어요. 임신 기간을 건강하게 보낼 수 있을까요?"

A 피임하는 동안 임신이 되면 늘 조금은 불안하기 마련이다. 애초에 피임을 하는 이유가 임신을 하지 않기 위해서였으니까. 자궁내피임기구를 이용할 경우, 기구의 종류와 사용 기간, 제대로

삽입되었는지의 여부에 따라 피임 실패 가능성은 대략 0.1~2%로 매우 낮은 편이다.

이런 가능성을 깨고 자궁내피임기구가 삽입된 상태에서 임신이 됐다면, 선택할 수 있는 방법은 피임 기구를 그냥 두거나 제거하거나 둘 중 하나이다. 어떤 방법을 선택할지 최대한 빨리 의사와 상의한다. 현재 상태에서 어떤 방법이 최선일지는 검사 결과 자궁경부 밖으로 튀어나온 제거용 끈이 보이느냐 아니냐에 달려 있다. 끈이 보이지 않으면 특별한 조치를 취할 필요 없이 자궁내피임기구를 그대로 놓아두어도 임신이 진행될 가능성이 매우 높다. 피임 기구는 태아를 둘러싼 양막 주머니가 커지면서 자궁 벽 쪽으로 밀려나고 대개는 태반과 함께 제거된다. 그러나 임신 초기에 피임 기구 끈이 보이면 감염의 위험이 커진다. 이 경우 일단 임신이 확정된 후 가능한 한 빨리 피임 기구를 제거하면 임신 기간을 안전하게 보낼 수 있다. 피임 기구를 제거하지 않으면 태아가 자연유산 될 가능성이 매우 높은 반면, 제거하고 나면 유산의 위험은 20%로 감소된다. 그래도 안심이 되지 않는다면 일반적으로 알려진 모든 임신 가운데 유산이 될 비율은 약 15~20%로 추정된다는 사실을 기억하자.

임신 초기 동안 자궁내피임기구가 남아 있을 경우 초기 임신 합병증의 위험이 높으므로 출혈, 경련, 열이 발생하는지 각별히 신경 써야 한다. 이런 증상이 나타나면 즉시 의사에게 알린다.

── **자궁근종이 있었어요**

Q "몇 년 동안 자궁근종이 있었지만 그 때문에 건강이 나빠지거나 한 적은 한 번도 없었어요. 하지만 임신이 되고 나면 문제가 생길까요?"

A 자궁근종 때문에 임신이 되지 않을 가능성은 별로 없다. 사실 자궁근종처럼 자궁 내벽에 붙은 작은 양성종양들은 임신에 전혀 영향을 미치지 않는 경우가 대부분이다.

간혹 자궁근종이 있는 여성이 복부의 압력이나 복통을 느끼는 경우가 있다. 대체로 걱정할 일은 아니지만 담당 의사에게 알리도록 한다. 의사가 권장하는 안전한 진통제를 복용하면서 4~5일 푹 쉬면 대개 통증이 가라앉는다.

아주 가끔 자궁근종으로 인해 태반조기박리, 조기분만, 골반 위 출산과 같은 합병증 위험이 약간 증가할 수는 있지만 이러한 위험이 발생할 가능성은 아주 적으며, 올바른 방법으로 예방을 하면 크게 감소된다. 담당 의사와 자궁근종에 대해 상의하여 전반적인 상태와 혹시 모를 위험에 대해 보다 자세하게 알아두는 것이 좋다. 의사가 자궁근종으로 인해 자연분만이 어려울 수 있다고 판단할 경우 제왕절개를 결정할 수도 있다. 그러나 임신이 진행되면서 자궁도 커지므로 대개는 커다란 자궁근종도 태아의 성장을 방해하지는 않는다.

Q "몇 년 전 자궁근종을 제거했어요. 임신에 영향을 줄까요?"

A 크기가 작고 자궁 표면에 위치한 자궁 근종을 제거하는 수술을 받았다면(특히 복강경으로 실시된 경우) 이후 임신에 영향을 주지 않는다. 그러나 크고 자궁 깊이 위치한 종양을 제거하는 대대적인 수술을 받은 경우 진통을 견딜 수 없을 만큼 자궁이 약해질 수 있다. 수술 기록을 검토한 후 의사가 자궁이 약해졌다고 판단하면 제왕절개 수술을 계획할 것이다. 제왕절개 수술

전에 진통이 시작될 경우 초기 진통 증상에 대해 잘 알아두었다가(323쪽 참조) 본격적으로 진통에 돌입하면 신속히 병원에 도착할 수 있도록 계획을 잘 세워둔다.

── 자궁내막증을 앓고 있어요

Q "몇 년간 자궁내막증으로 고생하다가 마침내 임신했습니다. 임신에 문제가 생기지는 않을까요?"

A 자궁내막증은 대개 임신이 어렵다는 것과 통증이 수반된다는 두 가지 문제를 일으킨다. 임신이 됐으니 첫 번째 문제는 극복한 셈이다. 그리고 임신이 되면 사실상 두 번째 문제도 해결할 수 있다.

통증을 비롯한 자궁내막증 증상은 임신 기간 동안 호전된다. 이는 호르몬 변화 때문으로 보인다. 배란이 멈추면 자궁내막의 조직은 대체로 크기가 줄어들고 덜 예민해진다. 다른 임신부에 비해 통증이 크게 호전되는 임신부도 있다. 대부분의 여성은 전체 임신 기간 동안 자궁내막증 증상이 완전히 사라진다. 그러나 간혹 태아가 성장하고 태동이 강해지기 시작하면서, 특히 태아의 손과 발이 예민한 부위를 찰 경우 불쾌감을 크게 느낄 수도 있다. 다행히 자궁내막증은 임신이나 출산 과정에서 전혀 위험을 일으키지 않지만, 자궁 수술 경험이 있다면 의사가 제왕절개를 하기로 결정할 것이다.

그러나 자궁내막증 증상은 임신으로 인해 일시적으로 중단된 것일 뿐, 대개 임신과 수유 기간이 지나면(간혹 그보다 좀 더 일찍) 증상이 재발한다.

── 질 확대경 검사를 받았다면요?

Q "임신하기 1년 전에 자궁경부 확대 촬영술 및 자궁경부 조직 생검을 받았습니다. 임신이 잘못되지는 않을까요?"

A 자궁경부 확대 촬영술은 대개 일반적인 자궁경부암 검사에서 불규칙한 자궁경부 세포가 발견될 경우에만 실시한다. 절차는 간단하며 특별 제작된 현미경을 이용해 질과 자궁경부를 자세하게 살펴본다. 자궁경부암 검사에서 비정상적인 세포가 발견되면 의사는 자궁경부 절제술, 원추절제술, 조직 생검(이 경우 의심이 되는 자궁경부 부위에 조직 샘플을 잘라내 실험실에 보내 정확한 결과를 알아본다), 냉동수술(비정상적인 세포를 얼린 후 제거하는 수술), 루프 전기소작 절제술(전류가 흐르는 루프를 이용해 자궁경부 조직을 고통 없이 절제하는 방법) 등을 실시한다. 거의 대부분의 여성들은 이런 수술을 받은 후에도

이 책의 주인공은 바로 당신

이 책을 읽다 보면 전통적인 가족 관계가 여러 차례 언급되고 있다는 걸 느낄 것이다. 가령 '아내'라든지 '남편' '배우자'처럼 말이다. 하지만 이런 명칭들이 언급된다고 해서 다소 '일반적이지 않은' 임신부, 예를 들어 미혼모나 동성애자, 결혼은 하지 않은 임신부들을 배려하지 않는 건 결코 아니다. 그보다 의미는 포괄적이지만 읽기에 너무 길고 복잡한 구절을 피하기 위해서이다. 예를 들어 '당신의 남편 혹은 중요한 의미를 갖는 동반자'라고 하면 너무 복잡하니까. 그러니 적합하지 않은 단어나 구절은 마음속으로 과감히 잘라내고 각자의 상황에 적합한 말로 바꾸길 바란다.

정상적인 임신을 할 수 있다. 그러나 얼마나 많은 조직을 제거하느냐에 따라 일부 여성의 경우 자궁경부 무력증, 조기분만과 같은 임신 합병증에 걸릴 수도 있다. 정밀한 검사를 위해 반드시 담당 의사에게 병력을 알린다. 첫 내원 때 비정상적인 세포가 발견되면 질 확대경 검사를 권유받을 것이다. 그러나 조직 생검이나 좀 더 복잡한 수술은 보통 출산 후에 실시한다.

인유두종바이러스, 괜찮을까요?

Q "생식기 인유두종바이러스(HPV : Human Pa-pillomavirus) 때문에 임신에 지장이 생길 수도 있나요?"

A 생식기 인유두종바이러스는 성관계에 의해 전염되는 바이러스 가운데 가장 일반적인 바이러스다. 성관계를 갖는 사람들의 75% 이상이 감염되지만, 뚜렷한 증상이 없으며 대략 6개월에서 10개월 내에 저절로 치료가 되기 때문에 대부분 감염 사실을 모른 채 지나간다. 그러나 자궁경부 조직에 이상이 생기거나 (자궁경부암 검사로 확인된다) 질, 외음부, 직장 안쪽이나 위에 생식기 사마귀가 생기는 등 몇 가지 증상이 나타나는 경우도 있다. 대체로 통증은 없지만 생식기 사마귀가 나타난 경우 간혹 화끈거리거나 가렵거나 피가 나기도 한다. 생식기 사마귀의 증상은 거의 눈에 띄지 않는 외상에서부터 부드럽고 매끄러우며 납작한 혹

기타 여러 종류의 성병과 임신

대부분의 성병이 임신에 영향을 미칠 수 있다는 건 두말하면 잔소리. 다행히 임신 중에도 대부분의 성병은 진단하기 쉽고 치료를 받아도 안전하다. 성병은 특정한 집단이나 경제 수준의 사람들만 걸리는 것이 아니다. 연령, 인종, 민족, 경제 수준과 관계없이 걸릴 수 있으며, 대도시에 사는 사람도 작은 마을에 사는 사람도 걸릴 수 있다. 사람들이 주로 걸리는 성병은 다음과 같다.

임질 예부터 임질은 감염된 산도를 통해 분만된 태아에게 결막염과 실명, 그리고 심각한 전신 감염을 일으키는 것으로 알려져왔다. 이런 이유 때문에 임신부는 주로 첫 산전 내원 때 임질 검사를 받는다. 간혹 성병에 걸릴 위험이 높은 임신부의 경우 임신 후기에 반복해서 검사를 받는다.

임질에 감염된 것으로 확인되면 즉시 항생제 치료를 시작한다. 치료는 세균 배양 검사 결과 완치된 것을 확인할 때까지 계속한다. 추가 예방 조치로 모든 신생아에게 태어날 때 눈에 항생제 연고를 투여한다. 이 치료법은 한 시간가량 지연할 수 있지만, 맑은 눈으로 아이와 첫 대면을 하고 싶다면 그 이상 늦추면 안 된다.

매독 매독은 여러 종류의 선천성 결함뿐 아니라 사산까지 일으킬 수 있으므로 대개 첫 내원 때 검진을 받는다. 보통 매독 균이 태반을 넘어가기 시작할 때 신생아에게까지 매독이 감염되므로 임신 4개월 이전에 임신부가 항생제 치료를 받아야 한다. 임신부가 태아에게 매독을 감염시키는 확률은 최근 몇 년 동안 크게 감소되고 있는 추세이다.

클라미디아 주로 성생활이 활발한 여성에게 감염되기 쉬운 성병으로, 임질이나 매독보다 더 많이 감염되는 것으로 나타난다. 임신부로부터 태아에게로 전염되는 가장 흔한 질병이며, 태아에게 잠재적인 위험이 따르고 임신부에게도 위험한 것으로 알려져 있다. 따라서 임신 중에 클라미디아 검사를 받는 것이 좋고, 특히 과거에 여러 명과 성관계를 가진 경험이 있다면 감염의 위험이 높으니 반드시 검사를 받아야 한다. 클라미디아에 감염된 여성의 절반가량이 아무런 증상을 경험하지 않기 때문에, 검사를 받지 않으면 모르고 지나치는 경우가 많다. 임신 전이나 임신 중에 신속히 치료하면 출산 중에 아기에게 감염되는 것을 예방할 수 있다. 클라미디아 감염에 의한 폐렴은

또는 콜리플라워처럼 생긴 종양에 이르기까지 다양하며, 색깔도 엷은 색에서 짙은 분홍색까지 여러 가지이다. 대부분의 경우 2개월 내에 저절로 제거된다.

생식기 인유두종바이러스는 다행히 임신에 영향을 미칠 가능성이 상당히 낮다. 그러나 일부 여성의 경우 임신이 인유두종바이러스에 영향을 미쳐 생식기 사마귀가 더 확산되는 경향이 있다. 이 경우나 생식기 사마귀가 저절로 제거되지 않는 경우 임신 기간 동안 치료를 받을 수 있다. 생식기 사마귀는 냉동요법이나 전기열 치료, 레이저요법, 약물요법 등으로 안전하게 제거되지만 간혹 출산 후까지 치료를 미룰 수도 있다.

인유두종바이러스에 감염이 됐다면, 자궁경부 조직에 이상이 없음을 확인하기 위해 자궁경부 상태를 검사해볼 수 있다. 조직에 이상이 발견될 경우 비정상적인 조직을 제거하는 자궁경부 생검은 출산 후로 미룬다.

인유두종바이러스는 전염성이 매우 강하기 때문에 재발을 막으려면 한 명의 상대와 안전하게 성관계를 맺는 것이 가장 좋은 방법이다. 요즘에는 26세 이하 여성을 대상으로 인유두종바이러스를 예방하기 위한 백신이 나와 있긴 하지만 임신 중에는 권장하지 않는다. 자궁경부암 백신은 세 차례에 걸쳐 접종하게 되는데, 접종을 마치기 전에 임신이 됐다면 남은 접종은 출산 후까지 보류해야 한다.

다행히 증상이 경미한 편이지만, 눈에 감염되면 심각한 문제를 일으킬 수 있다. 치료의 적기는 임신 전이지만 임신 중에 감염됐을 경우 항생제 치료를 받으면 태아의 감염을 효과적으로 예방할 수 있다. 출산 후 보통 신생아에게 항생제 연고를 투여하는데, 이렇게 하면 임질이 눈에 감염되는 것뿐 아니라 클라미디아를 예방할 수 있다.

트리코모나스증 기생충에 의해 야기되는 성병으로 증상은 거품이 나는 황녹색의 질 분비물이 나와 불쾌한 비린내가 나고 종종 가렵기도 하다. 감염된 환자의 절반가량은 아무런 증상을 느끼지 못한다. 대체로 심각한 질병이나 임신 중 질환을 일으키지 않으며 아기에게도 아무런 영향을 미치지 않지만, 증상이 신경 쓰일 수는 있다. 보통 임신 중에 증상이 나타나는 경우에만 치료를 받는다.

인체면역결핍바이러스(HIV) 감염
과거 이 질병에 감염될 위험성이 높은 행동을 했든 안 했든, 임신부가 인체면역결핍바이러스 검사를 받는 것이 점차 일반적인 추세이다. 실제로 주요 의료 학회에서는 임신부에게 인체면역결핍바이러스 상담 및 검사를 권유하도록 의사에게 요구하고 있다. 에이즈를 일으키는 인체면역결핍바이러스에 감염되면 임신부뿐 아니라 태아도 위험하다. 치료를 받지 않은 임신부에게 태어난 아기의 25%가량이 생후 6개월 이내에 인체면역결핍바이러스에 감염된다. 다행히 요즘에는 여러 가지 치료 방법이 나와 있다. 그러나 조치를 취하기 전에, 일단 인체면역결핍바이러스에 대한 양성반응이 나오면 다시 한 번 검사를 받는 것이 좋다. 검사는 매우 정확한 편이지만 간혹 바이러스에 감염되지 않은 사람에게도 양성반응이 나타나는 경우가 있다. 재검 결과도 양성이면 반드시 에이즈와 치료법에 대해 정식으로 상담을 받아야 한다. 인체면역결핍바이러스 양성인 임신부가 AZT('지도부딘 - ZDV' 혹은 '레트로비르'라고도 한다)나 기타 항레트로바이러스 약물로 치료를 받으면 아무런 부작용 없이 태아에게 전염될 위험이 현저하게 낮아진다. 진통이 시작되고 양막 파열이 일어나기 전에 선택적 제왕절개 분만을 하면 전염될 위험이 더욱 크게 감소된다.

어떤 종류의 성병이든 성병에 감염되었다고 의심되면 해당 질병에 대한 검사를 받았는지 의사와 함께 확인한다. 아직 검사를 받지 않았다면 검사를 요청한다. 검사 결과 양성반응이 나왔다면 필요한 경우 남편과 함께 치료를 받는다. 치료를 받아야 자신의 건강뿐 아니라 태아의 건강도 지킬 수 있다.

헤르페스, 아기도 위험할까요?

Q "성기 헤르페스에 감염됐어요. 아기에게도 전염될까요?"

A 임신 중에 성기 헤르페스에 감염될 경우 주의할 필요는 있지만 불안해할 필요는 전혀 없다. 사실 아기는 아주 건강하며 헤르페스에 조금도 영향을 받지 않는다. 더욱이 임신과 출산 기간 동안 단계별로 예방한다면 아기에게 해가 될 가능성은 더욱 없다. 헤르페스에 대해 임신부가 알아야 할 내용을 살펴보자.

무엇보다 신생아가 성기 헤르페스에 감염되는 경우는 극히 드물다. 임신부가 임신 중에 재감염됐다 하더라도 아기가 감염될 확률은 1% 미만에 불과하다. 또한 임신 초기에 처음 감염된 경우 유산 및 조기분만의 위험이 높긴 하지만 아기가 감염될 확률은 거의 없다. 심지어 출산이 임박했을 때 임신부가 헤르페스에 감염되어 태아가 대단히 위험한 상황에 처할 때에도(정기적으로 검진을 받기 때문에 사실 이런 경우 자체가 극히 드물지만) 태아가 감염되지 않을 가능성은 50%에 가깝다. 결론적으로 말해서 헤르페스는 대단히 심각한 질병이긴 하지만 과거에 비해 요즘은 신생아에게 비교적 경미하게 나타난다. 그러므로 임신 전에 헤르페스에 감염되었다면 아기에게 미치는 위험은 매우 낮다. 그리고 적절한 치료를 받으면 위험을 훨씬 낮출 수 있다.

헤르페스 병력이 있거나 임신 중에 헤르페스에 재감염된 임신부는 항바이러스성 약물 치료를 통해 태아를 보호한다. 진통이 시작될 무렵에 활동성 병변을 보일 경우 대개 제왕절개를 실시한다. 드문 경우지만 아기가 감염됐다면 항바이러스성 약물로 치료를 받게 될 것이다.

출산 후 올바른 예방 조치를 취하면 활동성 병변을 보이는 동안에도 바이러스를 옮길 걱정 없이 아기를 돌볼 수 있으며 모유 수유도 할 수 있다.

성기 헤르페스의 징후와 증상

성기 헤르페스가 태아에게 전염될 위험이 가장 높은 시기는 임신 초기, 즉 첫 3개월 동안이다. 그러므로 성기의 통증을 동반한 열, 두통, 전신 권태, 뻐근함, 가려움, 소변 볼 때 통증, 질과 요도의 분비물, 사타구니 쓰라림, 물집이 잡힌 다음 그 위에 딱지가 앉음 등의 증상이 있으면 의사에게 알린다. 물집은 대개 2~3주 내에 치료되지만 그동안 다른 곳으로 전염될 수 있다.

무엇이든 물어보세요 Q&A (산과 병력)

시험관 수정이라 걱정돼요

Q "시험관 수정(IVF : In Vitro Fertillzation)으로 임신이 됐습니다. 다른 임신부들처럼 임신 기간을 건강하게 보낼 수 있을까요?"

A 많은 노력 끝에 비로소 순조로운 항해를 시작하게 됐으니, 틀림없이 임신 기간을 건강하게 보낼 수 있을 것이다. 최소한 임신 첫 3개월이 지나고 나면, 시험관 임신이 정상 임신에 비해 임신 전반에 걸쳐 영향을 미치지 않는다. 하지만

<u>임신 초기에는 정상 임신에 비해 조금 더 신경을 쓸 필요가 있다.</u> 임신 검사 결과가 양성으로 나왔다고 해서 반드시 임신이 되었다고 볼 수 없으며, 재시도는 정신적으로나 경제적으로 매우 힘들다.

얼마나 많은 시험관 배아가 태아로 성장하는지가 분명히 밝혀지지 않았기 때문에 시험관 임신을 한 첫 6주 동안은 그 어느 때보다 신경을 써야 한다. 만약 이전 시도에서 유산을 했다면 성생활을 비롯한 기타 신체 활동을 금해야 한다. 처음 2개월 동안은 임신이 원만히 진행될 수 있도록 프로게스테론 호르몬을 처방받기도 한다. 하지만 일단 이 기간을 넘기면, 시험관 수정의 30%에 해당하는 다태아를 임신한 경우가 아니라면 다른 임신부들과 전혀 다를 바 없이 정상적인 임신 기간을 보낼 수 있다.

── 두 번째 임신에 잘 적응하려면요?

Q "둘째 임신은 첫째 임신과 다른가요?"

A 모든 임신은 제각기 달라서 첫 번째 임신과 이번 열 달이 어떻게 다를지 혹은 같을지 예측하기란 불가능하다. 그러나 두 번째와 그 이후의 임신에서 최소한 일부 기간 동안 적용할 수 있는 보편적인 특징이 있다. 모든 보편적인 특성이 그렇듯, 이 경우에도 전 기간에 적용되지는 않는다. 둘째 임신의 특징은 대체로 다음과 같다.

지난번과 다른 증상을 겪을 수 있다 임신 사실을 좀 더 빨리 느낄 것이다. 대개 두 번째 임신에서는 임신 초기 증상을 더 빨리 감지하고 더 잘 대응한다. 그러나 지난번 임신 때와 다른 증상을 겪을 수도 있다. 입덧이나 소화불량, 기타 복부 불쾌감이 더 심하거나 약할 수 있다. 첫 번째 임신 때는 낮잠 잘 시간이 있었지만 지금은 앉을 시간조차 없다면 더 피곤할 수도 있다. 아니면 너무 바빠서 피곤한 걸 느낄 새도 없거나 피곤한 상태에 익숙해져 있다면 덜 피곤할 수도 있다. 소변보는 횟수가 더 잦아지거나 뜸해질 수 있는데, 이 현상은 좀 더 일찍 나타나는 경향이 있다.

두 번째 임신과 첫 번째 임신 사이에 별다른 차이가 없는 증상은 식욕 과다와 식욕부진, 유방이 부풀어 오르고 예민해지는 증상, 그리고 심리적인 불안이다. 하지만 이미 한 차례 임신 경험이 있고 건강하게 잘 극복했기 때문에 공황 상태에 빠지지는 않을 것이다.

더 빨리 임신부처럼 보인다 복부와 자궁의 근육이 느슨해져 있기 때문에 이전보다 배가 더 빨리 더 많이 나온다. 스스로도 배 모양이 첫아이를 임신했을 때와 다르다는 걸 느낄 것이다. 첫아이 때보다 배가 더 크고 무겁다. 따라서 요통이나 임신으로 인한 다른 통증들이 악화될 수 있다.

태동을 더 빨리 느낀다 배와 자궁의 근육이 느슨해져 대략 임신 16주 무렵에 태동을 느낄 가능성이 크다. 첫아이 임신 때 태동을 느낀 경험이 있기 때문에 태동을 쉽게 감지할 수 있을 것이다. 물론 지난번 임신 이후 아직 복부의 군살이 남아 있다면 초기 태동을 쉽게 느끼지 못할 수도 있다.

크게 흥분되지 않는다 둘째 임신이 설레지 않는다는 말은 아니다. 하지만 길거리에 지나가는 사람을 붙들고 임신 소식을 알리고 싶은 충동이 들 정도는 아니다. 이런 현상은 지극히 정상적으로 둘째를 사랑하지 않는다는 의미가 절대 아니다. 첫아이한테 육체적으로나 정신적으로 온 정신을 쏟고 있는 상황에서 배 속의 아이에게까지 신경을 집중하기란 쉽지 않은 일이며, 누구나 그렇다.

더 빨리 낳는다 근육이 느슨해진 덕분에 진통이 더 적고 출산도 더 빠르다. 첫 번째 임신의 영향으로 특히나 출산과 관련된 부위가 전체적으로 느슨해져서 둘째 출산은 확실히 더 빨라진다. 진통과 출산의 각 단계가 단축되고 만출기는 획기적으로 짧아진다.

Q "첫아이를 건강하게 낳았습니다. 지금 둘째를 가졌는데, 어쩐지 이번에는 운이 좋을 것 같지 않다는 생각을 떨칠 수가 없군요."

A 두 번째 임신이 성공할 가능성은 아주 높다. 사실상 한차례 성공적인 임신을 경험했던 터라 두 번째 임신이 성공할 가능성은 더욱 높다. 또한 매번 임신을 할 때마다 훌륭한 건강관리, 식단, 운동, 생활 방식 등으로 임신에 도움이 되는 방법을 더 많이 터득하기 때문에 성공적인 임신을 하게 될 가능성은 훨씬 높다.

Q "첫 번째 임신이 아주 힘들었습니다. 책에 나온 증상이란 증상은 다 경험했을 정도니까요. 이번에도 그렇게 힘들까요?"

A 모든 조건이 그대로라면 일반적으로 첫 번째 임신은 이후의 임신을 거의 정확하게 예측한다. 그러므로 첫 번째 임신이 순조로웠던 임신부에 비해 썩 편안하지 않을 가능성이 높다. 그러나 모든 임신은 그때마다 상황이 달라지기 마련. 가령 첫 번째 임신 기간 동안 입덧이나 식욕 과다로 애를 먹었다면, 두 번째 임신에서는 그러한 현상이 거의 나타나지 않을 수도 있다. 혹은 그 반대가 될 수도 있다. 운이나 유전적 소인, 그리고 첫 임신 때 특정한 증상을 경험한 사실은 이후 임신이 순조로울지 그렇지 않을지와 관련이 있긴 하지만, 통제할 수 있는 다른 요인들을 이용해 이러한 예상을 어느 정도 바꿀 수 있다. 통제 가능한 요인은 다음과 같다.

건강을 유지한다 전반적인 건강 상태가 좋으면 편안한 임신을 할 가능성이 높다.

몸무게를 안정적으로 증가시킨다 권장 범위 내에서 꾸준히 몸무게가 증가하면(149쪽 참조) 치질이나 하지정맥류, 튼살, 요통, 피로, 소화불량, 호흡곤란 등의 증상을 겪지 않거나 최소화할 수 있다.

잘 먹는다 반드시 그렇다고 장담할 수는 없지만, 영양이 풍부한 음식을 잘 먹으면 더욱 건강하고 순조롭게 임신 기간을 보낼 가능성이 높다(5장 참조). 입덧, 소화불량 같은 괴로움을 피하거나 최소화할 가능성이 높을 뿐 아니라 과로를 이기고 변비와 치질, 요로감염과 이온 결핍성 빈혈을 예방할 수 있고, 두통도 막을 수 있다. 현재 온갖 증상으로 이미 괴로운 상태라 하더라도 음식을 잘 먹으면 아기가 건강하게 태어날 가능성이 높다.

운동을 한다 알맞은 운동(195쪽 참조)을 적당히 하면 몸과 마음이 전반적으로 건강해진다. 특히 두 번째 이후의 임신일 경우 복부 근육이 늘어나는 경향이 있어 여러 부위에서 통증을 느끼기 쉽고 요통이 심해질 수 있기 때문에 더욱 운동을 해야 한다.

느긋하게 행동한다 평소 정신없이 바쁘게 생활하면 입덧이나 피로, 두통, 요통, 소화불량 등의 증상이 악화될 수도 있다. 집안일은 도움을 받아 처리한다든지, 신경 쓰이는 일을 멀리하고 좀 더 휴식을 취하거나 일을 줄인다든지, 중요하지 않은 일은 당분간 보류하고 긴장을 이완하는 훈련이나 요가를 한다든지 하면 마음이 차분해지면서 기분도 한결 나아질 것이다.

다른 자녀를 돌보는 틈틈이 휴식을 취한다 이미 자녀가 있는 임신부의 경우, 자녀와 온종일 함께 지내면서 뒤치다꺼리하느라 너무 바쁜 나머지 크고 작은 증상을 느낄 겨를조차 없는 사람이 있는가 하면, 오히려 더욱 심하게 증상을 경험하는 사람도 있다. 아이를 학교에 보낼 준비를 하거나 분주하게 식사를 준비하는 등 스트레스를 받으면 입덧이 심해질 수 있다. 쉴 시간이 없어 심한 피로를 느끼기도 하고, 자녀를 자주 안거나 업으면 요통이 악화될 수도 있으며, 제때 화장실에 가지 못하면 변비에 걸릴 수도 있다. 다른 자녀에게 옮아서 감기를 비롯한 여러 가지 질병에 걸릴 가능성도 높다. 이러한 질병을 예방하고 극복하는 방법은 20장을 참조한다.

다른 자녀가 돌봐달라고 보채는 상황에서 내 몸을 우선적으로 돌보기란 현실적으로 힘들다. 사실상 두 번째 임신부터는 더 이상 귀하신 몸으로 대접받기가 불가능하다고 봐야 한다. 하지만 이 책을 읽는 동안 누워서 좀 쉰다거나, 아이가 자는 동안 청소기를 돌리는 대신 같이 눈을 붙이거나, 앉아서 밥 먹을 시간조차 내지 못할 땐 건강식으로 간식을 먹는 습관을 갖거나, 가능하면 다른 사람의 도움을 받는 등 자신을 돌보는 시간을 갖도록 노력하면 이러한 임신 증상을 최소화할 수 있다.

Q "첫 임신 때 여러 가지 합병증으로 고생했습니다. 이번 임신도 그럴까요?"

A 첫 임신 때 여러 가지 합병증으로 고생했다고 해서 두 번째 임신도 힘들게 보내는 것은 아니다. 일부 재발되는 합병증도 있지만 대부분은 거의 재발되지 않는다. 문제의 원인이 감염이나 사고와 같은 일회적인 것이었다면 더욱 그렇다. 흡연이나 음주 또는 약물 복용과 같은 과거의 생활 습관을 개선했거나, 과거에는 납과 같은 유해한 환경에 노출되었지만 이제는 더 이상 그렇지 않다면 역시 재발되지 않는다. 첫 임신 때 임신 초기에 적절한 의학적 조치를 받지 못해 합병증을 겪었지만 지금은 제때 관리를 받고 있다면, 이 경우에도 재발되지 않는다. 합병증의 원인이 당뇨병이나 고혈압 같은 만성질환인 경우 임신 이전이나 초기에 적절한 조치를 취하면 문제가 재발될 위험을 크게 줄일 수 있다.

이 모든 경우 임신부와 의사는 재발될 위험이 있는지 주의 깊게 살필 것이므로 재발할 가능성은 거의 없다. 첫 임신 때 경험한 합병증이 재발할 가능성이 있다 하더라도 초기에 검진과 치료를 받으면 크게 호전될 수 있다. 담당 의사에게 첫 임신 때 경험한 합병증에 대해 이야기하고 재발을 예방할 수 있는 방법을 문의한다. 합병증의 종류와 원인이 무엇이든, 설사 원인을 찾을 수 없다 하더라도 상담을 통해 보다 편안한 임신을 하고 임신부와 태아 건강에 도움을 받을 수 있다.

아기를 낳고 바로 또 임신했어요

Q "첫아이를 출산한 지 겨우 10주 만에 뜻하지 않게 임신이 됐습니다. 이번 임신이 제 건강과 지금 배 속에 있는 아기에게 어떤 영향을 미칠까요?"

A 첫 출산에서 몸이 완전히 회복되기도 전에 또 임신을 하면 그렇지 않아도 여러 가지로 상황이 복잡한 가운데 스트레스까지 겹칠 것이다. 무엇보다 몸과 마음을 편안하게 하는 것이 가장 중요하다. 방금 엄마가 됐는데 연달아 또 임신이 됐다면 신체적으로 큰 타격을 받을 수도 있지만, 여러 가지 방법을 통해 이 상황을 보다 슬기롭게 해결할 수 있다.

산전 관리에 들어간다 임신이라고 생각되는 순간부터 최상의 산전 관리에 돌입한다.

무조건 잘 먹는다 무엇보다 잘 먹는 것이 중요하다(5장 참조). 아직 체내에 비타민과 기타 영양소가 저장될 시간조차 없을 것이다. 특히 모유 수유를 하는 경우 영양이 결핍될 수 있다. 임신부와 태아에게 필요한 영양분이 부족하지 않도록 과하다 싶을 정도로 충분한 영양을 섭취해야 한다. 특히 단백질과 철분 섭취에 신경을 쓰고 산전 비타민을 계속해서 복용한다. 보조제를 먹어야 할지에 대해서는 의사와 상의한다. 시간이나 에너지가 부족해 먹는 데 소홀하지 않아야 한다. 틈나는 대로 열심히 음식을 섭취하면 바쁜 일정 속에서도 충분한 영양을 섭취할 수 있다.

몸무게를 늘린다 담당 의사가 몸무게를 늘리지 말라고 처방하지 않는 한 이전 임신 때 몸무게와 비슷한 몸무게를 만들어야 한다. 그러므로 살을 뺄 계획은 당분간 보류한다. 신중한 계획에 의해 단계적으로 몸무게를 늘릴 경우, 특히 고영양 식단으로 몸무게를 늘릴 경우, 더구나 이제 막 걸음마를 뗀 아기와 젖먹이 아기와 하루 종일 함께 지내는 경우라면 나중에 비교적 쉽게 살을 뺄 수 있다. 몸무게를 유심히 살펴보고, 필요한 만큼 몸무게가 늘지 않으면 칼로리 섭취에 좀 더 신경을 쓰고 163쪽의 체중 증가 요령을 참고한다.

큰아이 모유 수유는 계속한다 큰아이에게 모유 수유를 할 경우 조산·유산의 경험이 없고 몸에 무리가 가지 않는다면 계속한다. 하지만 너무 피곤하면 조제분유로 보충하거나 완전히 젖을 떼고 싶다는 생각이 들 수 있으니, 이때는 담당 의사와 상의한다. 모유 수유를 계속하기로 결정할 경우, 큰아이와 태아 모두를 먹일 수 있을 만큼 충분한 양의 칼로리를 섭취해야 한다. 담당 의사에게 필요한 칼로리가 어느 정도인지 문의한다.

충분한 휴식을 취한다 무조건 쉬어야 한다. 그러려면 자신의 결정도 확고해야 하지만 남편이나

큰아이도 동생 맞을 준비를 하게 돕자

큰아이에게 새로 태어날 동생에 대해 어떻게 말해줘야 할지 걱정이 될지 모른다. 임신 기간 동안 큰아이가 동생이 생기는 커다란 변화에 대해 이해할 수 있도록 큰아이의 연령에 맞게 설명해주고 현실적인 준비를 할 수 있도록 돕는다.

주변 사람들의 도움도 필요하다. 요리, 집안일, 아기 돌보기는 최대한 다른 사람에게 맡긴다. 일의 우선순위를 정해, 덜 중요한 일은 하지 말고 내버려두고 아기가 잘 땐 무조건 누워서 같이 쉰다. 모유 수유를 하지 않는다면 밤중 수유는 아빠에게 맡기고, 부득이하게 직접 밤중 수유를 해야 한다면 아빠에게 늦어도 새벽 두 시에는 아기를 데려가게 한다.

운동을 한다 운동은 기운을 북돋을 정도로만 한다. 기운이 빠질 정도로 하면 안 된다. 정기적으로 꾸준히 임신부 체조를 할 시간이 없다면 아기를 돌보는 일과를 이용해 신체 활동을 한다. 아기를 안고 빠른 속도로 산책을 해도 좋다. 혹은 임신 체조 교실이나 요가·수영 강습에 등록한다.

음주·흡연 환경을 피한다 음주, 흡연 등 임신에 위험한 모든 요소를 기피하거나 최소화한다. 임신부와 태아 모두 더 이상 스트레스를 받으면 안 된다.

의사에게 전부 다 말하자

과거에 어떤 종류의 산부인과 병력이 있었든 지금은 숨길 때가 아니다. 담당 의사에게 자신의 병력을 속속들이 이야기하는 것은 생각보다 중요하고 의미가 크다. 과거의 임신, 유산, 임신중절, 수술, 감염 등의 경험이 이번 임신에 영향을 미칠지 어떨지는 알 수 없지만, 그에 대한 정보 혹은 산부인과 병력으로 인해 현재 나타나는 양상을 담당 의사에게 모두 말해야 한다. 이 모든 내용은 절대 비밀로 다루어질 것이다. 담당 의사는 임신부에 대해 많이 알수록 더 세심하게 돌봐줄 수 있다.

임신 경험이 많은데 문제가 되지 않을까요?

Q "이번이 여섯 번째 임신입니다. 제 아이나 저에게 특별히 더 해가 되지는 않을까요?"

A 산전 관리를 철저히 받는다면 여섯 번 아니라 그 이상 임신을 해도 건강하고 정상적인 아이를 낳을 가능성이 매우 높다. 사실 아이를 많이 낳게 되면 쌍둥이나 세쌍둥이 등 다태아를 임신할 가능성이 약간 높다. 하지만 다태아 임신은 첫 임신이나 둘째 임신 때만큼 거의 위험하지 않다. 다태아들도 출산 후 아무 문제없이 무럭무럭 잘 자란다. 다음 사항에만 주의하면 임신 기간을 건강하게 보낼 수 있을 것이다.

휴식을 취한다 최대한 틈만 나면 쉰다. 임신한 여성은 모두가 휴식이 필요하지만 돌봐야 할 아이들이 많은 임신부는 더더욱 쉬어야 한다.

도움을 구한다 구할 수 있는 도움은 다 구해본다. 그래야 조금이라도 휴식을 취할 수 있을 테니까. 일단은 남편에게 도와달라고 한다. 아이들 양육과 집안일 일체를 남편에게 넘긴다. 큰아이들에게 자기 할 일은 스스로 할 수 있도록 가르치고 연령대에 맞는 집안일을 맡긴다. 사소한 집안일을 아직 다른 사람에게 미루지 못했다면 당분간 신경을 끈다.

잘 먹는다 자녀가 많은 엄마들은 자신의 영양 상태에 대해 소홀하기 쉽다. 툭하면 식사를 거르거나 인스턴트식품으로 한 끼를 때우면, 기껏 비축해놓은 에너지가 바닥나 임신부 자신은 물론이고 태아에게도 해롭다. 일부러 시간을 내 제대로 먹도록 한다. 건강에 좋은 간식을 만들어 먹는 습관을 들이면 큰 도움이 될 것이다. 빵 쪼가리에 땅콩버터와 잼을 발라 대충 한 끼 때운다든지 먹다 남은 치킨 조각을 주워 먹지 말라는 말은 두말하면 잔소리다.

몸무게를 관리한다 여러 차례 임신한 경험이 있는 임신부는 아기를 한 명 낳을 때마다 몸무게가 조금씩 늘어나는 경향을 보인다. 이런 경우에 해당된다면 각별히 주의를 기울여 효율적인 식습관을 기르고 일정한 몸무게를 유지하도록 노력해야 한다. 각자에게 적절한 몸무게를 담당 의사가 정해줄 것이다. 반면에 너무 바쁘게

조기분만의 위험 요소

다행스러운 사실은 아기가 예정일보다 일찍 태어나는 경우보다 예정일이 지나서 태어나는 경우가 훨씬 많다는 것이다. 진통과 분만을 겪는 임신부의 약 12% 정도만이 임신 37주 이전에 발생하는 조기분만을 경험한다. 이들의 절반가량은 조기분만의 위험이 높았던 여성들이다.

그렇다면 조기분만을 예방하는 데 도움이 되는 방법은 어떤 것이 있을까? 경우에 따라 예방책이 없을 수도 있으며, 심지어 위험 요인이 밝혀졌다 해도 예방하기 어려울 수도 있다. 그러나 자신에게 해당하는 위험 요인을 미리 제거하면 태아가 예정일까지 배 속에서 편안하게 지낼 가능성이 높아질 것이다. 예방 가능한 조기분만의 위험 요인을 알아보자.

저체중 혹은 과체중 지나치게 몸무게가 덜 나가거나 많이 나가면 아기가 일찍 태어날 위험이 증가할 수 있다. 적당한 몸무게를 유지하면 아기에게 보다 건강한 환경을 제공할 수 있다. 아기는 태어날 때까지 자궁 안에서 아주 편안하게 지낼 수 있을 것이다.

충분한 영양 섭취 적당한 몸무게를 유지하기 위해서는 영양이 풍부한 음식을 충분히 섭취해야 한다. 필요한 영양소(특히 엽산)가 부족한 식단은 조기분만의 위험을 증가시킬 수 있는 반면, 영양소가 풍부한 식단은 그러한 위험을 감소시켜준다.

장시간 서 있거나 무리한 육체적 노동 특히 임신 후반에 서 있는 시간을 줄여야 할지 담당 의사와 상의한다. 몇몇 연구에 의하면 장시간 서 있는 경우, 특히 동시에 무리한 육체 노동을 하거나 무거운 물건을 들면 조기분만을 할 가능성이 있다고 한다.

지나친 정신적 스트레스 일부 연구에 따르면 지나친 정신적 스트레스가 조기분만과 관련이 있다고 한다. 건강에 해가 될 정도로 긴장을 요하는 직업을 그만두거나 일을 줄임으로써 과도한 스트레스의 원인을 줄이거나 최소화할 수도 있는 반면, 실직을 당했거나 가족이 병이 들었거나 사망하는 등 스트레스의 원인을 고스란히 감당해야 하는 경우도 있다. 이때 '할 일은 태산인데 시간이 없다'식의 우리가 매일 받고 있는 스트레스는 해당되지 않는다. 대부분의 스트레스는 긴장을 이완하고, 영양이 풍부한 음식을 섭취하며, 운동과 휴식을 적절히 병행하고, 남편이나 친구, 담당 의사, 혹은 치료사에게 문제를 털어놓음으로써 상당 부분 해소할 수 있다.

음주와 약물 술과 불법 약물을 복용하는 임신부는 조기분만할 위험이 크다.

흡연 임신 기간 동안 담배를 피우면 조기분만의 위험을 증가시킬 수 있다. 임신 전 혹은 최대한 임신 초기에 담배를 끊는 것이 가장 좋고, 임신 중 언제라도 담배를 끊는 것이 전혀 끊지 않는 것보다 훨씬 좋다.

잇몸 염증 일부 연구들은 잇몸 질환이 조기분만과 관련이 있다고 밝히고 있다. 또한 잇몸의 염증을 일으키는 박테리아가 실제로 혈류에 침투해 태아에 도달함으로써 조기분만을 유발할 수 있을 것으로 의심하는 연구 결과들도 있다. 그 밖에 다른 가능성을 제시하는 연구들도 있다. 잇몸의 염증을 일으키는 박테리아가 면역 체계에 영향을 미쳐 자궁경부와 자궁에 감염을 일으키면서 조기분만을 촉발시킬 수 있다는 것이다.

생활하는 바람에 몸무게가 미달되지 않도록 주의한다.

임신중절 경험이 있어요

Q "두 차례 임신중절 경험이 있습니다. 이번 임신에 지장을 줄까요?"

A 대부분 임신 첫 3개월 동안의 임신중절은 이후 임신에 크게 영향을 미치지 않는다. 14주 이전에 임신중절을 했다면 걱정하지 않아도 된다. 그러나 임신 중기의 임신중절이라면, 즉 14주에서 27주 사이에 임신중절을 했다면 조기분만의 위험이 약간 증가할 수 있다. 어떤 경우든 담당 의사에게 임신중절 사실을 알려야 한다. 담당 의사가

구강을 청결하게 하고 정기적으로 치과 검진을 받으면 박테리아 감염을 예방하고 조기분만의 위험도 최대한 낮출 수 있다. 임신 전에 잇몸 염증을 치료하면 조기분만은 물론 여러 가지 합병증을 일으킬 위험을 낮추는 데도 도움이 된다. 그렇다고 임신 기간에 치료할 수 없는 것은 아니다.

자궁경부 무력증 자궁경부 무력증은 약한 자궁경부가 조기에 벌어지는 현상이다. 자궁경부 무력증으로 인한 조기분만은 자궁경부를 봉합하거나 초음파검사를 통해 자궁경부가 벌어진 정도를 측정함으로써 그 위험을 줄일 수 있다. 한편 이 증상은 임신 후기 유산이나 조기분만을 경험한 후에만 발생하는 것으로 의심된다.

조기분만의 경험 과거에 조기분만을 한 경험이 있다면 조기분만을 할 가능성이 더 높다. 조기 진통과 조기분만을 경험했다면 담당 의사는 조기분만이 재발되는 것을 피하기 위해 이번 임신 중기와 후기에 프로게스테론을 처방할 것이다.

다음에 소개한 위험 요인들은 해결하기 어렵지만 경우에 따라 다소 조정할 수 있다. 어떤 경우 이러한 위험 요인이 있다는 사실을 알면 최대한 위험 요인을 통제할 수 있을 뿐 아니라 조기분만이 불가피하다 할지라도 결과를 개선할 수 있다.

다태아 임신 두 명 이상의 태아를 임신한 경우 평균 3주 일찍 출산한다. 그러나 쌍둥이의 경우 사실상 37주가 정상적인 임신 기간이며, 3주 일찍 출산을 한다고 해서 결코 조기분만이라고 할 수 없다. 임신 말기에 필요한 휴식을 충분히 취하고 불필요한 활동을 하지 않으며, 올바른 산전 관리와 최상의 영양 섭취를 실천하고 기타 위험 요인을 제거하면 조기분만을 예방하는 데 도움이 된다. 자세한 정보는 16장을 참조한다.

조기 자궁경부 소실과 개대 일부 여성의 경우 자궁경부 무력증이 아닌데도 자궁경부가 일찍 소실되고 벌어지기 시작한다. 최근 연구 결과에 따르면 이러한 조기 자궁경부 소실과 개대의 원인 가운데 하나로 정상적인 자궁경부보다 자궁경부의 길이가 짧은 것을 꼽고 있다고 한다. 임신 중기에 정기적인 자궁경부 초음파검사를 통해 자궁경부의 상태를 확인하자.

임신 합병증 전치태반이나 태반조기박리와 같은 태반과 관련된 문제뿐 아니라 임신성 당뇨병, 전자간증(임신중독증), 양수과다증과 같은 임신 합병증은 조기분만을 일으킬 위험이 있다. 이들 합병증을 최대한 빨리 관리하면 출산 때까지 임신 기간을 연장할 수 있다.

임신부의 만성질환 고혈압, 심장질환, 간이나 신장의 질환, 당뇨병과 같은 만성질환은 조기분만의 위험을 증가시킬 수 있지만, 올바른 치료와 자가 치료를 통해 위험을 감소시킬 수 있다.

일반 전염병 일부 성병, 요로감염, 자궁경부 감염, 질염, 신장 감염, 양수 감염 등 특정한 감염은 조기유산을 일으킬 위험이 높다. 태아에게 해롭다는 것이 증명된 감염의 경우 조기분만은 위험한 환경으로부터 태아를 구하려는 몸의 반응일 수 있다. 감염을 예방하거나 신속히 치료하면 조기유산을 효율적으로 막을 수 있다.

17세 이하의 임신 십대의 임신부는 대개 조기분만의 위험이 높다. 엄마와 아기 모두 성장하는 중이므로 충분한 영양 섭취와 산전 관리를 통해 조기분만의 위험을 줄여야 한다.

임신부의 산부인과 병력을 완벽하게 알수록 더욱 효율적인 관리를 받을 수 있다.

── 또 조기분만 할까 봐 걱정돼요

Q "첫 번째 임신에서 조기분만이 됐어요. 현재 모든 위험 요소들을 없앴지만 또다시 조기분만이 될까 봐 여전히 걱정됩니다."

A 최대한 건강한 임신을 위해 최선을 다하고 임신 기간 동안 배 속의 아기가 편안하게 지낼 수 있도록 최고의 환경을 만들어주고 있다니 정말 바람직하다. 아주 훌륭한 출발이다. 담당 의사와 상의하면 조기분만이 재발될 가능성을 최소화할 수 있는 더 많은 방법을 알 수 있을 것이다.

첫째, 담당 의사에게 조기분만 예방에 대한 최근 자료에 대해 문의한다. 연구 결과에 의하면 16주에서 36주 사이에 프로게스테론 호르몬 주사를 맞거나 약을 복용하면 조기분만 경험이 있는 임신부의 조기분만 위험을 감소시킬 수 있다고 한다. 조기분만의 경험이 있다면 프로게스테론을 처방받을 수 있는지 담당 의사에게 문의한다.

둘째, 조기분만의 위험이 있는지 예측하기 위해 한두 개의 선별검사를 받아도 좋은지 담당 의사에게 문의한다. 검사 결과 양성 소견이 나오더라도 조기분만에 대한 정확한 예측 변수가 될 수는 없기 때문에 대개 이런 검사들은 고위험 임신부에게만 권장된다. 결과가 음성으로 나오면 쓸데없는 걱정을 하지 않아도 된다.

첫 번째, 태아의 파이브로넥틴 선별검사는 양막낭과 자궁내막이 분리될 경우에만 나타나는 질 내부의 단백질이 감지되는지 확인하는 검사로 조기 진통을 예측한다. 태아 파이브로넥틴 선별검사에서 음성 소견이 나올 경우 검사 후 몇 주 내에 조기 진통이 시작될 가능성은 거의 없다. 그러나 양성 소견이 나올 경우 조기 진통이 시작될 위험이 상당히 높다. 이 경우에는 담당 의사는 임신을 연장하고 조기분만에 대비해 태아의 폐를 건강하게 하기 위한 조치를 취할 것이다.

두 번째 선별검사는 자궁경부의 길이를 측정하는 것이다. 자궁경부의 길이는 초음파로 측정하는데, 자궁경부가 짧아지거나 개방되는 조짐이 보일 경우 담당 의사는 임신부를 침대에 눕히거나 자궁경부를 묶어주는 등(22주 전) 조기분만의 위험을 감소시키기 위한 조치를 취할 것이다.

── 자궁경부 무력증인 경우

Q "첫 임신 때 5개월 지나 유산을 했습니다. 의사 말로는 자궁경부 무력증이 원인이라고 하더군요. 이번에 임신 테스트기로 검사를 했는데 양성반응이 나왔습니다. 그런데 이번에도 또 같은 문제가 되풀이될까 봐 걱정됩니다."

A 안심해도 좋을 소식은 자궁경부 무력증은 재발하지 않는다는 사실이다. 첫 번째 임신 때 자궁경부 무력증으로 인해 유산이 됐다면, 이번 임신에서는 유산이 되풀이되지 않도록 자궁경부 무력증을 예방하기 위한 조치를 취하게 될 것이다. 적절한 치료를 받고 주의 깊게 관찰하면 건강한 임신과 안전한 출산을 할 가능성이 대단히 높다. 담당 의사가 첫 임신 때와 다를 경우 자궁경부 무력증의 병력을 알려 최선의 진료를 받도록 한다.

자궁경부 무력증이란 자궁과 태아가 커진

데 따른 압박으로 자궁경부가 조기에 열리는 현상으로, 임신부 100명 가운데 1~2명에게 발생하는 것으로 추정된다. 임신 중기에 유산을 초래하는 원인의 10~20%가 바로 이 자궁경부 무력증 때문인 것으로 알려져 있다. 자궁경부 무력증의 원인은 유전적으로 자궁경부가 약하거나, 과거 한두 차례 출산을 경험하면서 자궁경부가 지나치게 늘어났거나 심한 상처를 입었거나, 자궁경부암을 진단하기 위한 원추절제술을 받았거나, 자궁경부 수술이나 레이저 치료를 받았기 때문일 수 있다. 다태아 임신으로 자궁경부 무력증에 걸리기도 하지만, 이 경우 이후 한 명의 태아를 임신했다면 거의 재발하지 않는다. 자궁경부 무력증은 대부분 자궁경부가 통증 없이 점진적으로 소실(짧아지고 얇아짐)된 경우나 뚜렷한 자궁 수축이나 질 출혈 없이 자궁경부가 벌어진 후 임신 중기에 유산한 경우 나타난다.

이러한 현상을 예방하기 위해 임신 중기(12주에서 22주 사이)에 자궁경부의 벌어진 부분을 묶는 자궁경부 봉합술을 시행할 수 있다. 최근의 연구들은 이 봉합술의 효과에 대해 심각하게 이의를 제기하고 있지만, 아직까지 많은 의사들이 일반적으로 이 수술을 실시하고 있다. 이의를 제기하는 부분에 대해서는 더 많은 연구가 진행되어야 할 것 같다. 아무튼 앞으로 초음파나 내진으로 자궁경부가 짧아지거나 조기에 벌어진 것이 확인될 경우에만 봉합 수술을 시행하는 의사가 늘어날 것이다. 봉합 수술은 국부 마취를 한 후 질을 통해 시행하는 간단한 수술이다. 수술 후 12시간이 지나면 정상적인 생활을 할 수 있지만, 남은 임신 기간 동안 성생활을 할 수 없으며 자주 진찰을 받아야 한다. 대개 출산 예정일 2~3주 전에 봉합선을 제거하지만, 감염이나 출혈이 일어난 경우 또는 조기에 양막이 파열되지 않은 경우 상황에 따라 진통이 시작될 때까지 놔두기도 한다.

봉합술을 받은 경우 임신 중기나 후기 초반에 하복부 압박감, 하혈, 유난히 잦은 배뇨, 질에 덩어리가 느껴지는 등 위험한 증상이 나타나지는 않는지 주의를 기울여야 한다. 이러한 증상이 나타나면 즉시 병원을 찾는다.

── Rh 부적합인 경우

Q "담당 의사가 혈액형 검사 결과 Rh 음성이라고 하더군요. 배 속의 아기는 괜찮을까요?"

A 임신부와 의사 모두 이 사실을 알고 있다면 다행히 크게 문제가 되지 않는다. Rh 음성이라는 것을 알면 간단한 몇 가지 조치만으로도 Rh 부적합으로부터 효과적이고 완벽하게 아기를 보호할 수 있다.

Rh 부적합은 무엇이고, 아기가 Rh 부적합으로부터 보호를 받아야 하는 이유는 무엇 때문일까? 인체 내의 모든 세포는 표면에 안테나처럼 생긴 수많은 항원을 갖고 있다. 그와 같은 항원 가운데에는 Rh 인자도 포함된다. 누구나 Rh 인자가 있거나(Rh 양성) 없는(Rh 음성) 혈액세포를 물려받는다. 임신 중에 엄마의 혈액세포에 Rh 인자가 없는(Rh 음성) 반면 태아의 혈액세포에 Rh 인자가 있으면(아빠로부터 물려받아 Rh 양성이 된다) 엄마의 면역 체계는 태아, 그리고 태아의 Rh 음성 혈액세포를 '적'으로 간주한다. 이렇게 되면 엄마의 몸에서는 이 침입자를 공격하기 위해 항체를 동원하는 정상적인 면역반응이 일어난다. 이것이 바로 'Rh 부적합'이다.

임신부들은 대개 임신 초기 첫 산전 진료 때 Rh 인자 검사를 받는다. 임신부의 85%가 Rh 양성인데, 이 경우 임신부의 면역 체계에서 태아의 혈액세포를 공격할 우려가 없으므로 태아가 Rh 양성이든 음성이든 상관없다.

임신부가 Rh 음성이면 아기 아빠가 Rh 양성인지 음성인지 검사를 받아야 한다. 검사 결과 남편이 Rh 음성으로 판명되면 아기 역시 Rh 음성이 되므로(부모 두 사람이 '음성'이면 아기도 '음성') 임신부의 몸은 태아를 '적'으로 간주하지 않는다. 하지만 남편이 Rh 양성이면, 태아도 아빠의 Rh 인자를 물려받았을 것이므로 임신부와 아기 사이에 Rh 부적합이 일어난다.

이러한 부적합은 첫 임신 때는 대체로 문제가 되지 않는다. 문제는 첫 임신 혹은 첫 출산(임신중절이나 유산의 경우에도)을 하는 동안 태아의 혈액 일부가 엄마의 순환계로 유입되면서 발생된다. 엄마의 몸은 자동으로 면역 보호 반응을 일으키면서 태아의 Rh 인자에 대항해 항체를 만들어낸다. 임신부가 다음번 임신에도 또 Rh 양성 태아를 임신하기 전까지 항체 자체는 아무런 해를 일으키지 않는다.

그러나 다음 임신 기간 동안 이 새로운 항체가 태반을 넘어 태아의 순환계로 들어가 태아의 적혈구 세포를 공격하면, 아주 미약한 정도(임신부의 항체 역가가 낮은 경우)에서 아주 심각한 정도(임신부의 항체 역가가 높은 경우)에 이르는 빈혈을 일으킨다. 이는 태아의 혈액이 태반을 통해 임신부의 순환계로 역류하는 데 따른 반응으로, 이러한 항체가 첫 번째 임신 기간 동안 만들어질 가능성은 거의 없다.

Rh 부적합이 일어날 때 태아를 보호하기 위한 열쇠는 Rh 항체 생성을 막는 것이다. Rh 음성인 임신부는 임신 28주에 항체 생성을 막기 위해 '로감(RhoGAM)'이라고 하는 백신과 유사한 Rh 면역 글로불린을 투여받는다. 혈액검사 결과 태아가 Rh 양성임이 밝혀지면 출산 후 72시간 이내에 로감을 다시 한 번 투여받는다. 아기가 Rh 음성일 경우 아무런 조치를 취하지 않아도 된다. 로감은 유산, 자궁외임신, 임신중절, 융모막 융모 생검(CVS), 양수 검사, 자궁 출혈, 임신 중 외상 이후에도 투여된다. 이 경우 필요한 양의 로감을 투여받으면 이후 임신에서 생길 수 있는 문제들을 예방할 수 있다.

Rh 음성인 임신부가 이전 임신 기간 동안 로감을 투여받지 않았고 검사 결과 Rh 음성인 태아를 공격할 수 있는 Rh 항체가 생성됐다면, 양수 검사를 실시해 태아의 혈액형을 확인해야 한다. 검사 결과 태아가 Rh 음성이면 임신부와 태아는 혈액의 유형이 같으므로 어떤 조치를 취하거나 걱정할 필요가 없다. 태아가 Rh 양성일 경우, 즉 엄마의 혈액형과 다른 경우, 임신부의 항체 역가를 정기적으로 검사해야 한다. 항체 역가가 위험할 정도로 높아지면 초음파검사를 통해 태아의 상태를 알아보아야 한다. 용혈성 질환이나 Rh 질환으로 인해 태아가 안전하지 않다면 태아에게 Rh 음성 혈액을 수혈해야 한다. 로감을 투여하면 Rh 부적합 임신으로 인한 수혈의 필요성이 1% 미만까지 감소된다.

Rh 부적합 현상보다는 드물지만 켈(Kell) 항원과 같은 혈액 속의 기타 인자들로 인해 위 현상과 유사한 부적합 현상이 발생할 수 있다.

아빠에게 항원이 있지만 엄마에게는 없다면 문제가 발생할 가능성이 있다. 가장 일반적인 혈액검사인 표준 혈액검사를 통해 엄마의 혈액 속에 순환 항체가 있는지 알아본다. 순환 항체가 있다면 아기 아빠가 양성인지 검사를 받고, 양성인 경우 Rh 부적합일 때와 유사한 조치를 취한다.

무엇이든 물어보세요 Q&A (일반 병력)

— 풍진 항체 역가가 낮아요

Q "어릴 때 풍진 예방주사를 맞았는데 산전 혈액검사 결과 풍진 항체의 역가가 낮다고 나왔습니다. 아무 문제없을까요?"

A 요즘에는 풍진에 감염되더라도 크게 걱정할 필요 없다. 풍진이 태아에게 더 이상 해롭지 않아서가 아니라 풍진에 감염되는 일이 거의 드물기 때문이다. 임신 기간 동안 면역을 갖추지 못했다면 출산 후 퇴원하기 전에 풍진 예방접종을 받게 될 것이다. 풍진 예방접종을 한 후 모유 수유를 해도 아기에게 해롭지 않다.

— 비만인데 괜찮을까요?

Q "현재 약 27kg 정도 몸무게가 초과했습니다. 임신 중에 저와 아기가 위험할 확률도 더 커질까요?"

A 대부분의 과체중 임신부는 물론이고 이상적인 몸무게에서 몸무게가 20% 이상 초과되는 비만 임신부도 완벽하게 건강한 임신과 출산을 할 수 있다. 그러나 비만은 언제나 건강에 심각한 위험 요소이고, 임신 중에도 마찬가지이다.

임신 기간 동안 몸무게가 지나치게 초과할 경우 고혈압과 임신성 당뇨를 비롯한 특정 임신 합병증이 발병할 가능성이 높다. 과체중은 임신과 관련된 실질적인 문제에도 영향을 미친다. 비만 여성의 경우 배란일이 불규칙하고 의사들이 출산 예정일을 산출하기 위해 일반적으로 사용하는 방식으로는 두꺼운 지방층을 통해(자궁저부의 높이, 자궁의 크기, 태아의 심장박동 소리를 통한) 예정일을 읽어내기 어렵기 때문에, 초기 초음파검사를 받지 않으면 임신 일정을 정확하게 추정하기 힘들다. 지방층이 두꺼우면 의사가 태아의 크기와 자세를 파악하기 어렵고, 임신부가 첫 태동을 느끼기도 힘들다. 마지막으로 비만한

임신 중 예방접종

여러 종류의 감염이 임신 질환을 일으킬 수 있으므로 임신 전에 필요한 모든 관리를 받는 것이 좋다. 홍역과 볼거리(유행성이하선염), 풍진 등 신3종 전염병 혼합 백신(MMR)과 수두 백신을 비롯해 살아 있는 바이러스를 이용한 대부분의 예방접종은 임신 중에 권장하지 않는다. 그 외의 예방접종은 반드시 받을 필요는 없지만 필요에 따라 받을 수도 있다. 이러한 종류의 백신에는 A형 간염과 폐렴구균 백신이 해당된다. 파상풍, 디프테리아, B형 간염은 죽은 바이러스나 비활성 바이러스가 포함된 백신을 이용해 안전하게 예방접종을 받을 수 있다. 독감에 잘 걸리는 계절, 주로 10월에서 4월에 임신한 모든 임신부들은 독감 예방주사를 맞는다.
임신 기간 중 안전한 백신이나 해외여행 시 필요한 백신 종류에 대한 보다 자세한 내용은 담당 의사와 상의한다.

임신부들이 흔히 겪는 일로, 태아가 평균보다 상당히 클 경우 출산이 힘들어진다. 임신 중에 많이 먹지 않았는데도 이런 경우가 자주 발생하고 특히 당뇨병이 있으면 이런 현상을 흔히 볼 수 있다. 또한 제왕절개 수술을 해야 할 경우 복부 비만으로 인해 수술하고 회복하는 과정이 힘들 수 있다.

몸무게가 늘어날수록 불편한 임신 증상도 늘어난다. 임신 전부터 과체중이었든 임신 기간 동안 몸무게가 불었든, 정상 체중보다 몸무게가 많이 나가면 심한 요통, 정맥류성 정맥, 전신부종, 속 쓰림 등의 증상을 겪을 수 있다.

그러나 임신부와 아기의 위험 및 불편한 증상을 최소화할 수 있는 방법이 많으니 너무 걱정하지 않아도 된다. 물론 어느 정도의 노력은 필요하다. 치료적인 측면에서 비만 임신부는 일반 임신부에 비해 받아야 할 검사가 많다. 임신성 당뇨 증상을 보인다면 최소한 한 번 당부하 검사나 당뇨 선별검사를 받아야 한다. 또한 임신 말기에는 태아의 상태를 검사하기 위해 태아 심장박동 검사와 기타 진단 검사를 받아야 한다.

임신부 스스로 할 수 있는 자가 치료를 통해서도 불편한 증상을 크게 호전시킬 수 있다. 무엇보다 음주와 흡연과 같이 스스로 통제할 수 있는 위험 요소를 모두 제거하는 것이 중요하다. 적당한 몸무게를 유지하는 것도 중요하다. 비만 임신부의 목표 체중 증가량은 일반 임신부보다 비교적 적고 담당 의사가 자주 점검할 것이다. 담당 의사마다 권장하는 체중 증가량은 다르지만 일반적으로 과체중 여성은 7~9kg, 비만 여성은 7kg을 넘지 않는 것이 좋다.

그러나 꾸준히 몸무게를 감소시키는 동안에도 매일 적당량의 칼로리를 섭취해야 하고 비타민, 무기질, 단백질이 풍부한 음식을 먹어야 한다(5장 '임신 기간의 권장 식단' 참조). 양보다 질에 중점을 두고 매끼 식사를 중요하게 여기면

비만 대사 수술 후 임신, 어떻게 할까?

비만 대사 수술이나 조절형 위밴드 삽입술은 임신에 크게 영향을 미치지 않는다. 수술 후 최소 12개월에서 18개월까지는 몸무게가 급격하게 감소하고 영양실조에 걸릴 가능성도 있으므로 임신을 하지 않는 것이 바람직하다. 그러나 일단 이 시기만 넘기면 건강한 임신을 할 가능성이 높을 뿐만 아니라, 수술을 받지 않고 과체중을 유지할 경우보다 훨씬 좋은 결과를 얻을 수 있다. 수술을 하지 않았다면 훨씬 더 많은 노력을 해야 했을 것이다.

- ◆ 임신 기간 동안 비타민 보충제를 꾸준히 복용해야 한다. 영양분의 흡수가 원활하지 않으므로 산전 비타민과 함께 철분, 칼슘, 엽산, 비타민 B_{12}, 비타민 A를 더 섭취해야 한다. 산전 관리 의사와 수술 담당 의사 모두에게 특별히 필요한 보충제가 무엇인지 반드시 상의한다.

- ◆ 몸무게 변화를 주의 깊게 관찰한다. 지금까지 몸무게가 줄어들기만 했다면 이제부터 서서히 늘려야 한다. 임신 기간에 몸무게가 충분히 늘지 않으면 태아 역시 충분히 성장하기 힘들다. 반드시 어느 정도 몸무게가 적당한지 알아야 하고 (다른 임신부들의 적당한 몸무게와 다를 수 있다) 목표한 몸무게에 도달할 수 있도록 적절한 식단을 마련해야 한다.

- ◆ 영양분 섭취에 신경 쓴다. 비만 대사 수술 환자는 먹을 수 있는 음식의 양이 많지 않으므로 음식의 질에 중점을 두어야 한다. 칼로리를 허비하지 않도록 주의하고, 적은 양으로도 최고의 영양분을 효율적으로 섭취할 수 있는 음식을 선택한다.

- ◆ 복통과 과도한 복부 팽만감이 느껴지면 곧바로 병원에 전화한다.

필요한 칼로리를 섭취할 수 있을 뿐 아니라, 태아에게도 충분한 영양을 공급할 수 있다. 산전 비타민을 빠뜨리지 말고 복용하는 것도 바람직한 예방법이다. 그러나 처방전 없이 구입하는 식욕억제제는 복용하지 않는다. 이런 보조제는 임신에 위험할 수 있다. 식욕을 억제시킨다고 하는 음료도 마찬가지이다. 의사가 권장하는 기준 안에서 규칙적으로 운동을 하면 임신부와 아기에게 필요한 음식을 건강하게 섭취하는 데 도움이 된다.

다음 임신도 계획하고 있다면 그 전에 최대한 정상적인 몸무게에 가까워지도록 노력하자. 임신과 관련된 전반적인 상황이 훨씬 좋아지고 합병증도 줄어들 것이다.

저체중인데, 임신에 문제없을까요?

Q "원래 몸이 비쩍 말랐어요. 저체중 상태인데도 임신에 지장이 없을까요?"

A 임신 기간에는 마른 사람이나 그렇지 않은 사람이나 모두 잘 먹고 살을 찌워야 한다. 그러나 비쩍 마른 사람(비만도 측정법 BMI로 18.5 미만인 경우, 비만도 측정법은 149쪽 참조)이 임신을 했다면 평소보다 훨씬 많이 먹어야 한다. 지나친 체중 미달은 임신 일정에 비해 태아의 크기가 작다든지 하는 잠재적인 위험이 있을 수 있고, 임신부가 영양 결핍 상태라면 위험은 더욱 크다. 그러나 충분한 칼로리를 섭취하고 마른 사람에게 부족하기 쉬운 비타민과 무기질이 함유된 신선한 과일과 채소를 많이 먹는 등 올바른 식습관을 유지하며, 산전 비타민제를 복용하고 몸무게를 적절하게 늘리기 위해 노력하면 추가적인 위험을 거의 제거할 수 있다. 자신의 몸무게가 평균 정도면 9~15kg 정도 늘리면 된다. 임신부의 몸무게에 따라 다르겠지만 저체중 임신부는 12~18kg을 더 늘리는 것이 좋다. 다행히 신진대사가 활발해 아무리 많이 먹어도 살이 찌지 않는 체질인 경우 163쪽을 참조한다.

식이장애가 있어요

Q "지난 10년간 폭식증에 시달렸어요. 임신을 하면 잔뜩 먹고 토하는 증상이 사라질 줄 알았는데 그렇지도 않은 것 같아요. 태아에게 해가 되지는 않을까요?"

A 지금 당장 적절한 도움을 받으면 태아에게 결코 해가 되지 않는다. 몇 년 동안 폭식증(혹은 신경성 식욕부진) 상태였다면 비축된 영양분도 별로 없을 테고, 따라서 태아와 임신부에게 당장 불리한 영향을 미칠 것이다. 다행히 임신 초기는 비교적 영양분이 덜 필요한 시기이므로 태아에게 해가 되기 전에 영양분을 보충할 수 있다. 식이장애와 임신에 대한 분야는 연구 자료가 거의 없는데, 아마도 이러한 장애는 생리 주기를 교란시켜 애초에 임신으로 인해 문제를 겪을 일 자체가 줄어들기 때문일 것이다. 일부 연구 결과들은 다음과 같다.

◆ 통제할 수 있는 식이장애라면 다른 임신부들처럼 건강한 임신을 할 가능성이 높다.
◆ 담당 의사에게 식이장애라는 사실을 알리는 것이 중요하다. 그러므로 과거에 이런 증상이 있었더라도 그 사실을 분명하게 밝힌다.
◆ 반드시 식이장애를 치료한 경험이 있는

전문가에게 상담을 받는다. 도움이 되는 지원 단체도 있으니, 웹 사이트를 검색하거나 담당 의사에게 추천해달라고 부탁한다.

◆ 변비약이나 이뇨제, 혹은 폭식증이나 거식증을 촉진하는 기타 약물을 꾸준히 복용하면 태아의 성장에 해가 될 수 있다. 이러한 약물은 몸에 영양분이 공급되기도 전에(임신 후기에는 젖을 분비하기도 전에) 영양분과 수분을 모두 빼앗아간다. 습관적으로 복용할 경우 태아의 기형을 초래할 수 있다. 이런 약물은 임신에 대해 잘 아는 의사가 처방하지 않으면 절대로 복용하면 안 된다.

◆ 임신 기간 동안 폭식증 상태가 계속되면 유산과 조기분만, 산후 우울증의 위험이 증가할 수 있다. 이처럼 건강에 해로운 습관을 바로잡으면 태아와 임신부 모두 원활하게 영양을 공급받을 수 있을 것이다. 폭식증 상태가 계속되면 반드시 도움을 청해야 한다.

◆ 임신 기간 동안 몸무게가 충분히 늘어나지 않으면 조기분만을 비롯해 여러 가지 문제가 발생할 수 있고, 태아의 크기도 작을 수 있다.

태아에게 충분한 영양을 공급하기 위해 식이장애를 극복하려는 노력이 무엇보다 중요하며 가장 먼저 실천해야 할 일이다. 그러려면 임신과 체중 증가의 역학 관계를 이해해야 한다. 다음 사항을 기억하자.

◆ 임신한 몸매는 누가 봐도 건강하고 아름다워 보인다. 둥근 배는 정상이며 아기가 자라고 있다는 표시이다.

◆ 임신 기간은 몸무게가 늘어나야 하는 시기이다. 적당한 체중 증가는 임신부 자신의 건강뿐 아니라 태아의 성장과 건강에 아주 중요한 영향을 미친다.

◆ 음식을 적당히 섭취하여 몸무게가 적당하게 늘어나면 쉽게 원래 몸매로 돌아올 수 있다. 권장 체중 증가량을 넘기지 않으면(심각한 저체중 임신부보다 높다) 출산 후 몸무게를 줄이기 쉽다. 몸무게가 적당하면 건강한 아기를 낳을 확률도 높다.

◆ 엄마가 굶으면 태아도 굶는다. 태아가 꾸준히 영양을 공급받을 수 있느냐 없느냐는 순전히 엄마에게 달려 있다. 엄마가 먹지 않으면 태아도 먹지 못한다. 토하거나 완화제나 이뇨제를 복용해 섭취한 영양분을 다시 내보내면 아기는 성장에 필요한 영양분을 충분히 공급받지 못한다.

◆ 운동을 하면 급격하게 몸무게가 늘지 않으며 적당한 몸무게를 꾸준히 유지할 수 있다. 임신부에게 적합한 운동을 선택해야 하며, 먼저 담당 의사와 상의하는 것이 좋다. 격렬한 운동이나 장시간 운동은 칼로리 소모량이 많고 체온을 과도하게 상승시킬 수 있으므로 삼간다.

◆ 임신 기간에 늘어난 몸무게는 출산 후 며칠 만에 빠지지 않는다. 식단을 적절히 조절하면 출산 후 평균 6주 후 임신 전 몸무게에 가까워질 수 있다. 늘어난 몸무게를 모두 줄이고 운동을 통해 원래 몸매로 돌아가기까지는 훨씬 오랜 기간이 걸린다. 이런 이유 때문에 식이장애가 있는 많은 여성들이 자신의 몸에 대해 부정적인 감정을 갖게 되고 산후조리 기간에 예전처럼 잔뜩 먹고 토하거나 굶곤 한다. 이처럼 건강에 좋지 않은 습관이 있으면 출산 후 회복이 더디고

육아도 힘들어지며, 모유 수유를 결정한 경우 모유 분비도 원활하지 않다. 출산 후에도 식이장애를 치료한 경험이 있는 전문가에게 꾸준히 상담을 받도록 하자.

무엇보다 임신 중 태아의 건강과 행복은 임신부의 건강과 행복에 달려 있다는 사실을 명심한다. 임신부가 충분한 영양을 공급받지 못하면 태아 역시 마찬가지이다. 긍정적인 생각이 큰 도움이 되므로, 냉장고나 사무실 책상, 차 안 등 어느 곳에나 통통하고 귀여운 아기 사진을 붙여놓고 건강한 식습관을 형성해야 할 필요성을 자각하도록 한다. 내가 먹는 음식이 아기에게 전달되어 아기가 맛있게 먹는 모습을 상상하는 것도 좋다. 임신 중에도 잔뜩 먹고 토하거나 완화제 혹은 이뇨제를 복용하거나 반쯤 굶다시피 하는 습관을 멈출 수 없다면 증상을 통제할 수 있을 때까지 입원하는 문제를 담당 의사와 상의한다.

35세 이후의 임신은요?

Q "지금 서른 여덟 살인데 첫아이를 임신했습니다. 35세 이후의 임신이 위험하다는 말을 너무 많이 들어서 걱정이 되기도 하는데 어떡하죠?"

A 35세 이후의 임신부들도 상당히 많고 점점 늘어나는 추세이다. 20대 여성이 임신하는 비율은 최근 몇십 년 동안 조금씩 줄어드는 반면 35세 이후 여성이 임신하는 비율은 거의 40% 가까이 증가하고 있다. 그리고 40대 임신부는 여전히 상대적으로 적은 편이지만 최근 몇 년간 그 수가 3분의 1가량 증가하고 있다.

요즘은 임신에 따른 위험이 별로 없지만, 노산일수록 조금씩 더 위험해지는 건 사실이다. 하지만 안정된 시기에 가정을 이룬다는 이점이 크기 때문에 사소한 위험은 그다지 문제가 되지 않는다. 또한 이런 위험은 의학의 발달 덕분에 대부분 줄일 수 있다.

이 연령대의 여성들이 흔히 겪는 생식상의 문제는 생식력 감소로 인해 난임이 될 수 있다는 것이다. 일단 이 문제를 극복하고 임신을 했다면, 이제 다운증후군을 지닌 아기를 낳을 가능성이 다소 크다는 또 다른 문제에 부딪치게 된다. 다운증후군 아기를 낳을 확률은 엄마의 연령에 비례한다. 25세 임신부의 경우 1,250명 가운데 1명, 30세 임신부의 경우 1,000명 가운데 3명, 35세 임신부의 경우 300명 가운데 1명, 그리고 45세 임신부의 경우 35명 가운데 1명꼴이다. 연령에 따라 서서히 확률이 증가하긴 하지만 35세에 급증하는 것은 아니다. 비교적 드문 편이긴 하지만 이런저런 염색체 이상은 노산일수록 많이 나타나는데, 그 이유는 난자의 노화와 X-선, 약물, 감염 등에 노출된 정도가 더 크기 때문인 것으로 추정된다. 그러나 최근에 밝혀진 바에 의하면 이런 염색체 이상이 반드시 난자의 책임이라고만은 볼 수 없다. 다운증후군의

서른 다섯 살이면 끝인 거야?

35세라고 더 젊은 임신부보다 더 많은 검사를 받거나 뭔가 다른 검사를 받을 필요는 없다. 사실 선별검사는 나이와 관계없이 모든 여성이 받는 것이 좋으며, 검사 결과 고위험으로 나타난 경우에만 침습성 산전 검사를 받게 된다.

최소 25%는 나이 많은 아빠의 정자 결함과도 관련이 있기 때문이다.

 기타 몇 가지 위험 요소도 연령에 따라 약간 증가한다. 노산, 특히 40세 이상의 노산은 임신 중에 고혈압(특히 과체중일 경우), 당뇨병, 심장 혈관성 질환에 걸릴 가능성이 높다. 그러나 이런 질환들은 대부분의 나이 많은 사람들에게 일반적으로 나타나는 현상이며 모두 관리할 수 있는 것들이다. 노산은 유산(노화된 난자로 인해)과 조기분만, 전자간증(임신중독증)에 걸릴 가능성도 높다. 진통과 출산에 걸리는 시간도 평균적으로 더 길고 문제가 생길 확률도 조금 더 높아 일반적으로 제왕절개를 하거나 흡입 분만처럼 기구를 사용해 분만한다. 일부 나이 많은 여성의 경우 근육이 쇠퇴하고 관절의 유연성이 떨어져 진통을 더 힘들게 겪기도 한다. 하지만 대부분, 특히 규칙적인 운동과 건강한 식생활로 건강 상태가 양호한 경우에는 문제가 되지 않는다.

 요즘에는 나이 많은 임신부들도 과거에 비해 여러 가지 관리를 받을 수 있다. 비록 다운증후군을 예방할 수는 없지만 다양한 선별검사와 진단 검사를 통해 자궁 속 태아의 상태를 미리 알 수 있다. 요즘은 연령과 관계없이 모든 임신부에게 기본적으로 비침습성 검사(50쪽 참조)를 권하는데, 이 검사는 과거에 비해 훨씬 정확도가 높아져 반드시 침습성 진단 검사를 받지 않아도 되는 임신부를 가려낸다. 노산의 경우 흔히 볼 수 있는 만성질환도 보다 효율적으로 관리할 수 있고, 약물 복용과 정밀한 의학적 관리를 통해 간혹 조기분만도 예측할 수 있다. 또한 의학이 발전하여 분만실에서 발생할 수 있는 위험 요소도 꾸준히 줄고 있다.

 의학이 안전한 임신과 건강한 출산에 도움을 주는 것만큼이나 스스로 적당한 운동과 균형 잡힌 식단으로 자기 몸을 돌보는 것도 중요하다. 노산이라고 해서 반드시 고위험 임신부가 된다는 의미는 아니지만 여러 가지 개인적인 위험 요소들이 축적될 수는 있다. 위험 요소를 제거하거나 최소화하면 젊은 임신부들 못지않게, 때로는 그보다 더 건강하게 아기를 출산할 수 있다.

출산 비용을 줄이려면?

요즘에는 아이를 낳는 데도 상당히 많은 비용이 든다. 아직 아기 옷 한 벌 장만하지 않았는데도 말이다. 재정적으로 여유롭지 않다면 적은 비용으로 관리를 받을 수 있는 방법을 알아보자.

해당 지역 보건소를 찾는다 보건소에서는 일부 무료 또는 저렴한 비용으로 진료를 제공하기도 하고 출산 준비 교실을 운영하기도 한다. 또한 철분제나 엽산제를 무료로 제공하기도 한다.

정부의 정책을 알아본다 임신·출산 의료비 지원 외에도 지방자치단체별로 다양한 지원 프로그램을 운영하고 있다.

소득이 낮은 저소득층 가정을 위한 지원 혜택도 있다.

◆ 아가사랑 www.agasarang.org : 정부의 임신·출산 지원 정책에 대한 정보 제공, 지원 가능 여부 상담
◆ 보건복지부 www.mw.go.kr : 임신·출산 복지 서비스 정보 제공 및 상담
◆ 건강가정지원센터 www.familynet.or.kr : 다양한 가족 형태 및 상황에 따른 지원 정보 제공

해당 지역 병원의 혜택을 찾아본다 일부 병원에서는 경제적으로 어려운 여성에게 무료나 적은 비용으로 진료를 제공하거나 출산 교실에 참여할 수 있게 해준다.

── 예비 아빠의 나이가 임신에 미치는 영향은요?

Q "저는 31세인데 남편은 50세가 넘었습니다. 아빠의 나이가 아기에게 어떤 영향을 미칠까요?"

A 역사를 통틀어 아버지는 생식 과정에서 생식 능력을 발휘하는 것으로 책임을 다한다고 보았다. 아빠의 정자가 자녀의 성을 결정한다는 사실이 밝혀진 건 불과 20세기에 들어서였으며, 나이 많은 아빠의 정자가 유산이나 선천성 결함의 위험을 증가시키지 않을까 추정하기 시작한 건 기껏해야 몇십 년 되지 않았다. 나이 많은 엄마의 난자와 마찬가지로 나이 많은 아빠의 미성숙한 정모세포(미숙한 정자)도 장기간 유해한 환경에 노출되어왔다면 유전자나 염색체가 변경되거나 손상될 수 있다. 연구 결과 엄마의 연령과 관계없이 아빠의 연령이 높을수록 유산 위험이 증가할 수 있다는 사실이 밝혀졌다. 또한 아빠의 나이가 50~55세 이상일 경우 다운증후군의 발생 가능성이 증가할 수 있다고도 한다.

그러나 나이 많은 아빠와 관련된 연구는 아직까지 충분하지 않기 때문에 이 같은 증거가 확실하다고 결론을 내리기는 어렵다. 아버지의 연령이 선천성 결함과 유산에 영향을 미칠 수 있다는 증거들이 적긴 하지만 차츰 증가하는 추세인데도, 유전질환 상담가들은 아버지의 연령만을 기준으로 양수천자를 권하지 않는다. 그러므로 임신부의 연령과 관계없이 통상적으로 모든 임신부가 실시하는 선별검사를 받아야 안심이 될 것이다. 선별검사 결과가 정상이면 양수천자를 진행할 필요가 없으며 남편의 연령에 안심해도 된다.

── 유전질환 상담을 받을까요?

Q "저에게 유전질환이 있는데도 모르고 있는 게 아닐까 계속 걱정됩니다. 유전질환 상담을 받아야 할까요?"

A 거의 모든 사람이 유전질환 하나쯤은 갖고 있다. 그러나 다행히 대부분 엄마의 유전자와 아빠의 유전자가 결합해야 질환으로 발전하므로, 자녀에게 유전질환이 나타날 가능성은 별로 없다. 그렇지만 만에 하나의 경우에 대비해 가족의 병력을 꾸준히

임신과 미혼모

함께할 남편이 없다고 해서 임신 기간을 혼자 헤쳐나갈 필요는 없으며, 그래서도 안 된다. 남편이 아니더라도 도움을 줄 사람을 찾을 수 있다. 가깝고 편한 친구나 친척이 내게 정서적으로나 육체적으로 도움을 주기 위해 팔을 걷어붙이고 나설지 모른다. 그 사람은 열 달, 아니 그보다 오랜 기간 동안 여러 면에서 남편 역할을 톡톡해 해줄 것이다. 산전 관리를 위해 병원에도 같이 가고, 출산 교실도 함께 참석하고, 들뜬 기대감뿐 아니라 걱정과 불안을 털어놓고 싶을 때 귀를 기울여주기도 할 것이다. 태어날 아기를 위해 집 꾸미는 일도 도와주고 달라진 생활환경에 적응하도록 도와주는 등 후원자이자 지지자이며 지도자로서의 역할을 도맡아 할 것이다. 다른 싱글맘처럼 잘해낼 수 있을지 자신이 없다고? 그렇다면 미혼모 지원 단체에 가입하거나 온라인 지원 단체를 찾아보자.

- 대한사회복지회 www.sws.or.kr
- 홀트아동복지회 www.holt.or.kr
- 건강가정지원센터 www.familynet.or.kr
- 서울특별시 한부모가족지원센터
  www.seoulhanbumo.or.kr
- 한국미혼모지원네트워크 www.kumsn.org

기록하고, 임신이 되거나 임신을 시도할 때 부모와 조부모, 기타 가까운 친척들의 건강 문제에 대해 최대한 상세하게 알아두는 것이 중요하다.

다행히 대부분의 임신부들은 유전질환의 위험이 매우 낮아 굳이 유전질환 상담가를 찾을 필요는 없다.

대체로 담당 의사는 가장 일반적인 유전질환에 대해 상담하고, 다음과 같은 경우 유전질환 상담가에게 문의를 요청할 것이다.

- 혈액검사 결과 자녀에게 물려줄지 모를 유전질환 보균자임이 밝혀진 경우
- 이미 유전적인 선천성 결함을 지닌 하나 이상의 자녀가 있는 부모
- 세 차례 이상 연속적으로 유산을 경험한 부부
- 부부 각자의 조상 가운데 어느 쪽에 유전질환이 있는지 아는 부부
- 부모 한 사람에게 선천성 심장질환 같은 선천적 질환이 있는 경우
- 태아의 결함 유무를 알아보는 선별검사에서 양성 소견이 나온 임신부

남녀가 결혼을 앞둔 경우에는 결혼 전에 유전질환 상담가를 찾아가는 것이 가장 좋다. 유전질환 상담가는 부부의 유전 프로필을 기초로 건강한 아이를 출산할 가능성을 알려주고, 아이를 가질지 말지를 결정하는 데 도움을 준다. 그러나 이러한 내용을 임신 후에 확인하게 된다 해도 너무 늦은 건 아니다. 유전질환 상담가는 부부의 유전적 프로필을 기반으로 적합한 산전 검사를 받도록 제안하고, 검사 결과 태아에게 심각한 결함이 발견될 경우 이용할 수 있는 모든 선택 사항들을 알려주어 앞으로의 행동을 결정하도록 도와준다. 유전질환 상담은 수많은 고위험 부부들이 심각한 질환을 지닌 아이를 출산해 마음 아파하지 않도록 돕는 한편, 완벽하게 건강한 아기를 낳고자 하는 그들의 꿈이 실현되도록 돕는다.

ALL ABOUT 산전 검사

딸일까 아들일까? 엄마의 입과 아빠의 보조개를 닮았을까? 아빠의 목소리와 엄마의 숫자 감각을 물려받을까? 부모들은 아기가 태어나기 전에 끊임없이 궁금해한다. 하지만 부모들이 가장 궁금하면서도 차마 생각조차 하기 싫고 입 밖으로 꺼내 담당 의사에게 묻기 주저하는 질문은 바로 이것이다.

"우리 아기가 건강할까?"

최근까지 이 질문의 해답은 아기가 태어나봐야 알 수 있었지만, 요즘은 임신 초기에 산전 선별검사와 진단 검사를 통해 일찍 알 수 있다. 태아가 결함을 지닐 가능성이 낮은 경우에도(임신부의 연령, 영양 상태, 특별한 산전 관리의 필요성 때문에) 대부분의 임신부들은 40주 동안 여러 가지 산전 검사를 받는다. 산전 검사는 임신부와 태아에게 위험을 경고하기보다 안심을 시켜주기 위해 필요하다.

그러나 융모막 융모 생검(CVS), 양수천자, 기타 정밀 초음파검사와 같이 보다 자세한 진단 검사는 모든 임신부를 대상으로 하지 않는다. 많은

부모들, 특히 선별검사 결과가 음성인 부모들은 아기가 완벽하게 건강하다는 사실에 안심하고 지낼 수 있지만, 심각한 걱정으로 불안해하는 부모들은 이러한 산전 진단을 통해 한결 걱정을 덜 수 있다. 다음의 경우에 해당하는 임신부들은 이러한 진단을 받는 것이 좋다.

◆ 35세 이상인 임신부 : 그러나 선별검사 결과 별다른 이상이 없다면 담당 의사와 상의하여 진단 검사를 생략할 수 있다.
◆ 임신 후 태아에게 해가 될 만한 유해 물질에 노출된 경우 : 담당 의사와 상의하여 어떤 경우에 산전 검사를 받는 것이 좋을지 결정한다.
◆ 유전질환에 대한 가족력이 있거나 이러한 질환의 보균자가 있는 경우
◆ 낭포성 섬유증이나 선천성 심장질환과 같은 유전병이 있는 경우
◆ 풍진이나 톡소플라스마증과 같이 선천성 결함을 일으킬 수 있는 전염병에 노출된 경우
◆ 과거에 유산한 적이 있거나 선천성 결함이 있는 아이를 낳은 경우
◆ 산전 선별검사 결과 양성반응이 나온 경우

일부 위험이 예상될 경우 진단 검사를 실시하는 이유는 왜일까? 산전 진단 검사를 받는 가장 큰 이유는 아기에게 이상이 없다는 사실을 확인하고 안심하기 위해서이다. 임신부들은 혹시 모른다는 걱정으로 이러한 검사를 받지만 거의 대부분의 아기들이 완벽하게 건강하다는 사실을 확인하게 되고, 덕분에 더 이상 걱정 없이 임신 기간을 즐겁게 보낼 수 있다.

임신 초기

── 임신 초기 초음파검사

초음파검사란? 가장 간단한 선별검사 가운데 하나가 초음파검사다. 인간의 귀로 들을 수 없는 매우 높은 음파, 즉 초음파를 이용하여 X-선 촬영을 하지 않고도 태아의 상태를 관찰하고 검사할 수 있다. 대부분의 경우 상당히 정확한 편이지만, 선천성 결함을 선별할 경우 위음성 결과(아무 이상이 없는 것처럼 보였는데 사실은 이상이 있는 경우)나 위양성 결과(문제가 있는 것처럼 보였는데 사실은 그렇지 않은 경우)가 나오는 경우도 있다. 임신 초기에 실시하는 초음파검사(1단계 초음파검사)는 다음과 같은 결과를 알아보기 위해 실시된다.

◆ 임신 능력 확인
◆ 임신 날짜 추정
◆ 태아의 수 확인
◆ 출혈이 있다면 출혈의 원인 확인
◆ 자궁내피임기구의 위치 확인
◆ 융모막 융모 생검(CVS)이나 양수천자 이전에 태아의 위치 확인
◆ 선별검사의 일부로 염색체 이상에 위험이 있는지 평가

검사 방법은? 초음파검사는 대체로 복부 위에 탐측기를 움직여 실시한다. 임신 초기에는 경질 초음파검사부터 먼저 실시할 수 있다. 검사 시간은 5분에서 30분 동안 지속되며 방광이

꽉 찬 느낌을 제외하면 특별히 통증은 없다. 두 검사 모두 침대에 누워서 받게 된다. 복부 초음파검사의 경우 소리의 전도를 원활하게 하기 위해 배에 젤을 얇게 펴 바른다. 그런 다음 탐측기를 배 위에서 천천히 움직인다. 경질 초음파검사의 경우 탐측기를 질 속으로 삽입한다. 두 검사 모두 태아에 반사되어 나오는 음파의 반향을 기록해, 그 결과를 영상으로 옮긴다.

검사 시기는? 실시하는 이유에 따라 다르지만 첫 3개월 동안 아무 때나 검사할 수 있다. 마지막 생리 기간 후 4주 반쯤에는 초음파를 통해 태낭을 볼 수 있다. 대부분의 경우 아직 감지되지 않지만 5~6주 무렵에 심장박동 소리를 들을 수도 있다. 임신 중기의 초음파검사에 대한 정보는 58쪽을 참조한다.

안전할까? 몇 년간의 임상 실험 및 연구 결과 위험 요소는 없으며 이점이 대단히 많은 것으로 알려져 있다. 대부분의 의사들은 임신 기간 동안 적절한 시점에 임신부에게 여러 번 초음파검사를 실시한다.

순차적 통합분석검사 1차

순차적 통합분석검사 1차란? 첫 3개월에 실시하는 순차적 통합분석검사 1차는 초음파검사와 혈액검사다. 먼저 초음파검사로 태아 목덜미 투명대를 측정하는, 이른바 태아 목덜미 투명대 검사(NT: Nuchal Translucency)를 실시한다. 목덜미의 투명대가 증가하면 다운증후군, 선천성 심장 결함, 기타 선천성 결함 등 유전자 이상의 위험이 증가할 수 있다.

다음으로 혈액검사를 통해 PAPP-A(임신 관련 혈장단백질 A)와 융모성성선자극호르몬(HCG) 수치를 측정한다. 두 호르몬 모두 태아에 의해 분비되어 임신부의 혈류 속으로 들어간다. 이 수치와 함께 초음파 태아 목덜미 투명대 검사와 임신부의 연령을 고려하여 다운증후군의 위험 정도를 측정할 수 있다.

일부 의료 기관에서는 초음파검사를 통해 태아의 비골(코뼈) 유무를 확인하기도 한다. 임신 초기에 비골이 발견되지 않으면 다운증후군의 위험이 높다는 연구 결과도 있지만, 아직 이 사실을 뒷받침하는 대단위 연구가 없어 이 결과에 대해서는 논란이 있다.

첫 3개월의 순차적 통합분석검사 1차는 침습성 진단 검사만큼 정확한 진단 결과를 제공하지는 않지만, 다른 진단 검사를 받아야 할지 결정하는 데 도움이 된다. 선별검사 결과 태아에게 유전자 결함의 위험이 높다고 확인될 경우, 융모막 융모 생검(CVS, 53쪽 참조)이나 양수천자(55쪽 참조) 등의 진단 검사를 받게 될 것이다.

선별검사 결과 별다른 이상이 없다면 임신 중기에 순차적 통합분석검사 2차로 신경관 결손 수치도 함께 측정하는 쿼드 검사를 실시한다(54쪽 참조). 또한 초음파 태아 목덜미 투명대의 측정 수치는 태아의 심장 결함과도 관련이 있으므로, 목덜미 투명대 측정 수치가 높을 경우 임신 20주 무렵 태아 심장 초음파검사를 받아 심장 결함 여부를 확인한다. 초음파 태아 목덜미 투명대 측정 수치가 높을수록 조기분만의 위험이 아주 약간 높을 수 있으니, 조기분만 위험 여부도 함께 검사한다.

검사 시기는? 순차적 통합분석검사 1차는 임신 11~12주경에 실시한다.

얼마나 정확할까? 이 선별검사 결과는 염색체 이상을 직접적으로 알려주지 않으며 특정한 상태를 진단하지도 않는다. 그보다 태아에게 있을지 모를 문제에 대해 통계적인 가능성을 제공하는데 지나지 않는다. 혼합 선별검사 결과 비정상이라는 판정이 나왔다고 해서 태아의 염색체에 문제가 있다거나 문제가 있을 위험이 높다는 의미는 아니다. 사실상 선별검사에서 비정상이라는 결과를 얻은 임신부의 대부분이 완벽하게 정상적이고 건강한 아이를 출산하고 있다. 마찬가지로 정상이라는 결과가 나왔다고 해서 태아가 정상이라고 장담할 수는 없지만 태아에게 염색체 결함이 있을 가능성은 매우 적다. 1·2차 순차적 통합분석검사를 통해 21번 염색체 이상인 다운증후군에 대해 약 94%, 18번 염색체 이상인 에드워드증후군에 대해 약 80%, 개방성 신경관 결손에 대해 약 85% 정도를 선별할 수 있다.

안전할까? 초음파검사와 혈액검사 모두 고통이 없으며 임신부와 태아 모두 위험하지 않다. 그러나 주의할 점이 있다. 이런 종류의 선별검사는 정교한 초음파 기술을 요한다. 최대한 정확한 결과를 얻으려면 특수한 장비(고급 초음파 기계)로, 꾸준히 전문적인 교육을 받고 있는 의사나 초음파 검사자에게 검사를 받아야 한다. 또한 위양성반응(거짓 양성반응)이 나타나 위험성이 높은 후속 조치를 받을 가능성도 있다. 산전 선별검사를 기준으로 어떤 조치를 취하기 전에 반드시 경험이 많은 의사나 유전질환 상담가에게 평가를 맡겨야 한다.

── 융모막 융모 생검

융모막 융모 생검이란? 융모막 융모 생검(CVS: Chorionic Villus Sampling)은 융모막 융모라고 하는 손가락처럼 생긴 태반 초기 형태 조직에서 일부를 채취하여 염색체 이상을 선별하는 검사다. 이 검사는 현재 다운증후군, 낭포성 섬유증 등을 감지하는 데 이용된다. 그러나 신경관 결함이나 기타 해부학적 결함은 발견하지 못한다. 구체적인 질병에 대한 검사는 가족력이 있거나 부모가 보유자로 알려진 경우에 한해 진행된다. 융모막 융모 생검은 유전자나 염색체 결함으로 인한 1,000가지 이상의 질병을 감지할 수 있다고 알려져 있다.

검사 방법은? 태반의 위치에 따라 질과 자궁경부를 통해 세포의 표본을 채취하는 경우(자궁경부를 통한 융모막 융모 생검), 복부 벽에 바늘을 삽입해서 얻는 경우(복부를 통한 융모막 융모 생검) 두 가지가 있다. 두 경우 모두 통증이 아주 없지는 않으며 경미한 정도에서 심한 정도에 이르는 불편함을 느낀다. 일부 여성의 경우 표본을 채취할 때 생리통과 유사한 통증을 경험하기도 한다. 실제로 세포를 채취하는 시간은 1~2분도 걸리지 않지만, 두 방법 모두 시작부터 마치는 데 걸리는 시간은 대략 30분 정도이다.
자궁경부를 통한 융모막 융모 생검의 경우, 임신부는 검사대에 눕고 질을 통해 자궁으로 길고 가는 관을 삽입한다. 의사는 초음파 영상을 보면서 관을 자궁 내벽과 융모막, 즉 나중에 태아의 태반을 형성하는 태아막 사이에 위치시키고 진단 검사를 위해 융모막 표본을 자르거나 빨아들인다. 복부를 통한 융모막 융모 생검의 경우, 임신부는 검사대에 등을 대고 눕는다. 의사는 초음파를 통해 태반과 자궁벽의 위치를 확인하면서 바늘을 삽입할 안전한 지점을 찾는다. 계속 초음파 영상을 보면서 바늘을 복부와 자궁벽을 통과시켜 태반의 언저리까지 삽입한다. 그런 다음 바늘에서 검사에 사용할 세포를 채취한다.

융모막 융모 생검 조직은 태아에게서 채취하는 것이므로, 발달 중인 태아의 완전한 유전자 구조를 알 수 있다. 검사 결과는 1~2주 내에 확인할 수 있다.

검사 시기는? 임신 10주에서 13주 사이에 실시한다. 장점은 임신 초기에 실시하므로 대개 16주 이후 실시하는 양수천자에 비해 일찍 결과를 확인할 수 있다는 것이다. 임신 초기에 이런 검사를 하면 심각한 이상으로 임신중절을 고려하는 경우에 특히 도움이 된다. 임신 초기의 임신중절은 합병증과 정신적 외상을 겪게 될 위험을 줄일 수 있다.

얼마나 정확할까? 융모막 융모 생검은 98%의 정확성으로 검사 당시 염색체의 이상을 발견한다.

안전할까? 안전하고 믿을 수 있다. 융모막 융모 생검으로 인해 유산될 확률은 370명 가운데 1명꼴이다. 안전성을 신뢰할 수 있는 병원을 선택하고 임신 10주 이후에 검사를 실시하면 검사로 인한 위험을 줄일 수 있다.

검사 후 질 출혈이 일어날 수 있으나 걱정할 필요는 없다. 하지만 질 출혈 사실을 의사에게 알려야 한다. 질 출혈이 사흘 이상 계속되면 반드시 의사에게 알린다. 감염의 위험도 약간 있으므로 검사 후 며칠간 약간이라도 열이 나면 반드시 의사에게 알린다.

임신 중기

— 쿼드 검사

쿼드 검사란? 쿼드 검사는 태아에게 분비되어 임신부의 혈관 속으로 전해지는 네 가지 호르몬 수치를 측정하는 혈액검사다. 네 가지 물질은 알파 태아 단백질(AFP), 융모성성선자극호르몬(HCG), 에스트리올, 인히빈 에이(inhibin-A)이다. 이 중 세 가지 검사만 시행하기도 하는데, 이를 트리플 검사라고 한다. 알파 태아 단백질 수치가 높을 경우 태아의 신경관 결손을 의심해볼 수 있다. 알파 태아 단백질 수치가 낮고 나머지 세 개의 수치가 비정상으로 확인될 경우 다운증후군과 같은 염색체 이상으로 인해 태아의 성장이 매우 위험할 수 있다. 다른 선별검사와 마찬가지로 쿼드 검사로 선천성 결함을 진단할 수는 없으며 위험 정도만 알 수 있을 뿐이다. 비정상적인 결과가 나올 경우 다른 검사를 더 받아보아야 한다.

연구 결과에 따르면 쿼드 검사 결과는 비정상이지만 양수천자와 같은 후속 검사 결과는 정상으로 나온 경우, 임신 기간에 비해 몸무게가 적은 태아인 부당경량아나 조기분만, 전자간증(임신중독증) 등 특정한 임신 합병증 위험이 약간 증가할 수 있다고 한다. 이런 결과를 얻는다면 나중에 합병증에 걸릴 위험을 줄이기 위해 어떤 조치를 취해야 할지 담당 의사와 상의한다. 그리고 애초에 비정상이라는 결과와 이들 합병증 사이에는 관련이 아주 적다는 사실을 기억하자.

검사 시기는? 임신 14주에서 22주 사이에 실시한다.

얼마나 정확할까? 신경관 결손의 경우 약 85%, 다운증후군의 경우 약 80%, 에드워드증후군의 경우 약 80%의 위험을 감지할 수 있다. 쿼드 검사는 위양성반응(거짓 양성반응)이 나올 확률이 높은 편이다. 비정상적으로 수치가 높게 나온 여성 50명 가운데 태아에게 이상이 있는 경우는 1~2명에 불과한 것으로 판명된다. 나머지 48~49명이 호르몬 수치에 이상을 보인 이유는 태아가 한 명 이상이거나, 태아의 주수가 예상보다 몇 주 빠르거나 느리기 때문이거나, 검사 결과의 오류 때문인 것으로 밝혀졌다.

한 명의 태아만 임신했으며 초음파검사 결과 임신 주수가 정확하게 나왔다면 양수천자를 실시한다.

안전할까? 쿼드 검사는 혈액검사만 실시하기 때문에 100% 안전하다. 단점은 위양성반응(거짓 양성반응)으로 인해 자칫 더 큰 위험이 있을 수 있는 후속 조치를 취해야 한다는 것이다. 산전 검사를 기준으로 어떤 조치를 고려하기 전에는 반드시 경험이 많은 의사나 유전질환 상담가의 판독을 거쳐야 한다.

양수천자

양수천자란? 양수를 채취하여 태아의 상태를 검사하는 방법이다. 태아를 둘러싼 양막 속의 태아 세포, 화학물질, 미생물은 태아의 유전자 구성, 현재 상태, 성장 정도 등 태아의 성장에 관한 광범위한 정보를 제공한다. 다음과 같은 상황에서는 양수천자 검사를 받는다.

◆ 첫 3개월의 혼합 검사, 통합 검사, 트리플 혹은 쿼드 검사, 초음파검사 등 선별검사 결과 이상이 있다고 판명되면, 양수천자

소프트 마커

다행히 대부분의 초음파검사는 아기가 편안하게 잘 자라는 모습을 보여준다. 그러나 일부 임신부의 경우 2단계 초음파검사에서 다음과 같은 일이 일어날 수 있다. 처음엔 꿈꾸는 듯한 눈으로 초음파 영상을 아련하게 들여다보며 아기가 몹시 행복한 모습으로 양수 위에 떠 있는 기적 같은 영상에 감탄을 금치 못한다. 그러나 다음 순간 초음파 기사가 의사를 부르러 가고, 의사는 행복의 절정에서 임신부를 흔들어 깨워 기절초풍할 몇 마디 말로 단꿈을 깨고 만다.

"문제가 될 만한 증상(소프트 마커)이 발견됐습니다." 그러나 충격을 받기 전에 먼저 안심할 만한 단서부터 챙기도록 하자. 초음파검사에서 나타난 소프트 마커는 잘 감지되지 않는다는 특징이 있으며, 염색체 이상(주로 다운증후군이나 에드워드증후군)의 위험이 증가하고 있음을 보여주지만, 이런 특징들은 완벽하게 건강한 태아에게서도 흔히 볼 수 있다. 사실 임신 중 맥락망 낭종, 에코발생점, 신우염 등의 소프트 마커가 보이는 태아가 실제로 유전자 기형을 갖고 태어나는 경우는 극히 드물다. 다시 말해, 대부분의 경우 이러한 소위 비정상 결과들은 결코 비정상 상태를 가리키는 것이 아니라는 의미이다. 담당 의사는 좀 더 확실한 결과를 위해 양수천자와 같은 다른 검사를 권할 수 있다. 검사를 받는 동안 심호흡을 하면서 때로는 최첨단 의학 기술이 쓸데없는 걱정을 안겨주기도 한다는 사실을 기억하자.

검사를 통해 실제로 태아에게 이상이 있는지 판단한다.
- 엄마의 나이가 많을 경우(대체로 35세 이상), 주로 태아가 다운증후군인지 판단하기 위해 양수천자 검사를 받는다. 그러나 선별검사 결과 안심해도 좋으면 담당 의사와 상의하여 검사를 생략할 수도 있다.
- 다운증후군과 같은 염색체 이상이나 신진대사 이상, 낭포성 섬유증과 같은 효소 결핍증을 지닌 자녀가 있는 경우 검사를 받는다.
- 엄마가 혈우병 같은 X 염색체 유전자에 의해 지배되는 유전자 결함을 보유한 경우 검사를 받는다. 엄마가 태아에게 혈우병을 물려줄 확률은 50% 정도이다.
- 톡소플라스마증, 제5병, 거대세포바이러스(CMV), 기타 태아 감염이 의심되는 경우

문제가 발견되면 어떻게 할까?

예비 부모들은 대부분 산전 검사를 통해 바라는 결과, 즉 아기가 잘 자라고 있다는 결과를 얻게 된다. 그러나 만에 하나 좋지 않은 소식을 듣는다 해도, 즉 아기에게 문제가 생겼다 할지라도, 진단 결과를 귀담아 들어야 한다. 이러한 정보는 현재나 이후에 임신에 대해 유전질환 전문 상담가와 함께 중요한 결정을 내리는 데 도움이 된다.

임신을 계속 진행할 경우 부모와 태어날 아기 모두 아기의 장애를 감당할 수 있다고 판단될 때, 혹은 어떠한 경우에도 임신중절은 반대할 때 대개 이 같은 결정을 내린다. 앞으로 어떻게 해야 할지 생각해놓는다면 특별한 요구가 필요한 아이를 가족의 구성원으로 받아들이거나 어쩔 수 없이 아이를 잃어야 하는 슬픔을 극복하는 데 대비할 수 있을 것이다. 부모는 아이에게 장애가 있다는 사실에 대해 부정, 분노, 죄책감 등의 반응을 보일 수 있다. 쉽지 않겠지만 아이가 지닌 특수한 문제에 대해 미리 알아보고 아이에게 가능한 한 최고의 삶을 만들어주기 위해 준비한다. 지원단체에 가입하면 어느 정도 도움을 받을 수 있다.

임신을 종결할 경우 검사 결과 치명적이거나 큰 장애가 되는 결함이 밝혀지고 유전질환 상담가의 재검과 소견 역시 이전의 진단 결과와 동일할 경우 임신 종결을 결정할 수 있다(미국에서는 가능하지만 우리나라에서는 불법이다). 임신 종결을 결정하기로 했다면, 태아의 조직을 신중하게 조사하는 부검 과정을 통해 향후 임신에서 이상 증상이 재발할 가능성을 밝힌다. 이러한 정보를 알아두고 의사나 유전질환 상담가의 지도를 받으면서 다시 임신을 시도한다면, 대체로 다음 임신에서는 완벽하게 정상적인 아이를 출산할 수 있다.

산전 태아 치료 수혈(Rh 병의 경우), 션트 시술(Shunt, 태아에게 흉수나 복수가 찼을 때 관을 삽입해 물을 빼주는 시술법), 수술(가령 막힌 방광에서 소변을 빼낼 때), 효소나 약물 투여(조기에 출산해야 할 때 태아의 폐 성장을 촉진시키기 위해 스테로이드 등 약물을 투여한다)를 실시할 수 있다. 기술이 진보함에 따라 보다 많은 종류의 산전 수술, 유전자 조작 등 기타 치료가 보편화되고 있다.

장기 기증 진단 결과 태아의 결함 정도가 심각해 생명을 연장시키기 어렵다고 판단되면 위험에 처한 다른 태아에게 한두 가지 건강한 장기를 기증할 수 있다. 이러한 기증을 통해 아이를 잃은 슬픔을 다소 위로받을 수도 있을 것이다. 이에 관한 정보는 신생아 전문가에게 얻을 수 있다.

산전 진단도 틀릴 수 있다는 사실을 기억하자. 최신 시설을 갖춘 최고의 실험실에서조차, 첨단 장비를 다루며 최고의 기술력을 지닌 전문가들조차 실수할 수 있다. 이러한 실수 가운데는 위음성(거짓 음성) 결과보다 위양성(거짓 양성) 결과가 훨씬 일반적이다. 그러므로 태아에게 이상이 있다는 결과를 확신하려면 후속 검사를 받거나 다른 전문가에게 상담을 받는 것이 좋다. 한 가지 더 기억해야 할 점은 이런 일을 전혀 겪지 않는 부부들이 대부분이라는 사실이다. 산전 검사를 받는 임신부 대부분이 태아가 배 속에서 아주 잘 지내고 있으며 임신부 역시 건강하다는 결과를 얻는다.

♦ 임신 후기에 태아의 폐 성숙도를 평가해야 하는 경우 검사를 받는다. 태아의 폐는 장기 가운데 가장 늦게 스스로 기능할 준비를 갖춘다.

검사 방법은? 임신부가 등을 대고 누워 있는 동안 초음파를 통해 태아와 태반 위치를 확인한다. 의사는 검사가 진행되는 동안 임신부와 떨어져 있을 수 있다. 국부 마취제로 복부를 마취시킬 수도 있지만 마취제를 맞을 때와 검사가 진행될 때 느끼는 통증이 거의 비슷하기 때문에 대부분의 의사들은 마취를 하지 않는다. 속이 비어 있는 긴 바늘로 복부 벽을 찔러 자궁 안으로 삽입해 태아를 둘러싼 양막에서 약간의 양수를 채취한다. 이때 태아는 채취된 양수를 보충하기 위해 양수를 생산해내므로 걱정하지 않아도 된다. 검사 과정에서 실수로 태아를 찌를 위험이 약간 있지만, 초음파를 통해 내부의 상황을 알 수 있으므로 크게 걱정하지 않아도 된다. 준비 시간과 초음파검사를 포함해 전체 검사 시간은 시작부터 끝까지 대략 30분 정도 걸린다. 이 가운데 실제로 양수를 채취하는 데 걸리는 시간은 1~2분 정도이다. Rh 음성인 임신부에게는 Rh로 인한 문제(41쪽 참조)가 발생하지 않도록 하기 위해 양수천자 검사 후 Rh 면역 글로불린인 로감(RhoGAM)을 투여해야 한다.

검사 시기는? 진단성 양수천자 검사는 대개 임신 16주에서 18주 사이에 실시하지만 이르면 임신 13주나 14주, 늦으면 20주에 실시하기도 한다. 검사 결과는 10일에서 14일 후에 나온다. 일부 실험실에서는 형광동소보합법(FISH: Fluorescent In Situ Hybridization), 즉 세포 내 염색체 수를 신속히 측정하는 방법을 제공하기도 한다. 이 방법은 양수천자 표본을 이용해 좀 더 빠른 시일 내에(주로 하루나 이틀 안에) 결과를 얻을 수 있지만, 결과가 완벽하지 않으므로 염색체 검사와 함께 이용한다. 태아의 폐 성숙도를 평가하기 위한 양수천자 검사는 임신 후기에 실시한다.

얼마나 정확할까? 다운증후군 진단의 경우 99% 이상 정확하다. 일반 형광동소보합법 검사의 정확도는 약 98%이다.

안전할까? 양수천자 검사는 대단히 안전하다. 양수천자 검사를 통해 유산이 될 확률은 1,600명 가운데 1명꼴로 매우 낮다. 검사 후 몇 분에서 몇 시간 정도 경미한 위경련이 일어날 수 있다. 검사 받은 날 하루는 안정을 취하도록 권하는 의사가 있는가 하면 그렇지 않은 의사도 있다. 드물게 약간의 질 출혈이 있거나 양수가 샐 수 있다. 두 가지 경우 모두 즉시 의사에게 알린다. 대체로 며칠 내에 멈추지만 출혈이나 양수가 멈출 때까지 안정을 취하면서 주의 깊게 관찰한다.

선별검사 오류

확신을 얻으려고 선별검사를 받았는데 오히려 위양성 결과(문제가 있는 것처럼 보였는데 결국 정상이라고 판명되는 경우)가 나오는 일이 종종 발생한다. 특히 트리플 검사나 쿼드 검사일 경우 더욱 그렇다. 이렇게 되면 확신은 사라지고 오히려 쓸데없는 불안과 걱정만 찾아오기 마련이다. 때문에 선별검사를 시작할 때 위양성반응(거짓 양성반응)이 나올 위험이 매우 높다는 것을 인지하고, 그런 결과가 나올 경우 정확한 의미가 무엇인지 담당 의사와 상의해야 한다. 그러나 크게 걱정할 필요는 없다. 양성반응을 보인 임신부의 90% 이상이 건강한 아기를 출산한다.

— 임신 중기 초음파검사

임신 중기 초음파검사란? 임신 초기에 임신 주수를 확인하기 위해, 혹은 혼합 선별검사나 통합 선별검사 중에 초음파검사를 받았더라도, 임신 중기에 또 한 번 초음파검사를 받게 된다. 보다 정교한 2단계 초음파검사는 1단계 검사에 비해 훨씬 정밀하다. 태아의 해부학적 구조에 역점을 두어, 임신이 진행됨에 따라 달라질 수 있는 태아의 상태를 확인하기 위해 이용한다. 태아의 상태를 매우 선명하게 볼 수 있다.

요즘은 초음파 영상이 매우 선명해, 비전문가들도 태아의 위아래는 물론 더 많은 부분을 구별할 수 있다. 2단계 초음파검사를 받는 동안 전문 기사나 의사의 도움으로 태아의 심장박동음, 척추의 곡선, 머리와 손발 등을 확인할 수 있다. 태아가 엄지손가락을 빠는 모습도 볼 수 있다. 대개 이때쯤이면 생식기가 보여, 태아의 협조에 따라 다르지만 성별을 확인할 수 있다. 태아의 자세가 좋다면 신뢰도는 90% 정도이다. 하지만 28주가 될 때까지 담당 의사는 태아의 성별을 알려주지 않을 것이다.

검사 시기는? 대개 임신 18주에서 22주 사이에 실시한다.

안전할까? 알려진 위험은 없으며 초음파검사와 관련된 이점은 매우 많다. 많은 의사들이 임신 기간 중 여러 차례 초음파검사를 받도록 시시한다.

4장

임신 기간의 라이프 스타일

◆◆◆

이제 귀한 임신부의 몸이 되었으니 그에 맞는 생활을 해야 한다. 하지만 당장 뭘 어떻게 바꿔야 할까? 저녁 먹기 전에 맥주 한 잔 마셔도 괜찮을까? 출산할 때까지 기다려야 하나? 스포츠센터에 갈 때마다 온탕에 몸을 담갔는데, 이제 그것도 하면 안 되나? 향기가 좋고 효과도 좋은 살균제로 욕조를 닦아도 괜찮을까? 고양이 배설물이 안 좋다는 소리가 있던데? 친구가 거실에서 담배를 피워도 신경 쓰지 않았고 저녁도 그냥 전자레인지에 돌려버렸는데, 임신을 하면 그야말로 지금까지 일상적으로 해오던 일들을 어떻게 할지 한 번 더 생각해봐야 하는 걸까? 몇몇 경우에는 백 번 천 번 그래야 한다. 하지만 많은 경우는 약간 조심하면서 그냥 지내던 대로 지내면 된다.

무엇이든 물어보세요 Q&A

— 운동해도 돼요?

Q "임신한 후에도 임신 전과 마찬가지로 꾸준히 운동해도 될까요?"

A 대부분의 경우 임신을 한다고 해서 운동을 그만둘 필요는 없다. 다만 배 속에 아이가 있는 동안은 적당히 조절하는 것이 좋다. 대부분의 의사들은 정상적으로 임신 기간을 보내는 임신부들에게 그동안 꾸준히 해오던 운동은 물론 체력이 따라준다면 더 적극적으로 운동을 해도 좋다고 허락할 뿐 아니라 권장하기도 한다. 그러나 운동 프로그램을 계속하거나 시작하기 전에 반드시 의사와 상의하고, 절대로 피곤할 정도로 하면 안 된다(자세한 내용은 195쪽 참조).

— 커피를 끊어야 하나요?

Q "저는 커피를 마시지 않으면 하루를 제대로 보낼 수가 없답니다. 임신 기간 동안 커피를 끊어야 하나요?"

A 커피를 완전히 끊을 필요는 없지만 조금 줄일 필요는 있다. 임신 기간에도 하루에 카페인 200mg 정도는 안전하다는 증거들이 제법 많이 나와 있다. 블랙으로 마시는지, 우유를 많이 타서 마시는지 각자 커피를 마시는 취향에 따라 다르긴 하지만, 보통 하루에 두 잔까지 마시면 별문제 없을 것 같다. 다시 말해 커피를 연하게 마시는 편이라면 두 잔으로 제한해도 괜찮지만, 하루에 두 번씩 마시되 매번 진하게 마신다면 자신의 카페인

섭취량에 대해 검토해봐야 한다.

카페인을 왜 그렇게 줄여야 하냐고? 임신 기간에 먹고 마시는 모든 음식이 그렇듯, 임신부가 마시는 커피는 배 속의 아기에게도 전달되기 때문이다. 커피에 상당량 함유되어 있으며 기타 음식과 음료에 들어 있는 카페인은 태반을 통해 아기에게 전해진다. 어느 정도의 카페인이 태아에게 영향을 미치는지는 확실하게 밝혀진 바가 없지만, 최근 연구 결과에 따르면 임신 초기에 다량의 카페인을 섭취하면 유산의 위험이 약간 증가한다고 한다.

또 카페인에는 기운을 차리게 하는 효과도 있지만 이뇨 작용을 촉진시키는 효과도 만만치 않다. 때문에 칼슘과 기타 임신 기간에 중요한 영양소들이 체내에 흡수되기도 전에 몸 밖으로 배출된다. 이뇨 작용의 불리한 측면은 이뿐만이 아니다. 그렇지 않아도 임신 중에는 툭하면 소변이 마려운데 카페인을 많이 섭취하면 증상이 더 심해진다. 또한 카페인의 자극적인 효과는 감정 기복이 심한 현상을 악화시킨다. 임신부는 이전보다 훨씬 변덕이 심해진다. 앞으로 호르몬이 작용하면 그 증상은 더욱 심해질 것이다. 특히 오후에 카페인을 섭취하면 몸은 피곤해 쉬고 싶은 마음이 굴뚝같지만 제대로 휴식을 취할 수 없다. 마지막으로, 과도한 카페인 섭취는 임신부와 태아 모두에게 필요한 철분의 흡수를 방해한다.

의사마다 카페인 섭취에 대한 의견이 다르므로 일일 카페인 섭취량에 대해 담당 의사와 상의한다. 커피 잔 수를 세는 것으로는 일일 카페인 섭취량을 계산할 수 없다. 카페인은 커피뿐만 아니라 청량음료, 커피아이스크림, 차, 에너지바와 에너지음료, 초콜릿에도 함유되어 있으며, 카페인 함량은 제품마다 천차만별이다. 또한 집에서 끓이는 커피보다 커피숍에서 판매하는 커피에 카페인이 훨씬 많이 들어 있다. 마찬가지로 인스턴트커피는 드립커피에 비해 카페인 함량이 적다.

오랫동안 마셔온 카페인을 어떻게 줄이거나 끊을 수 있을까? 그건 카페인에 얼마나 의존하느냐에 달려 있다. 하루 한 번이나 여러 번, 아침에 눈을 떴을 때, 직장에 가는 길에, 책상 앞에 앉아서, 오후에 잠깐 쉴 때 커피를 마시고, 커피를 마셨을 때 기분이 좋아진다면 굳이 끊지 않아도 된다. 아침에는 평소대로 커피를 마시고 오후에는 카페인 없는 커피를 마시거나 에스프레소는 줄이고 우유를 많이 넣어 먹으면 된다.

하지만 커피가 없으면 아무 일도 못할 정도이고, 그야말로 커피에 인이 박혀버렸다면, 커피를 줄이기가 정말 힘들 것이다. 커피를

카페인 함량 계산

하루에 카페인을 얼마나 복용하는가? 임신부에게 일일 적정량은 200mg 내외이다. 커피를 마시기 전에 다음에 소개한 간단한 목록을 확인해보자.

- ◆ 원두커피 한 잔(약 230g) = 135mg
- ◆ 인스턴트커피 한 잔 = 95mg
- ◆ 카페인 없는 커피 한 잔 = 5mg
- ◆ 카페라테나 카푸치노 한 잔 = 90mg
- ◆ 에스프레소 30g = 90mg
- ◆ 차 한 잔 = 40~60mg
  (녹차는 홍차보다 카페인이 적다)
- ◆ 콜라 한 캔 = 약 35mg
- ◆ 다이어트콜라 한 캔 = 45mg
- ◆ 밀크초콜릿 30g = 6mg
- ◆ 다크초콜릿 30g = 20mg
- ◆ 초콜릿우유 한 컵 = 5mg
- ◆ 커피아이스크림 약 230g = 40~80mg

사랑하는 사람이라면 누구나 그렇듯이, 굳게 마음먹고 커피를 줄이거나 끊었는데도 돌아서면 어느새 커피를 손에 들고 있다. 커피가 마시고 싶어 못 견딜 정도라면 카페인에 중독된 것으로, 워낙 습관이 굳어져버려 카페인을 줄이거나 끊으려면 두통과 짜증, 피로, 무기력 등 몇 가지 금단증상을 겪게 된다. 그러므로 카페인 섭취를 서서히 줄이는 것이 좋다. 며칠 동안 하루에 한 잔을 줄이다가 적응이 되면 한 잔을 더 줄인다. 혹은 카페인이 덜 들어간 커피를 마시다가 서서히 카페인이 없는 커피로 바꾸어간다.

다음의 해결 방법을 따른다면 카페인을 줄이거나 끊기가 좀 더 쉬울 것이다.

혈당을 높여 에너지를 끌어올린다 건강에 좋은 음식, 특히 기운을 북돋아줄 복합탄수화물과 단백질을 자주 섭취하여 자연스럽게 기운을 비축하고 오랫동안 유지한다.

매일 임신부에게 적합한 운동을 한다 운동은 기분을 좋게 하는 엔도르핀을 분비하여 에너지를 쭉 끌어당겨준다. 운동을 하면서 신선한 공기를 마시면 더 많은 에너지를 얻을 것이다.

매일 충분한 수면을 취한다 몸이 필요로 하는 양만큼 충분한 숙면을 취하면 아침에 더욱 상쾌한 기분을 느낄 테고, 카페인 없이도 하루를 원활하게 보낼 수 있을 것이다.

임신한지 모르고 술을 마셨어요

Q "임신 사실을 알기 전에 적어도 두세 차례 술을 마셨어요. 알코올이 아기에게 해가 됐을까요?"

A 다행히 임신 사실을 전혀 알기 전인 임신 초기에 한두 차례 마신 술이 태아의 성장에 해롭다는 증거는 없다. 그러니 안심해도 된다.

그렇긴 하지만 지금은 분명 음주 습관을 바꿔야 할 시기이다. 임신 기간 동안 가볍게 술을 마시고도(가령 밤에 와인 한 잔 정도) 아주 건강한 아기를 출산했다는 이야기를 들은 적이

아기에게 주는 최고의 선물

최대한 완벽한 아이를 출산하기 위한 방법은 무궁무진하다. 임신과 출산 시기를 단순하게 보내기, 시종일관 최대한 건강하고 즐겁게 지내기. 그리고 무엇보다 술·담배 끊기. 물론 임신 중에 담배를 피우거나 술을 마셔도 건강한 아이를 출산할 수 있다. 담배도 피우고 술도 마셨는데, 그것도 어쩌다 한 번이 아니라 꾸준히 피우고 마셨는데도 출산 예정일에 딱 맞춰서 건강한 아이를 출산했다는 이야기를 들어봤을 것이다. 그러나 임신부와 아기가 썩 운이 좋지 않을 가능성도 있으며, 흡연과 음주의 양에 따라 위험 정도는 매우 높을 수 있다. 임신 중 흡연과 음주가 미치는 영향은 엄마마다 아기마다 천차만별이며, 어떤 식으로 영향을 미칠지는 전혀 알 수 없다. 또한 임신부의 음주나 흡연과 관련된 일부 결함은 항상 출생 당시에만 나타나는 것이 아니라 대개 몇 년 뒤에 나타나기 때문에 겉으로 보기에는 건강하게 태어난 신생아가 자랄수록 과잉 행동을 보이거나 학습 능력에 문제를 보일 수 있다. 음주와 흡연 같은 임신에 바람직하지 않은 습관을 끊기란 쉽지 않으며 때로는 무척 힘들 수 있다. 그러나 아기가 건강하게 태어날 수 있는 최고의 환경이야말로 엄마가 줄 수 있는 최고의 선물이다.

있는지 모르지만, 이 사실이 100% 확실하다는 걸 뒷받침하는 증거 또한 어디에도 없다. 사실 의학계에서는 알코올을 전혀 섭취하지 않는 것이 임신부에게 가장 안전하다고 충고한다. 이러한 권고와 이를 뒷받침하는 연구 결과는 다음과 같은 내용도 권고 사항으로 두고 있다. 즉 임신 사실을 알기 전에 술을 마신 것에 대해 걱정할 필요는 없지만 이후 임신 기간 동안에는 술을 마시지 않아야 한다.

의료계에서는 음주에 관해 왜 그토록 강하게 반대하는 것일까? 그 이유는 임신 중이라면 언제나 신중을 기해 최선의 방법을 실천하기 위해서이다. 물론 임신 기간 동안 알코올 섭취에 대해 안전한 제한선이 있는지, 있다면 여성마다 다른지에 대한 문제는 누구도 확신하지 못하지만, 임신부의 혈액 속에 들어 있는 알코올 농도와 똑같은 농도의 알코올이 태아의 혈류 속에 유입된다는 것은 잘 알려진 사실이다. 다시 말해, 임신부는 결코 혼자서 술을 마시는 것이 아니고, 와인이나 맥주, 칵테일을 마실 때마다 배 속의 아기도 똑같이 마시고 있다는 것이다. 태아가 몸에서 알코올을 분해하는 데 걸리는 시간은 임신부가 알코올을 분해하는 데 걸리는 시간의 두 배가 걸리기 때문에, 엄마가 기분 좋게 들떠 있는 사이에 아기는 의식을 잃을 수 있다.

임신 기간 내내 폭음을 하면(일반적으로 와인이나 맥주 등의 술을 하루에 대여섯 잔 정도 마시는 경우) 여러 가지 심각한 산과적 문제는 물론이고 태아 알코올 증후군(FAS: Fetal Alcohol Syndrome)을 일으킬 수 있다. 태아 알코올 증후군을 갖고 태어난 아기는 정상보다 작고, 지적장애가 있으며, 복합적으로 기형(특히 머리와 얼굴, 팔다리, 심장, 중추신경계에)이다. 뿐만 아니라 신생아 사망률도 매우 높다. 생존한다 하더라도 시각장애, 학습장애, 행동장애, 사회적 장애를 보이며, 일반적으로 이성적인 판단 능력이 떨어진다. 또한 아이가 자라서 성인이 되면 결국 알코올 중독이 될 가능성이 높다. 임신 기간에 하루 빨리 술을 끊을수록 태아에게 미칠 위험도 줄어든다.

술을 많이 마실수록 태아에게 미치는 위험은 크다. 적당량의 술(매일 한두 잔씩 마시거나 이따금 한 번에 다섯 잔 이상의 폭음을 할 경우)조차 임신 중에는 유산이나 조산, 진통과 출산 시의 여러 가지 문제, 저체중아 출산, 사산, 성장 지체, 유아기 발달장애와 같은 여러 심각한 문제를 일으킨다. 또한 다양한 발달장애 및 행동장애를 특징으로 하는 다소 경미한 태아 알코올 효과(FAE: Fetal Alcohol Effect)와도 관련이 있다.

일부 여성의 경우, 특히 임신 초기에 알코올의 맛과 냄새에 유독 반감을 갖게 된 여성의 경우 출산 후까지 어렵지 않게 술을 기피하게 된다. 그러나 칵테일 한 잔으로 하루의 피로를 풀거나 저녁에 와인 한 잔씩 마셔 버릇한 여성의 경우, 금주를 위해 더 많은 노력을 해야 하고 어쩌면 생활 방식을 바꿔야 할 수도 있다. 가령 긴장 이완을 위해 술을 마셔왔다면 음악을 듣거나, 따뜻한 물에 몸을 담그거나, 마사지를 하거나, 운동이나 독서를 하는 등 다른 대체 방법을 찾아보자. 매일 마시던 술을 정 포기하고 싶지 않다면, 평소 마시던 시간에 마시던 잔으로 탄산주스나 무알콜맥주, 주스에 소다수를 혼합한 주스스프리처를 대신 마신다.

아무리 노력해도 술을 끊기 힘들다면 담당 의사에게 도움을 요청해 금주를 도와줄 프로그램을 소개받는 것도 좋은 방법이다.

— 오랫동안 담배를 피워왔어요

Q "십 년째 담배를 피우고 있습니다. 아기에게 해가 될까요?"

A 십 년, 아니 그 이상 담배를 피웠다 해도, 다행히 임신 전에 피운 담배가 태아의 성장에 해가 된다는 명백한 증거는 없다. 그러나 임신 중에, 특히 3개월 이후의 흡연은 임신부의 건강뿐 아니라 태아의 건강에도 해가 된다는 사실에 대해서는 관련 증거가 많다.

사실 임신부가 담배를 피우면 태아는 담배 연기로 가득 찬 자궁 안에 갇힌다. 태아의 심장박동이 빨라지고 최악의 경우에는 산소 부족으로 제대로 자라지 못한다. 흡연의 결과는 대단히 파괴적이다. 흡연은 자궁외임신, 태반 착상 이상, 태반조기박리, 양막 조기 파열, 조산 등 다양한 임신 합병증의 위험을 증가시킨다.

또한 자궁 속 태아의 성장에 직접적으로 영향을 미친다는 강력한 증거들이 있다. 태아에게 가장 일반적으로 영향을 미치는 위험은 저체중, 단신, 작은 두위, 언청이와 구개열, 심장 결함 등이다. 지나친 저체중은 유아기 질병과 주산기(출산 도중과 출산 전후) 사망의 주된 원인이다.

잠재적인 위험 요소들도 있다. 흡연하는 임신부의 아기는 유아 돌연사 증후군(SIDS: Sudden Infant Death Syndrome)으로 사망할 확률이 높고, 무호흡증에 걸릴 가능성도 높다. 하루 세 갑의 담배를 피우는 임신부의 태아는 일반적으로 비흡연자의 태아만큼 건강하지 않으며, 아프가 점수(출산 시 신생아의 상태를 평가하기 위해 이용되는 표준 점수)가 낮은 임신부에 비해 네 배 이상 위험하다. 흡연하는 부모를 둔 아이들은 부모가 계속해서 담배를 피울 경우 장기간 신체적·정신적 결함을 보이는 것으로 밝혀졌다. 특히 면역 체계 약화, 호흡기 질환, 귀의 염증, 영아 산통, 결핵, 식품 알레르기, 천식, 저신장, 주의력결핍과잉행동장애(ADHD) 등의 위험이 높다. 또한 연구 결과 흡연을 하는 임신부의 아기는 걸음마를 익힐 무렵 비정상적일 만큼 공격적인 성향을 보이고, 성인이 된 후에도 행동장애가 지속될 가능성이 높다고 한다. 뿐만 아니라 흡연 임신부에게 태어난 아이들은 비흡연 임신부에게 태어난 아이들에 비해 생후 1년 내에 입원하는 경우가 잦고, 성인이 된 후에 역시 흡연자가 될 가능성이 높다.

흡연량은 아기의 저체중과 직접적인 관련이 있다. 하루 한 갑의 담배를 피우는 임신부는 비흡연 임신부에 비해 저체중아를 낳을 확률이 30%나 높다. 그러므로 담배를 줄이기만 해도 일부 도움이 될 수 있다. 그러나 담배를 줄이려는 시도가 자칫 더 큰 위험을 불러일으키기도 한다. 담배의 개수를 줄이는 대신 연기를 빨아들이는 횟수가 더 잦을 수 있기 때문이다. 이러한 현상은 흡연의 폐해를 줄이기 위해 타르나 니코틴 함량이 적은 담배를 피울 때도 마찬가지이다.

그러나 나쁜 소식만 있는 것은 아니다. 일부 연구 결과 임신 초기, 늦어도 3개월 전에 담배를 끊을 경우 흡연과 관련된 모든 위험을 줄일 수 있다고 한다. 어떤 경우 아마도 몸에서 경고 신호를 보낸 덕분인지 갑자기 담배가 싫어져 임신 초기에 별 어려움 없이 담배를 끊기도 한다. 금연은 빠를수록 좋지만 임신 후기에 금연을 해도 출산 중 아기에게 전해지는 산소 흐름을 원활하게 할 수 있다.

흡연 습관 끊기

무엇보다 가장 중요한 단계는 일단 금연을 결심하는 것.
그러나 이미 한 차례 금연을 시도해봤다면 알겠지만,
현실적으로 가장 어려운 단계는 뭐니 뭐니 해도 실제로
금연을 실천하는 것이다. 그러나 굳은 결심과 더불어
다음에 소개된 몇 가지 요령을 실천한다면 틀림없이 금연에
성공할 수 있을 것이다.

동기 확인 임신을 하면 확실히 금연이 쉬워진다. 이 이상
강한 동기도 없으니까.

방법 선택 하루아침에 당장 끊어버리든 서서히 줄이든,
가까운 시일에 '최후의 날'을 정한다. 그날 하루 담배의
'담'자도 생각나지 않도록 신경을 딴 데 돌릴 수 있는
재미있는 계획을 세운다.

담배를 피우는 이유를 생각하자 즐거움이나 기운 회복, 또는
휴식을 위해 담배를 피우는가? 아니면 긴장이나 초조함을
줄이기 위해서? 손이나 입에 무언가가 있어야 덜 허전해서?
담배를 피우고 싶다는 갈망을 만족시키기 위해서? 어쩌면
별 생각 없이 습관적으로 담배를 피우고 있는지 모른다.
담배 피우는 이유를 이해하고 나면 대처할 방법도 찾을 수
있을 것이다.

- 손에 무언가를 쥐고 있어야 마음이 편하다면 연필이나 묵주, 빨대를 쥐고 있자. 뜨개질이나 수도쿠 게임, 스트레스볼 쥐기, 밀린 이메일 확인하기, 비디오 게임, 색칠하기, 낙서, 낱말 맞추기, 퍼즐 등 무엇이든 담배 생각을 잊어버릴 수 있는 일에 몰두하자.
- 입의 만족을 위해 담배를 피운다면 이쑤시개, 껌, 채소, 팝콘, 막대사탕, 딱딱한 캔디 등 대용품을 찾아보자.
- 기운을 북돋기 위해 담배를 피운다면 빨리 걷기, 스포츠센터의 운동 프로그램, 독서, 친구와 오랜 수다 등으로 기운을 북돋는다.
- 긴장 이완과 휴식을 위해 담배를 피운다면 운동, 요가나 명상, 장시간의 산책, 마사지, 성관계를 한다.
- 즐거움을 위해 담배를 피운다면 담배를 피우지 않고도 즐겁게 시간을 보낼 수 있는 방법을 찾아보자. 영화를 보거나 아기 용품점에 간다. 박물관 구경, 콘서트나 연극 관람, 담배를 피우지 않는 친구와의 저녁 식사도 좋고, 스포츠센터의 임신부 교실에 참여하는 것도 좋다.
- 습관적으로 담배를 피운다면 습관적으로 담배를 피우게 되는 환경과 담배를 피우는 친구를 피하고, 담배를 피우지 않기 위한 규칙을 만든다.
- 특정한 음료나 음식을 먹으면, 혹은 하루 세 끼 중 한 번은 담배 생각이 난다면, 그 음식이나 음료를 피하고 다른 장소에서 식사를 한다. 가령 아침 식사 때 담배를 피우지만 침대에서는 절대 피우지 않는다면, 며칠 동안은 침대에서 아침을 먹는다. 커피를 마실 때마다 담배를 피운다면 금연 장소로 지정된 커피숍에서 커피를 마신다.
- 담배를 피우고 싶은 충동을 느낄 땐 잠시 숨을 돌리면서 몇 차례 심호흡을 한다. 라이터를 켜는 동안 마지막으로 숨을 멈추고, 천천히 숨을 내쉬다가 라이터를 끈다. 라이터를 담배라고 생각하고 부숴버린다.

실수로 담배를 피웠다면 얼른 잊어버린다 이미 피워버린
담배는 더 이상 생각하지 말자. 차라리 지금까지 포기한
담배 개피를 생각하는 것이 정신 건강에 좋다. 피우지 않은
무수한 담배 개피가 아기의 건강에 도움이 되리라는 걸
기억하면서 얼른 다시 금연 프로그램에 돌입한다.

타협할 생각조차 하지 않는다 흡연자였을 때에도 극장이나
지하철, 마트, 음식점, 직장에서는 담배를 필 수 없었을
것이다. 원래 그런 거니까. 지금은 담배를 피우면 안 되는
시기라고 스스로에게 다짐하자. 원래 그러는 거니까.

아기를 생각하자 담배를 피우고 싶을 때를 대비해
아기의 초음파 사진을 여러 군데 붙여둔다. 컴퓨터
화면 보호기로도 만들고, 식탁 위에도 붙여놓고, 자동차
계기판에도 붙이고, 가방 안에도 지니고 다닌다. 아직
초음파 사진이 없다면? 잡지에서 오려둔 아기들 사진을
붙인다.

도움을 받는다 담배를 끊으려는 사람을 돕는 방법은 아주
많다. 최면, 침술, 긴장 이완 방법들을 동원해봤지만 중도에
포기했다면, 금연 단체에서 운영하는 프로그램에 참여한다.

- 금연길라잡이 www.nosmokeguide.or.kr
- 한국금연운동협의회 www.kash.or.kr
- 전자담배로 금연하자 http://cafe.naver.com/eleccigar
- 금연나라 www.nosmokingnara.org

> 한 번에 성공하지 못했다면 다시 시도하면 된다. 니코틴은 중독성이 강한 약물이라 한 번에 담배를 끊기란 쉽지 않다. 하지만 충분히 잘해낼 수 있다. 금연을 결심하자마자 금연에 성공하는 흡연자는 많지 않으며, 계속 시도하다 보면 성공하게 돼 있다. 그러므로 실수로 담배를 피웠다고 해서 자신을 몰아세우지 말자. 오히려 자신의 노력을 기특하게 여기고 계속해서 금연을 시도한다.
> 임신 기간 동안 니코틴 패치, 금연 사탕, 금연 껌을 이용하는 것은 위험하다.

사실상 흡연이 체중 감소에 도움이 된다는 증거는 없지만(많은 흡연자들이 과체중이기도 하다) 일부의 경우 담배를 끊는 과정에서 몸무게가 늘어나는 건 사실이다. 흥미롭게도 금연을 시도하는 동안 몸무게가 늘어난 사람들이 금연에 성공할 가능성이 높고 나중에는 아주 수월하게 몸무게가 줄어들기도 한다. 금연을 시도하는 동안 다이어트를 병행하려다간 두 마리 토끼를 모두 놓치는 경향이 많다. 더구나 배 속에서 태아가 자라고 있는데 다이어트를 하는 건 결코 바람직하지 못하다. 그러므로 담배를 끊긴 끊어야 하는데 살이 찔까 봐 걱정된다면 그런 걱정은 하지 말자. 지금은 금연도 하고 살도 쪄야 할 시기니까. 니코틴은 중독성 약물이므로 대부분 담배를 끊으면 금단증상을 경험한다. 물론 증상과 강도는 사람마다 천차만별이다. 일반적인 금단증상으로는 담배에 대한 갈망 외에도 짜증, 불안, 초조, 안달, 손발의 마비, 어지러움, 피로, 수면장애, 위장장애 등이 있다. 처음에는 몸이 신체적·정신적으로 제 기능을 하지 못하기도 한다. 대부분의 경우 초반에는 기침이 잦아지는데, 우리 몸이 그동안 폐 속에 축적되어온 온갖 분비물들을 활발하게 게워낼 수 있게 되었기 때문이다.

니코틴을 배출하는 동안 초조함을 둔화시키려면 초조한 증상을 가속화시키는 카페인을 피해야 한다. 또한 충분한 휴식을 취해 피로를 풀고 운동을 해 니코틴 효과를 대체한다. 담배를 끊은 후 멍한 상태가 된다면 집중력이 많이 필요한 활동은 피하고 머리를 쓰지 않아도 되는 활동을 하며 바쁘게 몸을 움직인다. 금단증상으로 심각한 우울증을 경험할 경우 즉시 담당 의사와 상의한다.

아무리 심한 금단증상도 며칠만 지나면 사라지지만 금연의 장점은 평생 동안 지속된다. 금연 방법은 64쪽을 참고한다.

── 남편이 담배를 피워요

Q "저는 담배를 피우지 않지만 남편이 담배를 피웁니다. 아기에게 해가 되지 않을까요?"

A 흡연은 흡연자에게만 영향을 미치지 않는다. 흡연은 배 속에서 자라는 태아를 비롯해 흡연자 주변에 있는 모든 사람에게 영향을 미친다. 그러므로 남편 또는 함께 생활하는 사람 누구라도 담배를 피울 경우, 아기의 몸은 임신부가 담배를 피우는 것과 다름없이 담배 연기에 포함된 유해 성분을 똑같이 받아들이게 될 것이다.

남편이 도저히 담배를 끊을 수 없다고 한다면 최소한 집 밖에서, 임신부와 아기에게 멀리 떨어진 곳에서 담배를 피우라고 요구한다. 그러나 담배의 유해 성분은 남편의 옷과 피부에 그대로 달라붙어 있어, 어느 정도는 여전히 담배의 유해 성분에 노출될 수밖에 없다. 당연히 금연은 남편의 건강뿐 아니라 아기의 평생 건강을 위해서도 필요하다. 부모의 흡연은 유아기 때는 유아 돌연사 증후군을, 평생 동안 호흡기 질환을, 성인이 된 후에도 폐 질환을 일으킬 위험을 증가시킨다. 그리고 아기가 자라서 언젠가 흡연자가 될 확률이 높다.

친구와 가족에게 흡연 습관을 버리도록 강요할 수는 없지만 임신부 주변에서는 흡연을 자제해달라고 부탁할 수는 있다. 그것도 안 되면 가능한 한 그들 주변에 가까이 가지 않는다. 직장 내에서 금연을 하도록 정해져 있는 경우 담배를 피우는 동료들을 멀리 하기가 훨씬 수월하겠지만, 그렇지 않은 경우 간접흡연이 태아에게 얼마나 위험한지 설명하는 등 요령껏 설득을 시도한다. 그래도 안 되면 휴게실 등 특정 지역에서는 흡연을 제한한다거나 비흡연자 근처에서는 금연을 하도록 규정을 만들어달라고 부탁한다. 모든 방법이 통하지 않으면 임신 기간 동안 직장을 떠나는 방법을 고려한다.

── **탄산음료가 먹고 싶어요**

Q "임신한 후부터 탄산음료가 자꾸 당깁니다. 입덧 때문에 속이 더부룩하거나 토하고 싶을 때마다 톡톡 튀는 콜라, 사이다가 생각나는데요. 제가 먹고 싶을 때마다 먹어도 괜찮을까요?"

A 하루 종일 배를 타고 있는 것 같은 느낌이 드는 입덧을 겪고 있으면 탄산음료 생각이 절로 날 것이다. 마시고 나면 속이 가라앉을 것 같은 느낌을 포기하기는 어렵겠지만 잠깐의 느낌을

위해 훌쩍 마셔버리기에는 조심해야 할 부분들이 있다.

탄산음료에 들어 있는 당분이 임신성 당뇨에 걸릴 확률을 높일 수 있다. 탄산음료에 들어 있는 색소들과 카페인 등이 태아에게 그대로 섭취될 가능성이 많고 이로 인해 피부염이나 면역력 결핍 등의 증세가 나타날 수도 있다.

또한 최근 다이어트탄산음료의 경우에는 임신부의 조산 확률을 높일 수 있다는 연구 결과도 나왔다. 덴마크 스타텐스세럼연구소는 다이어트 탄산음료를 하루 1병 이상 마신 임신부의 조산 확률이 일반 임신부 35%보다 높다고 발표했다. 또, 인공감미료가 포함된 탄산음료를 하루 4병 이상 마신 임신부의 조산 확률은 일반 임신들보다 78%나 높게 나왔다. 이 연구에서 조산은 임신 37주 전 출산을 말하며, 이번 연구는 임산부 6만 명을 관찰한 결과라고 한다.

그렇다고 울렁이는 증상을 마냥 참아야 한다는 것은 아니다. 매실차를 차갑게 마시거나 생과일주스를 먹는 것으로 탄산음료를 대체할 수 있을 것이다.

── **약물을 복용했어요**

Q "임신 사실을 알기 일주일 전에 약물을 복용했습니다. 아기가 괜찮을지 걱정됩니다."

A 임신 전에 약물을 복용한 건 어쩔 수 없지만 임신 후에는 절대 복용하면 안 된다. 임신 사실을 알기 전에 딱 한 번 약물을 복용했다면 태아에게 아무런 영향을 미치지 않는다. 하지만 임신 기간에도 계속해서 복용하면 위험할 수 있다. 위험 정도는 딱 부러지게 말하기 어렵다.

임신부의 약물 복용량이 많을수록 태아의 위험은 증가한다. 임신 후에 약물을 복용한 일이 있다면 담당 의사에게 알린다. 임신부의 병력과 관계된 모든 사항에 대해 의사가 많이 알수록 임신부와 태아는 더욱 세심한 관리를 받을 수 있다. 약물을 끊기 어렵다면 즉시 전문가의 도움을 요청한다.

임신부용으로 처방된 약물 외에 다른 약물을 복용하는 경우 태아에게 해를 끼치게 된다. 임신 전후 약물 복용 중 가장 피할 것은 건선치료제인 아시트레틴과 여드름 치료에 처방하는 아이소트레티노인이다. 아시트레틴은 태아 기형을 유발할 가능성이 있기 때문에 미국식품의약국(FDA)은 이를 복용했다면 최소 3년간 임신이나 헌혈을 금하도록 권고하고 있다. 아이소트레티노인도 임신 전후에 복용했을 경우에 태아의 뇌와 심장 결함, 정신지체 등을 유발할 확률이 40% 이상 높아지는 것으로 알려졌다. 이 밖에도 일부 항암제, 항고혈압제, 항경련제, 항응고제 등도 태아 기형을 가져올 수 있으므로 주의가 필요하다.

알려진 약물과 수면제, 진정제, 진통제, 체중 감량제 등 남용하기 쉬운 처방 약물을 지속적으로 복용하면 태아의 성장과 임신부의 건강에 심각한 해를 미칠 수 있다.

혹시 자신이 약물중독이라면 임신 기간 동안 복용한 약물에 대해 담당 의사나 기타 약물에 대해 잘 아는 의사에게 이야기하고 확인을 요청한다. 이후에도 계속해서 약물을 복용하고 있다면 공인된 중독 상담가나 치료 센터 등의 전문적인 도움을 얻어 지금 당장 약물 복용을 중단해야 한다. 또한 약물중독 프로그램에 가입하면 건강한 임신을 위해 많은 도움을 받을 수 있다.

✦ 한국마더세이프전문상담센터
www.mothersafe.or.kr
✦ 대한민국의약정보센터(KIMS)
www.kimsonline.co.kr

휴대전화 통화를 오래 해도 괜찮을까요?

Q "하루에 몇 시간씩 휴대전화로 통화를 합니다. 아기에게 나쁜 영향을 미칠까요?"

A 휴대전화를 사용하면 임신에 해롭다는 연구 결과는 없으며 오히려 휴대전화를 사용함으로써 얻을 수 있는 이점이 많다. 병원에 전화를 걸어 예약 날짜를 정하거나 산부인과에서 대기하는 동안 소아과에 연락해 예약할 수 있으며, 언제 어디에 있든 진통이 올 때 즉시 남편에게 연락할 수도 있다. 또한 평일에 직장에 매여 있는 시간을 보다 탄력적으로 이용할 수 있어 더 많은 휴식과 안정을 취할 수 있다.

물론 휴대전화가 100% 안전한 건 아니다. 운전 중에 휴대전화를 사용하는 것은 속도나 상황과 관계없이 위험하며, 특히 임신 중에는 호르몬 작용으로 인해 평소보다 판단력이 쉽게 흐려질 수 있다. 핸즈프리를 이용한 통화 역시 주의를 흩뜨리므로 안전한 곳에 잠시 정차한 후 통화하자.

전자레인지에서 나오는 전자파, 괜찮나요?

Q "음식을 데우거나 조리를 하기 위해 매일 전자레인지를 사용합니다. 임신 중에 전자파에 노출되어도 괜찮을까요?"

A 전자레인지는 바쁜 예비 엄마가 최소의 노력으로 맛있는 음식을 조리할 수 있도록 도와주는 주방 기구다. 다행히 모든 연구 결과들이 임신 중 전자레인지를 사용해도 큰 문제가 없다고 밝히고 있다. 그렇다고 하더라도 올바른 사용법을 지켜 전자레인지용 용기를 이용하고 용기에 비닐 랩을 씌우지 않는다.

── 온수 욕조를 이용해도 될까요?

Q "집에 온수 욕조가 있는데요, 임신 중에 사용해도 괜찮을까요?"

A 굳이 찬물 샤워로 바꿀 필요는 없지만 기왕이면 온수 목욕을 중단하는 것이 좋다. 온수 욕조 혹은 아주 뜨거운 물에 몸을 담그거나, 더운 날씨에 지나치게 열성적으로 일을 해서 체온이 섭씨 39℃인 상태로 잠시 유지될 경우, 특히 임신 초기 배아나 태아의 성장이 위험할 수 있다. 일부 연구 결과에 따르면 온수 욕조에 몸을 담근다고 해서 임신부의 체온이 당장 위험한 수준으로 상승하는 것은 아니라고 한다.

위험 수준으로 체온이 상승하려면 대략 10분 정도 경과해야 하며, 팔과 어깨가 물에 잠기지 않거나 물의 온도가 39℃ 이하인 경우에는 그 이상이 걸린다. 그러나 개인별 반응과 상황이 각기 다르므로, 배가 물에 잠기지 않도록 하는 것이 안전하다. 그러나 두 발은 푹 담가도 좋다.

이미 온수 욕조에 몇 차례 몸을 담갔다 해도 크게 걱정할 필요는 없다. 체온이 40℃가 되면 불편함을 느끼기 때문에 보통은 그 전에 목욕을 끝내고 나온다. 그래도 걱정이 된다면 마음을 편하게 하기 위해 담당 의사와 상의해 초음파검사나 기타 산전 검사를 받는다.

사우나나 찜질방에 오래 머무르는 것은 좋은 방법이 아니다. 임신부는 탈수증, 현기증, 저혈압을 일으킬 위험이 큰데, 이처럼 뜨거운 열에 노출되면 이러한 증상들이 더욱 악화될 수 있다. 온수 욕조에 몸을 담그는 것 역시 체온을 상승시킬 가능성이 있다면 피해야 한다. 마사지, 아로마요법 등 안전한 스파요법은 131쪽을 참조한다.

── 고양이를 기르고 있어요

Q "고양이 두 마리를 기르고 있습니다. 그런데 고양이가 태아에게 해가 되는 질병을 옮긴다는 말을 들었어요. 고양이들을 내보내야 할까요?"

A <u>오랫동안 고양이와 함께 생활해왔기 때문에 고양이에 의해 전염되는 질병인 톡소플라스마에 이미 감염되어 면역력이 생겼을 가능성이 높다. 옥외에서 고양이를 기르는 경우 이 질병에 노출될 확률은 훨씬 높은 것으로 추정된다.</u>

저온살균 하지 않은 우유나 육회를 자주 먹거나 놀이터에서 모래를 자주 접하는 사람도 톡소플라스마에 감염될 가능성이 높다. 아직 이 병에 면역력이 없다면, 특별한 증상을 보이지 않는 한 검사를 받지 않을 것이다. 일부 의사들은 모든 임신부에게 톡소플라스마의 항체 유무를 검사하지만, 고양이를 기르는 임신부에 한해서만 검사를 실시하는 의사도 있다.

산전 검사를 통해 면역력이 없다는 결과가 나왔거나 면역력이 있는지 확신이 서지 않는다면 다음 사항에 주의하여 감염을 피하도록 한다.

고양이들이 이 질병에 감염되었는지 확인한다
한두 마리 이상 이 질병에 감염되었다면, 감염의 위험이 있는 최소 6주 동안 애완동물 사육장에 맡기거나 친구에게 부탁한다. 고양이들이 감염되지 않았다면, 날고기를 먹이지 말고 밖에 돌아다니거나 쥐나 새(이러한 동물들이 고양이에게 톡소플라스마를 감염시킬 수 있다)를 쫓거나 다른 고양이들과 돌아다니지 못하게 하면서 지금처럼 함께 생활한다.

고양이 배설물 통 관리는 다른 사람에게 맡긴다
직접 해야 할 경우 일회용 장갑을 이용하고, 배설물 통을 버린 후나 고양이를 만진 후에는 손을 깨끗이 씻는다. 고양이의 배설물은 매일 청소해야 한다.

정원을 손질할 때는 꼭 장갑을 낀다 정원에서 고양이가 대소변을 보는 곳은 손질을 하지 않는다. 아이들이 있는 경우 고양이나 기타 애완동물이 생활하는 흙과 모래에서 놀지 못하게 한다.

집에서 재배한 채소는 깨끗이 씻는다 정원에서 기른 과일과 채소는 특히 더 깨끗하게 씻는다. 꼼꼼하게 헹구고 껍질을 깎거나 익혀 먹는다.

반드시 익혀 먹고 저온살균우유를 피한다 익히지 않거나 반쯤 익힌 고기, 저온살균한 우유를 먹지 않는다. 음식점에서는 완전히 익힌 고기를 주문한다.

날고기를 다룬 후에는 손을 깨끗이 씻는다 일부 의사는 모든 여성에게 임신 전 혹은 임신 초기에 반드시 검사를 받게 해 양성반응이 나올 경우 면역성이 있다는 사실을 확인하고 안심하도록 하고, 음성반응이 나올 경우 감염을 예방하기 위해 필요한 대비책을 마련하도록 한다. 그러나 공중 보건 관계자들은 이러한 검사에 드는 재정적 비용에 비해 검사의 이점이 별로 없다고 믿는다. 담당 의사와 상의하여 어느 쪽을 권하는지 확인한다.

집 안의 유해 물질, 정말 심각할까요?

Q "세제나 살충제처럼 집 안의 위험 요소들이 정말 걱정할 만한 수준인가요? 임신 중에 수돗물을 마셔도 괜찮을까요?"

A 임신 기간에는 약간의 균형 있는 사고가 큰 도움이 되는 것 같다. 물론 세정제나 살충제, 수돗물, 기타 집 안에서 사용하는 물질들이 위험할 수 있으며 특히나 임신 중에는 더욱 위험하다는 말을 들었을 것이다. 그러나 사실상 웬만한 상식으로 조금만 주의를 기울이면 엄마와 아기가 얼마든지 안심하고 지낼 수 있는 곳이 바로 집이다. 주의를 기울여야 할 집 안의 유해 물질에 대해 알아보자.

가정용 세정제 부엌 바닥을 걸레로 밀거나 식탁을 윤이 나게 닦는 일은 힘들 수 있지만 임신 자체에는 문제가 되지 않는다. 그렇지만 임신 중에는 조심해서 청소하는 것이 좋다. 다음의 요령을 참고한다.

◆ 제품에서 강한 냄새나 연기가 나면 즉시 호흡하지 말고, 환기가 잘되는 장소에서 사용하거나 아예 사용하지 않도록 한다.

평계 김에 남편에게 화장실 청소를 시킬 좋은 기회가 될 수도 있다.
- 암모니아와 염소계 제품을 절대로 혼합하지 않는다. 임신하지 않은 여성도 마찬가지. 이 혼합물은 치명적인 유해 가스를 발생시킨다.
- 유독성 경고문이 붙은 오븐 세정제와 드라이클리닝 용액은 사용하지 않는다.
- 성분이 강한 제품을 사용할 땐 고무장갑을 착용한다. 손이 거칠어지는 것을 막아줄 뿐 아니라 피부를 통해 화학물질이 흡수되지 못하도록 예방해준다.

납 어린아이들이 납에 노출된다고 해서 잠재적으로 해가 되지는 않지만 임신부와 태아에게는 해로울 수 있다. 납에 노출되지 않는 요령을 소개한다.

- 수돗물은 납의 주된 공급원이므로 반드시 납을 제거하고 마셔야 한다.
- 낡은 페인트 역시 납의 주된 원천이다. 1955년 이전에 지어진 집이거나 무슨 이유로든 페인트가 벗겨진다면 수리를 하고 그동안은 집에서 떨어져 지낸다. 낡은 집에서 페인트가 떨어지거나 페인트칠이 되어 있는 낡은 가구에서 페인트가 벗겨진다면, 벽이나 가구에 다시 페인트칠을 하거나 페인트를 제거한다. 이번에도 역시 수리하는 동안 집에서 떨어져 지낸다.
- 낡은 도자기, 사기그릇에도 납 성분이 침출될 수 있을까? 가내공업으로 만들어진 제품이나 수입품, 골동품, 오래된 그릇에는 음식이나 음료, 특히 산성 식품이나 음료(감귤류 과일, 식초, 토마토, 와인, 청량음료)를 담지 않는다.

수돗물 수돗물은 최고의 식수이며 대부분의 가정에서는 수도에서 바로 받아 마셔도 100% 안전하다. 건강을 위해 보다 안전하게 마실 수 있는 방법을 소개한다.

- 수도관이 부식되었거나 집의 위치가 폐기물 처리 지역에 인접해 있거나, 수돗물의 맛이나 색에 이상이 있는 등 집 안의 수돗물이 같은 지역의 다른 집 수돗물과 차이가 있을 가능성이 있다면 각 지역 상수도사업본부나 상하수도사업소에 수질 검사를 요청한다. 각 홈페이지를 통해 신청하거나 신청 방법을 알아볼 수 있다.

전기담요, 사용해도 될까?

쌀쌀한 겨울이 시작되면 '전기담요로 몸을 둘둘 말고 있어야지' 하는 생각이 들거나 보온 패드로 등을 지지면 쑤시고 아픈 등이 좀 편안해질 것 같다. 하지만 임신 중에는 아무리 뜨거운 열도 별로 뜨겁게 느껴지지 않는다. 뜨거운 열이 체온을 급격하게 상승시키기 때문이다.

그러니 전기담요 대신 남편을 꼭 끌어안는 것이 낫다. 남편의 발가락이 나만큼 차가우면 함께 두툼한 이불 속에 발을 집어넣거나, 온도 조절 장치를 누르거나, 침대에 들어가기 전에 전기담요를 켜서 침대를 따뜻하게 데운 다음 끄는 게 좋다. 그래도 여전히 으슬으슬 춥다면 이 사실을 기억하자. 이제 몇 달만 지나면 임신을 촉진시키는 신진대사 덕분에 다시 따뜻해져서 둘둘 말고 있던 것들을 전부 걷어차게 될 거라는 것을.

보온 패드를 사용할 땐 타월에 싼 다음 등이나 배, 어깨에 대고 있어야 빼앗기는 열을 줄일 수 있다. 물론 발목이나 무릎에도 사용할 수 있다. 제일 낮은 온도로 설정하고, 시간은 15분을 넘기지 않으며, 잠을 잘 땐 사용하지 말자. 이미 전기담요나 보온 패드를 여러 번 사용했다고 걱정하지는 않아도 된다. 위험하다고 입증된 연구 결과는 없으니까 말이다.

수질 검사 결과는 국가상수도정보시스템 (www.waternow.go.kr)에서 조회할 수 있다.

- ◆ 검사 결과 불합격 판정이 나오면 정수기를 설치하거나 식수와 조리용 물은 판매용 생수를 이용한다. 그러나 판매용 생수라고 해서 불순물이 완전히 제거된 것은 아니다. 수돗물보다 불순물이 더 많이 함유된 것도 있다. 또한 대부분의 생수에는 특히 치아를 튼튼하게 하는 데 중요한 무기질인 불소가 함유되어 있지 않다. 한편 증류수에는 몸에 이로운 무기질이 제거되어 있으므로 마시지 않는다.

- ◆ 수돗물에 납 성분이 의심되거나 테스트 결과 납 성분 함량이 높게 나온다면, 수도관 교체 공사를 하는 것이 가장 좋은 방법이다. 하지만 막상 실행으로 옮기기란 쉽지 않다. 식수의 납 성분 함량을 낮추려면 마시거나 조리하는 물은 찬물 수도꼭지의 물만 사용하고(뜨거운 물에는 수도관을 통해 더 많은 납 성분이 침출된다), 아침에 사용하기 전에 (혹은 수돗물을 6시간 동안 틀지 않은 경우 언제든) 약 5분 정도 물을 흘려보낸다.

- ◆ 물에서 염소 냄새나 맛이 나면 물을 끓이거나, 뚜껑을 덮지 않은 용기에 24시간 동안 받아두어 화학물질을 날려 보낸다.

살충제 조금만 주의를 기울이면 임신 기간에도 인체에 해롭지 않은 방법으로 해충을 방제할 수 있다. 마을 전체에 살충제를 뿌릴 경우 화학물질 특유의 악취가 사라질 때까지 통상 2~3일 동안 외출을 삼간다. 실내에서도 창문을 닫는다. 아파트나 집 안에 살충제를 뿌려야 할 경우 화학물질이 그 안으로 스며들어 옷과 음식에 배지 않도록 옷장과 찬장을 꼭 닫고 모든 주방용 가전제품을 덮어둔다. 화학물질 냄새가 사라질 때까지 창문을 열어 환기시킨다. 스프레이 분무를 마치면 주방용 가전제품의 표면이나 근처 부위를 깨끗이 닦아낸다.

가능하면 친환경적인 방법으로 해충을 방제하는 것이 좋다. 스프레이를 뿌리는 대신 잡초를 뽑고, 정원용 호스로 강력한 김을 뿜어내거나, 생분해 살충 비누 화합물을 스프레이 용기에 넣어 뿌리면 정원과 가정용 식물에서 사는 해충을 박멸할 수 있다. 이 경우 여러 차례 반복해야 효과를 얻는다. 해충을 잡아먹는 무당벌레나 기타 이로운 곤충을 들여놓는 것도 좋은 방법이다.

벌레가 밀집해 있는 구역에는 여러 종류의 재료를 이용해 바퀴벌레와 개미를 퇴치한다. 옷장 속에 좀약을 넣는 대신 삼나무를 이용하고, 환경 친화적인 상점이나 카탈로그에서 무독성 살충제를 찾아본다. 어린 자녀나 애완동물이 있다면 손에 닿지 않는 곳에 살충제나 약품을 보관한다. 붕산을 비롯해 소위 천연 살충제라 할지라도 삼키거나 흡입하면 인체에 유해하며 눈을 따갑게 할 수 있다.

실내 공기를 맑게 해주는 녹색식물

집 안에서 좀 더 편안하게 호흡할 방법을 찾고 있는가? 생활공간을 살아 있는 식물로 가득 채워보는 건 어떨까. 녹색식물은 공기 중에 떠도는 온갖 오염 물질을 흡수할 뿐만 아니라 실내에 산소를 공급해준다. 그러나 식물을 고를 땐 필로덴드론이나 서양담쟁이덩굴처럼 먹을 때 독성이 생기는 식물은 피하자. 어른들이야 이런 식물을 먹을 일이 없겠지만 아기가 집 안을 기어 다니기 시작할 무렵 혹시나 먹게 될지 모르니까.

살충제나 제초제에 단시간, 간접적으로 노출된 경우는 태아에게 해롭지 않다. 그러나 장기간 자주 노출되거나, 공장이나 대량의 살충제 및 제초제를 살포하는 작업 환경에서 매일 근무하는 경우에는 위험하다.

페인트 냄새 아기가 태어나길 기다리는 동안 예비 엄마 아빠는 아기 방을 꾸미느라 열심이다. 아기 방을 꾸미기 위해 페인트칠을 할 수도 있다. 다행히 요즘 페인트에는 납이나 수은이 포함되지 않아 임신 중에도 안전하게 사용할 수 있다. 그렇지만 아기를 맞이하기 위한 작업으로 분주하게 보내고 싶은 마음이 굴뚝같다 할지라도, 임신 말기에는 직접 페인트칠을 하지 않는 것이 좋다.

이 시기에는 페인트칠만큼은 다른 사람에게 넘겨줘야 한다. 임신으로 인한 과체중으로 이미 허리 근육이 과도한 압력을 받고 있는 상태에서 페인트칠 동작을 반복하다 보면 허리에 무리가 갈 수 있다. 더구나 사다리 위에 올라가 균형을 잡는 일은 매우 위태로우며, 페인트 냄새가 유해하지 않다 하더라도 코에 자극을 주어 속이 메스꺼워질 수 있다.

페인트칠을 하는 동안 임신부는 집 바깥에

가정 폭력, 어떻게 대처할까?

아기를 위험에서 보호하는 것은 모든 예비 엄마의 가장 원초적인 본능이다. 하지만 안타깝게도 임신 기간 동안 자기 몸조차 제대로 돌보기 어려운 여성도 있다. 그들은 바로 가정 폭력의 희생자들이다.

가정 폭력은 어느 때라도 발생할 수 있지만 특히 임신 기간에 많이 발생한다. 대부분의 부부들은 임신을 하면 더 애정이 돈독해지는 반면, 간혹 남편의 입장에서는 분노나 질투, 덫에 걸린 느낌처럼 뜻밖의 부정적인 감정이 유발되기도 하며, 특히나 계획에 없는 임신을 할 경우 그 정도가 더욱 심할 수 있다. 그리고 불행히도 때로는 이러한 감정들이 엄마와 배 속의 아기 모두에게 폭력을 가하는 형태로 나타나기도 한다.

놀랍게도 가정 폭력은 임신부의 사망 원인 가운데 주된 원인이 되고 있으며, 임신 합병증이나 자동차 사고로 인한 사망보다 더 큰 비율을 차지한다. 살인까지는 아니라 할지라도 가정 폭력으로 인한 사망은 위험 수준에 가깝다. 통계에 의하면 약 20%의 여성이 임신 중에 남편에게 폭력을 당했다. 다시 말해 통계적으로 보면 임신한 여성이 열 달 동안 신체적인 폭력을 경험하는 비율이 조기분만이나 전자간증(임신중독증)을 경험하는 비율의 두 배 가까이 된다는 의미이다.

정서적인 폭력이든 신체적인 폭력이든 임신부에 대한 가정 폭력은 임신부와 아기에게 자궁 파열이나 자궁 출혈 등 엄청난 피해를 초래한다. 임신 기간 동안 구타를 당하면 영양 부족, 산전 관리 소홀, 약물 남용 등 임신부는 여러 가지 부정적인 행동을 하게 될 수 있다. 또한 가정 폭력은 사산이나 유산, 조기분만, 조기 양막 파열, 저체중아 출산의 원인이 되기도 한다. 뿐만 아니라 폭력 가정에서 태어나는 아기 역시 마찬가지로 직접적인 폭력의 희생자가 되기 쉽다. 학대받는 여성은 환경, 사회·경제적 지위, 연령, 인종, 민족, 교육 수준과 관계없이 곳곳에서 발견된다. 가정 폭력에 시달리고 있다면 자신의 잘못이 아니라는 사실을 기억하자. 만에 하나 폭력적인 관계에 놓여 있다면 지금 당장 도움을 요청한다. 외부의 중재가 없으면 폭력은 더욱 심해진다. 부부의 관계가 안전하지 못하면 아이 역시 안전하지 못하다는 사실을 기억하자.

담당 의사와 상의하고 믿을 만한 친구와 가족에게 알리며, 해당 지역의 가정 폭력 담당 부서로 전화를 건다. 대부분의 지역에서는 보호소를 마련해주고 산전 관리를 받도록 도와줄 것이다. 여성 폭력에 대한 상담 및 지원 기관은 다음과 같다.

- ◆ 안전 Dream 아동·여성·장애인 경찰지원센터 www.safe182.go.kr
- ◆ 한국여성인권진흥원 가정폭력방지본부 http://womenhotline.or.kr (여성긴급전화 1366)
- ◆ 한국여성상담센터 www.iffeminist.or.kr
- ◆ 한국여성의전화 www.hotline.or.kr

있는 것이 좋고, 집 안에 있든 집 밖에 있든 환기를 위해 창문을 열어둔다. 페인트를 지우는 세제는 독성이 매우 강하므로 절대 노출되지 않도록 하고, 화학물질을 사용하든 전기 사포를 사용하든 페인트를 지우는 동안에는, 특히 제거된 페인트가 오래된 것이어서 수은이나 납이 포함된 것이라면 더더욱 다른 곳에 가 있도록 한다.

— 대기오염도 해가 되죠?

Q "도시의 대기오염이 아기에게 해가 될 수 있을까요?"

A 대도시에서 일상적인 호흡을 하는 것은 생각보다 훨씬 안전하다. 어쨌든 수백만 명의 여성들이 전국의 주요 도시에서 숨 쉬고 생활하면서 수백만 명의 건강한 아기들을 출산한다. 그러나 대기오염 정도가 지나치게 높은 곳은 피하는 것이 좋다. 다음 내용을 참고하자.

담배 연기로 가득 찬 장소는 피한다 담배 연기가 태아에게 해를 미친다는 것은 누구나 아는 사실이므로, 가족과 손님, 직장 동료에게 가까이에서 담배를 피우지 말아달라고 부탁한다.

자동차에서 나오는 가스를 확인한다 자동차 배기 장치에서 유독가스가 새어 나오지 않는지, 배기관이 녹슬지는 않았는지 확인한다. 주차장 문이 닫힌 상태에서 차를 출발하지 않아야 하고, 사륜구동 차량이나 미니밴의 뒷문이 닫힌 상태에서 엔진을 가동시켜야 한다. 교통이 혼잡할 땐 차량의 외부 환기구를 닫도록 한다.

대기오염인 경우 공기 유입을 차단한다 해당 지역에 대기오염 주의보가 내려지면 가능한 한 실내에서 지내면서 창문을 닫고 에어컨을 가동시킨다. 운동을 하고 싶다면 실내 스포츠센터를 이용하거나 대형 마트에서 오래 걷는다.

붐비는 곳에 가지 않는다 아무리 날씨가 좋아도 붐비는 대로에서 뛰거나 걷거나 자전거를 타지 않는다. 활동을 하고 있을 땐 더 많은 공기와 오염 물질이 몸속에 유입된다. 교통량이 적고 나무가 많은 주택가나 공원을 선택한다.

난방 기구의 환기 상태를 살핀다 집 안의 벽난로, 가스 스토브, 장작 난로가 제대로 환기되는지 확인한다. 또한 벽난로에 불을 붙이기 전에 연통이 열려 있는지도 확인한다.

녹색식물을 이용한다 실내 화초들도 공기 정화에 도움이 된다. 식물의 공기 정화 기능은 집 안과 밖에서의 호흡을 편안하게 해준다(71쪽 참조).

ALL ABOUT　　　　　　　　　　보완대체의학

오래된 속설만큼이나 보완대체의학이 전통적인 의술 행위로 받아들여지고 대대적인 신뢰를 얻던 시절은 이제 끝났다. 그러나 요즘에는 외견상 치료와 아무런 관련이 없는 듯한 이런 분야가 의학과 공존할 수 있다는 생각이 점차 확산되는 추세이다. 사실상 이런 보완대체의학과 전통 의학을 상호보완적으로 여기는 의사들이 점점 많아지고 있으며, 그에 따라 이들 보완대체의학이 나와 가족의 생활에서 여러 가지 형태로 점차 자리를 잡아가고 있다.

보완대체의학을 실시하는 의사들은 신체적인 영향뿐 아니라 영양 상태가 미치는 영향과 정서적·정신적인 영향을 자세하게 살피고 통합하는 등 거시적인 관점에서 건강과 행복을 바라본다. 보완대체의학은 또한 약초와 신체의 움직임, 정신과 마음의 힘 등 자연 친화적인 방법으로 약간의 도움을 얻으면 우리 몸은 스스로 치유할 능력을 지닌다고 강조한다.

임신은 병이 아니라 삶의 정상적인 과정이므로, 전통적인 산부인과적 관리와 함께 보완대체의학을 병행할 수 있을 것이다. 임신, 진통, 분만 중에 다음과 같은 다양한 보완대체의학이 이용되고 있으며, 각 방법에 따라 여러 수준의 성과를 보인다.

침술 중국은 수천 년 동안 침술이 많은 임신 증상들을 치료하는 데 도움이 된다고 믿어왔으며, 최근에는 전통적인 산부인과적 진료를 실시하고 있다. 한편 현대의 과학 연구들은 고대의 지혜를 뒷받침하고 있는데, 많은 연구 결과들이 침술이 통증의 신호를 차단하는 엔도르핀을 비롯해 뇌의 여러 화학물질들을 분비한다는 사실을 속속 밝히고 있다. 침술사들은 인체의 보이지 않는 경로(경락)를 따라 정해진 지점에 수십 개의 가느다란 바늘을 꽂는다. 예부터 내려온 전통에 따르면, 이 경로들은 인체의 생명력인 기가 흐르는 통로이다. 침을 꽂는 자리는 깊숙이 자리 잡은 신경계의 위치와 일치하며, 따라서 침을 돌릴 때 혹은 전기 침술로 침을 놓을 경우, 전기로 자극을 줄 때 신경에 자극이 가해져 엔도르핀이 분비되고, 임신 우울증을 비롯해 요통, 메스꺼움 등 기타 증상들이 완화된다. 침술은 분만을 촉진하거나 진통을 완화하는 데 도움이 된다. 임신이 어려운 사람들의 경우 생식력을 원활하게 하는 효과를 볼 수도 있다.

지압 침술과 유사한 원리로 기의 흐름을 원활하게 한다. 침술이 침을 꽂는 것과 달리, 지압은 엄지손가락이나 집게손가락의 압력을 이용하거나 작은 구슬로 강한 압력을 가해 해당 지점을 자극한다. 손목 안쪽 바로 위의 특정 지점에 압력을 가하면 메스꺼움을 완화시킬 수 있다. 싸이밴드의 효과도 이와 같은 원리이다(120쪽 참조). 엄지발가락 아래쪽에 둥글게 튀어나온 부분을 지압하면 요통에 도움이 된다고 한다. 그 밖에 발목의 지압점 등 진통을 유도하는 지압점들도 있는데, 이런 부위는 임신 기간이 끝날 때까지 피해야 한다. 이렇게 말하면 이 부분을 눌러보는 사람들이 꼭 있는데, 지압사의 손으로 지압을 할 때만 효과가 나타난다.

생체자기제어 환자들이 신체의 통증이나

감정적인 스트레스에 대한 생물학적 반응을 통제할 수 있도록 하는 방법이다. 두통, 요통 및 기타 통증은 물론 불면증과 입덧을 비롯해 다양한 임신 증상을 완화하는 데 안전하게 이용된다. 혈압을 낮추고 우울증, 불안, 스트레스를 호전시키는 데도 이용된다.

척추교정의학 척추와 기타 관절을 바로잡으면 몸이 가지런해져 신경 자극이 온몸을 원활하게 움직이고, 따라서 몸이 스스로 치유 능력을 갖게 된다. 척추교정의학을 통해 임신부는 메스꺼움을 덜 느끼고 등이나 목, 관절의 통증에서 벗어날 수 있다. 좌골신경통과 그 밖의 통증은 물론 산후의 통증도 덜 느끼게 된다. 척추교정 시술자가 임신부를 잘 돌볼 줄 아는 사람인지, 임신부의 몸에 맞는 시술대를 사용하는지, 복부에 압력을 가하지 않는 시술 기법을 이용하는지 알아두어야 한다.

마사지 속 쓰림과 메스꺼움(메스꺼움 완화는 일부 여성의 경우에 한하며, 오히려 마사지로 인해 메스꺼운 증상이 악화되는 여성도 있다), 두통, 요통, 좌골신경통 등의 일부 임신 증상을 완화하는 데 도움이 되는 한편 출산을 대비해 근육을 단련시킨다. 또한 진통을 하는 동안 근육의 긴장을 풀어주고 요통을 완화한다. 뿐만 아니라 마사지는 스트레스와 긴장 이완을 줄여주는 가장 좋은 방법이다. 반드시 산전 마사지 기술을 익힌 마사지사에게 받아야 한다. 자세한 내용은 131쪽을 참조한다.

반사요법 지압과 유사한 반사요법은 발과 손, 귀의 특정 부위에 압력을 가해 다양한 종류의 통증과 아픔을 완화시킬 뿐만 아니라 진통을 유발하고 진통 시 통증을 줄이는 데 도움을 준다. 발과 손의 특정 부위를 압박하면 진통이 촉진될 수 있기 때문에 반사요법사는 임신부에 대해 잘 알고 그에 맞게 훈련이 잘된 사람이어야 한다. 임신이 끝나기 전에는 이러한 부위를 피해야 하지만, 반대로 임신부가 예정일을 훌쩍 지난 후에도 진통이 오지 않을 때 이 부위에 압력을 가한다.

수치료법 대개 월풀 욕조에 담긴 따뜻한 물을 이용하는 수치료법은 진통 시 임신부의 긴장 이완을 돕고 불편을 덜기 위해 병원과 출산 센터에서 많이 이용한다.

향기요법 향기 나는 오일로 몸과 마음, 정신을 치유한다. 일부 의사들은 임신 기간에 향기요법을 이용하기도 한다. 그러나 농축된 형태의 특정한 향기는 임신부에게 해가 될 수 있으므로 대부분의 전문가들은 조심하도록 충고한다(131쪽 참조).

명상, 시각화, 긴장 이완 기술 이러한 기술들은 입덧에서부터 진통, 출산에 이르기까지 임신 기간 동안 느끼는 다양한 신체적·정서적 스트레스를 안전하게 완화시켜준다. 또한 임신부들의 불안을 잠재우는 효과가 있기도 하다. 긴장 이완 방법은 127쪽을 참조한다.

최면요법 최면은 메스꺼움과 두통 등의 임신 증상을 완화하고, 스트레스와 불면증을 해소하며, 둔위 분만(태아가 엉덩이나 다리부터 나오는 분만으로 대부분의 태아는 머리부터 나오는 두위 분만으로 출생한다)의 위험을 낮추고, 조기분만을 예방하며, 진통과 출산 시에 통증을 관리(최면 출산)한다. 긴장을 완전히 이완함으로써 최면 효과가 나타나는데, 일부 통증의 경우 긴장을 이완하면 아픔을 느끼지 못하는 경우도 있다. 그러나 모든 임신부가 최면요법의 대상이 될 수 있는 것은 아니다. 임신부의 약 25%는 최면에 강하게 저항하며, 그보다 더 많은 경우 통증이 완화될 만큼 최면이 쉽게 이루어지지 않는다. 반드시 자격증을 소지하고 임신부를 대상으로 최면요법을 실시한 경험이 많은 숙련된 최면요법사를 선택해야 한다. 최면요법에 대한 자세한 내용은 277쪽을 참조한다.

뜸 쑥 연기를 이용하는 요법으로 침술과 병행해 태아의 둔위 자세를 서서히 돌리는 데 이용된다. 뜸을 이용해 아기의 둔위 자세를 돌리는 데 관심이 있다면 이 보완대체요법에 숙련된 요법사를 찾아야 한다.

한방 치료 '본초학'은 인류가 질병을 완화하는 법을 찾기 시작한 이래로 지금까지 이용되고 있으며, 오늘날에도 임신 증상을 완화하기 위해 여전히 이용되고 있다. 그러나 아직 안전성에 대한 연구가 충분히 이루어지지 않아 대부분의 전문가들은 임신부의 한방 치료를 권하지 않는다.

확실히 보완대체의학은 산부인과적 관리에 영향을 주고 있다. 전통적인 산부인과 의사들조차 전체론적 의학의 힘을 무시할 수 없는 것으로 받아들이고 있으며, 일반 산부인과적 관리 속에 서서히 통합시키고 있는 추세이다. 그러나 보완대체의학을 병행할 때는 신중해야 하며 다음의 경고에 주의해야 한다.

✦ 보완대체요법을 찾고 있다는 사실을 산부인과 의사에게 알려, 전통적인 관리와 보완대체의학이 상호 보완할 수 있도록 한다. 임신부의 건강과 안전을 위해 산전 관리 담당 의사가 보완대체의학에 대해 잘 알고 있어야 한다.

✦ 동종요법과 생약 제제 등의 대체 약물 치료는 아직 검증되지 않았거나 식품의약품안전청의 인증을 받지 않았다. 이러한 약물은 식품의약품안전청이 허가한 일반 약물들처럼 철저하게 검증되지 않았기 때문에 임상적인 안전성을 입증할 수 없다. 그렇다고 임신 중에 이용하기에 안전하지 않으며 이롭지도 않다고 딱 부러지게 말할 수도 없다. 그러므로 보완대체의학에 대해 잘 알고 임신부에 대해서도 잘 아는 담당 의사의 특별한 처방이 없는 한 좀 더 정확한 정보가 나올 때까지 동종요법이나 생약 제제, 건강 기능 식품, 향기요법 치료 등을 보류하는 것이 현명하다. 아기가 태어난 후 모유 수유를 하는 경우에도 마찬가지이다.

✦ 비임신 여성에게 도움이 되는 보완대체의학 절차라 할지라도 임신 중에는 안전하지 않을 수 있다. 임신 중에는 치료상의 마사지나 척추 지압을 할 때 특별한 예방 조치를 취해야 한다.

✦ 보완대체의학은 효능이 강한 의술이다. 따라서 사용 방법에 따라 치료에 도움이 될 수도 있고 해가 될 수도 있다. '화학적'인 방법이 '위험하다'는 의미가 아니듯, '자연적'인 방법이 '안전하다'는 의미가 아님을 기억하자. 임신 기간 동안 보완대체의학의 잠재적인 위험과 도움이 되는 보완대체요법에 대해 담당 의사에게 도움을 요청한다.

5장

임신 기간에 잘 먹기

◆◆◆

배 속에 작은 생명체가 자라고 있다. 아기가 커가고 있는 것이다. 작고 예쁜 손가락과 발가락이 생기고 눈과 귀가 만들어지며, 뇌세포가 빠르게 성장하고 있다. 자그마한 반점 같던 배 속의 태아가 어느새 꿈에 그리던 아기의 모습으로 자라고 있는 것이다. 품에 꼭 끌어안기 알맞은 크기의 예쁜 모습으로. 자연은 아기와 부모를 위해 놀라울 만큼 기꺼이 제 몫을 다한다. 덕분에 아기는 배 속에서부터 벌써 훌륭하게 성장하고 있을 테고, 완벽하게 귀엽고 건강한 모습으로 태어날 것이다. 이 놀라운 가능성을 더욱 완벽하게 실현할 방법이 있으니, 바로 임신부 스스로 더욱 건강하고 편안하게 생활하는 것이다. 그리고 입덧이 심하지 않다면 한 가지 방법이 더 있다. 비교적 실천하기 쉽고 아마도 최소 하루에 세 번은 벌써 실천하고 있을지도 모른다. 바로 잘 먹기. 그러나 임신 기간 동안에는 단순히 그냥 먹기만 하면 안 된다. 최대한 잘 먹어야 한다. 물론 임신 초기에는 먹기만 해도 장한 일이겠지만. 임신 기간 동안 잘 먹는 일은 곧 태어날 아기에게 줄 수 있는 최고의 선물이다. 앞으로 평생 아기의 건강을 지켜줄 수 있는 가장 좋은 방법이니까.

임신 기간의 권장 식단

임신 기간의 권장 식단은 아기와 임신부의 건강을 위한 것이다. 임신 기간 동안 잘 먹는 것이 아기에게 어떤 도움이 될까? 건강한 출생, 두뇌와 신체 발달, 특정한 선천적 결함에 대한 위험 감소 등에 도움이 된다. 그리고 보너스 하나 더. 믿거나 말거나지만 지금부터 잘 먹는 습관을 들이면 아기가 성장해 유치원에 갈 때쯤이면 영양이 풍부한 음식을 아무런 거리낌 없이 먹게 될 가능성이 높다. 식탁에 올려진 브로콜리를 맛있게 먹는 내 아이의 모습을 바라보면 얼마나 뿌듯할까. 엄마가 잘 먹으면 배 속의 아기가 보다 건강한 성인으로 자랄 가능성이 훨씬 높다.

임신 기간의 권장 식단은 임신 기간을 건강하게 보낼 수 있도록 도와준다. 잘 먹는 임신부는 빈혈, 임신성 당뇨병, 전자간증(임신중독증) 등의 합병증을 겪을 확률이 낮으며 임신 기간을 편안하게 보낼 수 있다. 현명한 식습관은 입덧과 피로, 변비, 그리고 기타 임신 증상을 최소화할 수 있다. 영양이 풍부한 음식을 섭취하면 안정된 감정을 유지하는 데도 도움이 된다. 또한 규칙적으로 잘 먹는 임신부는 예정일보다 너무 일찍 출산할 가능성이 적다. 산후 회복도 빠르다.

풍부한 영양을 섭취한 몸은 쉽고 빠르게 회복되며, 임신 기간 동안 적당한 비율로 늘려왔던 몸무게가 빨리 원래 상태로 돌아간다.

지금까지 나열한 장점들은 수많은 장점들 가운데 극히 일부분에 지나지 않는다. 이미 영양이 풍부한 음식을 잘 먹고 있다면 더더욱 많은 이익을 얻겠지만, 지금부터 실천해도 마찬가지의 이익을 얻을 수 있다. 임신 기간의 권장 식단은 일반적인 건강 식단과 별 차이가 없다. 물론 아기의 성장을 위해 칼로리와 특정한 영양소를 더 섭취해야 하므로 일반 식단과 약간의 차이가 있긴 하지만, 저지방 단백질과 칼슘, 정백하지 않은 통곡물, 갖가지 색깔의 과일과 채소, 몸에 좋은 지방 등 기본적인 구성은 같다.

아직 이상적인 식습관을 들이지 못했더라도 식습관을 바꾸려 애쓰고 있다면 임신 기간의 권장 식단을 따르기는 어렵지 않을 것이다. 몸에 좋지 않은 음식과 음료를 거의 매일 입에 달고 산다면 그러한 음식과 음료를 대체할 건강식이 있으므로(79쪽 참조), 케이크와 쿠키, 과자, 심지어 패스트푸드까지도 풍부한 영양소를 섭취하며 마음 편히 먹을 수 있다. 뿐만 아니라

음식의 종류나 조리법을 조금만 바꾸면 비타민과 무기질을 알맞게 섭취할 수 있다. 임신 기간에도 얼마든지 맛있는 음식을 건강하게 먹을 수 있는 것이다.

건강한 식습관을 위해 식단에 변화를 주기 전에 반드시 명심해야 할 사항이 있다. 이번 장에 소개하는 내용은 최대한 잘 먹기 위한 가장 이상적인 방법이다. 그러므로 이 식단에 맞추기 위해 노력하되, 절대로 스트레스를 받지 않도록 한다. 아무리 몸에 좋은 음식을 먹고 싶어도 메스꺼움에 음식 기피까지 온갖 증상들이 총출동하는 임신 초기에는 더더욱 이런 일로 스트레스를 받으면 안 된다. 소개한 식단을 철저하게 지켜도 좋고 대충 지켜도 괜찮다. 햄버거와 튀김에 대한 애정을 도저히 버리지 못할지라도 열 달 동안 임신부와 아기가 풍부한 영양을 섭취하는 데 도움이 될 몇 가지 조언은 실천할 수 있을 것이다.

── 건강한 식습관을 실천하는 기본 원칙

매끼 식사를 잘 챙겨 먹는다 열 달 동안 매끼 식사와 간식을 잘 챙겨 먹으면 아기가 태어나기 전부터 아기에게 충분한 영양을 공급할 수 있다. 그러므로 임신 기간에는 아기를 염두에 두고 음식을 선택하고 매끼 식사를 꼬박꼬박 챙겨 먹는다. 하루 동안 먹는 매끼 식사가 배 속에서 자라고 있는 아기에게 건강한 영양분을 제공한다는 사실을 잊지 말자.

칼로리라고 다 같은 칼로리가 아니다 양보다 질을 생각하며 신중하게 칼로리를 선택한다. 감자튀김 10개의 100kcal는 껍질째 구운 감자의 100kcal와

자기 방식대로 먹자

식단을 어떻게 짜야 할지 잘 모르겠다? 이런 거 짜본 적 없다? 뭘 먹어라, 얼마나 먹어라, 이런 말 듣는 것도 골치 아프다? 걱정할 필요 없다. 임신 기간의 권장 식단은 임신부와 태아가 잘 먹도록 도와주는 한 가지 방법일 뿐, 이 방법만 옳은 건 절대 아니다. 단백질과 통곡밀, 과일, 채소를 포함해 하루 300kcal를 더 섭취하는 건강하고 균형 잡힌 식단이라면 어떤 식으로 섭취해도 다 좋다. 그러니 일일이 식단을 짜고 계산하고 싶지 않다면 그렇게 하지 않아도 괜찮다. 그냥 자기 방식대로 잘 먹으면 된다.

다르다. 영양가 없는 식품의 2,000kcal보다 영양이 풍부한 식품의 2,000kcal가 아기에게 훨씬 이롭다. 출산 후 엄마 몸에도 이로운 건 두말하면 잔소리.

내가 굶으면 아기도 굶는다 태어난 아기를 굶긴다는 건 생각도 할 수 없는 일이듯 자궁 속에서 자라는 아기를 굶긴다는 것 역시 생각할 수 없는 일이다. 아기는 하루 세 번 규칙적인 시간에 정해진 영양을 공급받아야 하며, 그렇게 해줄 사람은 오직 엄마뿐이다. 엄마가 배가 고프지 않다 해도 아기는 배가 고플 수 있으므로 식사를 거르지 않도록 한다. 사실 태아에게 풍부한 영양을 공급하는 가장 좋은 방법은 자주 먹는 것이다. 연구 결과에 따르면 하루에 최소한 다섯 차례(가령 세 끼 식사에 두 번의 간식 혹은 적은 양으로 여섯 끼 식사) 음식을 먹는 엄마들이 출산 예정일에 맞춰 아기를 낳을 가능성이 높다고 한다. 물론 말이야 쉽지, 음식 생각만 해도 변기를 끌어안기 바쁘다면 다섯 번씩 밥을 챙겨 먹기란 쉬운 일이 아니다. 속 쓰림 때문에 음식을 먹는 일이 고역인 경우도 마찬가지이다. 116쪽과 136쪽을 참고하여 임신 기간 동안 겪는 불편한 상황 속에서 현명하게 잘 먹는 방법을 알아보자.

칼로리는 낮고 영양은 풍부한 식품을 선택한다
매일 매끼 식사를 임신 기간의 하루 필수영양소(82쪽 참조)에 맞춰 섭취한다는 건 아무래도 불가능하다고 생각하는가? 그 많은 음식을 다 먹으면 배가 풍선만 해질까 봐 걱정되는가? 그렇다면 이제 그런 생각과 걱정은 모두 날려버리길. 대신 이제부터 효율적으로 먹자. 칼로리는 낮고 영양은 풍부한 음식을 선택한다. 어떻게 그럴 수 있냐고? 아몬드 100알은 600kcal

---

몸에 좋지 않은 음식을 대신할 건강식

몸에 좋지 않은 음식을 즐겨 먹는다면 그것을 대신할 건강식을 찾아보는 건 어떨까? 다음 내용을 참고하자.

이 음식 대신	이렇게 먹자
감자튀김	콩뻥튀기
M&M'S 초콜릿 한 봉지	M&M'S 초콜릿 몇 개를 넣은 영양바
저녁 식사 전 봉지 과자	저녁 식사 전 튀기지 않고 오븐에 구운 과자
후라이드치킨	구운 치킨
아이스크림	과일과 통곡물을 첨가한 얼린 요구르트
피자	애호박과 부추를 넣은 전
잘게 썬 감자튀김	구운 고구마칩
흰 빵	통밀빵
청량음료	과일스무디

정도(일일 권장 칼로리의 약 20%)로, 하루 단백질 권장량 25g을 섭취하기 위해서는 255kcal인 햄버거 100g을 섭취하는 것에 비해 훨씬 비효율적이다. 또 하나의 좋은 예를 들어보자. 아이스크림 한 컵 반(약 500kcal, 아주 맛있는 아이스크림은 그 이상일 수도 있다)을 먹으면 기분이 정말 좋겠지만 하루 칼슘 권장량 300mg을 섭취하기 위해서는 얼린 요구르트 한 컵(이것도 정말 맛있지만 칼로리는 300 정도 밖에 되지 않는다)을 먹을 때보다 그다지 효율적이지 않다. 지방은 단백질이나 탄수화물에 비해 칼로리가 두 배 이상 많기 때문에 저지방 음식을 선택하는 것이 영양 면에서 효율적이다. 지방이 많은 고기보다는 살코기를, 지방을 제거하지 않은 유제품보다는 무지방이나 저지방 유제품을,

튀긴 음식보다는 굽거나 삶은 음식을 먹는다. 빵에 버터를 바를 땐 얇게 펴 바르고, 볶음 요리에는 올리브오일 1/4컵이 아닌 1테이블스푼을 넣는다. 효율적인 음식 섭취를 위한 요령 하나 더. 두세 가지 이상의 영양이 함유된 음식을 선택해 한 번 먹을 때 여러 가지 필수영양소를 섭취한다.

몸무게가 잘 늘지 않는 경우에도 효율성은 아주 중요하다. 보다 건강한 방법으로 체중을 늘리기 위해 영양이 풍부하고 칼로리가 높은 음식을 선택한다. 아보카도, 견과류, 말린 과일과 같은 음식을 먹으면 지나치게 포만감을 느끼지 않으면서도 살을 찌울 수 있다.

복합탄수화물을 섭취한다 임신 기간 동안 지나치게 살이 찔까 봐 걱정하는 몇몇 여성들은 당장 탄수화물 섭취부터 끊어버리는 실수를 저지르곤 한다. 물론 흰 빵, 크래커, 비스킷, 흰쌀, 시리얼, 케이크, 쿠키 등 정제된 탄수화물 식품은 당연히 영양 면에서 별 볼 일 없다. 그러나 통곡밀빵과 시리얼, 현미, 신선한 과일과 채소, 말린 콩과 껍질째 구운 감자 등 정제되지 않은 복합탄수화물은 비타민 B, 미량무기질(하루 필요량이 100mg인 무기질로 인체의 생명 유지에 필수적이다. 철분, 아연, 구리, 요오드, 불소, 셀레늄 등이 포함된다), 단백질, 섬유질 등 영양이 풍부하다. 메스꺼움을 억제하고 변비를 개선해 태아뿐 아니라 임신부에게도 좋다. 또한 포만감을 주면서도 살은 찌지 않게 해 몸무게를 적당히 늘리는 데도 도움이 된다. 최근의 연구들은 복합탄수화물의 이점들을 속속 밝혀내고 있는데, 특히 섬유소를 많이 섭취하면 임신성 당뇨병의 위험을 줄일 수 있다고 한다. 섬유질을 갑자기 너무 많이 섭취하면 배 속에 가스가 가득 찰 수 있으므로, 저섬유질 식단에서 고섬유질 식단으로 서서히 바꾼다.

설탕은 백해무익하다 설탕의 열량은 영양소는 없고 살만 찌우는 가짜 열량이다. 가짜 열량은 이따금(심지어 임신 중에도) 좋을 때도 있지만, 영양소가 풍부한 식품의 열량이 제 기능을 발휘하지 못하게 한다. 연구 결과에 의하면 설탕은 중요한 영양 섭취를 방해할 뿐 아니라 과도한 양을 섭취하면 잠재적으로 위험할 수 있다고 한다. 많은 양의 설탕 섭취는 비만은 물론 충치, 당뇨병, 심장질환, 대장암과도 관련이 있을 수 있다는 연구 결과도 있다. 그러나 뭐니 뭐니 해도 설탕의 가장 큰 문제점은 전반적으로 영양이 부족한 음식과 음료(사탕이나 청량음료)에서 많은 양이 발견된다는 사실이다.

정제된 설탕은 여러 가지 이름으로 슈퍼마켓 선반 위에 진열되어 있다. 정제되지 않은 설탕인 꿀은 질병과 싸우는 산화방지제를 포함하고 있기 때문에 영양소가 풍부하다. 뿐만 아니라 영양이 풍부한 식품들, 특히 슈퍼마켓의 건강식품 코너에서 발견할 수 있는 통곡물 식품들 속에서

하루 여섯 끼 식사

밥을 든든히 먹고 싶어도 배가 너무 빵빵하거나, 속이 메스껍거나, 가슴이 쓰리거나, 변비에 걸렸거나, 아니면 이 네 가지 증상이 모두 나타나 그럴 수가 없는가? 음식이 잘 소화되지 않는 이유가 무엇이든 하루 필수영양소를 대여섯 번에 나누어 먹으면 속이 한결 편안해진다. 조금씩 자주 먹으면 혈당 수치가 유지되어 에너지를 높이는 데도 도움이 된다. 또한 두통을 완화하고 감정 기복이 심한 상태를 안정시키는 데도 도움이 된다.

흔히 발견된다. 하지만 열량은 건강에 좋은 다른 음식을 통해서도 얼마든지 섭취할 수 있으므로, 어떤 형태의 설탕이든 가능한 한 섭취하지 않도록 노력해야 한다.

<u>맛이 좋고 영양도 풍부한 식품을 먹고 싶다면 설탕 대신 과일, 말린 과일, 과일주스를 먹는다. 이런 식품들은 단맛이 날 뿐만 아니라 각종 비타민과 미량무기질, 파이토케미컬(식물과 노화를 예방하는 식물 화학물질) 등 설탕에는 없는 온갖 영양소들이 함유되어 있다.</u> 임신 중에 섭취해도 안전한 무칼로리 설탕을 대체하는 식품을 찾아보자(99쪽 참조).

영양이 풍부한 음식을 기억하자 자연은 그때그때 필요한 영양소가 무엇인지 저절로 안다. 덕분에 영양이 가장 풍부한 식품을 제철에 손쉽게 구할 수 있다. 제철에 나는 신선한 채소와 과일을 섭취하고, 신선함을 오래 유지하기 어렵거나 조리할 시간이 없다면 신선한 상태로 냉동하거나 캔으로 포장된 제품을 구입한다. 단, 설탕이나 소금, 지방이 첨가되지 않은 것으로 선택한다. 영양을 고려하면 조리 시간은 짧을수록 좋다. 익히지 않은 채소와 과일을 매일 조금씩 섭취한다. 조리를 할 경우, 찌거나 살짝 볶으면 비타민과 무기질이 크게 파괴되지 않는다.

가공식품은 피한다 가공식품은 다량의 화학물질과 지방, 설탕, 소금이 들어 있을 뿐 아니라 영양소는 거의 없다. 훈제닭고기보다는 방금 구운 닭가슴살을, 흰 밀가루로 만든 국수보다 우리밀국수나 메밀국수를, 섬유질이 적고 당분은 많은 인스턴트식품보다는 곡류를 볶아 말려 빻은 미숫가루를 선택한다.

건강한 식습관은 집에서 시작된다 남편은 아이스크림 반통을 한 번에 먹고 있는데, 바로 옆에서 신선한 과일을 오물거리며 먹고 있기란 쉬운 일이 아니다. 찬장 속에 한가득 자리를 차지하고 있는 오렌지치즈볼을 외면한 채 콩으로 만든 뻥튀기를 선택하는 것 역시 쉬운 일이 아니다. 그러므로 집에서는 건강식을 먹자고 가족들에게 제안하자. 통밀로 빵을 만들고, 냉장고 안은 얼린 요구르트로 채우며, 차마 외면하기 힘든 건강에 좋지 않은 간식류는 아예 집 안에 들여놓지 않는다. 출산 후에도 이런 식습관을 계속 유지한다. 좋은 식단은 건강한 출산은 물론이고, 당뇨병과 암을 비롯해 많은 질병의 위험을 낮춘다.

죄책감은 그만

두 사람 몫을 먹어야 하는 동안만큼이라도 죄책감 대신 의지력을 발휘한다. 그리고 누구든 가끔은 아무런 죄책감 없이 먹고 싶은 유혹에 굴복할 필요가 있다. 그러니 가끔 한 번씩은 죄책감을 놓아버리고, 영양에 별 도움이 되지 않지만 먹는 즐거움을 한껏 느낄 수 있는 음식을 실컷 먹자. 블루베리보다 설탕이 더 많지만 맛은 기가 막힌 블루베리머핀, 먹고 남은 쿠키앤크림 두 숟가락, 미치도록 먹고 싶었던 패스트푸드 햄버거 등. 가끔은 설탕시럽이 듬뿍 묻은 도넛이나 아이스바를 원 없이 실컷 먹고 싶을 때도 있을 것이다.

단, 영양가 없는 음식을 먹을 때는 다른 음식도 곁들여 먹는다. 아이스크림에 바나나 조각이나 견과류를 얹거나, 아몬드가 많은 아이스바를 선택하거나, 버거에 치즈와 토마토를 얹거나 샐러드를 곁들여 먹으면 좋겠다. 또한 이런 음식을 소량씩 분배하는 것도 좋은 방법이다. 양파링을 접시에 약간만 담아 먹는다거나, 피칸파이를 두툼한 조각이 아닌 얇은 조각으로 잘라 먹는다. 마지막으로 한 가지 더. 너무 많이 먹기 전에 손을 놓는 걸 잊지 말자. 그렇지 않으면 결국 죄책감을 느끼게 될 테니까.

그러므로 가족이 모두 건강한 식습관을 유지하면 건강하게 오래 살 확률이 높아진다.

나쁜 습관은 좋은 식단을 방해한다 잘 먹는 일은 건강한 산전 관리의 한 부분이다. 제아무리 훌륭한 식단도 술, 담배, 기타 위험한 약물을 복용하면 아무 소용없는 일. 아직 습관을 바로잡지 못했다면 좋은 식단에 어울리는 방식으로 생활 습관을 바꿔본다.

임신 기간의 하루 필수영양소

칼로리 사실상 임신부는 두 사람 몫의 음식을 먹는 셈이다. 그러나 배 속에서 자라는 태아의 칼로리 필요량은 엄마의 필요량에 비해 극히 낮은 수준으로 하루 평균 약 300kcal에 불과하다. 그러므로 평균 체중의 임신부일 경우 임신 전에 먹던 칼로리 양보다 평균 300kcal 정도만 더 섭취하면 된다. 300kcal는 현미밥 한 공기, 실곤약을 이용한 잡채 한 접시에 해당한다. 임신 중에 필요한 영양소 양이 어느 정도인지 알면 임신 기간을 보내기가 한결 쉽다. 임신 초기에는 태아의 크기가 콩알만 하기 때문에, 체중이 아주 적게 나가지 않는 한 특별히 여분의 칼로리가 필요하지 않다. 임신 중기에는 신진대사가 활발해지는 시기이므로 300~350kcal를 더 섭취해야 한다. 현미밥 한 공기와 모시조개를 넣은 조개뭇국 한 대접 정도의 분량이다. 아기가 부쩍 커지는 시기인 임신 후기에는 하루에 약 500kcal 이상을 더 섭취한다.

임신부와 태아에게 필요한 칼로리 양보다 많이 섭취한다고 해서 크게 문제되지는 않지만 바람직하다고는 볼 수 없으며 과체중으로 이어질 수 있다. 반대로 너무 적은 칼로리를 섭취하는 것 역시 현명하지 못할 뿐 아니라 임신이 진행됨에 따라 잠재적으로 위험할 수 있다. 임신 중기와 후기에 충분한 칼로리를 섭취하지 않으면 태아의 성장이 심각하게 저하될 수 있다.

이상의 기본적인 공식에는 네 가지 예외가 있으며, 네 가지 가운데 하나라도 해당될 경우 필요한 칼로리에 대해 반드시 담당 의사와 상의해야 한다. 과체중일 경우 올바른 영양 섭취를 참고하면서 칼로리를 줄이는 것이 좋다. 심각한 저체중일 경우 평균 체중을 따라잡기 위해 칼로리가 더 필요하다. 십대 임신부의 경우 임신부 역시 계속 성장해야 하므로 특별히 더 많은 영양이 필요하다. 다태아 임신부의 경우 각 태아별로 300kcal씩 더 섭취해야 한다.

임신 기간 동안 적당한 칼로리를 섭취하는 한편 칼로리를 매끼마다 정확하게 지킬 필요는 없다는 점도 기억하자. 식사 때마다 칼로리를 계산해서 추가하기보다 가끔 한 번씩, 일주일에 한 번이나 3주에 두 번 정도 저울에 올라가 몸무게를 확인한다. 매일 같은 시간에 옷을 벗거나 같은 옷 또는 비슷한 무게의 옷을 입은 상태에서 몸무게를 재야 정확한 체중 측정이 가능하다. 임신

두 가지 이상 영양소가 함유된 식품을 먹자

대부분의 식품에는 하루 필수영양소가 두 가지 이상 들어 있어 칼로리당 얻을 수 있는 영양소가 풍부하다. 좋은 예로 브로콜리는 녹색 채소에 들어 있는 영양소와 비타민 C가 함께 들어 있다. 요구르트 한 컵에는 칼슘 1인분과 단백질 1/2인분이 들어 있다. 이렇게 두 가지 이상의 영양소가 포함된 식품을 자주 이용하면 좀 더 간편하게 충분한 칼로리를 챙길 수 있다.

기간에 따라 몸무게가 적당히 늘어날 경우 적당한 칼로리를 섭취하고 있다고 보면 된다. 임신 중기와 후기에는 일주일에 평균 약 454g이 증가한다. 그보다 몸무게가 적게 나간다면 칼로리를 너무 적게 섭취하고 있으며, 많이 나간다면 너무 많이 섭취하고 있는 것이다. 음식량을 지금처럼 유지하거나 필요에 따라 조절하되, 칼로리에 따라 필요한 영양분이 줄어들지 않도록 주의한다.

단백질 : 하루 3인분씩 섭취 다른 영양소와 함께 단백질을 구성하는 아미노산(인간 세포의 구성 요소)을 매일 섭취한다. 임신 중에는 태아의 세포가 빠른 속도로 증가하므로 단백질을 적절하게 섭취해야 한다. 매일 약 75g의 단백질을 섭취하는 것이 좋다. 매 식사 때마다 다음에 소개한 단백질이 포함된 음식을 섭취한다. 또한 단백질 양을 계산할 때 고칼슘 식품에도 단백질이 포함되어 있다는 사실을 기억한다. 가령 우유 한 잔과 치즈 28g은 한 끼 단백질 섭취량의 1/3을 제공하고, 요구르트 한 컵은 한 끼 단백질 섭취량의 1/2을 제공한다. 통곡물이나 콩과 식물에도 단백질이 포함되어 있다.

   매일 다음의 식품 가운데 세 가지를 섭취하거나 하루 분에 해당하는 단백질을 배합해 섭취한다. 다음 식품에는 각각 한 끼분의 단백질, 즉 25g의 단백질이 포함되어 있다. 대부분의 유제품에는 칼슘 필요량도 포함되므로 유제품을 먹으면 일석이조의 효과를 얻을 수 있다.

- 우유 혹은 버터밀크 680g(혹은 227g 한 잔씩 세 번에 나눠 마신다)
- 요구르트 2컵
- 치즈 85g(강판에 갈았을 때 3/4컵)
- 큰 달걀 4개
- 큰 달걀 흰자 7개
- 연어 캔 113g(수분 제외)
- 껍질 벗긴 새우, 가재, 조개, 홍합 등 조리된 조개류와 갑각류 113g
- 신선한 생선 113g(조리 전)
- 껍질 벗긴 닭, 오리 113g(조리 전)
- 쇠고기 살코기, 양고기, 송아지 고기 113g(조리 전)

칼슘 : 하루 4인분씩 섭취 초등학교 때 우리는 자라는 어린이들은 뼈와 이를 튼튼하게 하기 위해 칼슘을 많이 섭취해야 한다고 배웠다. 앞으로 자라는 어린이가 될 태아도 건강하게 성장하기 위해서는 다량의 칼슘을 섭취해야 한다. 칼슘은 근육과 심장, 신경 발달, 혈액 응고, 효소 활성화에도 중요하다. 충분한 양의 칼슘을 섭취하지 않을 경우 아기만 힘들어지는 것이 아니다. 칼슘 공급량이 부족하면 태아는 최소 칼슘 필요량을 맞추기 위해 엄마의 뼈에 있는 칼슘을 섭취하기 때문에, 임신부는 나이 들어 골다공증에 걸릴 수 있다. 그러므로 매일 4인분에 해당하는 칼슘이 풍부한 식품을 섭취하도록 신경을 써야 한다.

   매일 우유 네 잔을 마시기가 도저히 쉽지 않은가? 다행히 우유에만 칼슘이 있는 건 아니다. 요구르트 한 컵, 치즈 한 장에도 칼슘이 들어 있다.

   유제품을 도저히 먹을 수 없다면 유제품이 아닌 다른 식품을 통해서도 칼슘을 섭취할 수 있다. 가령 칼슘이 강화된 오렌지주스 한 잔은 한 끼분의 칼슘과 비타민 C를 효율적으로 제공한다. 뼈째 들어 있는 연어 캔 113g에는 한 끼분의 칼슘과 단백질이 모두 들어 있다. 익힌 푸른색 채소 1인분에는 비타민 C 한 끼분 외에 칼슘도 포함되어 있다. 채식주의자나 유당불내증이 있는 여성, 기타 다른 이유로 음식을 통해 충분한 양의 칼슘을 섭취하지 못하는 여성의 경우 칼슘 보충제(비타민 D가 포함되어 있는 것으로)를 먹는 것이 좋다.

칼슘이 풍부한 식품을 매일 4인분, 혹은 4인분에 해당하는 칼슘 식품을 적절히 배합해 (요구르트 반 컵에 치즈가루를 뿌리는 등) 섭취한다. 다음의 식품에는 칼슘 약 300mg이 포함되어 있으며 일일 칼슘 권장량은 총 1,200mg이다. 이 식품들은 대부분 단백질 필요량도 함께 포함하고 있다.

- 강판에 간 치즈 1/4컵
- 경질치즈 28g
- 우유나 버터밀크(버터 제조 시에 나오는 부산물로, 발효식품이므로 신맛이 난다) 1컵
- 칼슘이 첨가된 우유 141g : 먹기 전에 잘 흔든다.
- 무지방분유 1/3컵 : 우유 한 컵으로 만들기에 충분한 양

채식주의자를 위한 단백질 섭취법

채식주의자들은 콩과 식물과 곡물, 씨앗, 견과류 같은 종류를 매일 섭취하면 특별히 채식주의자용 단백질을 따로 섭취하지 않아도 된다. 매 식사 때마다 권장 단백질 양을 모두 섭취하려면 다음 목록의 식품 가운데 한 가지를 두 배 이상 먹거나 두 가지씩 섭취한다. 이 식품들은 단백질뿐만 아니라 통곡물과 콩과 식물에 들어 있는 각종 영양소들이 풍부하게 포함되어 있다.

다음에 엄선한 식품은 모든 임신부에게 필요한 영양소이므로, 채식주의자가 아니더라도 매일 식사에 참고할 수 있다. 대부분의 식품들은 임신 초기 메스꺼움과 음식에 대한 기피로 인해 고기를 멀리할 때 속을 달래주는 단백질 대용식으로 가능하다.

콩과 식물(단백질 1/2인분)
- 콩, 렌즈콩, 말린 완두, 병아리콩 삶은 것 3/4컵
- 삶은 풋콩 1/2컵
- 녹색 완두콩 3/4컵
- 땅콩 42g
- 땅콩버터 3테이블스푼
- 미소된장 1/4컵
- 두부 113g
- 청국장 100g
- 두유 1¼컵 *
- 콩치즈 85g *
- 채식주의자용 쇠고기 간 것 1/2컵 *

- 채식주의자용 핫도그나 버거 큰 것 1개 *
- 콩(익히기 전) 혹은 고단백파스타 28g

곡물(단백질 1/2인분)
- 통밀파스타(익히기 전) 85g
- 맥아(벼과의 대맥의 싹을 내어 말린 후 살짝 볶아서 만든 약재) 1/3컵
- 귀리기울(귀리 등의 가루를 내고 남은 속껍질로 단백질과 영양가가 많다) 3/4컵
- 귀리 익히지 않은 것 1컵(삶은 것 2컵)
- 바로 먹을 수 있는 거의 통곡물로 구성된 시리얼 2컵 *
- 쿠스쿠스(돌돌 말린 면, 씨앗 모양의 파스타, 파스타 중에서 가장 작다), 메밀 익히지 않은 것 1/2컵(삶은 것은 1¼컵)
- 발아현미 1/2컵
- 통곡물빵 4조각
- 통밀빵이나 영국식 머핀 2개

견과류와 씨앗류(단백질 1/2인분)
- 호두, 피칸, 아몬드 등의 견과류 85g
- 참깨, 해바라기씨, 호박씨 56g
- 아마씨 간 것 1/2컵

*단백질 함량은 식품마다 다르므로 1/2인분당 단백질 12~15g이 함유된 식품에는 *표를 첨부했다.

- 요구르트 1컵
- 얼린 요구르트 1½컵
- 칼슘이 강화된 주스 1컵 : 먹기 전에 잘 흔든다.
- 뱅어포조림 · 구이 · 볶음 한 접시(2장)
- 잔멸치호두볶음 한 접시(잔멸치 30g, 호두 7알)
- 곱게 간 참깨 3테이블스푼
- 시래기, 우거지, 마른 새우를 넣어 만든 찜이나 조림 2그릇
- 익힌 배추 1½컵
- 풋콩 삶은 것 1½컵
- 당밀 1⅔테이블스푼

또한 코티지치즈(전유에서 일부 유지방을 제거하거나 완전히 유지방을 제거한 저온살균된 우유에 스타터를 첨가하여 카제인을 응고시켜 만든 시고 작은 흰 결정의 숙성시키지 않은 신선한 연질치즈), 두부, 말린 무화과, 아몬드, 브로콜리, 시금치, 말린 콩, 아마씨도 칼슘을 덤으로 섭취할 수 있다.

비타민 C : 하루 3인분 섭취 임신부와 아기는 조직 복구, 상처 치료, 대사 과정 등을 위해 비타민 C를 반드시 섭취해야 한다. 태아의 알맞은 성장 및 뼈와 이의 발달을 위해서도 비타민 C가 필요하다. 비타민 C는 체내에 저장되지 않는 영양소이므로 하루도 거르지 말고 매일 섭취해야 한다. 매일 최소 3인분의 비타민 C를 섭취한다.
다행히 비타민 C는 맛이 좋은 식품을 통해 쉽게 섭취할 수 있다. 다음의 비타민 C 식품 목록에서 볼 수 있듯이, 필수 비타민인 비타민 C가 들어 있는 식품은 무척 다양하다. 특히 녹황색 채소와 황색 과일에 다량 함유되어 있다.

- 자몽 중간 크기 1/2개
- 자몽주스 1/2컵
- 오렌지 중간 크기 1/2개
- 오렌지주스 1/2컵
- 오렌지나 백포도 등 비타민 C가 강화된 농축 주스
- 레몬주스 1/4컵
- 망고 중간 크기 1/2개
- 파파야 중간 크기 1/4개
- 멜론 1/8개(네모 썰기 한 것 1/2컵)
- 딸기 1/3컵
- 블랙베리나 산딸기 2/3컵
- 키위 중간 크기 1/2개
- 네모 썰기 한 신선한 파인애플 1/2컵
- 네모 썰기 한 수박 2컵
- 빨강, 노랑, 오렌지색 파프리카 중간 크기 1/4개
- 녹색 파프리카 중간 크기 1/2개
- 브로콜리 날것이나 익힌 것 1/2컵
- 토마토 중간 크기 1개
- 토마토주스 3/4컵
- 채소주스 1/2컵
- 콜리플라워 날것이나 찐 것 1/2컵
- 케일 익힌 것 1/2컵
- 시금치 날것 1컵 가득 혹은 익힌 것 1/2컵
- 케일, 겨자, 녹색 순무 익힌 것 3/4컵
- 붉은 양배추 날것, 채 썬 것 3/4컵
- 껍질째 삶은 고구마나 구운 감자 1개
- 삶은 풋콩 1컵

녹황색 채소와 황색 과일 : 하루 3~4인분 섭취
이러한 채소와 과일은 베타카로틴의 형태로 비타민 A를 공급한다. 비타민 A는 세포의

성장(태아의 세포는 놀라울 정도로 빠르게 증가한다), 건강한 피부와 뼈, 눈에 중요한 역할을 한다. 녹황색 채소는 그 밖에도 카로티노이드, 각종 비타민(대부분의 녹색 채소에는 미량무기질뿐 아니라 많은 양의 칼슘이 포함되어 있다), 질병을 물리치는 파이토케미컬, 변비를 예방하는 섬유질 등 중요한 영양소를 공급한다. 녹황색 채소와 황색 과일의 종류는 다음 목록을 참고한다. 브로콜리와 시금치에만 비타민 A가 함유되어 있는 것은 아니다. 사실상 비타민 A는 말린 살구, 황도, 망고 등 달콤한 과일들에 듬뿍 함유되어 있다. 또한 채소주스, 당근수프, 망고스무디 등 녹황색 채소를 이용해 조리한 음식에도 들어 있다.

하루에 최소 3~4인분의 녹황색 채소와 황색 과일을 먹는다. 가능하면 황색과 녹색을 고루고루 먹고, 섬유질 섭취를 위해 익히지 않고 먹는 것이 좋다. 이러한 식품들에는 비타민 C도 다량 포함되어 있다.

- 멜론 1/8개(네모 썰기 한 것 1/2컵)
- 신선한 살구 큰 것 2개, 혹은 말린 살구 반으로 쪼갠 것 6개
- 망고 중간 크기 1/2개
- 파파야 중간 크기 1/4개
- 천도복숭아나 황도 큰 것 1개
- 감 작은 것 1개
- 홍자몽주스 3/4컵
- 홍자몽 1개
- 귤 1개
- 당근 1/2개(당근 간 것 1/4컵)
- 브로콜리 날것이나 익힌 것 1/2컵
- 코울슬로(양배추, 당근, 양파 등을 채 썰어 마요네즈에 버무린 샐러드) 1컵
- 케일, 근대 1/4컵
- 양상추 등 녹색 잎 상추 1컵 가득
- 익히지 않은 시금치 1컵 가득, 혹은 익힌 시금치 1/2컵
- 겨울 호박 삶은 것 1/4컵
- 고구마나 참마 작은 것 1/2개
- 토마토 중간 크기 2개
- 홍피망 중간 크기 1/2개
- 파슬리 잘게 썬 것 1/4컵

기타 과일과 채소 : 하루 1~2인분 섭취 비타민 C와 베타카로틴(비타민 A)이 풍부한 식품을 섭취하려면 적어도 한두 가지 '기타' 과일이나 채소를 더 섭취해야 한다. 이 '기타' 과일과 채소는 한때 영양 면에서 B급으로 취급받은 적도 있지만 요즘에는 차츰 중요한 영양소로 주목받고 있다.

좋아하는 음식이 전혀 없다면?

아무리 눈을 씻고 찾아봐도 이 목록에서는 내가 좋아하는 과일이나 곡물, 단백질 식품을 찾을 수 없다면? 그렇다고 해서 내가 좋아하는 식품이 죄다 영양이 형편없는 것은 아니다. 여기서는 보다 일반적인 식품들을 소개했을 뿐이니까. 식품의 영양소에 대해 좀 더 자세하게 알고 싶다면 영양소 정보를 제공하는 기관을 참고하자. 영양소 정보를 볼 수 있는 기관은 다음과 같다.

- 식생활정보센터 www.dietnet.or.kr
- 식품의약품안전처 식품영양성분데이터베이스 http://foodnara.go.kr/kisna
- 농촌진흥청 농식품종합정보시스템 http://koreanfood.rda.go.kr
- 농림축산식품부 농식품정보누리 www.foodnuri.go.kr

이들 식품은 건강한 임신을 위해 필수적인 칼륨과 마그네슘 등의 무기질뿐 아니라 놀라운 효과가 새롭게 입증된 각종 무기질이 포함되어 있다는 사실이 밝혀졌다. 또한 대부분 파이토케미컬과 항산화물질이 풍부하게 함유되어 있으며, 특히 여러 가지 빛깔을 띠는 과일과 채소들에 이러한 성분이 많으므로 선명한 빛깔을 띠는 식품을 선택하는 것이 좋다. 사과, 블루베리, 석류와 같은 '기타' 과일들은 매일 섭취해도 좋을 만큼 건강에 유익하다. 다음 목록의 식품 가운데 매일 한두 가지씩 섭취하면 필요한 영양소를 충분히 보충할 수 있을 것이다.

- ◆ 사과 중간 크기 1개
- ◆ 사과주스 혹은 사과소스 1/2컵
- ◆ 사과주스농축액 2테이블스푼
- ◆ 바나나 중간 크기 1개
- ◆ 씨를 뺀 신선한 체리 1/2컵
- ◆ 백도 중간 크기 1개
- ◆ 배 중간 크기 1개 혹은 반으로 나누어 말린 것 2개
- ◆ 무가당파인애플주스 1/2컵
- ◆ 자두 작은 것 2개
- ◆ 블루베리 1/2컵
- ◆ 아보카도 중간 크기 1/2개
- ◆ 깍지콩 삶은 것 1/2컵
- ◆ 신선한 생버섯 1/2컵
- ◆ 양파 다진 것 1/2컵
- ◆ 애호박 익힌 것 1/2컵
- ◆ 삶은 옥수수 작은 것 1개
- ◆ 완두콩 혹은 깍지완두 1/2컵

통곡물과 콩류 : 하루 6인분 이상 섭취 곡물을 많이 섭취해야 하는 이유는 아주 많다. 정제하지 않은 밀, 귀리, 호밀, 보리, 옥수수, 쌀, 수수, 밀알, 메밀, 퀴노아(쌀보다 조금 작은 둥근 모양의 곡물)와 같은 통곡물과 완두콩, 깍지콩, 땅콩 등 콩류 식품은 아주 유익한 영양 덩어리로, 특히 태아의 몸 각 부분을 구성하는 데 필요한 비타민 B (동물성 식품에서만 볼 수 있는 비타민 B_{12}는 제외)가 풍부하다. 이처럼 농축된 복합단백질 식품에는 풍부한 양의 철분과 임신부에게 매우 중요한 미량무기질인 아연, 셀레늄, 마그네슘 등이 함유되어 있다. 뿐만 아니라 탄수화물 식품은 입덧을 완화하기도 한다. 공통적으로 가지고 있는 영양소도 있지만 각 식품별로 풍부하게 함유하고 있는 영양소가 있으므로, 최대의 효과를 거두기 위해서는 다양한 종류의 통곡물과 콩류를 섭취하는 것이 좋다. 허브와 파마산치즈로 맛을 낸 통밀빵가루로 생선이나 닭고기에 옷을 입히거나, 야생쌀필래프에 밀알을 첨가해 볶거나 퀴노아를 곁들여 먹으면 효과 만점. 쿠키 반죽에 귀리를 첨가해도 좋다. 정제된 곡물에도 영양가가 있지만, 섬유질과 단백질이 부족하고 통곡물에 함유되어

흰 빵이 먹고 싶다면 흰 통밀빵을!

속이 메스꺼울 때 통밀빵은 입맛이 당기지 않을 수 있다. 부드러운 흰 빵이 마구마구 그립다면? 이럴 때 먹기 좋은 빵은 흰 통밀빵이다. 흰 통밀빵은 일반 통밀빵보다 부드럽고 달콤하다. 일반 빵보다는 확실히 건강에 좋지만, 어차피 가공되어 나온 것이기 때문에 일부 영양소가 파괴될 수밖에 없다. 따라서 영양 면에서는 일반 통밀빵을 따라갈 수 없다. 하지만 속이 메스껍고 흰 빵이 꼭 먹고 싶다면 흰 통밀빵이 최선의 선택이 될 수 있다. 그리고 빵을 만들 땐 흰 통밀이 일반 통밀보다 농도가 낮기 때문에 흰 통밀을 이용하는 것이 좋다.

있는 열두 가지 이상의 비타민과 미량무기질 함량이 적다. 다음 목록에 소개한 식품을 매일 6인분 이상 섭취한다. 대부분의 식품에는 단백질도 상당량 포함되어 있다.

- 통밀이나 통호밀, 기타 통곡물이나 콩으로 만든 빵 1조각
- 귀리 등 익힌 통곡물시리얼 1컵
- 인스턴트 통곡물시리얼(제품마다 1인분 정도가 다양하므로 제품의 함량 표시를 확인한다)
- 그래놀라(서양에서 요거트나 과일 등을 곁들여 아침 식사로 먹거나 혹은 스낵으로 즐기는 통오트와 견과류, 꿀을 섞어 오븐에 바삭하게 구워낸 것) 1/2컵
- 밀배아 2테이블스푼
- 현미밥이나 조리된 야생쌀 1/2컵
- 통곡물이나 콩으로 만든 파스타(조리 전) 28g
- 콩, 렌즈콩, 말린 완두나 풋콩 삶은 것 1/2컵
- 옥수수뻥튀기 2컵
- 통곡물크래커 혹은 콩칩 12g
- 통곡물가루나 콩가루 1/4컵

철분이 풍부한 식품 : 매일 조금씩 섭취 임신 기간에는 태아와 임신부의 혈액 공급량 확대를 위해 다량의 철분을 섭취하는 것이 중요하므로, 10개월 동안 철분 섭취에 각별히 신경 써야 한다. 음식을 통해 최대한 많은 양의 철분을 섭취한다(다음 목록 참조). 철분이 풍부한 식품을 섭취할 때 비타민 C가 풍부한 식품을 함께 섭취하면 체내에 무기질 흡수가 원활해진다. 임신 기간에는 음식만으로 필요한 철분 양을 섭취하기란 쉽지 않으므로, 임신 20주부터 혹은 정기 검사에서 철분이 부족하다는 결과가 나올 경우, 또는 그보다 더 이른 시기에도 산전 비타민제 외에 철분 보충제를 매일 섭취한다. 철분 흡수를 강화하려면 식간에 비타민 C가 풍부한 과일주스와 함께 복용한다. 카페인이 함유된 음료와 제산제, 고섬유질 식품, 고칼슘 식품은 철분 흡수를 방해할 수 있다.

매일 섭취하는 대부분의 과일과 채소, 곡류, 육류에도 소량의 철분이 포함되어 있다. 그러나 철분 보충제와 함께 철분 함량이 높은 다음의 음식들을 섭취해야 필요한 양의 철분을 충분히 섭취할 수 있다. 철분이 풍부한 식품들은 대부분 다른 영양소도 많이 함유되어 있다.

- 쇠고기, 오리고기
- 조개, 굴, 홍합, 새우 익힌 것
- 정어리
- 껍질째 구운 감자
- 시금치, 케일, 순무
- 해초
- 호박씨
- 귀리겨
- 보리, 퀴노아
- 콩, 완두콩
- 풋콩·대두 식품
- 당밀(설탕을 제조할 때 부산물로 생산되는 저당을 함유하는 액체의 총칭)
- 말린 과일

기름과 지방 함량이 높은 음식 : 체중에 따라 하루 약 4인분 섭취 일일 지방 섭취량을 충족시키기란 전혀 어렵지 않으며 오히려 지나치게 섭취하는 경우가 많다. 녹색 잎 채소나 비타민 C 음식을

조금 더 섭취한다고 해서 해가 되지는 않으며 오히려 몸에 이로울 수 있다. 하지만 과도한 양의 지방을 섭취하면 체중이 지나치게 늘어날 수 있다. 그러나 적당량의 지방 섭취는 건강에 좋고, 식단에서 지방을 완전히 제외시키는 건 위험한 발상이다. 지방은 아기의 성장에 중요하며 필수지방산은 반드시 필요한 영양소다. 오메가-3 지방산은 특히 임신 후기에 이롭다.

매일 일정량의 지방을 섭취하되, 정해진 양을 초과하지 않아야 한다. 요리할 때 사용하는 지방과 조리된 음식에 포함된 지방의 양도 고려해야 한다. 버터 1/2테이블스푼(1/2인분)으로 달걀을 부치거나 마요네즈 1테이블스푼(1인분)으로 코울슬로를 만들었다면, 1½인분의 지방을 더 섭취한다.

정상 체중에 미달되거나 다른 영양소 섭취를 늘렸는데도 체중 증가에 별 효과가 없다면, 일일 지방 섭취량을 늘려본다. 지방에 집중된 칼로리들이 체중 증가에 톡톡히 기여할 것이다. 너무 빨리 몸무게가 늘어나면 지방 섭취를 1~2인분 정도 줄인다.

다음 목록의 식품들은 완전히, 혹은 대부분 지방으로만 구성되어 있다. 체중 증가가 목표라면 매일 4인분(1인분에 약 14g)의 지방이나 1/2인분(약 7g)의 지방을 여덟 번으로 나누어 섭취한다. 몸무게를 늘릴 필요가 없다면 각자의 사정에 따라 지방 섭취를 조절한다.

◆ 올리브오일 · 카놀라유 · 참기름 1테이블스푼
◆ 버터나 마가린 1테이블스푼
◆ 마요네즈 1테이블스푼
◆ 샐러드드레싱 2테이블스푼
◆ 고지방크림이나 휘핑크림 2테이블스푼
◆ 거품크림 1/4컵
◆ 사워크림 1/4컵
◆ 크림치즈 2테이블스푼
◆ 땅콩버터나 아몬드버터 2테이블스푼

짠 음식 : 적당량 섭취 한때 의학계에서는 임신 중에 짠 음식을 섭취하면 수분 정체와 부종의

몸에 좋은 DHA를 먹자

지방이라고 다 같은 지방이 아니다. 몸에 좋은 지방도 있는데 이런 지방은 임신 기간에 특히 도움이 된다. 오메가-3 지방산은 DHA로 가득 차 있어 임신부에게 대단히 좋은 영양소다. DHA는 태아와 갓난아기들의 두뇌 성장과 시력 발달에 아주 중요하다. 실제로 임신 기간 동안 다량의 DHA를 섭취한 임신부에게 태어난 아기가 또래 아기들보다 손-눈 조정능력(Hand-eye Coordination)이 뛰어나다는 연구 결과가 나와 있다.

임신 후기 3개월 동안과 모유 수유를 하는 동안에는 두뇌 발달에 중요한 오메가-3를 특별히 신경 써서 섭취해야 한다. 임신 후기 3개월 동안은 태아의 두뇌가 엄청난 속도로 발달하는 시기이다. 또 아기는 생후 3개월 동안 두뇌 속의 DHA 함량이 3배가량 증가한다. 임신 기간에 DHA를 충분히 섭취하면 감정 기복이 조절되고, 조기분만 및 산후 우울증의 위험이 낮아진다. 뿐만 아니라 아기의 수면 습관이 좋아질 가능성도 높다.

다행히 DHA는 정어리 같은 기름기가 많은 생선이나 연어(가능하면 자연산을 선택한다), 호두, DHA가 풍부하게 첨가된 달걀(오메가-3 달걀), 게, 새우, 아마씨 등 우리가 쉽게 섭취할 수 있는 음식들 속에 포함되어 있으며, 심지어 닭고기에도 들어 있다. 담당 의사에게 임신부용 DHA 보충제를 처방해달라고 요청해도 좋다. 일부 산전 보충제에 소량의 DHA가 포함되어 있기도 하다.

원인이 되므로 짠 음식을 제한하도록 권고했다. 그러나 요즘엔 임신 기간에는 체액이 다소 증가하므로 적당한 양의 염분 섭취가 필요하고 또 필요로 하는 것이 정상이며, 적당한 양의 나트륨 섭취는 체액의 수준을 적절히 유지하는 데 필수라고 여기고 있다. 사실상 나트륨 부족은 태아에게 해가 될 수 있다. 그러나 너무 많은 양의 염분과 너무 짠 음식을 자주 섭취하면 임신이든 아니든 상관없이 몸에 해롭다. 피클을 도저히 끊을 수 없다거나 볶음 요리에 간장을 들이붓는다거나, 감자튀김에 소금을 한 자루씩 첨가하는 식습관은 당장 고쳐야 한다.

나트륨을 많이 섭취하면 임신, 진통, 출산 중에 여러 가지 합병증을 유발할 수 있는 고혈압에 걸릴 위험이 매우 높다. 요리할 때 소금을 약간만 넣는 대신 식탁에서 맛을 돋울 정도로만 간을 맞춘다. 물론 전혀 넣지 않아도 된다. 피클은 정말 먹고 싶을 때만 먹되, 한두 개 정도만 먹는다. 갑상선기능항진증과 같은 질병에 걸린 경우 임신 중에 필요한 요오드 섭취량을 맞추기 위해 요오드 첨가 식염을 이용한다.

수분 : 매일 최소 8잔 섭취

음식을 2인분씩 섭취하고 있다면 당연히 수분도 2인분을 섭취해야 한다. 엄마의 몸과 마찬가지로 아기의 몸 역시 대부분 수분으로 구성된다. 태아가 성장할수록 필요한 수분의 양도 증가한다. 임신 기간에는 수분 필요량이 급격히 많아지므로 임신부 역시 그 어느 때보다 수분을 필요로 한다. 수분은 피부를 부드럽게 하고 변비를 완화하며, 임신부는 물론 태아의 체내 독성과 노폐물을 제거하고, 과도한 부종과 요로감염, 조기분만의 위험을 줄이는 데 도움이 된다.

200ml 잔으로 하루 최소 8잔 이상의 수분을 섭취해야 한다. 체내 수분 보유량이 많은 경우에는 수분을 더 많이 섭취해야 한다. 역설적이지만 수분을 많이 섭취해야 많이 배출할 수 있다. 또한 몸을 많이 움직이거나 날씨가 너무 더울 때는 더 많이 필요하다. 그러나 식전에 수분을 섭취하면 음식을 먹기도 전에 배가 부를 수 있으니 식전에는 섭취하지 않는다.

수분이 물을 통해서만 섭취되는 것은 아니다. 우유(2/3가 수분), 과일과 채소주스, 수프, 카페인 없는 커피나 차, 생수와 소다수 등에도 수분이 함유되어 있다. 과일주스 대신 소다수를 마시거나 두 개를 반씩 섞어 마시면 지나친 칼로리 증가를 예방할 수 있다. 과일과 채소 5인분에는 2인분 분량의 수분이 함유되어 있다.

산전 비타민 보충제 : 매일 정해진 용량 섭취

일일 권장 섭취량에 맞게 모든 영양소를 완벽하게 섭취하는데도 산전 비타민을 섭취해야 하는 걸까? 올바른 음식 섭취로는 필요한 영양소를 모두 충족시킬 수 없을까? 섭취할 음식을 매일 정확하게 계산해서 준비할 수 있다면 산전 비타민

채소의 영양소를 잘 흡수하려면

칼로리를 줄이기 위해 샐러드에 드레싱을 뿌리지 않고 볶음 요리에 기름도 넣지 않는다면? 그러다간 비타민 A가 부족해질 수 있다. 연구 결과에 따르면 채소에 함유되어 있는 많은 영양소들은 지방과 함께 섭취하지 않으면 체내에 잘 흡수되지 않는다고 한다. 그러니 채소를 먹을 땐 반드시 약간의 지방을 첨가하자. 적은 양으로도 큰 도움이 된다. 볶음 요리에 기름을 두르고, 브로콜리 위에 땅콩을 뿌리고, 샐러드에 드레싱을 곁들여 먹자.

보충제를 먹지 않아도 된다. 또 자신이 절대로 급하게 대충 먹지 않고, 점심시간에도 일을 할 필요가 없으며, 먹는 생각만 해도 속이 메스껍지 않다면, 산전 비타민 보충제를 추가로 섭취할 필요가 없다. 그러나 현실적으로 음식만으로는 모든 영양소를 권장량대로 섭취하기 어렵기 때문에 산전 보충제의 도움을 받는 것이 좋다. 하지만 보충제는 보충제일 뿐. 아무리 완벽한 보충제라 해도 좋은 식단을 대체할 수는 없다. 음식을 통해 비타민과 무기질을 섭취할 때 영양소가 가장 효과적으로 활용되기 때문에, 이러한 영양소는 음식으로 섭취하는 것이 가장 좋다. 신선한 음식에는 우리가 알고 있는 영양소와 알약 속에 합성되어 있는 영양소뿐 아니라 아직 밝혀지지 않은 영양소도 포함되어 있다. 또한 음식은 섬유질과 수분(과일과 채소에는 두 가지 모두 다량 함유되어 있다), 중요한 칼로리와 단백질을 공급하지만, 알약은 이들 가운데 어떤 것도 효율적으로 공급하지 못한다.

다량의 비타민과 무기질은 체내에서 약물과 같은 역할을 하며, 특히 임신부의 경우 일종의 약물로 취급해 섭취해야 한다. 비타민 A와 비타민 D 같은 일부 비타민은 일일 권장 허용량을 크게 넘어서지 않는 수치로도 독이 될 수 있으므로, 반드시 의사의 처방을 통해 복용해야 한다. 보약과 기타 보충제도 마찬가지이다. 그러나 음식을 통해 섭취하는 비타민과 무기질은 아무리 많이 먹어도 해가 되지 않는다. 허브 성분 등 산전 비타민에 포함되면 안 되는 성분이 있는지도 확인한다. 미심쩍으면 담당 의사에게 문의한다.

- 비타민 A 4,000IU(800mcg) : 10,000IU 이상은 해가 될 수 있다. 많은 제약 회사에서는 비타민 보충제에 비타민 A의 함량을 줄이거나 보다 안전한 비타민 A의 공급원인 베타카로틴으로 대체한다.
- 엽산 최소 400~600mcg : 임신 1개월 전부터 복용하기 시작하면 좋다.
- 칼슘 250mg : 음식을 통해 칼슘을 충분히 섭취하지 못할 경우 보충제를 섭취해 임신 기간에 필요한 칼슘 함량 1,200mg을 충족시킨다. 철분 보충제와 동시에 섭취할 때는 칼슘이 철분의 흡수를 방해하므로 250mg 이상 섭취하지 않도록 한다. 철분 보충제를 섭취하기 최소 두 시간 전후에 철분보다 많은 양의 칼슘을 섭취한다.
- 철분 30mg
- 비타민 C 50~80mg
- 아연 15mg
- 구리 2mg
- 비타민 B_6 2mg
- 비타민 D 500mg까지
- 비타민 E 15mg, 티아민 1.4mg, 리보플라빈 1.4mg, 니아신 18mg, 비타민 B_{12} 2.6mg : 대부분의 산전 보충제에는 이들 영양소의 일일 권장 허용량보다 두세 배가 더 들어 있으며, 이 정도 양을 섭취할 때 해로운 영향을

알약 한 알에는 무엇이 들어 있을까?

산전 비타민 보충제 한 알에는 무엇이 들어 있을까? 산전 보충제에 특별한 기준이 적용되는 것이 아니므로 보충제에 따라 구성 성분은 천차만별이다. 특별한 처방 없이 약국에서 보충제를 구입하는 경우 설명서의 성분 내용을 확인하고 본문 내용을 참고해 자신에게 맞는 보충제를 찾는다.

미친다는 결과는 알려진 바 없다.

일부 산전 보충제에는 마그네슘, 불소, 인, 판토텐산, 비타민 B_6(입덧에 도움이 된다), 생강(입덧에 도움이 된다), 그리고 태아의 두뇌 발달을 도와주는 DHA가 포함되기도 한다.

무엇이든 물어보세요 Q&A

—— 우유가 싫어요

Q "우유를 잘 소화시키지 못해서 하루 네 잔을 마시기가 정말 괴로워요. 그렇지만 아기를 위해서 마셔야겠죠?"

A 아기에게 필요한 것은 우유가 아니라 칼슘이다. 우유는 최고의 자연 식품이며 음식에서 칼슘을 얻을 수 있는 가장 편리한 공급원이기 때문에, 임신 기간 동안 급격히 증가하는 식품 권장량을 충족시키기 위해 매우 흔히 권장되는 식품 가운데 하나다. 그러나 우유가 도저히 입에 맞지 않으면 아무리 몸에 좋아도 선뜻 마시게 되지 않는다. 다행히 힘들게 애를 먹지 않아도 태아의 뼈와 이를 건강하게 할 방법이 있다. 유당불내증이거나 단지 우유가 입에 맞지 않을 경우, 우유와 같은 영양분을 지닌 다른 식품으로 대체한다.

우유를 마시면 속이 거북한 사람도 경성치즈나 완전한 가공을 거친 요구르트, 유당이 없는 우유 등 일부 유제품을 소화할 수 있다. 이런 유제품은 모든 유당을 소화가 쉬운 형태로 변형시킨다. 요구르트는 소화에 도움이 되도록 살아 있는 활성 배양균이 들어 있는 것을 선택한다. 유당이 없는 유제품 가운데는 칼슘이 강화된 것도 있다. 영양 성분표를 살펴보고 칼슘 강화 제품을 선택한다. 우유나 유제품이 소화되기 전에 정제로 된 유당분해효소를 복용하거나, 우유에 시럽이나 정제로 된 유당분해효소를 첨가해도 유제품으로 인한 소화불량을 줄일 수 있다.

오랫동안 유당불내증이 있었다 해도, 태아의 칼슘 수요가 가장 큰 임신 중기와 후기에는 일부 유제품을 먹을 수 있는 경우도 있다. 그렇다 할지라도 너무 많은 양을 섭취하지는 말고 속이 덜 불편한 유제품 위주로 섭취한다.

유제품을 전혀 소화하지 못하거나 유제품에 알레르기가 있는 경우, 칼슘강화주스를

저온살균우유를 마시자

1800년대에 프랑스 과학자 루이 파스퇴르가 저온살균을 발명했을 때, 저온살균우유는 소젖이 등장한 이후 가장 획기적인 유제품이 되었다. 리스테리아균과 같은 위험한 박테리아균으로부터 임신부와 태아를 보호하기 위해 임신 기간에는 반드시 저온살균우유를 마셔야 하며, 치즈와 기타 유제품들도 모두 저온살균우유로 만든 것을 먹어야 한다. 생과일로 만든 주스의 경우 대장균과 기타 위험한 박테리아가 포함될 수 있으므로 주스도 반드시 저온살균된 것으로 구입해야 한다. 요즘은 달걀도 저온살균되어 나온다. 덕분에 맛과 영양은 그대로이면서 살모넬라균은 제거된 달걀을 먹을 수 있다. 임신부에게 순간 저온살균된 식품이 안전한지는 아직 분명하게 밝혀진 바가 없으므로 좀 더 자세한 연구 결과가 나올 때까지 일반적인 저온살균 식품을 이용한다.

마시고 유제품이 아닌 칼슘이 풍부한 식품을 섭취함으로써 태아에게 필요한 칼슘을 모두 섭취할 수 있다. 생리적으로 문제가 있어서가 아니라 단지 맛이 없어 우유를 마시지 못할 경우 유제품 가운데 입맛에 맞는 것을 먹어보거나 유제품이 아닌 칼슘이 풍부한 식품을 섭취한다. 혹은 시리얼이나 수프, 스무디에 우유를 넣어 먹어도 좋다. 식사를 통해 충분한 양의 칼슘을 섭취하기 힘들다면, 담당 의사에게 칼슘 보충제를 처방해달라고 한다. 알약을 삼키기 힘든 사람들을 위해 달콤한 맛이 나는 씹어 먹는 칼슘 보충제도 있다. 또한 비타민 D도 충분히 섭취해야 한다. 비타민 D는 우유에 포함되어 있으며 칼슘의 흡수를 돕는다. 많은 칼슘 보충제에 비타민 D가 포함되어 있으며 산전 보충제에도 어느 정도 들어 있다.

─── 붉은 육류를 못 먹어요

Q "닭고기와 생선은 먹는데 붉은색이 나는 육류는 먹지 않습니다. 그래도 아기에게 필요한 영양분을 섭취하는 데 지장이 없을까요?"

A 칼로리가 같은 경우 쇠고기, 돼지고기, 양고기와 이들의 내장보다 생선과 가금류가 단백질은 더 많고 지방이 더 적다. 생선과 가금류는 붉은 육류와 마찬가지로 태아에게 필요한 비타민 B군이 다량 함유되어 있다. 생선과 가금류가 붉은 육류에 따라가지 못하는 영양소는 딱 한 가지 철분뿐이지만, 철분은 다른 식품을 통해서도 얼마든지 공급받을 수 있다. 단, 조개와 오리고기는 철분 함량이 높다. 보충제를 통해서도 쉽게 섭취할 수 있다.

─── 채식주의자, 영양이 부족해지지 않으려요?

Q "저는 채식주의자이며 완벽하게 건강합니다. 하지만 모두들 고기와 생선, 달걀과 유제품을 먹어야 건강한 아기를 낳을 수 있다고 말합니다. 정말 그런가요?"

A 채식주의자들은 나름의 원칙을 깨지 않고도 건강한 아기를 낳을 수 있다. 하지만 육류를 섭취하는 임신부에 비해 식단을 짤 때 조금 더 주의를 기울일 필요가 있다. 다음 사항에 유의하자.

충분한 단백질 섭취 달걀과 유제품을 먹는 유란 채식주의자는 이러한 유제품을 통해 단백질을 충분히 섭취할 수 있다. 우유도 달걀도 먹지 않는 엄격한 채식주의자는 단백질 섭취에 조금 더 신경을 써야 한다. 말린 콩, 완두콩, 렌즈콩, 두부, 기타 대두 제품을 많이 섭취한다.

충분한 칼슘 섭취 유제품을 먹는 채식주의자는 별문제가 없지만, 그렇지 않은 채식주의자의 경우 칼슘을 섭취하기가 쉽지 않다. 칼슘은 유제품에 많이 함유되어 있지만, 유제품이 칼슘의 유일한 공급원은 아니다. 칼슘강화주스에도 우유 못지않은 양의 칼슘이 포함되어 있다. 주스는 반드시 흔들어 마셔야 한다. 그 밖에 우유가 포함되지 않은 칼슘 식품으로는 녹색 잎 채소, 참깨, 아몬드와 두유, 콩치즈, 두부 같은 대두 제품이 있다. 칼슘 보충제를 섭취하는 것도 좋다.

비타민 B$_{12}$ 섭취 비타민 B$_{12}$ 결핍은 드물지만, 비타민 B$_{12}$는 동물성 식품에만 들어 있기 때문에 채식주의자, 특히 엄격한 채식주의자는 충분히 섭취하기 어렵다. 그러므로 엽산, 철분과 함께 비타민 B12도 반드시 섭취해야 한다.
담당 의사에게 산전 비타민에 포함되어 있는 비타민 B12보다 더 많이 섭취해야 하는지 문의한다. 비타민 B12가 강화된 두유나 시리얼, 영양효모, 육류 대체 식품 등을 섭취한다.

비타민 D섭취 중요한 비타민인 비타민 D는 햇빛에 노출될 때 피부를 통해 만들어진다. 그러나 장시간 햇빛 아래에 있으면 건강이나 피부에 좋지 않으므로, 비타민 D를 공급받기에 적당한 방법이 될 수 없다. 특히 피부가 검은 여성은 햇볕을 쬐어도 많은 양의 비타민 D를 흡수하지 못한다. 우유나 두유, 임신 보충제에 충분한 양의 비타민 D가 포함되어 있는지 확인한다. 비타민 D가 강화된 빵과 시리얼도 있다.

저탄수화물 식사를 계속해도 될까요?

Q "살을 빼기 위해 저탄수화물 고단백 식사를 하고 있습니다. 임신 중에도 이런 식단을 계속 유지해도 될까요?"

A 임신 중에는 모든 영양소를 충분히 섭취해야 한다. 더구나 필수영양소는 신경 써서 섭취해야 한다. 임신부가 지켜야 할 최우선 사항은 아기가 성장하는 데 필요한 최고의 영양 성분들을 한 가지도 빠짐없이 고루고루 섭취하는 것이다. 물론 여기에 탄수화물이 예외가 될 수 없다. 과일과 채소, 곡류를 비롯해 탄수화물을 제한하는 식단은 태아의 성장에 필요한 영양소, 특히 엽산을 제한한다. 그리고 태아에게 해로운 것은 엄마에게도 해롭다. 복합탄수화물을 충분히 섭취하지 않으면 변비를 예방하는 섬유질과, 임신 기간의 푸석푸석한 피부와 입덧을 예방하는 것으로 알려진 비타민 B군이 부족해진다. 임신 기간은 몸에 좋은 음식을 먹는 시기이지 다이어트를 하는 시기가 아니라는 사실을 기억해야 한다.

몸에 좋은 음식을 쉽게 먹는 방법

몸에 좋은 음식은 빨리 먹을 수 있는 음식이기도 하다. 다음 내용을 참고하자.

음식을 만드는 시간 = 식당 이용 시간 늘 바쁘게 허둥댄다면 이것 하나만 기억하자. 닭고기구이, 치즈, 양상추, 토마토로 샌드위치를 만들어 직장에 가지고 가는 시간이나 식당에서 주문하는 시간은 햄버거를 사려고 패스트푸드점에서 줄 서서 기다리는 시간과 별 차이가 없다.

한꺼번에 조리한다 매일 밤마다 식사 준비할 생각에 몹시 부담된다면 한 번에 두세 끼 분량을 조리해놓고 밤에는 푹 쉰다.

조리법은 간단하게! 간단한 방법으로 몸에 좋은 음식을 만든다. 청포묵 한 모를 흐르는 물에 살짝 씻은 후 채 썰고 약간의 소금과 참기름으로 버무린다. 양념을 털어 국물을 짜낸 김치, 생표고버섯과 피망은 다듬어 같은 크기로 채 썬다. 당면 30g을 삶아 찬물에 헹군 후 팬을 뜨겁게 달궈 참기름을 두르고 김치, 당면, 생표고버섯을 먼저 볶다가 익으면 피망을 넣고 소금을 약간 넣어 간한다. 청포묵과 버무려 실고추를 뿌려 그릇에 담는다.

준비 시간을 줄이는 것도 방법이다 준비된 재료가 아무것도 없어 음식을 만들 엄두가 나지 않는다면 캔으로 포장된 콩, 수프, 냉동 채소, 미리 씻어놓은 채소 등을 구입한다.

—— 콜레스테롤이 걱정돼요

Q "남편과 저는 식단에 신경을 많이 쓰고 있어요. 그래서 콜레스테롤과 지방의 섭취를 제한하고 있답니다. 임신 중에도 이런 식생활을 계속해도 될까요?"

A 임신 기간에는 콜레스테롤을 식탁에서 내려놓지 않아도 괜찮다. 임신부와 임신부보다는 덜하지만 가임기 여성은 혈관을 막는 콜레스테롤의 부작용에 대해 어느 정도 보호를 받는다. 따라서 임신부와 가임기 여성이 베이컨과 달걀, 햄버거를 좋아한다고 해서 걱정할 필요는 없다. 사실 콜레스테롤은 태아의 성장에 반드시 필요하기 때문에, 임신부의 몸은 자동적으로 콜레스테롤 생산을 늘려 혈중 콜레스테롤 농도를 25~40%까지 끌어올린다. 체내에 콜레스테롤 생산을 촉진하기 위해 일부러 고콜레스테롤 식품을 섭취할 필요는 없다. 지금까지처럼 마음 편히 섭취해도 괜찮다. 물론 담당 의사가 섭취하지 말라고 충고한다면 먹지 말아야겠지만. 아침 식사 때 달걀 몇 개를 스크램블하고, 칼슘 권장량을 충족시키기 위해 치즈를 얹어 햄버거를 만들어 먹으면 죄책감 없이 맛있는 식사를 즐길 수 있다. 달걀은 최고의 지방을 섭취하기 위해 오메가-3 달걀을 선택한다.

—— 정크푸드를 너무 좋아해요

Q "도넛, 감자튀김, 패스트푸드 같은 정크푸드에 거의 중독된 수준이에요. 몸에 좋은 음식을 먹어야 한다는 것도 알고, 정말로 그러고 싶지만 습관을 바꿀 수 있을지 확신이 서지 않아요."

A 식습관을 바꾸기 위해서는 무엇보다 동기부여가 중요하다. 사실 식습관을 바꾸려면 상당한 노력이 필요하지만 노력할 만한 가치는 충분하다. 힘들지 않게 식습관을 고치는 방법을 살펴보자.

식사 종류를 바꾼다 아침을 책상에서 커피와 빵으로 해결했다면, 이제부터는 집에서 좀 더 몸에 좋은 음식을 배불리 먹는다. 귀리처럼 복합탄수화물과 단백질이 함께 들어 있고 혈당 수치를 안정되게 해주는 음식을 섭취하면 정크푸드를 먹고 싶은 마음이 사라질 것이다. 패스트푸드 상점 앞은 지나가지 말고, 건강에 좋은 샌드위치를 주문하거나 튀기지 않은 음식을 포장한다.

식단을 짠다 매끼 식사와 간식을 위한 식단을 미리 짜면 임신 기간 내내 영양이 풍부한 음식을 먹을 수 있다. 도시락을 싸고 다녀도 좋고, 몸에 좋은 음식을 제공하는 음식점 메뉴판에서 영양이 풍부한 음식을 주문해도 좋다. 신선한 과일, 콩칩, 통곡물그래놀라바와 크래커, 요구르트나 스무디, 아몬드, 호두, 채 썬 파프리카, 검정콩을 무르게 삶아 꿀이나 올리고당에 살짝 조린 강정 등 몸에 좋고 맛도 좋은 간식을 준비해 늘 가지고 다닌다. 물도 같이 가지고 다닌다.

아예 멀리한다 사탕, 감자튀김, 쿠키, 감미료가 첨가된 청량음료, 페이스트리는 아예 집에 들여놓지 않는다.

대용식을 이용한다 모닝커피에 크리스피크림도넛 대신 겨로 만든 머핀을 먹는다. 한밤중에 먹는 간단한 간식으로는 과자 대신 구운 토르티야칩을 준비한다. 맛과 건강을 위해 비타민 C가 풍부한 살사소스에 찍어 먹으면 더욱 좋다. 단것이 먹고 싶다면 아이스크림 대신 달콤한 과일스무디를 먹는다.

배 속의 아기를 생각한다 아기는 엄마가 먹는 걸 먹는다. 아기가 먹는 모습을 상상하는 것이 도움이 된다면 책상 위나 지갑 속, 자동차 안 등 보이는 곳마다 귀엽고 통통한 아기들 사진을 부착해 자극을 받는다.

한계를 인정한다 가끔 한 번씩 정크푸드를 실컷 먹는 걸로 중독성을 달래는 사람이 있는가 하면 그렇지 못한 사람도 있다. 자신이 어느 쪽인지는 본인이 잘 알 것이다. 아무리 먹어도 성이 차지 않는다면, 과자 크기만 한 아이스바에서 어느새 제일 큰 사이즈의 아이스바를 먹고 있다면, 하나만 먹으려던 도넛을 어느 새 열두 개째 먹고 있다면, 당장 습관을 끊고 적당히 조절해야 나중에 더 큰 고생을 하지 않는다.

좋은 습관은 평생 간다 건강한 식습관을 기르기 위해 노력하고 있다면 앞으로도 이 습관을 유지하고 싶을 것이다. 출산 후에도 건강한 식습관을 유지하면 초보 엄마의 생활 방식을 활기차게 만드는 데 필요한 에너지를 보다 많이 얻을 수 있다. 뿐만 아니라 아기도 몸에 좋은 음식에 입맛이 길들여질 가능성이 높다.

외식이 잦아요

Q "몸에 좋은 음식을 먹으려고 열심히 애를 쓰는데, 밖에서 먹는 경우가 많아 아무래도 쉽지 않을 것 같아요."

A 임신부라면 누구나 아기에게 도움이 되고 칼로리는 그대로 유지하는 음식을 먹으려 애쓸 것이다. 이러한 점을 염두에 두고 아래에 제시한 내용을 참고하면 점심이나 저녁에 외식을 하더라도 건강한 식단을 즐길 수 있다.

통곡물로 만든 빵을 찾는다 흰 빵보다 통곡물로 만든 빵을 구입한다. 빵에 버터를 듬뿍 바르고 올리브오일은 푹 찍어 먹는다. 이미 음식점 식탁에 샐러드드레싱이나 버터, 올리브오일 등 지방으로 구성된 각종 소스들이 많이 올려져 있을 것이다. 이러한 지방들을 마음껏 이용한다.

채소샐러드를 먼저 먹는다 음식을 먹기 전에 먼저 채소샐러드를 먹는다. 그런 다음 새우칵테일, 해산물찜, 익힌 채소나 수프를 먹는다.

수프는 채소수프가 좋다 수프를 먹을 땐 기왕이면 채소수프를, 특히 고구마, 당근, 겨울 호박, 토마토 등으로 끓인 수프를 먹는다. 렌즈콩이나 일반 콩으로 만든 수프는 단백질 덩어리이다. 커다란 대접으로 수프 한 그릇을 먹으면 한 끼 식사를 한 것과 다름없으며, 여기에 치즈를 곁들인다면 더욱 완벽한 식사가 된다. 단, 크림수프는 주문하지 않으며, 클램차우더(대합 등 해산물을 넣은 걸쭉한 채소수프)를 먹을 땐 맑은 토마토소스 국물로 맛을 낸 클램차우더를 주문한다.

몸에 좋게 조리한 주요리를 먹는다 생선, 해산물, 닭가슴살, 쇠고기 등을 굽거나 찌거나 삶은 요리를 통해 단백질을 섭취한다. 요리에 소스가 너무 진하면 소스는 따로 덜어 달라고 부탁한다. 남들이 하지 않는 요구를 한다고 해서 주뼛대지 않는다. 요리사들은 이런 주문에 익숙하다. 닭가슴살에 빵가루를 묻히거나 강한 불에 재빨리 굽지 말고 그릴에 구워달라고 부탁한다. 도미는 튀기지 말고 구워달라고 부탁한다. 채식주의자인 경우 메뉴에 두부와 콩, 치즈 등이 있는지 살펴본다. 이탈리아 음식점에는 채소 라자냐가, 중국 음식점에서는 두부와 채소 요리가 좋다.

약간은 까다로워도 된다 구운 흰 빵이나 고구마, 현미, 야생쌀, 콩과 식물, 신선한 채소를 제공하는 음식점을 찾는다.

후식으로 과일을 주는 음식점을 선택한다 식사를 마칠 때 과일을 내주는 음식점을 찾는다. 신선한 딸기류 정도면 안성맞춤. 과일만으로는 성에 차지 않는다면? 거품크림, 셔벗, 아이스크림을 곁들여도 좋다.

식품의 영양 성분표, 너무 어려워요

Q "영양이 풍부한 음식을 먹으려고 열심히 노력하지만, 식품에 어떤 성분이 들어 있는지 파악하기가 어려워요. 성분 표시를 아무리 들여다봐도 무슨 소린지 모르겠어요."

A 영양 성분표는 소비자 위주로 만들어진 것이 아니므로, 식품의 주원료와 영양 성분표를 제대로 읽는 법을 알아두는 것이 좋다. 주원료는 제품에 들어 있는 성분 함량이 많은 순서대로 보여준다. 즉 처음에 명시된 성분이 가장 많이 함유되어 있고 마지막에 명시된 성분이 가장 적다. 이 부분을 재빨리 훑어보면 시리얼의 주성분이 정제된 곡물인지 통곡물인지 파악할 수 있다. 또한 제품에 설탕이나 소금, 지방, 식품첨가물이 얼마나 들어 있는지도 알 수 있다. 예를 들어 주원료의 맨 위에 설탕이 명시되어 있거나 콘시럽, 꿀, 설탕 등 다른 형태로 명시되어 있다면 그 제품은 설탕 함량이 높은 것이다.

현재의 영양 성분표에는 오렌지주스와 천연과즙음료에 함유된 설탕의 비율이 똑같이 나오지만, 하나는 설탕 첨가물에서 나온 설탕의 양이고 다른 하나는 영양이 풍부한 과일즙에서 나온 설탕의 양이므로 근본적으로는 같다고 볼 수 없다. 슈퍼마켓 진열대 위에 놓인 거의 모든 제품에는 영양 성분표가 부착되어 있다. 이 성분표는 제품의 영양분과 칼로리 수치를 알려주므로 섭취하는 단백질과 칼로리의 양을 계산해야 하는 임신부에게 특히 유용하다. 여러 가지 영양분이 많은 제품은 좋은 식품이라고 봐도 좋다.

작은 글씨에 주의를 기울이는 한편 큰 글씨는 무시하는 편이 좋을 때도 있다. 잉글리시머핀 상자에 '보리와 통밀, 꿀로 만든'이라고 크게 적혀 있더라도 잘 보면 한쪽에 작은 글씨로 주성분이

과일의 겉만 봐서는 속을 알 수 없다

대부분의 과일과 채소는 색이 진할수록 비타민과 무기질, 특히 비타민 A가 많다. 단, 과일과 채소의 영양소를 알려주는 표시는 겉이 아니라 속의 색깔임을 기억하자. 따라서 겉은 진하고 속은 허연 오이보다 속까지 빨간 토마토가 영양이 풍부하다.

보리가 아닌 흰 밀가루고 꿀보다 흰 설탕이 훨씬 많이 들어 있는 경우가 있다. 이 경우 보리는 영양성분표 제일 밑에, 설탕은 윗부분에 있을 것이다.

'영양이 풍부한'과 '영양을 강화한'이라는 표현에도 주의한다. 별로 영양이 많지 않은 식품에 비타민을 약간 첨가했다고 훌륭한 식품이 되는 건 아니다. 설탕은 12g이나 첨가한 반면 비타민과 무기질을 눈곱만큼 첨가한 정제된 시리얼을 먹느니 그 자체로 영양이 풍부한 오트밀을 먹는 편이 훨씬 낫다.

── 생선초밥, 먹지 말까요?

Q "생선초밥을 좋아하지만 임신 중에는 먹지 말라고 하더군요. 사실인가요?"

A 만일의 경우를 위해 임신 중에는 생선초밥과 생선회를 먹지 않는 것이 좋다. 생굴과 조개, 육회, 불에 살짝 그슬린 육류와 생선류, 조개류도 마찬가지이다. 익히지 않은 해산물을 먹을 경우 병이 걸릴 수 있는데, 임신 기간에 병에 걸리면 적절한 약물 치료를 하기 힘들다. 그러나 익힌 생선이나 해산물, 채소 등으로 만든 롤은 몸에 좋은 음식이다. 지금까지 먹은 생선회에 대해서는 걱정하지 않아도 된다.

── 매운 음식, 먹어도 되나요?

Q "전 매운 음식을 정말 좋아해요. 그런데 임신 기간 동안 매운 음식을 먹어도 괜찮을까요?"

A 속 쓰림, 소화불량 등의 증상이 없다면 임신 중에 매운 칠리소스나 살사소스를 먹어도 괜찮다. 매운 음식은 임신부와 태아에게 위험하지 않으며, 사실상 모든 종류의 고추에는 비타민 C는 물론 여러 가지 영양소들이 풍부하게 포함되어 있다.

── 상한 음식을 먹었어요, 어떡하죠?

Q "오늘 아침에 유통기한이 일주일이나 지난 요구르트를 먹었어요. 맛이 이상하지는 않았는데 괜찮을까요?"

A 유통기한이 지난 유제품을 먹는 것은 결코 바람직하다고 볼 수 없지만, 그렇다고 딱히 위험한 건 아니다. 날짜가 지난 음식을 먹으면 대체로 8시간 내에 식중독 증상이 나타나는데, 8시간 내에 아무런 부작용이 나타나지 않았다면 인체에 해가 되지 않았다는 뜻이다. 더구나 요구르트가 냉장고에 보관되어 있었다면 식중독균이 생길 가능성이 거의 없다. 그러나 앞으로는 상하기 쉬운 음식을 구입하거나 먹기 전에 반드시 유통기한을 확인하고, 곰팡이가 핀 음식은 절대로 먹지 않는다. 식품 안전을 위한 자세한 내용은 100쪽을 참조한다.

Q "어젯밤에 뭘 먹었는지 식중독에 걸려 전부 토했어요. 아기에게 해가 되지는 않을까요?"

A 식중독으로 고통을 받는 쪽은 아기보다 엄마다. 아기와 엄마 모두에게 가장 큰 위험은 구토와 설사로 인한 탈수증상이다. 그러므로 물을 충분히 마셔 잃어버린 수분을 보충한다. 당장은 고형식 섭취보다 수분 섭취가 급선무다. 설사가 심하거나 혈변이나 점액질 변을 볼 경우 담당 의사의 진료를 받는다.

── 설탕 대신 인공감미료, 괜찮을까요?

Q "몸무게가 지나치게 늘지 않게 애쓰고 있지만 단것을 너무 좋아해요. 인공감미료를 섭취하는 건 어떨까요?"

A 대부분의 설탕 대체 식품은 안전한 편이지만 아직 안전성이 입증되지 않은 것들도 있다. 현재 식품에 사용하는 설탕 대체 식품은 다음과 같다.

수크랄로스(스플렌다) 설탕으로 만들어졌지만 설탕 성분이 인체에 흡수되지 않도록 화학적으로 변환시킨 수크랄로스는 칼로리는 없고 뒷맛이 깔끔한 단맛을 찾는 임신부에게 현재로서 가장 안전한 인공감미료다. 수크랄로스를 첨가해 커피나 차에 단맛을 낼 수 있으며, 쿠키와 빵을 구울 때에도 첨가할 수 있다. 다른 인공감미료들과 달리 수크랄로스는 열을 가해도 단맛을 잃지 않는다. 음료와 요구르트, 사탕, 아이스크림 등 수크랄로스를 첨가해 단맛을 내는 식품을 구입해도 좋다. 그러나 적당량을 유지해야 한다. 안전하다고는 하지만 비교적 최근에 선보인 식품이라 안전성을 확신할 만한 장기적인 데이터가 마련되지는 않았다.

아스파르테임(이퀄, 뉴트라스위트)
아스파르테임은 음료와 요구르트, 냉동 디저트에는 사용되지만 빵이나 조리된 음식에는 사용되지 않는다. 오랜 시간 열을 가하면 단맛이 유지되지 않기 때문이다. 안전하다고 판단되어 인공감미료로 널리 이용된다. 대부분의 전문가들은 임신 중에 소량 혹은 적정량을 이용하면 인체에 무해하다고 여기지만, 아직 안전성을 확신하지 못하는 일부 전문가들은 좀 더 확실한 데이터가 나오기 전까지 임신부는 신중하게 섭취하라고 권한다. 그러므로 아스파르테임 사용량에 대해 담당 의사와 상의하는 것이 바람직하겠다. 페닐케톤뇨증이 있는 여성은 페닐알라닌(필수아미노산의 일종) 섭취가 제한되므로 아스파르테임을 섭취하면 안 된다.

사카린 임신부의 사카린 섭취에 대한 연구 결과는 많지 않지만, 동물 연구 결과 사카린을 다량 섭취한 동물이 낳은 새끼가 암에 걸릴 확률이 높다는 결과가 나왔다. 인간의 경우도 유사한 위험성이 존재하는지는 확실하지 않다. 특히 동물 연구가 인간의 현실과 언제나 연관성이 있는 것은 아니다. 그러나 사카린이 인간의 태반을 지나 태아의 조직에서 아주 느린 속도로 제거된다는 사실을 감안할 때, 임신 중에는 최소량만 이용하는 것이 바람직하다. 하지만 사카린의 위험 여부에 대해 아직 충분히 입증된 바가 없으므로, 임신 사실을 알기 전에 사카린을 섭취했더라도 걱정할 필요는 없다.

아세설팜칼륨(썬넷) 설탕보다 200배나 단맛이 강한 이 감미료는 빵류, 젤라틴으로 만든 디저트류, 껌, 청량음료에 주로 이용된다. 미국식품의약국(FDA)은 임신 기간에 적당량을 섭취하는 건 괜찮다고 하지만 아직 안전성이 입증되지는 않았다. 사용 전에 담당 의사와 상의한다.

소르비톨 많은 과일과 산딸기류에 함유된 천연 설탕이다. 설탕보다는 단맛이 덜하며, 다양한 종류의 음식과 음료에 널리 이용된다. 임신 기간에

엄마와 아기를 위한 안전한 식생활 원칙

복숭아에 농약 성분이 많을까 봐 걱정되는가? 임신 기간 동안 엄마와 아기, 두 사람이 먹을 안전한 먹거리에 대해 생각한다면 걱정되는 게 당연하다. 그런데 복숭아를 세척할 때 사용하는 스펀지는 깨끗한가? 지난 3주 동안 싱크대 위에 아무렇게나 돌아다니던 스펀지는 아닌지? 복숭아를 자를 도마는 깨끗한가? 어젯밤 닭볶음을 하기 전에 닭을 자를 때 썼던 그 도마는 아닌가?

음식에 남아 있는 화학물질보다 더 심각하면서 입증된 위험은 음식을 오염시키는 기생충과 박테리아 같은 작은 유기물이다. 이러한 유기물은 육안으로 볼 수 있을 만큼 큰 것도 있는데, 복통과 같은 경미한 증상부터 심각한 질병에 이르기까지 인체에 해를 끼친다. 음식을 먹다가 속 쓰림을 겪는 상황에 처하지 않으려면 장을 보고 음식을 준비하고 먹는 과정에서 세심한 주의를 기울인다. 속 쓰림은 위장장애를 일으키는 원인이 될 수 있으며, 임신부에게 정말 불편한 증상이다.

미심쩍은 음식은 바로 버린다 조금이라도 미심쩍은 음식은 먹지 않고 버리자. 이것을 안전한 식생활의 원칙으로 삼도록 한다. 상했을지 모른다는 의심이 들면 무조건 이 원칙을 적용한다. 제품 포장에 적힌 유통기한을 읽고 철저하게 지킨다.

냉장이나 냉동 상태가 허술한 제품은 사지 않는다 장을 볼 때 냉장이나 냉동이 제대로 되지 않은 생선과 육류, 달걀은 사지 않는다. 내용물이 새거나 뚜껑을 열었을 때 '퐁' 소리가 나지 않는 병, 녹슬었거나 부풀어 올랐거나 찌그러진 통조림 등도 사지 않는다. 깡통 따개는 뜨거운 비눗물이나 식기세척기로 자주 씻는다.

음식을 만들기 전에는 손을 씻는다 음식을 조리하기 전이나 생고기와 생선, 달걀을 만진 후에는 반드시 손을 씻자. 손을 베었다면 고무장갑이나 비닐장갑을 끼고 음식을 조리한다. 장갑이 일회용이 아닌 경우 장갑도 자주 씻어야 한다.

조리 도구를 청결하게 관리한다 부엌의 조리대와 싱크대, 도마는 청결하게 유지한다. 비누와 뜨거운 물 혹은 식기세척기를 사용해서 깨끗하게 닦는다. 행주와 스펀지는 박테리아가 번식하기 쉬우므로 자주 갈아주거나 매일 밤 식기세척기로 세척하거나, 전자레인지에 2분 정도 돌려 삶는다.

음식이 상하지 않게 주의한다 뜨거운 음식은 뜨겁게, 찬 음식은 차게 해서 식탁에 올린다. 남은 음식은 재빨리 냉장고에 넣고 다시 먹기 전에 끓여 먹는다. 상하기 쉬운 음식을 두 시간 이상 상온에 방치했을 경우 과감하게 버린다. 해동했다가 다시 얼린 냉동식품은 먹지 않는다.

냉장고의 적정한 온도를 지킨다 냉장실과 냉동실의 내부 온도를 측정한다. 냉장실의 내부 온도는 항상 5℃ 이하로 유지한다. 냉동실은 -18℃가 가장 이상적이다. 하지만 이 기준을 충족하지 않는 경우도 많다.

양념에 잰 음식은 냉장고에 보관한다 양념에 잰 육류와 생선, 가금류는 조리대에 두지 말고 냉장고에 보관한다. 식품에 사용하고 남은 양념은 박테리아의 온실이 될 수 있으므로 아깝더라도 버린다. 양념을 소스나 양념장으로 이용하고 싶다면 육류나 가금류, 생선에 재우기 전에 따로 덜어놓는다. 요리를 할 때는 양념이 오염되는 걸 방지하기 위해 양념을 끼얹을 때마다 새 숟가락이나 솔을 사용한다. 마지막으로 양념을 끼얹은 후에 몇 분 더 조리한다.

냉동식품을 냉장실에서 해동한다 시간 여유가 있다면 냉동식품을 냉장실에서 해동한다. 시간이 없으면 찬물을 채운 밀폐 비닐봉지 안에서 해동한다. 이때 물은 30분마다 갈아줘야 한다. 냉동된 음식을 실온에서 해동하면 안 된다.

날것이나 덜 익힌 음식은 피한다 임신 중에는 날고기나 덜 익힌 육류, 가금류, 생선, 조개류는 먹지 않는다. 육류와 생선은 중간 정도의 온도(71℃)에, 가금류는 완전히 익힌다. 일반적으로 뼈나 지방, 연골과 멀리 떨어진 부위, 즉 음식의 가장 두꺼운 부위에 온도계를 꽂아 온도를 재야 하며, 가금류는 요리를 하면 검게 변하는 다리 부위에 넣고 잰다.

달걀은 완전히 익힌다 달걀프라이나 삶은 달걀은 완전히 익힌다. 덜 익혀 흘러내리는 것은 먹지 않는다. 튀김옷에 달걀을 첨가할 경우 숟가락이나 손가락을 핥지 않는다. 저온살균한 달걀은 살모넬라균이 효과적으로 제거되었기 때문에 예외다.

채소는 잘 씻어 먹는다 채소는 물에 담갔다가 흐르는 물에 깨끗하게 씻는다. 여러 번 헹구고 익히지 않을 경우에는 더 꼼꼼하게 씻는다.

알파파와 새순은 피한다 알파파와 새순은 박테리아에 오염되기 쉬우므로 먹지 않는다.

유제품은 저온살균 제품을 골라 먹는다 저온살균한 유제품을 선택하고 지속적으로 냉장 보관한다. 페타치즈, 브리치즈, 블루치즈, 소프트 멕시칸 스타일 치즈 등 수입된 연성치즈는 저온살균하지 않은 우유로 만들어 리스테리아균에 오염되었을 가능성이 있다. 때문에 거품이 날 때까지 가열하지 않은 경우에는 먹지 않아야 한다.

저온살균된 주스를 마신다 건강식품점에서 샀든 도로변에서 샀든 저온살균하지 않은 주스는 마시지 않는다. 저온살균을 했는지 확실하게 알 수 없을 땐 마시지 않는다.

이미 조리된 육류나 생선은 잘 익혀 먹는다 핫도그, 편육, 냉훈제해산물도 오염되기 쉽다. 예방 차원에서 이미 조리된 육류나 훈제생선도 먹기 전에 김이 날 때까지 익혀야 한다. 찜이나 찌개 요리에 이용해도 좋다.

위생적이지 않은 식당에 가지 않는다 외식을 할 땐 기본적인 위생 수칙을 지키지 않는 듯한 음식점은 피한다. 상하기 쉬운 음식을 실온에 두는지, 화장실이 청결한지, 파리가 날아다니는지 등 몇 가지 사항으로 식당의 위생 정도를 알 수 있다.

적당량을 섭취하는 것은 안전하지만 많은 양을 섭취하면 붓고, 속이 더부룩하고, 설사가 날 수 있다.

마니톨 설탕보다 덜 달고 인체에 잘 흡수되지 않아 설탕보다는 칼로리가 적게 나간다. 그러나 다른 인공감미료보다는 칼로리가 많이 나간다. 소르비톨과 마찬가지로 적당량의 섭취는 안전하지만 다량을 섭취하면 위장장애를 일으킬 수 있다.

자일리톨 자일리톨은 식물에서 분비되는 천연 당 알코올이다. 과일과 채소, 심지어 신진대사가 정상적으로 이루어지는 동안 인체에서도 분비된다. 껌, 치약, 사탕 등 일부 식품에 사용된다. 가장 큰 장점은 충치를 예방한다는 점이다. 자일리톨은 설탕에 비해 칼로리가 40% 적고 적당량을 섭취하면 임신 기간에도 안전한 것으로 여겨진다. 하지만 자일리톨 껌 한 통을 씹는 것은 안전하지만 다섯 통을 씹는 건 바람직하지 않다.

스테비아 남미에서 자라는 관목에서 추출한 당 성분이다. 미국식품의약국(FDA)의 허가를 받지 않았지만 건강 기능 식품으로 여겨지고 있다. 임신 기간 동안 섭취해도 좋다는 연구 결과는 나와 있지 않으므로 사용하기 전에 담당 의사와 상의한다.

락토오스 일반 설탕보다 당도가 6배가량 높아 음식에 소량만 첨가한다. 유당불내증이 있는 사람이 락토오스를 섭취하면 불편한 증상을 겪을 수 있지만 그렇지 않은 경우 안전하다.

꿀 꿀에는 항산화 성분이 대량 함유되어 있어 최근 대단히 각광받고 있다. 메밀 꿀과 같이 색이 짙은 꿀이 항산화 성분이 가장 많다. 그러나 장점만 있는 것은 아니다. 칼로리가 꽤 높은 편으로서, 1테이블스푼당 설탕의 19배나 높다.

과즙농축액 백포도, 사과 등의 과즙농축액은 당연히 영양 덩어리이며 임신 기간에 안심하고 섭취할 수 있다. 음식을 조리할 때 설탕 대신 사용할 수 있어 주방에서 다용도로 활용 가능하고 냉동식품에도 쉽게 이용할 수 있다. 잼과 젤리, 통곡물쿠키, 머핀, 시리얼, 그래놀라바, 요구르트 등 슈퍼마켓에서 판매하는 수많은 제품에서 쉽게 찾아볼 수 있다. 설탕이나 기타 인공감미료를 첨가한 제품과 달리 과즙농축액을 사용한 제품들은 대체로 통곡물 가루와 건강에 좋은 지방 등 영양이 풍부한 성분으로 만들어졌다.

── 허브차, 마셔도 될까요?

Q "허브차를 많이 마셔요. 임신 기간 동안 계속 마셔도 괜찮을까요?"

A 임신 중 허브차의 복용 효과에 대해 아직 연구가 활발하게 이루어지지 않았기 때문에 딱 부러지게 대답하기는 어렵다. 안전한 허브차도 있지만 그렇지 않은 허브차도 있을 것이다. 또한 붉은 산딸기 잎과 같은 일부 허브차를 다량 복용할 경우(200ml 컵으로 하루 네 잔 이상) 자궁수축이 올 수 있다. 임신 40주에 분만을 촉진해야 할 경우에는 괜찮지만, 예정일이 가깝지 않을 땐 마시지 않는 것이 좋다.

<u>미국식품의약국(FDA)에서는 좀 더 많은 연구 결과가 나오기 전까지 임신 기간과 모유 수유 기간 동안에 대부분의 허브차 복용을 권하지 않는다.</u> 많은 여성들이 임신 기간 동안 별문제 없이 허브차를 다량 복용했더라도, 담당 의사가 특별히 권하지 않는 한 임신 중에는 가급적 삼가거나 최소한으로 제한하는 것이 안전하다. 마셔도 좋은 허브차와 절대로 마시면 안 되는 허브차의 종류에 대해 담당 의사에게 문의한다.

마시면 안 되는 허브차를 실수로 마시지 않도록 허브차 포장에 부착된 설명서를 꼼꼼히 읽는다. 허브차를 마시고 싶을 때는 향이 나는 홍차를 마시거나 끓인 물이나 홍차에 오렌지, 사과, 파인애플 등의 과일주스를 혼합해 마셔도 좋다. 레몬, 라임, 오렌지, 사과, 배 같은 과일 몇 조각을 넣거나 민트 잎, 시나몬, 육두구, 정향, 생강 등을 넣어 마셔도 좋다. 임신 기간에 캐모마일차를 소량 복용하는 것은 안전하며 배 속을 편안하게 해준다. 녹차에 대해서는 아직 의견이 분분한데, 임신부에게 꼭 필요한 비타민인 엽산의 효과를 감소시킬 수 있으므로 적당량을 마시는 것이 좋다. 또한 식물의 이름을 정확하게 알지 못하거나 임신 기간 동안 복용해도 안전한지 확신이 없다면 산이나 들에서 캐온 식물을 끓여 먹지 않는다.

── 식품첨가물, 먹어도 될까요?

Q "포장 음식에 들어 있는 첨가물, 채소의 살충제, 생선의 폴리염화바이페닐(PCB), 육류의 항생제, 핫도그의 질산염 등 식품첨가물을 임신 기간에 먹어도 괜찮을까요?"

A 우리가 먹는 식품첨가물 가운데 태아에게 해가 되는 물질은 거의 없다. 하지만 가능하면 위험을 줄이는 것이 좋다. 특히 요즘에는 위험을 줄일 수 있는 간편한 방법들이 많다. 엄마와 아기가 최대한 안전하게 음식을 섭취하기 위해 다음 내용을 참고한다.

임신 기간의 권장 식단을 참고한다 장볼 때 권장 식단을 참고해서 먹을거리를 사도록 한다. 식단에 가공식품을 포함시키는 경우는 거의 없으므로 미심쩍고 위험한 화학물질을 애초에 차단할 수 있다. 한편 보호막 역할을 하는 베타카로틴이 풍부한 녹황색 채소와 식물성 화합물이 풍부한 과일과 채소를 식단에 포함시킨다. 베타카로틴과 식물성 화합물은 음식에 들어 있는 독소로 인한 영향을 줄여준다.

직접 조리하거나 유기농 식품을 이용한다 가능하면 신선한 재료를 구입해 처음부터 조리하거나 유기농으로 조리한 냉동식품이나 포장 식품을 구입한다. 가공식품의 정체를 알 수 없는 첨가물을 피할 수 있으며, 좀 더 영양이 풍부한 음식을 먹을 수 있을 것이다.

천연 재료를 선택한다 색과 향을 내는 첨가물과 방부제 등 인공첨가물이 든 식품과 그렇지 않은 식품 가운데 하나를 선택한다면 당연히 첨가물이 없는 식품을 선택해야 한다. 식품 성분표에 무첨가물이라고 적혀 있는 식품을 고른다. 첨가물이 든 제품을 피할 수 없다면 천연첨가물을 이용했다고 적힌 식품을 선택한다. 가령 천연첨가물을 이용한 식품은 적색 식용색소 40호 대신 아나토로 오렌지 향을 내고, 인공치즈 맛 대신 진짜 치즈로 맛을 낸 체다치즈크래커를 들 수 있다.

일부 인공첨가물은 안전하다고 하지만 여전히 안전성 여부가 의심스럽다. 또 애초에 영양은 없이

식품첨가물에 대한 정보 제공 사이트

◆ 식품의약품안전처 식품첨가물 정보
  www.mfds.go.kr/fa
◆ 식품첨가물 바로알기
  www.foodnara.go.kr/foodaddy

생선의 안전성에 관한 정보 제공 기관

◆ 농식품정보누리 www.foodnuri.go.kr
◆ 국립수산물품질관리원 www.nfqs.go.kr

그저 음식 맛을 좋게 하려고 사용되는 경우가 많다. 식품첨가물에 대한 보다 자세한 정보는 관련 사이트를 참조한다.

질산염과 아질산염이 첨가된 식품은 피한다
핫도그, 살라미소시지, 볼로냐소시지, 훈제생선과 훈제고기 등 질산염과 아질산염이 포함된 저장 식품은 피해야 한다. 이러한 보존제가 포함되지 않은 식품을 선택한다. 요즘에는 이런 식품들도 많이 나와 있다.

안전이 입증된 생선을 구입한다 생선은 저지방 단백질일 뿐 아니라 태아의 두뇌 성장에 도움이 되는 오메가-3 지방산의 훌륭한 공급원이므로 임신 중에는 반드시 섭취해야 한다. 임신 기간에 생선을 많이 먹은 엄마에게 태어난 아기는 그렇지 않은 아기에 비해 두뇌 성장이 빠르다는 연구 결과가 나와 있다. 그러므로 최대한 생선을 자주 섭취하되 안전이 입증된 생선을 선택한다.

상어, 황새치, 고등어, 옥돔, 참치는 피하는 것이 좋다. 이런 큰 생선에는 발달 중인 태아의 신경계에 해가 될 수 있는 화학물질인 메틸수은이 다량 함유되어 있다. 그러나 자주 섭취할 경우 위험한 것이므로, 이미 한두 번 섭취한 것은 신경 쓰지 말고 이제부터 피하면 된다. 또한 참치 캔 섭취를 제한하고, 낚시터에서 잡은 민물고기는 일주일에 평균 168g(조리했을 때 무게) 이상 먹지 않는다.

시중에 판매하는 생선은 대체로 오염 정도가 낮으므로 비교적 안심하고 먹을 수 있다. 오물이나 산업 폐기물에 오염된 물에서 잡은 생선, 열대 생선은 절대로 섭취하면 안 된다. 이런 생선들에는 간혹 독성이 있기도 하다. 다행히 바다에서 잡은 생선들은 대부분 안전하므로 자주 먹어도 괜찮다.

조리된 생선을 일주일에 340g 정도 섭취하는 것은 안전하다. 연어(야생연어가 가장 좋다), 바다 농어, 서대, 넙치, 대구, 가자미, 참치, 양식 송어, 작은 바다 생선, 양식한 생선, 통조림으로 가공된 생선, 그 밖에 모든 종류의 해산물은 안심하고 먹을 수 있다. 특히 작은 바다 생선인 멸치, 정어리, 청어 등은 안전할 뿐 아니라 오메가-3도 다량 함유되어 있다. 모든 생선과 해산물은 잘 익혀서 먹어야 한다.

육류는 살코기를 구입한다 가축이 섭취하는 화학물질은 동물의 지방에 저장되므로 육류는 살코기를 선택하고 조리 전에 눈에 띄는 지방을 제거한다. 가금류는 지방과 껍질을 모두 제거해야 화학물질 섭취를 최소화할 수 있다. 동물의 내장은 너무 자주 먹으면 안 된다.

유기농으로 키운 가금류와 육류를 선택한다
구입이 가능하고 예산이 허락한다면 호르몬이나 항생제를 투여하지 않고 유기농법으로 사육하거나 풀을 먹여 키운 가금류나 육류를 선택한다. 자연에서 기른 닭은 화학물질에 덜 오염되었을 뿐 아니라 질병을 키우는 비좁은 장소에서 사육되지 않아 살모넬라균 등에 덜 감염되었다. 풀을 먹여 키운 쇠고기는 칼로리와 지방이 낮고, 단백질이 높으며, 태아에게 좋은 오메가-3 지방산이 풍부하다.

유기농 식품을 구입한다 가능하면 유기농법으로 재배한 생산물을 구입한다. 유기농 인증을 받은 생산물에는 화학물질의 잔여물이 거의 없다. 과도기적인 식품에는 토양 오염으로 인해 다소의 오염 물질이 함유되어 있을 수 있지만, 기존 방식대로 재배한 생산물보다는 안전하다. 유기농 식품은 유통기한이 훨씬 짧다는 사실을 기억하자. 가격이 문제가 된다면 신중하게 물건을 구입한다.

채소와 과일은 깨끗이 씻어 먹는다 예방 차원에서 모든 채소와 과일은 물로 깨끗이 씻는다. 유기농 식품도 세균으로 뒤덮일 수 있으므로 유기농이든 아니든 관계없이 모두 깨끗하게 씻는다. 물로만 씻어도 웬만한 농약과 더러움을 씻어낼 수

유기농 식품 까다롭게 고르기

많은 돈을 지출해가며 유기농 식품을 구입하는 것이 언제나 바람직한 것만은 아니다. 어느 때 유기농 식품을 사야 하고, 어느 때 일반 식품을 고수하는 것이 좋을까.

유기농 식품을 구입해야 할 경우 세척 후에도 여전히 잔류 농약이 많이 남아 있는 경우. 사과, 체리, 포도, 복숭아, 천도복숭아, 배, 딸기, 산딸기, 피망, 샐러리, 감자, 시금치

굳이 유기농 식품을 사지 않아도 되는 경우 잔류 농약이 거의 없는 경우. 바나나, 키위, 망고, 파파야, 파인애플, 아스파라거스, 아보카도, 브로콜리, 콜리플라워, 옥수수, 양파, 완두콩

유기농 식품을 사면 좋은 경우 유기농 우유와 쇠고기, 가금류에는 항생제나 호르몬이 없다. 그러므로 가격은 좀 비싸지만 유기농으로 구입하는 것이 좋다. 해산물은 특별히 유기농 인증 기준이 마련되어 있지 않으므로 유기농 여부를 따지지 않아도 된다.

있지만 과일과 채소 전용 세제를 이용하면 훨씬 많이 제거할 수 있다. 단, 세제를 이용한 후에는 철저하게 헹군다. 특히 오이, 토마토, 사과, 피망, 가지 등 왁스를 발라 광을 낸 채소의 경우 껍질을 문질러가며 깨끗이 씻어야 표면에 잔류해 있는 화학물질을 제거할 수 있다. 그래도 걱정되면 껍질을 깎아 먹는다.

국내에서 재배된 농수산물을 선호한다 수입 농수산물이나 그것으로 만든 음식은 대개 그 나라의 농약 기준이 느슨하거나 아예 기준이 없기 때문에 국내에서 재배된 생산물보다 농약이 더 많다.

농산물 직거래를 이용한다 시골에서 재배한 생산물은 신선한 토양에서 자라 영양이 풍부하고 농약 잔여물도 적다. 시골 농장에서 직거래로 판매하는 생산물은 유기농 표시가 없어도 농약 성분이 없거나 거의 없을 수 있다. 소규모로 재배하는 경우 유기농 인정을 받으려면 비용이 많이 들기 때문이다.

식단에 변화를 준다 종종 식단에 변화를 주면 다양한 음식을 맛볼 수 있어 좋고, 영양도 풍부하게 섭취할 수 있으며, 한 가지 독성 물질에 과다하게 노출될 위험도 줄어든다. 브로콜리와 케일, 당근을 번갈아 먹거나, 멜론과 복숭아, 딸기를, 연어, 가자미, 농어를, 통밀로 만든 시리얼과 옥수수로 만든 시리얼, 귀리로 만든 시리얼을 번갈아 먹는다.

너무 스트레스 받지 않는다 직접 건강식품 마켓에서 식품을 구입하되, 너무 열성을 부리지는 않는다. 식품으로 인한 위험을 피하려는 노력은 바람직하지만, 자연식품만을 고집하려고 스트레스를 받을 필요는 없다. 할 수 있는 만큼만 최선을 다하고 그 이상 힘들다면 그냥 편히 쉬면서 잘 먹는다.

이 장의 요리감수 이보은

이번 장은 보다 실용적이고 한국적인 정보를 담기 위해 쿡피아쿠킹스튜디오 대표인 이보은 요리연구가의 감수를 거쳤다. 이보은 요리연구가는 2004년부터 10년 이상 KBS 〈무엇이든 물어보세요〉 요리부문 고정패널 및 자문위원으로 활동하며 다수의 책을 출판하였다.

제 2 부

임신 그리고 아기의 탄생

◆

임신부터 출산까지

6장

임신 1개월

1~4주

◆◆◆

아직 임신이 실감나지 않겠지만 아마 조금씩 증상을 느끼기 시작했을지 모른다. 가슴이 예민해지고 몸이 조금 나른해지는 정도이든, 책에 소개된 임신 초기 증상들을 죄다 경험하든, 우리 몸은 앞으로 10개월 동안 아기가 태어날 준비를 하게 된다. 한 주 한 주가 지날수록 예상했던 몸의 변화(배가 나온다든지)뿐 아니라 예상치 못했던 변화(발과 눈)를 경험하게 된다. 생활 방식, 그리고 삶을 바라보는 태도도 달라진다. 하지만 미리부터 너무 걱정하지는 말자. 지금은 편하게 등을 기대고 쉬면서 인생에서 가장 흥분되고 보람된 모험의 시작을 즐길 때니까.

이달에 아기는

1주 이번 주는 아기를 맞이하는 첫 주다. 사실상 배 속에서는 아무런 변화도 일어나지 않지만. 그렇다면 아직 임신이 되지 않았는데 임신 첫 주라고 말하는 이유는 무엇일까? 그 이유는 정자와 난자가 만나는 정확한 시점을 딱 꼬집어 말하기 어렵기 때문이다. 난자가 나와서 정자를 맞이하기 전까지 남편의 정자는 며칠 동안 우리 몸속을 돌아다닌다. 마찬가지로 우리의 난자 역시 정자가 모습을 나타낼 날을 손꼽아 기다린다.

보통 마지막 생리 기간의 첫날을 임신 기간

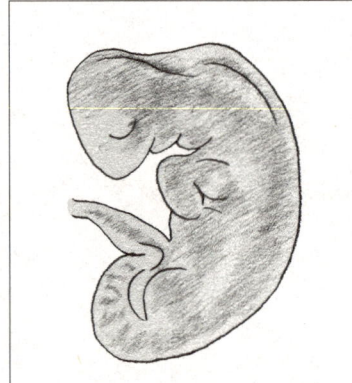

임신 1개월의 아기 모습

40주의 첫 출발선으로 보고 있다. 이런 식으로 임신 일수를 계산한 결과, 임신이 되기 전 2주를 임신 40주 가운데 일부로 포함시키게 된 것이다.

2주 아직 아기는 도착하지 않았다. 그러나 이번 주에 우리 몸은 조금 바쁘다. 사실 우리 몸은 지금 배란이라는 큰일을 준비하느라 열심히 일하는 중이다. 자궁 내막은 두꺼워지고(수정란을 맞이하기 위해 털이 나고 있다) 난포는 성숙해지고 있다. 난포 중 일부는 다른 것들보다 빨리 성숙해, 우세한 난포 하나가 마침내 난자가 되어 배란을 한다. 이제 난자 하나가(이란성 쌍둥이를 임신할 경우 두 개의 난자) 태아가 될 준비를 하며 제 짝을 찾으러 나팔관으로 내려온다.

3주 드디어 난자가 정자를 만나 왕성한 세포분열을 시작한다. 정자와 난자가 만난 지 몇 시간 내에 수정란은 두 개로 나뉘고, 그런 식으로 계속해서 분열이 이루어진다. 며칠 내에 수정란은 현미경을 이용해야 겨우 볼 수 있을 정도로 작은 세포 덩어리로 변한다. 아마 마침표 크기의 1/5쯤 될까? 배반포라고 하는 이 세포는 다시 나팔관에서 자궁으로 여행을 시작한다. 이제 남은 여행 기간은 9개월 반이다.

4주 배아라고 부르는 둥근 세포가 자궁에 도착해 자궁내막 속으로 파고든다. 이 둥근 세포는 일단 단단하게 자리를 잡은 후 두 부분으로 나뉘어, 한 부분은 태아가 되고 나머지 한 부분은 태아가 자궁 속에 머무르는 동안 생명을 유지해줄 태반이 된다. 지금은 그저 양귀비 씨앗만 한 둥근 세포에 불과하지만 배반포 단계 이후 벌써 많은 진전을 보이고 있다. 나중에 아기의 소화관으로 통합될 난황막과 함께 양막 주머니가 만들어진다. 이제 세 개의 배엽층은 각각 몸의 특정 부위로 자라기 시작한다. 안쪽에 자리잡은 내배엽은 태아의 소화기와 간, 폐를 형성하게 될 것이다. 중간층인 중배엽은 곧 태아의 심장과 성기, 뼈, 콩팥, 근육을 형성한다. 바깥층인 외배엽은 태아의 신경계와 털, 피부, 눈을 형성한다.

예비 엄마들과 정보를 교환하자

임신부들을 위한 웹 사이트나 카페에서 예비 엄마들과 정보를 나누어보자. 출산·육아 정보를 얻고 태아의 성장과 발달 상태를 이해할 수 있다. 임신 계획표, 아기 이름 찾기 등 게시판에서 다른 엄마들과 정보를 교환하고 새로운 친구도 사귈 수 있다. 예비 엄마들이 모이는 웹 사이트와 카페는 다음과 같다.

- 맘스홀릭베이비 http://cafe.naver.com/imsanbu
- 맘스클럽 http://moms-club.co.kr
- 맘스스토리 www.momsstory.co.kr
- 지후맘의 임산부 모여라 http://cafe.daum.net/lmsanbu

임신 일정

대부분의 임신부들은 개월 단위로 임신 일정을 계산하지만 의사는 주 단위로 일정을 계산한다. 임신 평균 기간은 40주지만, 마지막 생리 기간 첫날부터 계산하기 때문에 생리 기간 이후 2주일까지는 배란과 수정이 이루어지지 않는다(생리 주기가 규칙적인 경우). 따라서 실제로 임신을 하고 나면 임신 3주가 된다. 다시 말해 정자와 난자가 만날 즈음에는 이미 임신 2주가 된다. 꽤 혼란스러울지 모르지만 임신이 진행되는 동안 중요한 단계들이 주 단위로 이루어지기 때문에(태아의 심장박동 소리는 임신 10주쯤 도플러 검사를 통해 들을 수 있고, 자궁저부는 20주 무렵 배꼽에 위치한다) 차츰 주 단위 일정표를 이해하게 될 것이다.

이 책은 각 장이 개월별로 구성되어 있지만 개월 수에 해당하는 주수도 함께 제공한다. 1주에서 13주까지는 임신 초기로 대략 1개월에서 4개월까지에 해당한다. 14주에서 27주까지는 임신 중기로 대략 4개월에서 7개월까지에 해당한다. 28주에서 40주까지는 임신 후기로 대략 7개월에서 10개월까지에 해당한다.

어떤 느낌일까?

임신을 하면 메스꺼움처럼 예상했던 증상을 경험하는 사람도 있고, 전혀 예상하지 못했던 증상을 경험하는 사람도 있다. 자신의 느낌을 공공연하게 말하기 싫은 사람도 많을 것이다. 속이 부글거리고 방귀가 나온다는 얘기를 크게 떠벌리고 싶지는 않을 테니까. 너무 걱정할 필요는 없다. 건망증이 대표적인 임신 증상인 만큼 자신에게 나타난 증상을 금세 잊어버리기도 할 테니까.

그러나 한두 가지 사실은 기억해두자. 첫째, 임신 증상은 사람과 상황마다 다르기 때문에 공통적으로 나타나는 임신 증상이란 거의 없다. 그러므로 언니나 친구가 입덧 한 번 하지 않고 임신 기간을 보냈다 하더라도, 나는 매일 아침 변기를 붙들고 살아야 할 수도 있다. 둘째, 다음에 소개하는 증상은 앞으로 경험할지 모를 대표적인 예지만(물론 모든 증상을 경험하지는 않으며, 적어도 한꺼번에 모든 증상을 경험하지는 않을 것이다), 이 밖에도 많은 증상들이 나타날 수 있다. 10개월 동안 신체적으로든 정서적으로든 별별 희한한 느낌을 경험하게 될 테지만, 거의 모두 정상적인 임신 증상이다. 그러나 어떤 증상 하나가 유독 의심스럽다면 언제든지 담당 의사와 상담한다.

이번 달에는 아직 임신 증상을 느끼지 못할 가능성이 크지만(최소한 첫 달 말까지는) 뭔가 막연하게 여느 때와 다르다는 느낌이 들 수도 있다. 이달에 경험하게 될 증상을 알아보자.

신체적인 증상

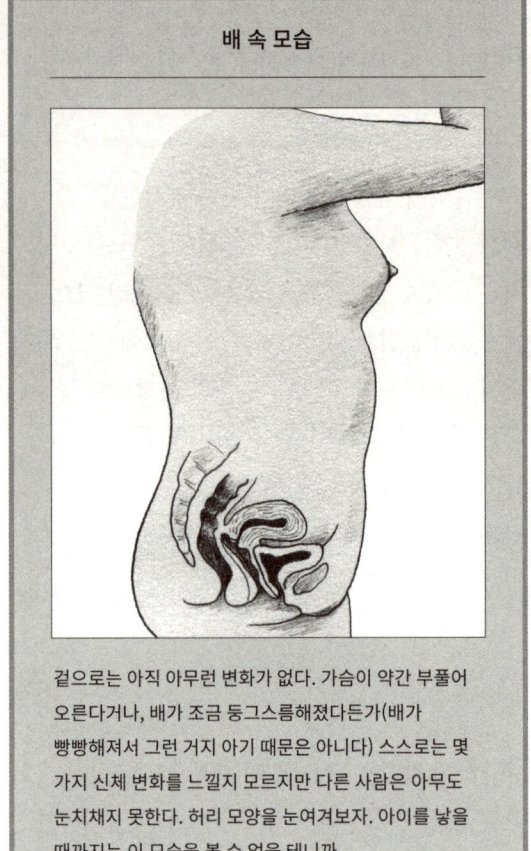

배 속 모습

겉으로는 아직 아무런 변화가 없다. 가슴이 약간 부풀어 오른다거나, 배가 조금 둥그스름해졌다든가(배가 빵빵해져서 그런 거지 아기 때문은 아니다) 스스로는 몇 가지 신체 변화를 느낄지 모르지만 다른 사람은 아무도 눈치채지 못한다. 허리 모양을 눈여겨보자. 아이를 낳을 때까지는 이 모습을 볼 수 없을 테니까.

- 수정란이 자궁에 착상할 무렵, 수정 후 대략 5~10일 즈음 속옷에 얼룩이 묻을 수 있다. 착상혈이 나오는 경우는 전체 여성의 30% 미만이다.
- 유방이 부풀어 오르고 묵직해지며, 예민해지고 따끔거리며, 유륜(유두 주위의 흑갈색인 부분)이 검어진다. 생리 전에 통상 유방의 변화를 경험했다면 더욱 뚜렷하게 느낄 수 있고, 임신한 경험이 있다면 다소 덜 느낄 수 있다.
- 배에 가스가 차고 헛배가 부른다.
- 피곤하고 나른하며 졸린다.
- 평소보다 배뇨 횟수가 잦다.

- 구토를 동반하거나 동반하지 않은 메스꺼움이 느껴지기 시작한다. 그러나 대부분의 여성은 임신 6주 이후에 메스꺼움을 느끼기 시작한다.
- 침이 과다하게 분비된다.
- 점점 냄새에 민감해진다.

정서적인 증상

- 생리전 증후군을 겪을 때처럼 불안하다. 감정 기복이 심하고 쉽게 예민해지며, 분별력이 저하되고 쉽게 눈물을 보인다.
- 임신 진단 테스트를 시행하기에 적당한 때를 기다리는 동안 불안하고 초조하다.

> **임신 증상은 언제부터 나타날까?**
>
> 임신 초기 증상은 대체로 6주 무렵부터 나타나기 시작하지만, 개인에 따라 일찍 나타나거나 늦게 나타나기도 하며 운이 좋으면 전혀 나타나지 않을 수도 있다. 이번 장에 소개되지 않은 증상을 경험한다면 다음 장을 미리 살펴보거나 색인을 찾아보자.

첫 산전 내원의 검사 내용

첫 산전 검사는 임신 기간 동안 받는 검사 중 가장 오랜 시간이 걸리고 가장 포괄적으로 이루어진다. 많은 검사와 절차(첫 산전 검사 때만 시행하는 여러 가지 검사를 포함해), 데이터 수집(병력을 완벽하게 알기 위해)뿐 아니라 질문과 대답에도 많은 시간이 걸릴 것이다. 또한 섭취해야 할 음식과 섭취하면 안 되는 음식, 복용해야 할 보충제와 복용하면 안 되는 보충제, 운동은 어디에서 어떻게 해야 하는지 등 여러 가지 조언도 듣게 될 것이다. 그러므로 질문 목록과 걱정되는 사항들을 노트에 미리 적어두고 병원에 갈 때 노트와 펜을 지참한다.

검사 과정은 의사마다 조금씩 다를 수 있지만 대체로 다음과 같다.

임신 확정 담당 의사는 임신 증상을 묻고, 출산 예정일을 산출하기 위해 마지막 생리일을 확인하며, 임신을 확정하고 대략적인 임신 일수를 확인하기 위해 자궁경부와 자궁을 검사할 것이다. 임신 테스트(소변검사와 혈액검사)도 실시한다. 대부분의 의사들은 임신한 날짜를 정확하게 추정하기 위해 초기 초음파검사를 실시한다.

병력 담당 의사는 임신부에 대해 많은 것을 알아야 한다. 집에 있는 검사 기록을 살펴보거나 다니던 1차 진료 병원에 문의해 다음 사항을 확인한다. 개인 병력(만성질환, 과거 심하게 앓았던 질병이나 수술 경험, 약물 알레르기를 비롯한 알레르기 등), 섭취하고 있는 영양 보충제(비타민·무기질·허브 보충제 등), 최근 섭취하고 있거나 임신 후에 섭취한 약물(처방약과 처방이 필요 없는 약), 가족 병력(유전적인 질병, 만성질환, 흔치 않은 임신 내력), 부인과적 내력(첫 생리를 한 나이, 통상 생리 주기, 생리 기간과 규칙성 정도), 산과적 내력(정상 출산, 유산, 임신중절), 과거의 임신과 진통·출산 과정 등이다. 담당 의사에 따라 임신부의 신상(나이와 직업 등), 생활 습관(식습관, 운동 여부, 음주나 흡연 여부, 향락성 약물 투여 여부), 사생활에서 임신에 영향을 미칠 수 있는 기타 요인(아기 아빠에 대한 정보) 등을 물을 수도 있다.

신체검사 심장, 폐, 유방, 복부 등을 검사해 전반적인 건강 상태를 평가한다. 혈압을 측정해 이후의 검사 결과와 비교할 때 기준으로 삼는다. 신장과 체중을 기록한다. 팔과 다리의 정맥류와 부종을 살펴보고 이후의 검사 결과와 비교할 때 기준으로 삼는다. 자궁경부암 검사 때처럼 현미경을 이용해 외음부와 질, 자궁경부를 검사한다. 두 손을 이용해 한 손은 질 속에, 한 손은 복부 위에 얹고 내진을 한다. 직장과 질을 검사하기도 한다. 골반뼈의 크기와 형태를 측정한다. 나중에 이곳을 통해 아기가 나온다.

종합 검사 모든 임신부가 공통적으로 받는 검사, 거주하는 나라에 따라 공통적으로 받는 검사, 의사에 따라 실시하기도 하고 그렇지 않기도 하는 검사, 타당한 사유가 있을 때에만 받는 검사 등 검사 종류는 다양하다. 첫 산전 검사 때 가장 일반적으로 받는 검사 종류는 다음과 같다.

- 혈액검사 : 혈액형과 Rh 상태, 융모성성선자극호르몬(HCG) 수치, 빈혈 여부를 측정한다.
- 소변검사 : 글루코스(포도당), 단백질, 백혈구, 혈액, 박테리아 여부를 선별한다.
- 혈액 선별검사 : 풍진과 같은 질병에 대한 항체와 면역 여부를 알아낸다.
- 매독, 임질, B형 간염, 클라미디아, 인체면역결핍바이러스(HIV)의 감염 여부를 알아보기 위한 검사
- 자궁경부암 검사 : 비정상적인 자궁경부 조직을 발견한다.

개개인의 상황에 따라 다음과 같은 검사를 받을 수도 있다.

- 유전자 검사 : 낭포성 섬유증, 다운증후군, 혈우병 등 유전질환을 알아본다.
- 혈중 당 농도 검사 : 가족 중에 당뇨병 환자나 고혈압 환자가 있거나, 거대아나 선천성 결함이 있는 아기를 낳은 경력이 있거나, 이전 임신 때 체중이 지나치게 증가한 경험이 있는

전반적으로 건강한 임신

산전 검사 형식으로 정기적인 검진을 받는 것과 그렇지 않는 것은 임신 결과에 중요한 차이를 낳는다. 정기적으로 검사를 받은 임신부는 그렇지 않은 임신부에 비해 건강한 아기를 출산하고, 조기에 출산할 위험이 적으며, 임신과 관련된 심각한 질환에 걸리지 않는다.
10개월 동안 완벽한 건강을 유지하려면 전체적인 건강관리를 중요하게 여겨야 한다. 구강의 청결과 점검을 위해 치과 검진을 받는다. 대부분의 치과 검진, 특히 예방 차원의 검진은 임신 기간에도 안전하게 이루어지며 임신 합병증을 예방하기도 한다. 만성질환이나 기타 관찰이 필요한 의료 질환이 있다면 가정의나 전문의에게 검사를 받는다. 담당 산부인과 의사도 이런 검사에 관심을 갖도록 해야 한다. 필요하면 알레르기 전문의에게도 검사를 받는다. 지금은 알레르기 증상이 나타나지 않겠지만 아기가 자라면 다양한 치료법을 알아보러 다녀야 할지 모른다.
임신 중에 새로운 질병에 걸릴 경우, 임신과 관련된 증상만으로도 정신이 없겠지만 새로운 증상을 무시하면 안 된다. 잘 낫지 않는 인후염이나 만성 두통 같은 비교적 해가 없는 질병도 반드시 검사를 받는다. 아기에게는 완벽하게 건강한 엄마가 필요하니까.

경우에는 당뇨병에 걸릴 가능성이 있는지 알아본다. 모든 임신부는 24~28주쯤 임신성 당뇨병 여부를 판별하는 글루코스 선별검사를 받는다(270쪽 참조).

상담 모든 검사를 마치면 준비한 질문과 걱정들에 대해 담당 의사와 상담한다.

무엇이든 물어보세요 Q&A

—— 임신 소식을 언제 알릴까요?

Q "임신 사실을 언제쯤 친구들과 가족들에게 알리면 좋을까요?"

A 그건 사람마다 다르다. 임신 사실을 알자마자 세상 모든 사람들에게 소식을 알리고 싶어 마음이 다급한 사람이 있는가 하면, 아주 가까운 친척과 친구들에게만 사실을 알리다가 병원에서 정확한 진단을 받은 다음 모두에게 알리는 사람도 있다. 임신 3개월이 무사히 지나거나 산전 검사를 모두 마친 후에야 비로소 임신 사실을 알리기로 결정하는 사람도 있다. 이 문제에 대해 남편과 상의해 가장 편한 때에 임신 소식을 알린다. 기쁜 소식을 알릴 땐 두 사람이 함께 있는 자리에서 알리도록 한다.

직장에 임신 사실을 알릴 시기에 대해서는 170쪽을 참조한다.

—— 비타민 보충제를 복용할까요?

Q "비타민을 먹어야 할까요?"

A 쉴 새 없이 입덧을 해 입맛도 별로 없고, 음식을 조금 먹었다 해도 곧바로 토하거나 소화가 잘 되지 않는 임신 초기에는 영양이 풍부한 음식을 제대로 섭취하기 어렵다. 비타민 보충제가 영양이 풍부한 식단을 대신할 수는 없지만, 음식을 통해 목표한 영양분을 꼬박꼬박 섭취하기 어려운 경우, 특히 태아에게 가장 중요한 성장이 이루어지고 있는 임신 초기 몇 달 동안에는 어느 정도의 영양 손실을 예방하는 역할을 한다.

그 밖에도 비타민을 복용하면 이점이 많다. 연구 결과에 따르면 임신 전과 임신 초기 몇 달 동안 엽산이 포함된 비타민 보충제를 복용한 임신부는 태아의 신경관 결손(이분척추 같은) 발병 확률이 현저하게 감소할 뿐 아니라 조기분만도 예방할 수 있다고 한다. 또한 임신 전이나 임신 초기에 비타민 B_6이 최소 10mg 함유된 보충제를 먹으면 입덧을 최소화할 수 있다는 연구 결과도 나와 있다.

임신부용으로 특별히 배합된 비타민 보충제는 처방을 받거나 처방전 없이 이용할 수 있다.

예비 아빠도 함께 읽자

이 책의 모든 부분은 예비 엄마 아빠 모두를 위해 만들어졌다. 예비 아빠는 매달 아내와 함께 이 책을 읽으면서 임신에 대해 많은 걸 알게 될 뿐 아니라 아내의 임신 증상들에 대해서도 이해하게 될 것이다. 그러나 예비 아빠만의 궁금증과 걱정들이 따로 있을 것이므로, 그런 부분에 대해서는 별도의 장을 마련했다. 19장 '아빠도 임신부'를 참조하기 바란다.

보충제의 성분에 대한 자세한 내용은 90쪽을 참조한다. 의사의 허락 없이는 임신부용 비타민 외에 다른 건강보조식품을 복용하지 않는다.

임신부용 보충제를 복용할 경우, 특히 임신 초기에는 메스꺼운 증상이 커질 수 있다. 그럴 경우에는 비타민제를 바꾸거나 음식물과 함께 알약으로 된 보충제를 복용하거나(음식을 먹은 후에 토하지 않는다면) 메스꺼운 증상이 가장 덜한 시간대에 복용한다. 코팅된 알약은 넘기기도 쉽고 참을 만하다. 알약도 삼키기 거북하다면 씹어 먹는 보충제를 고려해본다. 메스꺼운 증상이 유독 심하면 비타민 B_6 함량이 높은 보충제를 복용한다. 어떤 형태의 보충제를 복용하든 임신부용으로 성분이 배합된 보충제를 복용하며, 생약 성분 등 안전이 의심되는 기타 성분이 포함된 보충제는 복용하지 않는다. 담당 의사가 새로 보충제를 처방할 경우, 이전 보충제에 대해 설명하고 바꿔도 전혀 문제가 없는지 물어본다.

임신부용 비타민에 함유된 철분 성분 때문에 변비나 설사를 일으키는 경우도 있다. 이 경우에도 역시 보충제를 바꾸면 도움이 될 수 있다. 철분이 함유되지 않은 임신부용 비타민제와 철분제를 따로 복용하면 이런 증상이 완화될 수 있다. .

Q "저는 영양이 풍부한 시리얼과 빵을 많이 먹어요. 그런데 임신부용 보충제까지 섭취하면 비타민과 무기질을 과다 섭취하는 것이 아닐까요?"

A 매끼 식사 때마다 영양이 풍부한 음식을 충분히 섭취하기란 쉬운 일이 아니다. 그러므로 영양이 풍부한 식품으로 평균적인 식사를 하면서 임신부용 비타민제를 복용한다고 해서 비타민과 무기질을 과도하게 섭취하는 것은 아니다. 그러나 영양을 많이 섭취하기 위해 임신부용 보충제 외에 다른 보충제를 더 섭취하면 안 된다. 또한 비타민 $A \cdot D \cdot E \cdot K$는 많이 섭취하면 독이 될 수 있으므로, 이들 비타민이 일일 권장량 이상으로 강화된 음식이나 음료는 조심하는 것이 좋다. 대부분의 비타민과 무기질은 수용성이므로 과다 섭취한 양은 소변으로 배출된다.

늘 피곤해요

Q "임신을 한 다음부터 항상 피곤해요. 어느 땐 하루를 제대로 보낼 수 있을지 걱정될 정도랍니다."

A 아침마다 몸이 천근만근인가? 하루 종일 흐느적거리며 꾸물대는가? 퇴근해 집에 돌아오면 침대에 들어가기 바쁜가? 어쩐지 마음대로 몸이 움직이지 않고 몸이 금방 회복되지 않아도 놀랄 일은 아니다. 지금은 임신 중이니까. 겉보기에는 아무런 티도 나지 않지만, 지금 몸속에서는 온갖 힘겨운 일들이 벌어지면서 아기를 만드느라 분주하다. 어떤 면에서 임신부의 몸은 쉬고 있을 때조차 임신 전에 마라톤을 할 때보다 더 힘들게 일을 하는지도 모른다. 단지 얼마나 전력을 다하고 있는지 알지 못할 뿐이지.

그렇다면 대체 우리 몸은 지금 무슨 일을 하고 있는 걸까? 우선, 이 시기에 임신부의 몸은 아기의 생명 유지 장치인 태반을 만들고 있다. 태반은 임신 4개월 무렵에 완성될 것이다. 뿐만 아니라 호르몬 수치는 급격하게 증가하고, 더 많은 혈액을 생산하며, 심장박동 수는 높아지고, 혈당은 낮으며, 신진대사는 누워 있을 때조차 대단히

왕성하고, 여느 때보다 많은 영양과 수분을
소모한다. 이렇게 임신 상황에 적응하기 위해
우리 몸은 신체적·정서적으로 온갖 요구를 하고
있고, 그 요구에 맞추느라 온몸은 탈진 상태가
되어가고 있는 것이다. 그 정도를 따져본다면 아마
매일 철인3종경기를 마치고 기진맥진해 있는 것
같다고나 할까.

하지만 태반을 만드는 엄청나게 힘든 작업을
마치고 나면(임신 4개월 무렵) 우리 몸은 호르몬의
변화와 정서적 변화에 제법 적응되어 조금 기운이
날 것이다.

한편 임신 초기는 편안하게 쉬어야 하는
시기인데, 피로는 그러한 필요성을 우리 몸에
알리는 신호라는 점을 기억해야 한다. 그러므로
몸이 하는 요구에 귀를 기울이고 최대한 휴식을
취한다. 지금부터 소개하는 몇 가지 요령을
참고하면 조금씩 기운을 회복하는 데 도움이 될
것이다.

자신을 귀하게 여긴다 이번이 첫 번째 임신이라면
자신에게 집중할 수 있는 시간은 지금이 마지막이
될 것이다. 죄책감을 갖지 말고 자신을 돌보는
데에만 집중하면서 이 기회를 최대한 오랫동안
즐기자. 이미 큰아이가 있다면 마음 편히 자신을
돌보지 못하고 관심을 분산시켜야 할 것이다.
어느 쪽이든 집 안을 깨끗하게 유지하고 식사를
근사하게 차려내는 것보다 최대한 휴식을 취하는
것이 더 중요하다는 사실을 명심하자. 설거지는
나중으로 미루고, 식탁 밑에 먼지가 굴러다녀도
신경 쓰지 않는다. 구입할 물건이 있을 땐 직접
시장에 가지 말고 인터넷으로 주문한다.
꼭 필요하지 않은 약속은 잡지 말고 잡다한 일은
무시한다.

다른 사람에게 부탁한다 요즘 아주 힘든 작업을
하는 중인 만큼 세탁, 장보기, 청소 등 웬만한
집안일은 전부 남편에게 부탁한다. 친구가
쇼핑을 하러 간다고 하면 필요한 물건은 대신
구입해달라고 한다. 이렇게 해야 잠자리에 들기
전에 그나마 산책이라도 할 기운이 남을 것이다.

긴장을 푼다 저녁에는 외출하는 대신 편한 자세로
긴장을 풀면서 시간을 보낸다. 짬을 내 낮잠을
잘 수 있다면 만사를 제치고 잔다. 잠이 오지
않으면 누워서 책을 본다. 직장에서는 사무실에서
낮잠을 잘 수 없지만, 휴식 시간이나 점심시간에는
책상 위에 엎드리거나 휴게실의 소파 위에 발을
올려놓고 쉰다.

게으른 엄마가 된다 큰아이가 있으면 쉴 시간이
적고 할 일은 많아 더욱 피곤하다. 어쩌면
기진맥진한 상태에 이미 익숙해져 있거나,
몸 상태에 신경 쓸 겨를도 없을 만큼 너무 바빠
제대로 피로를 느끼지 못할 수도 있다. 어느
쪽이든 큰아이가 있는 상황에서는 마음 편히
쉬기가 쉽지 않다. 그래도 한번 시도해보자.
배 속에 아기가 자라고 있어 엄마의 몸이 무척
힘들다고 아이에게 설명한다. 아이에게 집안일을
도와달라고 부탁하고, 함께 있을 때는 좀 더 쉴
수 있는 방법을 찾아본다. 아이를 따라 놀이터에
나가는 대신 함께 책을 읽거나 퍼즐 놀이를 하거나
병원 놀이에서 환자가 되거나 DVD를 본다.
아이가 낮잠을 잘 땐 함께 낮잠을 잔다.

조금 더 잔다 밤에 한 시간만 더 자도 아침에 쉽게
일어날 수 있다. 텔레비전을 끄고 일찍 잠자리에
든다. 좀 더 잘 수 있도록 남편에게 아침을

준비해달라고 부탁한다. 하지만 너무 오랫동안 늦잠을 자지 않도록 한다. 지나치게 자면 오히려 몸이 축 늘어질 수 있다.

잘 먹는다 어느 정도 기운을 내려면 영양이 풍부한 음식을 지속적으로 섭취해야 한다. 매일 충분한 칼로리를 섭취한다. 입덧이 있는 경우 음식을 먹는 일 자체가 고역일 수 있지만 시도는 해볼 만하다. 단백질, 복합탄수화물, 철분이 풍부한 음식처럼 장기간 기운을 북돋아줄 음식을 중심으로 섭취한다. 카페인이나 설탕은 기운이 떨어질 때 즉효를 보일 것 같지만 실은 그렇지 않다. 아이스바나 건강음료를 먹으면 잠깐 기운이 회복될지 모르지만, 혈당이 높아지다가 이내 푹 꺼져버려 오히려 더 기운이 떨어진다. 뿐만 아니라 일부 에너지음료에는 임신부에게 안전하지 않은 건강보조식품이 포함되어 있다.

자주 먹는다 다른 임신 증상들과 마찬가지로 피로는 하루 여섯 끼 식사 해결법(80쪽 참조)에 즉각 반응을 보인다. 혈당이 안정된 수치를 유지하면 에너지도 꾸준하게 유지된다. 그러므로 식사를 거르지 말고, 몸에 기운을 북돋아주는 단백질과 복합탄수화물이 포함된 식사와 간식을 조금씩 자주 먹는다.

등산을 한다 가벼운 등산을 하거나, 천천히 조깅을 하거나, 상점까지 산책을 하거나, 임신부 체조나 요가를 꾸준히 한다. 뭘 하든 소파에 널브러져 있는 것보다는 나을 것이다. 역설적이게도 너무 많이 쉬고 충분히 움직이지 않으면 오히려 피로가 더 심해진다. 조금만 몸을 움직이면 소파에서 쉴 때보다 활기를 찾을 수 있다. 단, 무리하면 안 된다. 운동으로 인해 기운이 빠지면 안 되므로 활기를 느낄 정도가 되면 운동을 마무리하고, 197쪽에 소개한 지침을 따른다.

── 입덧에 대해 궁금해요

Q "한 번도 입덧을 한 적이 없어요. 임신 기간 동안 계속 이럴 수 있을까요?"

코는 알고 있다

임신을 하면 호르몬(이 경우에는 에스트로젠) 작용으로 인해 후각이 강화되어 아주 미세한 냄새도 귀신 같이 맡게 되고 그 바람에 입덧 증상이 심해질 수 있다.

- ◆ 냄새를 참을 수 없다면 부엌이나 식당, 백화점의 향수 코너 등 속을 메스껍게 하는 냄새가 나는 곳을 피한다.
- ◆ 음식 냄새나 퀴퀴한 냄새를 몰아내기 위해 수시로 환기를 시킨다. 가스레인지 위에 환풍기를 틀어도 좋다.
- ◆ 섬유가 냄새를 흡수하는 경향이 있으므로 평소보다 자주 옷을 빤다. 향이 없는 세제와 유연제를 사용한다. 청소 용품도 마찬가지이다.

- ◆ 화장품과 세면 용품도 향이 없거나 약한 것으로 바꾼다.
- ◆ 가까운 거리를 유지해야 하는 사람에게 자신의 후각이 예민한 시기이니 고려해달라고 부탁한다. 남편에게 자주 씻고, 수시로 옷을 갈아입고, 식사 후에는 반드시 이를 닦아달라고 부탁한다. 친구와 동료들에게 자신과 함께 있을 땐 향수를 과하게 뿌리지 말아달라고 부탁한다. 담배를 피우는 사람을 피한다.
- ◆ 기분을 좋게 하는 향이 있다면 가까이 둔다. 민트·레몬·생강·시나몬 향은 속이 메스꺼울 때 진정시키는 작용을 한다. 입덧을 하면 별안간 베이비파우더 향이 좋아지는 경우도 있다.

A 연구 결과에 따르면 전체 임신부의 3/4 가까이가 입덧과 관련된 메스꺼움, 구토를 경험한다고 한다. 다시 말해, 입덧을 하지 않는 임신부는 25%를 조금 넘는 정도에 불과하다는 뜻이다. 속이 메스꺼운 적이 한 번도 없었거나 아주 가끔 약하게 속이 울렁거린 정도라면 운이 좋은 편에 속한다고 생각해도 좋겠다.

Q "하루 종일 입덧에 시달립니다. 이러다가 아기에게 필요한 영양분을 제대로 공급하지 못할까 봐 걱정돼요."

A <u>임신부의 75%가 이런 증상을 겪는다. 다행히 엄마가 입덧으로 고생하는 동안에도 아기는 별지장을 받지 않는다. 아직은 아기가 아주 작으므로, 아기에게 필요한 영양분도 극소량이면 충분하기 때문이다.</u> 음식을 제대로 섭취하지 못해 임신 초기에는 체중까지 줄 만큼 힘들어도, 이후에 체중을 회복하면 아기에게 해가 되지 않는다. 대체로 12주에서 14주가 지나면 메스꺼움, 구토 등의 입덧 증상은 사라지므로 다시 체중을 회복할 수 있다(간혹 임신 중기까지 입덧이 계속되는 경우도 있고, 아주 특이한 경우지만 다태아 임신의 경우 임신 후기에도 입덧에 시달릴 수 있다).

입덧의 원인은 분명하게 밝혀진 바가 없지만, 임신 초기에 임신 호르몬인 융모성성선자극호르몬(HCG)의 혈중 농도 상승, 에스트로겐 수치 증가, 자궁 근육의 신속한 확장, 소화관 내 근육 조직의 상대적 이완(이로 인해 소화가 잘 되지 않는다), 위산 분비 촉진, 임신부의 예민해진 후각 등이 원인이라고 볼 수 있다.

모든 임신부가 똑같은 정도로 입덧을 경험하는 것은 아니다. 가끔 속이 울렁거리고 마는 사람도 있고, 하루 종일 속이 메스껍지만 구토는 하지 않는 사람도 있으며, 이따금 구토를 하는 사람도 있고, 자주 토하는 사람도 있다. 이처럼 증상이 다양한 데는 여러 가지 이유가 있다.

호르몬 수치 다태아를 임신한 경우처럼 호르몬 수치가 정상보다 높으면 입덧이 심할 수 있고, 호르몬 수치가 낮으면 입덧도 약하거나 없을 수 있다. 호르몬 수치가 정상인 경우에도 입덧이 약하거나 없을 수 있다.

민감한 정도 뇌에서 메스꺼움을 명령하는 부분이 다른 사람보다 민감한 경우, 호르몬과 기타 임신 중 메스꺼움을 일으키는 원인에 더 예민한 반응을 보인다. 이 부분이 민감한 사람(가령 평소에도 차멀미나 뱃멀미를 하는 사람)은 임신 기간에도 메스꺼움과 구토 증상을 심하게 겪는다. 평소에 한 번도 멀미를 한 적이 없다면 임신 기간에도 입덧을 하지 않을 가능성이 높다.

스트레스 스트레스가 위장장애의 원인이 될 수 있다는 건 널리 알려진 사실이다. 그러므로 스트레스로 인해 입덧 증상이 더 악화되는 건 당연한 결과다.

피로 신체적·정신적 피로 역시 입덧 증상을 악화시킬 수 있다. 반대로 입덧이 심하면 피로가 가중될 수 있다.

임신 초기 상태 입덧은 일반적인 임신 증상이다. 임신 초기에 더 심한 경향이 있어 신체적·정신적인 요인과 관련이 있다는 예측을 뒷받침한다. 신체적인 측면에서 볼 때, 처음 임신을 경험하는 임신부의 몸은 임신 경험이 있는 임신부의 몸에 비해 호르몬 공격과 기타 여러 가지 변화에 준비가 덜 되어 있다. 감정적인 측면에서는 처음 임신한 임신부는 불안, 두려움 같은 감정들로 인해 속이 메스꺼운 증상을 더 심하게 느끼는 반면, 임신 경험이 있는 임신부는 큰아이를 돌보느라 메스꺼운 증상에 신경을 쓸 겨를이 별로 없다. 그러나 이것은 일반론일 뿐, 두 번째 이후 임신에서 더 심하게 입덧을 하는 여성도 있다.

아직 입덧을 치료할 방법은 없지만 증상을 최소화할 방법은 여러 가지 있다. 메스꺼움을 덜 느끼도록 다음 방법들을 실천해보자.

눈을 뜨자마자 먹는다 사실 입덧은 밤에 자고 일어나 속이 비어 있을 때 더 심하다. 오랫동안 아무것도 먹지 않으면 비어 있는 위 속으로 위산이 돌아다니는데, 딱히 소화시킬 것이 없어 위벽을 녹이는 바람에 메스꺼움이 심해진다. 증상을 완화하려면 잠자리에 들기 전에 침대 옆 탁자에 가벼운 먹을거리(크래커나 떡, 시리얼 등)를 두고, 아침에 눈을 뜨면 조금 입에 넣은 다음 잠자리에서 나온다. 간단한 주전부리를 침대 곁에 두면 한밤중에 배가 고파 눈을 떴을 때 일부러 먹을 것을 찾아 부엌까지 가지 않아도 된다. 밤중에 화장실에 가려고 일어났을 때 간단히 챙겨 먹으면 위가 밤새도록 비어 있는 상태를 예방할 수 있다.

늦게 먹는다 잠자리에 들기 직전에 단백질과 복합탄수화물 함량이 높은 가벼운 간식(머핀, 우유 한 잔, 스트링치즈, 말린 자두)을 먹으면 아침에 눈을 떴을 때 속이 좀 편안해질 것이다.

가볍게 먹는다 배가 너무 불러도 메스꺼움을 느낀다. 배가 고플 때도 과식을 하면 구토를 할 수 있다.

자주 먹는다 메스꺼움을 예방하는 최고의 방법은 혈당 수치를 항상 일정하게 유지하고 위장을 비워두지 않는 것이다. 하루 세 끼를 많이 먹는 대신 조금씩 자주 먹는다. 하루 여섯 끼 식사가 가장 좋다. 위가 비어 있을 때를 대비해 외출할 땐 반드시 간식거리(말린 과일과 견과류, 그래놀라바, 시리얼, 크래커, 콩칩, 비스킷 등)를 가지고 간다.

잘 먹는다 단백질과 복합탄수화물이 풍부한 음식은 입덧을 예방하는 데 도움이 된다. 다른 영양분이 풍부한 음식도 도움이 되므로 최대한 잘 먹는 것이 좋다. 잘 먹기가 늘 쉬운 일은 아니므로 자신의 상황에 맞게 영양이 풍부한 음식을 섭취한다.

먹을 수 있는 만큼 먹는다 지금 당장은 뭐든 조금이라도 먹는 것이 가장 중요하다. 균형 잡힌 음식을 먹는 것은 나중에라도 얼마든지 가능한 일이다. 속이 울렁거릴 땐 생과일로 만든 아이스크림과 생강쿠키가 아니더라도 무엇이든 먹는 것이 좋다. 물론 생과일아이스크림과 통곡물생강쿠키를 만들 수 있다면 더할 나위 없이 좋겠지만, 그러지 않아도 괜찮다.

수분을 섭취한다 이 시기에는 고형식을 섭취하는 것보다 유동식을 충분히 섭취하는 것이 더 중요하다. 구토를 하느라 수분을 많이 잃은 경우에는 더더욱 그렇다. 속이 좋지 않아 유동식을 먹어야 한다면 액체 형태의 영양분을 섭취한다.

비타민과 무기질이 함유되어 있는 부드러운 스무디나 수프, 주스를 먹는다. 유동식을 먹으면 속이 더 메스꺼워지는 경우에는 수분 함량이 높은 고형식을 먹는다. 신선한 과일과 채소, 상추, 멜론, 감귤류가 좋다. 수분과 음식을 한자리에서 동시에 섭취하면 소화관에 지나치게 부담을 줄 수 있다. 이 경우에는 식간에 수분을 섭취한다.

차게 먹는다 많은 임신부들이 얼음처럼 차가운 수분과 음식을 비교적 쉽게 삼킨다. 물론 따뜻한 음식이 더 맛있을 때도 있다(예를 들어, 차가운 샌드위치보다는 치즈가 녹아내리는 따뜻한 샌드위치).

색다른 음식을 먹는다 늘 먹는 집밥이 메스꺼움을 일으킬 수 있다. 일 년 내내 같은 음식을 먹다 보면 물려서 그 음식만 봐도 입덧을 할 수 있다. 이럴 때는 색다른 음식으로 입맛을 돋운다.

입덧을 하게 되는 음식은 먹지 않는다 특정 음식에 속이 메스꺼워지면 그 음식을 먹지 않는다. 입맛이 당기지도 않고 오히려 속만 메스꺼워지는 음식을 억지로 먹지 말자. 넘길 수 있는 달콤한 음식만 골라 먹는다. 넘어가지도 않는 브로콜리와 치킨을 억지로 먹지 말고, 대신 복숭아와 요구르트로 비타민 A와 단백질을 섭취한다. 자극적인 음식을 먹어도 속이 부대끼지 않는다면 입맛을 돋우는 자극적인 음식을 먹는다.

메스꺼운 냄새가 나는 음식은 치운다 유독 예민해진 후각 덕분에 한때 그렇게도 좋아하던 냄새에 갑자기 거부감이 생기기도 하고, 이 거부감이 곧바로 구토로 이어지기도 한다. 그러므로 메스꺼움을 유발하는 냄새로부터 가급적 멀리 떨어져 있도록 한다. 보기만 해도 속이 메스껍다면 그 음식을 안 보이는 곳으로 치운다.

보충제를 복용한다 미처 섭취하지 못하는 영양분은 임신부용 보충제를 통해 보충한다. 실제로 하루 한 번 보충제를 복용하면 메스꺼운 증상이 감소할 수 있다. 특히 메스꺼움을 예방하는 비타민 B_6 성분이 많이 함유된 비타민 보충제를 섭취하면 크게 도움이 된다. 먹을 것을 게워낼 가능성이 가장 적은 시간대에 보충제를 복용하며, 가능하면 취침 시간에 어느 정도의 간식과 함께 섭취하는 것이 좋다. 증상이 아주 심할 경우에는 비타민 B_6를 추가로 더 섭취해도 좋은지 담당 의사와 상의한다.

생강을 먹는다 입덧으로 고생하는 임신부에게 생강이 좋다는 속설이 수 세기 동안 전해 내려오고 있다. 요리에 생강을 이용하거나(생강을 넣은 식혜), 생강으로 차를 달이거나, 생강비스킷을 먹거나, 설탕으로 절인 생강이나 생강사탕을 먹는다. 생강 맛을 첨가한 탄산음료가 아닌 진짜 생강으로 만든 음료도 속을 달래는 데 도움이 된다. 심지어 신선한 생강 냄새를 맡는 것만으로도(생강을 잘라 냄새를 맡는다) 속이 진정될 수 있다. 생강 외에 메스꺼운 속을 달래주는 또 하나의 음식이 있는데 바로 레몬이다. 시큼한 레몬사탕이 속을 진정시키기도 한다.

휴식을 취한다 충분한 수면과 휴식을 취한다. 정신적·신체적 피로는 둘 다 메스꺼움을 악화시킨다.

천천히 움직인다 침대에서 벌떡 일어나 급하게 서두르지 않는다. 급한 동작은 메스꺼움을 악화시키기도 한다. 아침에 눈을 뜨면 침대 옆에 놓인 간식을 먹으면서 잠시 꾸물거리다가 천천히 일어나 느긋하게 아침을 먹는다. 큰아이가 있으면 여유를 부리기 힘들 수 있다. 아이가 일어나기 전에 먼저 일어나 조용한 시간에 천천히 아침을 먹는다.

스트레스를 최소화한다 스트레스를 완화하면 메스꺼움도 줄어들 수 있다. 126쪽을 참조하여 임신 기간 동안 스트레스를 다스리는 요령을 알아보자.

구강 관리를 한다 메스꺼움을 악화시키지 않는 치약으로 이를 닦거나, 식사를 마친 후와 음식을 토한 후에는 입을 헹군다. 치과 의사에게 좋은 구강청정제를 권해달라고 부탁한다. 구강청정제를 사용하면 입안이 상쾌해지고 메스꺼움이 줄어들며, 입안에 남아 있는 음식물로 인해 발생할 수 있는 충치나 잇몸 질환이 예방된다.

싸이밴드를 착용한다 싸이밴드(입덧 방지용 밴드)는 2.5cm 넓이의 탄력 밴드이다. 싸이밴드를 양쪽 손목에 착용하고 손목 안쪽의 지압점을 누르면 입덧이 완화된다. 부작용이 없으며 인터넷 쇼핑몰에서 쉽게 구입할 수 있다. 배터리를 작동시켜 자극을 주는 지압 장치인 릴리프밴드도 입덧에 도움이 된다.

보완대체요법을 시도한다 침술, 지압, 생체자기제어, 최면 등 입덧 증상을 최소화하는 데 도움이 되는 다양한 보완대체요법들이 있으며 모두 시도해볼 만하다(74쪽 참조). 명상과 시각화도 도움이 된다.

입덧에 도움이 되는 약이 있긴 하다. 주로 독실아민(수면유도제에서 흔히 볼 수 있는 항히스타민제)과 비타민 B_6 복합 제제가 사용되는데, 입덧이 심할 때만 이용하는 것이 좋다. 항히스타민제는 졸리게 만드는 효과가 있는데, 잠이 잘 오지 않을 때는 도움이 되지만 차로 출근하는 경우 복용하지 않는 것이 좋다. 담당 의사의 처방이 없는 약은 일반약이든 허브 치료제든 복용하지 않는다.

임신부의 5% 미만은 메스꺼움과 구토가 너무 심해 약물을 복용해야 할 수 있다. 이런 경우에 해당한다면 480쪽을 참조한다.

── 침이 자꾸 고여요

Q "하루 종일 입안에 침이 가득 고여 있는 것 같아요. 그리고 침을 삼키면 속이 메스껍고요. 왜 이런 거죠?"

A 과다한 침 분비는 임신부, 특히 입덧 증상을 겪는 임신부들 사이에서 흔히 볼 수 있는 증상이다. 입안에 침이 가득 고이면 속이 더 메스꺼워질 수 있고 음식을 먹을 땐 토할 것 같은 기분이 들 수도 있지만 몸에는 전혀 해롭지 않다. 다행히 임신 초기가 지나면 사라진다.

민트 향이 나는 치약으로 자주 이를 닦거나, 민트 향이 나는 구강청정제로 입을 헹구거나, 무설탕 껌을 씹으면 침이 마르는 데 조금 도움이 된다.

— 입에서 금속성 맛이 나요

Q "입에서 하루 종일 금속성 맛이 나요. 임신과 관련된 증상인가요, 아니면 섭취하는 음식 때문에 그런 건가요?"

A 입에서 금속성 맛이 나는 증상은 아주 흔한 임신 부작용으로 호르몬의 영향 때문이라고 생각된다. 호르몬은 미각을 통제하는 역할을 한다. 호르몬 작용이 활발하면 미각이 예민해진다. 입덧과 마찬가지로 호르몬 작용이 진정되기 시작하는 임신 중기쯤이면 이 기분 나쁜 맛도 사라진다.

그때까지 신맛으로 금속성 맛을 없앨 수 있다. 감귤류의 주스나 레모네이드, 신맛이 나는 캔디, 식초로 간한 음식을 주로 섭취한다. 아주 신 음식은 금속성 맛을 잊게 해줄 뿐 아니라 침 분비를 활발하게 해 아예 금속성의 맛이 나지 않게 해줄 수 있다. 그러나 이미 입에 침이 가득 고여 있다면 이 방법을 이용하지 않는 것이 좋다. 이를 닦을 때마다 혀를 같이 닦거나 하루에 여러 차례 소금물(200ml 물에 소금 1테이블스푼)이나 베이킹소다 용액(200ml 물에 베이킹소다 1/4테이블스푼)으로 입을 헹구면 입안의 PH 농도를 중화시켜 금속성 맛을 제거할 수 있다. 산전 비타민을 바꾸는 문제에 대해 담당 의사와 상의해볼 수도 있다. 금속성 맛을 강화시키는 산전 비타민이 있을 수 있다.

— 소변을 너무 자주 보거나 그 반대인 경우

Q "30분마다 화장실에 가요. 이렇게 자주 소변을 보는 게 정상인가요?"

A 툭하면 소변을 보는 게 결코 편한 일은 아니지만 정상적인 증상이니 걱정하지 않아도 된다. 이처럼 소변을 자주 보는 이유는 뭘까? 첫째, 왕성한 호르몬 활동으로 혈류량이 증가할 뿐 아니라 배뇨량도 증가하기 때문이다. 둘째, 임신 기간 동안 신장 기능이 활발해져 체내 노폐물이 보다 신속하게 제거되기 때문이다. 태아의 노폐물도 함께 제거되기 때문에 소변의 양이 많아질 수밖에 없다. 마지막으로, 자궁이 커지면서 방광을 압박해 소변을 저장할 공간이 부족해져 화장실을 자주 가고 싶게 만들기 때문이다. 이러한 압박은 임신 중기에 자궁이 복강 안으로 올라가면서 해결된다. 보통 임신 후기나 아기의 머리가 골반 안으로 다시 내려오는 임신 9~10개월까지 이런 증상은 다시 나타나지 않는다. 그러나 사람마다 내부 장기의 구성이 조금씩 다르기 때문에, 임신 중에 소변을 보는 횟수도 저마다 다르다. 거의 아무런 변화를 느끼지 못하는 여성이 있는가 하면 열 달 내내 잦은 배뇨로 괴로워하는 여성도 있다.

소변을 볼 때 몸을 앞으로 숙이거나, 소변을 보고 난 후 방광에 힘을 주어 소변을 좀 더 짜내면 방광을 더 많이 비울 수 있다. 화장실에 가는 횟수를 줄여볼 생각으로 수분 섭취를 줄이면 안 된다. 임신부와 태아는 꾸준한 수분 공급이 필요할 뿐 아니라 수분 섭취를 제한하면 탈수증상으로 요로감염에 걸릴 수 있다. 카페인에는 배뇨 횟수를 증가시키는 성분이 있으므로 섭취하지 않는다. 밤에 화장실에 자주 가는 경우 잠자리에 들기 직전에는 수분 섭취를 제한한다.

소변을 본 다음에 또 화장실에 가고 싶은 욕구가 생긴다면 요로감염인지 검사를 받는다.

Q "저는 임신 후에 소변을 자주 보지 않는데, 그건 왜죠?"

A 평소에 소변을 자주 보는 경우 이럴 수가 있는데, 소변을 보는 횟수가 두드러지게 늘어나지 않는다 해도 지극히 정상이다. 그러나 수분은 충분히 섭취해야 한다. 하루에 최소 8잔 이상 물을 마시고, 구토를 해서 수분이 빠져나갈 경우 이보다 더 많이 섭취한다. 수분을 너무 적게 섭취하면 소변보는 횟수가 뜸해질 뿐 아니라 그로 인해 탈수와 요로감염이 일어날 수 있다.

유방의 변화, 괜찮을까요?

Q "제 유방이 너무 이상해졌어요. 너무 커졌답니다. 게다가 얼마나 예민한지 몰라요. 앞으로 이 상태가 유지되는 건가요? 출산 후에 축 처지지는 않을까요?"

A 유방의 변화는 임신 증상 가운데 가장 큰 변화다. 배는 임신 중기가 되어야 눈에 띄게 커지는 반면, 유방은 수정 후 몇 주 안에 커지기 시작해 점점 부풀어 오른다(아마 나중에는 처음 착용한 브래지어보다 세 배 정도 큰 컵의 브래지어를 착용하게 될 것이다). 이처럼 유방이 커지는 원인은 호르몬이 왕성하게 분비되기 때문이다. 생리 기간에 가슴이 커지는 것과 같은 원리지만 그때보다 훨씬 왕성하게 분비된다. 유방에 지방이 축적되고 있으며, 유방 주위로 흐르는 혈류량도 증가하고 있다. 이는 출산 후 아기에게 젖을 먹이기 위한 준비를 갖추기 위해서이다.

유방의 변화는 크기 외에도 더 있다. 유륜(유두

걱정하지 말자

임신 초기에, 더구나 첫 임신일 땐 작은 일에도 걱정이 된다. 가장 많이 하는 걱정은 뭐니 뭐니 해도 유산에 대한 것. 다행히 대부분의 임신부들은 특별한 일 없이 무사히 임신 기간을 마친다. 아무리 정상적인 임신도 약간의 경련과 복부 통증, 출혈이 일어날 수 있다. 이런 증상들은 임신 기간에 흔하게 일어나고, 대개는 전혀 위험하지 않으며, 임신에 문제가 있다는 조짐이 아니다. 물론 다음에 검사를 받을 때 담당 의사에게 증상을 말해야 하겠지만 아래의 증상들이라면 크게 걱정하지 않아도 된다.

하복부 혹은 복부의 한쪽이나 양쪽에 약한 경련이나 통증 또는 당기는 느낌이 드는 경우 자궁을 지지하는 인대가 늘어나 이런 느낌이 올 수 있다. 경련이 심하거나, 지속적이거나, 많은 양의 출혈을 동반하지 않으면 걱정하지 않아도 된다.

경련이나 하복부 통증을 동반하지 않는 약간의 출혈 임신 기간에 출혈이 일어나는 이유는 많지만 대개 유산과는 아무 관련이 없다. 출혈에 대한 자세한 내용은 124쪽을 참조한다.

임신 초기에는 이런 저런 증상으로도 걱정이 되지만 아무런 증상이 없어도 걱정되기는 마찬가지이다. 사실 '임신한 느낌'이 없다는 것은 임신 초기에 가장 많이 하는 걱정 가운데 하나이다. 아주 일찍부터 책에 나와 있는 모든 증상을 다 경험한다 하더라도 이 시기에는 임신했다는 느낌을 갖기가 쉽지 않은데, 하물며 별 증상이 없을 땐 더더욱 그런 느낌을 갖기 어렵다. 아직은 배 속에서 아기가 자라고 있다는 뚜렷한 느낌이 없기 때문에(배가 나오지도 않고 태동도 없으니까) 임신이 잘 이루어지고 있는 건지, 도대체 임신이 맞긴 한 건지 의아해하는 건 아주 당연하다. 다시 말하지만 걱정하지 않아도 된다. 입덧이나 유방이 예민해지는 등의 증상이 없다 해도 문제가 있다는 의미는 아니다. 오히려 이런저런 불쾌한 증상 없이 임신 초기를 보낼 수 있게 된 걸 행운이라고 생각하고, 어쩌면 뒤늦게 증상을 경험할지도 모른다는 사실을 염두에 둔다. 임신부마다 나타나는 증상이 다르고 증상을 경험하는 시기도 다르기 때문에, 나에게도 곧 어떤 증상이 나타날지 모를 일이다.

주위에 색소가 침착되는 부분)이 검게 변하고 넓어지며 짙은 색의 얼룩이 생기기도 한다. 검은 착색은 출산 후에 엷어지지만 완전히 사라지지는 않는다. 유륜 위의 작은 돌기들은 땀샘으로, 임신 중에는 두드러지게 돌출되다가 출산 후에 정상으로 돌아온다. 유방 전체에 복잡한 도로 지도처럼 나타난 푸른 정맥은 아기에게 영양과 수분을 공급하는 운송 통로이다. 피부색이 하얀 임신부에게는 또렷하게 나타나지만, 피부색이 짙은 임신부에게는 거의 눈에 띄지 않는다. 이런 피부 변화는 출산 후, 혹은 모유 수유를 하는 경우에는 젖을 뗀 후에 다시 정상으로 돌아온다.

유방의 크기는 임신 10개월 동안 계속해서 커지지만 다행히 건드리기만 해도 아플 정도로 예민한 상태는 3~4개월이 지나면 없어진다. 일부 여성의 경우 그 전에 없어지기도 한다. 유방의 통증은 시원하거나 따뜻한 압박붕대를 이용하면 조금 완화되기도 한다.

출산 후 유방이 처지는 현상은 많은 경우 유전적인 영향이 크지만(임신부 엄마의 유방이 처진 경우 임신부도 그럴 수 있다), 임신 기간 동안 가슴을 잘 받쳐주지 않기 때문이기도 하다. 지금은 유방이 단단한 편이라 해도 가슴을 받쳐주는 브래지어를 착용해 나중에 처지는 현상을 예방한다. 그러나 유방이 예민한 임신 초기에는 와이어로 컵을 받치는 브래지어는 피하는 것이 좋다. 유방이 특별히 크거나 처지는 경향이 있다면 밤에도 브래지어를 착용한다. 면 소재의 스포츠 브래지어는 수면 중에도 편안하게 착용할 수 있다.

모든 여성이 임신 초기에 유방의 변화를 뚜렷하게 인식하는 것은 아니며, 일부 여성은 거의 알아차리지 못할 정도로 아주 서서히 커지기도 한다. 모든 임신 증상이 그렇듯 임신부마다 유방의

크기가 다르므로 유방이 크든 작든 모두 정상이다. 그러므로 유방이 서서히 자라든 크게 부풀지 않든 걱정할 필요가 없다. 아기에게 모유를 수유하는 데에는 아무런 지장이 없으니까.

Q "첫 임신 땐 유방이 아주 컸는데, 두 번째 임신에서는 전혀 변화가 없는 것 같아요. 그래도 괜찮나요?"

A 지난번 임신 땐 유방도 임신을 처음 경험했지만, 이번엔 지난번 경험을 바탕으로 임신 과정에 돌입했다. 두 번째 임신에서는 첫 번째 임신 때만큼 유방이 많은 준비를 할 필요가 없거나, 호르몬 활동 증가에 크게 반응을 보이지 않기 때문에 변화가 없는 것이다. 이런 경우 임신 과정을 거치는 동안 유방이 서서히 커지거나, 출산 후 모유 수유를 시작한 후에야 커지기도 한다. 어느 쪽이든 지극히 정상이며, 첫 임신과 두 번째 임신이 매우 다르다는 것을 보여주는 초기 징표이다.

아랫배에 압박감이 느껴져요

Q "아랫배가 계속 아파요. 무슨 문제가 있는 건가요?"

A 출혈 없이 아랫배에 압박감을 느끼거나 경미한 위경련을 느끼는 증상은 아주 흔하게 나타나며, 특히 임신 초기에 많이 나타난다. 대체로 임신 과정이 원활하게 이루어지고 있다는 표시이기도 하다. 몸의 변화를 예민하게 느끼는 임신부의 경우에는 현재 자궁이 자리잡고 있는 아랫배에서 뭔가 커다란 변화가 일어나고 있음을 감지할지

모른다. 그런 느낌은 수정란이 착상하거나, 혈액 양이 증가하거나, 자궁 내피가 두터워지거나, 단순히 자궁이 커지기 시작하면서 느껴지는 것일 수 있다. 즉 임신에 따른 최초의 성장통인 것이다 (그 밖에도 많은 변화가 동반될 것이다). 또한 변비를 동반한 가스 통증이나 장 수축(흔히 볼수 있는 임신 부작용)이 올 수도 있다.

좀 더 확신을 얻기 위해 다음 검사 때 담당 의사에게 증상을 문의한다.

— 속옷에 얼룩이 묻었어요

Q "용변 후 속옷을 보니 소량의 피가 묻어났어요. 아기가 유산된 건가요?"

A 출혈만으로 임신에 문제가 있다고 장담할 수 없다. 사실상 임신부 5명 가운데 1명꼴로 임신 중에 어느 정도의 출혈을 경험하며, 그 가운데 거의 대부분이 아주 건강하게 임신 기간을 보낸다. 그러므로 약간의 얼룩이 묻었다면 심호흡 한 번 하고 출혈이 생기는 원인에 대한 다음의 설명을 차분히 읽어보자.

배아가 자궁벽에 착상할 때 착상혈이라고 하는 이 얼룩은 임신부의 20~30%가량이 경험하며, 주로 생리 예정일이나 그 전에, 즉 수정 후 닷새에서 열흘쯤에 일어난다. 생리혈보다 양이 적고 몇 시간에서 며칠 정도 지속된다. 색깔은 대체로 분홍색이나 엷은 갈색이다. 수정란이 자궁내막을 파고드는 과정에서 생기며, 임신부나 태아에게는 전혀 영향을 미치지 않는다.

성행위, 골반내 검사, 자궁경부암 검사를 실시할 경우 임신 기간에는 자궁경부가 약해 울혈이 생길

급히 병원에 전화를 걸어야 할 때

위급 상황이 발생하기 전에 미리 담당 의사와 함께 위급 상황에 대처하는 방법을 마련해두는 것이 좋다. 그렇지 못한 상태에서 즉시 의학적 조치를 실시해야 하는 상황이 발생했다면 다음 방법을 시도한다.

먼저 병원에 전화를 걸어 간호사에게 증상을 상세하게 설명한다. 산부인과 병원에 전화 연결이 잘 되지 않는다면 가까운 병원의 응급실로 전화를 걸어 간호사에게 증상을 설명한다. 간호사가 즉시 응급실로 오라고 하면 응급실로 향하고 산부인과 병원에 그 사실을 알린다. 응급실에 데려다줄 사람이 없다면 119로 전화를 건다.

산부인과 병원이나 다른 병원 응급실 간호사에게 다음의 증상을 알려줄 땐, 지금 당장의 문제와 관련이 없는 것 같은 증상이라 할지라도 하나도 빠짐없이 말해야 한다. 각각의 증상을 언제 느꼈는지, 증상이 얼마나 자주 나타났는지, 증상이 나아지는 것 같은지, 악화되는 것 같은지, 정도가 얼마나 심한지 구체적으로 설명한다.

즉시 알려야 하는 경우
- ◆ 심한 출혈, 하복부의 경련이나 심한 통증을 동반한 출혈이 있는 경우
- ◆ 출혈이 동반되지 않더라도, 하복부 중앙이나 한쪽 혹은 양쪽에 심한 통증이 있고 가라앉지 않는 경우
- ◆ 소변의 양이 줄거나 하루 종일 소변을 전혀 보지 않은 상태에서 갑자기 갈증이 심해지는 경우
- ◆ 오한과 39℃ 이상의 고열, 요통과 함께 소변을 볼 때 타는 듯한 통증이 느껴지는 경우
- ◆ 39℃ 이상의 고열이 나는 경우
- ◆ 두통, 시각장애가 있거나 과식을 하지 않았는데도 급격하게 몸무게가 증가하며 갑자기 손과 얼굴, 눈 주위가 심하게 붓거나 불룩해지는 경우
- ◆ 시야가 흐리거나 어슴푸레하거나 두 개로 보이는 등의 시각장애가 몇 분 이상 지속되는 경우
- ◆ 심각한 두통 혹은 일반적인 두통 현상이 두세 시간

수 있으며, 성행위 때나 내진을 할 때 간혹 자극을 받아 약간의 출혈이 생길 수도 있다. 이런 종류의 출혈은 일반적이며 임신 기간 중 언제라도 발생할 수 있다. 임신부나 태아에게 별문제를 일으키지는 않지만, 안심하는 차원에서 담당 의사에게 이야기하는 것이 좋겠다.

질 혹은 자궁경부의 감염 자궁경부나 질에 염증이 생기면 약간의 출혈이 발생할 수 있다. 감염을 치료하면 출혈은 사라진다.

융모막하 출혈 융모막하 출혈은 융모막(태아막의 바깥쪽, 태반 옆) 아래, 즉 자궁과 태반 사이에 혈액이 고여 있는 경우다. 출혈 정도는 경미한 경우에서 심각한 경우까지 다양하다. 출혈로 발견할 수 있는 경우도 있지만, 정기 초음파검사 때만 발견할 수 있는 경우도 있다. 대부분의 융모막하 출혈은 자체적으로 치료되어 임신에 문제가 되지 않는다.

정상적인 임신에서 출혈은 흔하게, 그리고 다양하게 나타난다. 임신 기간 내내 출혈이 나타났다 사라졌다를 반복하기도 하고, 하루 이틀 출혈이 나타났다가 그 후에는 나타나지 않기도 하며, 몇 주 동안 계속되기도 한다. 또 갈색의 점액질이나 분홍색 얼룩이 나타나기도 하고, 선홍색 출혈이 소량 나타나기도 한다. 그러나 어떤 형태의 출혈이 나타나든 대부분의 임신부들은 아주 정상적이고 건강하게 임신 기간을 보내고 건강한 아기를 출산한다. 다시 말해 출혈 때문에 걱정할 필요는 없다.

그래도 안심이 되지 않으면 담당 의사에게 상담한다. 단, 경련을 동반하거나 선홍색 피가 패드를 흠뻑 적실 만큼 흐르는 경우가 아니라면 급하게 병원을 방문하지 않아도 된다. 임신 6주가 지나면 초음파검사를 통해 태아의 심장박동

이상 지속되는 경우
- 혈액이 섞인 설사를 하는 경우

그날 안으로 알려야 하는 경우,
한밤중에 증상이 나타나 다음 날 아침에 알려도 되는 경우
- 소변에서 피가 나는 경우
- 손과 얼굴, 눈 주위가 붓거나 불룩해지는 경우
- 과식을 하지 않았는데도 갑자기 몸무게가 급격하게 증가하는 경우
- 소변을 볼 때 통증이 느껴지거나 타는 듯한 느낌이 드는 경우
- 어지럽거나 현기증이 나는 경우
- 감기나 독감 증상이 없는데도 오한이 나고 38℃ 이상의 고열이 나는 경우 : 일단 타이레놀 같은 아세트아미노펜을 복용해 열을 떨어뜨린다.
- 심한 메스꺼움을 느끼고 구토를 하는 경우(임신 초기에 하루 두세 차례 이상 구토를 하거나, 임신 초기에는 구토를 하지 않았는데 임신 후기에 구토를 하는 경우)
- 검은 소변이나 회색 변, 황달 증세(피부와 눈의 흰자위가 노랗게 착색되는 현상)를 동반하거나 동반하지 않으면서 전신이 가려운 경우
- 하루 세 차례 이상 설사를 하거나 점액질이 섞인 설사를 하는 경우 : 피가 나는 경우에는 즉시 병원에 연락한다.

이상과 같은 증상이 나타나면 병원에 전화를 걸어 대처 방법을 문의해야 한다. 위의 증상은 나타나지 않지만 유난히 피곤하고 쑤시며, 몸이 썩 좋지 않을 때가 있을 수 있다. 충분한 숙면과 휴식을 취했는데도 하루 이틀 안에 몸이 호전되지 않는다면 담당 의사에게 상담한다. 이런 증상은 대체로 지극히 정상이지만, 간혹 빈혈이 있는 경우거나 감염으로부터 몸을 보호하기 위한 과정일 수 있다. 요로감염 같은 몇몇 질환은 뚜렷한 증상 없이 몸을 불편하게 만들기도 하므로 의심이 들면 담당 의사와 상의하는 것이 좋다.

소리를 듣게 되는데, 그 소리를 들으면 출혈이 있어도 임신이 무사히 진행되고 있음을 확신하게 될 것이다.

생리혈처럼 많은 양의 출혈이 나타나고, 특히 아랫배의 경련이나 통증이 수반된다 할지라도 반드시 유산과 연관되는 것은 아니다. 어떤 경우에는 임신 기간 내내, 심지어 건강하게 출산을 한 이후에도 알 수 없는 이유로 꽤 많은 양의 출혈이 나타나기도 한다.

출혈로 인해 유산이 되는 경우는 503쪽을 참조한다.

── HCG 수치의 의미는요?

Q "혈액검사 결과 HCG 수치가 412mIU/L이 나왔습니다. 이 수치가 뭘 의미하는 건가요?"

A 이 수치는 명백히 임신임을 의미한다. 자궁벽 안에 수정란이 착상하면 며칠 안에 태반 세포가 생성되는데, 이 태반 세포에서 융모성선자극호르몬(HCG)이 생성된다. 융모성선자극호르몬은 소변과 혈액에서 발견된다. 임신 테스트기에서 양성반응이 나오는 것도 소변에 있는 HCG 수치 때문이며, 병원에서 혈액검사를 하는 것도 혈액 속에 들어 있는 HCG 수치를 확인하기 위해서다. 너무 일찍 임신을 확인하면 혈액 속의 HCG 수치가 너무 낮게 나온다. 그러나 며칠 내에 크게 올라 48시간마다 두 배씩 상승한다. 이처럼 급격히 상승하다 임신 7주에서 12주 사이에 정점을 이룬 후에 서서히 떨어지기 시작한다.

HCG 수치는 하루하루 다르고 사람마다 크게 차이가 난다. 그리고 무엇보다 중요한 사실은 HCG 수치는 매우 넓은 범위의 정상 수준으로 떨어지다가(박스 참조) 이후 계속해서 증가한다는 것이다. 다시 말해 융모성선자극호르몬의 구체적인 수치에 중점을 두기보다는 수치가 증가하는 패턴을 살펴보아야 한다. 자신의 수치가 이 범위 밖으로 떨어진다 해도 걱정할 필요는 없다. 출산 예정일이 잘못 계산되었거나, HCG 수치에 혼란이 생기는 아주 흔한 원인 때문이거나, 쌍둥이 이상의 다태아를 임신했을 가능성이 크기 때문이다. 임신이 정상적으로 진행되고 임신 초기에 HCG 수치가 정상적으로 증가한다면, 수치에 집착하거나 정상 수치를 알아내려 애쓰지 않아도 된다. 임신 5~6주 후에 초음파검사를 하면 HCG 수치보다 훨씬 정확하게 임신 결과를 예측할 수 있다. 물론 늘 그렇듯 HCG 수치에 대해 담당 의사와 상의한다.

── 스트레스 해소법은요?

Q "직업상 스트레스가 많아요. 계획은 없었지만 임신이 됐어요. 일을 그만두어야 할까요?"

HCG 수치

다음은 날짜를 기초로 한 HCG 수치의 정상 범위다. 범위는 상당히 넓으며 이 안에 속하면 정상이다. 약간의 날짜 계산 착오로 인해 수치가 정상 범위 밖으로 떨어질 수 있다는 걸 염두에 두자.

임신 주수	HCG 수치 mIU/L
3주	5~50
4주	5~426
5주	19~7,340
6주	1,080~56,500
7~8주	7,650~229,000
9~12주	25,700~288,000

A 어떻게 반응하고 어떻게 다루는지에 따라 스트레스는 자신에게 좋을 수도 있고 나쁠 수도 있다. 보다 효과적으로 일을 수행하도록 박차를 가함으로써 좋은 결과를 내기도 하지만, 통제할 수 없거나 감당할 수 없을 만큼 스트레스가 심하면 심신이 약해지기도 한다. 일반적인 수위의 스트레스는 임신에 지장을 주지 않으며, 대부분의 사람들이 받는 수준 이상의 스트레스를 받는다 해도 직장에서 받는 스트레스를 잘 극복하면 아기도 잘 극복할 수 있다는 연구 결과가 나와 있다. 그러나 스트레스로 인해 불안하고 잠을 잘 수 없으며 우울해진다면, 두통, 요통, 식욕 저하 등의 신체적인 증상을 겪게 된다면, 음주, 흡연 등 몸에 좋지 않은 행동을 하게 된다면, 기진맥진할 정도로 지친다면, 결국 문제가 될 수 있다.

특히 임신 중기와 후기에도 스트레스가 지속된다면 그에 대한 부정적인 감정으로 인해 큰 피해를 입을 수 있다. 때문에 지금 당장 스트레스를 생산적으로 다스리거나 줄이는 법을 배워야 한다. 다음의 방법을 참고하자.

걱정을 털어놓는다 불안을 겉으로 드러내는 것이 가장 좋은 방법이다. 어떤 방법으로든, 누구에게든 스트레스를 풀 수 있어야 한다. 하루를 보내고 늦은 시간에 남편에게 걱정이나 불만을 털어놓는다. 대화를 나누면서 위안을 받을 수도 있고 해결책을 발견할 수도 있다. 큰소리로 웃으면서 이야기를 나누면 가장 좋다. 잠자리에 들 때는 최대한 스트레스를 받지 않아야 하므로 이때는 이야기하지 않는다. 남편 역시 과도한 스트레스를 받아 내 스트레스까지 이해할 상황이 아니라면 내 말에 귀 기울여줄 친구나 동료, 다른 가족을 찾아본다. 신체적인 걱정으로 스트레스를 받는다면 담당 의사와 이야기를 나누어도 좋겠다. 다른 사람과 공감하는 것도 도움이 되므로 다른 임신부들과 이야기를 나눈다. 좀 더 전문적인 대처 방안이 필요하면 상담을 고려해본다.

조치를 취한다 스트레스의 원인을 파악하고 개선 방안을 찾아본다. 너무 많은 일을 하려고 애쓰고 있다면, 우선 사항이 아닌 분야는 과감하게 줄인다. 집이나 직장에서 과중한 책임을 떠맡고 있다면 다른 사람에게 맡기거나 뒤로 미룰 수 있는 일은 나중에 하자. 일이 과중할 땐 새로운

긴장을 이완하는 방법

마음을 가라앉히고 긴장을 이완하면 임신과 관련된 걱정을 다스리는 데 도움이 될 뿐만 아니라, 앞으로 엄마가 되어 정신없는 생활을 할 때에도 편리하게 이용할 수 있다. 임신부 요가 학원에 참석하거나 DVD로 요가 동작을 따라 할 시간이 있다면 요가는 긴장을 이완하는 데 더할 나위 없이 좋은 운동이다. 그럴 시간이 없다면 언제 어디에서든 쉽게 할 수 있는 간단한 긴장 이완 방법을 시도해보자. 이 방법이 도움이 되면 불안한 마음이 들 때 혹은 하루에 여러 번 규칙적으로 실시한다.

자리에 앉아 두 눈을 감는다. 아름답고 평화로운 장면(좋아하는 해변 위로 태양이 떠오르는 장면, 파도가 해변 위로 부드럽게 넘실대는 광경, 졸졸 개울이 흐르는 고요한 산의 경치 등)을 상상하거나, 어느 화창한 날 공원에 앉아 아기를 꼭 안고 있는 자신의 모습을 그려본다. 그런 다음 발가락부터 얼굴 위까지 서서히 올라오면서 각 부위의 힘을 빼는 데 집중한다. 코에 공기가 가득 들어찰 때까지 코로 천천히 깊이 숨을 들이마시고, 간단한 단어('옴' '옴' 같은)를 큰소리로 반복하며 숨을 내쉰다. 1~2분 정도 하는 것도 안 하는 것보다 낫겠지만 이왕이면 10분~20분 동안 반복하는 것이 좋다.

프로젝트나 활동은 과감하게 거절한다.

집에서나 직장에서 해야 하는 많은 일을 적어서 순서대로 계획을 세우면, 혼란스러운 생활을 차분히 관리하는 데 도움이 된다.

충분한 수면을 취한다 수면은 몸과 마음을 충전시키는 열쇠다. 긴장감, 불안 등은 충분히 수면을 취하지 못할 때 더 심해질 수 있으며, 거꾸로 지나친 긴장과 불안으로 인해 제대로 잠을 이루지 못하기도 한다. 수면에 문제가 있다면 240쪽을 참조한다.

영양을 충분히 섭취한다 정신없이 바쁘게 생활하다 보면 먹는 것이 부실해질 수 있다. 임신 기간에 충분한 영양을 섭취하지 못하면 그 타격은 두 배로 커질 수 있으며, 스트레스를 관리할 힘도 없어 결국 아기의 건강마저 해칠 수 있다. 그러므로 영양이 풍부한 음식을 제때 먹도록 한다. 복합탄수화물과 단백질을 중심으로 식단을 마련하고, 스트레스에 대처하는 능력을 약화시키는 카페인과 당은 과도하게 섭취하지 않는다.

따뜻한 물에 몸을 담근다 긴장을 해소하는 아주 좋은 방법이다. 정신없이 바쁜 하루를 보낸 후 따뜻한 욕조에 몸을 담그고 나면 숙면을 취할 수 있다. 이때 물은 체온이 올라가지 않을 정도의 온도로 뜨겁지 않게 준비한다.

가볍게 달린다 가볍게 달리기, 걷기, 수영, 요가도 스트레스 해소에 좋다. 가뜩이나 몸이 힘든데 몸을 더 움직이라니 말도 안 된다고 생각하겠지만, 운동이야말로 스트레스 해소에 가장 좋은 방법이다. 기분을 고조시키는 데도 도움이 된다.

보완대체요법을 이용한다 내면을 평온하게 해줄 보완대체요법을 이용한다. 생체자기제어, 침술, 최면, 마사지 등 여러 가지 방법들이 있다. 명상과 시각화도 스트레스를 완화시켜준다. 눈을 감고 전원 풍경을 상상하거나, 마음이 편안해지는 그림이나 사진을 사무실 벽에 붙여놓고 가만히 응시한다. 긴장을 이완하는 방법을 익히면 출산할 때뿐만 아니라 언제든 도움이 된다. 보완대체요법에 대한 자세한 설명은 74쪽을 참조한다.

잠시 도망친다 긴장을 이완하는 데 도움이 되는 활동으로 잠시 스트레스에서 벗어난다. 책을

좋은 것만 생각하자

연구 결과에 따르면 고위험 임신부가 낙관적인 생각을 하면 조기분만이나 저체중아를 출산할 가능성이 감소한다고 한다.

긍정적인 임신부는 스트레스 수준이 낮고, 스트레스가 적으면 그만큼 위험도 적다. 반면에 스트레스가 많으면 임신 기간이든 아니든 건강에 여러 가지 문제가 발생할 수 있다. 그러나 모든 원인이 스트레스 자체에 있다고 볼 수는 없다. 당연한 말이겠지만, 긍정적인 사람은 자기 자신을 더 소중히 돌보는 경향이 있다. 잘 먹고, 꾸준히 운동하고, 규칙적으로 산전 검사를 받으며, 흡연과 음주, 약물 복용을 삼간다. 이처럼 긍정적인 사고에 의한 긍정적인 행동은 임신과 태아의 건강에 매우 긍정적인 결과를 가져온다.

이미 임신한 상태라 하더라도 낙관론의 혜택을 받기에 결코 늦지 않았다. 최악의 상황이 아닌 최고의 상황을 기대하는 법을 배운다면 실제로 기대한 대로 이루어지는 데 도움이 된다.

읽거나, 영화를 보거나, 음악을 듣거나, 뜨개질을 하거나, 아기 용품을 윈도쇼핑하거나, 좋아하는 친구와 점심을 함께 먹거나, 잡지를 뒤적거린다. 아예 회사에서 나와 산책을 하는 것도 좋은 방법이다. 빨리 걸으면 긴장이 이완되고 활기도 되찾을 수 있다.

일을 줄인다 잘 생각해보면 스트레스를 유발하는 원인이 별것 아닐 수 있다. 직장 일에 너무 얽매어 있다면 일찍 출산휴가를 얻거나 파트타임으로 일을 줄이거나(경제적으로 실현 가능한 경우) 업무의 일부를 다른 사람에게 위임하는 등 일에 짓눌리지 않도록 한다. 임신한 상태에서 이직을 하거나 직업을 바꾼다는 것은 현실적으로 불가능한 일이지만 출산 후에는 고려해볼 만하다.

아기가 태어나면 스트레스는 오히려 더 커질 것이다. 그러므로 지금 당장 스트레스를 다스리는 방법이나 감당할 만한 수준으로 스트레스를 낮추는 방법을 찾아보는 것이 현명하다.

ALL ABOUT — 임신 기간에 내 몸 가꾸기

임신 기간은 온몸이 완전히 변하는 시기이며, 자신이 그 어느 때보다 아름답고 매력적으로 느껴지는 시기이기도 하다. 또한 아름다움을 위한 노력을 잠시 미뤄야 하는 시기이기도 하다. 중학교 때부터 사용하던 여드름 크림을 바르거나 제모 관리를 받으러 피부관리실로 향하기 전에, 임신 중에 해도 좋은 혹은 하면 안 되는 미용 관리법에 대해 알아두어야 한다. 지금부터 임신 기간에도 머리끝부터 발끝까지 자신을 아름답게, 그리고 안전하게 가꾸는 방법을 자세히 알아보자.

— 머리카락

임신 기간에는 머릿결이 점점 좋아지기도 하고(윤기 없는 머리카락에서 갑자기 좌르르 윤기가 흐른다) 나빠지기도 한다(한때 그토록 탄력 있던 머리카락이 푸석푸석해진다). 호르몬 때문에 그 어느 때보다 심한 변화를 겪는데, 이런 현상이 머리카락에만 나타나는 것은 아니다. 머릿결을 관리할 때 주의해야 할 사항을 알아보자.

염색 염색을 할 때 소량의 염색약이 두피 속으로 스며들면 해롭다는 증거는 없지만, 일부 전문가들은 임신 초기가 지날 때까지 기다리라고 충고한다. 반면 임신 기간 중 언제든 염색을 해도 괜찮다고 주장하는 전문가도 있다. 담당 의사에게 문의하면 대체로 염색을 해도 좋다고 할 것이다. 머리카락 전체를 염색하는 것이 불편하다면 머리카락 일부를 밝은 색으로 부분 염색하는 방법을 고려한다. 부분 염색은 두피에 염색약이 전혀 닿지 않으며, 머리카락 전체를 염색할 때보다 지속 기간도 길어 임신 기간 동안 미용실에 가는 횟수를 줄일 수 있다. 미용사에게 너무 강하게 염색하지 말아달라고 부탁한다. 가령 암모니아가 없는 염색약을 사용하거나 천연 염색약을 사용할 수도 있다. 한편 평소와 똑같은 방식으로 염색을 했지만 호르몬 변화로 인해 기대했던 것과 다른 색깔이 나올 수도 있다. 머리카락 전체를 염색하기 전에 시험 삼아 몇 가닥을 염색해본다.

스트레이트파마 두피를 통해 몸속으로 들어가는 화학물질의 양은 얼마 되지 않는다. 또한 임신 기간에 머리카락의 곱슬기를 펴는 약을 사용하면 해롭다는 증거는 없다. 그러나 이 약이 완벽하게 안전하다는 증거도 없다. 담당 의사와 상의하면, 특히나 임신 초기에는 자연스러운 상태로 놔두는 것이 가장 안전하다고 말할 것이다. 그래도 스트레이트파마를 하기로 결정했다면 호르몬 작용으로 인해 머리카락이 예상과 다르게 반응할 수 있다는 사실을 기억하자. 더구나 임신 기간에는 머리카락이 빨리 자라기 때문에 생각보다 금세 곱슬기가 보일 것이다. 화학 성분이 약한 약을 이용해 열에 의한 시술을 하면 좀 더 안전할지 모른다. 이 경우에도 담당 의사와 상의한다. 혹은 스트레이트기를 구입해 직접 머리를 편다.

파마 보통 때라면 축 늘어진 머리카락에 파마를 해주면 머리가 좀 풍성해 보이겠지만, 임신 기간에는 참는 게 좋다. 안전하지 않아서가 아니라(담당 의사는 해도 좋다고 말할 것이다) 임신 호르몬의 작용으로 머리카락이 어떻게 변할지 예측할 수 없기 때문이다.

제모와 탈색 온몸에 털이 좀 많이 나더라도 당분간은 참자. 겨드랑이, 비키니 라인, 입술 위의 털은 물론, 심지어 배 위의 털까지 평소보다 더 곱실거리는 건 순전히 왕성한 호르몬의 작용 때문이니까. 그렇다고 레이저, 전기분해요법을 이용하거나 제모제, 탈색제 등을 사용하는 건 한 번 더 생각해보는 것이 좋겠다. 흔히 사용하는 제모제와 탈색제가 100% 안전한지 확신할 만한 연구 결과가 아직 없으므로, 출산 후까지 미루는 것이 가장 좋을 것 같다. 이미 레이저나 전기분해요법으로 제모를 했다면 걱정하지 않아도 된다. 어쨌든 순전히 이론적인 측면에서 위험하다고 말하는 거니까.

면도, 왁싱 임신 기간에는 아무 부위나 털이 잘 난다. 정 보기 싫을 땐 털을 뽑거나 면도를 하거나 왁스를 사용해 안전하게 제거할 수 있다. 비키니 라인도 왁스로 제거할 수 있지만 임신 기간에는 피부가 극도로 예민해져 쉽게 자극을 받을 수 있으므로 조심하는 것이 좋다. 피부관리사에게 임신 중이므로 각별히 조심해달라고 부탁한다.

얼굴

아직 배에는 임신한 티가 나지 않지만, 얼굴에는 확연하게 나타날 것이다. 임신 기간에 내 얼굴이 어떻게 달라지는지 살펴보고 관리 방법을 알아보자.

얼굴 마사지 듣던 것처럼 임신부들이 전부 얼굴에서 반짝반짝 윤이 나는 건 아니다. 생각처럼 얼굴이 환해지지 않고, 과도한 호르몬 분비로 인해 모공에 피지가 쌓였다면 마사지가 효과 만점이다. 대부분의 마사지는 임신 기간에도 안전한 편이다. 하지만 크리스털 필링이나 글리콜 박피 같은 일부 박피술은 임신 호르몬의 작용으로 지나치게 민감해진 피부에 자극을 줄 수 있어 장점보다 단점이 더 많을 수 있다. 미세 전류로 신경을 자극하는 마사지는 임신 기간 동안 금지한다. 어떤 약품이 가장 진정 효과가 좋은지, 어떤 약품이 자극이 가장 적은지 피부관리사와 상의한다. 안전성에 대해 확신이 없으면 담당 의사에게 상담한다.

주름 개선 치료제 콜라겐, 레스틸렌, 쥬비덤 등 주름을 개선하기 위해 사용하는 필러제들이 임신 기간에도 안전한지는 아직 밝혀지지 않았다. 보톡스도 마찬가지다. 그러므로 당분간은 아무런 조치를 취하지 않는 편이 좋다. 주름 개선 크림을 바르고 싶다면 설명서를 꼼꼼히 읽고 담당 의사에게 문의하는 것이 좋겠다. 비타민 A(많은 레티노이드 제품에 포함되어 있다), 비타민 K, 베타하이드록시애시드(BHA), 살리실산이 포함된 제품은 당분간 멀리한다. 기타 안전성에 확신이 가지 않는 제품은 담당 의사에게 문의한다. 알파하이드록시애시드(AHA)나 과일산을 포함한 제품은 비교적 안전하다. 임신 중에는 대체로 보습이 잘되는 편이어서 화장품을 바르지 않아도 주름이 잘 눈에 띄지 않는다.

여드름 치료제 여드름이 많이 난다면 임신 호르몬 때문이다. 여드름 약을 바르기 전에 먼저 담당 의사에게 문의하자. 여드름 약인 어큐테인은 선천적 결손증을 유발할 수 있으므로 절대 사용하면 안 된다. 레틴 A도 마찬가지이다. 레티놀 성분이 들어 있는 여드름 치료제가 있다면 사용해도 좋은지 담당 의사나 피부과 의사에게 문의한다. 레이저나 약물을 이용한 여드름 치료도 출산 이후로 미룬다. 국소 여드름 치료제로 널리 이용되는 베타하이드록시애시드와 살리실산 역시 임신 기간에 피부에 스며들어도 안전한지 아직 확인되지 않았다. 이러한 약물들과 벤조일퍼옥사이드 성분이 들어 있는 약물은 당분간 보류한다. 글리콜산과 엑스폴리에이팅 스크럽제뿐 아니라 아젤라익산, 에리트로마이신 같은 국소 항생제는 안전할 수도 있지만 사용하기 전에 확인하고 자극이 강하므로 주의한다. 수분을 많이 섭취하고, 잘 먹고, 얼굴을 청결히 유지하면 자연스럽게 여드름을 관리할 수 있다. 여드름은 짜거나 터뜨리지 않는다.

치아

치아 미용은 보편화되었지만 임신 기간에는 자제하는 것이 좋다.

치아 미백 임신부가 치아 미백을 하면 위험하다는 증거는 없지만, 잠시 보류하는 편이 안전하다. 대신 이를 깨끗이 관리하고 치실을 사용한다. 임신 기간에는 잇몸이 예민한 상태이므로 주의하는 것이 좋다.

치근 피개술 임신 중에 치근 피개술을 시술하는 것이 위험하다는 증거는 없지만 역시 출산 후로 미루는 것이 좋다. 임신 중에는 잇몸이 무척 예민한 상태이므로 치근 피개술, 치아 미백 등의 치과 시술이 보통 때보다 더 불편할 수 있다.

몸매

이제 우리 몸은 지금까지 생각하지 못한 여러 가지 방법으로 임신의 특권을 누려야 할 때를 맞이했다. 꼭 몸매 관리 차원이 아니더라도 임신한 몸은 마땅히 소중히 다루어질 가치가 있다. 안전한 방법으로 몸매를 가꾸는 방법을 알아보자.

마사지 계속되는 요통, 밤마다 잠을 이루지 못하게 하는 불안감을 조금이라도 덜 수 있다면 얼마나 좋을까? 임신으로 인한 통증과 고통을 없애고 스트레스와 긴장을 이완시키는 데는 마사지가 효과적이다. 안전을 위해서 다음의 지침을 따르는 것이 좋다.

◆ **오른손으로 문지르게 한다** 자격증을 소지하고 임신부 마사지에 정통한 마사지사에게 마사지를 받는다.

◆ **임신 초기에는 마사지를 하지 않는다** 이 기간에 마사지를 하면 현기증을 일으킬 수 있고 입덧을 일찍 시작할 수 있다. 그러나 임신 초기에 이미 마사지를 받았더라도 걱정할 필요는 없다. 위험하지 않지만 혹시 모를 불편을 예방하는 차원에서 보류하도록 권하는 것이니까.

◆ **올바른 자세로 휴식을 취한다** 임신 4개월 이후에는 너무 오랫동안 누워 있지 않는 것이 좋다. 그러므로 배에 닿는 부분이 움푹 들어간 테이블, 임신부용으로 특별 제작된 베개, 몸에 맞고 옆으로 돌아누울 수 있도록 고안된 푹신한 쿠션을 달라고 부탁한다.

◆ **향이 없는 로션이나 오일을 사용해달라고 부탁한다** 임신 중에는 후각이 예민해 강한 향에 거부감을 갖게 된다. 아로마요법에 사용되는 일부 오일은 자궁 수축을 일으킬 수 있다.

◆ **정확한 부위를 문지른다** 자궁 수축을 촉발시킬 수 있으므로 복사뼈와 발뒤꿈치 사이는 손을 대지 말라고 한다. 복부 마사지는 불편할 수 있으므로 하지 않는 것이 좋다. 마사지사가 너무 강하게 마사지를 하면 그때그때 말한다.

아로마요법 임신 기간에는 일반적인 향을 사용하는 것이 좋다. 많은 식물성 오일들이 임신 기간 동안 사용해도 괜찮은지 밝혀진 바가 없고 일부는 해로울 수도 있으므로, 아로마요법을 이용할 땐 조심스럽게 접근하는 것이 좋다. 다음에 소개하는 아로마 오일은 임신 기간에도 안전한 것으로 알려져 있지만, 전문가들은 일반적으로 사용할 때보다 오일 농도를 절반으로 낮춰 사용하도록 권한다. 장미 · 라벤더 · 캐모마일 ·

뾰루지와 기미를 숨기는 화장법

뾰루지가 나고, 기미도 오르고, 얼굴이 붓는 등 임신 기간 동안 임신부의 얼굴은 온갖 수난을 겪게 될 것이다. 하지만 걱정하지 말자. 조금만 화장법을 달리하면 감쪽같이 감출 수 있다.

피부의 잡티 가리기 수정 컨실러와 파운데이션으로 기미와 색소침착(218쪽 참조)을 비롯한 온갖 피부의 잡티를 가릴 수 있다. 검은 반점을 가릴 땐 과색소침착을 가려주는 용도로 고안된 화장품을 이용한다. 단, 여드름을 유발하지 않는지, 자극은 없는지 따져본다. 두 가지 모두 피부색에 맞는 것으로 선택하되, 컨실러는 원래 얼굴색보다 한 단계 밝은 것으로 고른다. 검은 반점 부위에만 컨실러 끝으로 점을 찍듯 찍어 펴 바르면 된다. 그런 다음 그 위로 파운데이션을 얇게 펴 바른다. 커버력이 강한 제품은 얇게 바를수록 좋으니 아주 살짝만 덜어서 마무리한다. 마지막엔 파우더로 두드린다.

임신성 여드름이 영 거슬리면 피부색보다 밝은 색으로 가려준다. 먼저 얼굴 전체에 파운데이션을 바르고, 피부색에 어울리는 컨실러를 여드름 위에 콕 찍어 손가락으로 펴 바른다.

밝은 색 섀도로 강조하기 얼굴 전체에 파운데이션을 발랐으면, 이제 이마 중앙과 눈 밑, 광대뼈 위, 턱 끝을 밝은 색 섀도로 강조한다. 그런 다음 조금 어두운 색 섀도를 이용해 관자놀이부터 옆으로 살짝 붓질해 음영을 준다. 어떤가? 금세 광대뼈가 만들어졌을 것이다.

코를 날렵하게! 그럼 이제 코를 강조해볼까? 하이라이터를 이용해 부어오른 코를 날렵하게 만들 수 있다. 파운데이션 색상보다 조금 밝은 색 섀도로 코의 중앙을 향해 붓질한다. 그런 다음 어두운 섀도로 코의 양옆 가장자리를 수직으로 붓질해 음영을 만들어준다.

자스민·탄제린·네롤리·일랑일랑 오일이 비교적 안전하다. 그러나 바질·향나무·로즈마리·세이지·페퍼민트·페니로열·오레가노·백리향 오일은 사용하면 안 된다. 특히 이 가운데 일부는 자궁 수축을 촉발하므로 절대 사용하면 안 된다. 하지만 이러한 오일로 아로마요법 마사지를 받거나 집에서 목욕을 할 때 사용했다 해도 걱정할 필요는 없다. 오일이 흡수되는 양은 매우 적고, 특히 등의 피부는 꽤 두꺼운 편이기 때문이다. 다만 앞으로는 사용하지 않도록 주의한다. 화장품 가게에서 판매하는 향이 나는 로션이나 발 전용 페퍼민트 로션 같은 미용 제품은 향이 농축된 것이 아니므로 사용해도 괜찮다.

보디로션, 보디 스크럽제, 보디 랩, 수치료법
순한 보디로션이나 보디 스크럽제는 일반적으로 안전하다. 임신 기간에는 피부가 예민한 상태이므로 너무 강한 스크럽제는 피하는 게 좋다. 허브 성분으로 된 일부 보디 랩은 안전하지만 대부분은 체온을 급격히 상승시킬 수 있으므로 사용하지 않는다. 37.8℃ 이하의 온수에 짧은 시간 몸을 담그는 수치료법은 긴장 이완에도 좋고 안전하다. 사우나, 찜질방, 뜨거운 열탕은 몸에 해로울 수 있으므로 피한다.

일광욕, 태닝 스프레이, 태닝 로션 일광욕은 피부에 좋지 않고 기미('임신 마스크'라고도 불리는 색소침착 현상)를 일으킬 가능성도 높다. 게다가 태아에게 해가 될 정도로 체온을 상승시킬 수 있다. 태닝 스프레이나 태닝 로션을 사용하려면 사용 전에 담당 의사에게 문의한다. 담당 의사가 허락해도 호르몬 작용으로 인해 피부색이 어떻게 나올지 장담할 수가 없다.

손발 관리

손과 발 역시 임신의 영향을 톡톡히 받는다. 그러나 손가락은 물론 발목까지 부을 때에도 여전히 손발을 아름답게 가꿀 수 있다.

매니큐어와 페디큐어 임신 중이라도 매니큐어와 페디큐어는 100% 안전한 편이다. 그리고 지금은 손발톱이 평소보다 빨리 자라고 더 강해지는 시기이므로 매니큐어와 페디큐어를 바르기에도 좋다. 네일아트숍에서 매니큐어를 바를 땐 환기가 잘되는 곳에서 발라야 한다. 강한 화학약품 냄새가 몸에 좋지 않을뿐더러 메스꺼움을 일으킬 수 있다. 페디큐어를 바를 땐 복숭아뼈와 발뒤꿈치 사이를 마사지하지 말라고 부탁한다. 이 부위를 지압하면 자궁 수축을 유발할 수 있다. 아크릴이 해롭다는 증거는 없지만, 출산 후까지는 지나치다 싶을 만큼 조심하고 바르지 않는 것이 좋다. 아크릴 성분은 냄새가 너무 강하고, 특히나 임신 기간에는 감염의 온상이 될 수 있다. 어차피 손톱이 무척 빨리 자라기 때문에 굳이 아크릴로 손톱을 연장하거나 강화할 필요는 없을 것이다.

하루는 온천에서

임신부는 자신을 소중하게 돌볼 가치가 있고 또 그래야 한다. 자신을 소중하게 돌보기 위한 계획을 세우기 전에 먼저 이번 장을 살펴보고 자신의 상황에서 주의할 점이 없는지 담당 의사에게 문의한다. 온천을 예약을 할 땐 임신부라는 사실을 알린다. 특별히 조심해야 할 사항이 없는지 문의하고, 온천 측에서 나에게 맞는 서비스를 제공할 수 있도록 상의한다. 임신부를 대상으로 하는 전문 마사지사나 치료사가 있는지도 문의한다.

7장

임신 2개월

5~8주

♦♦♦

아직 아무에게도 임신 사실을 말하지 않았고, 주변 사람 역시 아무도 눈치 채지 못했더라도, 배 속의 아기는 여러 가지 증상으로 자신의 존재를 알릴 것이다. 어디를 가든 속이 메스껍고 입안 가득 침이 고이며, 시도 때도 없이 화장실에 가고 싶고, 하루 종일 배는 빵빵해서 도무지 꺼질 것 같지 않다. 이런 증상들을 통해 배 속에 새로운 생명이 자라고 있다는 사실이 차츰 익숙해질 것이다. 그리고 이제 신체적으로나 생활면에서나 모든 면에서 임신한 상황에 맞추게 될 것이다. 도대체 왜 이렇게 몸이 피곤한지, 목욕탕까지 가는 거리는 왜 이렇게 먼지 모르겠으며, 이제부터 유기농 재료를 중심으로 식단을 바꿔야겠다는 생각이 들지도 모른다. 드디어 본격적인 임신 기간에 돌입한 것이다!

이달에 아기는

5주 올챙이와 비슷하게 생긴 작은 배아(작은 꼬리까지 달렸으니까)는 맹렬한 기세로 성장해 이제 오렌지 씨앗만 해졌다. 물론 아직도 많이 작지만 초기에 비하면 제법 많이 컸다. 이번 주에는 심장이 모양을 갖추기 시작한다. 사실 가장 먼저 가동 준비를 갖추는 기관이 바로 심장을 비롯한 순환계이다. 아기의 심장은 거의 양귀비 씨앗만 하며 심장관이라고 하는 두 개의 작은 관으로 구성된다. 아직 제 기능을 하려면 멀었지만 벌써 심장은 뛰고 있어 초음파를 통해 심장이 뛰는 모습을 볼 수도 있다. 나중에

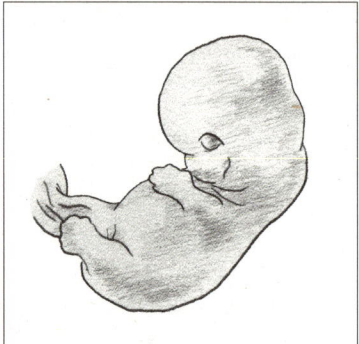

임신 2개월의 아기 모습

아기의 뇌와 척수가 될 신경관도 만들어지고 있다. 지금은 신경관이 열려 있지만 다음 주쯤에는 닫힌다.

6주 태아의 두정에서 미골 끝까지의 길이(CRL: Crown to Rump Length)를 측정한다. 자궁 속의 태아는 아주 작고, 새로 만들어진 다리는 구부러져 있어 전체 길이를 측정하기가 어렵다. 이번 주에 아기의 길이는 얼마나 될까? 태아의 크기는 5mm에서 6mm 사이쯤(못대가리 정도의 크기) 된다. 이번 주에는 아기의 턱과 아래턱, 뺨이 만들어지기 시작한다.

머리 양쪽의 살짝 들어간 모양은 나중에 귀의 외이도가 될 것이다. 얼굴 위에 작고 까만 두 개의 점은 눈이 되고, 머리 앞에 살짝 튀어나온 부분은 몇 주 안에 들창코 모양으로 변할 것이다. 신장과 간, 폐도 만들어진다. 아기의 작은 심장은 1분에 90회 이상 뛰고 있으며 매일 점점 빨라진다.

7주 이제 아기는 수정될 때에 비해 1만 배나 더 커져서 블루베리만 해졌다. 아기의 성장은 머리를 중심으로 이루어지는데, 분당 100개의 비율로 새로운 뇌세포가 만들어지고 있다. 이번 주에는 입과 혀도 만들어지고, 팔다리 싹도 형성된다. 이 팔다리 싹이 자라 나중에 손과 팔, 어깨 부분과 다리, 무릎, 발 부분이 된다. 신장도 제대로 자리를 잡아 노폐물(소변과 배설물)을 걸러내는 중요한 기능을 담당할 준비를 한다.

8주 아기는 몰라보게 성장해 이번 주 길이는 자그마치 12mm, 대략 커다란 산딸기만 하다. 이제 파충류보다는 사람과 조금 비슷해져가고 있다. 입술, 코, 눈썹, 다리 등이 계속해서 모양을 갖추고 있다. 아직 외부의 소리를 듣기에는 이르지만, 심장은 분당 150회라는 놀라운 비율로 뛰고 있다. 엄마의 심장박동 속도보다 두 배나 빠르다. 자기도 모르게 몸을 움직이기도 하는데, 거의 느끼지 못할 만큼 아주 약하게 몸통과 팔다리를 떤다.

어떤 느낌일까?

거듭 말하지만 증상과 느낌은 임신부마다 다르게 나타난다. 한두 번에 걸쳐 모든 증상을 다 겪는 사람이 있는가 하면, 한두 가지 증상만 겪는 사람도 있다. 지난달부터 증상을 느낀 사람이 있는가 하면, 이제 처음 증상을 느끼기 시작한 사람도 있다. 일반적인 증상은 없고 남들에겐 나타나지 않는 증상만 겪는 사람도 있다. 어떤 증상이 나타나더라도, 아직 임신이라는 걸 느끼지 못한다 해도 걱정할 필요는 없다. 이번 달에는 주로 다음과 같은 증상이 나타날 것이다.

신체적인 증상

- ◆ 피곤하고 기운이 없으며 졸리다.
- ◆ 소변이 자주 마렵다.
- ◆ 구토를 동반하거나 동반하지 않은 상태에서 속이 메스껍다.

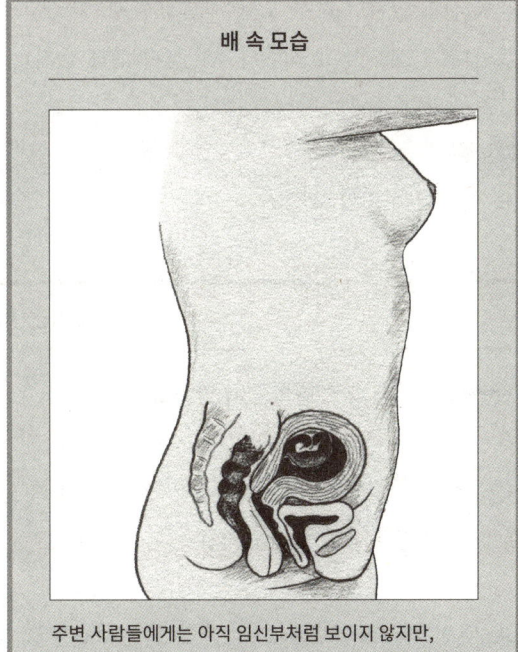

배 속 모습

주변 사람들에게는 아직 임신부처럼 보이지 않지만, 옷을 입으면 허리둘레가 꽉 끼는 느낌이 들고 브래지어도 더 큰 것이 필요할 것이다. 보통 주먹만 한 자궁이 이달 말쯤이면 큰 오렌지만 해진다.

- 침이 많이 분비된다.
- 변비가 있다.
- 속 쓰림과 소화불량 증상이 있고, 헛배가 부르며 배가 부풀어 오른다.
- 입맛이 없거나 입맛이 너무 좋다.
- 유방이 부풀어 오르고 묵직해지며, 예민하고 따끔거린다. 유륜이 검어지고, 유륜 주위의 땀샘이 마치 소름이 크게 돋은 것처럼 튀어나온다. 유방으로 혈액 공급이 증가함에 따라 피하에 푸르스름한 선이 나타난다.
- 희끄무레한 질 분비물이 나온다.
- 가끔 두통이 발생한다.
- 가끔 어지럽거나 현기증이 난다.
- 배가 약간 나와서 옷이 꼭 끼는 느낌이 든다.

정서적인 증상

- 생리전 증후군을 겪을 때처럼 불안하다. 감정 기복이 심하고 쉽게 예민해지며, 분별력이 저하되고 쉽게 눈물을 보인다.
- 의심, 두려움, 기쁨, 의기양양함 등의 감정 가운데 일부 혹은 전부가 한꺼번에 밀려든다.
- '배 속에 정말 아기가 있긴 한 거야?' 하며 임신했다는 실감이 나지 않는다.

이달의 검사 내용

이번이 첫 산전 내원이라면 111쪽을 참조한다. 두 번째 산전 검사인 경우 첫 번째 검사 때보다 금방 끝난다. 임신부의 요구와 의사의 검사 형태에 따라 다르겠지만 대체로 다음과 같은 사항을 확인할 것이다.

- 몸무게와 혈압 측정
- 당과 단백질 여부를 선별하는 소변검사
- 손발의 붓기와 다리의 정맥류 검사
- 그동안 경험한 증상들(특히 평소와 다른 증상을 중심으로)
- 질문과 상담하고 싶은 문제들 : 미리 기록해 간다.

무엇이든 물어보세요 Q&A

─ 속 쓰림과 소화불량이 있어요

Q "하루 종일 소화가 되지 않고 속이 쓰려요. 원인과 해결 방법을 알려주세요."

A 임신 기간의 속 쓰림은 일반적인 속 쓰림과는 다르며, 다른 임신 초기 증상과 달리 임신 기간 내내 지속되는 경향이 있다. 어쩌면 지금도 속 쓰림 증상을 경험하는 사람이 있을지 모르겠다.

그렇다면 속이 타 들어가는 느낌이 드는 이유는 무엇일까? 임신 초기에 우리 몸은 프로게스테론과 릴랙신이라는 호르몬을 많이 분비하는데, 이 두 물질은 소화관을 비롯한 인체 모든 곳의 약한 근육 조직을 더욱 완화한다. 그 결과 음식물이 소화기를 통과하는 속도가 더욱 느려져 소화가 잘 되지 않는다. 윗배와 가슴이 더부룩하고 빵빵한 느낌이 드는데, 속 쓰림은 이러한 소화불량의 징후다. 이러한 증상은 임신부에게는 불편하지만 아기에게는 이롭다. 소화가 천천히 이루어지면 혈액으로 흡수되는 영양분의 양이 더 많아지고 그 결과 태반과 아기에게 공급되는 영양분도 늘어나기 때문이다.

속 쓰림은 식도와 위를 구분하는 링 모양의 근육이 느슨해져 음식물과 독한 소화액이 위에서 식도로 역류할 때 나타난다. 위산이 약한 식도 벽을 자극해 심장이 있는 곳 바로 옆에서 타는 듯한 통증을 일으키는 것이다. 임신 중기와 말기에는 부풀어 오른 자궁이 위를 밀어올림으로써 이 같은 증상이 더욱 심해질 수 있다.

10개월 동안 소화불량에서 완전히 자유로워지기란 거의 불가능하다. 그러나 속 쓰림과 소화불량을 완화하고, 불편함을 최소화할 효과적인 방법들이 있다.

속 쓰림을 유발하는 음식을 피한다 어떤 음식이나 음료가 속 쓰림이나 위의 불편한 느낌을 유발한다면 그 음식과 음료는 당분간 섭취하지 않는다. 매운 음식, 양념이 많이 들어 간 음식, 튀긴 음식, 지방 함량이 높은 음식, 가공한 육류, 초콜릿, 커피, 술, 탄산음료, 민트 등이 위를 자극한다.

조금씩 먹는다 과식으로 인해 위액이 역류하는 현상을 피하려면 하루 세 끼를 소량씩 나누어 자주 먹는다. 여섯 끼 정도로 나누어 먹는 것이 좋다. 이 식사법은 속 쓰림과 소화불량에 가장 좋은 해결 방법이다(136쪽 참조).

천천히 먹는다 음식을 너무 빨리 먹으면 공기도 함께 삼키게 되어 배 속에 가스가 찬다. 급하게 음식을 먹으면 제대로 씹지 않고 넘기므로 위에서 음식을 소화하기가 어렵고, 그로 인해 속 쓰림을 겪을 가능성도 높다. 그러므로 배가 고프거나 급하게 음식을 먹어야 하는 경우에도 조금씩 천천히 꼭꼭 씹어 먹는다.

음식을 먹을 때 음료를 마시지 않는다 음식을 먹을 때 수분을 너무 많이 섭취하면 위가 팽창되어 소화불량이 심해진다. 수분은 식간에 섭취한다.

눕지 않는다 앉아 있을 때보다 누워 있을 때 위액이 역류되기 쉽다. 위액이 위 속에 오래 머무르지 않게 하려면 누워서 음식을 먹거나 음식을 먹은 후 바로 눕지 않아야 한다. 잠자리에 들기 전에 과식을 해도 안 된다. 머리와 어깨를 15cm 정도 높게 두고 자면 위산이 역류되는 걸 막을 수 있다. 몸을 구부릴 땐 허리에서부터 구부리지 말고 무릎에서부터 구부린다. 몸을 앞으로 구부리면 속 쓰림이 생길 가능성이 높다.

몸무게를 관리한다 몸무게가 갑자기 늘어나지 않도록 조심한다. 몸무게가 서서히 적당한 정도로 늘어나야 소화관의 압력을 최소화할 수 있다.

헐렁헐렁한 옷을 입는다 배와 허리를 꽉 조이는 옷을 입지 않는다. 배를 조이면 압력이 강해져 속 쓰림 증상이 심해질 수 있으니 주의하도록 한다.

엄마 속이 쓰리면 아기 머리카락이 풍성

속이 몹시 쓰리다면 유아용 샴푸를 비축해두자. 최근 연구에 의해 옛날 어른들 말씀이 옳다는 사실이 입증됐다. 임신 기간 동안 속 쓰림 증상이 심할수록 태어날 아기의 머리숱이 풍성하다고 한다. 믿기 어렵겠지만, 속 쓰림 증상을 유발하는 호르몬과 태아의 머리카락을 자라게 하는 호르몬이 같다.

약을 복용한다 담당 의사의 처방을 받아 증상을 완화하는 약을 복용한다. 속 쓰림을 없애는 민간요법으로 따끈한 우유에 꿀을 섞어 마시거나 아몬드 한 움큼 또는 신선한 파파야나 말린 파파야를 먹는 것도 도움이 된다.

식후에 무설탕 껌을 씹는다 식후 30분 동안 무설탕 껌을 씹으면 위산 과다를 완화시킬 수 있다. 타액 분비 증가로 식도의 산 분비가 중화된다. 간혹 박하 맛이 나는 껌을 씹으면 속 쓰림이 악화될 수 있으므로 박하 맛이 나지 않는 껌을 선택한다.

담배를 피우지 않는다 담배를 피우면 폐의 통증을 느낄 수 있으므로 금연한다.

충분히 휴식을 취한다 스트레스는 위산의 역류, 특히 속 쓰림 증상을 악화시키므로 휴식을 취하는 방법(172쪽 참조)을 익힌다. 명상이나 시각화, 생체자기제어, 최면 등 보완대체요법을 이용해도 좋다(74쪽 참조).

음식이 당기지 않거나 식탐이 심한 경우

Q "그렇게 좋아하던 음식들이 지금은 별로 당기지 않아요. 대신 전혀 먹고 싶지 않았던 음식들이 몹시 먹고 싶어요. 이래도 괜찮을까요?"

A 임신 기간에 대부분의 임신부들은 어느 정도 입맛이 달라진다. 대부분의 임신부들은 최소한 한 가지 음식, 대체로 아이스크림이 몹시 먹고 싶어진다. 절반 이상의 임신부들은 대체로 채소와 가금류 등이 싫어진다. 이처럼 식습관이 갑자기 유별나게 변하는 이유는 호르몬이 크게 혼란을 일으킨 탓이라고 볼 수 있다. 첫 임신 초기에 유난히 음식에 대한 변덕이 심한 이유도 이 시기에 호르몬 변화가 가장 크게 일어나기 때문이다.

그러나 무조건 호르몬 때문이라고 말할 수는 없다. 우리 몸이 적절하게 신호를 보낸다는 이론도 오랫동안 지지를 받고 있다. 즉 몸에 나쁜 음식에 대해서는 입맛을 잃게 되고, 몸에 필요한 음식에 대해서는 열망하게 된다는 것이다. 커피를 마시지 않으면 하루를 시작할 수 없었는데 갑자기 커피를 마시고 싶지 않다거나 와인 한 잔이 마치 식초처럼 느껴지는 식이다. 반면 닭고기가 역겹게 느껴지거나, 그렇게 좋아하던 브로콜리에서 쓴맛이 느껴진다거나, 설탕과 버터로 범벅인 아이스크림만 마구 먹어대는 것을 몸이 보내는 현명한 신호라고 보기는 어렵다.

음식과 관련해서 몸이 보내는 신호는 호르몬이 개입되면 정확하게 해독하기 어렵다. 더구나 인간이 자연의 먹이사슬로부터 멀어진 탓에(너무나 많은 먹이사슬이 패스트푸드에 집중되어 있기 때문에) 더욱 몸이 보내는 신호를 해독하기 어렵다. 가령 옛날에는 달콤한 음식이 먹고 싶으면 산딸기류를 먹었을 테지만, 이제는 초콜릿을 찾게 된다.

임신 중에 역류질환, 치료해도 될까?

위식도역류질환을 앓고 있다면 속 쓰림 증상이 새삼스럽지 않겠지만 임신 기간에도 얼마든지 치료할 수 있다. 담당 의사에게 기존에 복용하던 처방약을 계속해서 복용해도 괜찮은지 문의한다. 일부 약물은 임신 중에 복용하면 안 되지만 대부분은 안전하다. 속 쓰림 증상에 도움이 되는 방법은 역류 현상에도 도움이 된다.

임신 기간 동안 몸에 좋은 음식을 먹겠다는 명목으로 음식에 대한 갈망과 기피를 무시할 필요가 있을까? 설사 그것이 가능하다 해도 현명한 방법은 아니다. 코티지치즈를 한 상자 가득 먹고 싶다거나, 복숭아를 산처럼 쌓아놓고 먹고 싶다면 굳이 억제할 필요는 없다. 당분간은 식습관이 다소 불균형하겠지만 먹고 싶은 열망대로 실컷 먹는 것이 좋다. 나중에 이런 욕구가 잠잠해지면 그때 가서 여러 가지 음식으로 균형을 찾으면 된다.

차라리 안 먹는 게 나은 음식이 먹고 싶다면 먹고 싶은 욕망을 충족시키되, 영양을 고려해 대용 식품을 찾도록 한다. 칼로리만 높고 영양소는 없는 식품만으로만 배를 채우면 안 된다. 초콜릿아이스크림 대신 초콜릿요구르트를, 콩 모양의 젤리과자 대신 영양이 풍부한 건강바를, 색소로 손가락이 온통 노란 색으로 물드는 과자 대신 치즈로 옷을 입혀 구운 빵을 먹는다. 대용 식품으로도 만족스럽지 않다면 먹고 싶다는 생각을 없애줄 바람직한 방법을 찾아본다. 빨리 걷거나 임신부들이 모이는 인터넷 카페에서 채팅을 하거나 인터넷 쇼핑몰에서 임신부용 바지를 구경해도 좋다. 물론 알코올이 들어 있는 음료 같은 위험한 음식이 아니라면, 그리고 매끼 식사를 영양분이 없는 음식으로 해결하는 게 아니라면, 가끔은 영양이 적은 음식을 먹는 것도 나쁘지 않다.

음식에 대한 갈망이나 기피는 대체로 임신 4개월 무렵이면 사라지거나 약해진다. 그러나 가령 좀 더 관심을 받고 싶다든지 하는 정서적인 욕구가 강할 경우 음식에 대한 갈망이 더 오래 지속될 수 있다. 임신부와 남편 모두 이런 사실을 깨달으면 욕구를 충족시키기가 더 쉽다. 한밤중에 아이스크림 한 통을 비우는 대신 오트밀쿠키를 먹거나 조용히 포옹을 하거나 함께 목욕을 한다.

일부 임신부의 경우 진흙이나 재, 종이 같은 특이한 물질을 먹고 싶어 하거나 실제로 먹기도 한다. 이식증이라고 하는 이런 습관은 상당히 위험할 수 있다. 영양부족 특히 철분 결핍이 원인일 수 있으므로 담당 의사에게 알리도록 한다. 얼음을 유독 먹고 싶다면 철 결핍일 수 있으므로 얼음을 씹고 싶은 충동이 생길 경우에도 담당 의사에게 알린다.

── 정맥이 보여요

Q "유방과 복부 전체에 파란 선들이 보기 흉하게 나타났어요. 원래 그런가요?"

A 정맥들이 도로 지도처럼 가슴과 배 전체에 나타나는 현상은 지극히 정상일 뿐 아니라 우리 몸이 해야 할 일을 하고 있다는 표시이기도 하다. 이런 현상은 임신으로 인해 늘어난 혈액을 공급하기 위해 정맥이 늘어났기 때문이며, 덕분에 아기에게 영양분을 공급할 수 있다. 임신 초기에 잘 나타나고, 아주 마른 여성이나 피부가 하얀 여성에게 더욱 두드러진다. 과체중이거나 피부가 검은 여성에게는 잘 보이지 않거나 전혀 눈에 띄지 않으며, 임신 후기까지도 나타나지 않을 수 있다.

── 거미줄처럼 뻗은 정맥은 뭐죠?

Q "임신한 후로 허벅지에 자줏빛과 붉은빛의 선들이 거미줄 모양으로 흉하게 나타났어요. 이게 정맥류인가요?"

A 정맥류는 아니다. 아마도 흔히들 '거미정맥류'라고 하는 거미상모반일 것이다. 다리 전체에 거미정맥류가 나타나는 데에는 몇 가지 이유가 있다. 첫째, 혈액량 증가로 혈관이 받는 압력이 커지면서 작은 정맥들까지 눈에 보일 정도로 부어오르기 때문이다. 둘째, 임신 호르몬이 혈관 전체에 크고 작은 변화를 일으키기 때문이다. 셋째, 유전적인 영향 때문이다.

거미정맥류가 생기는 경우 완전히 없앨 방법은 많지 않지만 최소화할 수는 있다. 비타민 C가 풍부한 음식(혈관을 회복하고 유지하는 데 도움을 주는 두 가지 중요한 결합조직, 콜라겐과 엘라스틴을 생성하는 데 도움이 된다)을 섭취한다. 혈액순환을 원활하게 하고 다리의 힘을 강화하기 위해 규칙적으로 운동하고, 혈류의 흐름을 방해하지 않기 위해 앉을 때 다리를 꼬지 않으면 거미정맥류를 예방하는 데 도움이 된다.

모두가 그런 것은 아니지만 일부 임신부의 경우 출산 후에 거미정맥류가 흐릿해지다가 사라지기도 한다. 출산 후에도 사라지지 않으면 피부과에서 식염수나 글리세린을 주입하거나 레이저요법으로 치료한다. 이러한 치료를 하면 혈관이 약해지다가 마침내 사라지는데, 임신 기간에는 하지 않는 것이 좋다. 컨실러를 이용해 거미정맥류를 감출 수도 있다.

— 하지정맥류를 예방하려면요?

Q "엄마와 할머니가 모두 임신 중에 하지정맥류를 앓으셨어요. 저도 임신을 했는데 이런 증상을 예방하려면 어떻게 해야 하나요?"

A 하지정맥류는 집안 내력이다. 그러나 유전적인 질환이라고 해서 자포자기할 필요는 없으며 적절한 방법으로 충분히 예방이 가능하다. 하지정맥류는 주로 임신 중에 처음 나타나며, 임신 횟수가 거듭될수록 심해지는 경향을 보인다. 임신 기간 동안 과도한 양의 혈액이 만들어져 혈관, 특히 중력을 거슬러 심장을 향해 혈액을 끌어올려야 하는 다리쪽 혈관에 심하게 압력이 가해져 이런 현상이 생긴다. 더구나 자궁이 급성장하면서 골반 혈관에 크게 압력이 가해지고, 과도한 호르몬 분비로 정맥 근육의 조직이 약해져 하지정맥류가 더욱 뚜렷하게 나타난다.

증상은 쉽게 눈에 띄지만 심각성 정도는 사람마다 다르다. 다리 부위가 약하게 쑤시는 경우, 심하게 통증이 느껴지는 경우, 묵직한 느낌이 드는 경우, 붓는 경우, 혹은 아무런 증상이 없는 경우도 있다. 푸르스름한 정맥의 윤곽이 흐릿하게 보이는 경우도 있고, 발목에서 허벅지 위쪽까지 뱀처럼 구불구불한 정맥이 튀어나오는 경우도 있다. 심한 경우 정맥이 튀어나온 피부가 부어오르거나 건조해지고 염증을 일으키기도 한다. 이런 현상을 예방하기 위해 수분을 공급하는 방법에 대해 담당 의사에게 문의한다. 정맥류가 있는 부위에 간혹 정맥염(혈액 응고로 정맥에 염증이 생기는 증상)이 생기기도 하는데, 이러한 증상이 나타나면 반드시 담당 의사에게 검사를 받도록 한다.

하지정맥류를 예방하기 위한 방법을 알아보자.

혈액을 원활하게 순환시킨다 장시간 앉거나 서 있으면 혈액순환에 방해가 될 수 있으므로 오랫동안 앉거나 서 있지 않도록 한다. 어쩔 수 없을 땐 수시로 발목을 구부려준다. 앉아 있을 땐 다리를 꼬지 말고 가능하면 다리를 높이 들어올린다. 누워 있을 땐 다리 밑에 베개를 받쳐

다리를 들어올린다. 또한 왼쪽으로 누워야 혈액이 좀 더 원활하게 순환된다.

체중 증가에 유의한다 과다한 체중 증가는 이미 혹사당한 순환계를 더욱 혹사시키는 셈이 되므로, 임신부 권장 체중 증가량 이내로 체중을 유지한다.

무거운 물건을 들지 않는다 무거운 물건을 들면 정맥이 튀어나올 수 있다.

변을 볼 땐 천천히 밀어낸다 강하게 힘을 주면 정맥에도 힘이 가해질 수 있다. 규칙적으로 변을 보는 것이 도움이 된다(156쪽 참조).

탄력 스타킹을 착용한다 몸을 가볍게 받쳐주는 탄력 스타킹은 하지정맥류 예방에 도움이 된다. 아침에 침대에서 나오기 전에(다리에 혈액이 고이기 전에) 스타킹을 신고 밤에 잠자리에 들기 전에 벗는다. 하복부의 압력을 완화하고 다리의 정맥을 위로 끌어올려준다.

혈액순환에 방해가 될 만한 옷은 입지 않는다 꽉 조이는 벨트나 바지, 윗부분이 조이는 팬티스타킹과 양말, 발에 꼭 끼는 신발은 피한다. 또한 하이힐 대신 굽이 낮은 단화나 중간 정도 높이의 뭉툭한 굽이 달린 신발을 신는다.

운동을 한다 매일 20~30분간 빨리 걷기나 수영 같은 운동을 한다. 운동을 하면서 통증을 느낀다면 격렬한 에어로빅이나 조깅, 사이클링, 웨이트트레이닝은 삼간다.

비타민 C를 섭취한다 비타민 C는 혈관의 건강과 탄력을 유지하는 데 도움이 되므로, 비타민 C가 풍부한 음식을 충분히 섭취한다.

하지정맥류 제거 수술은 임신 기간에는 삼가는 것이 좋지만, 출산 후 몇 달 뒤에는 고려해볼 만하다. 그러나 대개 아기를 낳고 출산 전 몸무게를 되찾을 무렵이면 이런 문제는 저절로 개선되기도 한다.

── 골반이 아프고 부었어요

Q "골반 전체가 아프고 부어올라 정말 불편합니다. 외음부도 툭 불거진 느낌이 들고요. 왜 이런 걸까요?"

A 하지정맥류는 다리에만 생기는 것이 아니며, 생식기 부위(흔히 치핵이라고 하는 직장 내 부위)에도 나타날 수 있다. 원인은 다리에 하지정맥류가 나타나는 것과 같다. 골반울혈증후군(PCS: Pelvic Congestion Syndrome)이라고 하는 이런 증상(외음부가 불거진 현상은 제외)은 만성 골반 통증 혹은 복부 통증, 골반 부위와 생식기가 아프고 붓고 '그득한' 느낌을 동반하며 간혹 성행위 때 통증을 유발하기도 한다. 다리의 하지정맥류를 최소화하는 방법으로도 예방이 가능하지만(140쪽 참조), 출산 후 담당 의사에게 진단과 치료를 받도록 한다.

── 피부에 뭐가 났어요

Q "청소년기 때처럼 피부에 뭐가 나고 있어요."

A 일부 임신부의 얼굴이 환하게 윤이 나는 이유는 즐거워서가 아니라 호르몬 변화로 인해

피지 분비가 증가했기 때문이다. 윤이 나기는커녕 여드름이 나는 경우도 마찬가지이다. 특히 생리 기간 전에 어김없이 여드름이 나는 경우 임신 기간에도 여드름이 날 가능성이 높다. 여드름을 완전히 제거하기는 어렵지만 다음의 방법을 이용해 최소화할 수 있다.

부드럽게 세수한다 순한 세정제로 하루에 두세 번 세수를 한다. 그러나 임신 기간에는 피부가 무척 예민할 뿐 아니라 너무 세게 문지르면 오히려 여드름이 생기기 쉬우므로 스크럽제로 너무 세게 문지르지 않는다.

여드름 약은 의사의 처방 후 이용한다 바르는 약이든 먹는 약이든 여드름 약을 이용하기 전에, 건강에 아무런 이상이 없다는 확인을 받도록 한다. 일부 여드름 약은 듬뿍 발라도 안전한 반면 그렇지 않은 것도 있다. 담당 의사에게 문의하고 131쪽을 참조한다.

유분기 없는 로션을 바른다 기름 성분이 없는 로션을 발라 피부에 수분을 유지한다. 독한 여드름 비누와 기타 여드름 치료제로 인해 피부가 지나치게 건조해지면 오히려 여드름이 더 많이 생길 수 있다.

짜거나 터뜨리지 않는다 짜거나 터뜨린다고 여드름이 없어지지 않으며, 오히려 여드름이 난 부위에 세균이 들어가 오랫동안 여드름이 남아 있는 경향이 있다. 더구나 임신 기간에는 더 쉽게 감염된다. 뿐만 아니라 여드름을 짜면 상처가 남을 수 있다.

화장 도구를 청결하게 관리한다 화장품을 보관하는 가방 맨 밑바닥에 브러시를 따로 담아 넣는 등 얼굴에 닿는 물건은 청결하게 관리한다.

'non-comedogenic'라고 적힌 화장품을 선택한다 기름이 없고 '여드름을 유발하지 않는(non-comedogenic)'이라는 용어가 적힌 화장품을 선택하면 모공을 막지 않아 여드름을 예방할 수 있다.

영양과 수분을 보충한다 임신부에게 권장하는 식단에 따라 영양이 풍부한 음식을 먹는다. 물을 자주 마시면 피부를 촉촉하고 깨끗하게 유지하는 데 도움이 된다.

피부가 너무 건조해요

Q "피부가 굉장히 건조해요. 임신과 관계가 있는 걸까요?"

A 건조하고 가려운 피부는 호르몬 탓일 수 있다. 호르몬 변화는 피부에 지방과 탄력을 앗아간다. 아기 피부처럼 부드러운 피부를 유지하기 위해 다음 내용을 참고한다.

순한 세정제로 세안한다 비누 성분이 없는 순한 세정제로 바꾸고 하루에 한 번 이상 세수하지 않는다. 화장을 지울 땐 밤에 세수한다. 그 외에는 물로만 세수한다.

목욕 후 로션을 충분히 바른다 목욕이나 샤워를 한 뒤 피부에 아직 물기가 있을 때 로션을 듬뿍 바른다. 로션은 가능한 한 자주 발라주고, 밤에 잠자리에 들기 전에는 반드시 바른다.

자주 혹은 오래 목욕하지 않는다 목욕 횟수를 줄이고 샤워 시간은 5분 정도로 단축한다. 너무 자주 씻으면 피부가 건조해질 수 있다. 반드시 뜨거운 물이 아닌 미지근한 물로 씻는다. 뜨거운 물은 몸의 지방 성분을 빼앗아 몸을 건조하고 가렵게 만든다.

향 없는 오일을 이용한다 향이 없는 목욕용 오일을 바르되 미끄러지지 않도록 조심한다.

물과 좋은 지방을 섭취한다 물을 많이 마셔 피부에 수분을 공급하고, 양질의 지방 성분이 함유된 음식을 먹는다. 아기에게 좋은 오메가-3 지방산은 피부에도 좋다.

쾌적한 습도를 유지한다 가습기로 적당한 습도를 유지한다.

선크림을 바른다 SPF가 최소 15 이상인, 기왕이면 30인 선크림을 매일 바른다.

── 습진이 악화됐어요

Q "늘 습진을 달고 살지만 임신하고 더 악화됐습니다. 어떻게 하면 좋지요?"

A 임신 호르몬은 습진을 악화시키며, 습진을 앓는 여성의 경우 거의 참을 수 없을 만큼 가려울 수 있다. 물론 일부 운이 좋은 경우에는 임신 기간에 습진이 가라앉기도 한다.

다행히 저 함량의 하이드로코르티손 크림과 연고를 적당량 사용하는 것은 임신 기간에도 안전하다. 담당 의사나 피부과 의사에게 크림과 연고를 추천해달라고 부탁한다. 항히스타민제는 가려움을 완화하는 데에도 도움이 되지만 일단 담당 의사와 상의하는 것이 좋다. 다른 치료제는 효과가 없는 심각한 경우 사이클로스포린을 사용하게 되는데, 대개 임신 기간에는 장기 사용을 금한다. 일부 항생제 역시 임신 기간에는 안전하지

이미 피어싱을 했다면?

피어싱한 부위의 치료가 끝나고 아무런 이상이 없다면 피어싱을 계속해도 괜찮다. 피어싱을 한 지 한 달이 넘었다면 이미 치료가 됐을 것이다. 단, 그 부위가 빨개지거나 진물이 나거나 염증이 생겼다면 피어싱을 제거한다.
배꼽은 내가 엄마의 자궁 안에 있을 때 나와 엄마를 연결해준 곳임을 알려주는 곳이지, 내 아기와 내가 연결된 곳이 아니다. 그러니까 피어싱을 한다고 해서 병원균이 아기에게 전달되는 것은 아니다. 배의 피어싱이 출산이나 제왕절개에 방해가 되지 않을까 하는 걱정은 하지 말자.

물론 임신이 진행되면서 배가 나오기 시작하면 배가 한껏 팽팽해져 피어싱이 불편해진다. 특히나 임신 후기에 배꼽이 튀어나오면 피어싱 때문에 옷이 긁히기도 한다.
피어싱한 장신구들을 모두 제거하기로 결심했다면, 구멍이 완전히 닫히지 않도록 하기 위해 며칠에 한 번씩은 구멍에 장신구를 달아준다. 딱딱한 소재의 장신구 대신 유연한 소재의 장신구를 이용하는 것이 좋다.
임신 기간에 배나 몸의 다른 부분에 피어싱을 하고 싶다면 출산 후로 미루는 게 좋다. 임신 기간에는 감염의 위험이 높기 때문에 이 기간에 피부에 구멍을 낸다는 건 결코 바람직한 생각이 아니다.

않을 수 있으므로 반드시 담당 의사와 상의한다. 최근에 개발된 비스테로이드성 약물(프로토픽, 엘리델)은 아직 임신부에 대한 안전성 여부가 밝혀지지 않았기 때문에 좀 더 확실한 사실을 알기 전까지 사용하지 않는다.

가려움을 없애는 데에는 무엇보다 예방이 큰 도움이 된다. 다음 내용을 참고해 시도해보자.

냉찜질로 가려움을 억제한다 가려운 부위를 손톱으로 긁으면 오히려 상태를 악화시킬 수 있고, 피부에 상처가 나 세균이 침입해 감염이 될 수도 있다. 불가피하게 긁게 되더라도 피부에 상처가 날 가능성을 줄이기 위해 항상 손톱을 짧고 둥글게 깎는다.

자극적인 물건과 접촉하지 않는다 세탁 세제, 청소 세제, 비누, 거품 목욕용 물비누, 향수, 화장품, 양모 소재의 옷, 애완동물의 비듬, 식물, 장신구, 육즙과 과일즙 등 자극을 일으킬 만한 물건과 접촉하지 않는다.

세수하고 바로 스킨케어를 한다 세수를 한 후 아직 피부가 물에 젖어 있는 동안 최대한 빨리 자주 수분을 공급해 피부의 수분이 달아나지 않도록 하고 건조함과 갈라짐을 예방한다.

뜨거운 물에 오래 있지 않는다 물속에, 특히 뜨거운 물속에 너무 오래 몸을 담그지 않는다. 샤워, 목욕, 수영 등을 오래하지 않는다.

젖은 옷은 빨리 갈아입는다 너무 더운 상태로 있거나 땀에 젖은 채 있지 않도록 한다. 두 가지 모두 습진을 유발하는 가장 일반적인 원인이다.

하지만 말이 쉽지 임신 기간에는 수시로 덥고 땀이 나기 일쑤다. 헐렁헐렁한 면 소재의 옷을 입어 몸을 서늘하게 하고 합성섬유나 울 섬유, 몸에 닿으면 거친 느낌이 나는 섬유는 피한다. 옷을 겹쳐 입어 몸을 너무 덥게 만들지 않도록 하고, 덥다 싶으면 옷을 벗는다.

스트레스를 받지 않는다 스트레스 역시 습진을 유발하는 일반적인 요소다. 스트레스를 받을 때도 몸을 서늘하게 유지한다. 불안감이 엄습할 땐 몇 차례 심호흡을 해 긴장을 이완한다(127쪽 참조).

습진은 유전적인 영향이 크다 엄마에게 습진이 있으면 아기도 습진에 걸릴 위험이 높다. 그러나 연구 결과에 따르면 모유 수유가 아이의 습진을 예방할 수 있다고 한다.

— 배 모양이 자꾸 달라져요

Q "정말 이상해요. 어느 날은 배가 나온 것처럼 보이다가도, 또 어느 날은 다시 평평해지니 말이에요. 도대체 왜 이러는 건가요?"

A 사실상 장에 변화가 생기기 때문이다. 초산인 경우 변비와 배에 가스가 차는 현상이 늘 일어나는데, 그 결과 장이 확장되어 둥그런 배가 금세 평평해진다. 그리고 장운동이 일어날 때도 배가 순식간에 납작해진다. 이런 증상이 나타나면 약간 불안해질 수는 있지만 완벽하게 정상이며 조만간 사라지니 걱정하지 않아도 된다. 변비를 예방하고 치료하는 요령은 156쪽을 참조한다.

── 예전 몸매를 되찾지 못할까 봐 불안해요

Q "출산 후에는 아기를 갖기 전의 몸매로 돌아갈 수 있을까요?"

A 보통 여성들은 매번 임신할 때마다 몸무게가 1~2kg 증가해 계속해서 이 몸무게를 유지하고 그에 따라 군살이 붙기 마련이라고 생각하지만 꼭 그렇지도 않다. 사실상 영양이 풍부한 음식을 섭취해 적절한 속도로 적절하게 체중이 증가한다면, 특히나 임신부에게 도움이 되는 운동과 함께 건강한 식습관을 병행하고, 출산 후 식이요법을 계속한다면 출산 후에 임신 전의 몸매로 돌아갈 가능성이 대단히 높다. 그러나 예전 몸매로 돌아가는 일은 하루아침에 이루어지지 않으며, 최소한 석 달에서 여섯 달이 걸린다는 사실을 기억하자.

그러므로 임신 기간에 몸무게가 늘어나더라도 걱정할 필요는 없다. 지금은 발달 중인 태아에게 영양을 충분히 공급하고, 출산 후 모유 수유에 필요한 영양분을 축적해야 할 때라는 것을 잊지 말자.

── 자궁의 크기가 작아요

Q "지난번 산전 진료 때 제 자궁이 조금 작다고 하더군요. 자궁이 작다는 말은 아기가 제대로 자라지 못한다는 뜻인가요?"

A 예비 부모들은 아기가 태어나기도 전에 아기의 크기를 걱정하는 경향이 있다. 하지만 미리부터 걱정할 필요는 없다. 임신 기간 중 어느 때든 외부에서는 자궁의 크기를 정확하게 측정하기 어렵고, 특히나 임신 초기에는 더욱 어렵다. 임신한 날짜를 몇 주 빠르거나 늦게 잘못 알기 일쑤이기 때문에, 수정된 날을 정확하게 알지 않는 한 자궁의 크기를 측정하기란 쉽지 않다. 자궁의 크기와 임신한 날짜를 보다 정확하게 측정하고 계산 착오가 있는지 알아보려면 초음파검사를 받아봐야 하는데, 대체로 그럴 가능성은 별로 없다.

── 자궁의 크기가 커요

Q "자궁의 크기가 10주 됐다고 들었어요. 하지만 임신 일주를 계산해보면 8주밖에 되지 않았습니다. 자궁이 왜 이렇게 큰 걸까요?"

A 임신한 날짜가 생각보다 더 오래 됐기 때문에 자궁의 크기가 예상보다 크게 측정됐을 가능성이 높다. 임신한 날짜를 잘못 알고 있다거나 자궁의 크기를 잘못 계산했다거나 하는 두 가지 경우일 가능성이 매우 높다. 담당 의사는 일단 이러한 가능성을 확인하고, 가능성이 적긴 하지만 그 밖에도 쌍둥이를 임신했다거나 하는 다른 이유들이 있을 수 있기 때문에 초음파검사를 지시할 것이다. 물론 다태아를 임신했다 하더라도 임신 초기에는 자궁의 크기에 차이가 나지는 않는다.

── 소변을 보기 어려워요

Q "지난 며칠 동안 소변을 보는 일이 정말 힘들었답니다. 방광이 꽉 찬 느낌이 드는데도 말이에요."

A 심하게 기울어진 자궁이 제자리로 돌아오지 않고 있다가 이제 방광에서 빠져나온 요도를 압박하는 것으로 추측된다. 여성 5명 가운데 1명꼴로 자궁이 앞이 아닌 뒤로 기울어져 있다. 압박감이 심해지면 소변을 보기 힘들 수 있다. 그리고 방광이 과다하게 눌리면 소변이 새기도 한다.

거의 모든 경우에 임신 3개월쯤 자궁을 제자리에 옮겨놓으면 의학적인 조치 없이도 문제를 해결할 수 있다. 그러나 지금 당장 몹시 불편하거나 소변을 보기가 너무 힘들다면 담당 의사와 상의한다. 담당 의사는 요로를 누르고 있는 자궁을 손으로 옮겨 적당한 위치에 놓음으로써 다시 소변을 쉽게 볼 수 있도록 해줄 것이다. 대부분의 경우 이 방법을 이용하면 문제가 해결된다. 그러나 드문 경우 이 방법으로 해결되지 않을 때도 있는데, 이 경우 삽입 도뇨법(도뇨관을 통해 소변을 뽑아내는 방법)이 필요할 수도 있다. 요로감염일 경우에도 소변을 보기 어렵다. 자세한 내용은 466쪽을 참조한다.

── 감정 기복이 심해요

Q "임신을 하면 몹시 기쁠 줄 알았어요. 물론 가끔은 그렇지만 대부분은 금방이라도 눈물이 날 것처럼 슬프답니다."

A 한순간 기분이 마구 좋았다가 어느 순간 푹 꺼지는 감정 기복은 임신 기간에 나타나는 아주 정상적인 현상이다. 이런 현상은 호르몬 때문이며, 호르몬의 혼란이 최고조에 달하는 임신 초기에 두드러지게 나타나고, 대체로 생리 전에 감정 기복이 심하게 나타난 여성들에게 많이 나타난다. 임신을 바랐을 때조차 임신을 확인하고 나면 양면적인 감정을 갖는 게 보통인데, 이러한 감정이 감정 기복을 더욱 악화시킬 수 있다. 신체적·정서적 변화, 생활 전반에 대한 변화와 관계에 대한 변화로 기분을 통제하지 못하는 건 말할 것도 없다.

임신 초기가 지나 호르몬 수치가 다소 안정되고, 임신으로 인한 변화에 어느 정도 적응이 되면 감정 기복도 다소 누그러지는 경향이 있다. 감정의 롤러코스터에서 뛰어내릴 확실한 방법은 없지만, 여러 가지 방법을 통해 감정 기복을 최소화할 수는 있다.

혈당이 내려가지 않게 한다 식사를 한 지 오래 돼서 혈당이 떨어지면 기분도 엉망이 될 수 있다. 그러므로 하루 세 끼 식사 습관을 바꾸어 여섯 끼 식사법을 실시한다(80쪽 참조). 최대한 오랫동안 혈당을 유지해 기분도 최상이 되려면 복합탄수화물과 단백질이 풍부한 식단으로 식사를 한다.

설탕과 카페인을 자제한다 아이스바, 도넛, 콜라는 혈당을 재빨리 높였다가 이내 곤두박질치게 만드는데, 그에 따라 기분도 함께 곤두박질치게 된다. 카페인 역시 같은 효과를 내고 동시에 기분을 불안정하게 만든다. 그러므로 바람직한 결과를 위해 두 가지 모두를 제한하도록 한다.

잘 먹는다 대체로 잘 먹으면 감정적으로나 육체적으로 최상의 상태를 유지할 수 있다. 그러므로 최대한 임신 기간의 권장 식단대로 음식을 섭취한다. 호두, 생선, 오메가-3가 강화된 달걀 등 오메가-3 지방산이 풍부하게 함유된 음식은 기분을 조절하는 데 도움을 줄 뿐만 아니라 태아의 두뇌 성장에도 대단히 중요한 역할을 한다.

몸을 움직인다 많이 움직일수록 기분이 좋아진다. 운동을 하면 엔도르핀이 분비되어 기분이 좋아진다. 담당 의사의 지침에 따라 매일 규칙적으로 운동을 한다.

친밀함을 높인다 섹스를 하면 기분을 좋게 만드는 호르몬들이 분비되어 찡그러진 얼굴이 활짝 펴질 수 있다. 또한 남편과의 관계가 새로운 도전을 맞게 될 때 남편과 좀 더 가까워질 수 있다. 포옹을 하거나 잠자리에서 대화를 나누거나 소파에서 손을 잡고 앉는 등 친밀감을 느낄 수 있는 시간을 보내면 기분이 향상될 수 있다.

햇볕을 쬔다 실제로 햇볕을 쬐면 기분이 밝아진다는 연구 결과가 있다. 하루 중 아무 때고 밖으로 나가 햇볕을 쬔다. 단, 선크림 바르는 걸 잊지 않도록 한다.

기분을 털어놓는다 임신 기간은 걱정, 불안, 초조함, 의심 등 온갖 감정들이 한꺼번에 쏟아지는 시기로, 그로 인해 감정 기복이 심해질 수 있다. 남편도 나와 유사한 감정을 느낄지 모르니 남편에게 자신의 마음을 이야기한다. 내 이야기를 들어줄 친구들이나 임신부들이 모인 인터넷 카페에서 다른 예비 엄마들에게 감정을 털어놓으면 한결 기분이 나아지거나, 최소한 이런 감정이 정상임을 인식하는 데 도움이 될 것이다.

휴식을 취한다 피로는 임신 기간의 정상적인 감정 기복 상태를 악화시킬 수 있다. 그러므로 반드시 충분한 수면을 취한다. 단, 장시간 수면은 오히려 피로와 심리적 불안정을 악화시킬 수 있으므로 너무 오랜 시간 수면을 취하지 않도록 한다.

긴장을 이완한다 스트레스는 기분을 저조하게 만드는 원인이 될 수 있으므로 긴장을 누그러뜨리거나 스트레스를 극복하는 방법을 찾는다. 127쪽에 소개한 요령들을 참조한다.

내 감정 기복으로 인해 더 크게 영향을 받고 얼떨떨해할 사람은 아마 남편일 것이다. 요즘 내가 왜 이런 식으로 행동하는지, 즉 임신 호르몬이 급격히 증가해 내 감정을 마음대로 휘두르고 있다는 것을 남편에게 이해시키자. 그래야 남편이 나를 도와줄 방법을 정확하게 찾을 수 있을 것이다. 그러므로 지금 당장 내가 무엇을 필요로 하는지(집 안 정리를 도와주길 원하는지, 좋아하는 음식점에서 저녁 식사를 하길 원하는지), 무엇을 원하지 않는지(엉덩이가 펑퍼짐해졌다는 말을 듣는다거나, 양말과 속옷을 아무 데나 벗어놓는다거나), 기분을 좋게 만드는 것은 무엇이고 기분을 상하게 하는 것은 무엇인지 남편에게 분명하게 표현한다.

아무리 사랑하는 남편이라 해도 내 마음을 속속들이 들여다보는 것은 아니므로 바라는 바를 구체적으로 표현한다. 예비 아빠가 대처할 방법에 대해서는 19장을 참조한다.

—— 우울증이 있는 것 같아요

Q "임신을 하면 감정 기복이 있을 줄은 알았지만, 약간 울적한 정도가 아니라 하루 종일 우울해요."

A <u>임신부들 모두가 감정의 기복을 경험하며 이것은 매우 정상적인 현상이다. 그러나 울적한 기분이 지속되거나 잦으면 임신 우울증이라고 볼 수도 있다.</u> 임신 기간 동안 약하거나 보통 수준의 우울증을 앓는 임신부는 전체 임신부의 10~15% 정도에 해당한다. 임신부가 우울증을 겪게 되는 원인은 다음과 같다.

- 경제적 스트레스나 결혼 생활로 인한 스트레스
- 남편으로부터 감정적인 배려를 받지 못하거나 대화가 단절된 경우
- 임신 합병증으로 입원을 하거나 안정을 취해야 하는 경우
- 만성적인 질환이나 임신 전 합병증, 혹은 임신 중에 생긴 질환 등으로 자신의 건강에 대해 염려하는 경우
- 기분장애를 겪은 개인이나 가족의 내력
- 선천적 결함이나 기타 이상에 대한 가족력이 있어 아기의 건강이 염려되는 경우

일반적인 우울증 증상은 슬프고 공허하고 무기력한 기분을 느끼는 것이다. 그 외에 너무 많이 자거나 너무 적게 자는 등 수면장애가 나타나고, 전혀 먹지 않거나 끊임없이 먹어대는 등 식습관에 변화가 생기며, 지속적이거나 극심한 피로 혹은 과도한 흥분이나 들뜬 기분을 느끼고, 일이나 놀이, 기타 활동과 오락에 흥미가 떨어지며, 사고력과 집중력이 저하되고, 감정의 기복이 심하며, 여러 가지 자기 파괴적인 생각을 할 수도 있다. 이유를 알 수 없는 아픔과 통증도 있을 수 있다. 자신에게 이런 증상이 나타난다 싶으면 앞에 소개한 감정 기복을

패닉 발작

임신은 걱정이 많은 시기이며 특히 첫 임신인 경우 그 정도가 더욱 심할 수 있다. 어느 정도의 걱정은 정상적이며 불가피한 것 같다. 그러나 걱정이 지나쳐 패닉 상태가 된다면 개선할 필요가 있다.

과거에 패닉 발작을 경험한 사람은 임신 기간에도 패닉 발작을 경험할 가능성이 높다. 패닉 발작은 극심한 불안이나 불편한 느낌과 함께 심장박동 수의 가속화, 식은땀, 온몸의 떨림, 숨 가쁨, 숨이 막히는 기분, 가슴의 통증, 메스꺼움, 혹은 복부의 통증, 현기증, 마비, 온몸의 따끔거림, 겉으로 보기에 갑작스러운 오한이나 열감 등이 동반된다. 이런 증상을 처음 경험하는 경우 무척 당황하겠지만, 다행히도 패닉 발작이 태아의 발달에

어떤 식으로든 영향을 미친다는 근거는 전혀 없다.
하지만 패닉 발작을 경험한다면 담당 의사와 상의한다. 임신 기간에는(다른 때도 마찬가지지만) 심리치료가 최선의 선택이다. 하지만 자신과 태아의 건강(걱정이 지나쳐 음식 섭취나 수면에 지장이 있거나 배 속의 아기를 제대로 돌보지 못할 수도 있다)을 위해 약물 치료가 필요하다고 판단될 경우, 담당 의사는 심리치료사와 함께 위험이 가장 적으면서도 치료 효과는 가장 높은 약물(그리고 가장 적은 양으로 가장 유용한 효과를 주는 약물)이 무엇인지 결정할 것이다. 임신 전에 패닉 발작이나 불안, 우울증으로 약을 복용한 경험이 있다면 약의 종류를

바꾸거나 복용량을 달리할 수도 있다. 약물이 극심한 걱정을 치료하는 해결 방법이긴 하지만 유일한 해결 방법은 아니다. 일반적인 치료 방법 대신, 혹은 일반적인 치료 방법과 함께 이용할 수 있는 비약물 대체요법들도 많다. 규칙적으로 식사를 하고(오메가-3 지방산이 포함된 음식이 특히 도움이 된다), 설탕과 카페인은 삼가며(특히 카페인은 불안을 유발할 수 있다), 규칙적으로 운동하고, 명상과 기타 긴장을 이완하는 방법을 익힌다(산전 요가는 마음을 차분하게 하는 효과가 크다). 다른 임신부들과 걱정을 나누는 것도 마음을 한결 편안하게 해준다.

극복하기 위한 요령을 시도해보자.

증상이 2주 이상 지속된다면 우울증에 대해 담당 의사와 상의한다. 갑상선 이상 증상으로 우울증이 올 수 있으므로 이에 대한 검사를 실시할 수도 있다. 혹은 담당 의사에게 심리치료사를 소개해달라고 부탁한다. 올바른 도움을 받는 것이 중요하다. 우울증으로 인해 임신 기간과 출산 후에 자신과 아기를 최적의 상태로 돌보기 힘들어질 수 있다. 임신하지 않을 때에도 우울증은 건강에 악영향을 미치는 것처럼, 임신 기간 동안 우울증을 앓으면 합병증이 발병할 위험이 높다. 항우울제 약물 치료를 받을지 결정하려면 담당 의사, 심리치료사와 함께 치료로 인한 이익과 위험을 따져보아야 할 것이다(임신중 항우울제 치료에 대한 정보는 485쪽을 참조한다).

보완대체요법을 이용하기 전에도 담당 의사와 상의한다. 처방전 없이 살 수 있는 보충제는 기분을 좋게 만드는 특성이 있지만, 임신 중에 사용해도 안전한지에 대해서는 충분한 연구가 이루어지지 않았다. 그러나 기타 보완대체요법은 도움이 될 수 있으며, 밝은 빛 치료는 뇌에서 기분을 조절하는 호르몬인 세로토닌 수치를 증가시켜 임신 중 우울증 증세를 절반으로 줄여준다. 오메가-3 지방산이 풍부한 음식을 섭취하는 것도 임신 기간은 물론 산후조리 기간 동안 우울증이 나타날 위험을 낮춰준다. 임신 기간 동안 복용해도 안전한 오메가-3 보충제에 대해 담당 의사에게 문의한다.

임신 중에 우울증을 겪으면 산후 우울증에 걸릴 위험도 상당히 높다. 그러나 임신 기간과 출산 후에 적절한 치료를 받으면 산후 우울증을 예방할 수 있다.

ALL ABOUT   **임신 기간의 체중 증가**

임신 기간에 체중이 증가한다는 것은 상식이다. 적절한 체중 증가는 아기의 성장에 필수적이다. 하지만 적절한 체중 증가란 어느 정도를 말하는 걸까? 체중이 얼마나 증가하면 너무 많이 증가했다고 하는 걸까? 체중이 너무 적게 증가했다는 건 어느 정도를 말하는 걸까? 어느 정도의 속도로 체중을 늘려야 할까? 정말로 출산을 하고 나면 늘어난 체중을 전부 뺄 수 있을까? 양질의 음식을 섭취하면서 적당한 비율로 적당하게 체중을 늘렸다면 체중을 전부 감량할 수 있다는 사실을 기억하자.

얼마나 증가해야 할까?

체중이 증가해야 할 타당한 이유가 있다면, 바로 임신 때문이다. 어쨌든 아기를 성장시키려면 엄마 역시 어느 정도 체중이 나가야 하니까. 하지만 체중이 지나치게 불어나면 임신부, 아기, 그리고 임신 과정에 문제가 생길 수 있다. 물론 체중이 거의 불지 않을 때도 마찬가지이다.

> **체중 증가에 문제가 있을 때**
>
> 임신 중기의 어느 한 주에 체중이 1.4kg 이상 증가하거나 임신 후기의 어느 한 주에 체중이 0.9kg 이상 증가할 경우, 특히 과식을 하거나 나트륨을 과다하게 섭취하지 않았는데도 이런 현상이 나타나면 의사의 검진을 받아야 한다. 임신 4~9개월에 연이어 2주일 넘도록 체중이 전혀 늘지 않은 경우에도 검진을 받아야 한다.

임신 기간의 체중 증가에 대한 완벽한 공식이 있을까? 사실상 임신부와 임신 상태가 저마다 다르므로 체중 문제 역시 천차만별이다. 그러므로 임신 40주에 체중이 얼마나 증가해야 하는가, 하는 문제는 임신 전 체중이 얼마였느냐에 따라 다를 수 있다.

<u>담당 의사는 임신부와 임신 상태에 알맞은 목표 체중 증가량을 권장한다. 일반적으로 합리적인 체중 증가율은 임신 기간의 체질량지수(BMI)를 기준으로 한다.</u> 체질량지수는 몸무게를 키의 제곱으로 나눈 값(kg/m^2)이다. 자신의 BMI 지수가 평균이라면(18.5에서 23 사이) 평균 체중 임신부의 표준 권장 체중 증가량인 11~15kg을 증가하는 것이 좋다. 임신 초기에 과체중이라면(BMI 지수 24~25 사이) 목표 체중 증가량은 다소 축소되어 6~11kg가량 증가하도록 권장한다. 비만인 경우(BMI 지수가 25보다 훨씬 높을 경우) 총 6~9kg 사이나 그보다 적게 증가하도록 권장한다. BMI 지수가 18 미만인 깡마른 사람의 경우는 어떨까? 이 경우 목표 체중 증가량은 평균보다 높아 12~18kg 사이가 될 것이다. 다태아를 임신한 경우 태아의 수만큼 체중을 늘려야 한다(371쪽 참조).

이상적인 목표 체중 증가량을 설정하는 것과 그 체중에 도달하는 것은 별개의 문제다. 이상이 언제나 현실과 완벽하게 일치하는 것은 아니니까. 음식량을 적당히 늘린다고 해서 체중도 적당히 증가하는 것은 아니다. 체중이 증가하는 요인은 음식 외에도 많다. 신진대사, 유전적인 영향, 활동량, 임신 증상(속 쓰림과 메스꺼움 증상이 있어 고된 일을 할 때처럼 음식을 많이 섭취하는 경우, 칼로리가 높은 음식을 광적으로 좋아하는 경우 쉽게 체중이 증가한다) 등 모든 요인이 체중 증가에 영향을 미친다.

어떤 비율로 증가해야 할까?

임신 기간의 체중 증가 역시 '천천히 꾸준히'라는 교훈이 적용된다. 서서히 체중을 늘리는 것이 임신부의 몸과 아기의 몸에 가장 좋다. 사실 체중 증가율은 전체 체중 증가량만큼이나 중요한데, 태아는 자궁 안에서 성장하는 동안 영양분과 칼로리를 꾸준히

지나친 체중 증가의 위험

지나친 체중 증가는 여러 가지 문제를 일으킬 수 있다. 태아의 상태를 평가하고 측정하기도 어렵고, 요통과 하지정맥류를 비롯해 피로와 속 쓰림에 이르기까지 다양한 임신 합병증을 일으킬 수 있다. 또한 조기분만, 임신성 당뇨병, 고혈압을 일으킬 위험이 클 뿐 아니라, 태아가 너무 크게 자라 질을 통한 정상 분만이 어려워 제왕절개 수술을 하다 합병증이 생길 수 있으며,

태어난 아기에게도 여러 가지 문제가 생길 수 있고, 모유 수유도 어려울 수 있다. 체중이 지나치게 증가하면 산후조리 기간에 체중을 감량하기도 그만큼 힘들다. 사실상 임신 중에 체중이 지나치게 증가한 많은 여성들이 산후조리 기간에 전혀 체중을 감량하지 못한다.
체중이 거의 증가하지 않는 경우도 문제가 되기는 마찬가지이며,

어떤 경우 지나친 체중 증가보다 더 위험할 수 있다. 임신 기간 동안 체중이 9kg 이상 증가하지 않으면 조기 출산의 위험이 높을 뿐 아니라, 아기가 임신 주수에 비해 체격이 작고 자궁 안에서도 성장이 더딜 가능성이 높다. 그러나 지나치게 과체중인 여성이 세심한 의료적 관리 하에서 안전하게 9kg 미만 정도 늘렸을 경우는 예외다.

공급받아야 하기 때문이다. 태아의 성장 속도가 빠른 임신 중기와 후기에 영양분과 칼로리를 불규칙적으로 공급받는다면 성장에 지장이 생길 수 있다. 적당한 비율로 체중이 늘어나면 그에 따라 몸이 서서히 적응할 수 있어 건강에도 바람직하다. 체중이 서서히 증가하면 피부도 서서히 팽창해 튼살이 거의 나타나지 않는다. 뿐만 아니라 천천히 체중이 증가하면 출산 후 체중을 감량하기도 쉽다.

임신 초기에 아기는 겨우 양귀비 씨앗만 하므로 극히 적은 양의 체중이 증가할 정도로만 음식을 섭취하면 된다. 임신 초기의 목표 체중 증가량은 0.9~4kg 사이면 적당하다. 그러나 많은 여성들이 목표에 도달하지 못하거나, 메스꺼움과 구토 증상으로 인해 심지어 체중이 감소되거나, 탄수화물이 많고 칼로리가 높은 음식을 먹어야 메스꺼운 속이 편해지기 때문에 오히려 체중이 다소 늘어난다. 어떤 경우든 다 괜찮다. 체중이 서서히 증가하는 경우 다음 여섯 달 동안 체중 증가량을 따라잡기가 쉬워지며 특히 입맛이 돌아오고 더 이상 냄새에 예민해지지 않으면 증가하는 속도는 더욱 빨라진다. 임신 중기와 후기에는 체중계를 수시로 들여다보아 목표 체중 증가율에 도달하도록 노력한다.

임신 중기에는 태아의 성장이 놀랍도록 빨라지기 시작하므로 그에 따라 임신부도 체중이 늘어나야 한다. 임신 4개월에서 7개월 동안에는 매주 평균 0.5~0.7kg이 증가해야 하고, 전체 몸무게는 5.4~6.3kg 증가해야 한다.

임신 후기에는 아기의 몸무게가 계속해서 급격하게 증가하지만 임신부는 일주일에 0.5kg 정도로 체중 증가 속도가 떨어지기 시작한다. 전체 체중 증가는 약 3.6~4.5kg 정도다. 일부 여성은 임신 10개월 동안 체중이 일정하게 유지되거나 0.5~1kg 정도 줄어들기도 한다. 이 시기는 음식이 들어갈 공간을 찾기 힘들 만큼 배 속이 가득 차 있다.

이처럼 이상적인 체중 증가율에 맞추어 체중을 늘리기란 현실적으로 쉽지 않다. 몇 주는 입맛이 너무 좋아 자제력을 잃는 나머지 목표한 체중을 훌쩍 뛰어넘는가 하면, 몇 주는 먹는 게 고역일 때도 있다. 어느 쪽이든 걱정하거나 스트레스를 받을 필요는 없다. 전체적인 체중 증가량이 목표치에 가깝고 평균 체중 증가율이 표준치에서 벗어나지 않는 한(한 주일은 0.2kg, 다음 주는 0.7kg 증가하는 식으로) 올바른 방향으로 나가고 있다.

목표한 대로 체중을 늘리려면 수시로 체중계에 올라 체중을 점검해야 한다. 일주일에 한 번씩 같은 시간에 비슷한 두께의 옷을 입고 같은 체중계에 올라 체중을 잰다. 그보다 자주 체중을 재면 그날그날 변하는 체내의 수분 변동으로 인해 오히려 혼동만 커질 것이다. 일주일에 한 번이

체중 증가 내용	
태아	3.4kg
태반	0.7kg
양수	0.9kg
팽창한 자궁	0.9kg
임신부의 유방 조직	0.9kg
임신부의 혈액	1.8kg
임신부의 조직 내 수분	1.8kg
임신부의 지방 축적분	3.1kg
전체 평균	총 13kg 정도의 체중 증가

번거롭다면 한 달에 두 번은 체중을 재야 한다. 매월 산전 검사 때까지 기다리는 것도 괜찮다. 그러나 한 달 안에 5kg이 증가할 수도 있고 아무런 변화가 없을 수도 있어, 목표한 체중 증가율대로 차근차근 체중을 늘려나가기가 어려울 수 있다. 가령 임신 초기에 1.3~1.8kg이 아닌 6kg이 늘어났다거나, 임신 후기에 5kg이 아닌 9kg이 늘어나는 등 계획한 체중 증가량을 크게 벗어난 경우 적당한 체중으로 돌아갈 방법을 모색하되, 체중을 늘리려는 노력을 멈추면 안 된다. 임신 중에 체중을 감량하기 위해 다이어트를 하는 것은 결코 바람직하지 않으며, 식욕억제제를 복용해서도 안 된다. 이 방법들 모두 매우 위험할 수 있다. 대신 담당 의사의 도움을 받아 과도한 체중이나 미달된 체중을 감안해 목표 체중 증가량을 다시 조정한다.

8장

임신 3~4개월

9~13주

이제 임신 초기의 마지막 달에 들어섰다. 아직 임신 초기 증상들이 많이 남아 있지만 그렇게 심하지는 않다. 그렇기 때문에 자신이 얼마나 피곤한지 정확히 모를 수도 있다. 사실상 임신 초기의 피로는 그대로 남아 있고, 한밤중에 세 번씩이나 자다 깨서 화장실에 가야 하는데도 말이다. 하지만 앞으로 편한 날들이 기다리고 있으니 조금만 더 힘을 내자. 아직도 입덧에 시달려 입맛이 없다면 조금만 더 참자. 머지않아 메스꺼운 증상은 한결 나아질 것이다. 이제 곧 조금씩 기운이 생겨 무슨 일이든 척척 해낼 수 있고, 소변을 보고 싶은 충동도 차츰 누그러져 한밤중에 일어나 화장실에 가는 횟수도 한결 줄어든다.

이달에 아기는

9주 이제 아기는 배아의 형태를 졸업하고 태아가 되었다. 아기의 신장은 대략 2.5cm로 중간 크기의 그린 올리브만 하다. 머리는 계속 발달해 전체 크기의 절반 이상을 차지한다. 이번 주에는 작은 근육들이 생성되기 시작해 팔과 다리를 움직이지만, 태동을 느끼려면 최소 한 달은 더 있어야 한다. 움직임을 느끼기에는 너무 이르지만, 소리를 듣기에는 그렇게 이르지 않다. 이달의 산전 검사 때 초음파검사를 통해 아기의 심장박동 소리를 들을 수도 있다.

임신 3~4개월의 아기 모습

10주 아기는 놀랍도록 빨리 성장해 신장이 대략 3.8cm, 말린 자두만 하다. 이제 아기는 첫 번째 비약적인 성장을 준비하기 위해 뼈와 연골이 만들어지고, 다리 모양이 잡혀 무릎과 발목의 형태가 뚜렷해진다. 크기는 비록 말린 자두만 하지만 벌써부터 두 팔을 움직이기 시작한다. 잇몸 아래에는 작은 치아 싹이 만들어지고 있다. 위장은 소화액을 분비하고, 콩팥은 좀 더 많은 양의 소변을 분비하며, 아기가 아들인 경우 고환에서 테스토스테론을 분비한다.

11주 이제 아기의 신장은 막 5cm를 넘었고, 몸무게는 대략 9g 정도다. 몸의 형태가 뚜렷해지고 몸통은 길어지고 있다. 모낭이 형성되고 손발톱바닥이 자라기 시작한다. 손발톱은 이후 몇 주 내에 자라기 시작할 것이다. 몇 주 전에 물갈퀴 모양이던 손과 발에서 최근 손가락과 발가락 모양이 뚜렷하게 잡히고, 여기에서 손발톱이 만들어지고 있다. 아직 눈으로 아기의 성별을 확인할 수 없지만 딸일 경우 난소가 만들어지고 있다. 초음파로는 확인이 가능하다. 지금쯤 아기는 사람의 모습이 뚜렷해져 몸의 앞부분에 손과 발이 갖추어지고, 모습이 거의 다 만들어질 즈음 귀가 나오며, 코끝 위에 비강이 열린다. 혀와 입천장이 만들어지고 젖꼭지도 보인다.

12주 지난 3주 동안 성장한 크기의 두 배 이상 성장했다. 무게는 14g이며 머리에서 엉덩이까지의 길이는 대략 6cm 정도다. 크기는 커다란 자두만 하다. 이제 아기의 몸은 성장을 위해 열심히 준비하고 있다. 대부분의 신체기관들이 충분히 형성되었지만 아직 발달해야 할 부분이 많다. 소화기계통은 수축운동을 시작해 곧 음식을 먹을 수 있을 것이다. 골수에서는 백혈구를 만들어 주변을 통과하는 각종 세균들과 대항하게 될 것이다. 뇌의 아랫부분에 있는 뇌하수체에서는 호르몬을 분비하기 시작한다.

13주 임신 초기가 끝나갈 즈음이 되면 웬만한 성장은 다 이룬 것 같다. 신장은 7.6cm로 복숭아만 하다. 머리에서 엉덩이까지 길이에서 머리가 차지하는 비중이 절반가량 된다. 이제부터 몸통도 지속적으로 성장을 거듭해, 엄마 배 속에서 나올 땐 머리가 전체 길이의 1/4, 몸통이 3/4을 차지하게 될 것이다. 한편 탯줄 안에서 자라던 창자는 이제 복부 내에 영구적으로 자리를 잡는다. 아기의 성대도 발달하기 시작한다.

어떤 느낌일까?

늘 그렇듯이 임신부마다 임신 형태와 느끼는 증상이 천차만별이라는 점을 기억하자. 모든 증상을 번갈아가면서 겪을 수도 있고, 한두 가지 증상만 경험할 수도 있다. 지난달부터 지속된 증상도 있고, 이제 막 새로 시작된 증상도 있다. 그런가 하면 너무 익숙해져 거의 알아차리지 못하는 증상도 있다. 남들이 경험하지 않는 증상을 경험하기도 한다. 이번 달에는 주로 다음과 같은 증상을 경험할 것이다.

신체적인 증상

- 피곤하고 기운이 없으며 졸리다.
- 소변이 자주 마렵다.
- 구토를 동반하거나 동반하지 않은 상태에서 속이 메스껍다.
- 침이 많이 분비된다.
- 변비가 있다.
- 속 쓰림과 소화불량 증상이 있고, 헛배가 부르며 배가 부풀어 오른다.

- ◆ 음식을 기피하거나 갈망한다.
- ◆ 식욕이 왕성하다. 특히 입덧이 가라앉으면 더욱 그렇다.
- ◆ 유방이 부풀어 오르고 묵직해지며, 예민하고 따갑다. 유륜이 검게 변하고, 유륜의 땀샘이 커다란 소름처럼 튀어나온다. 유방으로의 혈액 공급이 증가함에 따라 피하에 푸르스름한 선이 나타난다.
- ◆ 혈액 공급이 증가해 복부, 다리 등 온몸에서 정맥이 보인다.
- ◆ 질 분비물이 약간 늘어난다.
- ◆ 이따금 두통이 생긴다. 현기증이 나타나거나 정신이 어지러워진다.
- ◆ 배가 조금 나오고 옷이 살짝 낀다.

정서적인 증상

- ◆ 여전히 정서적으로 불안정하다. 감정 기복이 심하고 짜증이 나며, 분별력이 떨어지고 자꾸만 눈물이 난다.
- ◆ 의심, 두려움, 기쁨, 의기양양함 등의 감정 가운데 한 가지 혹은 모든 감정을 경험한다.

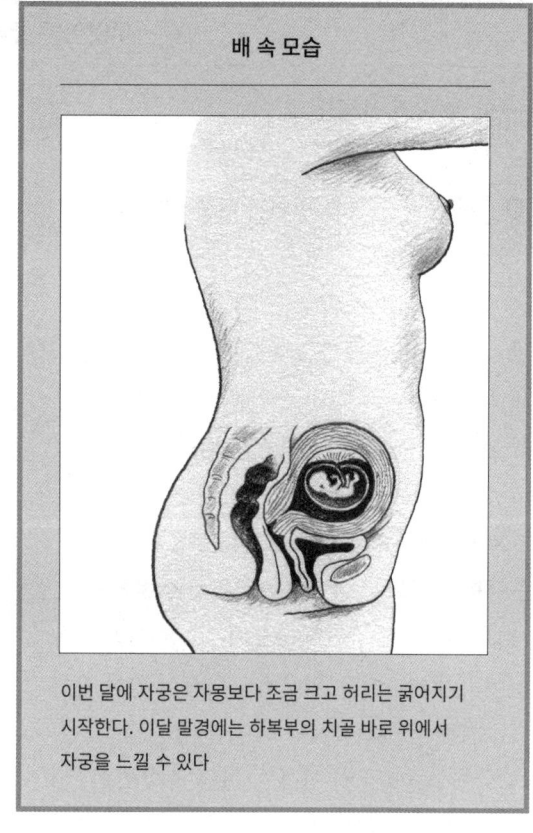

배 속 모습

이번 달에 자궁은 자몽보다 조금 크고 허리는 굵어지기 시작한다. 이달 말경에는 하복부의 치골 바로 위에서 자궁을 느낄 수 있다

- ◆ 차분해진다.
- ◆ 아직도 임신했다는 사실이 현실적으로 다가오지 않는다.

이달의 검사 내용

각자의 필요와 담당 의사의 진료 방식에 따라 다르겠지만 이번 달에는 대체로 다음 사항을 검사할 것이다.

- ◆ 체중과 혈압
- ◆ 소변검사 : 당과 단백질 함유 여부
- ◆ 태아의 심장박동
- ◆ 자궁의 크기 : 외부 촉진(손으로 만져봄)으로 출산 예정일을 추정한다.
- ◆ 자궁저(자궁 꼭대기)의 높이
- ◆ 손발의 부종, 다리의 하지정맥류
- ◆ 상의하고 싶은 의문 사항이나 문제들 : 미리 준비해 간다.

무엇이든 물어보세요 Q&A

— 변비가 심해요

Q "지난 몇 주 동안 변비가 아주 심해졌어요. 다들 이런가요?"

A 임신을 하면 배가 부풀어 오르고 가스가 차고 변비가 생기는 등 평소에는 잘 나타나지 않는 증상이 나타난다. 이런 증상이 나타나는 데는 그만한 이유가 있다. 한 가지 이유는 임신 중에 프로게스테론이 활발하게 분비됨에 따라 대장 근육이 이완되어 대장의 움직임이 느려지고, 그로 인해 음식이 소화관에 머무르는 시간이 길어지기 때문이다. 덕분에 영양분이 혈류 속에 흡수되는 시간이 늘어나 더 많은 영양분이 아기에게 전달될 수 있다. 그러나 많은 양의 노폐물이 꽉 들어차 이내 영양분이 오도 가도 못하고 만다. 변비가 생기는 또 다른 이유는 자궁이 커지면서 장을 압박해 장의 정상적인 활동을 방해하기 때문이다.

임신 중이라고 해서 변비를 당연한 것으로 여길 필요는 없다. 다음에 소개한 방법을 시도하면 장이 막히는 현상뿐 아니라 변비와 함께 생기기 쉬운 치질도 예방할 수 있다.

섬유질을 섭취한다 장에는 매일 25~30g 정도의 섬유질이 필요하다. 그렇다고 섬유질 함량을 계산할 필요는 없다. 신선한 과일과 채소, 통곡물로 만든 시리얼과 빵, 콩류, 말린 과일 등 섬유질이 풍부한 식품을 충분히 먹으면 된다. 과일과 채소는 날것이든 살짝 조리한 것이든 가능한 한 껍질째 먹는 것이 좋다. 채소 캔에 들어 있는 채소나 즙이 많고 달콤한 키위에도 섬유질이 풍부하게 함유되어 있다. 지금까지 섬유질 함량이 적은 식사를 해왔다면 고섬유질 식품을 점진적으로 늘려야 위에 탈이 나지 않는다. 배에 가스가 차는 현상은 임신 기간에 흔히 발생하는 증상이기도 하지만, 고섬유질 식품을 처음 접할 때 소화관이 저항을 일으킨 데 따른 일시적인 부작용이기도 하다.

제대로 변비에 걸려 웬만한 섬유질로는 해결되지 않는다면? 밀기울이나 질경이 종자 같은 강력한 섬유질 식품을 소량 섭취한다. 처음에는 다른 음식에 조금씩 섞어 먹다가 필요에 따라 조금씩 양을 늘려간다. 그러나 이 같은 초강력 섬유질은 너무 많이 먹지 않도록 한다. 이런 식품들은 소화관을 재빨리 통과하기 때문에 중요한 영양분들이 몸에 흡수될 겨를도 없이 배출될 수 있다.

정제된 음식을 피한다 정제된 음식은 변비를 유발할 수 있다. 그러므로 흰 빵과 흰쌀 등 정제된 음식은 앞으로도 입에 대지 않도록 한다.

수분을 섭취한다 수분을 충분히 섭취하면 변비가 생길 틈이 없다. 대부분의 수분, 특히 물, 과일즙, 채소즙은 대변을 무르게 만들고 음식물이 소화관을 따라 지나가도록 돕는다. 그 밖에 레몬즙에 뜨거운 물을 타서 마시는 전통적인 예방법도 있다. 이런 방법은 장운동을 자극해 장의 수축을 활발하게 한다. 변비가 심한 경우 푸룬주스가 효과적이다.

소식이 오면 곧바로 화장실에 간다 배변을 자주 참으면 배변을 통제하는 근육이 약해져 변비가 생길 수 있다. 제때 일을 보면 변비를 예방할 수 있다. 평소보다 조금 일찍 고섬유질 음식으로 아침 식사를 하면 출근 전 수월하게 일을 볼 수 있다.

과식하지 않는다 과식을 하면 소화관이 무리하게 되어 변비가 생길 수 있다. 하루 세 끼 식사 대신 여섯 끼 식사를 하면 배 속에 가스가 차거나 헛배가 부르는 일이 줄어들 것이다.

비타민 보충제와 약물을 점검한다 임신 중에 복용하는 비타민·칼슘·철분 보충제들이 변비를 유발할 수도 있다. 모든 임신부들이 자주 복용하는 제산제(위산의 작용을 억제하는 약)도 마찬가지이다. 그러므로 보충제 때문에 변비가 생기는 경우 대체할 수 있는 약물이 있는지, 복용량을 조절해야 하는지 담당 의사에게 문의한다. 또한 지금 복용하는 약물을 서서히 줄이면서 다른 약물로 바꾸도록 한다. 변비를 예방하는 마그네슘 보충제를 섭취하는 문제에 대해서도 담당 의사에게 문의한다.

몸에 좋은 유산균을 섭취한다 프로바이오틱스(생균활성제)는 장 속의 박테리아를 자극해 음식을 잘게 분해하는 한편 소화관이 활발하게 움직이도록 돕는다. 활성 배양균이 들어 있는 요구르트를 통해 프로바이오틱스를 섭취할 수 있다. 담당 의사에게 프로바이오틱스 보충제를 추천해달라고 해도 좋다. 분말 형태로 된 보충제는 음식에 첨가할 수 있어 편리하다.

운동을 한다 몸을 활발하게 움직이면 장운동도 활발해진다. 그러므로 매일 약 30분씩 규칙적으로 빨리 걷기를 한다. 10분만 걸어도 효과를 보는 사람도 있다. 빨리 걷기와 함께 임신 기간에

임신 증상과 비슷한 갑상선 관련 증세

최근 피곤하고 기분 변화가 심하며 변비로 고생하고 있는가? 임신 호르몬 분비가 급격하게 늘어나면 대부분의 임신부는 이런 증상을 경험하게 된다. 그러나 티록신(갑상샘에서 분비되는 호르몬) 등의 호르몬이 부족해도 이 같은 증상을 경험하며, 그 외에도 체중 증가, 온갖 종류의 피부 질환, 근육통, 근육의 경련, 성욕 감소, 기억력 저하, 손발의 부종 등 임신 증상과 유사한 증상을 겪을 수 있다.
따라서 임신부에게 갑상선기능저하증(갑상선의 기능이 떨어져 갑상선호르몬이 결핍되는 증상)이 나타나도 의사들은 쉽게 간과한다. 그러나 여성 50명 가운데 1명꼴로 나타나는 이 증상은 임신에 부정적인 영향을 미칠 수 있을 뿐 아니라 산후에도 문제가 되므로 적절한 진단을 받고 치료를 해야 한다.
갑상선기능항진증(갑상선 기능 항진으로 갑상선호르몬이 과다하게 분비되는 증상)은 임신 기간에는 덜 나타나지만 치료하지 않고 방치하면 여러 가지 합병증을 일으킬 수 있다. 갑상선기능항진증의 증상은 대체로 임신 증상과 구분하기 어려운데 피로, 불면증, 짜증, 피부의 열감, 더위에 민감하게 반응함, 심장박동이 빨라짐, 체중 감소 등이 포함된다.
완치가 됐다 하더라도 과거에 갑상선 질환을 진단받았거나 현재 갑상선 질환으로 인해 약을 복용하는 경우에는 반드시 담당 의사에게 알려야 한다. 임신 기간에는 갑상선호르몬 분비량의 변동이 심하기 때문에 약물을 다시 복용하거나 복용량을 조절해야 할 수도 있다.
갑상선 질환으로 진단을 받은 적은 없지만 갑상선기능저하증이나 갑상성기능항진증의 증상이 일부 혹은 전부 나타난다면, 특히 갑상선 관련 질병에 가족력이 있다면 반드시 담당 의사의 진단을 받아야 한다. 간단한 혈액검사로 갑상선 이상 여부를 알 수 있다.

안전하게 할 수 있는 운동을 한 가지 추가해도 좋다.

이런 노력을 해도 효과가 없다면 의사와 상의한다. 필요할 때만 복용하는 배변촉진제나 대변 연화제를 처방받을 수도 있다. 담당 의사가 특별히 권하지 않는 한 한방 치료를 받지 않으며, 피마자유를 포함한 기타 완화제를 이용하지 않는다.

— 변비가 없어요

Q "주변의 임신한 친구들은 변비로 고생하는 것 같아요. 하지만 전 그렇지 않습니다. 사실 아주 규칙적으로 변을 보고 있어요. 제 소화기가 제대로 움직이고 있는 건가요?"

A 현재 소화기는 더할 나위 없이 원활하게 움직이고 있다. 이는 아마도 오랫동안 지켜온 생활 방식이나 임신한 이후 새롭게 적응한 생활 방식 때문일 것이다. 섬유질이 풍부한 음식과 수분을 충분히 섭취하고 규칙적인 운동을 병행하면, 임신으로 인해 자연스럽게 소화기가 둔화되는 것을 예방하고 장운동을 촉진할 수 있다. 섬유질이 풍부한 음식을 중심으로 한 식생활이 처음이라면 소화관의 작용이 둔화되고, 식생활의 변화로 인해 일시적으로 배에 가스가 차고 속이 부글거리는 현상이 나타날 수 있다. 하지만 거친 음식에 적응이 되고 나면 이내 정상으로 돌아와 규칙적인 배변 습관을 유지할 수 있다.

— 설사에 가까운 변이 나와요

Q "한 번도 변비에 걸린 적이 없어요. 사실 지난 두 주일 동안은 거의 설사에 가까울 만큼 무른 변을 보았습니다. 그래도 괜찮은가요?"

A 임신 증상의 경우 대체로 나한테 별 이상이 없으면 문제가 없는 것으로 봐도 된다. 자주 무른 변을 보는 경우도 얼마든지 있을 수 있다. 임신 호르몬에 대한 반응은 사람마다 다른데, 이 경우 장운동이 느려지는 것이 아니라 오히려 강화되는 방식으로 반응이 나타나는 것이다. 이처럼 장운동이 활발해지는 것은 식습관과 운동 습관 덕분인지도 모른다.

무른 변이 좀 더 단단해질 때까지 말린 과일처럼 장운동을 자극하는 음식을 줄이고 바나나처럼 부피가 큰 음식을 조금 더 섭취한다. 무른 변을 통해 빠져나간 수분을 보충하려면 수분을 더 섭취해야 한다.

하루 세 차례 이상 변을 자주 보거나 묽은 변을 보거나 혈액이나 점액질이 섞인 변을 보는 경우에는 담당 의사와 상의한다. 임신 기간에 이런 종류의 설사가 나오면 즉시 조치를 취해야 한다.

— 배에 가스가 차요

Q "하루 종일 속이 더부룩하고 가스가 차서 부글부글 끓어요. 임신 기간 내내 이럴까요? 어떻게 하면 좋죠?"

A 자궁은 사방이 충격을 흡수하는 양수로 둘러싸여 있어 아늑하고 안전하기 때문에 위장이 부글부글 끓고 꾸루룩 가스 차는 소리가 나도 아기는 편안하게 쉴 수 있을 것이다. 그러나 속이 더부룩해(주로 저녁 시간에 악화되며 일반적으로 임신 기간 내내 지속된다) 규칙적으로 충분한 양의 음식을 섭취하지 못한다면 아기에게 해가 될 수 있다. 다음 요령을 참고하자.

규칙적으로 변을 본다 가스가 차고 속이 더부룩한 이유는 주로 변비 때문이다. 156쪽의 요령을 참조한다.

과식하지 않는다 과식은 속이 더부룩한 느낌을 더해줄 뿐 아니라, 임신 기간에 가뜩이나 효율적이지 못한 소화기관을 무리하게 혹사시킨다. 하루에 두세 번 잔뜩 먹는 것보다 여섯 번으로 나누어 조금씩 먹는 것이 좋다.

급하게 먹지 않는다 급하게 먹으면 음식 양만큼 공기도 같이 삼키게 되고, 이렇게 삼켜진 공기는 장 속에서 우리를 성가시게 하는 가스를 만든다.

차분한 상태를 유지한다 특히 식사를 하는 동안에는 마음을 차분하게 가라앉힌다. 긴장되고 불안한 상태에서 음식을 먹으면 공기를 삼키게 되어 배 속에 가스가 가득 차게 된다. 몇 차례 심호흡을 한 다음 식사를 하면 긴장 이완에 도움이 될 것이다.

가스를 만드는 음식을 피한다 배 속에서 가스를 만드는 음식은 사람마다 다르다. 일반적으로 양파, 양배추, 튀긴 음식, 소스를 많이 뿌린 음식, 설탕 함량이 높은 음식, 탄산음료, 강낭콩 같은 식품이 가스를 만든다.

서둘러 약을 복용하지 않는다 더부룩한 속을 달래는 약물을 복용하거나 치료를 하거나 처방전이 필요 없는 약이나 허브 치료제를 먹기 전에 담당 의사에게 문의한다. 안전한 약물도 있지만 그렇지 않은 것도 있다. 그러나 캐모마일차는 임신 기간의 각종 소화불량 증상을 안전하게 완화해준다. 레몬즙에 뜨거운 물을 부어 마셔도 웬만한 약을 복용하는 것만큼 속이 편안해진다.

── 두통이 너무 심해요

Q "이렇게 두통을 심하게 앓아본 적이 없는 것 같아요. 약을 먹으면 안 되나요?"

A 진통제를 먹으면 안 되는 시기에 오히려 더 자주 두통을 앓는 것은 임신의 아이러니 가운데 하나이다. 하지만 심하게 두통을 앓을 경우 반드시 참아야 할 필요는 없다. 약물을 이용하든 그렇지 않든 올바른 치료법으로 예방을 하면 임신 기간에 일반적으로 발생하는 재발성 두통을 어느 정도 완화할 수 있다.

두통의 원인에 따라 두통을 완화하는 최적의 방법도 달라진다. 임신성 두통의 가장 흔한 원인은 호르몬의 변화와 피로, 긴장, 허기, 신체적·정신적 스트레스 혹은 이러한 요인의 결합이다. 대부분의 경우 원인에 따른 적절한 치료를 받을 수 있다.

반드시 약을 먹지 않고도 두통을 효과적으로 완화할 수 있는 방법도 많다. 그 방법은 다음과 같다.

긴장을 푼다 임신 기간에는 불안감이 높아질 수 있으므로 대개 긴장성 두통을 앓게 된다. 명상과 요가를 통해 긴장을 이완할 수 있다. 명상 및 요가 교실에 참여하거나, DVD나 CD를 틀어놓고 따라 하거나, 긴장 이완법을 알려주는 책을 읽거나, 127쪽에 소개한 내용을 시도한다.

물론 긴장을 이완하는 운동이 모든 여성에게

효과가 있는 것은 아니다. 긴장이 풀리기는커녕 오히려 더 심해진다는 사람도 있다. 그런 경우 10~15분 동안 조용하고 어두운 방에 누워 있거나, 소파 위에서 몸을 축 늘어뜨리고 있거나, 책상 위에 발을 올려놓고 있으면 긴장과 긴장성 두통이 한결 가실 것이다.

충분한 휴식을 취한다 임신 기간은 극심한 피로를 느끼는 시기이다. 특히 임신 초기와 후기에는 그 정도가 더욱 심하고, 직장에서 오랫동안 근무하거나 다른 자녀들을 돌봐야 하는 경우에는 열 달 내내 피로에 시달리기 일쑤다. 배가 나오기 시작하고 마음이 급해지면 숙면을 취하기 어려워지므로 피로는 더욱 쌓인다. 밤이든 낮이든 좀 더 휴식을 취하려고 의식적으로 노력하면 두통을 예방하는 데 도움이 된다. 그러나 너무 오랜 시간 자지 않도록 주의한다. 지나친 수면은 두통을 유발할 수 있으며, 이불을 머리 위까지 뒤집어쓰고 자도 두통이 생길 수 있다.

규칙적인 식사를 한다 저혈당으로 인해 순식간에 심한 허기가 져서 두통이 생길 수도 있다. 이를 예방하려면 식사를 거르지 않아야 한다. 콩칩, 그래놀라바, 말린 과일, 견과류, 찐고구마, 단호박 등 에너지를 높이는 간식을 가방이나 차 안, 사무실 책상 속에 넣어두고 집에도 늘 준비해둔다.

평온하고 조용한 생활을 한다 소음에 민감한 경우 소음으로 인해 두통이 발생할 수 있다. 마트나 파티 장소, 음향 시설이 엉망인 음식점 같이 시끄러운 곳에 가지 않는다. 직장의 소음이 지나치게 크다면 소음을 줄일 수 있도록 조치를 취하거나 가능하면 조용한 부서로 옮겨달라고 상사에게 건의해본다. 집에서는 전화벨 소리, 텔레비전과 라디오의 볼륨을 낮춘다.

환기를 한다 너무 더운 방이나 환기가 잘 안 되는 장소는 두통을 유발할 수 있다. 특히 임신부는 체온 자체가 높기 때문에 더욱 두통이 발생하기 쉽다. 그러므로 환기가 잘 안 되는 장소는 피하고, 그럴 수 없다면 이따금 산책을 나가 신선한

황체낭종, 저절로 소멸되므로 안심하자

모든 여성은 가임기 동안 매달 배란 후에 노란색의 작은 세포체를 만들어낸다. 황체, 말 그대로 '노란 세포체'라고 불리는 이 물질은 전에 난자로 가득 차 있던 여포(주머니 모양의 세포 집합체로 평소에는 비어 있다가 배란이 일어나면 난자가 생성된다)에서 생성된다. 황체는 프로게스테론과 약간의 에스트로겐을 분비하고, 14일쯤 지나면 저절로 소멸된다. 이때 호르몬 수치가 낮아지면서 생리가 시작된다.

임신을 하면 황체가 사라지지 않고 남아 계속 성장해 미래의 태아에게 영양을 공급하고, 성장을 도울 만큼 충분한 양의 호르몬을 분비하다가 태반에 이 역할을 넘긴다. 임신 기간에 황체는 마지막 생리 후 6~7주 뒤에 줄어들기 시작해서 10주 무렵에는 완전히 기능을 멈추는데, 이때 아기의 받침대 역할을 그만두게 된다. 그러나 임신부의 10%가량은 황체가 제때에 소멸되지 않아 황체낭종이 생기기도 한다.

황체낭종은 임신에 전혀 문제를 일으키지 않으므로 걱정할 필요가 없다. 대체로 임신 중기쯤 되면 저절로 소멸된다. 그러나 산전 검사 때 초음파를 통해 황체낭종의 크기와 상태를 검사해야 한다.

공기를 마신다. 덥고 답답한 장소에 갈 때는 옷을 여러 벌 겹쳐 입는다. 필요할 때마다 옷을 벗으면 편안한 상태를 유지할 수 있고 두통도 예방할 수 있다. 꼼짝없이 실내에 있어야 하는 상황이라면 창문이라도 열어놓는다.

조명을 바꾼다 형광등이 켜져 있는 창문 없는 작업장은 두통을 유발할 수 있다. 백열등으로 바꾸거나 창문 있는 방으로 옮기면 도움이 된다. 두 가지 모두 여의치 않다면 수시로 밖으로 나가 바람을 쏘이고 휴식을 취한다.

보완대체요법을 시도한다 침술, 지압, 생체자기제어, 마사지 등 보완대체요법으로 두통을 완화한다.

냉온찜질을 한다 축농증으로 인한 두통을 완화하려면 아픈 부위를 하루 네 번 30초씩 번갈아가며 총 10분 동안 냉온찜질을 한다.

긴장성 두통의 경우 목 뒤쪽에 얼음을 대고 20분간 눈을 감고 휴식을 취한다. 일반적인 얼음 주머니나 냉찜질 팩이 내장된 특수한 목베개를 사용해도 좋다.

바른 자세를 유지한다 오랜 시간 구부정한 자세로 고개를 푹 숙여 책을 읽거나 뜨개질 등의 작업을 해도 두통이 생길 수 있으므로 신경 써서 바른 자세를 유지한다.

진통제를 복용한다 아세트아미노펜(타이레놀)은 두통을 신속히 완화하고, 임신 기간에 복용해도 안전한 편이다. 적절한 용량과 용법은 담당 의사에게 문의한다. 그러나 이부프로펜과 아스피린은 복용하지 않는다. 또한 담당 의사의 허락 없이는 다른 진통제도 복용하지 않는다. 처방전이 필요 없는 약이든 처방약이든 한방약이든 마찬가지이다.

원인을 알 수 없는 두통이 몇 시간 이상 지속되고

문신은 출산 후에 하자

문신을 고려한다면 한 번 더 생각해보길 바란다. 잉크 자체가 혈류에 흡수되지는 않지만 문신을 시도하는 과정에서 감염될 위험이 있다. 문신을 하려면 출산 후에 하는 것이 좋다.

문신을 신중하게 고려해야 할 이유는 더 있다. 임신 기간에는 피부에 대칭적으로 나 있던 문신 모양이 출산 후 예전 몸매로 돌아가고 나면 한쪽으로 치우치거나 일그러질 수 있다. 그러므로 지금은 아무런 시도를 하지 말고 기다렸다가 출산 후에 시도한다.

이미 문신을 했다면 문제될 건 없다. 허리에 문신을 했는데 출산할 때 경막외 마취(무통주사)에 지장을 주는 건 아닐지 걱정하지 않아도 된다. 문신 잉크가 완전히 마르고 문신한 자국이 깨끗해졌다면, 경막외 마취 주사를 놓아도 위험하지 않다.

헤나 염료로 문신을 하는 건 어떨까? 헤나는 식물성 원료로 만들어졌기 때문에 아마 임신 기간에 사용해도 안전할 것이다. 그러나 주의 사항을 따르는 것이 좋겠다. 검정색으로 착색되는 염모제는 화학 성분으로 되어 있어 따끔거릴 수 있으므로, 붉은 갈색으로 착색이 되는 천연 헤나를 이용해야 하고, 반드시 전문적인 시술자에게 시술을 받아야 한다. 헤나를 이용하기 전에는 담당 의사와 상의한다.

임신부의 피부는 매우 예민하므로 임신 전에 아무 이상 없이 헤나를 이용했다 하더라도 임신 기간에는 알레르기 반응을 일으킬 수 있다. 알레르기 반응이 나타나는지 테스트하려면 소량의 헤나 용액을 손등 위에 착색해 24시간 기다려본다. 아무런 이상이 없다면 알레르기 반응이 나타나지 않은 것이다.

자주 재발되며, 열과 시각장애, 손발의 부종이 동반될 경우 담당 의사에게 알린다.

Q "편두통이 자주 발생해요. 임신 중에 흔한 증상이라고 하는데 사실인가요?"

A 임신 기간에 편두통이 더 자주 발생하는 여성도 있고 오히려 발생 횟수가 줄어드는 여성도 있다. 편두통의 원인이나 어떤 사람에게 발생하는지에 대해서는 아직 밝혀진 바가 없다. 과거에 편두통을 앓은 경험이 있다면 임신 중에도 안전한 편두통약이 무엇인지 담당 의사에게 문의해, 임신 기간 동안 편두통이 생겨도 바로 대처할 수 있도록 한다.

예방법도 미리 알아두자. 편두통의 원인을 알면 원인이 되는 상황을 피할 수 있다. 가장 흔한 원인으로 스트레스, 초콜릿, 치즈, 커피를 들 수 있다. 경고성 징후가 시작된 후 완전히 진행된 편두통을 완화할 수 있는 방법이 있는지, 있다면 무엇인지 스스로 시도해본다. 대체로 다음 한두 가지 방법으로 도움을 받을 수 있다. 얼굴에 찬물을 뿌리거나, 찬 수건이나 얼음 팩을 대고 있는다. 두세 시간 동안 소리와 빛, 냄새를 피해 눈을 감고 어두운 방에 누워 있는다. 낮잠을 자거나 명상을 하거나 음악을 듣는다. 단, 독서나 텔레비전 시청은 하지 않는다.

── 튼살 예방법은요?

Q "튼살이 생길까 봐 걱정이에요. 예방이 가능한가요?"

A 튼살을 좋아하는 사람은 아무도 없다. 특히 노출이 심한 계절에는 더더욱 튼살이 못마땅하다. 그러나 임신 중에 튼살을 피하기란 쉽지 않다. 대부분의 임신부는 임신 기간 동안 가슴과 엉덩이, 때로는 복부에 분홍빛이나 붉은빛, 이따금 보랏빛의 가늘고 들쭉날쭉한 선이 나타나는 걸 보게 된다. 간혹 이 선이 가렵기도 하다.

이름에서 알 수 있듯이 튼살은 피부가 늘어나면서 피하 조직층이 가늘게 갈라져 생기는 현상이다. 피부의 탄력이 좋은 임신부는 여러 차례 임신을 해도 이런 자국이 조금도 남지 않는다. 이것은 유전적인 영향일 수도 있고, 오랫동안 영양이 풍부한 음식을 섭취하고 규칙적으로 운동을 한 덕분이기도 하다. 튼살이 생길지 그렇지 않을지 예측하려면 친정 엄마의 경우를 알아보는 것이 가장 확실하다. 친정 엄마가 튼살이 생기지 않고 무사히 임신 기간을 보냈다면 나 역시 그럴 가능성이 높지만, 친정 엄마가 튼살이 생겼다면 나도 튼살이 생길 수 있다.

예방할 수는 없지만 튼살을 최소화할 수는 있다. 몸무게를 점진적으로 적당히 늘려나가는 것이다. 살이 늘어나는 속도가 빠를수록 늘어난 표시가 남을 가능성도 높다. 양질의 식단, 특히 비타민 C가 풍부한 음식으로 충분한 영양을 섭취해 피부 탄력을 증가시키는 방법도 도움이 된다. 크림이 튼살을 예방한다는 증거는 없지만, 코코아기름이 함유된 크림 등 피부에 수분을 공급하는 크림을 바르는 것은 해가 되지 않는다. 튼살을 없앨 수 있다는 과학적인 증거가 없는데도 일부 여성들은 꾸준히 크림을 바른다. 튼살에는 거의 효과가 없지만 피부 건조와 가려움을 예방할 수는 있다. 그리고 남편에게 배를 문지르게 하는 것도 재미있을 테고, 아기 역시 마사지를 좋아할 것이다.

튼살이 생기더라도 출산 후 몇 개월이 지나면 은색의 희미한 줄만 남고 서서히 사라진다는 사실을 알면 조금 위안이 될지 모르겠다. 산후에 레이저나 레틴 A 치료로 튼살 자국을 약화시킬 수 있는지 피부과 의사와 상의해본다.

몸무게가 늘어나지 않거나 너무 많이 늘어나는 경우

Q "임신 초기가 다 끝나 가는데 아직도 몸무게가 늘지 않아요."

A 많은 임신부들이 임신 초기에는 몸무게가 잘 늘어나지 않으며, 입덧 때문에 오히려 몸무게가 줄어드는 경우도 있다. 혹은 애초에 과체중이었기 때문에 굳이 몸무게가 증가할 필요가 없는 사람도 있다. 다행히 임신 초기에는 속이 메스껍거나 입맛이 없어 도통 먹지 못해도 별로 문제되지 않는다. 이 시기는 태아에게 필요한 영양분이 극히 적기 때문에 몸무게가 늘지 않아도 아기에게 거의 영향을 미치지 않는다. <u>그러나 임신 중기로 접어든 다음부터는 문제가 달라진다. 아기가 점점 자라고 우리 몸 역시 아기를 만들기 위해 차츰 박차를 가하고 있는 시기인 만큼, 더 많은 칼로리와 영양분이 필요하다. 이 시기부터는 일정한 속도로 몸무게를 늘려가면서 표준 체중 증가량을 따라잡아야 한다.</u>

그러니 아직 몸무게가 늘지 않았더라도 걱정할 필요는 없으며, 지금부터 잘 먹으면 된다. 다행히 곧 있으면 입덧도 가라앉을 것이다. 임신 4개월부터는 적절한 속도(150쪽 참조)로 몸무게를 늘리기 위해 신경을 써야 한다. 계속해서 몸무게 증가에 어려움이 생기면 효율적인 식단(78쪽 참조)을 통해 같은 칼로리를 섭취하더라도 영양이 풍부한 음식을 섭취한다. 식사를 거르지 않고 간식을 자주 먹는 등 먹는 양을 매일 조금씩 늘려간다. 한 번에 많이 먹기 힘들면 하루에 세 끼를 많이 먹기보다 여섯 끼로 나누어 조금씩 먹는다. 임신 중에 한 번에 많이 먹는 건 소화에 썩 좋지 않다.

입맛을 떨어뜨리지 않기 위해 샐러드와 수프, 포만감을 느끼게 하는 음료는 식사를 다 마친 후에 먹는다. 양질의 지방 함량이 높은 견과류, 아보카도, 올리브오일 등을 섭취한다. 그러나 인스턴트식품을 많이 섭취해서 몸무게를 늘리면 안 된다. 이런 식으로 몸무게를 늘리는 건 아기에게 영양을 공급하기는커녕 엄마의 엉덩이와 허벅지만 두꺼워지게 할 뿐이다.

Q "지금 임신 12주인데 몸무게가 벌써 6kg이나 늘었어요. 어떻게 해야 할까요?"

A 많은 임신부들이 임신 초기가 끝날 무렵 저울에 올라가 3개월이라는 짧은 기간 동안 3, 4, 5kg씩 쭉쭉 몸무게가 늘어가는 것을 발견하고 깜짝 놀라곤 한다. 이렇게 급격히 몸무게가 느는 이유는 '2인분'을 섭취해야 한다는 명목으로 다이어트의

아기라도 남자는 남자

임신 중기가 다가올수록 잃어버렸던 입맛이 돌아오는 걸 느낄 것이다. 돌도 소화시킬 만큼 왕성한 식욕으로 냉장고와 친하게 지낸다면, 혹시 배 속의 아기가 아들이 아닐까 추측해봐도 좋지 않을까. 연구 결과에 의하면 남자아이를 임신한 경우 여자아이를 임신한 경우보다 더 많이 먹는다고 한다. 아마 그래서 남자아이가 태어날 때 여자아이보다 더 무거운가 보다.

괴로움에서 벗어나 달콤한 해방감을 만끽하며 마음껏 음식을 먹었기 때문일 수도 있고, 입덧 때문에 메스꺼운 속을 달래기 위해 아이스크림, 파스타, 햄버거, 빵 등 칼로리가 높은 음식을 먹었기 때문일 수도 있다.

이유가 무엇이든, 임신 초기에 몸무게가 조금 많이 나간다고 해서 몸무게를 덜 늘리려고 하면 안 된다. 아기는 꾸준히 영양을 공급받아야 한다. 특히 아기가 빠르게 성장하는 임신 중기와 후기에는 더욱 많은 영양을 공급받아야 하므로 지금 칼로리를 줄이는 건 현명한 방법이 아니다. 앞으로 남은 기간 동안 목표 체중 증가량에 맞추어 몸무게를 유지하도록 노력하는 것이 바람직하다. 음식 섭취에 주의를 기울이면서 현재의 몸무게를 유지하거나 서서히 몸무게를 늘려간다.

임신 중기와 후기 동안 안전하고 현명하게 몸무게를 늘리는 방법에 대해 담당 의사와 상의해 실천한다. 9개월 동안 일주일에 0.5kg씩 늘리는 것을 목표로 해도(이런 식으로 서서히 몸무게를 늘리다가 10개월째 몸무게 증가를 멈춘다), 일주일에 1kg 이상 몸무게가 늘어 결국 권장 체중 증가량을 훌쩍 넘어 15kg 이상 몸무게가 늘어날 수도 있다. 임신 기간의 권장 식단(5장)을 참조해 몸무게가 크게 늘지 않으면서도 건강한 식습관을 유지하는 방법을 알아보자. 양질의 음식을 섭취해 효율적으로 몸무게를 늘리면 목표한 체중 증가량에 쉽게 도달할 수 있다.

── **벌써 배가 나왔어요**

Q "이제 겨우 임신 초기인데 왜 벌써 배가 나오는 걸까요?"

A 배가 얼마나 나오느냐 하는 문제는 임신부마다 다르다. 임신 중기에 접어들었는데도 여전히 배가 평평한 사람이 있는가 하면 임신 테스트기가 마르기도 전에 벌써 배가 나와 보이는 사람도 있다. 예상보다 일찍 배가 나오면 '벌써 이렇게 배가 나오면 앞으로 대체 얼마나 나온다는 거야?' 하며 당황스럽겠지만 아무 문제없으니 안심해도 된다. 오히려 아기가 배 속에서 잘 자라고 있음을 보여주는 확실한 표시이다.

일찍 배가 나오는 이유는 대략 일곱 가지 정도로 추측해볼 수 있다.

마른 체격인 경우 점점 커지는 자궁이 달리 숨을 데 없이 그대로 드러나기 때문에 자궁의 크기가 아직 작을 때에도 배가 나와 보인다.

복부 근육이 적은 경우 복부 근육이 느슨한 경우에는 팽팽하고 탄력 있는 경우보다 배가 더 나올 가능성이 크다. 벌써부터 복부 근육이 늘어나 임신 중기 현상이 일찍 나타나는 것이다.

과식하는 경우 배 속의 아기가 이제 겨우 말린 자두만 하다는 사실을 잊은 채 2인분의 음식을 섭취한다면 아기가 성장하기 때문이 아니라 몸에 쌓이는 지방 때문에 배가 나오는지도 모른다. 지금 이 상태로 1.5~2kg이 더 나가면 정말 예정보다 일찍 배가 나온 사람처럼 보일 것이다.

날짜를 잘못 계산한 경우 예정보다 일찍 배가 나왔다면 임신한 날을 잘못 계산했을 수도 있다.

헛배가 부른 경우 배에 가스가 차서 헛배가 부른 경우 배 속에 엄청난 크기의 위장이 숨어 있을 수 있다. 배변 주기가 너무 길면 장이 팽창될 수도 있다.

다태아를 임신한 경우 임신 초기부터 유난히 배가 나온 여성들 가운데 일부는 나중에 다태아를 임신한 것으로 밝혀지기도 한다. 그러나 배가 풍선만 하게 나와도 한 명의 아기를 임신한 경우가 대부분이니 미리부터 속단하지 말자. 임신 초기에 비교적 배가 많이 나온다고 해서 다태아를 임신한 표시라고 생각하면 안 된다.

쌍둥이인 줄 어떻게 알죠?

Q "제가 쌍둥이를 임신했는지 담당 의사가 어떻게 알게 되나요?"

A 여러 가지 근거를 통해 다태아 임신을 판단할 수 있다. 그 근거는 다음과 같다.

임신 일수에 비해 자궁이 클 경우 다태아 임신을 알아볼 때 중요하게 보는 것은 배의 크기가 아니라 자궁의 크기이다. 임신 일수에 비해 자궁이 빠르게 성장한다면 다태아 임신을 의심할 수 있다. 배의 크기만 봐서는 판단하기 어렵다.

임신 증상을 심하게 겪는 경우 쌍둥이를 임신하면 입덧이나 소화불량 등 전형적인 임신 증상도 두 배로 심하게 겪거나 그렇게 느껴진다. 그러나 한 명의 아기를 임신해도 증상이 심할 수 있다.

여러 가지 요인 이란성 쌍둥이를 임신할 가능성이 높은 요인은 여러 가지가 있는데 가족 내력, 임신부의 나이, 배란 촉진제 사용, 시험관 임신 등이 포함된다. 특히 임신부의 나이가 35세 이상이면 둘 이상의 난자가 배란되는 경우가 많다. 일란성 쌍둥이 임신은 유전적인 영향을 받기도 한다.

두 개 또는 그 이상의 심장박동음을 듣고 다태아 임신을 판단할 수도 있겠지만, 태아 한 명의 심장박동음이 여러 위치에서 들릴 수도 있으므로 이런 방법으로 판단하기에는 무리가 있다. 다태아를 판단하는 가장 정확한 진단 방법은 초기 초음파검사를 이용하는 것이다. 카메라를 싫어하는 태아 한 명이 다른 태아 뒤에 숨어 끝내 나오지 않는 드문 경우를 제외하면, 거의 모든 경우 초음파검사를 통해 다태아 임신을 정확하게 진단할 수 있다. 다태아를 임신한 경우에는 16장을 참조한다.

성적 욕구가 시들해지거나 왕성해진 경우

Q "임신한 제 친구들은 모두들 임신 초기에 성적인 욕구가 더 강해졌다고들 해요. 그런데 저는 왜 전혀 성적인 욕구가 생기지 않는 걸까요?"

A 임신 기간은 성적인 측면뿐 아니라 생활의 많은 부분에서 변화가 일어나는 시기이다. 이미 잘 알고 있듯이 신체적·정서적으로 두루두루 참견하지 않는 곳 없는 호르몬은 성생활에도 중요한 역할을 담당한다. 그러나 이 호르몬은 임신부마다 다르게 작용한다. 어떤 사람은 성적인 욕구가 그 어느 때보다 강해지는 반면, 어떤 사람은 얼음보다 차갑게 식어버린다. 한 번도

오르가슴을 느낀 적이 없고 성적인 욕구도 별로 없던 여성이 임신 기간 동안 처음으로 갑자기 두 가지 모두를 경험하기도 한다. 그런가 하면 성적 욕구가 왕성하고 오르가슴에 쉽게 도달하던 여성이 갑자기 성적 욕구가 없어지고 오르가슴을 느끼기 어려워지는 경우도 있다. 그리고 호르몬이 아무리 성적 욕구를 부추겨도 메스꺼움, 피로, 유방이 아프고 예민한 증상 등 임신 증후군이 버티고 있을 수도 있다. 이러한 성생활의 변화는 당황스러움, 죄책감, 신기함을 느끼게 하거나 혹은 이 세 가지가 한데 뒤섞인 혼란스러운 감정을 일으킬 수 있다. 이런 감정들은 지극히 정상이다.

<u>무엇보다 중요한 것은 임신 중에 느끼는 성적 욕구가 다소 변덕스럽다는 사실을 인정하는 것이다. 하루는 성적 욕구를 느꼈더라도 다음 날은 전혀 그렇지 않을 수 있다. 남편의 욕구도 마찬가지이다. 상대방에 대한 이해와 허심탄회한 대화, 그리고 유머 감각으로 이 시기를 잘 넘겨보자.</u> 그리고 임신 초기에 성적 욕구가 사라졌다 해도 임신 중기가 되면 다시 엄청나게 왕성해진다는 사실을 기억하자.

Q "임신이 된 이후로 늘 흥분돼 있고 섹스가 너무 좋아요. 제가 정상인가요?"

A 임신 초기에 성생활이 뚝 멈추는 사람이 있는가 하면 어느 때보다 섹스가 즐거운 사람도 있다. 성생활을 멈추는 사람은 도무지 성욕이 생기지 않는 임신 초기 증상을 겪고 있는 것이다. 반면 당신은 아마도 온몸에 호르몬이 왕성하게 분비되고 골반 부위에 혈류량이 증가하는 것이 성적 욕구를 자극하는 원인일 수 있다. 그로 인해 생식기에 울혈이 생기면서 얼얼한 느낌이

들 수 있기 때문이다. 무엇보다 몸매의 굴곡이 뚜렷해지고 평소보다 유방이 커지면서 스스로도 매력적으로 느껴져 성적 욕구가 커질 수 있다. 또한 피임을 위해 화장실로 달려간다든지 배란 테스트기로 임신이 가능한지 아닌지 계산한다든지 하는 복잡한 과정 없이, 하고 싶으면 얼마든지 자유롭게 섹스를 할 수 있는 것도 중요한 원인이다. 이처럼 성적 욕구가 왕성한 행복한 상태는 호르몬이 정신없이 분비되는 임신 초기에 가장 뚜렷하게 나타나며, 이런 상태가 출산 때까지 지속될 수도 있다.

성적인 욕구가 커지는 현상은 지극히 정상이므로 걱정하거나 죄책감을 느낄 필요는 없다. 감소되는 현상도 마찬가지이다. 그리고 오르가슴이 자주 강렬하게 느껴진다 해도 놀라거나 걱정할 필요 없다. 담당 의사가 마음껏 성생활을 해도 된다고 허락했다면 얼마든지 즐겨도 괜찮다. 배가 나와 원하는 자세를 취하기 어려워지기 전에 다양한 자세를 시도해보자. 할 수 있을 때, 그리고 산후조리 기간에 성욕이 급격하게 떨어지기 전에 둘만의 시간을 충분히 즐기자.

Q "전 늘 섹스를 좋아하지만 제 남편은 요즘 통 섹스에 관심이 없답니다. 이젠 '나한테 문제가 있나' 하는 생각마저 들어요."

A 남편이 섹스에 흥미를 잃은 데에는 여러 가지 원인이 있다. 한 가지 원인은 아내와 아기를 다치게 할지 모른다는 두려움 때문이다. 물론 그럴 가능성은 전혀 없지만 말이다. 또 다른 원인은 아기 '앞에서' 성관계를 하고 있다는 생각에 기분이 묘해지고, 페니스를 삽입할 때 아기가

보거나 느낄지 모른다는 걱정이 들기 때문이다. 어쩌면 남편도 아내의 변화된 몸에 익숙해지기 위해 혹은 아내가 이제 곧 누군가의 엄마가 된다는 사실에 적응하기 위해 나름대로 힘든 시간을 보내고 있는지 모른다. 또한 자신이 곧 아빠가 된다는 생각에 너무 몰두한 나머지 섹스는 뒷전이 됐는지도 모른다. 신체적인 원인도 있을 수 있다. 예비 엄마 아빠는 종종 테스토스테론이 급감하고, 성욕에 찬물을 끼얹은 여성 호르몬들이 급증하는 경험을 하게 된다.

남편의 성욕이 감소한 원인이 무엇이든 나한테 문제가 있는 거라고 생각하지 말자. 열 달 내내 섹스를 완전히 포기하지도 말자. 먼저 잠자리에서 편안하게 대화를 나누는 것부터 시작하자. 요즘 내 기분이 어떤지 솔직하게 이야기하고, 남편이 요즘 무슨 생각을 하는지 알아보자. 예를 들면 임신 후 성욕이 활발해지는데 딱히 해소할 방법이 없다고 말하고 요즘 왜 그렇게 섹스에 관심이 없는지 물어보자. 대화를 나누다 보면 남편의 성욕이 감소한 이유를 알 수 있다.

남편에게 230쪽과 19장에 설명된 섹스에 대한 내용을 읽어보도록 권한다. 정상적인 임신에서 섹스는 100% 안전할 뿐 아니라 아기들은 부모의 성행위를 전혀 인식하지 못하고, 아빠의 페니스가 아기에게 나쁜 영향을 미치지 않는다는 사실을 확인하면 안심할 것이다. 그래도 남편이 찜찜하게 여긴다면 이해하고 참아주자. 그리고 다시 잠자리에 들기 전에 남편의 마음속에 남아 있는 찜찜함을 풀어주자. 솔직하고 허심탄회한 대화를 나누다 보면 서로의 마음을 읽을 수 있고, 그러다 보면 편안하게 섹스를 즐길 수 있을 것이다.

감나무 밑에 누워서 홍시 떨어지를 기다리듯 수동적으로 기다리기만 하면 안 된다. 몸매가 드러나는 야한 속옷을 입고, 분위기 있는 조명에 음악을 깔고, 향이 좋은 오일로 마사지를 해주어 남편의 마음을 되찾아보자. 이 방법이 오히려 남편을 불편하게 만든다면 정반대의 방법을 시도해보자. 소파 위에 편안하게 앉아 가만히 부둥켜안는다. 부담감이 사라지면 다시 예전의 기분이 되살아날지 모른다.

오르가슴 후의 복부 경련, 괜찮을까요?

Q "오르가슴 후에 복부에 경련이 일어나요. 그래도 괜찮은가요? 혹시 뭔가 이상이 있는 건 아닐까요?"

A 오르가슴을 느끼는 도중이나 후에 간혹 요통을 동반한 복부 경련이 일어나는 것은 저위험 임신부에게 아주 흔한 현상으로 아무런 해가 되지 않는다. 신체적인 원인은 다음과 같다. 임신 기간 동안 골반 부위의 혈액량이 증가하고, 오르가슴을 느끼는 동안 생식기에 울혈이 일어나며, 오르가슴 후에 자궁이 수축하게 되는데, 세 가지 현상이 결합되어 복부 경련이 일어나며 세 가지 모두 정상적인 현상이다. 심리적인 원인도 있다. 섹스 도중 아기가 상처를 입을지 모른다는 두려움 때문인데, 흔히들 이런 두려움을 갖고 있지만 기우에 지나지 않는다. 섹스는 몸과 마음이 긴밀하게 연관된 행위인 만큼 신체적인 원인과 심리적인 원인이 결합되었을 수도 있다.

다시 말해, 복부 경련이 일어났다고 해서 섹스가 태아에게 해를 입혔다는 신호는 아니다. 사실 담당 의사가 섹스를 하지 말라고 충고하지 않는 한, 임신 중에 섹스는 완벽하게 안전하다. 복부 경련이 일어나면 남편에게 등 아랫부분을 부드럽게 문질러달라고 한다. 경련이 가라앉고 경련을 유발한 긴장도 풀 수 있다. 섹스 후에 다리에 경련이 일어나는 여성도 있는데, 이런 증상에 대해서는 245쪽을 참조한다.

ALL ABOUT 임신과 직장 생활

벌써부터 직장 일이 힘들어지고 있는가? 하루 종일 직장에서 일하랴, 배 속에 아기를 품고 있으랴, 이중으로 일을 하려니 그만큼 힘들 수밖에. 병원에도 가야 하고 회의에도 참석해야 하고, 입덧으로 고생하는데 고객과 점심 약속도 해야 하고, 건강하고 편안하게 지내라는데 승진해서 성공도 하고 싶고, 하루하루를 정신없이 보내고 있다면 다음의 내용이 도움이 될 것이다.

상사에게 임신 사실을 보고할 시기

언제쯤 상사에게 임신 사실을 보고하면 좋을까? 완벽하게 적당한 시기란 없지만, 눈에 띄게 배가 나오기 전에 알리는 것이 가장 좋다. 직장의 분위기가 얼마나 가족적인지에 따라 보고하는 시기도 크게 차이가 나며, 무엇보다 자신의 신체적·정서적 상태에 따라서도 크게 달라진다. 다음 몇 가지 사항을 고려해보자.

임신한 근로자의 권리

우리나라 근로기준법 '제5장 여성과 소년'에는 임신한 근로자의 권리에 관한 사항이 나와 있다. 다음 법 조항을 참고하여 자신의 권리를 찾도록 하자.

제65조(사용 금지)
1. 사용자는 임신 중이거나 산후 1년이 지나지 아니한 여성(이하 "임산부"라 한다)과 18세 미만자를 도덕상 또는 보건상 유해·위험한 사업에 사용하지 못한다.
2. 사용자는 임산부가 아닌 18세 이상의 여성을 제1항에 따른 보건상 유해·위험한 사업 중 임신 또는 출산에 관한 기능에 유해·위험한 사업에 사용하지 못한다.
3. 제1항 및 제2항에 따른 금지 직종은 대통령령으로 정한다. 제66조(연소자 증명서) 사용자는 18세 미만인 자에 대하여는 그 연령을 증명하는 가족관계기록사항에 관한 증명서와 친권자 또는 후견인의 동의서를 사업장에 갖추어두어야 한다. 〈개정 2007.5.17〉

제70조(야간근로와 휴일근로의 제한)
1. 사용자는 18세 이상의 여성을 오후 10시부터 오전 6시까지의 시간 및 휴일에 근로시키려면 그 근로자의 동의를 받아야 한다.
2. 사용자는 임산부와 18세 미만자를 오후 10시부터 오전 6시까지의 시간 및 휴일에 근로시키지 못한다. 다만, 다음 각 호의 어느 하나에 해당하는 경우로서 고용노동부장관의 인가를 받으면 그러하지 아니하다. 〈개정 2010.6.4〉
   1) 18세 미만자의 동의가 있는 경우
   2) 산후 1년이 지나지 아니한 여성의 동의가 있는 경우
   3) 임신 중의 여성이 명시적으로 청구하는 경우
3. 사용자는 제2항의 경우 고용노동부장관의 인가를 받기 전에 근로자의 건강 및 모성 보호를 위하여 그 시행 여부와 방법 등에 관하여 그 사업 또는 사업장의 근로자대표와 성실하게 협의하여야 한다. 〈개정 2010.6.4〉

제71조(시간외근로)
사용자는 산후 1년이 지나지 아니한 여성에 대하여는 단체협약이 있는 경우라도 1일에 2시간, 1주일에 6시간, 1년에 150시간을 초과하는 시간외근로를 시키지 못한다.

제72조(갱내근로의 금지)
사용자는 여성과 18세 미만인 자를 갱내(坑內)에서 근로시키지 못한다. 다만, 보건·의료, 보도·취재 등

정서적인 기분과 신체적인 상태 입덧 때문에 책상에 앉아 있는 시간보다 화장실에서 보내는 시간이 더 많다면, 임신 초기의 피로 때문에 아침에 베개에서 고개를 들기 힘들 정도라면, 아침을 많이 먹어서라고 둘러대기에는 배가 너무 많이 나왔다면, 더 이상 임신 사실을 비밀로 하기 힘들 것이다. 그럴 경우, 상사와 동료들이 알아서 결론을 내릴 때까지 기다리기보다 최대한 빨리 이야기하는 것이 좋다. 반면에 몸도 기분도 여전히 쌩쌩하고 아직은 바지 지퍼를 올리는 데 별 어려움이 없다면 임신 사실을 좀 더 나중에 알려도 된다.

일의 종류 아기에게 해로울 수 있는 환경에서 근무한다면 최대한 빨리 임신 사실을 보고해야 한다. 가능하다면 부서나 직무를 옮겨달라고 부탁한다.

일 처리 방식 일단 임신 사실을 발표하고 나면 여기저기에서 보는 눈초리가 예사롭지 않을 것이다. "임신부가 저 일을 다 감당할 수 있겠어?" "배 속의 아기 때문에 일에 집중하기가 쉽지 않을 텐데……." 등등. 이런 주변의 걱정들을 물리치려면 보고서를 깔끔하게 작성하거나 영업 실적을 올리거나 좋은 아이디어를 내는 등 임신 중에도 얼마든지 일을 잘할 수 있다는 걸 보여주자.

대통령령으로 정하는 업무를 수행하기 위하여 일시적으로 필요한 경우에는 그러하지 아니하다.

제73조(생리휴가)
사용자는 여성 근로자가 청구하면 월 1일의 생리휴가를 주어야 한다.

제74조(임산부의 보호)
1. 사용자는 임신 중의 여성에게 출산 전과 출산 후를 통하여 90일의 출산전후휴가를 주어야 한다. 이 경우 휴가 기간의 배정은 출산 후에 45일 이상이 되어야 한다. 〈개정 2012.2.1〉
2. 사용자는 임신 중인 여성 근로자가 유산의 경험 등 대통령령으로 정하는 사유로 제1항의 휴가를 청구하는 경우 출산 전 어느 때라도 휴가를 나누어 사용할 수 있도록 하여야 한다. 이 경우 출산 후의 휴가 기간은 연속하여 45일 이상이 되어야 한다. 〈신설 2012.2.1〉
3. 사용자는 임신 중인 여성이 유산 또는 사산한 경우로서 그 근로자가 청구하면 대통령령으로 정하는 바에 따라 유산·사산 휴가를 주어야 한다. 다만, 인공 임신중절 수술(「모자보건법」 제14조제1항에 따른 경우는 제외한다)에 따른 유산의 경우는 그러하지 아니하다. 〈개정 2012.2.1〉
4. 제1항부터 제3항까지의 규정에 따른 휴가 중 최초 60일은 유급으로 한다. 다만, 「남녀고용평등과 일·가정 양립 지원에 관한 법률」 제18조에 따라 출산전후휴가급여 등이 지급된 경우에는 그 금액의 한도에서 지급의 책임을 면한다. 〈개정 2007.12.21, 2012.2.1〉
5. 사용자는 임신 중의 여성 근로자에게 시간외근로를 하게 하여서는 아니 되며, 그 근로자의 요구가 있는 경우에는 쉬운 종류의 근로로 전환하여야 한다. 〈개정 2012.2.1〉
6. 사업주는 제1항에 따른 출산전후휴가가 종료된 후에는 휴가 전과 동일한 업무 또는 동등한 수준의 임금을 지급하는 직무에 복귀시켜야 한다. 〈신설 2008.3.28, 2012.2.1〉

제74조의2(태아검진 시간의 허용 등)
1. 사용자는 임신한 여성근로자가 「모자보건법」 제10조에 따른 임산부 정기건강진단을 받는 데 필요한 시간을 청구하는 경우 이를 허용하여주어야 한다.
2. 사용자는 제1항에 따른 건강진단 시간을 이유로 그 근로자의 임금을 삭감하여서는 아니 된다. 〈본조신설 2008.3.21〉

제75조(육아 시간) 생후 1년 미만의 유아(乳兒)를 가진 여성 근로자가 청구하면 1일 2회 각각 30분 이상의 유급 수유 시간을 주어야 한다.

승진과 급여 임신 사실을 발표한 바람에 곧 있을 승진에 지장이 생기는 건 아닐지, 급여가 줄어드는 건 아닌지 걱정이 되겠지만 결과가 나올 때까지 느긋하게 기다리자. 순전히 임신했다는 이유만으로 승진에서 누락되거나 급여가 인상되지 않는 일은 거의 없다는 사실을 기억하자.

소문이 퍼지기 전에 회사 분위기상 소문이 무성한 편이라면 더욱 신중하자. 임신 사실을 상사에게 공식적으로 보고하기 전에 상사가 소문을 듣고 알게 된다면 나에 대한 신뢰에 금이 갈 수 있다. 그렇지 않아도 임신과 관련된 여러 문제들이 생길 수 있으며, 상사와 의논해 원만하게 해결해나가야 하는데 말이다. 그러므로 소문이 놀기 전에 반드시 제일 먼저 상사에게 알리도록 한다.

회사의 분위기 임신 사실을 보고해야 할지 확신이 서지 않는다면 상사가 임신에 대해 어떤 태도를 취하는지 살펴보자. 과거에 나와 같은 경험을 한 여자 동료에게 회사의 분위기를 조심스럽게 물어본다. 회사의 출산휴가 정책에 대해서도 알아보자. 인사팀 직원이나 직원 복지를 책임지는 부서의 직원을 은밀히 만나 문의한다. 자녀를 둔 엄마와 임신부를 지원하는 분위기라면 빠른 시일 내에 임신 사실을 발표해도 된다. 어느 쪽이든 스스로 바람직한 방법을 찾게 될 것이다.

── **임신 사실 보고하기**

상사에게 일단 임신 사실을 보고하기로 마음먹었다면 바람직한 반응을 얻기 위해 몇 가지 조치를 취한다.

미리 준비한다 상사에게 보고하기 전에 사전 준비를 한다. 회사의 출산휴가 정책에 대해 필요한 부분을 모두 알아놓는다. 출산휴가 급여를 지급하는지, 지급하지 않는지, 휴가를 받는 기간만큼 병가로 처리하는지, 일반 휴가로 처리하는지 알아본다.

권리를 숙지한다 직장에서 임신부나 아이가 있는 여성이 행사할 수 있는 권리는 그리 많지 않다. 하지만 최근 임신부에게 불이익을 주지 않도록 조금씩 정책이 마련되고 있으며, 진보적이며 가족적인 분위기의 회사에서는 자발적으로 여성의 권익을 보장하는 정책을 시행하고 있다. 직장의 사칙을 꼼꼼히 살펴보고 요구할 수 있는 부분과 그렇지 못한 부분을 알아두자.

계획을 세운다 직장에서는 언제나 효율성을 중요하게 평가한다. 또한 계획성을 갖고 미리 준비하는 모습은 사람들에게 좋은 인상을 주기 마련이다. 그러므로 임신 사실을 보고하기 전에 언제까지 근무할 수 있을지, 출산휴가 기간을 어느 정도로 예상하는지, 휴가를 받기 전에 맡은 일을 마무리하기 위해 어떤 대책을 세울지, 마무리하지 못하는 일에 대해서는 누구에게 어떤 식으로 인수인계를 할지 등 자세하게 계획을 세운다. 출산휴가가 끝난 후 당분간 파트타임으로 일하고 싶다면 지금 제안하는 것이 좋다. 계획한 바를 서면으로 작성하면 세부 내용을 잊어버리지 않을 뿐 아니라 효율성 면에서도 점수를 얻을 것이다.

면담 시간을 따로 마련한다 고객을 만나러 가는 길에 택시 안에서, 혹은 금요일 저녁 상사가 막 퇴근하려 할 때 임신 사실을 알리면 안 된다. 미리

면담 시간을 잡아두어야 서두르지 않고 집중해서 이야기를 주고받을 수 있다. 평소 일이 덜 바쁜 요일과 시간에 면담 시간을 정하고, 회사의 분위기가 갑자기 좋지 않아지면 면담을 다음으로 미룬다.

긍정적인 측면을 강조한다 미안해하거나 불안감을 조성하는 말로 보고를 시작하지 말자. 임신을 하게 돼서 정말 행복하고, 덕분에 자신감도 높아지고 능률도 오르고 있다는 걸 상사에게 알린다.

융통성을 갖되 줏대를 지킨다 계획을 세워서 그 내용을 가지고 허심탄회하게 상의한다. 그런 다음 타협을 하되, 계획을 완전히 철회하면 안 된다. 현실적인 결론을 내놓고 끝까지 고수한다.

서면으로 작성한다 합의안과 출산휴가에 대해 구체적인 논의가 끝났으면 나중에 혼란이나 오해가 생기지 않도록 서면으로 작성해둔다.

직장에서도 편안하게 생활하려면?

입덧에 피로에 두통, 요통까지, 여기에 발목은 붓고 소변은 수시로 마려우니, 임신부는

임신 기간에 직장 생활 잘하기

아직 아이가 없지만 임신한 상태로 직장에 다닌다는 것만으로도 고도의 기술이 필요하다. 특히 임신 증상 때문에 기운이 없고 도무지 집중하기가 힘든 임신 초기와 말기에 이런 곡예를 하고 있노라면 완전히 기진맥진해지고 때로는 거의 감당할 수 없을 지경에 이른다. 임신 기간에 현명하게 직장 생활을 하기 위해서는 다음 사항을 실천해보자.

현명하게 일정을 관리한다 산전 검사, 초음파검사, 혈액검사, 포도당 부하 검사 등 기타 절차를 위한 예약 시간은 근무시간이 시작되기 전이나 점심시간으로 잡는다. 나중에 하려고 하면 너무 피곤할 수도 있다. 근무시간에 자리를 비워야 한다면 산전 검사를 받는 날이라고 상사에게 설명하고 방문 내용을 일지에 기록한다. 근무 태만이라고 비난받지 않도록 미리 대비하는 것이 좋다. 필요하면 산전 검사를 받았다는 사실을 입증하기 위해 담당 의사에게 관련 서류를 요청해 상사나 인사팀에 제출한다.

잊지 않도록 기록한다 임신 호르몬 때문에 자꾸만 깜박하고 쉽게 잊어버릴 수 있다. 그러므로 건망증으로 인해 곤경에 처하지 않도록 미리 대비한다. 회의 시간이나 점심 약속, 정오에 해야 할 전화 등을 잊지 않기 위해 처리할 일들의 목록을 작성하고 하나하나 따로 메모한다. 메모할 때는 포스트잇이 유용하다.

분명하게 말한다 모든 일을 다 잘할 수는 없다. 몸도 마음도 엉망일 땐 더욱 그렇다. 몸은 천근만근인데 책상 위에는 일이 산더미처럼 쌓여 있고 마감은 코앞이라면 당황하지 말고 시간이 더 필요하다거나 누군가 다른 사람의 도움이 필요하다고 분명하게 말한다. 자책하지 말고 다른 사람이 나를 책망하게 두지도 말자. 게으르거나 능력이 없어서가 아니라 임신 기간이기 때문에 그런 거니까.

한계를 알고 한계에 도달하기 전에 멈춘다 꼭 필요한 일이 아니라면 지금은 프로젝트를 더 맡거나 야근을 도맡아 처리할 시기가 아니다. 해야 할 일, 그리고 현실적으로 할 수 있는 일에 집중한다. 부담스러운 일은 피하고 한 번에 한 가지 일을 집중적으로 진행해 끝낸다.

도움을 받는다 몸이 좋지 않을 때 동료가 도와준다고 하면 망설이지 말고 기꺼이 친절을 받아들인다. 언젠가 보답할 날이 올 수도 있으니 부담 갖지 말자. 동료에게 맡길 수 있는 일은 부탁해본다. 지금은 내가 아니어도 된다는 사실을 배울 수 있는 시기이기도 하다.

필요하면 휴식을 취한다 임신 기간에는 스테이플러에 손이 찍혀도 눈물이 난다. 감정을 통제하기 힘들 때는 잠깐 산책을 하거나 화장실에서 좀 쉬거나 심호흡을 해 감정을 수습한다. 그것도 안 되면 임신부의 자격으로 잠깐 기분 내키는 대로 행동한다. 지금은 그래도 되는 시기니까.

하루도 편할 날이 없다. 하루 종일 책상 앞에 앉아 있거나 통통 부은 발로 서 있거나 몸을 구부렸다 폈다 하는 일을 한다면 더욱 불편할 수밖에 없다. 다음 요령을 참고하여 직장에서도 최대한 편한 자세로 일하자.

직장인다우면서도 편안한 복장을 하자 꼭 맞는 옷, 혈액순환이 잘 되지 않는 양말이나 무릎까지 오는 스타킹, 굽이 너무 높은 하이힐이나 낮은 신발은 피한다. 신발은 5cm 높이의 넓은 굽이 달린 것이 가장 좋다. 임신부용 탄력 스타킹을 신으면 부종에서 하지정맥류에 이르기까지 다양한 임신 증상을 예방하거나 최소화할 수 있다. 특히 하루 종일 서 있는 일을 할 땐 더욱 필요하다.

스스로 느끼는 날씨를 따르자 바깥 날씨나 사무실 온도와 상관없이 임신 기간에는 체온이 수시로 오르락내리락한다. 금세 땀이 났다가 금세 으슬으슬 추워지기 일쑤이므로 옷을 여러 겹 겹쳐 입고 상황에 따라 덧입을 수 있는 겉옷 하나를 더 준비한다. 영하 15℃의 추운 날씨를 견디기 위해 모직 터틀넥을 입는 건 어떨까? 호르몬으로 인해 체온이 올라갈 수 있으므로 쉽게 벗을 수 있는 얇은 옷을 받쳐 입은 다음, 그 위에 입는 것이 좋다. 평소에는 티셔츠 한 장만 입어도 따뜻하게 지낼 수 있다 해도 책상 서랍이나 사물함에 스웨터를 보관해둔다. 지금은 체온이 양 극단을 수시로 왔다 갔다 할 때니까.

최대한 발을 편안하게 한다 일의 특성상 오랜 시간 서 있어야 한다면 쉬는 시간에 틈틈이 앉거나 걷는다. 서 있는 동안에는 낮은 의자 위에 한쪽 발을 올려놓고 무릎을 구부리면 허리의 압력을 줄일 수 있다. 자주 발을 바꿔주고 역시 자주 무릎을 구부려준다.

발을 올려놓는다 책상 밑에 상자나 휴지통 등 단단한 물건을 가져다놓고 지친 두 발을 그 위에 올려놓는다.

자주 휴식을 취한다 앉아서 일하는 시간이 많으면 수시로 일어나 주변을 걷는다. 서 있는 시간이 많으면 발을 올려놓고 앉아서 쉰다. 잠깐 틈이 나면 소파 위에 눕는다. 허리와 다리, 어깨 등을 스트레칭한다. 적어도 한 시간에 한두 번 30초씩 스트레칭을 한다. 두 팔을 머리 위로 올려 손가락을 깍지 낀 다음 손바닥이 천장을 향하게 하고 위로 쭉 올린다. 그런 다음 두 손을 책상 위에 대고 뒤로 살짝 물러나 등을 쭉 편다. 의자에 앉아 두 발을 양방향으로 돌린다. 허리를 구부려 발가락에 손이 닿으면 손을 아래로 쭉 뻗어 발가락과 양어깨의 긴장을 푼다. 앉은 자세에서 해도 된다.

허리와 엉덩이를 편안하게 유지한다 허리가 아프면 등받이용 쿠션을 대고, 엉덩이가 아프면 의자 위에 부드러운 베개를 올려놓는다. 의자 등받이를 뒤로 젖힐 수 있다면 약간 뒤로 젖혀 배와 책상 사이의 거리를 넓힌다.

물을 자주 마신다 책상 위에 물병을 놓아두고 수시로 물을 마신다. 하루에 최소 2ℓ의 물을 마시면 부종을 비롯해 여러 가지 골치 아픈 임신 증상을 예방할 수 있으며, 요로감염을 예방하는 데도 도움이 된다.

소변을 참지 않는다 소변이 마려울 때마다, 혹은 적어도 두 시간에 한 번씩 방광을 비워 요로감염을 예방한다. 소변이 마렵든 그렇지 않든 한 시간에 한 번씩 화장실에 가도록 계획을 세운다. 급할 때까지 참다가 화장실에 가면 건강에 좋지 않다. 지금은 화장실까지 전력 질주할 때가 아니다.

자주 먹는다 근무 여건에 맞게 식사와 간식 시간을 따로 마련한다. 아무리 바쁜 날이라도 하루 세 끼 식사에 최소한 간식 두 번(혹은 대여섯 끼 식사를 조금씩) 먹을 시간을 확보한다. 식사 시간에 맞추어 고객을 만나도록 일정을 짜는 것도 좋겠다. 책상 서랍과 가방 속에 영양이 풍부한 간식을 비축해둔다.

정기적으로 몸무게를 잰다 스트레스와 불규칙한 식사로 인해 몸무게가 충분하게 늘어나지 않거나 과도하게 늘어나지 않도록 주의한다.

칫솔을 휴대한다 입덧에 시달리는 경우 이를 닦으면 입덧을 예방할 수 있으며 입 냄새도 사라진다. 구강청정제도 입 냄새를 상쾌하게 하는 데 도움이 되며, 침이 가득 고인 입안(임신 초기에 흔히 나타나는 증상으로 직장에서 무척 당황할 수 있다)을 마르게 하는 데도 도움이 된다.

물건을 조심해서 들어올린다 물건을 들 때는 허리에 압박을 주지 않도록 바른 자세로 물건을 들어올린다.

담배 연기를 피한다 담배 피우는 사람이나 담배 연기로 가득 찬 공간 등을 피한다. 담배 연기는 임신부와 아기에게 해로울 뿐 아니라 피로를 가중시킬 수 있다.

가끔씩 긴장을 이완한다 과도한 스트레스는 임신부나 아기에게 좋지 않다. 그러므로 휴식을 통해 최대한 충분히 긴장을 이완한다. 음악을 듣거나 눈을 감고 명상을 한다. 스트레칭으로 몸과 마음의 긴장을 이완하거나 5분 정도 회사 근처를 천천히 걸어도 좋다.

몸이 하는 말에 귀 기울인다 피곤하다 싶으면 일의 속도를 줄인다. 너무 피곤하면 일찍 퇴근하거나 하루쯤 휴가를 낸다.

직장에서의 안전 대책

직업에 따라 임신부에게 확실히 더 안전하고 편안한 직업도 있다. 근무 중에 일어나는 대부분의 문제들은 적절한 예방이나 작업 변경 등으로 피할 수 있다. 각자에게 맞는 작업 환경에 대해 담당 의사와 상의해보자.

사무직 사무실에서 근무하는 사람이라면 목이 결리고, 등이 쑤시고, 머리가 지끈거리는 통증에 익숙할 것이다. 이런 통증들은 임신 기간에 더욱 심해지는데, 아기에게는 아무런 해가 되지 않지만 임신부는 심한 피로를 느낄 수 있다. 장시간 앉아서 근무하는 경우 자주 자리에서 일어나 스트레칭을 한다. 앉아 있는 동안에도 팔과 목 어깨를 쭉 펴주고, 발의 부종을 예방하기 위해 낮은 걸상이나 상자 위에 발을 올려놓으며, 등 뒤에 쿠션을 댄다.

다행히 컴퓨터 모니터나 노트북은 임신부에게 해롭지 않다. 그보다 더 걱정스러운 것은 지나치게 오랜 시간 컴퓨터 앞에서 근무해서 생기는 손목과 팔의 경직과 현기증, 두통 등의 현상들이다. 높낮이를 조절할 수 있고 등받이에 허리 보호대가 달린 의자를 이용하면 통증을 완화하는 데 도움이 된다.

컴퓨터 모니터는 편안한 높이로 조정한다. 모니터의 상단이 눈의 위치와 같도록 하고 팔 길이만큼 거리를 둔다. 손목터널증후군을 예방할 수 있도록 고안된 인체공학적 키보드를 이용하고 손목 받침대를 사용한다. 키보드 위에 손을 올려놓을 땐 손을 팔꿈치 높이보다 아래에 놓고, 팔뚝은 바닥과 수평을 이루도록 한다.

의료 서비스업 모든 의료 서비스업 종사자들은 건강을 지키는 것을 가장 우선해야 하는데, 임신 기간에는 특히 더 그렇다. 잠재적 위험 가운데 장비 살균에 사용되는 산화에틸렌과 포름알데히드 같은 화학물질에 노출되거나, 일부 항암 치료제와 질병 진단이나 치료에 이용되는 전리 방사선에 노출되는 것은 반드시 피해야 한다. 대부분의 방사선 치료사들은 낮은 단위의 진단 X-레이를 이용하므로 위험한 수준의 방사선에 노출되지는 않는다. 그러나 가임기 여성이 높은 수준의 방사선을 다루는 경우, 누적된 연간 노출 정도가 안전 수준을 초과하지 않도록 하기 위해 일일 노출량이 기록되는 특수 기구를 착용한다. 위험 정도에 따라 안전 대비책을 마련하거나 당분간 좀 더 안전한 부서로 이동한다.

제조업 무게가 나가거나 위험한 기계 부품을 제조하는 현장에서 근무하는 경우, 임신한 동안 업무를 변경할 수 있는지 상사와 의논해본다. 기계 제조업자에게 연락해 제품 안전성에 대해 자세한 사항을 문의한다. 공장 내부의 제조 과정에 따라, 그리고 어느 정도는 공장 운영자의 책임감에 따라 안전성 정도가 결정될 것이다. 임신부가 직장에서 피해야 할 물질을 확인한다. 적절한 안전 대책이 시행되는 환경이라면 독성

손목터널증후군을 예방하자

하루의 대부분을 컴퓨터 앞에서 생활한다면 손목터널증후군에 대해 잘 알고 있을 것이다. 직업병으로도 유명한 손목터널증후군은 손의 통증과 얼얼함, 마비를 일으키며, 대체로 반복적인 작업(타이핑이나 PDA 작업 등)을 많이 하는 사람들에게 주로 나타난다. 그러나 많은 임신부들이 손목터널증후군을 앓는다는 사실은 잘 알려져 있지 않은 것 같다. 임신 기간에는 몸의 조직이 부어 신경에 압력이 가해진 탓에 컴퓨터 근처에 가본 적이 없는데도 이 증후군을 겪을 위험이 높다. 다행히 손목터널증후군은 단지 일할 때 불편할 뿐 위험하지는 않다. 더구나 여러 방법을 통해 얼마든지 치료 가능하다.

- ✦ 컴퓨터 작업을 할 때 손목이 구부러짐 없이 곧게 펴지고 손의 위치가 팔꿈치보다 아래에 오도록 의자 높이를 조절한다.
- ✦ 손목을 편안하게 하는 인체공학적 키보드(손목 받침이 있는 것으로)로 교체하고 마우스를 사용할 때에도 손목 받침을 사용한다.
- ✦ 컴퓨터 작업을 할 땐 손목 보호대를 착용한다.
- ✦ 컴퓨터 작업을 하는 동안 자주 휴식을 취한다.
- ✦ 전화를 자주 사용하면 스피커폰이나 헤드셋을 이용한다.
- ✦ 퇴근해서 집에 돌아가면 차가운 물에 손을 담가 붓기를 가라앉힌다.
- ✦ 비타민 B_6 보충제와 진통제, 침술 등 가능한 치료 방법에 대해 담당 의사에게 문의한다.

물질에 대한 노출도 피할 수 있을 것이다. 직장 내 노동조합이나 기타 노동 기관을 통해 위험에 대처할 수 있는 방법에 대해 도움받을 수 있다.

◆ 산업안전보건 익스트라넷
http://www.moel.go.kr/policyinfo/safety/main.jsp#axzz0xUvIIVxS/
(포털사이트에서 검색)
◆ 안전보건공단 www.kosha.or.kr
◆ 고용노동부 www.moel.go.kr

육체적으로 힘이 많이 드는 직업 무거운 물건을 들어 올리거나, 힘을 쓰거나, 장시간 근무를 하거나, 교대 근무를 하거나, 계속 서 있어야 하는 일은 조기분만의 위험을 높일 수 있다. 이런 직종에서 일한다면 임신 20주에서 28주 무렵, 출산과 산후조리 기간이 끝날 때까지 힘이 덜 드는 부서로 이동해달라고 요청한다. 힘을 써야 하는 여러 직업군에서 안전하게 근무할 수 있는 기간에 대한 정보는 173쪽을 참조한다.

정신적으로 스트레스가 많은 직업 직장에서 극심한 스트레스를 받는 경우에는 일반 직장인도 피해를 받지만 임신부는 더욱 큰 피해를 입을 수 있다. 그러므로 특히 지금 같은 시기에는 최대한 스트레스를 줄이는 것이 현명하다. 한 가지 확실한 방법은 스트레스가 덜한 일로 전환하거나 일찍 출산휴가를 받는 것이다. 그러나 이런 방법들이 쉬운 것은 아니다. 경제적인 측면이나 경력 면에서 지금 하는 일이 중요하다면 오히려 일을 그만두는 것이 더 큰 스트레스가 될 수 있다.

일을 그만두기보다는 명상이나 심호흡,

"쉿, 조용히 해주세요"

24주쯤엔 아기의 외이(外耳), 중이(中耳), 내이(內耳)가 제법 발달하다가, 27주에서 30주쯤에는 전달되는 소리에 반응을 보일 만큼 성숙해진다. 물론 소리가 명확하게 들리지는 않는다. 양수와 엄마의 몸이라는 신체적 장애물 때문이기도 하지만, 자궁이 양수로 가득 차 있어 고막과 중이가 소리를 증폭시키는 정상적인 기능을 할 수 없기 때문이기도 하다. 그러므로 엄마에게는 아주 크게 들리는 소리도 아기에게는 그렇지 않다.

그러나 소음은 모든 산업 재해 가운데 가장 일반적이며 소음에 자주 노출될수록 청각을 상실할 가능성이 높다는 사실은 오래 전부터 알려져 온 바이므로, 임신 기간에 소음에 지나치게 노출되지 않도록 대책을 세우는 것이 좋다. 연구 결과들에 따르면 장기간 반복적으로 매우 큰 소음에 노출되는 경우 아기의 청각이 손상을 입을 가능성이 높으며, 특히 저주파 대역의 청각 손실을 일으킬 가능성이 높다고 한다. 가령 소음 수준이 90 내지 100데시벨(큰 소리로 작동하는 잔디 깎는 기계나 동력 사슬톱 옆에 서 있는 것과 같은 정도) 이상인 작업 현장에서 매일 8시간씩 근무하는 경우처럼 장시간 소음에 노출되면 조기분만과 저체중아 출산의 위험이 높아진다.

아직 더 많은 연구가 진행되야 하겠지만 음악 소리가 크게 울리는 클럽이나 지하철 역사 안, 청각 보호 장비가 필요한 공장 등 소음이 지나치게 큰 환경에서 근무하는 임신부들 혹은 일의 특성상 진동이 심한 곳에 노출된 임신부들은 당분간 안전 대책을 세우고 일시적으로 부서를 이동하거나 새로운 직장을 찾아보아야 할 것이다. 일상생활에서도 지나친 소음에 장시간 노출되지 않도록 주의한다. 원형극장에서 콘서트를 볼 땐 가운데 좌석에 앉고, 잔디로 된 좌석에서는 뒤쪽 좌석에 앉는다. 차에서는 볼륨을 낮추고, 진공청소기를 돌릴 땐 음악을 크게 트는 대신 헤드폰을 쓴다.

규칙적인 운동, 취미 생활(밤 10시까지 일을 하는 대신 영화를 본다) 등으로 스트레스를 줄이는 방법을 고려해본다. 운동은 기분을 좋게 하는 엔도르핀을 분비한다. 상사와 대화를 하면서 야근, 과로, 전반적인 스트레스 등이 임신에 영향을 미칠 수 있다는 점을 설명하는 것도 좋겠다.

근무 환경이 나은 부서로의 이동을 요청할 때 '일의 속도를 조절할 수 있다면 임신 기간을 좀 더 편안하게 지낼 수 있다며, 지금처럼 스트레스를 받으면 요통이 심해지고 임신으로 인한 통증과 여러 가지 부작용도 생길 수 있다'고 차분히 설명하면 도움이 될 수도 있다.

자영업을 할 경우에는 일을 줄이기가 훨씬 힘들겠지만 장기적으로 보면 그 방법을 고려하는 것이 현명할 수도 있다.

기타 직업 교사나 어린아이들을 상대하는 사회복지사는 수두, 전염성 홍반, 거대세포바이러스(CMV) 등 임신에 잠재적으로 영향을 미칠 수 있는 전염병에 노출될 가능성이 높다. 사육사, 도축업자, 육류 조사관은 톡소플라스마증에 노출될 수 있다. 그러나 대체로 면역력을 갖추고 있어 태아에게 위험하지는 않을 것이다. 감염의 위험이 높은 직업에 종사하는 경우에는 필요하면 예방주사를 맞고, 손을 자주 꼼꼼히 씻으며, 보호 장갑과 마스크를 쓰는 등 적절한 예방 조치를 취해야 한다.

비행기 승무원이나 조종사는 고도 비행을 하는 동안 태양 방사선에 노출되기 때문에 유산이나 조기분만의 위험이 조금 더 높을 수 있다. 그러나 아직 이 부분에 대해서는 의견이 분분하다. 그러므로 임신 기간 동안 대체로 저도 비행을 하고 기내에서 서 있는 시간이 길지 않은 단거리 비행이나 지상 근무로 전환하는 방법을 고려해본다.

화가, 사진가, 약사, 미용사, 세탁업 종사자, 피혁 공업 종사자, 농업 및 원예업 종사자 등은 일하는 과정에서 여러 종류의 위험한 화학물질에 노출될 수 있다. 그러므로 반드시 장갑을 끼고 보호 장구를 착용한다. 위험 물질을 다루는 일을 할 경우 적절한 예방 조치를 취하고, 가능하면 화학물질을 다루는 일은 피하도록 한다.

계속해서 직장 다니기

처음 자궁 수축이 올 때까지 직장에 다닐 계획인가? 임신 기간 동안 직장인과 임신부의 역할을 어느 쪽도 소홀함 없이 성공적으로 수행하는 여성들이 많다. 물론 다른 직업에 비해 임신 기간에도 무리 없이 잘 다닐 수 있는 직업들이 있다. 출산할 때까지 일을 계속할지에 대한 결정은 하고 있는 일의 종류와 관계가 있을 것이다. 사무직에서 근무한다면 사무실에서 분만실로 곧장 직행해도 별 무리가 없다. 크게 스트레스를 받지 않고 몸을 많이 움직이지 않는 직업은 사실상 집에서 청소기를 돌리고 걸레질을 하는 것보다 임신부와 아기 모두에게 덜 힘들다. 그리고 근무 중이나 퇴근

모든 정보를 습득한다

법적으로 근로자는 자신의 근로 환경에서 어떤 화학물질에 노출되어 있는지 알 권리가 있으며, 고용주는 근로자에게 내용을 밝힐 의무가 있다. 유해한 작업 환경에 노출되는 경우 안전한 부서로 임시 이동해줄 것을 건의하거나, 경제적인 여건과 회사의 정책이 허락한다면 일찍 출산휴가를 받는다.

후에 매일 한두 시간 걷는 것은 해가 되지 않을 뿐 아니라 오히려 도움이 된다.

그러나 힘을 많이 써야 하거나 스트레스가 많거나 오랫동안 서 있어야 하는 직업을 계속 유지해야 하는가 하는 문제에 대해서는 다소 논란이 있다. 한 연구 결과에 따르면 일주일에 65시간 서서 근무하는 여성이나 스트레스가 거의 없거나 많지 않은 직종에서 근무하는 여성이나 임신 합병증에 대한 위험 정도는 크게 차이가 없다고 한다. 그러나 다른 연구들에 따르면 임신 28주 이후에도 힘을 많이 쓰거나 스트레스가 많은 활동을 계속하거나, 특히 집에서는 큰아이도 돌봐야 하는 경우 조기분만, 고혈압, 저체중아 출산 등 특정한 임신 합병증의 위험이 증가할 수 있다고 한다.

판매원, 요리사, 음식점 종사자, 경찰관, 의사, 간호사와 같이 서서 일하는 임신부의 경우 28주 이후에 계속 근무해도 괜찮을까?

대부분의 전문가들은 임신부가 건강하고 임신이 정상적으로 진행된다면 더 오래 근무해도 좋다고 한다. 그러나 임신 기간 내내 서서 일할 경우에는 임신과 관련된 이론상의 위험보다도 요통, 하지정맥류, 치질 등의 임신 합병증이 악화되는 실질적인 위험이 더 크기 때문에 바람직하다고 볼 수 없다.

또한 교대 시간이 자주 바뀌는 직업(입맛이 없고 수면이 불규칙하며 피로가 악화될 수 있다), 두통이나 요통, 피로 같은 문제들이 악화되는 직업, 추락이나 기타 우발적인 부상의 위험이 따르는 직업을 가지고 있다면 일찍 출산휴가를 받는 것이 좋다.

결국 임신 상태와 임신부의 상태, 직업의 종류마다 상황은 천차만별이므로 담당 의사와 상의하여 자신의 상황에 맞는 결정을 내리도록 한다.

직장을 옮겨볼까?

배도 점점 불러오고 이제 곧 책임져야 할 일도 많아져 가뜩이나 생활에 변화가 많은 시기에 직장까지 옮긴다는 것은 언뜻 이해가 되지 않는 일이다. 하지만 여러 가지 타당한 이유가 있어 직장을 옮겨야 하는 경우도 있다. 직장 분위기가 가족적이지 않다면 출산휴가를 마치고 돌아왔을 때 직장 일과 양육 모두를 균형 있게 할 수 있을지 걱정이 된다. 출퇴근 시간이 너무 길거나 근무시간이 탄력적이지 않거나 일이 너무 힘들어 진이 빠질지도 모른다. 혹은 현재 작업 환경이 자신과 배 속의 아기에게 해롭지 않을까 걱정될 수도 있다. 이유야 어떻든 직장을 옮기기 전에 몇 가지 사항을 고려하는 것이 좋겠다.

직장에서 부당한 대우를 받았다면

임신부라는 이유로 직장에서 부당한 대우를 받고 있다는 생각이 드는가? 그렇다면 가만히 앉아만 있지 말고 뭔가 조치를 취하는 것도 방법이다. 상사나 인사팀 직원 등 신뢰할 만한 사람에게 자신의 기분을 말해보자. 그래도 문제가 해결되지 않으면 임신부 차별에 따른 사내 절차가 있는지 알아본다. 그래도 소용이 없다면 중앙노동위원회(www.nlrc.go.kr)에 문의해 보자. 중앙노동위원회는 노동 관계에서 발생하는 노사 간 이익과 권리 분쟁을 조정하는 역할을 한다. 이곳에 문의하면 당신의 불만이 합법적인지 판단하는 데 도움이 될 것이다.

또한 주장을 뒷받침해줄 모든 사실을 기록한다. 이메일이나 문서, 업무 일지 등을 복사해둔다. 증거가 되는 일련의 문서들은 변호사와 연락을 취해야 할 경우에 도움이 될 수 있다.

충분히 고민 후 결정한다 직장을 찾을 땐 시간과 에너지, 집중력이 요구되는데 건강한 임신을 위해 온 신경을 집중해야 하는 요즘 같은 시기엔 세 가지 요소를 충족시키기 힘들다. 일반적으로 계약이 성사되기 전에 여러 차례 면접을 보고 약속을 잡기 마련인데, 벌써 임신 증후군인 건망증으로 한 가지 약속이라도 깜빡했다면 좋은 인상을 주기 힘들다. 더구나 새 직장에서 일을 시작하게 됐다 하더라도 많은 집중력이 요구된다. 모두의 시선이 나에게 모이기 때문에 실수하지 않도록 각별히 주의해야 하니까. 또 한동안은 더 큰 강도로 일에 몰두해야 한다.

조건을 꼼꼼하게 따져본다 지금의 직장을 그만두기 전에 새로 옮길 직장의 근무 여건이 더 나은지, 오히려 더 힘들지는 않은지 확실히 알아보아야 한다. 가고 싶은 회사가 휴가는 두 배로 많지만 너무 늦게 끝나는 곳이라면? 재택근무가 가능하긴 하지만 아침이고 밤이고 직원을 대기시킨다면? 급여는 훨씬 높지만 출장도 자주 가야 한다면? 지금은 아주 괜찮은 직장이라고 생각되겠지만 막상 직장 생활과 양육이라는 두 가지 일을 해야 할 땐 그렇게 좋은 조건이 아닐 수 있다는 점을 명심하자. 가정 생활이 워낙 복잡해질 터이므로 직장 생활은 그렇지 않길 바라게 될 것이다. 그리고 수습 기간 동안 급여를 적게 지급하거나, 근무 기간이 1년 미만인 직원에게는 짧은 출산휴가와 낮은 급여를 지급할 수 있다는 사실도 기억하자.

면접 볼 때 임신 사실을 알린다 법적으로는 임신이라는 이유로 고용을 거부하면 안 된다. 그러나 면접을 볼 땐 임신 사실을 말하는 게 좋다. 입사한 지 얼마 안 되어 휴가를 달라고 한다면 회사 입장에서 결코 좋아할 리 없으며, 결국 회사와의 관계가 껄끄러워질 수 있다.

새 직장에서 일을 시작한 후에 임신 사실을 알게 됐다면? 일단 자신에게 일어난 일을 솔직하게 말하고, 회사에서 기대하는 대로 능력을 십분 발휘해 최선을 다해 일을 시작한다. 상황이 나에게 불리해진다면 고용 보장에 관한 권리를 확실하게 익혀두자.

9장

임신 4~5개월

14~17주

◆◆◆

마침내 대부분의 임신부들에게 가장 편안한 시기인 임신 중기에 접어들었다. 이 단계에는 반가운 변화들이 찾아온다. 일단 임신 초기의 괴로운 증상 대부분이 차츰 완화되거나 아예 사라진다. 메스꺼운 증상이 제법 가라앉아 오랜만에 음식 냄새를 맡고 맛을 음미할 수 있게 된다. 차츰 기운이 나기 시작해 마침내 소파에서 일어나 몸을 움직이는 횟수가 많아지고 화장실에 가는 횟수는 줄어든다. 가슴은 여전히 크지만 지금까지보다 덜 예민하다. 이달 말쯤 되면 아랫배가 불룩하게 나와, 밥을 많이 먹어 생긴 똥배가 아니라 정말로 임신부의 배처럼 보일 것이다.

이달에 아기는

14주 임신 중기에 접어들면 태아의 성장 속도가 저마다 다르게 나타나기 시작한다. 여느 때보다 빨리 성장하는 태아가 있는가 하면 더 천천히 성장하는 태아도 있다. 이처럼 성장 속도는 다르지만 결국 자궁 속의 모든 아기들은 같은 발달 과정을 거친다. 이번 주에 꼭 쥔 어른 주먹만 한 크기의 아기는 차츰 자세가 곧게 펴져 목은 더 길어지고 고개는 똑바로 세워진다. 작은 머리 위에는 곧 머리카락이 자란다. 배내털이라고 하는 털이 몸을 덮기 시작하고 이제 곧 눈썹도 나려고 한다. 온몸에 뒤덮인 배내털은 영구적인 것이 아니라, 당분간 아기의 몸을 따뜻하게

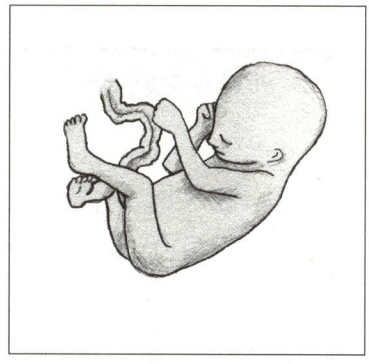

임신 4~5개월의 아기 모습

유지하기 위해 임시로 덮인 솜털이다. 나중에 아기의 지방이 축적될수록 배내털도 사라지지만, 일부 아기의 경우(특히 예정일보다 일찍 태어난 경우)에는 출산 때까지 일시적으로 보송보송한 솜털이 남아 있다.

15주 이번 주에 아기의 신장은 11.5cm, 몸무게는 57~85g 정도이며, 크기는 네이블오렌지만 하다. 이제 점점 상상하던 아기의 모습과 닮아가고 있어, 지금까지 목 안에 있던 귀가 머리 양옆 적당한 자리에 위치하고, 눈은 머리 양옆에서 얼굴 가운데로 옮겨가고 있다. 지금쯤 아기는

동작을 조정하는 능력을 갖출 뿐 아니라, 손가락과 발가락을 움직이고 심지어 엄지손가락을 빨 정도로 똑똑해지고 힘도 생긴다. 이뿐만 아니다. 숨을 쉬거나 적어도 숨 쉬는 동작을 할 줄 알고 무언가를 빨고 삼킬 줄 아는 등 자궁 밖으로 나갈 만반의 준비를 하고 있다. 이번 주에 배 속에서 아무런 움직임을 느끼지 못해도 아기는 분명 발을 차고 팔다리를 움직이고 있다.

16주 몸무게는 85~141g으로 부쩍 늘고, 머리에서 엉덩이까지의 길이는 10~12cm로 점점 빠르게 성장하고 있다. 근육도 단단해져 몇 주만 있으면 움직임을 느끼기 시작한다. 특히 등의 근육이 강해져서 좀 더 곧게 펼 수 있게 된다. 눈썹과 속눈썹이 완벽하게 갖추어지고 눈과 귀가 제자리를 찾아 아기의 모습은 점점 귀여워지고 있다. 뿐만 아니라 마침내 눈동자도 움직이기 시작한다! 아직 눈꺼풀은 닫혀 있지만 아기의 눈동자가 양옆으로 조금씩 움직여 약간의 빛을 감지할 수 있다. 촉감에도 민감해져 엄마가 배를 콕 찌르면 몸을 꼼지락거린다. 물론 엄마는 아직 아기가 꼼지락거리는 동작을 느끼지 못할 것이다.

17주 크기는 어른의 손바닥만 하고, 머리와 엉덩이까지의 길이는 12cm, 몸무게는 대략 141g보다 조금 더 나간다. 지방이 축적되기 시작하지만 여전히 말라 있고, 피부색은 거의 반투명하다. 이 시기에는 엄마의 지방도 대단히 빠른 속도로 축적될 것이다. 이번 주에 아기는 출산에 대비해 연습에 연습을 거듭한다. 아기가 갈고 닦는 중요한 기술은 바로 빨기와 삼키기다. 엄마 젖이나 젖병을 빨기 위해 준비하는 것이다. 아기의 심장박동은 더 이상 즉흥적으로 뛰지 않고 두뇌에 의해 통제된다. 심동박동 수는 분당 140~150회로 엄마의 심장박동 수의 두 배가량 된다.

어떤 느낌일까?

늘 그렇듯이 임신부마다 임신 형태와 느끼는 증상이 천차만별이라는 점을 기억하자. 모든 증상을 번갈아가면서 겪을 수도 있고, 한두 가지 증상만 경험할 수도 있다. 지난달부터 지속된 증상도 있고, 이제 막 새로 시작된 증상도 있다. 그런가 하면 너무 익숙해져 거의 알아차리지 못하는 증상도 있다. 남들이 경험하지 않는 증상을 경험하기도 한다. 이번 달에는 주로 다음과 같은 증상을 경험할 것이다.

신체적인 증상

- 피곤하다.
- 소변이 자주 마렵다.
- 메스꺼움과 구토는 끝나거나 가라앉는다. 소수의 경우 입덧이 지속되고, 극히 소수의 경우 지금부터 입덧이 시작되기도 한다.
- 변비가 있다.
- 속 쓰림과 소화불량 증상이 있고, 헛배가 부르며 배가 부풀어 오른다.
- 유방은 계속 커지지만 예민한 증상은 줄어든다.
- 이따금 두통이 생긴다.
- 이따금 현기증이 나거나 정신이 어지러워진다. 특히 갑자기 자세를 바꿀 때

이런 증상이 심해진다.
- ✦ 코가 충혈되고 가끔 코피가 나며 귀가 먹먹하다.
- ✦ 잇몸에서 피가 나 칫솔에 피가 묻을 수도 있다.
- ✦ 식욕이 왕성하다.
- ✦ 발목과 다리가 약간 붓고, 이따금 손과 얼굴이 붓기도 한다.
- ✦ 다리에 하지정맥류가 나타나거나 치질이 생긴다.
- ✦ 질 분비물이 약간 늘어난다.
- ✦ 이달 말쯤이면 태동이 느껴진다. 그러나 임신이 처음인 경우 이달 초에는 아직 느끼지 못한다.

정서적인 증상

- ✦ 감정 기복이 심하고 짜증이 나며, 분별력이 떨어지고 자꾸만 눈물이 난다.
- ✦ 마침내 임신했다는 느낌이 들고 외모도 임신부처럼 보이기 시작하면서 흥분되기도 하고 불안하기도 하다.
- ✦ 평소에 입던 옷은 더 이상 맞지 않고 그렇다고 임신복을 입을 정도는 아닌 애매한 상태가 짜증난다.

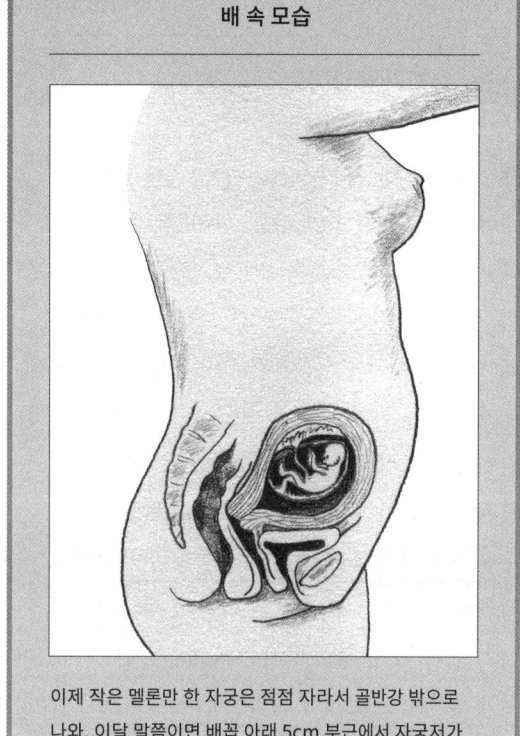

배 속 모습

이제 작은 멜론만 한 자궁은 점점 자라서 골반강 밖으로 나와, 이달 말쯤이면 배꼽 아래 5cm 부근에서 자궁저가 만져진다(어디를 만져야 할지 잘 모르겠으면 다음 산전 내원 때 담당 의사에게 조언을 구한다). 아직 배가 많이 나오지는 않지만 평소에 입던 옷을 입기 힘들 만큼 불러오기 시작할 것이다.

- ✦ 산만하고 잘 잊어버리며, 물건을 자주 떨어뜨리고 집중하기 힘들다.

이달의 검사 내용

각자의 필요와 담당 의사의 진료 방식에 따라 다르겠지만 이번 달에는 대체로 다음 사항을 검사할 것이다.
- ✦ 몸무게와 혈압
- ✦ 소변검사 : 당과 단백질 함유 여부
- ✦ 태아의 심장박동
- ✦ 자궁의 크기 : 외부 촉진(손으로 만져봄)으로 출산 예정일을 추정한다.
- ✦ 자궁저(자궁 꼭대기)의 높이
- ✦ 손발의 부종, 다리의 하지정맥류
- ✦ 지금까지 겪은 증상들(특히 예외적인 증상들)
- ✦ 상의하고 싶은 의문사항이나 문제들 : 미리 준비해 간다.

무엇이든 물어보세요 Q&A

── 충치가 생겼어요

Q "갑자기 입안이 엉망이 됐어요. 이를 닦을 때마다 잇몸에서 피가 나요. 아마 충치가 생겼나 봐요. 지금 치과 진료를 받아도 괜찮을까요?"

A 임신 중에는 온 신경이 배에만 가 있기 때문에, 배 속에서 일어나는 문제만큼이나 구강의 문제가 빈번하게 일어나는데도 불구하고 증상이 눈에 띄게 악화되기 전까지는 쉽게 간과하게 된다. 우선 임신 호르몬의 영향으로 잇몸에 이상이 생긴다. 잇몸이 부어오르고 염증이 생기며 피가 나기 쉽다. 또한 역시 호르몬의 영향으로 플라크가 쉽게 발생하고 세균의 침입도 쉬워져, 일부 여성의 경우 문제가 급속도로 악화되어 치은염(잇몸의 염증)과 충치가 생기기도 한다. 다음의 방법을 참고하여 치아를 관리하자.

칫솔질을 잘한다 치실을 사용하고 칫솔질을 규칙적으로 한다. 불소가 함유된 치약을 사용해 충치를 예방한다. 이를 닦을 때 혀도 같이 닦으면 입안의 세균과 냄새가 줄어든다.

구강청정제를 이용한다 치과 의사에게 문의해 세균과 플라크를 줄이고 잇몸과 치아를 보호해줄 구강청정제를 추천받는다.

식후에 이를 닦을 수 없다면 무설탕 껌을 씹는다 껌을 씹으면 타액 분비가 활발해져 이를 헹궈주는 역할을 한다. 자일리톨이 함유된 껌은 실제로 충치 예방에 도움이 된다. 혹은 딱딱한 치즈 한 덩어리를 씹으면 충치를 유발하는 입안의 산도를 줄일 수 있다.

달고 끈적끈적한 간식을 먹지 않는다 간식 종류에

임신부와 X-선 촬영

치과 X-선은 물론 기타 X-선이나 CT 촬영은 특별히 신중을 기하는 차원에서 가급적 출산 후로 미루는 것이 좋다. 그러나 임신 기간에 치과 X-선 촬영을 반드시 해야 할 경우, 치과적 질환이 X-선 촬영으로 인한 위험보다 더 클 경우에는 대부분의 의사들이 X-선 촬영을 허락한다. 그만큼 임신 중 X-선의 위험은 매우 낮고, X-선의 정도를 더 낮출 수도 있기 때문이다.
치과 X-선 촬영은 자궁과는 거리가 먼 구강 쪽에서 진행된다. 더구나 어떤 종류든 일반적인 진단 시 X-선의 양은 해변에서 며칠 동안 태양 아래 있을 때 받는 X-선의 양 정도에 불과하다. 따라서 거의 그럴 가능성이 없을 만큼 아주 많은 정도의 방사선에 노출될 경우에만 태아에게 해가 될 수 있다. 그렇지만 임신 중에 X-선 촬영을 해야 할 경우에는 다음과 같은 지침을 기억하는 것이 좋겠다.

◆ 의사가 X-선을 처방할 때, 방사선 기사가 X-선 촬영을 할 때, 자신이 임신부라는 사실을 모두 알고 있다는 확신이 들 때조차 매번 임신부임을 알린다.
◆ 필요한 경우에만, 공식적으로 허가받은 기관에서, 교육을 잘 받은 기사에게 X-선 촬영을 받는다.
◆ 가능하면 X-선 장비가 최소한의 부위로만 향하도록 한다. 납 치마로 자궁을 가려 보호한다.
◆ 방사선 촬영을 할 땐 촬영 기사의 지시를 잘 따른다. 몸을 움직이지 않도록 주의해 여러 번 촬영을 하지 않도록 한다.

주의한다. 간식을 먹은 후 즉시 이를 닦을 수 없다면 단것, 특히 끈적끈적한 종류는 피하는 것이 좋다. 비타민 C가 풍부한 음식을 많이 섭취한다. 비타민 C는 잇몸을 튼튼하게 하고 출혈의 위험을 줄여준다. 칼슘 보충제도 매일 섭취해야 한다. 칼슘은 튼튼하고 건강한 치아를 위해 평생 섭취해야 하는 영양소다.

치과 검진과 스케일링을 받자 치과 질환 여부와 상관없이 임신 기간에 적어도 한 번은 치과에 가서 검진과 스케일링을 받아야 한다. 가능하면 임신 후기보다 초기에 가는 것이 좋다. 플라크는 충치와 잇몸 질환을 악화시키므로 스케일링을 받는 것이 좋다. 과거에 잇몸 질환을 앓았다면 임신 기간에 치주 전문의와 상담한다.

충치나 기타 치과 질환, 잇몸 질환이 의심되면 즉시 치과에 예약한다. 치은염을 치료하지 않고 방치하면 더욱 심각한 잇몸 질환인 치주염으로 발전해, 사실상 다양한 임신 합병증을 일으킬 수 있다. 충치나 기타 치과 질환을 치료하지 않고 방치하면 감염의 원인이 될 수 있어 임신부와 아기에게 해롭다.

잇몸에 생긴 혹

임신으로 인한 것일 수도 있고 다른 원인에 의한 것일 수도 있는데, 잇몸 한쪽에 작은 혹 같은 것이 느껴지고 이를 닦을 때 피가 나는 경우가 있다. 아마도 화농성 육종이라고 하는 일종의 구내염일 가능성이 높다. '임신성 종양'이라는 불길한 명칭으로도 알려져 있지만 전혀 해롭지 않다. 꽤나 신경에 거슬리긴 하지만 대체로 출산 후에 저절로 없어진다. 그러나 심하게 거슬린다면 간단한 시술로 제거할 수 있다.

임신 기간에 본격적으로 치과 진료를 받아야 할 상황이 온다면? 다행히 대부분의 치과 진료는 국소 마취로도 충분해 임신부도 안전하게 진료를 받을 수 있다. 소량의 아산화질소도 임신 초기가 지나면 안전하게 이용할 수 있다. 하지만 많은 양의 진정제를 복용하는 것은 삼가야 한다. 일부의 경우에는 치과 진료를 시작하기 전후로 항생제를 복용해야 하는데, 이 경우 담당 의사와 상의한다.

—— 쉼쉬기가 힘들어요

Q "가끔씩 숨쉬기가 조금 힘들 때가 있습니다. 정상적인 증상인가요?"

A 경미한 호흡 장애는 정상적인 현상으로 많은 임신부들이 임신 중기에 이런 현상을 경험하기 시작한다. 물론 이번에도 역시 임신 호르몬 때문이다. 임신 호르몬은 호흡기를 자극해 호흡의 빈도와 깊이를 늘리기 때문에 임신부는 고작 화장실 한 번 다녀오고도 숨쉬기가 무척 힘들게 느껴진다. 또한 임신 호르몬으로 인해 호흡기의 모세혈관을 비롯해 체내의 모세혈관들이 부어오르고 폐와 기관지 근육이 이완되면서 호흡이 더욱 힘들어지는 것 같다. 자궁도 한몫한다. 자궁이 커지면서 횡경막을 밀어 올리고, 그에 따라 폐가 충분히 늘어나기 힘들어 호흡이 곤란해지기 때문이다.

경미한 호흡곤란은 불편하긴 해도, 아기에게는 아무런 지장을 주지 않는다. 아기는 태반을 통해 산소를 공급받기 때문이다. 그러나 숨이 가빠지거나, 입술이나 손가락 끝이 푸르스름해지거나, 가슴에 통증이 있고 맥박이 빨라지면 즉시 담당 의사에게 알린다.

—— 코가 막히고 코피가 나요

Q "코가 많이 막히고 가끔 뚜렷한 이유 없이 코피가 나요. 임신과 관련이 있는 건가요?"

A 이 시기에는 배만 부풀어 오르는 것이 아니다. 체내를 순환하는 에스트로겐과 프로게스테론의 수치가 높아지고 이들 호르몬과 함께 혈액량도 증가하는데, 그 덕분에 코의 점막도 붓고 약해진다. 출산을 준비할 때 자궁경부도 이와 마찬가지 변화가 나타난다. 감염을 막고 세균이 가까이 오지 못하도록 코의 점막이 그 어느 때보다 많이 붓는다. 코가 아주 많이 부어오르지 않는 대신 코가 막히거나 코피가 나기도 하는데, 코가 막히는 증상은 임신이 진행될수록 점점 더 심해진다. 이따금 밤에 기침이 나거나 토할 것처럼 속이 메슥거리는 증상을 유발하는 후비루증후군(누런 콧물이 인후부 뒤로 넘어가 인후부의 기침 수용체를 자극해 기침을 유발하는 증상)이 나타날 수도 있다.

코막힘 증상이 점점 심해져 아주 불편한 경우 염분이 함유된 코 스프레이나 코 밴드를 이용할 수 있다. 방 안의 습도를 높이는 것도 코막힘으로 인해 코가 마르는 증상을 해결하는 데 도움이 된다. 약물이나 항히스타민제가 함유된 코 스프레이는 대체로 임신 기간에는 처방하지 않지만 담당 의사에게 권할 만한 약물이 있는지 문의한다. 일부 의사들은 임신 초기가 지나면 충혈완화제나 스테로이드가 함유된 코 스프레이를 허용하기도 한다.

담당 의사의 허락 하에 비타민 C 250mg을 추가로 더 섭취한다. 비타민 C가 풍부한 음식을 많이 섭취하면 모세혈관을 튼튼하게 해서 코피를 줄이는 데 도움이 된다. 간혹 코를 너무 심하게 풀다가 코피가 나는 경우가 있으므로 코를 살살 푼다.

코피가 나면 눕거나 몸을 뒤로 젖히지 말고, 앉거나 서서 몸을 살짝 앞으로 숙인다. 엄지손가락과 집게손가락으로 콧구멍 바로 위쪽과 콧날 아래쪽을 쥐고 5분간 그대로 유지한다. 피가 계속 흐르면 이 과정을 반복한다. 세 번 정도 반복해도 코피가 멈추지 않거나, 코피가 자주 많이 나면 의사에게 알린다.

—— 임신 후 코를 고는데, 왜 그럴까요?

Q "남편 말로는 요즘 제가 코를 곤다고 하는군요. 왜 그런 걸까요?"

A 코를 골면 코를 고는 사람과 같이 자는 사람 모두가 숙면에 방해를 받을 수 있지만, 임신 기간에는 대체로 크게 염려하지 않아도 된다. 단순히 정상적인 임신 과정상 코막힘으로 코를 고는 경우, 가습기나 코 밴드를 이용하고 머리를 높게 하고 자면 도움이 된다.

불면증이 생겼어요

임신 호르몬 때문에, 혹은 점점 불러오는 배 때문에 숙면을 취하기 어렵지는 않은가? 수면장애는 임신부들이 겪는 일반적인 증상이다. 어찌 보면 불면증은 아기가 태어난 후 잠 못 자고 지낼 밤들에 미리 대비하는 건지도 모르지만, 어쨌든 지금은 잠시라도 눈을 붙이고 싶은 마음이 굴뚝같을 것이다. 그러나 수면유도제를 복용하기 전에 먼저 담당 의사와 상의하자. 담당 의사가 잠 귀신을 불러올 묘책을 제시해줄지도 모르니까. 처방전 없이 구입하거나 처방전으로 구입하거나 마찬가지이다. 240쪽에 소개한 불면증에 대비한 요령들을 참고해도 도움이 될 것이다.

몸무게가 지나치게 증가해도 코를 골 수 있으므로 몸무게가 너무 증가하지 않도록 주의한다. 드물지만 수면무호흡증으로 코를 골 수도 있다. 수면무호흡증이란 수면 중에 잠시 호흡이 중단되는 현상이다. 임신부는 두 사람분의 호흡을 하는 셈이므로 다음 산전 검사 때 담당 의사에게 코를 고는 증상에 대해 언급하는 것이 좋겠다.

알레르기가 심해졌어요

Q "임신한 뒤로 알레르기 증상이 악화된 것 같아요. 하루 종일 콧물이 흐른답니다."

A 임신 중에는 코가 잘 막히는데, 이처럼 상적인 코막힘 증상을 알레르기라고 착각하기 쉽다. 물론 임신으로 인해 알레르기 증상이 악화되는 경우도 있다. 운이 좋은 사람은 임신 중에 일시적으로 알레르기 증상이 완화되기도 하지만(임신부의 1/3가량), 오히려 더 악화되는 사람도 있고(역시 1/3가량), 증상이 늘 비슷하게 지속되는 사람도 있다(1/3가량). 알레르기 증상이 악화되는 경우에는 가려움과 재채기, 콧물이 더욱 심해질 것이다. 그러나 항히스타민제를 복용하기 전에 담당 의사와 상의하여 알레르기를 완화시킬 수 있는 안전한 방법을 찾아보자. 일부 항히스타민제와 기타 약물은 임신 중에 복용해도 안전하지만, 일부 약물은 처방전이 필요 없는 약물이든 처방전이 필요한 약물이든 복용하지 않는 것이 좋다. 물론 임신 사실을 알기 전에 복용했다면 걱정하지 않아도 된다.

임신이 되기 얼마 전에 알레르기 주사를 맞는 것은 안전하다고 알려져 있다. 대부분의 알레르기 전문가들은 임신 중에 알레르기 주사를 맞는 것은 바람직하지 않다고 말하는데, 임신 중에는 예기치 못한 반응을 일으킬 수 있기 때문이다.

임신 기간에 알레르기에 대처하는 최상의 방법은 뭐니 뭐니 해도 예방이다. 알레르기를 일으킬 만한 환경을 피하면 아기 역시 그러한 환경에서 알레르기에 반응할 위험이 줄어든다. 재채기를 완화하려면 다음과 같은 방법을 시도해보자.

꽃가루를 제거한다 꽃가루나 옥외의 물질이 알레르기를 일으킨다면 이 같은 물질이 많은 계절에는 가능한 한 실내에서 지내면서 에어컨이나 공기정화기를 가동한다. 밖에 나갔다 돌아오면 꽃가루를 제거하기 위해 손과 얼굴을 씻고 옷을 갈아입는다. 외출할 땐 꽃가루가 눈에 들어가지 않도록 크고 약간 안쪽으로 휜 선글라스를 착용한다.

음식과 알레르기

엄마나 아빠에게 알레르기 증상이 있거나 있었다면 아기 역시 알레르기 증상을 물려받을 가능성이 높다는 사실은 오래 전부터 알려져왔다. 물론 똑같은 물질에 대해 알레르기 증상을 보이는 것은 아니지만. 일부 연구에 따르면 알레르기 증상이 있는 엄마가 알레르기를 유발하는 음식(가령 땅콩과 유제품 같은)을 모유 수유 중에 먹었을 경우, 아기에게 그런 음식에 대한 알레르기를 물려줄 가능성이 높다고 한다. 하지만 다행히도 임신 중 음식과 알레르기의 연관성에 대한 연구는 아직까지 의견이 분분하다. 알레르기 증상을 겪은 경험이 있다면 담당 의사와 알레르기 전문가에게 임신과 모유 수유 중에 삼가야 할 음식이 무엇인지 문의한다.

먼지가 원인이면 청소는 다른 사람에게 부탁한다
먼지가 알레르기의 주범이라면 먼지를 털고
바닥을 쓰는 일은 다른 사람에게 맡겨야 한다.
남편에게 당분간 청소를 전담해달라고 요청한다.
헤파필터가 장착된 진공청소기와 젖은 걸레,
초극세사 천으로 된 먼지떨이 등이 먼지를 덜
일으키므로 청소 도구를 선택할 때 참고한다.
다락이나 오래된 책들이 많은 서재 등 먼지가 많은
장소는 피한다.

알레르기를 일으키는 음식은 먹지 않는다 특정
음식에 알레르기가 있다면, 임신부에게 아무리
좋은 음식이라 해도 멀리해야 한다. 임신 기간의
권장 식단(5장)을 참조해 대체 음식을 찾아본다.

동물 알레르기라면 동물을 멀리한다 동물이
알레르기를 일으킨다면 지인의 집에 방문하기
전에 자신의 증상을 알려 미리 애완동물과
동물에게서 떨어진 비듬을 치워달라고 부탁한다.
직접 키우는 애완동물이 갑자기 알레르기의
주범이 된다면 집 안의 한두 곳에서는 애완동물의
출입을 금해야 한다. 특히 침실은 들어오지 못하게
한다.

담배 연기를 피한다 요즘은 공공장소가 금연이기
때문에, 담배 연기로 인한 알레르기에 대처하기가
훨씬 쉬워졌다. 알레르기 증상을 완화하고 태아의
건강을 지키기 위해 담배 연기를 피하자.

── **질 분비물이 나와요**

Q "묽고 희끄무레한 질 분비물이 약간
묻어나옵니다. 감염된 건 아닐까요?"

A 임신 기간에 묽고 젖 냄새가 나는, 산과 용어로
'백대하'라는 분비물이 나오는 것은 정상적인
현상이다. 이런 분비물이 나오는 이유는 산도의
감염을 막고 질 내부에 미생물의 건강한 균형을
유지하도록 하기 위해서다. 백대하는 임신이 끝날
때까지 계속 나온다. 분비물의 양이 점점 증가해
임신 후기에는 상당히 많아진다. 때문에 일부
여성은 임신 후기에 팬티라이너를 착용하기도
한다. 팬티라이너는 사용해도 되지만, 탐폰은
원치 않는 세균이 질 안으로 침입할 수 있으므로
사용하지 않는다.

　보기에 좋지 않고 간혹 끈적거림 때문에
기분이 상할 수는 있지만 걱정할 필요는 없다.
몸을 청결하게 유지하고 잘 닦는 것이 좋지만
질 세척제는 사용하지 않는다. 질 세척제를
사용하면 질 내부에 정상적인 미생물의 균형이
깨져 세균성 질염에 걸릴 수 있다. 질염과 그
증상에 대한 자세한 내용은 467쪽을 참조한다.

── **고혈압이라 걱정돼요**

Q "지난번 진료 때 혈압이 조금 상승되었다는 걸
확인했어요. 괜찮을까요?"

A 혈압에 대해 걱정해봤자 혈압만 높아질
뿐이다. 더구나 한 차례 약간의 혈압이 상승하는 건
별로 걱정할 문제가 아니다. 아마도 병원에 가는
길에 도로가 많이 막혔거나 마무리해야 할 서류
업무가 너무 많아 스트레스를 받았을 수 있다.
아니면 지나치게 몸무게가 늘었거나 거의 늘지
않아 걱정이 됐는지도 모르고, 의사에게 알려야
할 예기치 못한 증상이 있었거나 혹시라도 아기의
심장박동 소리를 듣지 못할까 봐 불안했을 수도

있다. 혹은 병원 환경 때문에 신경이 날카로워져 '화이트코트 고혈압(집에서는 정상이지만 병원에만 가면 혈압이 높아지는)' 현상이 생겼을 수도 있다. 한 시간 뒤 긴장이 풀릴 때 다시 혈압을 재면 완벽하게 정상적인 수치가 나올 가능성이 매우 높다. 걱정하느라 다시 혈압이 높아지지 않도록 다음 진료를 기다리는 동안 몇 가지 긴장 이완 운동(127쪽 참조)을 실시하는 것이 좋다.

다음 진료 때에도 여전히 혈압이 약간 상승해 있더라도 그 정도의 일시적인 고혈압 증상은 전혀 해롭지 않으며 출산 후에는 완벽하게 사라진다. 임신부의 1~2% 정도가 약간의 고혈압 증상을 보인다. 그렇더라도 긴장 이완 운동은 계속 실시하는 것이 좋다.

임신 중기에는 아기의 발달을 위한 장기간의 경주에 첫 발을 내딛는 시기인 만큼 대부분의 임신부들은 혈압이 약간 떨어진다. 그러나 임신 후기가 되면 대체로 약간 상승하기 시작한다. 그러나 혈압이 급격히 상승하고(수축기 압력(최대 혈압)이 140 이상이거나 확장기 압력(최저 혈압)이 90 이상) 두 차례 이상 측정한 수치에 변화가 없다면 자세한 검사를 실시해야 한다. 혈압은 아주 약간 상승하지만 단백뇨 현상이 나타나고, 손, 발목, 얼굴이 붓거나 갑자기 몸무게가 증가하면 전자간증(임신중독증)을 의심할 수 있다. 전자간증에 대해서는 512쪽을 참조한다.

── 소변에서 당이 검출되었어요

Q "지난번 검진 때 소변에서 당이 검출되었지만 걱정할 정도는 아니라고 하더군요. 당뇨병 징후가 아닐까요?"

A 의사의 말을 믿고 스트레스를 받지 않도록 하자. 아마도 임신부의 몸은 열심히 할 일을 수행하는 중일 테니까. 다시 말해 엄마를 통해 연료를 공급받는 태아를 위해 임신부의 몸은 충분한 양의 포도당을 지급하고 있는 것이다.

인슐린은 혈중 포도당 농도를 조절하고, 체내 세포가 영양분을 충분히 흡수하도록 한다. 임신을 하면 반인슐린 메커니즘이 작동해 충분한 양의 당이 혈류 속에서 계속 순환되어 태아에게 영양을 공급하도록 한다. 하지만 이런 기능이 언제나 완벽하게 이루어지는 것은 아니다. 때로는 반인슐린 효과가 너무 강해 임신부와 태아에게 필요한 양보다 많은 양(신장이 걸러낼 수 있는 정도보다 많은 양)의 당이 혈액 속에 남아 있기도 한다. 이렇게 해서 초과된 당은 소변으로 흘러들어 간다. 이처럼 소변에서 당이 검출되는 현상은 임신 기간에 흔히 볼 수 있으며, 특히 반인슐린 효과가 증가하는 임신 중기에 더욱

독감 예방주사를 맞자

질병관리본부는 임신 기간에 독감 유행 시기(일반적으로 10월에서 4월)를 맞은 모든 임신부에게 독감 예방주사를 맞도록 권장한다. 독감 예방주사는 아기에게 해가 되지 않으며 임신부에게도 거의 부작용이 일어나지 않는다. 최악의 증상이라고 해봐야 며칠 동안 미열이 나거나 평소보다 약간 피곤한 정도다. 티메로살(수은 방부제) 성분이 없거나 적게 들어 있는 백신을 이용할 수 있는지 문의하고 가능하면 이런 종류의 백신을 이용한다. 임신부는 코에 뿌리는 독감 백신인 플루미스트를 이용하면 안 된다. 일반 독감 예방주사와 달리 플루미스트는 살아 있는 독감 바이러스로 만들어져 있어 경미한 독감 증상을 일으킬 수 있다.

흔하게 볼 수 있다. 모든 임신부의 거의 절반가량이 임신 중 어느 순간에 소변에서 당이 검출된다.

대부분의 경우 혈당이 증가하면 인슐린 분비도 증가해 다음 진료 때는 과다한 양의 당이 검출되지 않는다. 하지만 일부 여성의 경우, 특히 당뇨병이 있거나 가족력이나 체중, 연령 때문에 당뇨병이 생길 가능성이 있는 경우에는 혈중 당 성분을 한 번에 처리할 만큼 인슐린을 충분히 생산하지 못하거나 생산한 인슐린을 효과적으로 이용하지 못할 수도 있다. 이런 경우에 해당하는 임신부는 혈액과 소변에서 당 수치가 지속적으로 높게 나온다. 과거에 당뇨병에 걸린 경험이 없는 임신부가 이런 증상을 보일 경우 임신성 당뇨병(511쪽 참조)이 된다. 임신성 당뇨 여부를 알아보기 위해 임신 24~28주경에 글루코스 선별검사를 받게 되며, 위험이 높은 임신부라면 좀 더 일찍 검사를 받게 된다.

── 빈혈이 임신부에게 흔한 증상인가요?

Q "친구 한 명이 임신 중에 빈혈에 걸렸어요. 임신 중에 흔히 일어나는 증상인가요?"

A 철분 결핍성 빈혈은 임신 기간에 흔히 볼 수 있는 현상이며 얼마든지 예방할 수 있다. 이미 첫 산전 진료 때 빈혈 검사를 받았겠지만, 그땐 빈혈 판정을 받는 경우가 거의 없다. 임신과 함께 생리가 중단되므로 철분 보유량이 금세 보충되기 때문이다.

임신이 진행되어 거의 중반쯤(상태가 호전되는 대략 20주쯤) 다다르면, 혈액량이 급격하게 늘어나고 적혈구 생산에 필요한 철분량도 증가해 혈액 보유량이 다시 한 번 대폭 감소한다. 다행히 산전 비타민과 함께 철분 보충제를 매일 복용하면 철분이 다시 축적되어 효과적으로 빈혈을 예방할 수 있다. 담당 의사는 임신 중반쯤에 철분 보충제를 처방해줄 것이다. 철분 보충제와 함께 철분이 풍부하게 함유된 음식을 섭취해야 한다. 비타민 C가 풍부한 음식을 섭취하면 철분 흡수율을 높일 수 있다.

── 태동을 아직 못 느꼈어요

Q "아직 태동을 느끼지 못했어요. 뭔가 잘못된 건 아닐까요? 아니면 단지 태동을 느끼지 못하는 걸까요?"

A 임신 반응 검사에서 양성반응이 나왔고, 초기 초음파검사를 받았으며, 배도 점점 불러오고

빈혈 증상은 어떤 것이 있을까?

경미한 철분 결핍성 빈혈의 경우 거의 증상이 나타나지 않는다. 그러나 산소를 운반하는 적혈구 세포가 현저하게 줄어들 경우, 빈혈이 있는 임신부는 안색이 창백하거나 극도로 쇠약하거나 쉽게 피로하거나 호흡이 곤란하고, 심지어 기절을 하기도 한다. 임신부가 필요로 하는 영양분보다 태아가 필요로 하는 영양분이 먼저 공급되기 때문에 아기가 태어날 때 철분이 결핍되는 경우는 거의 없다.

모든 임신부는 철분 결핍성 빈혈에 걸리기 쉽지만 특별히 위험이 높은 집단이 있다. 짧은 기간에 여러 명의 아이를 낳은 경우, 입덧 때문에 구토가 심하거나 거의 먹지 못하는 경우, 영양이 부족한 상태에서(아마도 식이장애 때문에) 임신을 했거나 임신한 후에도 잘 먹지 못하는 경우이다. 담당 의사가 처방한 철분 보충제를 매일 섭취해 빈혈을 예방하거나 완화해야 한다.

있고, 심지어 태아의 심장박동 소리도 들었지만, 태동만큼 임신 사실을 실감할 수 있는 증상도 없다.

마침내 태동을 느끼면 정말 임신부가 된 것 같은 기분이 들 것이다. 그러나 임신 4개월 이전에 첫 태동을 느끼는 경우는 거의 없다. 첫 임신일 경우에는 더욱 그렇다. 태아는 7개월 무렵부터 자발적으로 움직이기 시작하지만 아주 작은 팔다리를 조금씩 움직이는 정도에 불과하다. 때문에 꽤 오랜 시간이 지나서야 엄마에게 움직임이 전달된다. 처음 태동이 느껴지는 시기는 14주에서 26주 사이지만 일반적으로 18주에서 22주 가까이 돼야 알 수 있다. 평균적인 시기의 편차도 크다. 임신 경험이 있는 여성은 첫 임신을 한 여성보다 좀 더 일찍 태동을 느끼는 경향이 있다. 임신 경험으로 태동이 느껴지리라는 걸 알고 있고, 자궁과 복부의 근육이 느슨해져 아기가 발로 차는 느낌을 보다 쉽게 느낄 수 있기 때문이다. 마른 여성은 일찍부터 약한 태동을 느낄 수 있는 반면, 복부에 지방이 많은 여성은 태아의 움직임이 아주 활발해지고 나서야 비로소 태동을 느낄 수 있다. 태반도 영향을 미친다. 태반이 앞을 바라보면 몇 주가 지나서야 태동을 느낄 수 있다. 간혹 출산 예정일을 잘못 계산해 예상한 시기에 태동을 느끼지 못하는 경우도 있다. 혹은 태동을 느끼면서도 태동인 줄 모르고 배 속에 가스가 차 있거나 소화관이 연동운동을 하는 것으로 착각하는 경우도 있다.

그렇다면 태동은 어떤 느낌일까? 태동의 느낌을 설명하기란 쉽지 않다. '나비' 같은 것들이 배 속에서 파닥거리는 느낌일 수도 있고, 살짝 경련이 이는 느낌, 콕 찌르는 느낌, 거품이 터지는 것 같은 느낌, 배가 고플 때 배 속에서 꼬르륵거리는 느낌일 수도 있다.

── 뚱보가 된 것 같아 신경이 쓰여요

Q "요즘 몸무게에 신경을 쓰는데요, 거울을 보거나 체중계에 올라갈 때면 몹시 우울해져요. 완전히 뚱보가 된 것 같아요."

A 체중계의 수치가 슬금슬금 올라가는 것을 보고 있노라면 불안하고 우울해질 수 있다. 하지만 지금은 그러지 않아도 되는 시기다. 체중이 잠시도 줄면 안 되는 시기가 있다면 바로 지금, 임신 기간이다. 임신 기간에는 몸무게를 늘려야 한다. 자제심이 없어서 살이 찌는 것과 배 속의 아기를 성장시키고 체내의 기관을 건강하게 유지하기 위해 몸무게를 늘리는 것은 완전히 차원이 다르다.

사람들 눈에는 임신부의 내면뿐 아니라 외면도 아름다워 보인다. 많은 여성들과 대부분의 남편들은 여성의 몸매 가운데 임신한 여성의 불룩한 실루엣을 가장 아름답고 관능적으로 여긴다. 그러므로 날씬한 옛날을 그리워하지

임신 기간의 모습을 사진으로 남기기

살찐 모습을 남기기 싫어 임신한 후에는 카메라를 피해 다녔다면, 한번 멋지게 포즈를 잡아보는 건 어떨까? 임신 기간의 모습을 얼른 지워버리고 싶다고? 하지만 아기가 태어나면 엄마 배 속에서 지냈던 자기 모습을 보고 무척 재미있어할 것이다. 그리고 결국엔 엄마 역시 옛날을 추억하며 빙그레 미소를 짓게 될 테고. 임신이 진행되는 모습을 간직하고 싶다면 매달 옆모습을 찍어보자. 실루엣을 보다 생생하게 남기고 싶다면 몸에 꼭 맞는 옷을 입거나 배가 드러나는 옷을 입는 게 좋겠다. 다 찍은 사진들은 앨범에 정리하거나 온라인 포토 갤러리에 저장해두어 가족과 친구들에게 보여주자. 태아의 초음파 사진과 함께 정리하면 더욱 좋다.

말고 지금의 몸매를 자랑스럽게 여기자. 어차피 곧 있으면 그때의 몸매로 돌아갈 테니까. 영양이 풍부한 음식을 잘 먹고 임신 기간의 권장 체중을 초과하지 않는 한 '뚱뚱하다'고 느낄 필요는 없다. 허리가 몇 인치 늘어나는 것은 임신부로서 아주 당연한 현상이며, 아기가 태어나면 곧 제자리로 돌아올 것이다.

권장 체중을 초과했다고 우울해해봤자 찌는 살을 막는 데에는 아무런 도움이 되지 않는다. 대신 자신의 식습관을 돌아보고 개선하되, 더 이상 몸무게를 늘리지 않겠다는 생각은 갖지 않는다. 지금까지 다소 빠른 속도로 몸무게가 불었다면 적절한 속도로 천천히 몸무게를 늘려야 한다. 임신 기간의 권장 식단에서 권장하는 영양소와 칼로리를 줄이기보다는, 보다 효율적인 방법으로 영양소와 칼로리를 충분히 섭취한다. 가령 칼슘 권장량을 충족시키기 위해 아이스크림 한 통을 먹는 대신 요구르트로 만든 스무디를 먹는 것이 좋다.

몸무게 조절만으로 외모가 아름다워지는 것은 아니다. 운동을 하면 늘어난 부분들이 적재적소에 자리를 잡는 데 도움이 되어, 배는 더 나오고 엉덩이와 허벅지는 날씬해진다. 뿐만 아니라 엔도르핀이 활발하게 분비되어 우울해질 틈 없이 기분이 좋아질 것이다.

유행하는 임신복을 입는 것도 외모를 아름답게 가꾸는데 도움이 된다. 임신 전에 입던 옷에 억지로 몸을 구겨 넣기보다는 임신부의 몸매를 강조하는 독창적인 스타일의 임신복을 입어본다. 머리 모양을 손질하고, 피부를 관리하고, 화장법도 새롭게 바꾸면 거울 속에 비친 내 모습이 한결 마음에 들 것이다. 화장법만 바꾸어도 임신으로 둥그레진 얼굴이 갸름하게 보일 수 있다.

임부복을 입기 싫어요

Q "이제는 청바지가 맞지 않아요. 하지만 임신복을 살 생각을 하니 정말 끔찍해요."

A 요즘처럼 임신부들이 유행을 따르던 때는 없었다. 몸매를 가리려고 폴리에스테르 천으로 헐렁하게 만든 임신복은 이제 누구도 찾지 않는다. 요즘 임신복은 세련되고 실용적일 뿐 아니라 아기를 감싸고 있는 아름다운 배를 드러내고 강조하도록 디자인되었다. 가까운 임부복 매장을 방문하면 끔찍하다는 생각은 온데간데없이 사라지고 너무 예뻐 냉큼 사고 싶어질지 모른다. 임부복을 구입할 때 고려해야 할 사항을 참고하자.

좀 기다렸다가 구입한다 아직 늘어야 할 몸무게가 많이 남아 있다. 그러므로 청바지 단추가 채워지지 않는다고 냉큼 임부복을 구입하면 안 된다. 임부복은 상대적으로 짧은 기간밖에 입지 못한다는 사실을 고려하면 꽤 비싼 편이다. 그러므로 몸이 불어나는 상태를 봐가면서 그때그때 필요한 만큼만 구입하는 것이 현명하다. 옷장을 열고 입을 수 있는 옷이 있나 살펴보면 생각보다 옷을 구입할 필요가 없다는 것을 알게 될 것이다. 나중에 어떤 옷을 입는 게 좋을지 대충 가늠해볼 수도 있지만, 배 모양이 높을지 낮을지, 클지 작을지, 편안하게 보내고 싶은 시기에 어떤 옷이 가장 편안할지는 예측하기 어렵다.

꼭 임부복만 입을 필요는 없다 임부복이 아니어도 몸에 맞으면 된다. 임부복 용도로 평상복이나 외출복을 구입하거나 이미 가지고 있는 옷을 활용하면 잠깐 동안만 입을 옷에 큰돈을 쓰지 않아도 된다. 사이즈만 큰 것으로 고르면 임부복으로 입어도 손색없는 옷들이 많다. 새로 살 경우 너무 비싸면 신중하게 구매하는 것이 좋다. 지금이야 옷을 사고 싶겠지만 임신 기간 내내 이 옷들을 입고 나면 나중엔 쳐다보기 싫을지도 모른다. 더구나 큰 사이즈의 옷을 구매했다면 출산 후에는 몸에 맞지도 않을 것이다.

배를 강조하는 디자인이 낫다 배 부분을 예쁘게 장식해 임신부의 배를 강조하는 임부복을 입는다. 이렇게 하면 배가 두드러져 보이기보다는 오히려 전체적인 실루엣이 날씬해 보인다. 또 허리 라인이 낮은 로우컷 청바지나 바지를 입으면 늘씬해 보인다.

속옷에 신경을 쓴다 다른 사람들 눈에 띄지 않는 속옷에도 신경을 쓴다. 임신 기간에는 가슴이 계속해서 커지므로 가슴을 잘 받쳐주는 브래지어가 꼭 필요하다. 세일 가판대에서 찾지 말고, 상품이 다양하게 구비되어 있는 속옷 전문점에서 경험이 많은 점원의 도움을 받는다. 운이 좋으면 브래지어의 여유 공간과 받쳐주는 힘이 얼마나 필요한지 점원의 설명을 듣고 나에게 맞는 종류의 브래지어를 선택할 수 있다. 그러나 잔뜩 구입하지는 않는다. 교대로 빨아 입을 수 있도록 두 개만 구입하고, 가슴이 커지면 그때 가서 맞는 것으로 하나 더 구입한다.

임부용 팬티는 꼭 필요하지 않지만, 구입하기로 결정했다면 생각보다 꽤 섹시한 종류가 많다는 걸 알게 될 것이다. 배 아래로

배가 나와도 날씬하게 보이기

임신부는 배가 나오는 모습이 아름답지만 그렇다고 날씬해 보이기를 포기하란 뜻은 아니다. 배는 강조하면서도 전체적인 실루엣은 날씬해 보이도록 옷을 입으면 더욱 근사해 보인다. 세련되고 날씬해 보이는 요령을 알아보자.

어두운 색 계열을 선택한다 짙은 남색과 초콜릿 브라운, 짙은 회색 등 어두운 계열의 색상은 몸을 날씬하고 작게 보이게 해, 티셔츠와 요가 바지를 입고 있어도 전체적으로 날씬하게 보인다.

단색 계열로 통일한다 한 가지 색상으로 통일한다. 머리부터 발끝까지 한 가지 색상으로, 혹은 한 가지 색상 계열로 통일하면 키가 크고 날씬해 보인다. 두 가지 색으로 된 배합은 색상이 분리되는 지점에서 시선이 분산되어 키가 작게 보일 수 있다. 그러니 가능하면 엉덩이 부분에서 색상이 달라지는 것이 좋다.

세로 줄무늬가 날씬해 보인다 가장 고전적인 시선 분산 방법이면서 가장 효과가 좋은 방법이다. 몸이 불어날 때 더 뚱뚱해 보이는 가로 줄무늬 대신 키가 크고 날씬해 보이는 세로 줄무늬를 선택한다. 세로 줄무늬, 세로로 된 지퍼, 세로로 늘어선 단추가 있는 옷을 찾아보자.

가슴에 집중하는 디자인을 고른다 커다란 가슴에 시선을 모아보는 건 어떨까. 가슴골을 강조할 수 있는 절호의 기회이니 말이다. 덕분에 통통 부은 발목처럼 보이고 싶지 않은 부분에 시선이 가는 것을 최소화할 수 있다. 발목은 바지나 편안한 부츠, 혹은 날씬해 보이는 검정 타이즈로 가려준다.

꼭 맞는 옷이 더 예쁘다 가지고 있는 옷 중에서 가슴둘레와 배 부분은 넉넉한 반면 어깨는 딱 맞는 상의를 찾아보자. 셔츠, 스웨터, 재킷, 원피스 등 꽤 많다. 옷의 어깨가 축 늘어지면 덩치가 커 보이고 몸매가 예쁘지 않아 보인다. 딱 맞는 옷은 날씬해 보이지만 너무 달라붙으면 답답하므로 피하는 게 좋다. 잘못 입으면 오히려 덩치가 커 보일 수 있다.

내려 입을 수 있는 일반 비키니 팬티를 한 치수 큰 것으로 구입해도 좋다. 좋아하는 색과 섹시한 질감의 속옷을 고르면 기분이 한결 좋아질 것이다. 하지만 가랑이 부위는 면으로 되어 있어야 한다.

남편의 옷장을 뒤져본다 바지나 레깅스와 함께 입으면 꽤 근사해 보일 커다란 티셔츠와 일반 셔츠, 크기가 넉넉한 트레이닝팬츠, 최소한 두어 달은 허리 위로 올려 입을 수 있는 운동복 반바지, 여분의 구멍이 나 있는 벨트처럼 이용할 수 있는 것이 많다. 하지만 남편이 아무리 덩치가 커도 임신 6개월이 지나면 남편의 옷이 더 이상 맞지 않을 것이다.

서로 빌리고 빌려준다 누군가 입던 임신복을 주겠다고 하면 무조건 받아둔다. 여벌로 놓아두면 유사시에 이용할 수 있으며, 액세서리를 활용하면 빌린 옷도 '자기 옷'이 될 수 있다. 임신 기간이 끝나면 구입한 임부복 가운데 출산 후에 입을 수 없거나 입고 싶지 않은 옷을 최근에 임신한 친구에게 빌려준다.

시원한 소재의 옷을 입는다 더운 소재(나일론과 기타 합성섬유와 같이 바람이 통하지 않는 소재)의 옷을 입으면 임신 기간에 너무 덥다. 임신부의 신진대사량은 일반인보다 높아 더위를 많이 느끼기 때문에 면으로 된 옷이 편하다. 임신부들이 주로 불평하는 증상인 땀띠도 덜 난다. 팬티스타킹보다 무릎이나 허벅지까지 오는 스타킹이 더 편하지만 윗부분에 밴드가 있어 조이는 것은 피한다. 밝은 색상의 옷, 얼기설기 짠 옷, 헐렁한 옷은 더운 날씨에도 시원하게 입을 수 있다. 날씨가 서늘해지면 여러 겹 겹쳐 입는 것이 좋다. 열이 나거나 실내에 있을 때 하나씩 벗을 수 있다.

문득문득 겁이 나요

Q "배가 점점 불러오는 걸 보니 정말로 임신했다는 사실이 실감나요. 계획했던 임신인데도 문득문득 겁이 나는군요."

A 많은 예비 부모들이 현재 임신 중이라는 사실을 깨닫고 어느 순간 깜짝 놀라곤 한다. 임신을 간절히 바랐던 부부조차 막상 임신이 현실이 되고 나면 불안하고 초조한 기분을 느낀다. 어쨌든 아이를 임신하면 벌써부터 두 사람의 생활이 완전히 달라지는 데다, 정신적·육체적으로 예기치 못한 부담을 느낄 테니 말이다. 저녁 시간을 보내는 방식에서 먹고 마시는 음식, 성관계를 하는 횟수에 이르기까지 두 사람이 익숙하게 누려왔던 모든 생활이 벌써부터 슬슬 달라지기 시작하고, 아기가 태어나면 엄청나게 달라질 것이다.

<u>이런 감정은 아주 정상적이고 일반적인 현상일 뿐 아니라 대단히 건강하다는 증거이기도 하다. 지금은 아기가 태어나기 전에 이런 감정을 극복하고 생활의 주된 변화에 적응하는 기회이다.</u> 남편 혹은 이미 이런 과정을 거쳐 부모가 된 친구들에게 자신의 감정을 털어놓는 것이 가장 좋다. 그러다 보면 마음이 좀 편해질 것이다. 부모가 되면 생활 방식이 크게 달라질 것이다. 그러나 곧 알게 되겠지만 이는 더 나은 삶, 어쩌면 최고의 삶을 향한 변화가 될 것이다.

─── 원치 않는 충고에 짜증나요

Q "이제 누가 봐도 제 모습이 임신부처럼 보여서 그런지 시어머니부터 엘리베이터에 함께 탄 낯선 사람에 이르기까지 다들 충고를 해대는군요. 정말 미칠 것 같아요."

A 불러오는 배를 보면 평소에는 남 일에 전혀 관심이 없던 낯선 사람까지 소위 전문가가 되어 한 마디씩 던진다. 아침에 조깅이라도 하면 누군가가 큰소리로 꾸짖는다. "임신부가 그렇게 뛰면 안 되지!" 슈퍼에서 물건을 사고 무거운 봉지를 들고 나오면 "임신부가 그렇게 무거운 걸 들면 어쩌나?" 하는 소리가 어김없이 들린다. 아이스크림이라도 사려면 어디선가 "쯧쯧, 아기 가질 때 찐 살은 빼기도 힘들다던데." 하는 소리도 들린다.

이처럼 쓸데없는 충고와 아기의 성별에 대한 무수한 예측을 어떻게 받아들이면 좋을까? 옛날부터 내려오는 속설 가운데 근거 있는 것들은 과학적으로 입증되어 의학적으로 실행되고 있다. 근거 없는 믿음만 있을 뿐 확신이 없는 충고는 과감하게 흘려버리자. '혹시 저 말이 사실이면 어떻게 하지?' 하며 계속해서 의문이 남는 충고에 대해서는 담당 의사에게 문의한다.

하지만 그럴 듯한 충고든 전혀 말도 안 되는 충고든, 원치 않는 충고를 들으면 기분이 나쁘기 마련이다. 그럴 땐 유머 감각을 발휘해 다음 두 가지 방법 가운데 하나를 따르도록 하자. 호의를 갖고 충고하는 낯선 사람이나 친구들, 친척들에게 걱정해주는 것은 고맙지만 신뢰할 만한 의사의 진료를 받고 있어 다른 사람의 충고는 받아들일 수 없다고 예의 바르게 말한다. 아니면 그저 미소를 지으면서 예의 바르게 고맙다고 말한 뒤 괜히 신경 쓸 필요 없이 충고를 한 귀로 듣고 한 귀로 흘리면서 하던 일을 계속한다.

한편 원치 않는 충고에 어떤 식으로 대처하든 이런 충고를 듣는 것에 익숙해질 필요도 있다. 아기가 태어나면 임신했을 때 들었던 충고는 아무것도 아닐 만큼 엄청난 충고들이 쏟아질 테니까.

─── 허락 없이 배를 만지면 불쾌해요

Q "배가 어느 정도 불러오니 친구들, 동료들 심지어 낯선 사람까지 다가와서 배를 만지려고 해요. 물어보지도 않고 말이지요. 정말 불쾌하답니다."

A 다들 임신부의 배를 보면 만져보고 싶은 유혹이 생기기 마련이지만, 그렇다고 허락도 없이 만지는 건 예의가 아니다.

많은 사람들이 만져보고 관심을 갖는 걸 개의치 않는 사람도 있고 그런 관심을 좋아하는 사람도 있다. 하지만 달갑지 않은 행동 때문에 기분이 몹시 상한다면 망설이지 말고 즉시 이야기한다. 직설적으로, 그러나 예의를 갖추어 이야기하자. "제 배를 만져보고 싶어 하시는 건 알겠지만 안 그러셨으면 좋겠습니다."라고. 혹은 "만지지 말아주세요, 아기가 자고 있답니다!"라고 장난스러운 투로 말한다. 이렇게 하면 함부로 손을 뻗지 못할 것이다. 배를 옆으로 살짝 돌리면 만지려고 뻗었던 손을 치우게 될 것이다. 아니면 아무 말 없이 싫다는 표현을 하는 것도 좋겠다. 배 위에 두 팔을 교차해놓으며 방어적인 태도를 보이면 된다.

── 건망증이 생겼나 봐요

Q "지난주에는 지갑을 두고 외출하고, 오늘 아침엔 중요한 회의가 있다는 걸 까맣게 잊어버렸어요. 이러다 정신을 놓아버리는 게 아닐까 하는 생각이 들 정도랍니다."

A 많은 임신부들이 몸무게가 늘어날수록 뇌세포가 줄어드는 것 같다고 말한다. 평소 언제 어디서든 침착함을 잃지 않았던 여성들조차 약속을 잊어버리고, 정신을 집중하지 못하며, 냉정함을 잃는 일이 잦아진다. 그 바람에 툭하면 지갑과 휴대전화를 놓고 나오기 일쑤다. 연구 결과에 따르면 임신 기간 동안 실제로 여성의 뇌세포가 줄어든다고 한다. 방금 전에 읽은 문장이 기억나지 않는 이유도 그래서다. 그리고 이유는 확실하지 않지만 딸을 임신한 여성이 아들을 임신한 여성보다 평균적으로 건망증이 더 심하다는 말도 있다. 생리전 증후군과 비슷하지만 정도는 좀 더 심한 임신부의 건망증은 다행히 일시적인 현상이다. 출산 후 몇 개월이 지나면 다시 활발하게 제 기능을 발휘할 것이다.

수많은 임신 증상들이 그렇듯 건망증도 임신으로 인한 호르몬 변화 때문에 발생한다. 잠을 못 잘수록 기억력이 떨어지기 때문에 수면 부족도 원인이 된다. 수면이 부족하면 집중력을 유지하기 위해 두뇌가 필요로 하는 에너지가 빠른 속도로 빠져나가기 때문이다. 정신을 한 곳에 집중하지 못하는 요즘 상황도 원인이 된다. 예비 엄마가 되면 아기 방은 무슨 색깔로 꾸밀지, 아기 이름은 뭐라고 정할지 등 온갖 생각들로 뇌에 과부하가 걸리기 쉽다.

건망증에 대한 걱정으로 스트레스를 받으면 증상만 악화될 뿐이다. 임신부의 건망증은 정상적인 현상임을 인식하고 낙관적으로 받아들이다 보면 증상이 나아질 것이다. 설사 그렇지 않더라도 최소한 기분이라도 나아질 것이다. 현실적으로 말하면, 임신하기 전과 똑같이 효율적으로 일하기란 불가능하다. 가정과 직장에서 할 일의 목록을 작성해 점검하면 산만한 정신을 정리하는 데 도움이 될 것이다. 휴대전화와 컴퓨터에 회의 시간, 친정 아빠의 생일 등을 입력해 알람이 울리도록 설정하고 중요한 정보도 입력한다. 포스트잇에 필요한 메모를 해 군데군데 붙여두면 깜박하는 실수를 예방할 수 있다.

은행잎추출물이 기억력을 회복시켜준다고 하지만 임신부에게는 안전하지 않으므로, 임신으로 인한 건망증을 회복하느라 이런저런 허브 치료제를 복용하지 않도록 한다.

효율성이 약간 떨어지는 상태에서 일하는 데 익숙해지는 것도 나쁘지 않다. 건망증은 출산 후에도 지속될 수 있으며(호르몬 때문이 아니라 피로 때문에), 아기와 엄마가 밤에 제대로 잠을 자기 전까지는 완전히 회복되지 않을 수 있다.

ALL ABOUT   **임신 기간의 운동**

— 엄마한테 좋은 운동의 효과

온몸이 쑤시고, 잠도 잘 못자고, 허리는 아프고, 발목은 붓고, 변비에 헛배도 부르고, 배가 빵빵하도록 가스가 찬다. 임신 기간에 겪는 이런 온갖 통증과 불쾌한 부작용을 최소화할 수 있는 방법들이 있다면 얼마나 좋을까.

다행히도 그런 방법이 하나 있으며, 그것도 하루 30분만 투자하면 된다. 바로 운동을 하는 것이다. 전문가들에 따르면 정상적인 임신을 한 여성들은 거의 매일 하루 30분 이상 적당한 운동을 하는 것이 좋다고 한다.

요즘은 이 조언에 따라 매일 규칙적으로 운동을 하는 임신부들이 점점 늘고 있다. 신체 컨디션이 최상인 철의 여인이든 고등학교 체육시간 이후로 운동화 끈을 묶어본 적이 없는 여성이든 상관없다. 운동에 따르는 무궁무진한 혜택을 누려보자.

운동을 하면 어떤 좋은 점이 있을까? 규칙적인 운동은 다음과 같은 이점이 있다.

체력이 강해진다 역설적으로 들리겠지만 지나친 휴식은 오히려 피로를 가중시킬 수 있다. 약간의 운동을 하는 것이 기운을 복돋는 데 더 효과적이다.

건강을 지켜준다 운동은 임신성 당뇨병과 같은 임신부에게 일어날 수 있는 질병들을 예방하는 데 도움이 된다.

장이 건강해진다 활발하게 몸을 움직이면 장운동도 활발해진다. 10분만 산책해도 변비를 예방할 수 있다.

편하고 쉽게, 조금이라도 운동하자

운동을 하기로 결심하고 의무적으로 운동을 시작했다면 무슨 운동이든 매일 30분씩 몸을 움직여야 한다. 이 말에 벌써부터 기가 죽는다면, 하루 중 아무 때나 10분씩 세 차례 걷는 것과 러닝머신에서 30분 걷는 것이 효과가 같다는 걸 기억하자. 그리고 꼭 운동이 아니더라도 청소기 돌리는 시간 15분과 가볍게 마당을 쓰는 시간 15분도 운동 시간에 포함시킬 수 있다. 자, 이 정도면 할 만하지 않은가. 그래도 여전히 운동할 시간이 없다고 생각된다면? 이를 닦고 직장에 가는 것처럼 운동을 의무라고 생각하고 매일 빠짐없이 실시한다.

스포츠센터에 갈 시간이 나지 않으면 일상적인 활동을 운동으로 만들어보자. 두 정류장 먼저 버스에서 내려 사무실까지 걸어가거나, 쇼핑센터에 갈 때는 멀리 떨어진 곳에 주차한다. 쇼핑몰에서는 일부러 몇 바퀴를 더 돌고, 샌드위치를 배달시키는 대신 직접 가서 사 온다. 엘리베이터 대신 계단을 이용하고, 사무실에서 멀리 떨어진 화장실을 이용한다.

시간은 있지만 운동할 의욕이 생기지 않는다면 임신부 요가 교실에 참여하자. 함께 운동하는 임신부들이 있으면 의욕이 생길 것이다. 아니면 친구와 함께 점심시간을 이용한 걷기 모임에 참석하거나 토요일에 가벼운 등산을 한다. 운동은 마냥 지루하다는 생각이 들면 방법을 바꿔본다. 달리기가 지겨우면 임신부 요가를 시도하고, 실내 운동용 자전거가 별 도움이 되지 않으면 수영이나 아쿠아로빅을 시도한다. 임신부용 체조나 요가 DVD를 따라 해도 좋다.

물론 너무 피곤해 테이블 위에 다리를 올려놓기도 힘든 때가 있다. 특히나 임신 초기와 후기에는 그런 날이 더 많을 것이다. 하지만 임신 기간만큼 몸을 움직이기 좋은 시기도, 몸을 움직이기에 타당한 이유가 있는 시기도 없을 것이다.

숙면을 취할 수 있다 많은 임신부들이 쉽게 잠들지 못한다. 숙면을 취하기 힘든 건 말할 것도 없다. 그러나 꾸준히 운동을 하는 경우, 잠도 잘 자고 잠에서 깬 후에 기운을 더 빨리 회복한다.

기분을 고양시킨다 운동을 하면 기분을 좋게 만들어주는 화학물질인 엔도르핀이 두뇌에서 만들어져, 기분을 북돋아주고 스트레스와 불안을 감소시킨다.

허리가 튼튼해진다 많은 임신부들이 괴로워하는 요통을 예방하는 최고의 방법은 복근을 튼튼히 하는 것이다. 복근의 힘을 기르기 위한 운동이 아니더라도 운동을 하면 요통과 허리의 압력을 완화하는 데 도움이 된다.

긴장된 근육을 풀어준다 스트레칭은 몸매를 아름답게 해주며, 특히 다리에 근육 경련이 일어나기 쉬운 임신부에게 도움이 된다. 또한 긴장을 풀어주고 근육통을 예방한다. 언제 어디에서나 할 수 있고 앉은 자세에서도 할 수 있으며 땀을 흘릴 필요도 없다.

분만이 편해진다 운동을 한다고 해서 고통 없이 분만을 한다는 보장은 없지만, 운동을 한 임신부는 진통을 덜 느낀다. 진통 시간이 더 짧고 진통과 분만 사이에 다른 과정(제왕절개를 비롯해)이 개입할 가능성도 적다.

산후 회복이 빠르다 임신 기간 동안 체력 관리를 잘할수록 출산 후 회복이 빠르다. 임신 전에 입던 청바지도 곧 입을 수 있을 것이다.

아기한테 좋은 운동의 효과

아기에게는 운동이 얼마나 도움이 될까? 아주 많은 도움이 된다. 전문가들은 예비 엄마가 운동을 하면 심장박동과 산소량에 변화가 생겨 태아에게 자극을 준다고 한다. 자궁 안에 있는 아기들은 엄마가 운동하는 소리와 진동에도 자극을 받는다. 임신 기간에 운동을 하면 아기에게 다음과 같은 이점이 있다.

더 건강해진다 엄마가 임신 기간 동안 운동을 하면 아기는 더 건강하게 태어나고, 진통과 분만을 무사히 잘 견뎌낼 뿐 아니라 분만 스트레스를 덜 받고 또 빨리 회복한다.

똑똑해진다 임신 기간 내내 꾸준히 운동을 한 엄마에게 태어난 아기들은 일반 지능 검사에서 평균보다 높은 점수를 받는다는 연구 결과가 있다. 다시 말하면 운동은 엄마의 근육을 강화시킬 뿐 아니라 아기의 두뇌도 강화시킨다!

골반저 강화에 좋은 케겔 운동

임신 기간 동안 한 가지 운동만 하고 있다면 케겔 운동을 추가해보자. 케겔 운동은 골반저(소변의 흐름과 질과 항문 괄약근의 수축을 통제하는 근육)를 강화하는 데 도움이 된다. 케겔 운동은 임신 후기에 매우 일반적인 현상인 요실금을 예방하고, 요실금보다는 흔하지 않지만 훨씬 더 불쾌하고 당황스러운 변실금도 예방한다. 또한 진통과 분만에 대비해 골반저를 강화하며, 회음절개술을 받아야 하는 상황에 이르지 않도록 돕는다. 출산 후에는 골반 근육이 느슨해지는데 케겔 운동을 통해 골반 근육이 유연해지면 근육이 단단하게 조여져 성적 만족도가 높아질 수 있다. 케겔 운동과 근육을 유연하게 만드는 방법에 대한 자세한 내용은 266쪽을 참조한다.

잘 자란다 임신부가 운동을 하면 아기들은 밤에 쉽게 잠이 들고 밤새도록 숙면을 취하는 경향이 있다. 그런 만큼 무럭무럭 잘 자란다.

— 임신 중에 올바르게 운동하는 법

임신부의 몸매로는 평소에 입던 운동복이 더 이상 맞지 않을뿐더러 평소에 하던 운동도 적합하지 않다. 이제 두 사람 몫의 운동량이 필요하므로 올바른 방법으로 운동을 해야 할 것이다. 스포츠센터에서 운동을 하건 일요일에 느긋하게 산책을 하건 다음과 같은 사항에 주의하자.

담당 의사에게 문의하기 운동화 끈을 묶고 에어로빅 수업에 참여하기 전에 담당 의사에게 허락을 구하자. 물론 의사가 괜찮다고 하겠지만 혹시라도 의학적 합병증이나 임신 합병증이 있을 경우 운동 프로그램을 제한하거나, 전면적으로 반대하거나, 임신성 당뇨병이 있는 경우 좀 더 열심히 운동하라고 권할지도 모른다. 나에게 맞는 운동 프로그램은 무엇인지, 평소에 하던 운동을 임신 중에 계속해도 안전한지 담당 의사에게 문의한다. 건강 상태가 좋다면 기력이 되는 한 평소에 하던 운동을 강도를 낮춰 계속해도 된다고 할 것이다.

몸을 존중한다 몸 상태에 맞춰 운동의 종류와 강도를 조정한다. 균형 감각에 변화가 생기면 운동에도 변화를 줄 필요가 있다. 아마도 운동 속도를 늦춰야 할 것이다. 특정한 운동을 몇 년 동안 계속해왔다 하더라도 임신 기간에는 운동의 종류를 바꿔야 할지 모른다. 가령 걷기 운동을 계속하는 경우에는 임신이 진행됨에 따라 관절과 인대가 느슨해져 엉덩이와 무릎에 압력을 느끼게 된다. 또한 임신 초기 이후에는 엎드리는 자세나 아무런 움직임 없이 서 있는 운동(일반적인 요가와 기공체조 같은)을 피해야 할 것이다. 두 가지 모두 혈액의 흐름을 방해할 수 있다.

천천히 시작한다 운동을 처음 한다면 천천히 시작하자. 시작하기로 결심하면 의욕이 넘쳐서 첫날 아침엔 4.8km를 달리고 오후엔 그 두 배로 달리고 싶어질 것이다. 하지만 이처럼 열의에 가득 차서 시작하면 건강해지기는커녕 오히려 근육통에 시달려 차츰 결심이 흔들리다가 갑작스럽게 끝내게 된다. 첫날은 10분간 준비운동을 하고, 5분 정도 본격적인 운동을 한 다음 5분간 호흡을 가다듬는다. 운동이 힘들다 싶으면 즉시 그만둔다. 며칠 후 몸이 어느 정도 적응되면 운동 시간을 5분씩 늘리다가 몸이 완전히 적응되면 30분 정도까지 늘린다. 예전부터 운동을 열심히 해왔다면 지금은 운동 강도를 높이는 시기가 아니라 건강을 유지해야 하는 시기라는 것을 기억하자. 개인 최고 기록은 출산 후에도 얼마든지 올릴 수 있으니까.

항상 준비운동과 마무리 운동을 한다 의욕적으로 운동을 시작하려 할 땐 준비운동과 마무리 운동이 지루하게 느껴질 수 있다. 하지만 모든 운동선수들이 익히 알고 있듯이 준비운동과 마무리 운동은 어떤 운동에서든 필수적이다. 준비운동과 마무리 운동은 임신 기간 동안 약해지기 쉬운 심장과 순환기에 갑자기 무리가 가는 것을 막아주고 근육과 관절의 부상 위험도 줄여준다. 그러므로 뛰기 전에는 걷고, 수영 구간을 왕복하기 전에는 풀장 안에서 천천히 걷거나 천천히 수영을 하면서 몸을 푼다.

똑똑하게 운동하자

배 속 아기와 함께 운동을 하고 있는가? 그렇다면 다음 사항을 기억하자.

운동하기 전에 물을 마신다 탈수증상을 예방하기 위해 목이 마르지 않아도 운동 전에 물을 마신다. 목이 마를 때까지 기다리다간 너무 오래 기다리게 된다. 운동이 끝날 때도 물을 마셔 땀으로 잃어버린 수분을 보충한다.

간식을 가지고 다닌다 가벼우면서도 기운을 북돋아주는 간식을 준비하면 운동하는 동안 지치지 않는다. 특별히 칼로리 소모가 많을 땐 운동 후에도 가벼운 간식을 섭취한다.

몸을 서늘하게 유지한다 임신부의 체온을 1.5℃ 이상 높이는 운동이나 환경은 피해야 한다. 이 경우 체온을 내리기 위해 혈액이 자궁에서 피부로 이동하게 된다. 그러므로 사우나 찜질방에 가지 않으며 온수 목욕을 하지 않는다. 또한 아주 뜨거운 날이나 습기가 많은 날에는 실외 운동이나 핫요가처럼 지나치게 덥고 답답한 실내 운동을 하지 않는다. 주로 실외에서 걷기 운동을 할 경우, 기온이 높을 땐 에어컨 바람이 나오는 마트에서 걷는다.

운동하기에 적합한 옷을 입는다 통기성과 신축성이 있는 편안한 옷을 입어 몸을 서늘하게 유지한다. 임신 전보다 가슴이 커지므로 가슴을 많이 받쳐주되, 움직일 때 너무 꼭 끼지 않는 브래지어를 선택한다.

적당한 운동화를 선택한다 운동화가 낡았으면 부상이나 추락의 위험을 최소화하기 위해 새 것을 구입한다. 하고자 하는 운동에 알맞은 운동화를 선택한다.

편안한 길을 이용한다 실내에서는 나무 바닥이나 카펫이 깔린 바닥이 타일이나 콘크리트로 된 바닥보다 운동하기에 좋다. 바닥이 미끄러운 경우에는 양말이나 발끝까지 이어진 타이츠를 신고 운동하지 않는다. 실외에서는 딱딱한 도로나 인도보다 부드러운 육상 도로와 잔디밭, 흙길이 좋다.

경사면은 이용하지 않는다 배가 불러오면 균형 감각을 잃기 쉬우므로 임신 후기의 임신부는 추락의 위험이 크거나 복부에 부상을 입을 위험이 큰 운동은 하지 않는다. 체조, 활강, 빙상 스케이트, 라켓을 이용하는 격렬한 운동, 승마, 사이클, 아이스하키, 축구, 농구 등의 운동이 여기에 해당한다.

높은 곳에 오르지 않는다 2km 이상 높은 곳에 오르는 운동은 하지 않는다. 반대로 스쿠버다이빙은 태아가 잠수병에 걸릴 위험이 있으므로 삼간다.

등을 바닥에 대고 눕지 않는다 임신 4개월 이후에는 등을 바닥에 대고 운동하면 안 된다. 커진 자궁의 무게 때문에 주요 혈관에 압박이 가해져 혈액순환에 지장이 생길 수 있다.

위험한 동작은 하지 않는다 임신 기간 중에는 어느 때라도 발끝을 세우거나 쭉 폈을 때 종아리에 쥐가 날 수 있다. 이때는 발을 구부려 얼굴을 향하도록 한다. 윗몸 일으키기나 두 다리 모두 들고 버티기는 복부에 무리를 주므로 임신부에게는 적합하지 않다. 또한 몸을 뒤로 구부려 교각 모양을 만들거나 몸을 뒤트는 동작, 무릎 굽히기처럼 관절을 크게 구부리거나 늘리는 동작, 높이뛰기, 갑자기 방향을 바꾸는 동작, 급히 멈추는 동작 등은 삼간다.

천천히 마무리한다 운동 후에는 바로 주저앉지 말자. 갑자기 운동을 멈추면 혈액이 근육 속에 갇혀 신체의 다른 부위와 태아에게 공급되는 혈액량이 줄어든다. 그 결과 머리가 어지럽고, 현기증이 나며, 심장박동이 빨라지고, 속이 메스꺼울 수 있다. 그러므로 운동은 운동으로 마무리한다. 달린 후에는 5분 정도 걷거나, 격렬하게 수영을 한 다음에는 가볍게 물장난을 친다. 어떤 운동을 했든 가벼운 스트레칭으로 마무리한다. 스트레칭 후에는 몇 분 동안 긴장을 이완하고 체온을 식히며 마무리한다. 바닥에 누워 운동했을 땐 천천히 일어나야 현기증을 느끼지 않는다.

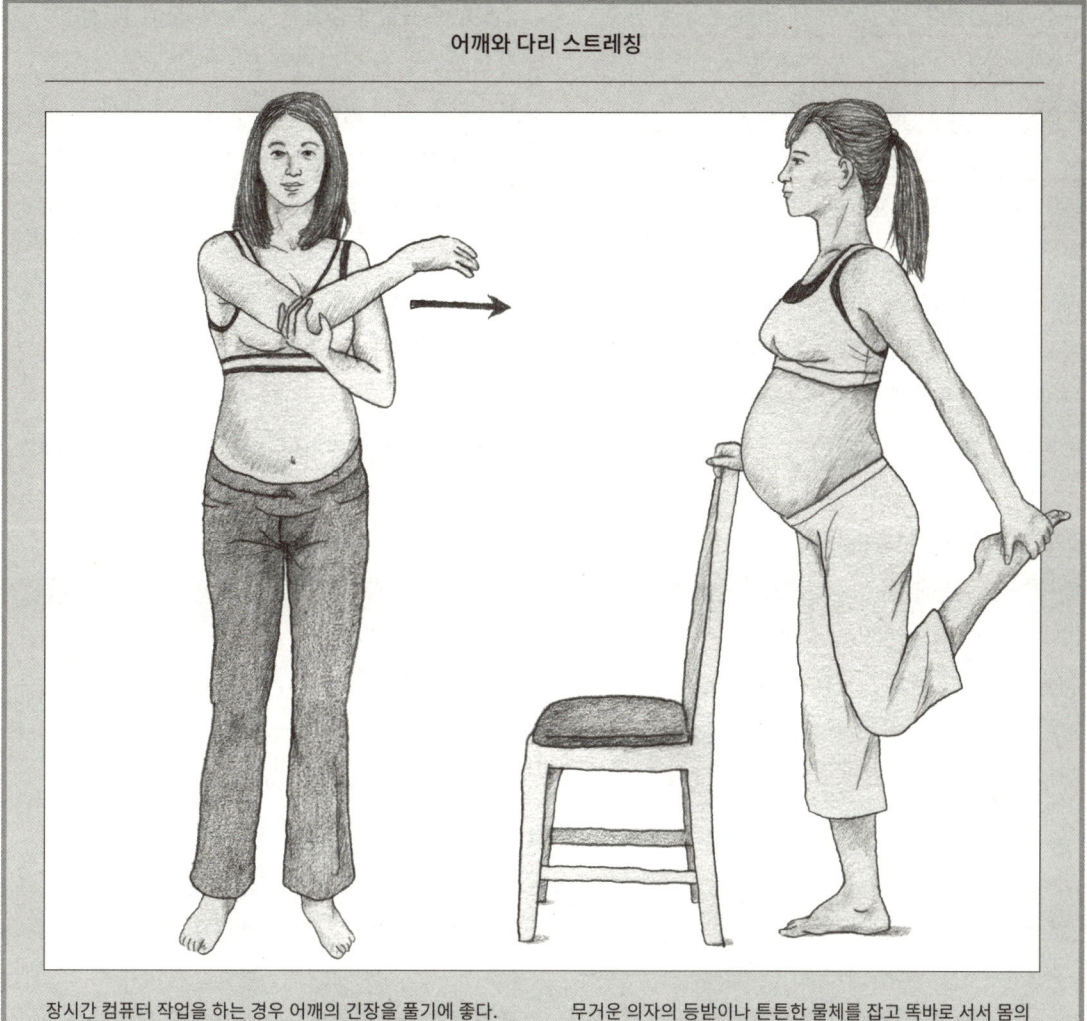

어깨와 다리 스트레칭

장시간 컴퓨터 작업을 하는 경우 어깨의 긴장을 풀기에 좋다. 먼저 어깨너비로 발을 벌리고 서서 무릎을 살짝 구부린다. 왼팔을 앞으로 뻗어 가슴 높이에 위치시키고 살짝 구부린다. 오른손을 왼쪽 팔꿈치에 댄 다음 왼쪽 팔꿈치를 오른쪽 어깨를 향해 천천히 잡아당긴다. 이때 호흡을 내쉰다. 5~10초간 그대로 유지한 다음, 팔을 바꾸어 반복한다.

무거운 의자의 등받이나 튼튼한 물체를 잡고 똑바로 서서 몸의 균형을 잡는다. 오른쪽 무릎을 구부리고 오른발을 뒤로 보내 엉덩이를 향해 들어올린다. 오른손으로 발을 잡고 발꿈치는 엉덩이를 향하면서 고관절부터 허벅지를 쭉 늘린다. 허리를 똑바로 펴고 10~30초 동안 자세를 유지한다. 왼쪽 다리도 반복한다.

적당한 시간을 지킨다 운동은 너무 적게 하면 효과가 없고 너무 많이 하면 몸에 무리가 된다. 준비운동에서 마무리 운동까지 전체 운동 시간은 30분에서 1시간 정도가 적당하다. 이 경우에도 강도는 약하거나 적당한 정도로 유지해야 한다.

몇 차례 나누어 운동한다 하루 30분의 운동 시간을 내기 어렵다면 매일 두세 번, 혹은 네 번에 걸쳐 짧게 나누어 운동한다. 30분의 운동량을 모두 채울 수 있을 뿐 아니라 더욱 효율적으로 근육을 강화할 수 있다.

꾸준히 운동한다 일주일에 네 차례 운동을 하고 다음 주에는 아예 하지 않는 등 불규칙하게 운동하면 도움이 되지 않는다. 운동은 일주일에 3~4회 정도 규칙적으로 실시해야 효과가 있다. 몸이 너무 피곤하다면 무리하지 않는다. 다만, 근육을 유연하게 유지하고 결심이 해이해지지 않도록 맨손 체조 정도는 시도해야 한다. 많은 여성들은 매일 조금씩만 운동을 해도 건강이 한결 좋아지는 걸 느낀다. 반드시 처음부터 끝까지 완벽하게 할 필요는 없다.

소모한 칼로리를 보충한다 임신 기간에 운동을 해서 가장 좋은 점이 있다면 운동을 한 만큼 더 먹어줘야 한다는 것이다. 매일 30분씩 적당한 강도로 운동을 했다면 150~200kcal를 더 섭취해야 한다. 칼로리를 충분히 섭취했는데도 몸무게가 늘지 않는다면 운동을 너무 많이 했는지도 모른다.

소모한 수분을 보충한다 매일 30분씩 적당한 강도로 운동을 했다면 땀으로 내보낸 수분을 보충하기 위해 최소한 물 한 잔을 더 마셔야 한다. 날씨가 따뜻하거나 땀을 많이 흘린 경우에는 그보다 더 많이 마신다. 운동 전후와 운동 중에도 물을 마시되, 한 번에 450ml 이상을 마시지 않는다. 운동을 시작하기 30~45분 전에 물을 마셔두면 좋다.

적당한 모임을 선택한다 여럿이 모여 운동하는 것을 좋아하면 임신부를 대상으로 하는 운동 교실에 가입한다. 가입하기 전에 강사의 자격증 소지 여부를 확인한다. 의지력이 약한 경우에는 혼자 운동하는 것보다 여럿이 운동하는 게 효과적인데, 운동 교실은 서로 격려하면서 피드백을 주고받을 수 있다는 장점이 있다. 최소한 일주일에 세 차례 개인의 능력에 맞추어 적당한 강도를 유지하면서 운동을 한다. 의료 전문가 및 운동 전문가와 네트워크를 형성해 자문을 구할 수 있는 운동 프로그램도 좋다.

즐겁게 한다 여럿이 하든 혼자 하든 모든 운동은 두렵기보다 기다려져야 하고, 고역이 아니라 즐거운 활동으로 여겨져야 한다. 즐겁게 할 수 있는 운동을 선택한다면 기운이 없는 날에도 거르지 않고 꾸준히 하게 될 것이다. 산전 요가 교실에서 식후 산책 모임에 이르기까지 사교를 겸한 운동이 도움이 될 수도 있다. 친구와 함께 운동을 하면 꾸준히 지속하는 데 도움이 된다. 친구와 커피를 마시며 수다를 떠는 대신 함께 산책을 해보는 건 어떨까.

모든 운동은 적당히 한다 임신 기간에는 지칠 때까지 운동을 하면 안 된다. 단련된 운동선수라

운동 시간 30분?

운동 시간은 30분 이상이 좋을까, 이하가 좋을까? 그건 각자 형편에 따라 다르다. 의욕에 불타오르거나 체력이 튼튼하다면, 담당 의사가 임신부의 체력을 기반으로 오래 운동해도 좋다고 허락한다면, 무리가 되지 않는 한 1시간 혹은 그 이상 운동해도 괜찮다. 하지만 임신부는 임신 전보다 쉽게 피로해지는 경향이 있으며 몸이 피로하면 부상의 위험도 높아진다. 더구나 지나친 운동은 다른 문제를 일으킬 가능성이 있다. 가령 수분을 충분히 섭취하지 않을 경우 탈수증이 생길 수 있고, 장시간 숨이 가쁜 상태로 있으면 태아에게 전달되는 산소 공급량이 부족해질 수 있다. 칼로리 소모가 많았다면 그만큼 칼로리를 더 섭취해 보충해야 한다.

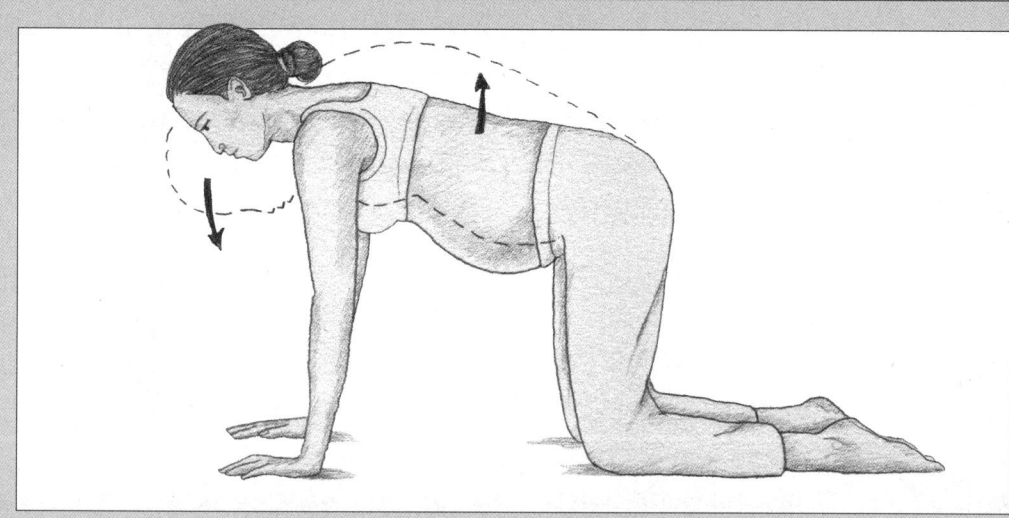

낙타 등 만들기 자세

이 시기에 흔히 겪는 등의 압박감을 이완시켜주는 자세이다. 두 손과 무릎을 바닥에 대고 등에 힘을 뺀다. 머리는 똑바로 앞을 향해 목과 척추가 일직선이 되도록 한다. 그런 다음 등을 아치 모양으로 구부리면 복근과 엉덩이가 팽팽하게 당겨지는 느낌이 든다. 이제 머리를 천천히 아래로 숙인다. 천천히 처음 자세로 돌아간다. 일곱 번 반복한다. 하루에 여러 차례 실시하고, 특히 장시간 서거나 앉아서 일하는 경우에는 자주 실시한다.

할지라도 있는 힘을 다해 운동을 하면 안 된다. 운동을 과하게 했는지 알아볼 수 있는 여러 가지 방법이 있다. 운동을 해서 기분이 상쾌하면 적당히 운동을 한 것이지만, 근육에 무리가 느껴지면 운동을 지나치게 한 것이다. 약간 땀이 나는 건 좋지만, 땀에 흠뻑 젖는다면 운동 강도를 낮춰야 한다. 운동을 하면서 대화하기가 힘들어도 마찬가지이다. 약간 숨이 찰 정도로 운동을 하되, 말이나 노래를 할 수 없을 정도로 숨 가쁘게 운동을 하면 안 된다. 운동을 마친 후 졸음이 몰려온다면 운동 강도가 지나쳤다는 의미다. 운동 후에는 생기가 돌아야지 진이 빠지면 안 된다.

그만둘 때를 안다 때가 되면 몸이 피곤하다는 신호를 보낸다. 그러면 즉시 신호를 받아들여 운동을 중단해야 한다. 더 심각한 신호가 오면 담당 의사에게 알린다. 가령 신체의 통증(엉덩이, 등, 골반, 가슴, 머리 등), 운동을 중단한 후에도 계속되는 경련성 복통이나 쑤시는 듯한 통증, 자궁 수축과 가슴 통증, 약한 어지러움이나 현기증, 심각한 호흡곤란, 갑작스러운 두통이 있을 때는 담당 의사에게 상담한다. 또한 심장박동이 매우 빠를 때, 걷기 힘들거나 근육이 말을 듣지 않을 때, 손과 발, 발목, 얼굴이 점점 부어오를 때, 양수가 새거나 질 출혈이 있을 때, 임신 28주 이후 태동이 느려지거나 완전히 멈출 때는 즉시 담당 의사에게 알려야 한다. 임신 중기와 후기에는 운동의 효율성과 성취도가 감소하는데, 정상적인 현상이며 운동의 강도를 낮추라는 신호다.

임신 후기에는 운동량을 조금씩 줄인다

임신 후기에는 운동을 조금씩 줄이고, 특히 10개월째에는 운동량을 대폭 줄여야 한다. 이때는 약한 스트레칭과 빠르게 걷기, 수중 운동만으로도 충분하다. 그보다 강도 높은 운동을 계속할 여력이 있고 몸이 아주 튼튼하다면 담당 의사는 출산 때까지 운동을 해도 좋다고 허락하겠지만, 일단 먼저 문의하는 것이 좋겠다.

운동을 하지 않더라도 가만히 앉아 있지는 않는다 쉬지 않고 오랜 시간 앉아 있으면 다리의 정맥에 피가 고이고 발이 부어오르는 등 여러 가지 문제가 생길 수 있다. 오랜 시간 앉아서 일을 하거나, 한 번에 몇 시간씩 텔레비전을 보거나, 장거리 여행을 자주 하는 경우, 한 시간에 한 번 정도 자리에서 일어나 5~10분간 걸어야 한다. 자리에 앉아 있을 때는 몇 차례 심호흡을 하고 다리를 쭉 펴서 발을 돌리고 발가락을 꼼지락거리는 등 혈액순환을 돕는 운동을 자주 한다. 복부와 엉덩이의 근육을 수축하는 것도 좋다(일종의 골반 당기기 운동). 손이 자주 부으면 수시로 두 팔을 머리 위로 쭉 뻗어 주먹을 서너 차례 쥐었다 폈다 한다.

임신 기간에 할 수 있는 운동

임신 기간은 수상스키나 승마를 배우기에는 적당한 시기가 아니지만, 웬만한 운동은 거의 다 즐길 수 있으며 스포츠센터에 비치된 운동기구들도 약간의 주의 사항만 지키면 대부분 이용할 수 있다. 임신부 요가 등 임신부를 위해 고안된 운동 프로그램을 선택해도 좋다. 운동을 선택하기 전에 해도 좋은 운동과 하면 안 되는 운동이 있는지 담당 의사에게 문의한다.

임신 기간에 할 수 있는 운동과 하면 안 되는 운동을 알아보자.

걷기 누구나 할 수 있고 언제 어디에서나 할 수 있는 운동이 걷기이다. 바쁜 일정 속에서 할 수 있는 운동 가운데 걷기만큼 간단한 운동도 없다.

골반 기울이기

간단한 운동으로 자세를 바로잡고 복근을 강화하며 요통을 완화하고 진통에 대비할 수 있다. 벽에 등을 대고 똑바로 선 다음, 척추에 힘을 뺀다. 숨을 들이쉬면서 등허리를 벽에 대고 누른다. 숨을 내쉰다. 이 과정을 여러 차례 반복한다. 이 자세를 변형한 자세는 좌골신경통을 완화하는 데도 도움이 된다. 무릎을 꿇고 엎드리거나 똑바로 선 자세에서 허리는 곧게 유지한 상태로 골반을 앞뒤로 흔든다. 매일 5분씩 여러 차례 실시한다.

목 스트레칭

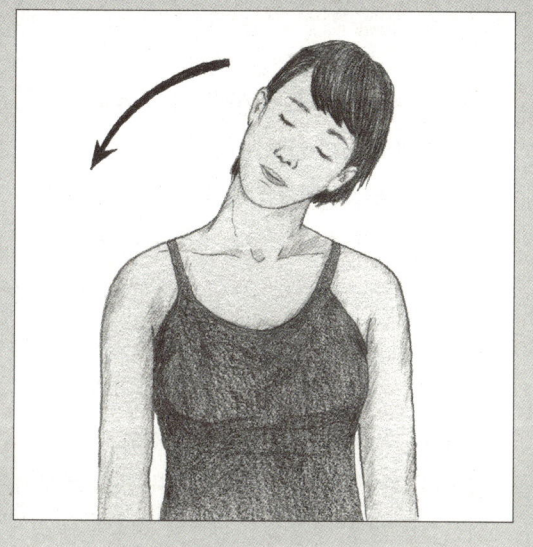

이 운동은 목의 긴장을 이완시켜준다. 의자에 허리를 곧게 펴고 앉는다. 두 눈을 감고 심호흡을 한 다음 고개를 한쪽 방향으로 천천히 기울여 어깨를 향해 서서히 떨어뜨린다. 어깨가 머리를 향해 올라가지 않도록 하고, 고개를 억지로 숙이지 않는다. 이 자세로 3~6초간 유지한 다음 반대쪽으로 한 번 더 실시한다. 서너 차례 반복한다.
고개를 부드럽게 앞으로 당겨 턱이 가슴을 향하도록 한다. 뺨을 오른쪽으로 돌려 어깨를 향하도록 하고(이번에도 억지로 동작을 취하지 말고, 어깨가 머리를 향해 올라가지 않도록 한다) 3~6초간 유지한다. 반대 방향으로 반복한다. 하루에 서너 세트씩 실시한다.

슈퍼마켓까지 가는 것도 운동에 포함되니까. 걷기는 출산 직전까지 계속할 수 있고, 자궁 수축에 너무 겁을 먹지 않는다면 출산 일에도 할 수 있다. 무엇보다 가장 큰 장점은 딱히 운동기구가 필요 없다는 것이다. 스포츠센터에 가입하지 않아도 되고 따로 배우지 않아도 된다. 그저 튼튼한 운동화 한 켤레와 편안하고 통기성이 좋은 운동복만 있으면 된다.

매일 걷기를 실천하기로 마음먹었다면 처음에는 천천히 걷는다. 서서히 거닐다가 본격적으로 빨리 걷는다. 혼자만의 시간이 필요하다면 걸으면서 조용히 생각에 잠길 수도 있다. 누군가와 함께 걷기를 원한다면 남편이나 친구, 동료와 함께 산책을 해도 좋다. 걷기 모임에 참가할 수도 있다. 아침에는 이웃 사람들과, 점심시간에는 동료들과 걷기 모임을 만들어 참석해도 좋다. 날씨가 협조를 해주지 않는다면 쇼핑몰을 걸어보자.

조깅 숙련된 달리기 선수라면 임신 기간에도 조깅을 계속할 수 있지만, 보통은 거리를 제한하고 평평한 지형이나 러닝머신에서 달리는 것이 좋다. 그러나 임신 전에 달리기를 한 적이 없다면 당분간 걷기를 계속한다. 임신 기간에는 인대와 관절이 느슨해져 있어 달리기를 하면 무릎에 무리가 가고 부상을 입을 위험도 크다는 사실을 기억하자.

운동기구 이용 러닝머신이나 일립티컬 타기, 계단 오르기는 모두 임신부에게 좋은 운동이다. 운동기구의 속도와 경사도, 강도를 자신에게 편안한 수준으로 조절한다. 초보자인 경우 느린 속도로 시작한다. 그러나 임신 후기에는 운동기구를 이용한 운동이 무리가 될 수 있다. 또한 발이 보이지 않을 정도로 배가 불러오면 운동기구 위에서 발을 헛디딜 수 있으니 조심해야 한다.

몸을 혹사하면 안 된다. 초보자라면 임신부만을 대상으로 하는 충격이 덜한 에어로빅이나 수중 에어로빅을 고려한다.

수영과 수중 운동 물속에서는 몸무게가 평소의 1/10밖에 나가지 않으므로 수중 운동은 임신부에게 안성맞춤이다. 수중 운동은 체력을 단련시키고 유연성을 강화하며 관절에 무리가 가지 않는다. 그리고 수온이 지나치게 높지 않은 한 체온이 올라갈 위험도 적다. 더구나 많은 임신부들은 수중 운동이 다리와 발의 부종을 가라앉도록 도와주고 좌골의 통증을 완화한다고 말한다. 수영장이 있는 스포츠센터는 대부분 수중 에어로빅 반을 개설하고 있으며, 임신부를 위한 특별반이 있는 곳도 있다. 수영장 가장자리의 미끄러운 바닥을 걸을 땐 넘어지지 않도록 조심하고 다이빙은 하지 않는다.

실외 운동 임신 기간은 새로운 운동, 특히 균형 감각이 필요한 운동을 시도할 만한 시기는 아니다. 하지만 숙련된 운동선수인 경우, 담당 의사의 허락을 받고 약간의 예방 조치를 취한다면 이런 운동을 계속할 수 있다. 균형 감각이 필요한 운동은 등산, 스케이팅, 자전거 타기, 스키 등이다. 등산을 할 땐 고르지 않은 지형을 피한다. 특히 임신 후기에는 돌멩이나 바위가 잘 보이지 않으므로 더욱 조심한다. 고도가 높은 곳이나 지면이 미끄러운 곳도 피한다. 당연히 암벽 타기는 하면 안 된다. 자전거를 탈 땐 특히 주의하고 반드시 헬멧을 써야 한다. 젖은 도로나 구불구불한 길, 울퉁불퉁한 지면에서는 추락할 위험이 있으므로 절대로 타지 않는다. 몸을 앞으로 숙이면 허리에 무리가 가므로 허리를 적당히 굽히고

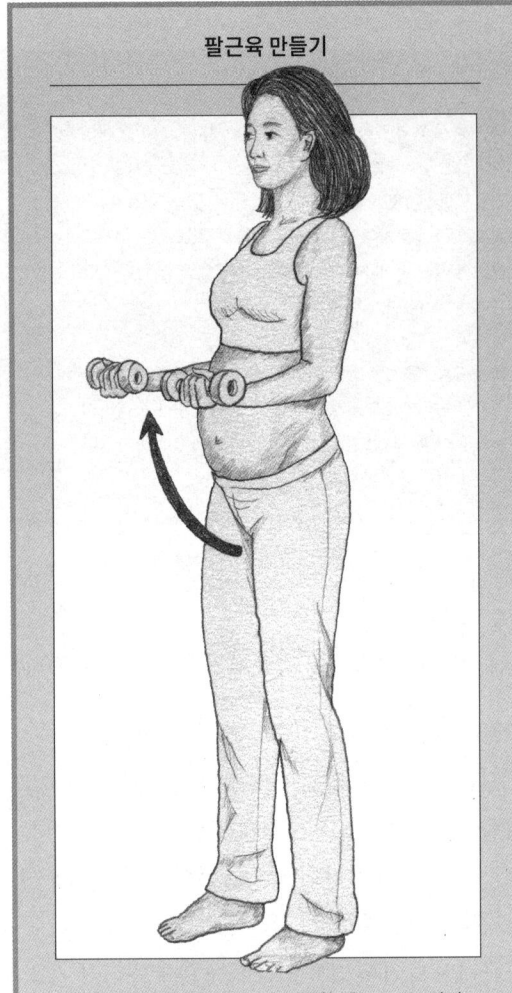

팔근육 만들기

가벼운 아령을 선택한다. 처음 시작할 때는 1~2kg짜리 아령을 선택하고 절대로 5kg 이상은 사용하지 않는다. 두 다리를 어깨너비로 벌리고 선 다음 무릎에 힘을 뺀다. 팔꿈치가 안으로 향하도록 하고 가슴은 쫙 편다. 팔꿈치를 구부리고 팔을 앞으로 뻗은 다음 두 개의 아령을 어깨를 향해 천천히 들어올리고(호흡을 잊지 말자), 팔뚝이 바닥과 수직이 되고 아령이 천장을 향하면 멈춘다. 천천히 팔을 내리고 이 과정을 반복한다. 8~10회 반복하되, 필요하면 휴식을 취하고 무리하지 않는다. 근육이 타는 느낌이 들겠지만 호흡을 멈추면 안 된다.

에어로빅 몸 상태가 좋고 숙련된 운동선수라면 임신 기간에도 에어로빅과 댄스를 계속할 수 있다. 단, 강도를 낮춰야 하고, 절대 녹초가 될 때까지

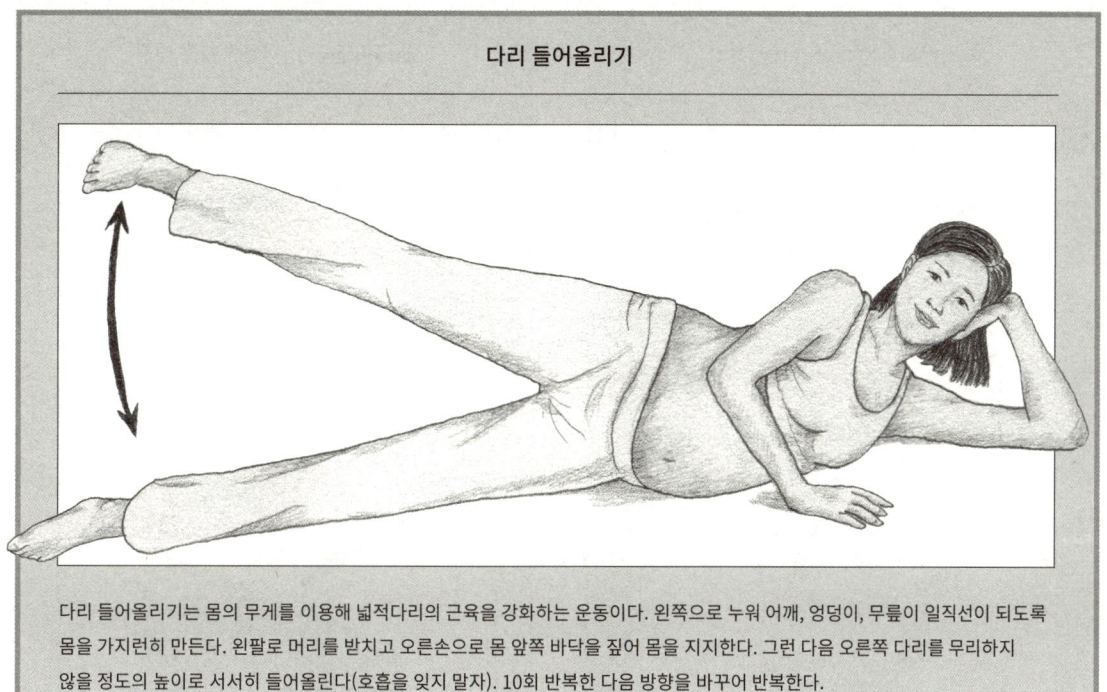

다리 들어올리기

다리 들어올리기는 몸의 무게를 이용해 넓적다리의 근육을 강화하는 운동이다. 왼쪽으로 누워 어깨, 엉덩이, 무릎이 일직선이 되도록 몸을 가지런히 만든다. 왼팔로 머리를 받치고 오른손으로 몸 앞쪽 바닥을 짚어 몸을 지지한다. 그런 다음 오른쪽 다리를 무리하지 않을 정도의 높이로 서서히 들어올린다(호흡을 잊지 말자). 10회 반복한 다음 방향을 바꾸어 반복한다.

탄다. 아이스 스케이트를 탄 경험이 있는 경우, 임신 초기에는 회전과 8자형 선회가 가능하지만, 임신이 진행되면 균형을 잡기 어려워지므로 몸이 불기 시작하면 즉시 그만둔다. 인라인 스케이트와 승마도 마찬가지이다. 활강 스키나 스노우 보드는 추락의 위험이 매우 크므로 몇 년간 산악 스키를 탄 경험이 있다 해도 절대 하면 안 된다. 크로스컨트리 스키와 설피를 신고 눈 위를 걷는 운동은 경험자에 한해 임신 기간에 해도 괜찮지만, 추락의 위험이 있으므로 각별히 주의한다. 어떤 운동을 하든 지칠 때까지 계속하면 안 된다.

웨이트트레이닝 역기를 이용하면 근육을 강화할 수 있지만, 무거운 역기를 들거나 끙 하고 신음 소리를 낼 정도로 힘이 들어가거나 호흡을 멈추어야 할 정도의 강도라면 삼가야 한다. 자궁으로 향하는 혈액의 흐름이 원활하지 않게 될 수 있다. 대신 가벼운 역기를 드는 운동을 여러 차례 반복한다.

요가 요가는 긴장 이완과 집중력, 호흡에 도움이 되므로 임신부에게 거의 완벽한 운동이라고 할 수 있다. 출산에 대비할 때뿐 아니라 육아를 할 때에도 매우 좋다. 또한 산소 공급량이 늘어나 아기에게 더 많은 산소를 전달할 수 있고, 유연성도 강화되며, 분만도 수월하게 할 수 있다. 요가를 시작하려면 임신부 요가 교실에 등록한다. 임신 4개월 이후에는 엎드리는 동작을 할 수 없다. 임신 과정이 지날수록 무게중심이 달라지므로 그에 따라 즐겨 하는 자세도 달라져야 하기 때문이다. 핫요가는 절대로 하지 않는다. 핫요가는 보통 32~37℃의 더운 실내에서 진행되는데, 임신 기간에는 지나치게 체온을 상승시키는 운동은 삼가야 한다.

책상다리로 앉아 스트레칭하기

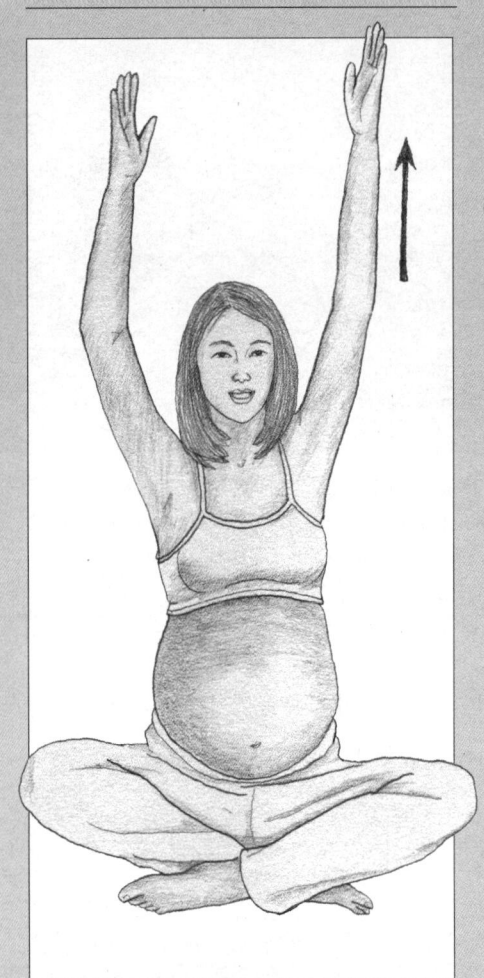

책상다리로 앉아 스트레칭을 하면 긴장이 이완된다. 자리에 앉아 두 팔을 쭉 뻗는다. 처음에는 두 손을 어깨 위에 얹다가 머리 위로 얹은 다음 천장을 향해 쭉 뻗는다. 교대로 한 팔을 다른 팔보다 높이 올리거나 몸을 한쪽 옆으로 기울여도 좋다. 스트레칭을 하면서 엉덩이를 들지 않도록 한다.

엉덩이 굴근을 이용한 스트레칭

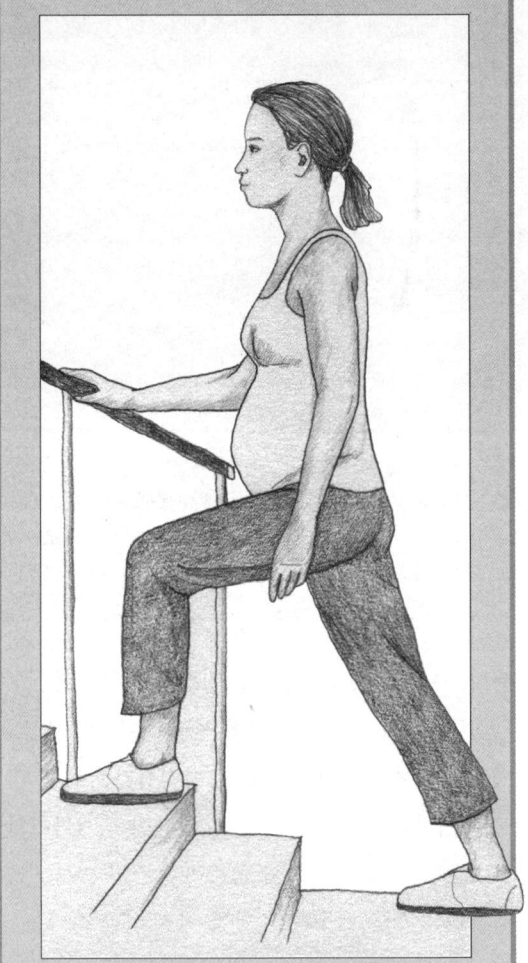

엉덩이 굴근을 정기적으로 스트레칭하면 몸이 유연해져 출산할 때 다리 벌리기가 쉬워진다. 무릎을 들어올려 엉덩이 굴근을 허리 높이로 구부린다. 이제 막 계단을 올라갈 것처럼 계단 맨 아래층에 선다. 필요하면 한 손으로 난간을 잡고 몸을 지지한다. 한 발은 첫 번째나 두 번째 계단 위에 올려놓고(편한 대로 한다) 무릎을 구부린다. 다른 발은 뒤로 빼 무릎을 곧게 펴고 발이 바닥에 닿게 한다. 등을 곧게 펴고 구부린 무릎을 앞으로 기울인다. 곧게 편 다리가 당겨지는 느낌이 들 것이다. 다리를 바꾸어 동작을 반복한다.

쭈그려 앉기

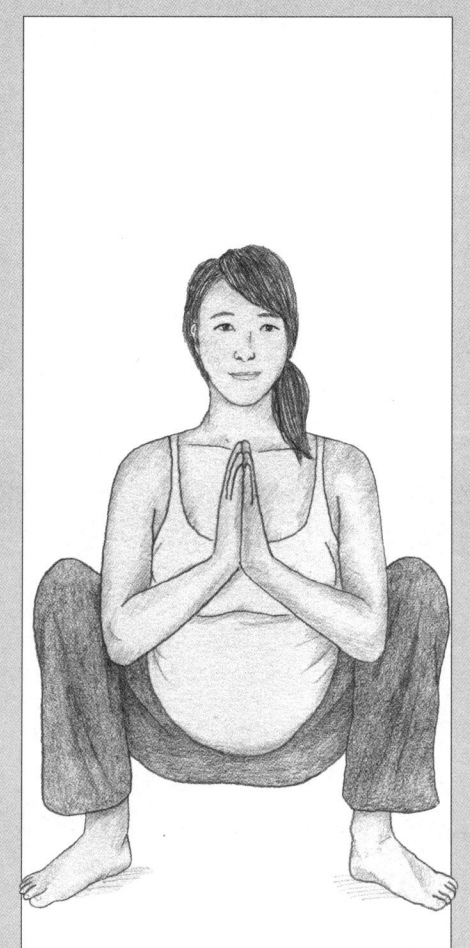

이 운동은 넓적다리를 건강하고 탄력 있게 만들어준다. 특히 쭈그려 앉는 자세로 분만할 예정인 임신부에게 유용하다. 우선 발을 어깨너비로 벌리고 앉는다. 등을 곧게 편 상태로 무릎을 구부리고 무리하지 않는 범위에서 최대한 바닥에 가깝게 천천히 몸을 낮춘다. 발은 바닥에서 떨어지지 않도록 한다. 이 자세가 불편하면 발을 좀 더 넓게 벌려본다. 10~30초 동안 자세를 유지한 다음 천천히 똑바로 앉는 자세로 돌아온다. 5회 반복한다. 이 동작을 잘못하면 관절을 다칠 수 있으므로 무릎을 갑자기 세게 구부리지 않도록 한다.

허리 돌리기

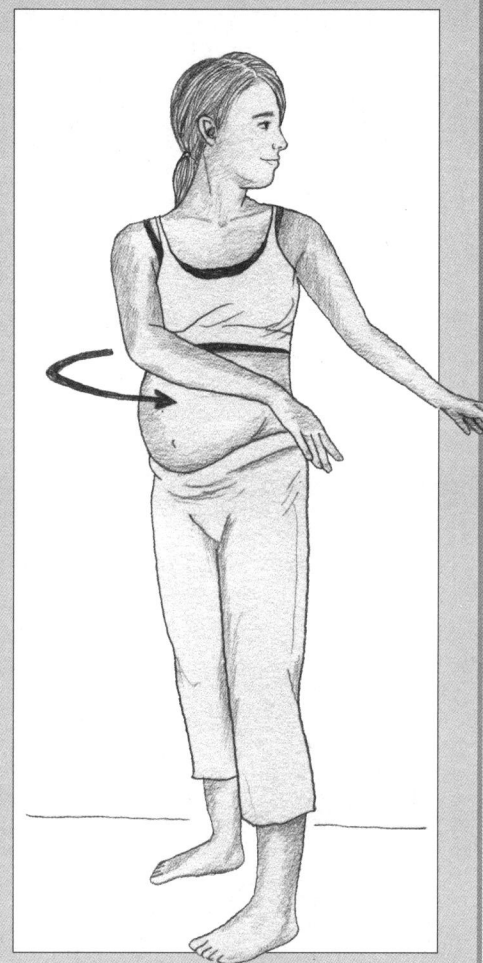

오래 앉아 있었거나 전체적으로 몸이 뻣뻣하거나 불편한 느낌이 들 때 이 동작을 하면 혈액순환이 활발해진다. 일어선 자세에서 두 발을 어깨너비로 벌린다. 허리부터 부드럽게 몸을 양옆으로 천천히 돌린다. 등을 곧게 유지하고 두 팔이 자유롭게 흔들리도록 놔둔다. 앉아서 해도 좋다.

필라테스 필라테스는 신체에 미치는 충격이 적거나 없으며 유연성과 체력, 근육을 강화시켜준다는 측면에서 요가와 유사하다. 그러나 필라테스의 주목적은 몸의 중심을 강화시켜 자세를 바로잡고 요통을 완화하는 것이다. 임신부 전용 교실에 등록하거나 강사에게 임신부에게 적합하지 않은 동작은 피해달라고 부탁한다.

태극권 아주 오래된 명상 운동인 태극권은 느린 동작을 기본으로 하기 때문에, 부상의 위험 없이 체력을 강화할 수 있고 아무리 경직된 근육도 이완시킬 수 있다. 태극권을 해본 경험이 많다면 임신 기간에도 계속할 수 있다. 균형이 필요한 동작에 주의하면서 쉽게 할 수 있는 동작만 취한다.

호흡 심호흡을 하면 긴장이 이완되고 몸의 각 부분을 인식하게 되며, 가슴호흡에 비해 산소 공급량도 많아진다. 요령은 다음과 같다. 바른 자세로 앉아 두 손을 배 위에 올려놓는다. 코로 숨을 들이쉬고 입으로 내쉰다. 들이쉬고 내쉴 때마다 배가 나오고 들어가는 것을 느낀다. 수를 세면서 호흡에 집중한다. 들이쉬면서 넷까지 세고 내쉬면서 여섯까지 센다. 매일 몇 분씩 시간을 들여 깊이 호흡하는 데 집중한다.

운동을 하지 않아야 하는 경우

평균적인 임신부의 경우 임신 중에 운동을 하면 확실히 건강에 좋다. 그러나 자의에 의한 것이든 담당 의사의 지시에 의한 것이든, 운동을 전혀 하지 않은 채 자동차 문을 열고 닫는 것이 운동의 전부라 해도 해가 되지는 않는다.

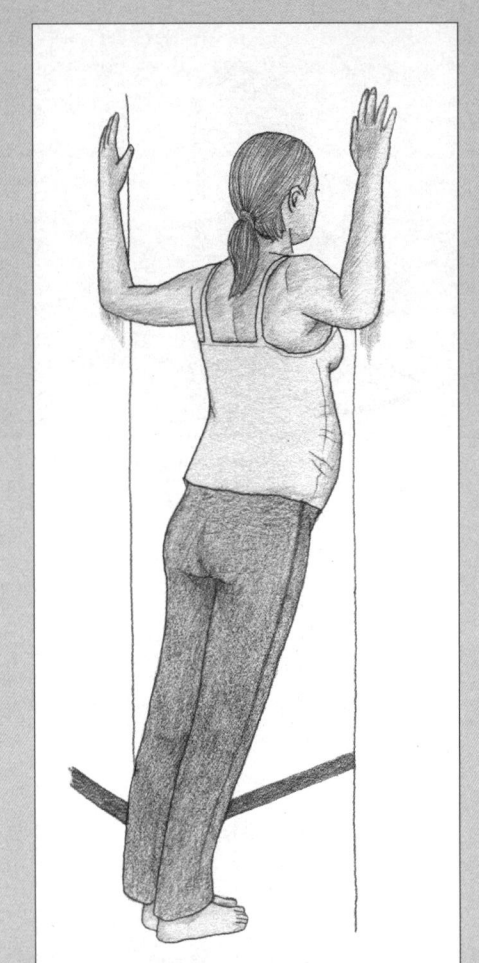

가슴 스트레칭

임신은 자세와 무게중심을 변화시키며 여러 가지 새롭고도 희한한 형태로 몸을 적응하게 만든다. 몸이 쑤시고 통증이 느껴지는 이유도 그 때문이다. 가슴근육을 부드럽게 스트레칭하면 혈액순환이 원활해지면서 보다 편안한 느낌이 든다. 두 팔을 구부려 어깨너비로 벌리고 출입구 양쪽을 잡는다. 앞으로 몸을 기울이면서 가슴이 당겨지는 걸 느낀다. 이 자세를 10~20초간 유지한 뒤 잠시 쉰다. 5회 반복한다.

담당 의사의 지시에 따라 운동을 자제하고 있다면 태아와 자기 자신에게 오히려 바람직하다. 유산이나 조산의 경험이 있거나, 자궁경부가 무력하거나, 임신 중기와 후기에 하혈을 하거나, 피가 섞인 분비물이 나오거나, 심장질환이 있거나, 전치태반이나 전자간증(임신중독증) 진단을 받은 경우 담당 의사는 운동을 금지할 것이다. 다태아를 임신한 경우에도 활동을 자제해야 한다. 고혈압, 당뇨병, 갑상선 질환, 빈혈이나 기타 혈액 관련 질환이 있는 경우, 태아가 잘 자라지 못하거나 임신부의 몸무게가 지나치게 많게 나가거나 적게 나가는 경우, 최근까지 오래 앉아 있는 생활을 해온 경우도 운동을 제한할 수 있다.

> **침대에서도 운동하기**
>
> 침대에서도 얼마든지 근육을 유연하게 움직일 수 있으며 여러 가지 중요한 동작들을 취할 수 있다. 자세한 내용은 397쪽 참조.

이전 출산 때 진통이 너무 빨리 진행됐거나 태아가 잘 자라지 못한 경우에도 운동을 하지 말거나 최소한으로 하며 조심해야 한다. 일부의 경우에는 다른 운동은 할 수 없지만 팔운동이나 임신부를 위한 수중 운동은 해도 될 수 있다. 임신 기간에 할 수 있는 운동에 대해 담당 의사와 상의한다.

10장

임신 5~6개월

18~22주

♦♦♦

막연하기만 하던 임신이 빠른 속도로 뚜렷하게 느껴진다. 이달 말에서 다음 달 초쯤이면 첫 태동을 느낄 것이다. 이 기적적인 느낌을 갖는 것과 더불어 배도 상당히 불러와 이제야말로 임신을 실감하게 된다. 아기의 모습이 신생아실에 있는 아기들과 비슷해지려면 아직 한참 멀었지만, 배 속에 정말로 아기가 있다는 사실을 확신하는 것만으로도 대단히 만족스럽다.

이달에 아기는

18주 신장 13cm에 몸무게 141g, 크기는 저녁에 먹은 닭가슴살만 하다. 점점 살이 붙고, 아기가 몸을 돌리고 구르고 손발로 차는 걸 느낄 수 있다. 아기는 성큼성큼 자라고 있다. 이 시기에 아기가 익히는 또 하나의 기술은 하품과 딸꾹질이다. 조만간 아기의 딸꾹질을 느끼게 될 것이다. 또한 손가락과 발가락에 아기만의 유일한 지문이 완성된다.

19주 이번 주에 아기의 신장은 15cm를 기록하고, 몸무게는 227g에 달하며, 크기는 커다란 망고만 하다. 기름진 치즈에 푹 담근 망고 같다고나 할까.

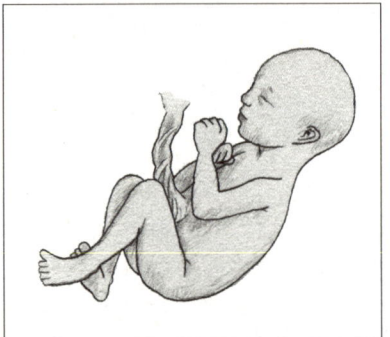

임신 5~6개월의 아기 모습

양수로부터 분비된 태지(지방 성분으로 된 하얀 보호막)가 아기의 민감한 피부를 덮고 있다. 이 보호막이 없으면 아기는 태어날 때 주름이 자글자글할 것이다. 분만이 가까워올수록 차츰 사라지지만 예정일보다 일찍 태어나는 경우에는 태어난 후에도 여전히 태지로 덮여 있다.

20주 이번 주에 아기의 크기는 참외만 하며 엄마의 배는 멜론만 하다. 아기의 몸무게는 360g, 신장(머리에서 엉덩이까지)은 16cm 정도다. 이제 초음파검사를 통해 배 속의 아기가 딸인지 아들인지 알 수 있다. 아기는 제 모습을 갖추느라 바쁘게 움직인다. 딸인 경우 자궁이 완벽하게 발달하고, 난소에는 약 7백만 개의 원시 난자가 들어 있으며(태어날 때 원시 난자는 거의 200만 개로 줄어든다), 질강이 만들어지기 시작한다. 아들인 경우 복부에서 고환이 만들어지기 시작한다. 이 고환은 몇 달 후에 음낭(아직 만들어지는 중이다) 속으로 들어갈 것이다. 아직 자궁 안의 공간이 넉넉해 아기는 얼마든지 편하게 비틀고 돌며, 손발로 차고, 심지어 재주넘기까지 할 수 있다. 이런 아기의 재주를 아직 느끼지 못했다면 몇 주 안에 틀림없이 느끼게 될 것이다.

21주 이번 주에 아기는 얼마나 자랐을까? 신장은 약 17cm(큰 바나나를 생각해보자), 몸무게는 420g 정도 된다. 엄마가 먹는 음식에 따라 양수의 맛이 달라지므로 아기가 양수를 삼킬 때마다(아기는 수화작용, 영양 섭취, 그리고 삼키고 소화시키는 연습을 하기 위해 양수를 삼킨다) 엄마가 먹은 음식을 맛보고 좋아하게 될 것이다. 아기의 팔과 다리는 마침내 균형을 갖추고, 신경세포들이 뇌와 근육 사이에 연결되며, 몸의 연골이 뼈로 발달한다. 아기가 갑자기 경련을 일으키는 일 없이 자연스레 움직인다(아마 지금쯤은 움직임을 느낄 것이다).

22주 이번 주에는 몸무게가 엄청나게 증가해 무려 480g이나 되고, 신장은 거의 20cm이며, 크기는 작은 인형만 하다. 촉각, 시각, 청각, 미각 등 감각이 발달한다. 아기는 탯줄을 움켜쥐면서 꼭 쥐는 연습을 한다. 나중에 엄마의 손가락을 이렇게 꼭 쥘 날이 올 것이다. 자궁 안은 깜깜하고 아직 눈꺼풀이 떠지지 않지만 지금쯤이면 밝음과 어둠의 차이를 구별할 수 있다. 배 위에 손전등을 대고 켜면 아기가 밝은 빛으로부터 등을 돌리려는 듯 반응을 보인다. 엄마 아빠의 목소리, 엄마의 심장박동 소리, 엄마의 몸속에서 쉭쉭하며 혈액이 순환되는 소리, 위와 장에서 나는 꾸르륵 소리, 개가 짖는 소리, 사이렌 소리, 커다란 텔레비전 소리를 들을 수 있다. 엄마가 먹는 음식의 맛을 모두 느낄 수 있다.

어떤 느낌일까?

늘 그렇듯이 임신부마다 임신 형태와 느끼는 증상이 천차만별이라는 점을 기억하자. 모든 증상을 번갈아가면서 겪을 수도 있고, 한두 가지 증상만 경험할 수도 있다. 지난달부터 지속된 증상도 있고, 이제 막 새로 시작된 증상도 있다. 그런가 하면 너무 익숙해져 거의 알아차리지 못하는 증상도 있다. 남들에겐 생소한 증상을 경험하기도 한다. 이번 달에는 주로 다음과 같은 증상을 경험할 것이다.

신체적인 증상

- ◆ 기운이 난다.
- ◆ 태동이 느껴진다(아마 이달 말쯤).
- ◆ 질 분비물이 늘어난다.
- ◆ 하복부와 복부 양옆이 쑤시고 아프다(자궁을 받치고 있는 인대가 늘어나기 때문).
- ◆ 변비가 있다.
- ◆ 속 쓰림과 소화불량 증상이 있고,

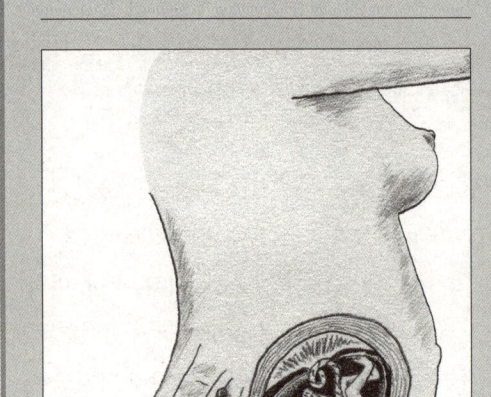

배 속 모습

이제 임신 중반을 지나고 있다. 20주쯤 되면 자궁저가 배꼽에 다다르고, 이달 말쯤 자궁은 배꼽 위 3.7cm쯤에 위치한다. 이제 누가 봐도 임신부라는 걸 알게 될 것이다.

- 코가 충혈되고 가끔 코피가 나며, 귀가 멍멍해진다.
- 잇몸에서 피가 나 칫솔에 피가 묻을 수도 있다.
- 식욕이 왕성하다.
- 다리에 쥐가 난다.
- 발목과 다리가 약간 붓고, 이따금 손과 얼굴이 붓기도 한다.
- 다리에 하지정맥류가 나타나거나 치질이 생긴다.
- 복부 혹은 얼굴의 피부색이 달라진다.
- 배꼽이 튀어나온다.
- 맥박(심장박동)이 빨라진다.
- 오르가슴에 도달하기가 더 쉬워지거나 어려워진다.

헛배가 부르며 배가 부풀어 오른다.
- 이따금 두통, 현기증이 나거나 정신이 어지러워진다.
- 허리가 아프다.

정서적인 증상

- 임신했다는 사실이 점점 실감난다.
- 여전히 툭하면 눈물이 날 것 같고 가끔 짜증이 나지만 감정 기복이 심한 증상은 거의 사라진다.
- 계속 멍하고 건망증도 여전하다.

이달의 검사 내용

아마 지금쯤은 진료 방식에 익숙해졌을 것이다. 각자의 필요와 담당 의사의 진료 방식에 따라 다르겠지만 이번 달에는 대체로 다음 사항을 검사한다.
- 몸무게와 혈압
- 소변검사 : 당과 단백질 함유 여부
- 태아의 심장박동
- 자궁의 크기 : 외부 촉진(손으로 만져봄)으로 출산 예정일을 추정한다.
- 자궁저(자궁 꼭대기)의 높이
- 손발의 부종, 다리의 하지정맥류
- 지금까지 겪은 증상들(특히 예외적인 증상들)
- 상의하고 싶은 의문 사항이나 문제들 : 미리 준비해 간다.

무엇이든 물어보세요 Q&A

── 덥고 땀이 나요

Q "요즘 다들 쌀쌀하다고 하는데 저는 늘 덥고 땀이 나요. 왜 그런 걸까요?"

A 늘 그렇듯이 임신 호르몬으로 인해 피부로 전달되는 혈액의 흐름이 원활해지고, 신진대사가 활발해져 계속해서 습한 기분이 든다. 특히 무더운 여름이나 한겨울에도 실내 온도가 지나치게 높을 땐 열이 확확 오른다. 다행히 온도가 아무리 올라도 편안하게 지낼 수 있는 방법들이 많다.

면 소재의 옷을 입는다 면처럼 통기성이 좋은 소재의 옷을 가볍고 헐렁헐렁하게 입는다. 열이 오르면 벗을 수 있도록 여러 겹 겹쳐 입는다.

무리해서 운동하지 않는다 더운 한낮에는 야외 운동을 피하고, 아침 식사 전이나 저녁 식사 후에 빠르게 걷기를 하거나 에어컨이 설치된 스포츠센터의 운동 교실에 등록한다. 덥다 싶은 느낌이 들기 전에 운동을 멈춘다.

무더운 날엔 특히 햇빛을 피한다 더위에 지친맥진해질 수 있으므로 나가지 않는 것이 좋다.

열기를 식힌다 미지근한 물로 목욕이나 샤워를 한다. 수영을 해도 좋다. 수영은 열이 많이 나지 않는 운동이므로 임신부에게 아주 좋다.

에어컨이 설치된 곳으로 간다 기온이 32℃가 넘으면 선풍기 하나로 몸을 서늘하게 유지하기 힘들다. 그러므로 집에 에어컨이 없으면 영화관이나 박물관, 마트에서 시간을 보낸다.

집 안의 온도를 낮춘다 온도 조절 장치를 저온으로 설정해 항상 쾌적하게 지낸다. 남편이 춥다고 하면 스웨터나 담요 한 장을 걸치게 한다.

수분을 많이 섭취한다 물을 많이 마시면 열이 오를 때 몸이 처지거나 현기증이 나는 걸 막을 수 있다. 하루에 최소 8잔 이상 마시고, 운동을 하거나 땀을 많이 흘렸을 땐 더 많이 마신다.

분을 바른다 수분 흡수에 도움이 되고 땀띠도 예방할 수 있다.

땀은 많아지지만 땀 냄새는 덜 난다. 임신을 하면 아포크린샘(피부 속에 있는 땀샘)에서 분비되는 땀의 양이 줄어들기 때문이다. 보통 아포크린샘은 팔과 가슴, 사타구니 아래의 땀샘으로, 이곳에서 분비되는 땀은 악취가 난다.

── 현기증이 심한데, 문제없겠죠?

Q "앉거나 누웠다 일어나면 현기증이 나요. 그리고 어제는 쇼핑하는 도중에 거의 실신할 뻔했습니다. 어디 이상 있는 건 아니겠죠?"

A 임신 중에 약간의 현기증이 나면 분명 당황스러울 수 있지만 위험하지는 않다. 사실 현기증은 무척 흔하고 거의 정상적인 증상이다. 그 원인을 알아보자.

- 임신 초기에는 순환기가 빠르게 팽창되는 데 비해 혈액은 아직 충분히 공급되지 않기 때문에 현기증이 일어날 수 있다. 임신 중기에는 자궁이 커지면서 혈관을 압박해 현기증이 일어난다.
- 임신 기간에는 프로게스테론 수치가 높아져 혈관이 이완되고 넓어진다. 그에 따라 몸속을 흐르는 혈액량은 증가하는데(아기에게는 좋은 현상이다) 그에 비해 혈액이 돌아오는 속도는 느리기 때문에(임신부에게는 썩 좋지 않다) 현기증이 일어날 수 있다. 임신부에게 돌아오는 혈액량이 적으면 혈압이 낮아지고 두뇌로 가는 혈액이 줄어들어 어질어질하면서 현기증을 느끼게 된다.
- 급하게 일어나면 갑자기 혈압이 떨어지면서 머리가 어질어질해질 수 있다. 이런 종류의 현기증은 천천히 일어나기만 하면 해결된다.
- 임신부들은 혈당이 낮은 경우가 많은데, 혈당이 낮아도 현기증이 일어날 수 있다. 저혈당을 예방하려면 식사 때마다 약간의 단백질과 복합탄수화물을 섭취하고(두 가지를 같이 섭취하면 혈당을 고르게 유지하는 데 도움이 된다) 자주 먹는다(조금씩 자주 식사를 하거나 식사 중간중간에 간식을 먹는다). 혈당을 빨리 올리는 데 효과적인 과일, 그래놀라바, 콩칩 등을 가지고 다니면 좋다.
- 탈수로 인해 현기증이 생길 수도 있으므로 수분을 충분히 섭취해야 한다. 하루에 적어도 8잔의 물을 마시고, 땀을 흘리면 더 많이 마신다.
- 온도가 높거나 사람들로 붐비는 상점, 사무실, 버스 등 답답한 실내에에 있거나 옷을 많이 껴입을 경우 더더욱 현기증이 날 수 있다. 잠시 밖으로 나가거나 창문을 열어 신선한 바람을 쐬면 차츰 나아진다. 코트를 벗고 옷가지를 헐겁게 풀어놓아도(특히 목과 허리 부분) 도움이 된다.

어지럽고 현기증이 느껴지면 가능한 한 다리를 높이 올리고 옆으로 눕거나, 두 무릎 사이에 머리를 넣은 자세로 앉는다. 여러 차례 심호흡을 하고 몸에 끼는 옷가지는 풀어둔다. 가령 제일 먼저 청바지 단추를 푼다. 조금 나아지면 곧바로 무언가를 먹거나 마신다.

다음 검진 때 담당 의사에게 현기증이 있었다는 사실을 이야기한다. 드물지만 실신을 한 경우, 아기에게는 해가 되지 않으므로 걱정할 필요는 없다. 하지만 곧바로 병원에 연락한다.

── 허리가 너무 아파요

Q "요통이 심해요.. 이러다 10개월쯤엔 서지도 못하는 게 아닐까 걱정됩니다."

무리한 일은 그만두자

조깅을 하면 숨이 가쁘고 금세 지치는가? 무리하게 청소를 할 땐 어떤가? 진공청소기가 갑자기 1톤은 나가는 것 같지 않은가? 그렇다면 쓰러지기 전에 즉시 하던 일을 멈추자. 지쳐 쓰러질 때까지 힘을 쏟는 건 결코 좋은 생각이 아니다. 임신 기간에는 더욱 그렇다. 과로는 임신부뿐 아니라 태아에게도 해가 된다. 자신만의 속도로 천천히 움직이자. 일을 하거나 운동을 하고 나면 반드시 쉬자. 그러면 일이나 운동을 끝낸 다음에도 그렇게 진이 빠지지 않을 것이다. 간혹 아직 마치지 못한 일이 있다 해도 미리 연습한다고 생각하자. 아기가 태어나 부모가 되고 나면 마치지 못하는 일들이 수두룩할 테니까.

A 임신으로 인한 통증은 아기가 태어나는 극적인 순간을 준비하는 과정에서 생기는 부작용이다. 요통도 예외가 아니다. 임신 기간 동안 튼튼하게 버티고 있던 골반 관절이 출산 때 아기가 쉽게 나올 수 있도록 느슨해지기 시작한다. 여기에 배도 불러오면서 몸의 균형을 잃게 되는데, 몸의 균형을 잡아보려고 어깨를 뒤로 젖히고 목을 수그리게 된다. 배까지 앞으로 내밀고 서면(누가 봐도 임신부라는 걸 알 수 있는 자세) 문제는 더 심각해진다. 결론적으로 허리가 심하게 뒤로 젖혀지면서 허리 근육에 무리가 가 통증이 생기는 것이다.

이유가 있는 통증이지만 아픈 건 아픈 거다. 통증의 원인을 알았으니 치료도 가능하다. 다음 내용을 참고하자.

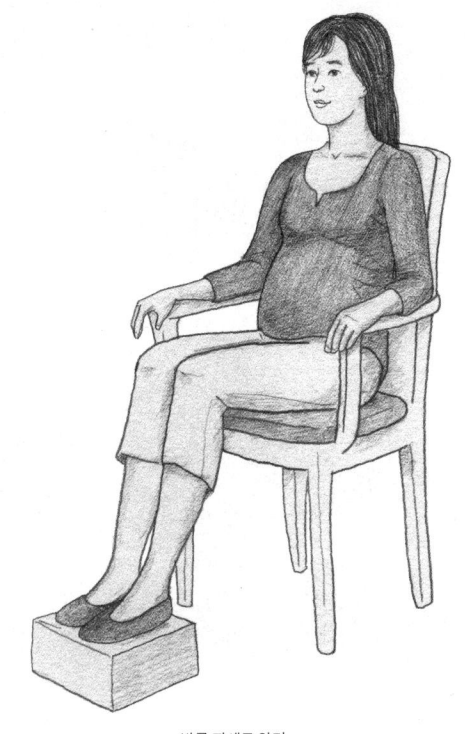

바른 자세로 앉기

바른 자세로 앉는다 앉는 자세는 다른 자세보다 척추에 많은 압박을 가하므로 바른 자세로 앉아야 한다. 집에서나 직장에서나 의자는 허리를 곧게 펼 수 있도록 등받이가 튼튼해야 하고, 팔걸이가 있어야 하며, 쿠션은 딱딱해야 한다. 등받이가 뒤로 약간 기울여지면 압력을 덜 받을 수도 있다. 두 발을 살짝 올릴 수 있는 발 받침대를 이용한다. 다리를 꼬고 앉으면 골반이 앞으로 기울어지고 등근육에 과도하게 무리가 갈 수 있으므로 삼간다.

오래 앉아 있지 않는다 오랫동안 앉아 있으면 좋지 않은 자세로 앉아 있는 것만큼 허리에 무리가 갈 수 있다. 한 시간 정도 앉아 있었으면 반드시 걷거나 스트레칭을 하면서 잠시 쉰다. 30분마다 일어나는 것이 바람직하다.

오랫동안 서 있어도 안 된다 서서 일을 해야 하는 경우 한 발을 낮은 걸상 위에 올려놓아 허리에 무리가 덜 가도록 한다. 부엌에서 음식을 준비하거나 설거지를 할 때처럼 딱딱한 바닥에 서 있어야 한다면 미끄럼 방지 처리된 발판을 깔아 압박감을 줄인다.

권장 체중 이내에서 몸무게를 늘린다 임신하면 몸무게가 늘어나는데 권장 체중 내에서 늘어나도록 관리를 잘해야 한다(149쪽 참조). 몸무게가 지나치게 증가하면 허리에 부담이 된다.

굽이 4~5cm인 신발을 신는다 굽이 너무 높거나 너무 낮은 신발은 요통을 유발할 수 있다. 전문가들은 바른 자세를 유지하기 위해 4~5cm 정도 높이의 뭉툭한 굽이 달린 신발을 신도록

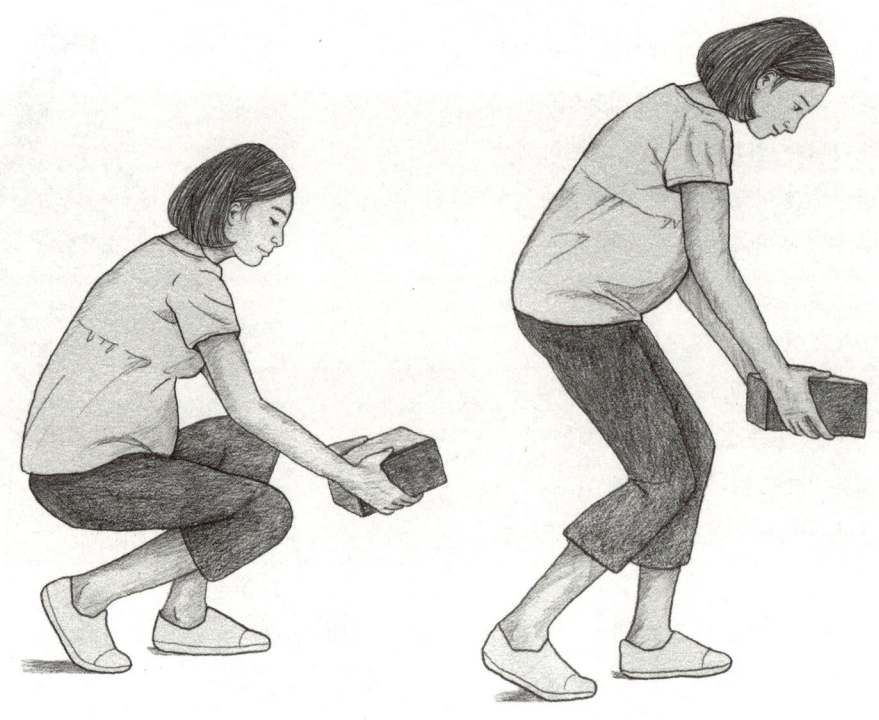

물건을 들 때 무릎 구부리기

권장한다. 근육 보호용으로 신발 안에 삽입하는 보조 용구를 사용하는 것도 좋다.

숙면을 취하고 잠에서 깰 때는 바닥을 딛고 일어선다 임신부 전용 베개(최소한 길이가 150cm인)를 이용해 편안한 자세로 숙면을 취하면 자고 일어났을 때 통증을 최소화할 수 있다. 침대에서 일어날 땐 몸을 비틀면서 일어나지 말고 다리를 침대 바깥쪽으로 돌려 바닥을 딛고 일어나는 것이 좋다.

복대를 이용한다 임신부의 체형에 맞게 특별히 고안된 복대를 이용하면 복부의 무게로 인해 허리에 가해지는 압력을 줄일 수 있다.

무거운 물건을 들어올리지 않는다 어쩔 수 없는 경우 천천히 들어올린다. 두 발을 넓게 벌려 균형을 잡고, 허리가 아닌 무릎을 구부린 다음, 허리에 힘을 주지 말고 팔과 다리에 힘을 주며 들어올린다. 시장을 봐서 짐이 무거우면 한쪽 팔로 다 들지 말고 쇼핑백을 두 개로 나누어 양팔로 들고온다. 물건을 들 땐 무릎을 구부린다.

물건을 내릴 때 기구를 이용한다 높은 곳에 있는 물건을 내릴 땐 팔을 높이 뻗지 말고 낮고 튼튼한 계단식 걸상을 이용한다.

냉온찜질을 한다 냉온찜질을 번갈아 하면 근육통을 완화할 수 있다. 15분간 얼음 팩을 댄 후 15분간 온열 패드를 댄다. 얼음 팩과 온열 패드 모두 타월이나 천에 싸서 사용한다.

따뜻한 물에 몸을 담그거나 물로 마사지한다
따뜻한 욕조에 몸을 담근다. 샤워기를 세게 틀어 등 마사지를 해도 좋다.

마사지를 받는다 마사지치료사에게 마사지를 받는다. 임신부를 대상으로 하는 마사지 기술을 익힌 치료사를 선택하고 임신 중임을 알린다.

긴장을 이완하는 법을 배운다 대부분의 요통은 스트레스로 인해 악화된다. 요통이 느껴진다 싶으면 긴장 이완 운동을 실시한다. 또한 127쪽에 소개한 내용을 참고해 스트레스를 극복한다.

운동을 한다 낙타 등 만들기 자세(201쪽)와 골반 기울이기 자세(202쪽)와 같이 복부 근육을 강화하는 운동을 한다. 짐볼 위에 앉아 앞뒤로 흔들거나 짐볼 위에 누워 등과 엉덩이의 통증을 풀어준다. 임신부 요가 교실이나 수중 체조 교실에 가입하거나, 의학적 지식과 임신부에 대한 지식이 있는 물리치료사에게 수중치료를 받아도 좋다.

전문적인 치료를 받는다 통증이 심각하면 담당 의사에게 부탁해 물리치료사나 보완대체의학 전문가를 소개받는다.

— 배가 쑤시고 아파요

Q "하복부 양쪽에 쑤시고 아픈 통증이 계속되는데, 왜 그런 건가요?"

A 자궁이 커지면서 자궁을 받치는 근육과 인대가 늘어나 통증이 유발된 것이다. 의학 용어로 '원인대 통증'이라고 하는 이 통증은 대부분의 임신부들이 경험하는 증상이다. 그러나 통증의 정도와 내용은 사람마다 다르다. 경련이 일면서 쿡쿡 찌르는 듯한 심한 통증을 느끼거나 쑤시듯 아플 수 있는데, 이런 증상은 대개 침대나 의자에서 몸을 일으키거나 기침을 할 때 주로 나타난다. 통증은 금세 사라지기도 하고 몇 시간씩 지속되기도 한다. 두 경우 모두 완벽하게 정상이다. 통증이 간헐적이며 금세 사라지고 열이나 오한, 출혈, 어지러움 등의 다른 증상을 동반하지 않으면 전혀 걱정하지 않아도 된다. 편안한 자세로 쉬면 증상이 어느 정도 완화된다.

다음 검사 때 담당 의사에게 증상을 말하면 다른 임신 증상과 마찬가지로 지극히 정상이라는 확신을 갖게 될 것이다.

— 발이 커졌어요

Q "신발이 하나같이 꽉 끼어서 불편합니다. 발도 커지나요?"

A 임신 기간에는 배만 커지는 것이 아니다. 대부분의 임신부들은 배뿐 아니라 발도 커진다. 그렇다고 가지고 있는 신발들을 전부 버리고 새로 살 필요는 없다.

발이 급격히 커지는 원인은 무엇일까? 수분 정체와 임신으로 인한 부종 때문이기도 하고, 혹은 몸무게가 상당히 또는 빠르게 증가하며 발에 살이 붙기 때문이기도 하다. 그 밖에 다른 이유들도 있다. 출산을 촉진시키는 호르몬인 릴랙신은 출산할 때 아기가 쉽게 나올 수 있도록 골반을 둘러싼 인대와 관절을 느슨하게 하는데, 릴랙신이 느슨하게 해야 할 골반 인대와 원래대로 놔두어야 할 발 인대를 구분하지 못하기 때문이다.

그 결과 발의 인대가 늘어나고 그 아래 뼈들도 살짝 벌어지는 것이다. 이럴 때는 한 치수 혹은 반 치수 정도 큰 신발을 신어야 한다. 출산 후에는 관절이 원래대로 돌아오지만 발 크기는 약간 커질 수 있다.

한편 발이 지나치게 부을 경우에는 이러한 현상을 완화하는 요령들을 알아두고(260쪽 참조) 커진 발에 맞게 편안하게 신을 수 있는 신발을 구입한다. 신발을 새로 구입할 땐 디자인보다 착용감을 고려한다. 굽이 5cm 이하이고, 바닥에 미끄럼 방지 처리가 되어 있으며, 앞으로 발이 더 늘어날 것을 고려해 조금 여유 있는 것을 고르도록 한다. 신발은 발이 가장 많이 붓는 저녁 시간에 구입하는 것이 좋다. 또한 발이 숨을 쉴 수 있도록 통기성 좋은 소재로 만든 신발을 구입한다. 합성 소재로 만든 신발은 구입하지 않는다.

저녁 무렵 발과 다리가 아프면 잘못된 무게중심을 바로잡기 위해 특별히 고안된 신발과 교정용 지지대를 이용한다. 발이 편해질 뿐 아니라 요통과 다리 통증 완화에 좋다. 여기에 수시로 앉아서 발을 쉬게 하면 발의 부종과 통증을 가라앉히는 데 확실히 도움이 된다. 틈틈이 발을 높이 올려 피로를 풀어주어도 좋다. 집에서는 고탄력 슬리퍼를 신는다. 하루에 몇 시간 고탄력 슬리퍼를 신으면 피로와 통증을 줄일 수 있다.

피부의 변화

벌써 알고 있겠지만 임신을 하면 머리부터 발끝까지 몸 구석구석 변하지 않는 곳이 없다. 그러니 피부에 변화가 생기는 것도 아주 당연한 일이다. 임신 기간 동안 피부에 어떤 변화가 생기는지 알아보자.

임신선 불러오는 배 한가운데에 지퍼처럼 검은 선이 보이는 것은 임신 호르몬 때문이다. 임신 호르몬으로 인해 유듀이 진하게 착색되거나 검게 변하는 것과 마찬가지로, 이제 배 중앙에서 치골 사이에 있는(지금까지 눈에 띄지 않았던) 하얀 선이 검게 변하게 된다. 임신 기간에 나타나는 이 선을 임신선 혹은 흑선이라고 하며, 피부가 하얀 여성보다는 검은 여성에게 더 뚜렷하게 나타난다. 보통 임신 중기에 나타나기 시작해 출산 후 몇 달이 지나면 서서히 사라진다. 물론 완전히 사라지지 않을 수도 있다. 오래된 속설에 의하면 임신선이 배꼽 위까지만 나타나면 딸이고, 배꼽을 지나 갈비뼈 근처의 검상돌기(명치)까지 이어지면 아들이라고 한다.

기미 임신부의 50~75% 정도, 특히 피부가 검은 편인 임신부의 경우 이마와 코, 뺨에 마스크 같은 배열이 생기거나, 혹은 이 부위가 색종이 가루가 흩뿌려진 것처럼 검게 변색되기도 한다. 피부가 흰 여성은 검은 얼룩이, 피부가 검은 여성은 흰 얼룩이 생긴다. 바로 기미다. 기미는 출산 후 몇 달 내에 서서히 사라진다. 기미가 사라지지 않거나 빨리 사라지기를 바라는 경우, 모유 수유를 하지 않는다면 미백 크림을 처방받아 사용할 수 있으며, 레이저나 필링과 같은 치료를 할 수도 있다. 지금은 이런 치료를 할 수 없으므로 당분간은 컨실러나 파운데이션으로 가리는 것이 좋다(132쪽 참조).

기타 색소침착 주근깨와 반점이 눈에 띄게 짙어지고 허벅지 사이처럼 마찰이 잦은 부위의 피부가 검게 변하는 경우도 많다. 이런 색소침착들도 출산 후에 서서히 사라진다. 햇빛을 쬐면 색소침착이 심해지므로 SPF 15 이상의 선크림을 몸에 바르고, 선크림을 바른 상태에서도 장시간 햇빛에 노출되지 않도록 한다. 모자로 얼굴을 완전히 가리고 긴팔 옷으로 팔을 가린다.

손바닥과 발바닥의 붉은 기 임신 호르몬과 혈액량이 증가해 손바닥이나 발바닥에 붉은 기가 돌고 가려울 수 있다. 피부가 하얀 여성의 2/3, 그렇지

── 머리카락과 손톱이 빨리 자라요

Q "머리카락과 손톱이 이렇게 빨리 자란 적이 없는 것 같아요."

A 임신 호르몬이 10개월 동안 변비, 속 쓰림, 메스꺼움 같은 힘든 증상들만 몰고 온다고 생각할지 모르지만, 손톱과 머리카락이 빨리 자라고 운이 좋으면 머리카락이 더 두꺼워지고 윤기가 나는 등 긍정적인 역할을 하기도 한다. 임신 호르몬으로 인해 혈액순환과 신진대사가 활발해져 머리카락과 손톱 세포에 영양을 공급함으로써, 어느 때보다 건강해지기 때문이다.

물론 모든 성장에는 그만한 대가가 있기 마련이다. 과도한 영양 공급은 썩 바람직하지 않은 결과를 낳기도 한다. 원치 않는 부위에 털이 날 수도 있는 것이다. 임신성 다모증의 영향을 가장 많이 받는 곳은 얼굴(입술, 턱, 뺨) 부위지만 팔, 다리, 가슴, 등, 배도 영향을 받을 수 있다(임신 기간에 안전하게 털을 제거할 수 있는 방법에 대해서는 130쪽을 참조한다). 손톱은 빨리 자라는 반면 건조해지고 잘 부러지기도 한다.

머리카락과 손톱의 변화는 일시적인 현상으로 출산과 함께 사라진다. 출산 후에는 대체로 탈모가 진행되고 손톱도 천천히 자란다.

않은 여성의 1/3에게 이런 현상이 나타난다. 특별한 치료법은 없지만 손발을 찬물에 담그거나 하루에 두세 차례 얼음 주머니를 몇 분간 손발에 대고 있으면 증상이 가라앉기도 한다. 손과 발에 열이 나면 상태가 악화될 수 있으므로 뜨거운 욕조에 몸을 담그거나, 뜨거운 물로 설거지를 하거나, 장갑을 끼어 손과 발에 열이 나는 상황을 피한다. 또한 너무 강한 비누나 향이 나는 비누로 손발에 자극을 주지 않도록 한다. 이런 증상은 출산 후에 곧 사라질 것이다.

다리에 푸르스름하고 얼룩덜룩한 반점 에스트로겐이 많이 분비되면서 나타나는 증상이다. 추울 때 다리에 얼룩덜룩한 피부 변색이 나타나는 경우가 많다. 드물게는 팔에도 나타난다. 흔한 증상이고 아무런 해가 되지 않으며, 산후조리 기간에 사라진다.

연성 섬유종(쥐젖) 아주 작은 크기로 피부 위에 돌출된 양성종양으로 임신부에게 흔히 나타나며, 특히 겨드랑이처럼 마찰이 심한 부위에 잘 생긴다. 대체로 임신 중기와 후기에 많이 나타나며 출산 후에는 사라지기도 한다. 출산 후에도 사라지지 않으면 간단하게 제거할 수 있다.

땀띠 땀띠는 대개 아기들한테 많이 나지만 임신부들에게도 흔히 나타난다. 체온이 상승하고 땀이 많아지면서 몸이 습해지면 피부끼리 혹은 피부와 옷끼리 마찰이 심해져 생길 수 있다. 가슴 사이와 가슴 아래, 불룩하게 튀어나온 아랫배와 치골이 닿는 부위, 허벅지 안쪽에 가장 많이 생긴다. 시원하고 축축한 압박붕대를 이용하면 열을 식혀 땀띠를 예방할 수 있다. 샤워 후에 분을 바르고 가능한 한 몸을 시원하게 유지하면 불편을 최소화하고 재발을 막을 수 있다. 칼라민 로션을 살짝 발라도 피부가 진정된다. 칼라민 로션은 안전하게 사용할 수 있지만, 사용하기 전에 반드시 담당 의사에게 문의한다. 땀띠나 염증이 이틀 이상 지속되면 다음 검진 때 담당 의사에게 상담한다.

피부 발진 임신으로 인해 피부가 예민해지면서 임신 전에 아무 이상 없이 사용한 화장품이 발진을 일으키는 경우가 많다. 순한 제품으로 바꾸면 이런 접촉성 발진은 쉽게 가라앉는다. 발진이 계속되면 담당 의사에게 알리도록 한다.

그 밖에 피부가 변색되는 원인은 여러 가지이다. 살이 터지는 원인에 대해서는 162쪽을 참조하고, 가려운 여드름과 지성 피부, 건성 피부에 대해서는 142쪽, 거미정맥류에 대해서는 139쪽을 참조한다.

── 시력이 나빠지는 듯해요

Q "임신한 뒤로 시력이 점점 나빠지는 것 같아요. 콘택트렌즈도 잘 안 맞는 것 같고요."

A 시력 역시 임신 호르몬의 영향을 받는다. 단순히 시력만 나빠지는 것이 아니라, 하드렌즈를 착용하는 경우에는 갑자기 렌즈를 착용하기가 불편해질 수도 있다. 임신 호르몬으로 눈물 분비가 감소되는 안구건조증이 생겨 부분적으로 눈에 자극이 느껴지고 불편해지기 때문이다. 뿐만 아니라 수분 증가로 각막의 형태가 변함으로써 근시나 원시가 될 수도 있다. 출산 후에는 시력이 회복되고 각막도 정상으로 돌아오므로, 시력이 현저하게 낮아져 사물을 보기 불편할 정도가 아니라면 렌즈를 새로 맞출 필요는 없다.

지금은 시력을 교정하기 위해 레이저 시술을 받을 시기가 아니다. 레이저 시술이 태아에게 해가 되는 건 아니지만, 시력을 과다하게 교정하면 회복하는 데 시간이 오래 걸리고 나중에 다시 교정 시술을 받을 가능성도 높다. 더구나 임신 기간에는 안약을 사용하지 않도록 한다.

시력이 약간 저하되는 증상은 임신 기간에 드물지 않은 현상이지만, 그 밖의 다른 증상이 나타나면 담당 의사에게 알려야 한다. 눈앞이 침침하거나, 흐릿하고 무언가 떠다니는 것처럼 보이거나, 점 같은 게 보이고 물체가 둘로 보이는 현상이 두세 시간 이상 지속된다면 증상이 사라지길 기다리지 말고 바로 담당 의사에게 알린다. 한동안 서 있거나 앉아 있다가 갑자기 자리에서 일어날 때 잠깐 눈앞에 점들이 보이는 현상은 아주 흔하므로 걱정하지 않아도 된다. 하지만 다음 검사 때 담당 의사에게 말해두는 것이 좋다.

── 태동이 느껴지다 안 느껴져요

Q "지난주에는 매일 조금씩 태동을 느꼈는데 오늘은 전혀 태동이 느껴지지 않아요. 무슨 이상이 있는 걸까요?"

A 아기가 몸을 꿈틀거리고 손발로 차고 딸꾹질 하는 걸 느끼는 것만큼 예비 엄마를 전율하게 하는 것도 없다. 배 속에 에너지가 넘치는 새 생명이 자라고 있다는 걸 태동만큼 확실하게 보여주는 증거는 없을 테니까. 그러나 태동은 예비 엄마에게 의문과 의심을 불러일으키기도 한다. 아기가 제대로 움직이고 있는 건가? 너무 많이 움직이는 건 아닌가? 왜 이렇게 움직이지 않는 거지? 어느 땐 태동을 확실히 느끼다가도, 어느 땐 태동이 아니라 단순히 배 속에 가스가 찬 게 아닐까 의심이 들 수도 있다. 어느 땐 아기가 쉬지 않고 몸을 뒤척이는가 하면, 어느 땐 꼼짝도 안 하기도 한다.

어느 경우든 걱정할 필요는 없다. 이 시기에는 충분히 태동에 대해 걱정할 수 있지만 대체로 쓸데없는 걱정이 많으므로 안심한다. 이 기간에는 태동을 분명하게 느끼는 빈도에 큰 차이가 있으며 태동의 양상도 상당히 불규칙하다. 태아가 대부분의 시간 동안 쉬지 않고 몸을 움직여도 움직임이 강하지 않다면 임신부는 태동을 느끼지 못할 것이다. 혹은 태아의 자세(가령 바깥쪽이 아니라 안쪽을 향해 돌아누워 안쪽으로 발을 차는 경우) 때문에 태동을 감지하지 못할 수도 있다. 임신부가 걷거나 많이 움직이면 태아는 편안한 흔들림에 몸을 맡기고 잠이 들 수도 있고, 태아가 깨어 있다 해도 임신부가 너무 바빠 태동을 알아채지 못할 수도 있다. 또한 태아가 가장 활발하게 움직이는 시간에 임신부가 잠들어 있을 가능성도 있다. 아기들은 대부분 한밤중에 가장 활발하게 움직이며 이 시기의 아기들은 엄마가 누워 있을 때 활동하는 경향이 있다.

<u>하루 종일 태동을 느끼지 못한 날에는 태동을 유도할 수도 있다. 저녁에 우유나 오렌지주스를 한 잔 마시거나 간식을 먹고 누우면 태동을 느낄 수 있다.</u> 임신부가 움직이지 않는 동안 영양분이 갑자기 공급되면 태아가 몸을 꿈틀거릴 수 있다. 이 방법이 효과가 없으면 몇 시간 후에 다시 시도하되, 걱정할 필요는 없다. 이처럼 이른 시기에는 대부분의 임신부들이 하루나 이틀, 심지어 사흘이나 나흘 동안 태동을 느끼지 못한다. 그래도 걱정이 되면 안심하는 차원에서 담당 의사에게 문의한다.

28주가 지나면 태동을 보다 지속적으로 느낄 수 있으므로 아기의 움직임을 매일 점검하는 습관을 들이는 것이 좋다(262쪽 참조).

── 임신 중기에도 초음파검사를 받아야 하나요?

Q "아무런 문제없이 아주 정상적인 임신 기간을 보내고 있습니다. 그런데 담당 의사가 이번 달에도 초음파검사를 받으라고 권하더군요. 꼭 받아야 하는 건가요?"

A 요즘은 정상적으로 임신이 진행되고 있어도 임신 중기에 정밀 초음파검사를 받는 게 매우 당연하게 여겨지고 있다. 이 시기에 초음파검사를 받는 목적은 아기가 잘 자라고 있으며 임신부와 아기 모두 아무 문제없이 건강하다는 확신을 얻기 위해서다. 예비 부모들은 아기의 모습을 엿보고 추억이 될 사진을 갖는 즐거움을 누릴 수 있으며, 아기의 성별을 확인할 수도 있다. 물론 알고 싶은 경우에 한해서다.

임신 초기에 임신 사실이나 임신 일수를 확인하기 위해, 혹은 임신 초기 선별검사의 일부로 1단계 초음파검사를 받았더라도, 통상 18주에서 22주 사이에 보다 자세한 2단계 초음파검사를 받으면 태아와 임신부의 상태에 대해 유용한 정보를 추가로 얻을 수 있다. 예를 들어 태아의 크기를 측정하고 주요 장기들의 외관적인 기형 유무를 확인할 수 있으며, 양수가 적당한지 판단하고 태반의 위치를 평가할 수 있다. 한마디로 말해 임신 중기의 초음파검사를 통해 태아와 임신부의 전반적인 건강 상태를 분명하게 알 수 있다.

초음파검사에서 어떤 부분을 확인하는지 궁금하다면 담당 의사에게 문의한다. 아마도 전체적인 내용을 이해하고 안심하게 될 것이다.

── 태반의 위치가 걱정돼요

Q "초음파검사 결과 태반이 자궁경부 근처인 아래쪽에 있다고 하더군요. 괜찮을까요?"

초음파 사진은 평생 간직할 사진

임신 중기의 초음파검사를 마치고, 이제 아기의 첫 번째 초상화를 갖게 되었다. 이 사진을 평생 간직하고 싶을 것이다. 소중한 사진이 망가지거나 희미해지지 않도록 스캔을 해서 하드 드라이브나 CD에 저장해두자. 아니면 스캔을 해서 사진 전용 잉크를 사용해 중성지에 인쇄해도 좋다. 이렇게 하면 사진도 추억도 영원히 간직할 수 있다.

A 태아와 마찬가지로 태반도 임신 기간 동안 움직임이 많을 수 있다. 태반이 여기저기 이동하는 것은 아니고, 자궁의 아랫부분이 늘어나고 커지면서 태반이 위로 이동하는 것처럼 보이는 것이다.

임신 중기에는 태반의 10%가량이 아래쪽에 있는 것으로 추측되지만(14주 전에는 그보다 훨씬 비율이 높다), 출산이 가까워지면 대부분 위쪽으로 이동한다. 태반이 위로 이동하지 않고 계속 자궁 아래에 남아 부분적으로나 전체적으로 자궁경부를 막게 되면 '전치태반'이라는 진단을 받게 된다. 하지만 이런 문제가 발생하는 경우는 거의 없다(200명 가운데 1명꼴). 걱정하기에는 아직 너무 이르며, 통계적인 측면에서 봤을 때 앞으로 걱정할 확률도 아주 낮다.

Q "초음파검사 때 전치태반이라고 하더군요. 전치태반이 뭔가요?"

A 전치태반은 아기가 태반 뒤에 자리를 잡고 있다는 의미다. 대개 수정란은 자궁 뒤쪽, 다시 말해 태반이 자라는 임신부의 척추에서 가장 가까운 부분에 자리를 잡는다. 그러나 간혹 수정란이 자궁의 반대편, 즉 임신부의 배꼽에서 가장 가까운 곳에 자리를 잡는 경우가 있다. 이때 태반은 자궁 앞쪽에서 자라고 아기는 그 뒤에 위치하게 된다.

다행히 아기는 자신이 자궁의 어느 쪽에 누워 있는지 신경 쓰지 않으며, 태반이 어디에 위치하든 아기의 성장과는 전혀 관계없다. 그러나 임신부의 입장에서는 태반이 아기와 임신부의 배 사이에서 쿠션 역할을 하기 때문에 아기의 태동을 일찌감치 알아차리지 못할 수 있어 괜한 걱정을 하기도 한다. 마찬가지 이유로 담당 의사는 태아의 심장박동 소리를 듣기 어려울 수 있다. 그러나 약간 불편할 뿐이므로 걱정하지 않아도 된다. 전치태반은 지속적인 현상도 아니다. 시간이 지날수록 태반은 점점 위로 이동하게 될 것이다.

— 엎드려 자면 안 되죠?

Q "늘 엎드려 자는 편이에요. 그런데 이제는 그럴 수 없을 것 같군요. 다른 자세로는 편하게 잠을 잘 수 없을 것 같은데 어쩌죠?"

A 엎드려 자거나 등을 바닥에 대고 누워 자는 자세는 가장 흔한 수면 자세지만, 임신 기간에 썩 좋은 자세가 아닐뿐더러 편안한 자세도 아니다. 엎드려 자는 자세가 좋지 않은 이유는 쉽게 짐작이 될 것이다. 배가 점점 불러오는데 엎드려 자게 되면 마치 수박 위에서 잠을 자는 것 같을 것이다. 등을 바닥에 대고 누워 자는 자세는 좀 더 편하긴 하지만 등과 장, 주요 혈관이 자궁 전체 무게를 받게 되고, 이러한 압력이 요통과 치질을 악화시킬 수 있다. 더불어 소화를 방해하고 원활한 혈액순환에 지장을 주며, 고혈압이나 저혈압으로 현기증을 일으킬 수도 있다. 그렇다고 서서 자라는 의미는 아니다. 옆으로 누워(어느 쪽이든 상관없지만 가급적 왼쪽으로) 몸을 구부리거나 뻗고 두 다리 사이에 베개를 끼우고 한쪽 다리를 다른 다리 위로 올린 자세가 임신부와 태아 모두에게 가장 좋다. 이 자세는 태반으로 이어지는 혈액과 영양의 흐름을 원활하게 하고, 신장 기능을 향상시켜 노폐물과 수분 배출을 촉진함으로써 발목과 손발의 부종을 완화한다.

그러나 밤새 똑같은 자세로 자는 사람은 거의

없다. 아침에 일어났을 때 엎드려 있거나 등을 대고 누워 있다 해도 전혀 걱정할 필요는 없다. 아무런 해가 되지 않으므로 그냥 다시 옆으로 돌아누우면 된다. 며칠 밤은 불편할지 모르지만 곧 새로운 자세에 적응하게 될 것이다. 길이가 1.5m 정도 되는 커다란 베개를 이용하면 훨씬 편안하게 잘 수 있을 뿐만 아니라 옆으로 누운 자세를 유지하기도 한결 쉬울 것이다. 이런 베개가 없다면 여분의 베개를 이용해 다양한 자세로 몸을 받쳐 완벽한 수면 자세를 찾아본다.

── 태교를 해야 할까요?

Q "제 친구 중에 하나는 아직 태어나지도 않은 아기를 콘서트장에 데리고 가면 아기가 음악을 좋아하게 될 거라고 우긴답니다. 다른 친구는 아기가 문학을 사랑하도록 만들겠다며, 매일 밤 남편에게 책을 배에 대고 읽어달라고 한다는군요. 저도 제 아기에게 뭔가 자극이 될 만한 걸 해줘야 할까요?"

A 임신 중기가 끝날 무렵이면 태아의 청각 능력이 발달하는 건 사실이지만, 엄마 배 속에서부터 협주곡을 듣는다든지 위대한 고전 작품을 듣는다고 해서 교육적으로 앞서간다는 증거는 어디에도 없다. 더구나 이렇게 이른 시기에 교육적·문화적인 관심을 고취시키려는 시도는 자칫 위험할 수 있다. 특히 아기가 태어나기도 전에 벌써부터 지나친 강요를 시작하거나 성공에 집착하려고 노력하는 것이라면 더욱 그렇다. 아기나 어린이와 마찬가지로 태아 역시 나름의 속도로 최선을 다해 성장하고 있으므로 불필요하게 재촉할 필요는 없다. 또한 이론적인

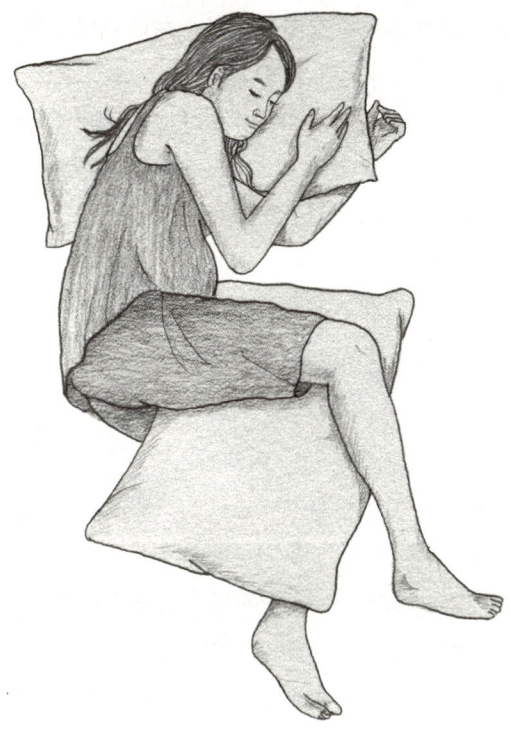

옆으로 누워 자기

위험도 있는데, 태아의 지능 발달을 시도하다가 본의 아니게 아기의 자연스러운 수면 패턴을 흐트러뜨릴 수 있고, 발달을 방해할 수도 있다고 한다.

그러나 아기가 태어나기 훨씬 전부터 아기에게 언어와 음악을 풍부하고 들려주고, 아기와 친해지는 방법을 찾는 건 나쁠 것이 없으며 좋은 점도 많다. 아기가 자궁 안에 있을 때 아기에게 말을 걸고 책을 읽어주고 노래를 불러준다고 훌륭한 사람이 된다는 보장은 없지만 태어날 때 엄마의 목소리를 알아듣고 강한 유대감을 느끼게 될 것이다.

지금 클래식 음악을 들려주면 태어나서도 클래식 음악을 감상할 가능성이 높고, 심지어 나중에 이 소리를 듣고 마음이 진정되기도 할 것이다. 그러나 음악과 문학에 훨씬 크게 영향을

받는 시기는 배 속에 있을 때가 아니라 태어나서 실제로 음악과 문학을 접한 후다.

또한 촉각 능력도 간과하면 안 된다. 자궁에서도 촉각이 발달하므로 지금 배를 쓰다듬으면 나중에 엄마와 아기 사이가 더욱 친밀해질 수 있다.

그러므로 모차르트도 들려주고, 바흐도 알려주고, 셰익스피어의 소네트도 읽어주되, 장차 성공할 아이로 키우기 위해서가 아니라 아기와 친밀해지기 위해서 해야 한다.

물론 불러오는 배에 대고 아기와 이야기를 나누는 걸 어색하게 여겨 그런 시도를 전혀 하지 않는 사람도 있을 것이다. 그렇다고 해서 아기가 엄마의 목소리를 못 알아 들을까 봐 걱정할 필요는 없다. 아기는 엄마가 아빠에게 혹은 다른 사람들에게 이야기할 때마다 엄마 아빠의 목소리를 익히고 있다. 그러므로 지금은 아기와 즐겁게 접촉하면 된다.

—— 큰아이를 안아주면 몸에 무리가 갈까요?

Q "세 살 된 큰아이가 늘 안아달라고 보챕니다. 이 시기에 아이를 안아줘도 괜찮을까요? 사실 아이를 안아주면 허리가 몹시 아프거든요."

A 임신 기간에 적당한 무게(13~18kg)의 물건을 드는 것은 담당 의사가 괜찮다고 말하는 한 별문제 없다. 그러나 안아달라고 보채는 아이를 안는 것은 물건을 드는 것과는 별개의 문제다. 허리 통증을 유발할 수 있기 때문이다. 허리가 끊어질 것 같은 고통을 겪는 것보다 엄마에게 안기려는 큰아이의 습관을 끊는 것이 훨씬 현명한 방법이다. 그러므로 아이를 안아주기보다는 아이와 즐겁게 걸어보자. 짧은 거리를 경주하거나

계단을 올라가면서 노래를 부르면 좋다. 이때 아이가 혼자 걷겠다고 하면 아낌없이 박수를 보낸다. 안아주지 못하는 이유를 설명할 때는 동생 때문이라고 말하지 말고 허리 때문이라고 말한다. 또한 아이를 안아주지 못하는 대신 앉아 있는 동안 많이 안아주고 손을 잡아준다. 그리고 아이가 끝내 걷지 않겠다고 고집을 부릴 때를 대비해 올바로 안는 법을 익혀 허리에 무리 가지 않도록 한다(215쪽 참조).

—— 아기를 돌본다는 건 뭘까요?

Q "과연 행복하게 아기를 양육할 수 있을지 모르겠어요. 아기를 키우는 게 어떤 건지 전혀 감이 잡히지 않습니다."

A 대부분의 사람들은 자신에게 다가오는 삶의 변화가 행복할지 어떨지 궁금해하며 중요한 변화들을 경험하게 된다. 기대가 현실로 이루어지는 변화야말로 세상 무엇보다 행복한 변화이며, 그 가운데 가장 큰 변화는 뭐니 뭐니 해도 임신과 출산일 것이다.

옹알이를 하고 미소를 지으며, 완벽할 정도로 예쁜 아기를 안고 병원에서 집으로 돌아오는 상상을 해왔다면 이제 신생아의 실체에 대해 정확히 알아야 할 것이다. 신생아는 몇 주 동안 웃지도 않고 옹알이도 하지 않으며, 우는 것을 제외하면 엄마와 의사소통을 전혀 하지 못한다. 그리고 꼭 저녁을 먹으려고 자리에 앉거나, 잠자리에 들려고 준비하거나, 목욕을 하고 있거나, 손가락 하나 까딱할 수 없을 만큼 피곤할 때 울어댄다.

아침에 한가하게 공원을 산책하고, 햇볕 좋은 날 동물원에 가고, 작은 옷장에서

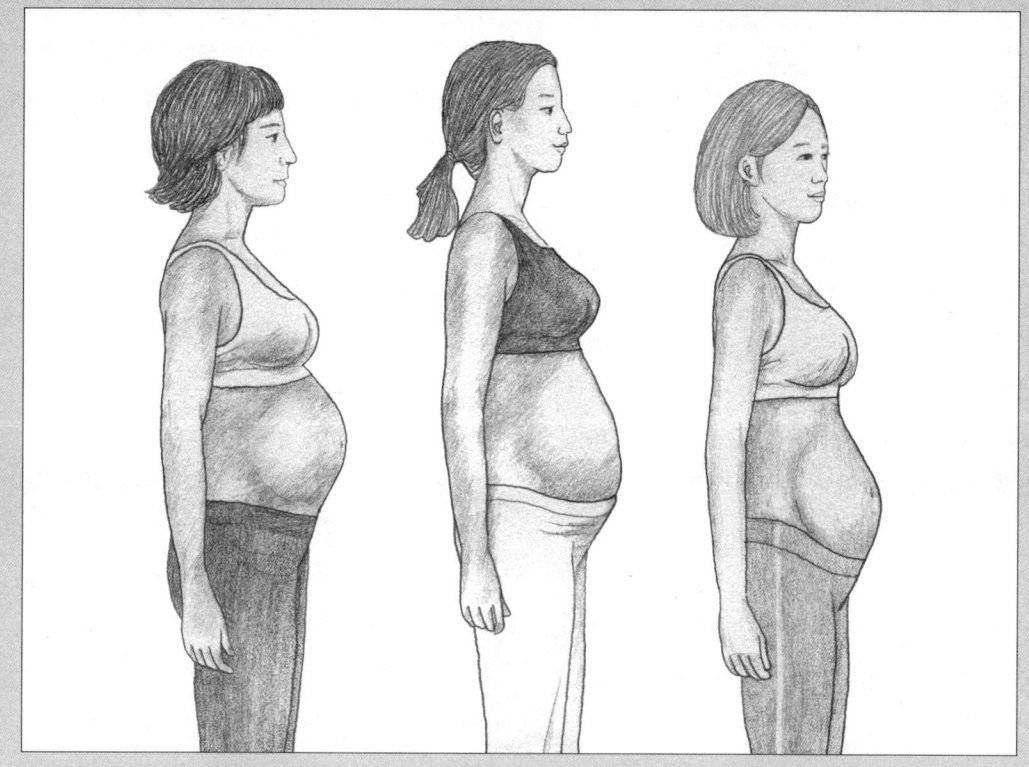

임신 5~6개월의 모습

임신 5~6개월 무렵 세 임신부의 배 모양이 제각기 다르다. 임신부의 몸집, 몸매, 몸무게 증가 정도, 자궁의 위치에 따라 배가 높거나 낮거나 크거나 작거나 펑퍼짐하거나 다부져 보이는 등 배 모양은 천차만별이다.

몇 시간씩 깨끗한 아기 옷을 고르는 것만을 부모 역할이라고 상상했다면 이제는 또 다른 현실도 있다는 걸 깨달아야 한다. 물론 공원을 산책하겠지만 아침이 아니라 해가 뉘엿뉘엿 지는 저녁에 산책하는 날이 대부분이고, 햇볕 좋은 날에는 빨래를 하며 보내기 일쑤이며, 으깬 바나나며 유아용 비타민을 토해 얼룩이 묻지 않은 아기 옷이 거의 없을 정도다.

그러나 아기로 인해 인생에서 가장 황홀하고 기적적인 경험을 할 수도 있다. 깨어 있을 땐 시끄럽게 울어대지만, 천사처럼 잠자는 아기의 따뜻한 몸을 안고 있노라면 그 충만감은 무엇과도 비교할 수 없다. 아직 이가 나지 않은 입으로 지어보이는 작은 미소는 잠을 이루지 못한 숱한 밤들, 번번이 늦게 먹는 저녁 식사, 산더미 같은 빨래들로 지친 나날을 모두 보상할 만큼 값지다.

안전벨트, 어떻게 착용하나요?

Q "자동차를 탈 때는 안전벨트를 매는 것이 안전하겠죠? 에어백 문제는 어떻게 해야 하나요?"

A 자동차를 탈 때 안전벨트를 매는 것이 임신부와 배 속의 아기를 위해 안전할 뿐 아니라 법으로도 규정되어 있다. 안전을 극대화하고 불편을 최소화하기 위해 벨트를 골반과 허벅지를 지나 배 아래쪽에 맨다. 어깨 벨트는 겨드랑이 아래가 아닌 어깨 위로, 가슴 가운데를 지나 배 한쪽으로 가도록 대각선으로 맨다. 급정거할 때 안전벨트의 압력이 아기에게 해가 될지 모른다는 걱정은 하지 않아도 된다. 세계 최고의 충격 흡수 물질인 양수와 자궁 근육이 완충제 역할을 해줄 테니까.

에어백과는 어느 정도 거리를 유지하는 것이 안전하다. 보조석에 앉는 경우 좌석을 가능한 한 뒤로 빼도록 한다(이렇게 하면 공간이 넓어져 다리를 쭉 뻗을 수 있다). 직접 운전을 하는 경우 운전대를 가슴 쪽으로 기울여 배에서 멀어지게 하고, 가능하면 운전대에서 최소한 25cm 정도 떨어져 앉도록 한다.

── 여행을 떠나고 싶어요

Q "이번 달에 휴가를 떠나기로 계획했는데, 계획대로 진행해도 괜찮을까요?"

A 아마 당분간 이렇게 편안하게 휴가를 떠날 기회가 다시 없을 것이다. 아기가 태어나면 어딜 가든 자동차에 카시트와 기저귀, 장난감, 젖병 등을 잔뜩 실어야 하고, 그러다 보면 꼭 이렇게까지 해서 여행을 가야 하나 한숨이 나온다. 임신 중기는 임신 기간 중 여행하기 가장 좋은 시기이다. 임신 초기의 증상인 피로와 메스꺼움, 감정 기복이 모두 물러가는 데다, 배가 나오면 짐은 고사하고 자기 한 몸 끌고 가기도 벅차겠지만 지금은 눈에 띄게 배가 나오지 않았기 때문이다. 그러므로 아무 걱정 없이 휴가를 떠나되, 짐을 꾸리기 전에 먼저 담당 의사의 허락을 받는 것이 좋겠다. 의학적 합병증이 없다면 임신부의 여행은 특별히 제한할 이유가 없으므로 담당 의사는 휴가를 허락할 것이다.

일단 여행을 떠나도 좋다는 허락을 받았으면 짧은 출장이든 느긋한 여행이든 안전하고 즐거운 여행이 될 수 있도록 몇 가지 계획을 세워야 한다.

적당한 시기 정하기 임신 기간 동안 휴가를 계획할 땐 시기가 가장 중요하다. 장거리 여행의 경우 임신 중기에 떠나는 것이 가장 좋다. 저위험 임신부라 하더라도 임신 초기에 장거리 여행을 하는 것은 매우 불편하다. 입덧, 피로 등 임신 초기의 증상이 심할 땐 더더욱 그렇다. 마찬가지로 임신 후기가 끝날 무렵에 집에서 멀리 떨어진 곳으로 여행을 가는 것도 바람직하지 않다. 진통이 일찍 시작될 경우 담당 의사에게 가지 못할 수도 있다.

안전한 여행을 위한 정보 제공 기관

제한해야 할 음식 목록이나 여행하기 전 맞아야 할 예방주사 등에 대해 알아본다.

◆ 해외여행질병정보센터
http://travelinfo.cdc.go.kr : 해외여행 시 국가별로 필요한 예방접종 및 주의해야 할 질병 정보 제공

◆ 외교부 해외안전여행
www.0404.go.kr : 여행경보제도 및 국가별 여행 안전 정보 제공

적당한 여행지 선택 임신부는 신진대사가 활발하므로, 무덥고 습한 곳은 여행지로 좋지 않다. 그런 지역을 택했다면 냉방이 되는 호텔과 교통수단을 이용하고, 물을 충분히 마시며, 햇볕은 피하도록 한다. 산소가 부족한 상황에 적응하는 과정은 임신부와 아기 모두에게 다소 무리가 될 수 있으므로 해발 2,000m 이상의 고지대 여행도 피한다. 일부 예방접종은 임신부에게 위험할 수 있으므로 예방접종이 필요한 저개발 국가도 적절한 여행지라고 할 수 없다. 이런 지역은 예방접종조차 불가능할 정도로 위험한 감염의 온상일 수 있으므로 임신 중에는 피해야 한다. 이런 지역에서는 식중독 및 수인성 질병도 흔하게 발생한다.

쉬엄쉬엄 여행한다 엿새 동안 여섯 개의 도시를 정신없이 돌아다니는 것보다 한 장소를 느긋하게 다니는 것이 좋다. 또한 단체 여행을 할 땐 가이드가 지시하는 대로 따라다니는 것보다 컨디션에 맞추어 일정을 조정하는 것이 좋다. 가령 몇 시간 동안 관광이나 쇼핑을 하는 대신 호텔에 남아 휴식을 취하도록 한다.

보험에 가입한다 국내로 떠나든, 해외로 떠나든 믿을 만한 여행 보험에 가입한다. 상해와 질병은 물론 휴대품 도난, 타인에 대한 배상 책임으로 인한 손해까지 보상해준다.

비상 용품을 준비한다 여행하는 동안 복용할 충분한 양의 산전 비타민과 건강 간식, 담당 의사가 추천한 멀미약과 소화제, 장시간 걷느라 발이 부을 때를 대비한 낙낙하고 편안한 신발, 선크림을 준비한다.

해외로 여행할 경우에는 만일의 경우에 대비해 여행지의 산부인과 병원 명단을 휴대한다. 해외에서 이런저런 이유로 급히 의사의 도움이 필요한데 호텔에서 아무런 도움을 제공하지 못할 경우, 대사관이나 가까운 의과대학 부속 병원으로 연락을 취한다. 혹은 병원 응급실로 향해도 좋다.

건강한 음식 섭취 임신부가 여행을 떠나는 동안에도 아기는 성장하느라 애를 쓰면서 여느 때와 똑같이 영양을 섭취하려 한다. 그러므로 신중하게 음식을 선정해 현지 음식도 맛보고 아기에게 필요한 영양분도 충분히 섭취하도록 한다. 무엇보다 중요한 사항은 규칙적으로 음식을 섭취하고 수시로 간식을 먹어야 한다는 것이다. 풍성한 저녁을 즐기기 위해 아침이나 점심을 건너뛰면 안 된다.

모기는 임신부를 좋아해

어쩐지 임신한 다음부터 모기에 자주 물리는 것 같다는 생각이 든다면, 그건 단순한 착각만은 아니다. 과학자들은 임신하지 않은 여성에 비해 임신한 여성에게 모기가 두 배나 많이 달려든다는 사실을 밝혀냈다. 그 이유는 아마도 모기들이 이산화탄소를 좋아하는데, 임신부들이 자주 호흡을 해 모기가 좋아하는 이산화탄소를 많이 배출하기 때문인 것으로 보인다. 모기가 임신부를 좋아하는 이유가 또 하나 있다. 모기들은 열기를 좋아하는데, 임신부는 아기를 만드느라 대체로 체온이 높기 때문이다. 그러므로 모기가 많은 지역에 살거나 그런 지역으로 여행을 간다면 적절한 예방 조치를 취해야 한다. 모기가 많은 지역에서는 가능한 한 실내에서 지내고, 창문에는 촘촘한 모기장을 설치하며, 유해(DEET) 성분이 없는 살충제를 뿌려 모기에 물리지 않도록 한다.

까다롭게 음식을 섭취한다 어떤 지역에서는 껍질을 깎지 않은 과일이나 채소, 샐러드를 날것으로 먹는 게 안전하지 않을 수도 있다. 이 경우 과일에 병균이 옮기지 않도록 과일과 손을 깨끗이 씻고 과일 껍질을 깎아 먹는다. 바나나와 오렌지는 껍질이 두꺼워 다른 과일에 비해 안전한 편이다. 어느 지역에 있든 미지근한 온도나 실온에 있던 익힌 음식, 날고기나 덜 익힌 육류와 생선, 가금류, 저온살균을 하지 않거나 냉동하지 않은 유제품과 주스, 길거리에서 파는 음식(아무리 뜨거운 불에 가열하더라도)은 먹지 않는다. 깨끗한 식당에서 안전하게 조리된 음식을 먹는다.

물을 조심한다 안전하다고 확인되지 않은 물은 섭취하지 않는다. 이를 닦아서도 안 된다. 현지의 식수가 안전한지 확인할 수 없다면 식수와 양치질용 물은 병에 든 생수를 이용한다. 생수는 병뚜껑을 열 때 반드시 뚜껑이 단단히 봉해져 있어야 한다. 생수나 끓인 물로 얼린 게 아니라면 얼음도 먹지 않는다.

시차 적응하기

임신 기간에는 가뜩이나 피곤한데 여기에 시차 문제까지 더해지면 여행을 시작하기도 전에 그만두고 싶어질 것이다. 표준 시간대 변경으로 인한 신체적 피로를 최소화하기 위해 여러 가지 노력을 시도해보자.

떠나기 전에 시간대를 변경한다 시계와 일정을 점차적으로 앞이나 뒤로 맞추어 여행지의 시간대에 맞춘다. 동쪽으로 떠날 경우 출발 며칠 전부터 조금 일찍 일어나서 조금 일찍 잠자리에 든다. 서쪽으로 떠날 경우 조금 늦게 자서 조금 늦게 일어난다. 비행기 안에 있을 땐 여행지의 수면 시간이 되면 잠을 청하고 수면 시간이 아닌 경우 깨어 지낸다.

현지 시간에 맞춰 생활한다 일단 여행지에 도착하고 나면 완전히 현지 시간에 맞춰 생활한다. 예를 들어 오전 7시에 파리의 호텔에 도착했다면 밤새 비행기를 타고 오느라 지쳐 있는 상태겠지만 낮잠을 자고 싶은 충동을 참고 버틴다. 그 대신 샤워를 하고 푸짐하게 아침을 먹으면서 기운을 되찾으려 애쓴 다음 천천히 주위를 거닌다. 스스로를 너무 채촉하지 말고 틈나는 대로 앉아 다리를 쉬게 하되, 될 수 있으면 서 있도록 한다. 누워 있으면 틀림없이 자고 싶어질 테니 말이다. 생체 시계가 아니라 현지 시간에 맞추어 저녁을 먹는다. 배가 고프면 간식을 먹고 저녁 먹을 시간이 되기 전까지 제대로 된 식사를 하지 않는다. 평소 잠자리에 들 시간이 될 때까지는 가능한 한 깨어 있도록 노력한다. 늦잠을 자지 않도록 한다. 늦잠을 자면 제 시간에 잠자리에 들기 어려워진다. 필요하지 않다 싶어도 모닝콜을 해달라고 부탁한다.

햇볕을 쬔다 햇볕을 쬐면 생체 시계를 다시 맞추는 데 도움이 되므로, 새로운 장소에 도착한 첫 날은 몇 시간 정도 야외에서 보내도록 한다. 해가 나지 않더라도 최소한 얼마 동안은 실외에서 시간을 보낸다. 서쪽에서 동쪽으로 이동했다면 아침 햇살을 쬐는 것이 가장 좋고, 동쪽에서 서쪽으로 이동했다면 오후 늦게 햇빛을 쬐는 것이 좋다.

충분히 먹고 마신다 여행을 자주 가는 사람이라면 비행기로 이동할 때 탈수증상이 일어나는 것을 경험해봤을 것이다. 탈수증상은 임신 합병증에 걸릴 위험을 높이는 건 말할 것도 없고 시차로 인한 증상도 악화시킨다. 그러므로 비행기 안에서는 물론이고 목적지에 도착한 후에도 계속해서 충분한 양의 수분을 섭취한다. 식사도 규칙적으로 하되, 단백질과 복합탄수화물처럼 장기적으로 기운을 북돋아주는 음식을 중점적으로 섭취한다. 가벼운 운동도 피로를 줄이는 데 도움이 된다. 단, 무리한 운동은 피한다. 공원을 산책하거나 호텔 수영장을 몇 바퀴 도는 정도가 알맞다.

약물은 복용하지 않는다 담당 의사의 동의 없이는 처방전이 필요 없는 약이든, 처방약이든, 생약 성분이 들어 있는 약이든 복용하지 않는다.

시간 여유를 둔다 이틀 정도 지나면 피로를 덜 느끼고 현지 시간에 맞춰 움직이기도 수월해진다.

수영도 하지 않는다 일부 지역은 호수와 바다가 오염됐을 수도 있다. 물에 들어가기 전에 해당 지역의 수질 안전성을 확인한다. 염소 소독이 제대로 이루어지지 않은 수영장이나 염소 특유의 냄새가 확 풍기는 수영장에는 들어가지 않는다.

불규칙한 생활에 대비한다 생활과 식단이 달라지면 변비가 악화될 수 있다. 그러므로 섬유질과 수분을 충분히 섭취하고 운동을 해야 한다. 평소보다 조금 일찍 아침을 먹으면(또는 간식이라도 먹어야) 하루 일정을 시작하기 전에 화장실 갈 시간을 확보할 수 있을 것이다.

곧바로 화장실에 간다 화장실에 가는 걸 미루어 요로감염이나 변비에 걸리지 않도록 한다. 화장실에 가고 싶은 욕구가 생기면 곧바로 화장실로 직행한다.

다리를 보호한다 하지정맥류가 있는 경우 탄력 스타킹을 착용한다. 하지정맥류가 생길 가능성이 있다는 의심만 들어도 자동차, 비행기, 기차 등에서 오래 앉아 있거나 박물관이나 공항에서 오래 서 있을 때를 대비해 탄력 스타킹을 신는다. 탄력 스타킹은 발과 발목의 부종을 줄이는 데 도움이 된다.

이동 중에는 몸을 움직인다 장시간 앉아 있으면 다리의 혈액순환이 원활하지 않을 수 있으므로 좌석에서 수시로 자세를 바꾸고, 다리를 자주 뻗거나 구부리고 마사지한다. 또한 다리를 꼬고 앉지 않도록 한다. 가능하면 신발을 벗고 발을 약간 위에 올려놓는 것이 좋다. 비행기나 기차에 탈 땐 최소한 한두 시간에 한 번씩은 일어나 걷는다. 차로 이동할 땐 두 시간 정도 달리고 나면 잠시 정차해 스트레칭을 하고 잠깐 걷는다.

비행기로 여행을 하는 경우 먼저 항공사에 문의해 임신부에 관한 특별 규정이 있는지 확인한다(많은 항공사들이 그렇게 한다). 비행기를 예약할 땐 통로 쪽 좌석을 미리 배정받거나(수시로 일어나 스트레칭을 하거나 화장실을 이용하기 편하므로 가급적 통로 쪽 좌석이 좋다), 좌석을 예약하지 않은 경우 먼저 탑승할 수 있도록 부탁한다.

비행기를 예약할 때 식사가 제공되는지 알아본다. 제공하는 음식량이 너무 적다면 샌드위치나 샐러드 등 미리 싸온 음식을 더 섭취한다. 기내식이 어떻게 나올지 알 수 없으므로 치즈스틱이나 구운 감자, 신선한 과일, 영양바, 시리얼, 건강칩 등을 미리 준비해 가는 것이 좋다. 생수(수돗물로 의심되는 물은 마시지 않는다)와 우유, 주스를 충분히 섭취해 비행기 여행으로 인한 탈수증상을 예방한다. 수분을 많이 섭취하면 화장실에 가는 횟수가 많아지므로, 동시에 다리를 스트레칭하고 걸을 기회도 많아진다.

시차가 다른 지역으로 여행을 떠날 경우 시차 적응(228쪽 참조)을 고려해 여행 계획을 세운다. 미리 푹 쉬고 도착하자마자 며칠은 무리하지 않도록 계획을 세운다.

자동차로 여행하는 경우 갑자기 배가 고파질 때를 대비해 영양이 풍부한 간식과 주스나 우유를 넣은 보온병을 준비해 간다. 장거리 여행을 하는 경우에는 좌석이 편안해야 한다. 그렇지 않다면 등받이 쿠션을 구입하거나 빌린다. 자동차 용품점이나 인터넷 쇼핑몰에서 구입할 수 있다. 목을 받치는 베개를 이용해도 도움이 된다. 안전하게 자동차를 타는 요령은 226쪽을 참조한다.

기차로 여행하는 경우 제대로 된 식사를 판매하는 식당차가 있는지 확인한다. 그렇지 않은 경우 적당한 음식과 간식을 준비해 간다. 밤새 기차를 타고 여행한다면 가능한 한 침대차를 예약한다. 여행을 시작하기도 전에 지치지 않도록 한다.

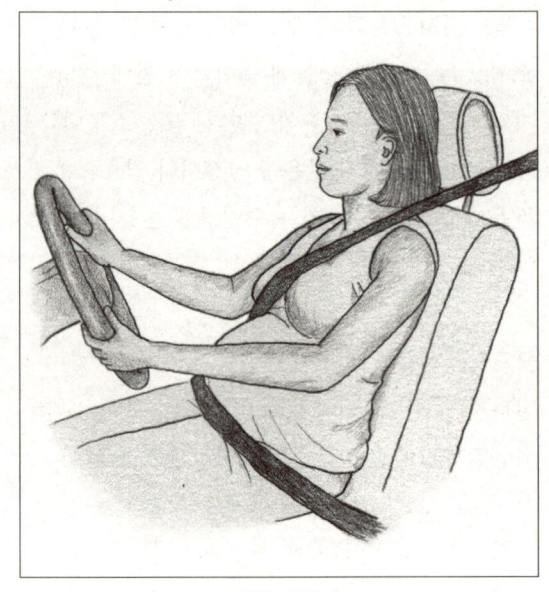

안전벨트 매기

ALL ABOUT   임신부와 성

종교적·의학적 기적은 차치하고라도 모든 임신은 성관계로부터 시작된다. 그러니 임신을 했다고 해서 성생활이 복잡해질 이유가 어디에 있겠는가? 임신한 후로 성관계가 더 많아지든 적어지든, 성관계를 더 많이 즐기든 전혀 그렇지 않든 임신으로 인해 성관계에 변화가 생긴 건 사실이다. 침대에서 안전하게 성생활을 하는 방법에서부터 점점 배가 불러오는 상태에서 가장 편안한 자세를 만드는 방법까지, 늘 어긋나는 상황(내가 하고 싶으면 남편이 시들하고, 남편이 하고 싶으면 내가 시들하고)에서 왕성한 호르몬 작용에 이르기까지(가슴은 그 어느 때보다 커지지만 건드리기만 해도 아픈), 임신 기간의 성생활은 해결할 일투성이다. 하지만 걱정할 필요는 없다. 약간의 창의력과 유머 감각, 참을성과 실전 경험, 그리고 서로에 대한 사랑만 있으면 얼마든지 만족스런 성생활이 가능하니까.

임신 기간의 성생활

대부분의 여성들은 임신 초기에 임신 호르몬이 효력을 발휘하는 즉시 곧바로 성욕이 곤두박질치면서 완전히 급감하게 된다. 이처럼 성적 관심이 낮아지는 것은 전혀 놀랄 일이 아니다. 피로에 메스꺼움, 구토 등 다양한 임신 증상을 겪는 데다 유두가 예민하다 못해 아프기까지 하니 성욕이 생기지 않는 것은 자연스러운 일이다. 하지만 사람에 따라 임신 증상이 천차만별이듯 성욕에 대한 반응도 제각기 다르다. 따라서 운이 좋은 경우, 호르몬 변화 덕분에 생식기가 매우 예민해지고 가슴도 커져 오히려 다른 때보다 성욕이 증가하기도 한다.

임신 중기에는 임신 초기 증상이 가라앉으면서 성생활을 할 수 있는 에너지가 많아지고, 화장실에 가는 횟수가 줄고 침대에 있는 시간이 많아져 성생활에 대한 관심이 높아지는 경향이 있다.

지금까지 한 번도 오르가슴을 느낀 적이 없는 경우라도 이 시기에는 오르가슴을 느끼거나 여러 차례 경험하게 된다. 그 이유는 음순과 음핵, 질로 이어지는 혈액량이 과도해져 여느 때보다 쉽게 절정에 오르고 오르가슴이 더 강하고 오래 지속되기 때문이다. 그러나 임신 기간 동안 아무런 변화를 느끼지 못하는 경우도 있다. 일부 여성들은 임신 중기에 성생활에 대한 관심이 떨어지거나 임신 기간이 끝나도록 전혀 아무런 감정을 느끼지 못하기도 하는데, 이런 현상 역시 정상이다.

출산이 가까워질수록 성욕이 다시 줄어들거나, 간혹 임신 초기보다 훨씬 급격하게 줄어드는 경우도 있다. 수박만큼 부풀어 오른 배로는 성관계를 갖기가 점점 힘들어지고, 출산이 다가옴에 따라 몸도 마음도 힘들어져 제아무리 뜨거운 열정도 식기 마련이며, 초조한 마음으로 간절히 기다리는 출산이라는 일생일대의 사건 외에는 어떤 일에도 마음을 집중하기 어렵기 때문이다. 하지만 이런 임신 후기의 장애물을 극복하고 첫 자궁 수축이 올 때까지도 꾸준히 성관계를 지속하는 부부들도 있다.

── 임신 중 성생활에 영향을 미치는 요인

10개월의 임신 기간 동안 많은 신체적 변화를 겪는 만큼 성적인 욕망과 쾌락에 긍정적이든 부정적이든 영향을 받는 것은 아주 당연하다. 성생활 방해 요인을 최소화하려면 일부 부정적인 영향들을 극복하는 법을 익히는 것이 좋겠다.

메스꺼움과 구토 저녁 먹은 걸 게워내느라 정신이 없는데 성생활을 즐기기란 불가능하다. 그러므로 시간을 현명하게 활용하는 것이 좋다. 아침에 입덧을 시작하면 해가 질 때를 이용하고, 저녁에 입덧을 시작하면 아침 시간을 이용한다. 시도 때도 없이 입덧을 한다면, 임신 초기가 끝날 무렵엔 보통 입덧이 가라앉기 시작하므로 증상이 사라질 때까지 기다린다. 어느 때 성관계를 갖든 몸 상태가 엉망인데 흥분을 느낄 수는 없으며, 괜히 애써봤자 두 사람 모두 만족스럽지 못할 것이다.

피로 옷 벗을 힘도 없는데 섹스를 하기란 힘든 일. 다행히 임신 4개월이 지나면 피로가 극심한 시기는 끝난다(물론 임신 말기에 다시 피로가 몰려오겠지만). 그때까지는 저녁 식사 후에 억지로 섹스를 하려 애쓰지 말고 환한 낮에 섹스를 하는 것이 좋다. 주말 오후에 성관계를 한 뒤 낮잠으로 마무리를 한다. 혹은 그 반대로 하는 것도 좋겠다.

몸매의 변화 배가 산처럼 커다랗게 보여 가까이 다가가기도 겁나는 상황에서 섹스를 하기란 어색하기도 하고 불편하기도 하다. 임신이 진행될수록 불러오는 배를 올라타면서까지 섹스를 할 필요가 있나 하는 생각이 들기도 한다. 더구나 여느 때보다 살이 붙은 몸매를 생각하노라면 정말이지 섹시한 느낌이 전혀 들지 않는다(물론 일부 여성과 대부분의 남편들은 여성의 몸매 가운데 임신부의 몸매가 가장 관능적이라는 걸 알지만). 몸매 때문에 영 섹스에 흥미가 생기지 않는다면 레이스 달린 란제리를 입거나 방 안에 촛불을 켜서 분위기를 전환해본다. 혹은 임신한 몸은 아름답다는 암시를 하며 몸매에 대한 부정적인 생각에서 벗어나본다.

생식기 충혈 임신 호르몬 변화로 골반 부위의

혈액량이 증가하면서 성적으로 예민해지는 경우도 있다. 그러나 오르가슴 후에도 충혈감이 계속해서 남아 있는 경우, 성관계가 만족스럽게 이루어지지 않은 것 같은 기분이 들 수도 있다(특히 임신 후기에). 남편의 경우도 마찬가지이다(질이 너무 좁아져 발기가 제대로 이루어지지 않으면 쾌감이 감소할 수 있기 때문에). 남편이 외음부의 충혈을 즐겁게 받아들이고 정성껏 애무한다면 남편 역시 쾌감이 커질 것이다.

초유가 새는 경우 일부 여성은 임신 후기에 초유가 분비되기 시작하는데, 성적인 자극을 받는 동안 가슴에서 초유가 새어 나오면 전희 도중 약간 당황스럽고 기분이 엉망이 될 수도 있다. 물론 걱정할 필요는 없지만 섹스에 방해가 된다면 몸의 다른 부위에 집중하도록 한다.

유방이 예민한 경우 평소보다 풍만하고 탄력 있는 유방으로 즐거운 성생활을 하는 부부도 있을 것이다. 하지만 대부분의 경우 임신 초기에는 유방이 붓고 예민해져 만지기만 해도 아프기 때문에 조심해야 한다. 유방이 너무 아프면 남편에게 말하고, 임신 초기가 끝날 때쯤엔 괜찮아질 거라고 알려준다.

질 분비물의 변화 임신 기간에는 질 분비물이 증가하고 농도와 냄새, 맛도 달라진다. 지금까지 질이 건조하거나 좁았다면 질 분비물이 많아지면서 더욱 즐겁게 섹스를 할 수 있을 것이다. 그러나 분비물이 지나치게 많아 질이 너무 축축하고 미끄러우면 오히려 느낌이 감소되고, 심지어 남편이 발기를 지속하지 못하거나

오르가슴에 도달하지 못할 수도 있다. 이 경우 약간의 전희로 남편의 발기와 오르가슴을 도와줄 수 있다. 분비물의 냄새와 맛이 강해 오럴 섹스를 하기도 쉽지 않다. 향기 나는 오일로 치골 부위나 대퇴부 안쪽을 마사지하면 도움이 될 것이다. 이때 질에 오일이 닿지 않도록 한다.

간혹 질 분비물이 많이 나오는데도 섹스 중에 질이 건조해지는 경우도 있다. 질이 건조할 때는 아스트로글라이드겔 같은 향이 없는 수용성 윤활제를 안전하게 이용할 수 있다.

자궁경부의 예민함으로 인한 출혈 임신 기간에는 자궁으로 가는 혈액량이 증가하면서 이를 수용하기 위해 추가로 많은 혈관들이 교차되기 때문에 자궁경부에 울혈이 생기기도 한다. 따라서 깊이 삽입하면 간혹 출혈이 있을 수 있다. 특히 출산에 대비해 자궁경부가 숙화(자궁경부가 점점 얇아지고 부드러워지면서 앞쪽으로 약간 개대되는 상태)되기 시작하면 더욱 그렇다. 임신 기간에는 언제든 출혈이 생길 수 있으므로 너무 걱정할 필요는 없다. 하지만 안심하는 차원에서 담당 의사에게 말하는 것이 좋다.

섹스와 운동

섹스를 하면서 케겔 운동을 한다면 운동은 운동대로 하고 즐거움은 즐거움대로 누릴 수 있다. 케겔 운동은 출산에 대비해 회음부를 탄력 있게 만들어주어 회음절개술을 해야 할 가능성을 줄여줄 뿐 아니라 회음부가 찢어질 위험도 최소화한다. 출산 후 회음부 회복에도 도움이 된다. 케겔 운동은 언제 어디에서나 가능하고(266쪽 참조), 삽입이 이루어지는 동안 케겔 운동을 하면 두 사람 모두 쾌감이 두 배로 커질 수 있다. 이렇게 재미있는 운동은 다시 없을 것이다!

또한 임신 중에는 섹스에 대한 심적 장애들이 많아 충분히 즐기기 어렵지만, 이러한 심리적 저항감 역시 최소한으로 줄일 수 있다.

태아에게 해를 입히거나 유산이 될지 모른다는 두려움 걱정하지 말고 즐겨도 된다. 정상적인 임신의 경우 섹스는 전혀 해롭지 않다. 아기는 자궁과 양막 안에서 철저하게 보호받고 있으며, 자궁은 자궁경부의 점액질 마개로 외부 세상과 안전하게 차단되어 있다. 임신 기간 동안 섹스를 하면 안 되는 상황이 온다면 담당 의사가 알려줄 것이다. 그렇지 않은 경우에는 얼마든지 섹스를 즐겨도 좋다.

오르가슴을 느끼면 유산이나 조산할지 모른다는 두려움 오르가슴 후에 자궁이 수축되며 경우에 따라 약 30분 동안 지속되는 꽤 강한 자궁 수축이 이루어지긴 하지만, 이런 식의 자궁 수축은 진통의 징후가 아니며 정상적인 임신에는 전혀 위험하지 않다. 이번에도 역시 임신 중에 오르가슴을 피해야 하는 상황이 온다면, 가령 유산이나 조기분만의 위험이 높거나 태반에 문제가 있는 경우에는 담당 의사가 미리 말해줄 것이다.

태아가 보거나 알고 있다는 두려움 그럴 가능성은 전혀 없다. 임신부가 오르가슴을 느끼는 동안 태아는 자궁 수축으로 기분 좋게 흔들리는 느낌을 즐기긴 하겠지만, 두 사람의 행동을 볼 수도 없고, 무슨 일이 일어나고 있는지 알 수도 없으며, 기억할 수도 없다. 섹스를 하는 동안 태아가 느리게 움직이고, 오르가슴에 도달한 후에 심하게 발로 차거나 꿈틀거리고 심장박동 소리가

임신 기간 섹스의 모든 것

임신 기간에 성관계를 할 때 안전하게 할 수 있는 방법은 없을까? 지금부터 자세하게 알아보자.

오럴 섹스 입술이나 혀로 여성의 성기를 남성이 애무하는 쿤닐링구스는 임신 기간 언제라도 즐겁고 안전하게 할 수 있으므로 거리낌 없이 해도 좋다. 단, 파트너가 질 속에 공기를 불어넣지 못하게 한다. 남성의 성기를 여성이 입으로 애무하는 펠라티오 역시 임신 기간 언제라도 안전하다. 애무를 하다 정자를 삼키더라도 괜찮다. 이 두 방법은 삽입이 힘들 때 두 사람 모두에게 큰 만족을 준다. 하지만 남편이 성병에 걸린 경우라면 오럴 섹스를 피한다.

항문 섹스 항문 섹스도 비교적 안전한 편이지만 몇 가지 경우에는 주의해야 한다. 첫째, 임신과 함께 따라오는 고질병인 치질이 있는 경우 항문 섹스는 다소 불편할 수 있고 출혈이 생길 수도 있다. 둘째, 임신 기간이든 아니든 관계없이 항문 섹스를 할 땐 지켜야 할 안전 규칙이 있다는 걸 잊으면 안 된다. 특히 지금 같은 경우에는 다음 사항을 더욱 철저하게 지키자. 항문 섹스에서 질 섹스로 바꿀 땐 반드시 깨끗하게 씻는다. 그렇지 않으면 해로운 세균이 질 속으로 침입해 감염을 일으키고 아기에게도 위험할 수 있다.

마스터베이션 고위험 임신이거나 조기분만으로 인해 오르가슴이 제한되어 있지 않다면 임신 기간에 마스터베이션을 해도 매우 안전하다. 성적인 긴장감을 완전히 해소하는 데 아주 좋은 방법이다.

바이브레이터나 딜도 담당 의사가 성관계를 해도 좋다고 허락하는 한, 임신 기간에 딜도와 바이브레이터 같은 자위 기구를 사용해도 괜찮다. 어차피 진짜 남자 성기를 모형으로 만든 것에 불과하니까. 다만 질 안으로 삽입하는 것인 만큼 삽입하기 전에 깨끗하게 세척하고 너무 깊이 삽입하지 않도록 주의한다.

빨라지는 등의 반응을 보이는 것은 순전히 자궁의 움직임에 반응하는 것이다.

아기의 머리를 칠 것 같은 두려움 남편은 인정하고 싶지 않겠지만 아기를 다치게 할 만큼, 혹은 아기에게 가까이 다가갈 만큼 큰 페니스는 없다. 다시 말하지만 아기는 편안한 자궁 안에서 철저하게 보호받고 있다. 아기 머리가 골반에 꽉 차 있고 페니스가 아무리 깊이 삽입된다 해도 아기에게는 전혀 해롭지 않다.

섹스로 인해 감염이 될지 모른다는 두려움 남편이 성병에 감염되지 않는 한 엄마나 아기가 섹스로 인해 감염될 위험은 거의 없다. 아기는 양막 안에서 정액과 전염성 유기체로부터 안전하게 보호를 받고 있다.

다가올 일에 대한 불안감 앞으로 닥칠 일에 사로잡혀 조금은, 어쩌면 많이 스트레스를 받고 있는지도 모르겠다. 곧 다가올 출산을 생각하면 여러 가지로 마음이 심란할지도 모른다. 아기를 키워야 할 책임감, 생활 방식의 변화, 경제적 감정적으로 치러야 할 희생 등 온갖 걱정으로 마음이 무거우면 섹스를 하고 싶은 마음이 생길 수가 없다. 이런 감정들을 자주 털어놓아야 침대에서 편안한 마음으로 섹스를 할 수 있을 것이다.

관계의 변화 곧 있을 가족 관계의 변화, 즉 이제 더 이상 연인이나 부부가 아니라 엄마 아빠가 된다는 생각에 적응하느라 애를 먹고 있는지도 모른다. 혹은 관계가 새로운 국면으로 접어든다는 사실에 성적인 친밀감과 그에 따른 흥분을 느낄 수도 있다.

적개심 남편은 모든 이들의 관심이 아내와 임신에 집중되는 것 같아 아내에게 질투를 느끼고, 임신부는 아이에 대한 책임을 혼자 떠안고 있는 것 같아 남편을 원망하게 되어 서로에게 적개심을 느낄 수 있다. 이런 감정은 잠자리에 들기 전에 대화로 풀어야 한다.

임신 후기의 섹스는 진통을 유발한다는 믿음
임신이 진행됨에 따라 오르가슴 후의 자궁 수축이 점차 강해지는 건 사실이다. 하지만 출산에 대비해 자궁경부가 숙화되지 않는 한 이런 자궁 수축이 진통으로 이어질 가능성은 적다. 사실상 임신 초기에 성생활이 활발한 부부는 원활한 임신 기간을 보낸다는 연구 결과들이 나와 있다.

심리적인 요인이 임신 기간의 섹스를 즐겁게 만들어주는 건 당연한 사실이다. 임신을 위해 열심히 노력한 부부들은 이제 임신을 위한 섹스가 아닌 놀이를 위한 섹스를 기쁘게 즐길 것이다. 더 이상 배란 테스트기, 체온계, 병원 차트, 달력이 필요 없으며 불안감에 시달리지 않게 되었으니 말이다. 또한 많은 부부들이 임신 후로 더욱 친밀함을 느끼고 임신부의 배를 어색한 장애물이 아닌 친밀함의 상징으로 받아들인다.

섹스를 제한해야 하는 경우

임신 기간에 하는 섹스는 부부 모두에게 커다란 기쁨을 제공해주는 만큼 모든 부부가 임신 기간 내내 섹스를 할 수 있다면 정말 좋겠지만, 안타깝게도 섹스를 제한해야 하는 경우가 있다. 고위험 임신의 경우 특정 시기 혹은 심지어 열 달 내내 성관계를 삼가야 한다. 또는 임신부가 오르가슴을 느끼지 않는 한에만 관계가 허용되거나, 전희는 가능하지만 삽입은 허용되지 않거나, 콘돔을 사용하지 않으면 삽입할 수 없는 경우도 있다. 언제 어떻게 해야 안전한지 정확하게 알아야 하므로, 담당 의사가 성생활을 삼가도록 지시하면 자세한 이유를 물어야 한다. 성관계를 제한해야 하는 이유가 무엇인지, 삽입이나 오르가슴 혹은 둘 다를 제한해야 하는지, 일시적으로 제한해야 하는지 임신 기간 전체에 걸쳐 제한해야 하는지 물어본다.

대체로 다음과 같은 상황에서 섹스가 제한된다.

✦ 조기분만의 징후를 경험하거나 조기분만의 경험이 있는 경우
✦ 자궁경부 무력증이나 전치태반으로 진단 받은 경우
✦ 출혈이 있거나 유산의 경험이 있는 경우

삽입은 제한되지만 오르가슴은 허용되는 경우 서로를 자위하는 방법을 고려해본다. 오르가슴이 제한되는 경우 이 방법으로 남편과 함께 기쁨을 얻을 수도 있다. 삽입은 가능하지만 오르가슴은 제한되는 경우 절정에 다다르지 않고 성관계를 시도할 수 있다. 이 방법은 썩 만족스럽지 않고, 쉽게 절정에 오를 경우 불가능한 방법이기도 하지만 남편을 즐겁게 함으로써 두 사람 모두 만족할 수 있을 것이다. 임신 기간 동안 모든 성행위가 금지된다면 친밀감을 높일 수 있는 다른 방법을 찾아보자. 가령 손을 잡거나 부둥켜안고 연령 제한 없는 로맨틱 코미디 영화를 보는 것도 좋겠다.

— 횟수는 적어도 즐거움은 두 배로

지속적이고 만족스러운 섹스는 하루아침에 이루어지지 않는다. 서로에 대한 이해와 사랑, 인내, 그리고 부단한 연습을 통해 점점 즐거운 섹스로 발전하게 되는 것이다. 임신으로 인한 정서적·신체적 변화를 겪고 있다면 이미 탄탄한 성생활을 바탕으로 하는 경우에도 마찬가지이다. 즐거운 성생활을 위한 몇 가지 요령을 소개하겠다.

성생활을 분석하지 말고 그냥 즐긴다 매번 그 순간을 즐기는 거다. 얼마나 했는지, 얼마나 자주 안 했는지에 신경을 곤두세우지 않는다. 언제나 양보다 질이 중요하지만 특히 임신 기간에는 더욱 그렇다. 임신 전 성생활과 지금의 성생활을 비교하지 않는다. 두 경우는 차원이 다르고 현재 두 사람의 입장도 다르다는 걸 인정한다.

언제나 긍정적인 측면을 강조한다 성관계를 진통과 분만에 대비한 아주 좋은 신체적 준비운동이라고 생각한다. 특히 삽입을 하는 동안 케겔 운동을 잊지 않는다면 섹스는 아주 좋은 준비 단계다. 섹스를 긴장을 이완하는 시간이라고 생각한다. 긴장 이완은 아기를 비롯해 모든 걱정을 해소하는 좋은 방법이다. 통통한 임신부의 몸매를 관능적이고 섹시하다고 여긴다. 매번 서로를 포옹할 때마다 좀 더 친밀해지는 기회라고 생각한다.

모험을 시도한다 지금까지 시도하던 체위가 더 이상 맞지 않는다면? 지금이야말로 새로운 자세를 시도해볼 기회라고 여긴다. 그러나 새로 시도하는 체위에 적응할 시간을 가져야 한다. 먼저 옷을 입은 상태에서 체위를 연습하면 실제로 섹스를 할 때 더욱 편안하게 할 수 있을 것이다. 233쪽의 내용을 참조한다.

현실적인 기대를 품는다 임신 기간의 섹스는 많은 어려움이 따르므로 너무 잘하려고 스스로를 몰아붙이지 않는다. 임신 기간에 처음으로 오르가슴을 느끼는 여성들도 있지만 오히려 그렇지 않은 여성들도 있다. 반드시 오르가슴에 도달해야 할 필요는 없으며, 때로는 친밀함을 나누는 것이 가장 큰 만족감을 얻을 수 있는 최고의 방법일 때도 있다는 걸 기억하자.

친밀함을 키우는 방법은 다양하다는 것을 기억하자 대화는 모든 관계의 기초이며 특히 인생의 중요한 시기에 적응해야 할 때에는 더욱 그렇다. 지금 처한 문제들을 무시하려 애쓰지 말고 허심탄회하게 대화로 풀어가자. 문제가 너무 커서 혼자 해결하기 벅차다 싶으면 전문가의 도움을 받아도 좋다. 곧 세 식구가 될 터이므로 단둘이 충분한 대화를 나누기에는 지금처럼 절호의 기회도 없을 것이다.

임신 기간에는 신체적으로나 정서적으로 섹스에 대해 느끼는 감정이 부부마다 다르다. 어떤 체위로 섹스를 하든, 섹스를 전혀 하지 않든, 두 사람이 정상이라고 여기는 게 바로 정상이다. 그 사실을 받아들이고 서로를 포용하며 다른 일에는 괜한 신경을 쓰지 않도록 하자.

11장

임신 6~7개월

23~27주

◆◆◆

이 시기쯤 되면 배 속에 무언가가 움직이는 느낌이 확실히 강해진다. 아기는 작은 팔다리로 힘차게 배를 차고 심지어 미용체조에 딸꾹질까지 하며, 밖에서도 그 모습을 짐작할 수 있다. 이번 달은 임신 중기의 마지막 달로, 이제 임신 과정의 2/3를 지나온 셈이다. 하지만 임신부는 아직 갈 길이 멀고 아기 역시 마찬가지이다. 아기는 아직 많이 가벼운 편이다. 이 기회를 놓치지 말고 아직 발이 보이는 동안 신나게 돌아다니자.

이달에 아기는

23주 아기의 피부가 축 늘어져 있는데, 이것은 피부가 자라는 속도가 지방 쌓이는 속도보다 빨라서 아직 피부에 지방이 다 채워지지 않았기 때문이다. 하지만 걱정할 필요는 없다. 곧 지방이 충분히 쌓여 피부 속을 가득 채워놓을 테니까. 이번 주에 아기의 키는 20cm 정도이고, 몸무게는 550g을 막 넘기 시작한다. 이제 부지런히 살이 찌기 시작하는데, 이는 곧 임신부도 같이 살이 찐다는 의미가 된다. 이번 달 말쯤 아기는 지금 몸무게의 두 배가 될 것이다. 다행히 임신부는 그 정도까지 되지 않는다. 일단 지방이 쌓이기 시작하면 아기는 지금보다 덜 투명해진다. 지금은 피부를 통해 내장과 뼈가 보인다.

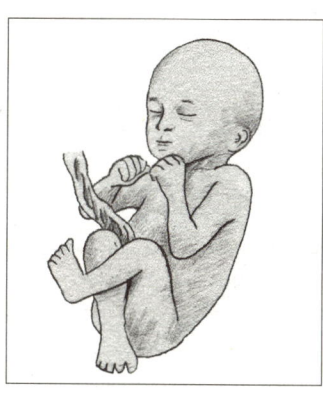

임신 6~7개월의 아기 모습

피부는 바로 아래 혈관과 동맥이 발달한 덕분에 붉은빛을 띤다. 그러나 8개월쯤엔 더 이상 아기의 속을 볼 수 없을 것이다!

24주 몸무게는 640g, 키는 21cm 정도이고, 크기는 더 이상 과일에 비교할 수 없을 만큼 커져 표준 크기의 편지지만 하다. 아기의 몸무게는 임신부의 몸무게만큼 많이 증가하지는 않지만, 그 증가량이 점점 비슷해지고 있다. 아기 몸무게의 많은 부분은 내장 기관, 뼈, 근육, 그리고 점점 축적되고 있는 지방이 차지한다. 아기의 얼굴은 속눈썹과 눈썹, 반짝반짝 윤기 나는 머리카락까지 거의 완벽하게 완성되어 아주 귀여운 모습이다. 하지만 아직 머리카락에 색소가 전달되지 않아 지금 당장은 백발 상태이다.

25주 아기는 쑥쑥 자라 이번 주는 키가 23cm에 다다르고, 몸무게는 740g이 넘는다. 피부 아래에 모세혈관이 만들어져 혈액으로 채워지기 시작한다. 이번 주 말쯤이면 모세혈관과 함께 폐에 폐포도 발달해 신선한 공기를 호흡할 준비를 시작한다. 물론 아직 호흡을 하려면 한참 더 발달해야 한다. 출생 후 폐를 확장시키는 데 도움을 주는 물질인 표면활성물질이 벌써 생성되기 시작하지만, 아기의 폐는 충분한 양의 산소를 혈류로 보내고 혈액으로부터 이산화탄소를 내보내는 활동, 즉 호흡작용을 하기에는 아직 많이 미숙하다. 지금까지 막혀 있던 콧구멍은 이번 수에 열리기 시작해 이제부터 '숨쉬기' 연습을 시작할 수 있다. 성대도 기능을 해 이따금 딸꾹질을 하기도 한다.

26주 아기의 몸무게는 840g을 꽉 채우고, 길이는 23cm가 넘는다. 이번 주의 놀라운 발전은 아기가 눈을 뜨기 시작한다는 것이다. 눈꺼풀을 꼭 감고 있던 지난 몇 달 동안 영상을 또렷하게 볼 수 있게 해주는 눈의 기관인 망막이 발달했던 것이다. 아직 홍채에 색소가 많이 형성되지 않아 눈의 색깔을 가늠하기엔 이르다. 캄캄한 자궁 속이라 딱히 볼 건 없지만 아기는 지금부터 앞을 볼 수 있다. 시각과 청각이 발달함에 따라 아기가 밝은 빛을 보거나 시끄러운 소리를 들을 때 움직임이 커지는 걸 알 수 있다. 엄마의 배 가까이에서 커다란 진동음을 울리면 아기는 눈을 깜박이면서 깜짝 놀라는 반응을 보인다.

27주 이제부터는 머리에서 엉덩이까지의 길이가 아닌 머리에서 발끝까지의 길이를 측정한다. 이번 주 머리에서 발끝까지의 길이는 무려 38cm! 아기의 몸무게도 껑충 뛰어 950g을 넘어서고 있다. 또 하나의 흥미로운 사실은 예민한 미각이 형성된다는 것이다. 따라서 엄마가 다양한 음식을 먹을 때마다 아기는 양수로 각 음식을 맛보고 반응하기도 한다. 예를 들어 매운맛에 딸꾹질을 하거나 발길질을 하는 아기도 있다.

어떤 느낌일까?

늘 그렇듯이 임신부마다 임신 형태와 증상이 천차만별이라는 점을 기억하자. 모든 증상을 번갈아가면서 겪을 수도 있고, 한두 가지 증상만 경험할 수도 있다. 지난달부터 지속된 증상도 있고 이제 막 새로 시작된 증상도 있다. 그런가 하면 너무 익숙해져 거의 알아차리지 못하는 증상도 있다. 남들이 경험하지 않는 증상을 경험하기도 한다. 이번 달에는 주로 다음과 같은 증상을 경험할 것이다.

신체적인 증상

- ◆ 태동이 더욱 활발해진다.
- ◆ 질 분비물이 계속해서 나온다.
- ◆ 하복부와 복부 양옆이 쑤시고 아프다. 자궁을 받치고 있는 인대가 늘어나기 때문이다.
- ◆ 변비가 있다.
- ◆ 속 쓰림과 소화불량 증상이 있고, 헛배가 부르며 배가 부풀어 오른다.

- 이따금 두통, 현기증이 나거나 정신이 어지러워진다.
- 코가 충혈되고 가끔 코피가 나며, 귀가 멍멍해진다.
- 잇몸에서 피가 나 칫솔에 피가 묻을 수도 있다.
- 식욕이 왕성하다.
- 다리에 쥐가 난다.
- 발목과 다리가 약간 붓고, 이따금 손과 얼굴이 붓기도 한다.
- 다리에 하지정맥류가 나타나거나 치질이 생긴다.
- 복부가 가렵다.
- 배꼽이 튀어나온다.
- 요통이 있다.
- 복부나 얼굴의 피부색이 달라진다.
- 살이 튼다.
- 가슴이 커진다.

정서적인 증상

- 감정 기복은 거의 사라진다.
- 멍한 상태가 계속된다.
- 임신 상태가 다소 지루해진다. '다들 이제 좀 다른 일에 관심을 가져주면 안 될까?' 하는 생각도 든다.
- 미래가 조금 불안해진다.
- 미래를 생각하면 상당히 흥분된다.

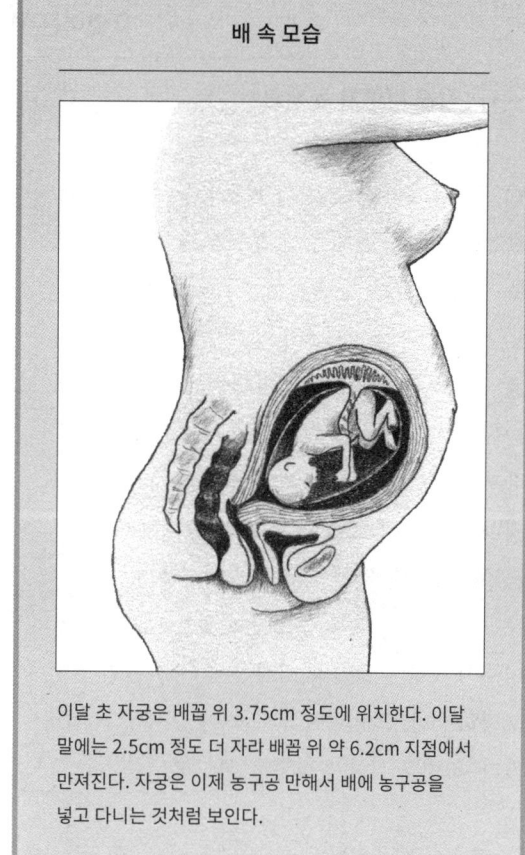

배 속 모습

이달 초 자궁은 배꼽 위 3.75cm 정도에 위치한다. 이달 말에는 2.5cm 정도 더 자라 배꼽 위 약 6.2cm 지점에서 만져진다. 자궁은 이제 농구공 만해서 배에 농구공을 넣고 다니는 것처럼 보인다.

이달의 검사 내용

이번 달에도 지금까지와 거의 유사한 진료를 받게 될 것이다. 각자의 필요와 담당 의사의 진료 방식에 따라 다르겠지만 이번 달에는 대체로 다음 사항을 검사한다.

- 몸무게와 혈압
- 소변검사 : 당과 단백질 함유 여부
- 태아의 심장박동
- 자궁의 크기와 태아의 자세 : 외부 촉진(손으로 만져봄)으로 추정한다.
- 자궁저(자궁 꼭대기)의 높이
- 손발의 부종, 다리의 하지정맥류
- 지금까지 겪은 증상들(특히 예외적인 증상들)
- 상의하고 싶은 의문 사항이나 문제들 : 미리 준비해 간다.

무엇이든 물어보세요 Q&A

—— 잠을 이루지 못해요

Q "지금까지 잠을 못 자 괴로운 적은 한 번도 없었답니다. 그런데 요즘엔 도무지 밤에 잠을 잘 못 자겠어요."

A 한밤중에 일어나 수시로 화장실에 들락거려야지, 괜히 이래저래 마음은 불안하지, 다리에 쥐는 나지, 신진대사는 활발해져서 아무 때나 열이 팍팍 오르지, 배 속의 아기는 수시로 꿈틀대지, 편안하게 숙면을 취하기 힘든 건 아주 당연하다. 이는 예비 부모가 되었을 때 잠을 이루지 못할 날들을 대비하는 좋은 훈련인 건 분명하지만, 그렇다고 해서 누워 있지 말란 법도 없다. 숙면을 취하는 방법을 시도해보자.

낮에 몸을 많이 움직인다 낮에 운동을 하면 밤에 좀 더 쉽게 잠이 올 것이다. 그러나 잠잘 시간에 임박해서는 운동을 하지 않는다. 운동 후 신체적·감정적으로 고조된 상태에서는 베개에 머리를 대도 잠이 들기 어렵다.

마음을 편안하게 한다 직장이나 집안 문제로 잠을 이루지 못한다면, 이른 저녁 시간에 남편이나 친구에게 마음을 털어놓아 편안한 마음으로 잠자리에 들 수 있도록 한다. 대화를 나눌 상대가 아무도 없다면 걱정거리를 글로 적어본다. 글로 무언가를 쓰는 행위는 치유 효과가 있을 뿐 아니라 해결책을 알아내는 데도 도움이 된다. 잠자리에 들 무렵에는 걱정거리를 옆으로 제쳐두고 즐거운 생각만 하려고 노력한다.

천천히 저녁 식사를 즐긴다 허겁지겁 많이 먹지 말고 느긋하게 식사를 즐긴다. 천천히 차분하게 식사를 하면 밤에 속 쓰림 증상이 줄어들고, 불을 끈 후에도 몸을 뒤척이며 잠 못 자는 현상도 줄어들 것이다. 배가 부르면 기운이 너무 많아지고 속도 불편해져 잠을 이루기 힘들므로 저녁을 먹자마자 곧바로 잠자리에 들지 않도록 한다.

잠들기 전에 가벼운 간식을 먹는다 잠들기 직전에 너무 많이 먹어도 숙면에 방해가 되지만 너무 적게 먹어도 그럴 수 있다. 한밤중에 배가 고파 잠에서 깨는 일이 없도록 잠자리에 들 때 가벼운 간식을 먹는다. 따뜻한 우유 한 잔이 도움이 될 수 있으며, 단백질과 복합탄수화물이 결합된 가벼운 음식에서도 이와 비슷한 최면성 효과를 얻을 수 있다. 과일과 치즈, 요구르트와 건포도를 먹거나 우유에 머핀이나 쿠키를 적셔 먹는 것이 좋다.

잠자리에 들기 전에는 수분 섭취량을 줄인다 화장실에 들락거리다 보면 숙면에 방해를 받으므로 저녁 6시 이후에는 수분 섭취를 제한한다. 하지만 그 전에 하루 수분을 충분히 섭취한다. 목이 마르면 물을 마시되, 잠자리에 들기 직전에 많은 양의 물을 벌컥벌컥 들이키지 않도록 한다.

일시적으로 에너지를 증가시키는 음식을 먹지 않는다 오후와 저녁에는 카페인이 들어 있는 음식을 일체 먹지 않는다. 카페인은 여섯 시간 동안 정신을 깨어 있게 하는 작용을 한다. 당분이 들어 있는 음식, 특히 초콜릿처럼 카페인과 당분이 결합된 음식도 마찬가지이다. 당분은 원하지 않는

때에 에너지를 증가시킬 뿐 아니라 밤에 혈당 수치를 불안정하게 만든다.

잠들기 전에 긴장을 이완하는 습관을 들인다 이런 습관을 들이면 잠이 잘 오는 것은 아이들에게만 해당되는 일이 아니다. 어른들도 안정적으로 숙면을 취하는 데 도움이 된다. 마음을 차분히 하고 저녁을 먹은 후에는 편안한 활동, 가급적 긴장을 유발하지 않는 활동을 한다. 가벼운 독서나 텔레비전 시청(폭력적이거나 비통한 내용은 제외), 부드러운 음악 감상, 약간의 스트레칭, 편안한 요가, 긴장을 이완하는 운동, 온수 목욕, 등 마사지, 약간의 애무 등이 좋다.

편안한 잠자리를 만든다 임신 중에는 베개가 많으면 많을수록 좋다. 몸을 지지하거나, 필요한 곳에 몸의 일부를 받칠 때 베개를 이용하고, 그냥 옆에 기댈 때도 이용한다. 임신 초기부터 옆으로 누워 편하게 자는 법을 익힐수록 나중에 잠이 들기 쉽다. 매트리스는 편안한 것을 이용하고, 침실 공기는 너무 덥거나 춥지 않게 한다.

환기를 한다 방안 공기가 답답하면 숙면을 취하기 어렵다. 그러므로 너무 덥거나 춥지 않다면 창문을 활짝 열어둔다. 환풍기나 에어컨도 공기를 순환시키는 데 도움이 된다. 이불을 머리 위까지 뒤집어쓰지 않는다. 호흡할 때 산소는 줄어들고 이산화탄소가 증가해 두통을 유발할 수 있다.

약을 복용하기 전에 문의한다 임신부가 복용해도 안전한 수면유도제도 간혹 있지만 담당 의사가 처방하지 않는 경우 수면유도제를 복용하지 않는다. 처방약이든, 처방이 필요 없는 약이든, 약초로 만든 약이든 마찬가지이다. 담당 의사가 마그네슘 보충제나 칼슘-마그네슘 보충제를 권하는 경우 잠자리에 들기 전에 섭취하는 것이 좋다. 마그네슘에는 자연스럽게 긴장을 이완시키는 효과가 있어 변비나 다리에 쥐가 나는 현상을 치료하는 데 도움이 된다.

잠이 잘 오는 향을 맡는다 라벤더 향이 나는 베개를 이용하거나 베갯잇과 베개 사이에 라벤더 향주머니를 넣으면 긴장이 이완되어 빨리 잠이 드는 데 도움이 된다.

침대는 잠을 자고 섹스를 할 때에만 이용한다 침대에서 깨어 있을 때 하는 활동이나 스트레스를 유발하는 활동을 하지 않는다. 예를 들면 노트북을 가져와 사무적인 이메일에 답장을 하거나 인터넷으로 요금을 납부하는 등 업무적인 일을 하지 않는다. 이런 일은 다른 방에서 해결하고 침실은 본래의 목적을 위해서만 이용한다.

타임캡슐을 만들어보자

아기를 키울 때도 그렇지만 임신 기간도 쏜살같이 지나간다. 시간이 훌쩍 지나가기 전에 타임캡슐을 만들어 임신 기간을 보존하는 건 어떨까. 몇 년 후 아기가(그땐 더 이상 아기가 아니겠지만) 자신이 태어나기 전에 어떤 일이 있었는지 알게 되면 재미있어할 테니까. 상자 하나를 준비해 엄마, 아빠, 애완동물, 집, 차 등의 사진을 보관해둔다. 초음파 사진과 임신 기간에 수시로 이용한 음식점의 메뉴판, 임신 기간에 읽은 잡지와 신문 등 임신을 기념하기 위해 간직하고 싶은 이런저런 물건들을 넣어보자. 땅에 묻을 필요는 없다. 그냥 단단히 봉해서 어디 잘 치워놓는다. 이사할 때 잊어버리지 않도록 조심한다. 나중에 아기가 컸을 때 함께 보면 즐거운 추억이 될 것이다.

피곤할 때 잠을 잔다 졸리지도 않는데 침대에 누워 있으면 잠을 설치기 십상이다. 역설적으로 들릴지 모르지만 잠자리에 드는 시간이 미뤄질수록 잠이 더 잘 올 수도 있다. 그러나 너무 피곤할 때까지 기다리다가는 오히려 제대로 잠을 못 잘 수도 있다.

수면 시간에 신경 쓰지 않는다 몇 시간을 잤느냐가 아니라 얼마나 개운하게 잤는지가 중요하다. 수면장애가 있다고 생각하는 사람들 대부분이 사실상 생각보다 많이, 그리고 필요한 만큼 충분히 수면을 취하고 있다는 사실을 기억하자. 임신으로 인한 정상적인 피로 이상으로 피로를 느끼는 정도가 아니라면 충분히 휴식을 취하고 있는 것이다. 시계에서 나오는 환한 빛이나 초침 소리에 신경이 거슬리면 보이지 않는 곳에 둔다.

억지로 잠을 청하지 않는다 잠이 달아날 때나 아무리 양을 세어봐도 소용이 없을 땐 차라리 일어나서 잠이 올 때까지 긴장을 이완시킬 만한 활동을 한다. 가벼운 독서나 텔레비전 시청 등이 좋다.

잠이 안 온다고 너무 걱정하지 않는다 수면장애로 인한 스트레스 때문에 오히려 더 잠을 못 잘 수도 있다. '설마 영영 잠이 안 오겠어?'라는 마음으로 태평하게 있다 보면 저절로 꿈나라로 가게 된다.

── **배꼽이 튀어나왔어요**

Q "원래 제 배꼽은 안으로 들어간 완벽한 모양이었답니다. 그런데 지금은 볼록 튀어나왔지 뭐예요. 출산 후에도 지금처럼 이런 모양으로 지내게 되는 건가요?"

A 안으로 들어가 있던 배꼽이 밖으로 튀어나와 배꼽 모양이 옷 밖으로까지 확연하게 눈에 띈다 해도 걱정할 필요는 없다. 임신 기간에 배꼽이 튀어나오는 일은 전혀 신기한 현상이 아니며, 임신 중 어느 시기에는 거의 모두 배꼽이 튀어나오는 현상을 경험한다. 자궁이 커져 앞으로 밀고 나오기 때문에 안으로 쏙 들어가 있던 배꼽이 보란 듯이 밖으로 튀어나오기 마련이다. 출산 후 몇 개월이 지나면 예전보다는 약간 늘어진 형태이긴 하지만 다시 본래 모양으로 돌아간다. 그때까지는 튀어나온 배꼽을 그럭저럭 좋게 봐줄 수 있을 것이다. 어린 시절 이후 계속 쌓여온 배꼽의 때를 깨끗하게 닦을 기회이기도 하니 말이다. 튀어나온 배꼽 때문에 옷을 입을 때 신경이 쓰인다면 밴드를 붙이면 좋다. 하지만 튀어나온 배꼽은 아이를 잉태했다는 자랑스러운 징표이기도 하다는 사실을 기억하자.

── **태동이 들쑥날쑥해요**

Q "어떤 날은 하루 종일 태동이 느껴지지만 어떤 날은 너무 조용한 것 같아요. 그래도 괜찮은가요?"

A 배 속의 아기도 사람이다. 우리와 마찬가지로 아기도 기분이 좋으면 신 나게 발을 차고 기분이 울적하면 별 움직임 없이 그냥 누워 지낸다. 대개의 경우 아기의 움직임은 엄마의 움직임과 관련이 있다. 자궁 밖의 아기와 마찬가지로 태아도 몸이 흔들리면 스르르 잠이 든다. 따라서 엄마가 하루 종일 몸을 움직이면 아기는 그 리듬에 맞추어 마음이 진정되는 경향이 있다. 하지만 엄마는 잘 느끼지 못한다. 그 이유는 아기가 얌전하게

있기 때문이기도 하고 엄마가 아기의 움직임을 느끼지 못할 만큼 바쁘기 때문이기도 하다. 엄마가 몸을 천천히 움직이거나 쉬면 아기는 즉시 몸을 움직일 것이다. 밤에 자려고 누울 때나 낮에 쉴 때 태동을 더 잘 느끼게 되는 것이다. 식사를 하거나 간식을 먹은 후에도 태동이 활발해지는데, 아마도 혈액 속에 당 성분이 급증한 데 대한 반응인 것 같다. 엄마가 흥분하거나 불안해할 때도 태동이 활발해지는데, 엄마의 아드레날린에 자극을 받기 때문인 듯 싶다.

사실상 24주에서 28주 사이에 태동이 가장 활발해 마치 자궁 속에서 벨리댄스에 공중제비, 킥복싱, 에어로빅까지 온갖 운동을 다 섭렵하고 있는 느낌이 들 정도다. 하지만 아기의 움직임은 불규칙하고 대체로 금세 끝이 나, 초음파로는 분명하게 보여도 엄마가 바쁘면 좀처럼 모르고 지나갈 수도 있다. 28주와 32주 사이에 태동은 비교적 규칙적이고 지속적이어서 아기가 일정한 때에 일정한 활동을 하고 있음을 보여준다. 전치태반으로 태동을 느끼기 어려운 경우에는 태동을 느끼는 시기가 확실히 늦고 강도도 약하다.

아기의 태동을 다른 태아들의 태동과 비교하려 하지 말자. 배 속의 태아들도 저마다 움직임과 성장 패턴이 다르다. 하루 종일 움직이는 아기가 있는가 하면 대체로 얌전한 아기도 있다. 어떤 아기는 움직임이 아주 일정해 아기의 움직임으로 시간을 알 수 있을 정도다. 반면에 움직임의 패턴을 전혀 알 수 없는 아기들도 있다. 갑자기 움직임이 느려지거나 멈추지 않는 한 어떤 양상으로 태동이 느껴지든 모두 정상이다. 28주까지는 굳이 태동의 양상을 점검하지 않아도 된다(262쪽 참조).

Q "가끔 태동이 너무 강해 아플 정도랍니다."

A 아기는 자궁 안에서 성장하면서 점점 튼튼해지므로 한때 나비처럼 가볍던 태동도 어느새 점점 강해지기 마련이다. 그러므로 아기가 갈비뼈나 복부, 자궁경부를 세게 발로 찬다 해도 너무 놀랄 필요는 없다. 아기가 유난히 맹공격을 가한다 싶으면 자세를 바꿔본다. 그러면 아기가 잠깐 균형을 잃어 일시적으로 공격을 멈출 수도 있다.

Q "아기가 하루 종일 발로 차는 것 같아요. 혹시 쌍둥이를 임신한 건 아닐까요?"

A 어느 시점이 되면 모든 임신부들이 혹시 쌍둥이를 임신한 게 아닐까 하는 의문을 가지곤 한다. 몸이 많이 자라 자궁 안에서 움직이기 힘들기 전까지(대략 34주 정도까지) 아기가 그 안에서 온갖 재주를 부리기 때문이다. 그러므로 간혹 주먹 열두 개가 한꺼번에 덤비는 것 같은 기분이 들 때는 주먹 두 개와 작은 무릎, 팔꿈치, 발이 동시에 움직였을 가능성이 높다. 그리고 혹시 쌍둥이를 임신했다면 초음파검사를 통해 벌써 그 사실을 알았을 것이다.

── 배가 가려워요

Q "배가 계속 가려워요. 잠에 들기 힘들 정도로 가려워서 정말 미칠 것 같답니다. 어떻게 해야 할까요?"

A 임신부의 배는 가렵기 마련이고 임신이 진행될수록 가려운 증상은 점점 심해진다. 배가 커지면서 피부가 급속도로 늘어남에 따라 점점 건조하고 가려워지기 때문이다. 긁으면 오히려 가려움이 심해지고 염증만 생기므로 긁지 않도록 한다. 로션을 바르면 일시적으로 가려움증이 멎으므로 순한 로션을 자주 듬뿍 발라준다. 칼라민 로션처럼 가려움증을 완화하는 로션을 바르거나 오트밀 목욕을 하면 도움이 될 수 있다. 그러나 건조하거나 예민한 피부와 관계없이 온몸이 가렵거나 복부에 뾰루지가 나는 경우 검사를 받아본다.

── 물건을 자꾸 떨어뜨려요

Q "요즘엔 뭐든 손에 들기만 하면 떨어뜨려요. 갑자기 왜 이렇게 둔해진 걸까요?"

A 배가 유난히 가려운 것과 마찬가지로 엄지손가락과 발이 유독 둔해진 것 같은 느낌도 임신 증상 가운데 하나다. 이처럼 누가 봐도 둔해 보이는 손발의 움직임은 관절과 인대가 늘어나고 수분이 정체되면서 물건을 단단하게 잡기가 힘들어지기 때문이다. 또 다른 원인으로는 임신으로 인한 건망증(194쪽 참조)으로 집중력이 떨어지거나, 손목터널증후군으로 손의 민첩함이 떨어지는 현상을 들 수 있다.

배가 나오면서 무게중심이 이동해 균형이 무너지는 것도 사태를 악화시키는 원인이 된다. 의식하든 의식하지 않든, 균형이 무너진 데서 오는 불편함은 계단을 올라갈 때, 미끄러운 바닥을 걸을 때, 무거운 물건을 들 때 가장 확실하게 느낄 수 있다. 물론 미끄러운 바닥을 걷거나 무거운 물건을 드는 일은 절대로 하면 안 된다. 배를 지나 발끝이 보이지 않으면(아직은 아니더라도 언젠가 이렇게 될 날이 온다) 발을 헛딛기도 쉽다. 마지막으로 임신으로 인한 피로 역시 이런 사고의 위험을 높인다.

이처럼 물건을 떨어뜨리는 것은 대부분의 임신부들에게서 흔히 볼 수 있는 현상으로 무척 짜증나는 일이다. 바닥에 떨어진 자동차 키를 반복해서 줍다 보면 목의 통증이 가실 날이 없는데다 무릎을 구부리는 걸 잊어버리면 허리 통증까지 생긴다.

요즘 같은 때에는 도자기 가게에서 물건을 만질 때 특히 조심할 필요가 있으며, 집 안의 좋은 도자기는 당분간 건드리지 않는 것이 좋다. 좋아하는 크리스털 그릇은 다른 사람에게 설거지를 맡긴다. 천천히 행동하고 더 신중하고 조심스럽게 걸으며, 욕조 안이나 샤워할 땐 각별히 주의한다. 땅이 얼거나 눈이 올 때는 더욱 조심조심 걷는다. 거실과 계단에 걸려 넘어질 만한 물건을 치우며, 높은 곳에 손을 뻗을 일이 있어도 절대 의자 위에 올라가지 않는다.

피곤하면 손의 움직임이 더욱 둔해지므로 무리해서 일하지 않는다. 무엇보다 마음의 여유를 갖는 것이 중요하다. 지금은 움직임에 제약이 많고 몸의 조정 능력도 부족한 시기라는 걸 인정하고, 그런 사실을 가볍게 웃어넘기자.

── 손에 감각이 없어요

Q "요즘 오른손 손가락에 감각이 없어서 한밤중에 깨곤 한답니다. 이런 현상도 임신과 관계가 있는 건가요?"

A 많은 여성들이 임신 기간에 손가락과 발가락이

얼얼하고 마비되는 느낌을 경험하는데, 이런 현상은 아마도 조직이 부어오르면서 신경을 누르기 때문인 것으로 보인다. 손가락의 마비와 통증이 엄지, 검지, 중지 그리고 약지의 반 정도로 제한된다면 아마도 손목터널증후군이 원인일 수 있다.

이 증상은 피아노를 치거나 자판을 두드리는 등 손을 반복적으로 사용하는 사람들에게 흔히 나타나지만, 임신부에게 아주 흔히 볼 수 있다. 임신부는 손을 반복해서 움직이지 않는 경우에도 이 증상을 겪을 수 있다. 손가락을 움직이도록 작용하는 신경 통로인 손목의 수근관이 임신 중에 부어오르면서 그에 따른 압박으로 마비, 얼얼함, 화끈거림, 통증을 일으키기 때문이다. 이런 증상들은 손과 손목에도 영향을 미치며 팔로 퍼지기도 한다.

손목터널증후군의 통증은 하루 중 언제라도 일어날 수 있지만, 특히 밤에 애를 먹는 경우가 많다. 수분이 하루 종일 다리 쪽으로 몰리다가 잠자리에 누울 때 손을 비롯해 몸의 나머지 부분으로 재분배되기 때문이다. 손을 깔고 자면 통증이 더욱 악화되므로 잠을 잘 땐 베개를 양옆에 하나씩 놓고 그 위에 손을 올려놓는 것이 좋다. 손에 감각이 없을 땐 손을 흔들면 도움이 된다. 그래도 효과가 없고 수면에 방해가 되면 담당 의사와 상의한다. 종종 손목에 부목을 대면 도움이 되기도 하고 침술로 효과를 보기도 한다.

비스테로이드성 소염제와 스테로이드제는 임신 중에 사용하지 않는 게 좋을 수 있다. 담당 의사에게 처방을 의뢰한다. 다행히 출산 후면 임신으로 인한 부종이 사라지면서 손목터널증후군도 완화된다.

손목터널증후군이 임신뿐 아니라 일하는 습관과도 관계가 있다고 생각되면 174쪽을 참조한다.

다리에 쥐가 나요

Q "밤에 다리에 쥐가 나서 자다가 깨기 일쑤예요."

A 종아리 위 아래로 퍼지는 이처럼 괴로운 증상은 임신 중기와 후기에 아주 흔하게 나타나며 주로 밤에 자주 발생한다.

아직 확실하게 밝혀진 원인은 없다. 임신 기간의 몸무게로 인한 피로, 다리 혈관의 압박, 인 성분과 칼슘이나 마그네슘이 지나치게 부족한 식습관 등 다양한 원인이 제기되고 있다. 아주 많은 임신부들이 쥐가 나면서 고통과 통증을 함께 호소하는 것으로 보아 임신 호르몬에도 원인이 있는 것으로 추측된다.

원인이 무엇이든 쥐가 나는 현상을 예방하고 완화하는 방법은 다양하다.

다리를 뻗어본다 다리에 쥐가 날 땐 다리를 쭉 뻗고 발목과 발가락을 코를 향해 천천히 구부린다. 이때 발가락을 가리키지 않는다. 이렇게 하면 곧 통증이 가라앉는다. 밤에 잠자리에 들기 전에 이 동작을 여러 차례 반복하면 쥐가 나는 걸 예방할 수 있다.

스트레칭을 한다 스트레칭을 하면 쥐가 나는 걸 예방할 수 있다. 잠자리에 들기 전에 벽에서 60cm 정도 떨어져 서서 손바닥을 벽에 댄다. 발뒤꿈치를 바닥에 댄 상태로 몸을 앞으로 기울인다.

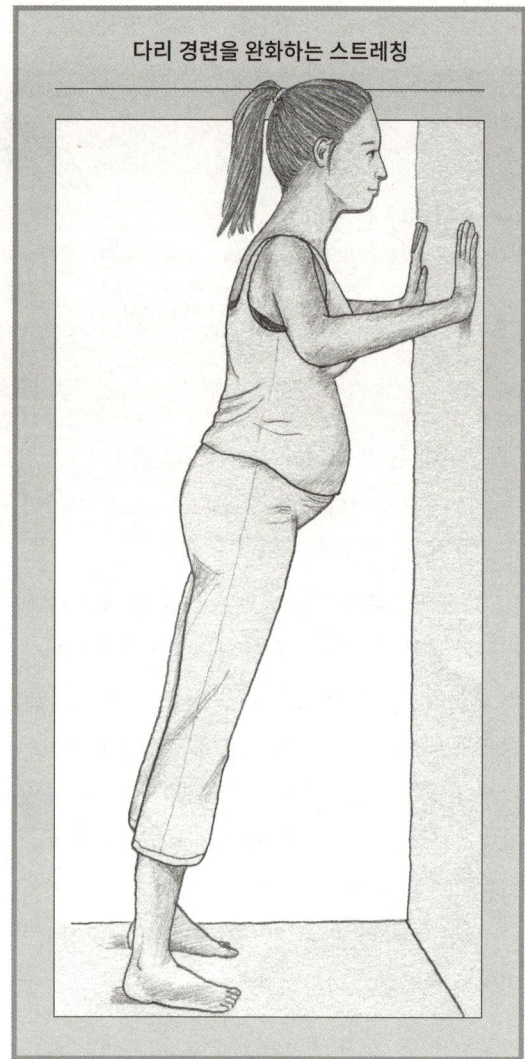

다리 경련을 완화하는 스트레칭

이 상태를 10초간 유지한 다음 5초간 몸을 푼다. 3차례 반복한다.

다리의 피로를 푼다 하루 동안 다리에 실린 피로를 풀기 위해 수시로 발을 올리고, 일하는 중간중간 휴식을 취하며, 낮에는 탄력 스타킹을 신는다. 자주 발을 구부린다.

차가운 바닥에 서본다 차가운 바닥에 서면 간혹 다리의 쥐가 멈추기도 한다.

마사지나 온찜질을 한다 좀 더 통증을 가라앉히려면 마사지를 하거나 해당 부위에 온찜질을 해도 좋다. 그러나 발을 구부리거나 차가운 바닥에 서 있어도 통증이 가라앉지 않는다면 마사지나 온찜질을 하면 안 된다.

수분을 충분히 섭취한다 하루에 최소 여덟 잔 정도의 수분을 섭취한다.

칼슘과 마그네슘을 섭취한다 칼슘과 마그네슘이 풍부한 식사를 한다.

근육통처럼 증상이 심한 경우 근육의 통증이 며칠 동안 지속될 수 있다. 걱정할 필요는 없지만 증상이 심각하다면 담당 의사를 찾아가본다. 가능성은 희박하지만 정맥에 혈전이 생겨 치료를 받아야 할 수도 있다(527쪽 참조).

── 치질 예방법은요?

Q "치질이 생길까 봐 겁나요. 임신 중에 치질이 생기기 쉽다는 말을 들었는데, 혹시 예방할 수 있는 방법이 있을까요?"

A 치질은 통증이 꽤 심한 편이지만 임신부의 절반 이상이 치질을 경험한다. 이 시기에 다리의 정맥에 정맥류가 생기기 쉬운 것처럼 직장의 정맥도 마찬가지이다. 자궁이 커지면서 직장 정맥을 압박하고 골반 부위로 흐르는 혈액량이 증가한다. 그 결과 직장벽 내부의 정맥이 붓고 툭 불거지며 가려움을 일으킨다.

이때 변비까지 생기면 증상은 더욱 악화되고 심지어 치질로 발전할 수 있다. 따라서 가장 좋은 예방은 애초에 변비에 걸리지 않는 것이다(156쪽 참조). 케겔 운동(266쪽 참조)을 하면 해당 부위의 혈액순환이 원활해져 치질을 예방할 수 있다. 등을 대고 눕지 말고 옆으로 누워 자도 압력이 덜해져 치질 예방에 도움이 된다. 장시간 서 있거나 앉아 있지 말고 변기에 오래 앉는 것도 피한다. 두 발을 발판 위에 올리고 앉으면 배변이 좀 더 수월하다.

개암나무 열매 추출물이 첨가된 패드를 대고 있거나 냉찜질을 하면 치질의 고통을 완화하는 데 도움이 된다. 따뜻한 물에 몸을 담그고 있어도 불편을 줄일 수 있다. 앉아 있을 때 통증이 심하면 도넛 모양의 베개를 이용해 압박을 줄인다. 약물을 복용하기 전에 반드시 의사와 상의한다.

치질은 때로 출혈을 일으키기도 한다. 변비로 인해 심하게 힘을 주다가 항문 부위의 피부가 찢어지는 현상인 치열도 직장 출혈의 원인이 되지만, 변을 보는 동안 힘을 주어도 피가 날 수 있다. 직장 출혈인지는 의사가 판단할 문제지만 치질이나 치열일 가능성이 높다. 치질은 불편할 뿐이지 위험하지는 않으며 대개 출산 후에 사라진다. 그러나 출산을 하는 동안 아기를 밀어내느라 오히려 출산 후에 치질이 커지는 경우도 있다.

── 유방에 멍울이 잡혀요

Q "유방 한쪽에 작고 예민한 멍울이 만져져 걱정입니다. 왜 이러는 걸까요?"

A 아기에게 모유를 먹이려면 아직 몇 달이 남았지만 유방은 벌써부터 준비를 하고 있는 것 같다. 이렇게 멍울이 만져지는 이유는 유선이 막혀 있기 때문이다. 만지면 아프고 붉고 단단한 유방의 멍울은 임신 초기에도 아주 흔하게 볼 수 있는 현상이며, 임신 중기와 그 이후에는 더 자주 볼 수 있다. 따뜻한 압박붕대를 대고 있거나 샤워할 때 따뜻한 물이 흐르게 하고 부드럽게 마사지를 하면 막힌 유선이 며칠 내에 마치 수유할 때처럼 열릴 것이다. 일부 전문가들은 언더와이어 브래지어를 피하는 것이 좋다고 조언하지만, 언더와이어 브래지어로 가슴을 충분히 받쳐주는게 더 나을 수도 있다.

임신 기간에는 잊지 말고 매달 유방을 자가 진단 해야 한다. 임신 기간에는 유방의 상태가 시시각각 변해서 멍울을 진단하기 쉽지 않지만 점검은 계속해야 한다. 멍울에 이상이 있다 싶으면 다음 검진 때 담당 의사에게 보이는 것이 좋다.

이상한 증상은 의사와 상의한다

다리에 쥐가 나는 증상 못지않게 쉽게 무시하게 되는 증상들이 꽤 많다. 배가 싸르르 아프다든지, 질 분비물이 갑자기 변한다든지, 허리나 골반저가 쑤신다든지 혹은, 너무 막연해서 딱 꼬집어서 뭐라고 설명하기 힘든 증상들은 무시하고 넘어가기 쉽다. 그저 임신 과정의 일부겠거니 하고 간과하기 일쑤지만, 신중을 기하기 위해 122쪽을 참조해 담당 의사에게 문의해야 할지 알아본다. 122쪽의 목록에 해당하는 증상이 없다면 일단은 담당 의사와 상의해보는 것이 좋겠다. 자신에게 나타난 이상 증세들을 이야기하면 조기분만이나 기타 임신에 큰 영향을 줄 수 있는 임신 합병증을 확인하는 데 도움이 될 수 있다. 자기 몸은 누구보다 자신이 잘 안다는 사실을 기억하자. 내 몸이 무언가 말하려 할 때 주의 깊게 귀를 기울이자.

—— 출산이 너무 고통스러울 것 같아요

Q "엄마가 될 생각을 하면 가슴이 벅차지만 출산은 정말이지 경험하고 싶지 않습니다. 그러니까, 얼마나 아플지 생각하면 벌써부터 겁이 나요."

A 거의 모든 엄마들이 아기의 탄생을 손꼽아 기다리지만, 진통과 출산을 고대하는 엄마는 거의 없을 테고 진통과 출산의 고통을 기다리는 사람은 더욱 없을 것이다. 많은 엄마들이 출산의 고통을 지나치게 두려워하며 몇 달을 보낸다. 커다란 통증을 겪어본 적이 없는 사람들은 출산의 고통이 어느 정도인지 전혀 알지 못하기 때문에 이런 두려움은 아주 당연하고 지극히 정상적이다.

하지만 출산은 여자라면 누구나 경험하는 정상적인 삶의 과정이라는 사실을 기억하자. 당연히 고통스럽지만 이 고통은 긍정적인 목적을 지닌 고통이다. 물론 지금은 전혀 긍정적으로 여겨지지 않겠지만. 자궁경부가 얇아지고 벌어지면서 드디어 아기를 품에 안게 된다. 출산의 고통은 시간이 지나면 자연스럽게 사라진다. 또한 출산의 고통은 반드시 참아야만 하는 고통도 아니다. 필요하면 언제든 진통제를 요구할 수도 있다.

그러므로 얼마나 아플지 미리 두려워할 필요는 없다. 통증을 피할 방법이 있고, 적어도 어느 정도는 피할 수 있다. 미리 선택할 수 있는 모든 방법을 생각해두고 만일의 사태에 대비해 이성적이고 현실적으로 마음의 준비를 해두는 것이 좋다. 육체적·정신적으로 대비를 하고 있으면 지금의 걱정을 덜 수 있고 자궁 수축이 시작된 후 느끼게 될 실질적인 진통도 한결 편안하게 겪게 될 것이다.

출산에 대해 알아둔다 과거 여성들이 출산을 그토록 두려워한 이유는 출산을 하면 몸에 무슨 일이 일어나는지, 왜 그런 일이 일어나는지 전혀 알지 못한 채 그저 고통스럽다고만 생각했기 때문이다. 하지만 요즘은 출산 강좌나 정보를 통해 진통과 분만의 각 단계에 대해 많은 것을 배우고 미리 준비할 수 있어 두려움과 고통을 줄일 수 있다. 강좌에 참여할 수 없다거나 참여하기를 원하지 않는다면 진통과 분만에 대해 가능한 한 많이 공부한다. 잘 알지 못하면 실제보다 더 많이 걱정하게 된다. 경막외 마취 주사(무통주사)를 사용하거나 제왕절개 분만을 할 예정이라도 출산 강좌를 듣는 것이 좋다.

훈련을 실시한다 적절한 체력 훈련을 하지 않은 채 마라톤을 뛸 수는 없다. 마찬가지로 아무런

출혈이 있으면 담당 의사에게 알린다

임신 기간에 속옷에 분홍색이나 붉은색 분비물을 확인하게 되면 마음이 불안해지기 마련이다. 하지만 임신 중기나 후기에 흐릿하게 비치는 소량의 출혈은 대체로 걱정하지 않아도 된다. 주로 내진을 받거나 성교를 하는 도중에 점점 예민해지는 자궁경부에 상처가 생겨 출혈이 생기는 경우가 많으며, 간혹 원인을 알 수 없는 무해한 이유로 출혈이 생기기도 한다.
하지만 혹시라도 심각한 문제가 있을지 모르니 출혈이나 얼룩이 조금이라도 비치면 담당 의사에게 알린다. 출혈이 심하거나 통증이나 불편함이 동반된다면 담당 의사에게 즉시 알려야 한다. 초음파검사를 통해 이상 여부를 판단할 수 있다.

훈련이 되어 있지 않은 상태로 진통을 시작하면 안 된다. 그만큼 진통은 만만히 볼 일이 아니다. 담당 의사나 출산 강좌의 강사가 권하는 호흡법과 스트레칭, 체력 단련 훈련을 모두 실시하고 케겔 운동도 많이 해둔다.

누군가와 함께한다 위로를 해주며 얼음조각을 먹여줄 남편이나 등을 마사지해줄 분만 간호사(270쪽 참조) 혹은 이마의 땀을 닦아줄 친구 등 조금이라도 의지가 될 사람이 함께 있다면 출산에 대한 두려움을 덜 수 있을 것이다. 진통 중에는 어차피 긴장이 돼서 수다를 떨지는 못하겠지만 혼자가 아니라는 사실만으로도 마음의 위안이 된다. 분만실에 함께 들어가는 사람도 훈련에 참여하도록 한다. 또한 함께 출산 교실에 참여하거나 사정이 여의치 않다면 345쪽의 진통과 출산에 관한 내용을 읽도록 한다. 출산이 어떤 식으로 진행되는지, 도와주는 사람이 어떤 역할을 해야 하는지 알게 될 것이다.

계획과 대체 계획을 세운다 어쩌면 경막외 마취를 통한 무통분만을 하기로 벌써 계획을 세웠을지 모른다. 자궁 수축이 진행되는 동안 계속해서 호흡을 하길 원하거나, 통증 관리를 위해 최면이나 기타 보완대체요법을 이용하길 원할지도 모른다. 혹은 얼마나 아픈지 두고 봤다가 그때 가서 대처하기로 결정했을지도 모른다. 어느 쪽이든 미리 방법을 생각해두는 것이 좋다. 또한 분만이 늘 계획대로 이루어지는 것은 아니므로 예상치 못한 방식을 받아들이는 열린 마음을 갖도록 한다. 결국 임신부와 아기를 위해 최선의 방법을 선택해야 하며, 따라서 통증을 참고 견디고 싶다 할지라도 필요하면 진통제도 염두에 두는 것이 좋다. 고통 없이도 얼마든지 출산이 가능하다. 사실 진통 중인 임신부를 편안하게 하기 위해 때로는 진통제가 반드시 필요한 경우도 있다. 진통과 분만 중 진통제 투여에 대한 자세한 정보는 273쪽을 참조한다.

진통이 어색해요

Q "진통을 하다가 당황스러운 행동을 할까 봐 두려워요."

A 아직 진통을 안 해봐서 하는 소리다. 물론 고래고래 소리를 지르거나, 욕을 퍼붓거나, 나도 모르는 사이에 대소변을 본다고 생각하면 정말 당황스럽긴 하다. 하지만 막상 진통을 시작하면 당황스럽고 쑥스럽게 여길 새가 없다. 게다가

전자간증은 산전 검사로 알 수 있다

누군가 임신 중에 전자간증(임신중독증, 혹은 임신성 고혈압)에 걸렸다는 말을 들어본 적이 있을 수도 있지만, 전자간증은 흔한 증상이 아니다. 임신부의 3~7% 정도만 증상을 보이며 그나마도 아주 경미한 형태로 나타난다. 그리고 다행히 정기적으로 산전 관리를 받은 임신부라면 전자간증을 조기에 진단하고 치료해 불필요한 합병증을 예방할 수 있다. 건강한 임신부의 경우 정기적인 산전 검사가 때로는 시간 낭비로 여겨질 수도 있겠지만, 덕분에 전자간증의 초기 징후를 발견할 수 있다.
전자간증의 초기 증상은 과식을 하지 않는데도 갑자기 눈에 띄게 몸무게가 증가하거나, 손과 얼굴이 심하게 붓거나, 원인을 알 수 없는 두통, 위나 식도의 통증, 전신의 가려움증, 시각장애 등을 겪는 것이다. 이러한 증상이 나타난다면 담당 의사에게 알린다. 이런 증상이 없는 경우 정기검진을 받고 있다면 전자간증에 대해 걱정할 필요는 없다. 전자간증과 고혈압에 대한 자세한 정보와 치료 방법은 492쪽과 512쪽을 참조한다.

진통 중에 내가 무슨 행동이나 말을 하든 출산을 담당하는 의료진은 조금도 놀라지 않는다. 그들은 그런 말이나 행동은 물론 그보다 더한 것도 무수히 경험했을 테니 말이다. 그러므로 병원에 입원할 땐 어색함을 떨치고 최대한 편안하고 자연스럽게 행동하면 된다. 평소 감정적으로 크게 말하는 편이라면 불평을 내지르거나 신음소리가 나오더라도, 심지어 귀청이 떨어질 정도로 큰소리가 나오더라도 참으려고 애쓰지 않는다. 반면에 평소 조용조용 말하거나 참을성이 많고, 베개에 얼굴을 파묻은 채 조용히 훌쩍이는 편이라면 굳이 크게 소리 지르려 애쓰지 않아도 된다.

—— 진통을 스스로 통제하고 싶어요

Q "진통과 분만이 어떤 식으로 이루어지는지 아주 잘 알고 있답니다. 그런만큼 그 상황을 스스로 통제할 수 없다고 생각하고 싶지 않아요."

A 모든 일을 스스로 책임지는 유형의 사람이라면 자신의 진통과 분만에 대한 통제력을 의료진에게 넘기기가 조금 불안할 수 있다. 의사와 간호사들이 자신과 아기를 최대한 잘 돌봐주길 바라면서도 여전히 상황을 직접 통제하고 싶은 마음은 어쩔 수 없을 것이다. 출산 계획을 세우고(268쪽 참조), 정상적인 진통과 분만이 어떤 식으로 이루어지길 바라는지, 혹은 무엇을 바라지 않는지 구체적으로 적어보면 통제할 수 있는 부분이 많아질 것이다.

그러나 아무리 철저하게 준비를 하고, 참여하는 의료진이 아무리 완벽하다 할지라도 진통 중에 일어나는 일을 모두 통제할 수 없다는 사실을 받아들여야만 한다. 의사와 환자가 이상적인 계획을 세웠다 해도 예기치 않은 여러 가지 상황 앞에서는 계획을 접을 수밖에 없으므로, 그럴 가능성에 대해서도 대비할 줄 알아야 한다. 예를 들어 진통 중에 약물 투여를 전혀 받지 않기로 계획을 세웠지만 진통 시간이 너무 길고 힘들어 기운이 다 빠져버릴 수도 있다. 혹은 경막외 마취(무통주사)를 계획했지만 진통이 너무 짧아 마취과 의사가 제시간에 도착하지 않을 수도 있다. 통제력을 포기하고 융통성이 발휘될 때를 아는 것이야말로 임신부와 아기를 위한 최선이며, 출산 교육의 중요한 부분이기도 하다.

—— 병원이 낯설어요

Q "저는 항상 병원은 아픈 사람만 가는 곳이라고 생각했어요. 어떻게 하면 병원에서 아기를 낳는다는 생각을 좀 더 편안하게 받아들일 수 있을까요?"

A 진통실과 분만실은 병원에서 가장 행복을 느낄 수 있는 장소다. 하지만 그곳에서 어떤 일이 일어나는지 모른다면 자궁 수축만으로도 괴로운데 공포감까지 느끼게 될 것이다. 그렇기 때문에 출산 전에 산부인과 병동 시설을 미리 둘러보는 것이 좋다.

병원을 등록하기 전에 병원 내부를 돌아볼 수 있는지 문의하고, 온라인으로도 살펴본다. 혹은 정기 검사를 받으러 갈 때 그냥 한번 죽 둘러봐도 좋다. 진통과 분만을 하는 구역은 출입이 제한되어 있지만 산후 회복실과 신생아실은 얼마든지 볼 수 있다. 더구나 앞으로 아기를 낳게 될 환경에 익숙해지고 신생아들의 생김새를 미리 볼 수 있는 기회도 갖게 될 것이다.

ALL ABOUT   **예비 아빠의 임신 준비**

이제 몇 달 있으면 아기가 태어난다. 당연히 아기가 태어날 날을 손꼽아 기다리겠지만 진통과 분만의 고통까지 기다리지는 않을 것이다. 아기를 만날 생각에 마음이 설레는 한편 엄청난 두려움과 공포도 함께 느낄 수 있다.

출산에 대한 약간의 불안감은 정상이며, 특히나 첫 임신인 경우 불안감을 크게 느낄 수도 있다. 거의 모든 예비 부모들이 그럴 것이다. 다행히 마침내 첫 번째 자궁 수축이 왔을 때, 초조함을 덜고 걱정을 가라앉히며 불안감을 줄이고 자신감을 얻는 아주 좋은 방법이 한 가지 있다. 바로 출산 교육을 미리 받는 것이다.

약간의 지식을 알아두고 충분히 마음의 준비를 하면 분만실에 들어갈 때 보다 편안한 느낌을 갖는 데 큰 도움이 될 수 있다. 출산에 관한 모든 정보를 익혀두면 어떤 일이 진행될지 알고 대처하겠지만 훌륭한 출산 교육 강좌에 참여하면 훨씬 많은 도움을 받게 될 것이다.

── 출산 교실에 참여하면 좋은 점

출산 교육 강좌가 과연 얼마나 도움이 될까? 그거야 당연히 강좌의 내용과 가르치는 강사, 그리고 참여하는 자세에 달려 있을 것이다. 적극적으로 참여하면 그만큼 많은 것을 얻을 수 있다. 강좌의 내용이 어떻든 분명히 모든 예비 부모에게 도움 되는 내용들이 있을 것이다. 그 가운데 몇 가지 장점을 알아보자.

임신부 부부들과 정보를 공유할 수 있다 같은 임신 단계에 있는 임신부 부부들과 함께하면서 각자의 경험과 요령을 공유할 수 있다. 서로의 임신 진행 과정을 비교하고 고민과 걱정을 나누며, 아프고 힘들다는 하소연도 할 수 있다. 아기 용품과 수유 용품, 소아과 의사, 육아에 대한 정보도 나눌 수 있다. 같은 임신부로서 커다란 동지애를 느끼고 서로의 입장을 깊이 공감하게 된다. 뿐만 아니라 나처럼 곧 부모가 될 다른 부부들과 친해질 수 있다. 특히 친구들이 아직 아기가 없는 경우 아주 큰 도움이 된다. 출산 후에도 계속 연락을 유지하면 나중에 아이들끼리 놀이 친구가 될 수 있다.

아빠도 참여할 수 있다 임신에 대한 일들은 주로 엄마를 중심으로 이루어지기 때문에 아빠들은 간혹 소외감을 느끼게 된다. 하지만 출산 교실은 부모 두 사람이 함께 참여하는 것이 목적이므로, 여기에 참여하면 아빠도 중요한 가족 구성원으로서 제 역할을 할 수 있다. 산전 검사 때마다 매번 함께 가지 못했다면 이 부분은

유아 심폐소생술과 응급처치법을 익혀두자

출산 방법도 열심히 공부해야겠지만 공부해야 할 강좌가 한 가지 더 있다. 바로 유아 심폐소생술과 응급처치 방법이 그것이다. 아직 아기는 없지만 이제 곧 태어날 아기를 무탈하게 키울 방법을 배우기에는 지금이 가장 적기다. 우선 지금은 강좌에 참석하기 위해 베이비시터를 부를 필요가 없다. 또한 비상시 대처 방법들을 충분히 익혔기 때문에 아기가 태어난 후에도 안심할 수 있다. 관련 기관에 연락해 해당하는 강좌를 알아보거나 지역 병원에 문의한다.

◆ 대한응급구조사협회 www.emt.or.kr
◆ 대한적십자사 www.redcross.or.kr

특히 중요하다. 출산 교실은 아빠들에게 진통과 출산에 대해 필요한 정보를 제공해, 자궁 수축이 시작될 때 더욱 효율적인 지원자가 될 수 있도록 해준다.

또한 무엇보다도 다른 아빠들과 함께 어울리면서 아내의 감정 기복을 고스란히 받아야 하는 아빠만의 스트레스와 과연 좋은 아빠가 될 수 있을까 하는 고민을 나눌 수 있다. 어떤 교실은 아버지들만을 위한 강좌를 특별히 개설해, 다른 곳에서라면 편하게 이야기하기 힘든 내용들을 허심탄회하게 털어놓는 기회를 제공하기도 한다.

궁금한 사항을 물어볼 수 있다 다음 산전 검사 전에 떠오른 의문 사항이나 담당 의사에게 질문하기 불편한 내용을 문의할 수 있으며, 서둘러 검사를 마치고 나오느라 질문할 시간이 없는 경우에도 출산 교실을 이용해 문의할 수 있다.

진통과 출산에 관한 모든 내용을 알 수 있다 강의와 토론, 사례, 비디오 등을 통해 조기 진통의 증상에서부터 탯줄 자르는 방법에 이르기까지 출산에 관한 모든 내용을 속속들이 알게 될 것이다. 많이 알면 알수록 실제로 경험할 때 편안하게 대처하게 된다.

진통 방법을 이해할 수 있다 데메롤에서 경막외 마취(무통주사), 척추 마취, 심지어 보완대체요법에 이르기까지 모든 진통 방법에 대해 알 수 있다.

전문가의 조언을 들을 수 있다 직접 훈련을 통해 호흡법, 긴장 이완법, 진통을 완화하는 대처 방법들을 익히고 전문가에게 피드백을 받는다. 이러한 대처 방법들을 익히면 진통과 분만이 진행되는 동안 더욱 느긋해질 수 있다. 경막외 마취나 기타 진통제를 이용할지 결정하는 데에도 도움이 된다.

출산 시 이루어지는 의료 조치에 대해 알 수 있다 태아 전자 감시기, 정맥내 주사, 흡입 분만, 제왕절개 등 이따금 출산에 이용되는 의료적 개입에 대해 알게 된다. 분만 중에 의료적 개입을 전혀 이용하지 않거나 한두 가지만 이용할지 모르지만, 이러한 개입들을 미리 알아두면 분만 과정에 대한 두려움이 조금 줄어들 것이다.

즐겁게 진통과 분만을 준비할 수 있다 지금까지 열거한 내용들 덕분에 비교적 스트레스를 덜 받으면서 훨씬 즐겁게 진통과 분만을 경험할 수 있다. 출산에 미리 대비한 부부들은 그렇지 않은 부부들보다 출산 경험에 대해 대체로 만족스럽게 여긴다.

통제력을 갖게 된다 아는 것이 힘이다. 실제로 출산을 하게 되면 정말로 아는 것이 힘이 된다. 경험하지 않은 일에 대한 두려움을 제거함으로써 통제력이 강화되고, 분만 중에 어쩔 수 없는 위험 상황이 발생하더라도 대처할 능력이 생긴다.

출산 교실 선택하기

출산 교실에 참가하기로 결정했다면 이제 마음에 드는 출산 교실을 알아보자. 어떤 지역은 선택할 수 있는 출산 교실이 제한되어 있어 결정하기가 비교적 간단하지만, 어떤 지역은 각양각색의 출산 교실들이 차고 넘쳐 어떤 곳을 선택해야 할지 우왕좌왕 헛갈릴 수가 있다. 강좌들은 병원이나 개인 강사, 개인 산부인과 의사들과 연계해 운영된다. 임신 초기나 중기부터 참여하는 산전 교실은 임신부의 영양과 운동, 태아의 성장 발달, 섹스 등 임신에 관한 모든 주제를 다룬다. 출산 준비 교실은 대체로 임신 7개월이나 8개월에 시작하며 진통과 분만, 산후조리, 육아를 중점적으로 다룬다.

수입이 얼마 안 되는 경우 출산 교실에 전혀 참여하지 않는 것보다는 저렴한 출산 교실에라도 참여하는 것이 좋다. 강좌를 선택할 수 있다면 다음 사항을 고려해 선택한다.

누가 후원하는가? 대체로 담당 의사의 후원을 받아 운영되거나 담당 의사가 추천하는 강좌가 가장 좋다. 아기를 낳을 병원에서 제공하는 강좌도 유용하다. 진통 및 분만에 대해 진통과 분만 중에 나를 도와줄 의료진의 철학과 출산 교실 강사의 철학이 크게 다르면 갈등이 생길 수 있다. 의견 차이가 일어날 경우 출산일이 다가오기 전에 담당 의사와 면밀히 상의한다.

규모는? 규모가 작은 곳이 좋다. 한 강좌에 대여섯 쌍의 부부가 가장 이상적이며, 10쌍 내지 12쌍 이상이면 너무 많다. 강좌의 분위기가 친밀하면 강사가 참가자들에게 개별적으로 관심을 갖고 더 많은 시간을 할애한다. 특히 호흡법과 긴장 이완 방법을 연습할 때 좋다. 참가자들끼리도 각별히 친밀해지는 경향이 있다.

커리큘럼은? 수업 내용을 알아본다. 제왕절개 분만과 약물 투여에 대한 토론이 포함된 수업이 좋다. 참가자의 1/4 이상이 결국 제왕절개 분만을 할지 모르며 다수의 참가자들이 약물을 필요로 하거나 원하리라는 사실을 염두에 둔다. 또한 출산에 대한 기술적인 방법뿐 아니라 심리적·정서적인 부분도 다루는 것이 좋다.

수업 방법은? 실제 출산 장면을 찍은 필름을 보여주는가? 최근 출산을 한 부모들에게 직접 경험담을 들을 수 있는가? 질문할 기회는 많은가? 다양한 기술들을 수업 시간 동안 충분히 실습할 수 있는가? 이런 사항들을 알아보자.

출산 교실의 종류

출산 교실의 강사는 주로 간호사나 자격증을 소유한 전문 강사들이다. 수업 방식은 강좌마다 다양하고, 같은 프로그램이어도 강사마다 다르다. 가장 일반적인 형태의 출산 교실은 다음과 같다.

라마즈 분만 교실 라마즈 분만 교실의 과정은 편안한 진통과 분만 자세, 호흡법, 긴장 이완, 마사지 방법, 대화 기술, 기타 편안한 환경을 위한 방법뿐 아니라 산후 회복기 초기와 모유 수유에 대한 정보들을 다룬다. 라마즈 철학에서는 모든 여성이 정해진 의료적 개입 없이 출산할 권리가 있다고 선언한다. 하지만 예비 부모들이 어떠한 상황에서도 대처할 수 있도록 하기 위해 강좌에서는 일반적인 진통제를 포함한 의료적 개입을 전반적으로 다룬다.

기업 후원 출산 교실 각 유아 용품 기업에서 운영하는 임신 출산 교실을 이용할 수도 있다.

- **남양유업** www.namyangi.com/baby/class
  MBC와 공동으로 매년 진행한다.
  전국적으로 다양한 강좌를 마련하고 있으며
  기념품도 제공한다. 홈페이지에서 신청할 수
  있다.
- **매일유업** www.maeili.com
  '예비엄마코칭'을 전국적으로 진행한다.
  홈페이지에서 신청하면 추첨을 통해 참여할 수
  있다.
- **일동후디스** www.ildongmom.com
  '후디스맘 아카데미'를 예비맘클래스,
  비즈맘클래스, 출산맘클래스, ART클래스
  등으로 나눠 운영한다. 홈페이지에 로그인 후
  나에게 맞는 클래스를 선택해 참가 신청할 수
  있다.
- **파스퇴르** www.pasteuri.com
  '예비엄마교실'을 운영한다. 월별, 지역별로
  다양한 주제의 강연을 진행한다. 홈페이지에서
  신청하면 추첨을 통해 참여할 수 있다.
- **보령메디앙스** www.i-mom.co.kr
  '아이맘교실'을 매달 2회 정도 진행한다.
  홈페이지에서 신청하면 추첨을 통해 참여할 수
  있다.
- **아벤트 코리아** www.greaten.co.kr
  태교에 좋은 클래식 음악회를 개최하는
  '해피풀 맘앤 베이비'를 운영한다.
  홈페이지에서 신청하면 추첨을 통해 참여할 수
  있다.

집에서 하는 교육 집에서 안정을 취해야 하거나, 외진 지역에 살거나, 기타 여러 가지 이유로 출산 교실에 참여할 수 없거나 참여를 원하지 않는 경우에는 동영상으로 라마즈 프로그램을 배울 수 있다. 인터넷에 유·무료로 찾을 수 있는 여러 종류의 동영상이 있다.

기타 출산 교실
- **아가사랑** www.aga-love.org
  건강한 임신·출산·육아를 위한 종합
  정보를 제공하고자 보건복지부와
  인구보건복지협회가 2005년에 오픈한
  공익정보포탈사이트이다. 출산지원시책 등을
  비롯해 다양한 정보를 제공하고 있으며
  '행사 및 교육' 메뉴에 들어가면 다양한 교육을
  신청할 수 있다.

보건소 출산 교실 전국의 각 보건소에서는 임신부를 대상으로 출산 교육을 실시하고 있다. 지역에 따라 주말 교실을 운영하는 곳도 있다. 보건소에서는 기형아 검사, 당뇨 검사 등을 무료로 실시하며 철분제도 무료로 제공하므로 꼭 챙기도록 한다.

두 번째 임신을 위한 출산 교실

둘째 아이를 임신한 노련한 프로라도 출산 강좌를 들으면 많은 도움이 된다. 무엇보다 진통과 분만은 임신 때마다 각기 달라서 지난번 경험과 이번 경험이 다를 수 있다. 분만 기술이 하루가 다르게 발전하기 때문에 첫아이를 낳은 지 불과 2년 밖에 안 됐다 해도 기술이 크게 달라졌을 수 있다. 어쩌면 지난번 이용했던 방법과는 다른 유용한 출산 방법들이 있는지도 모른다. 또한 지난번에는 당연하게 여겨졌던 절차들이 지금은 거의 이용되지 않을 수도 있고, 지난번에는 흔하지 않던 절차들이 지금은 보편화되었을 수도 있다. 지난번과 다른 병원을 이용하고 있다면 다른 강좌를 듣는 것이 더 도움이 될 수도 있다.

병원 출산 교실 분만 전문 병원에서는 임신부를 대상으로 출산 교실을 운영한다. 타병원 임신부도 참여 가능한 경우가 많다. 자신이 다니고 있는 산부인과에 출산 교실이 있는지 확인하자.

12장

임신 7~8개월
28~31주

◆◆◆

드디어 임신 후기에 접어들었다! 벌써 결승선을 향해 3분의 2나 달려왔고, 석 달만 있으면 아기를 품에 안을 수 있다. 이 시기는 흥분과 기대로 고조되지만, 배가 점점 무거워지기 때문에 그만큼 통증도 심해진다. 임신이 끝나간다는 것은 진통과 분만이 가까워온다는 의미이기도 하다. 지금부터 서서히 진통과 출산, 육아에 대해 계획하고 준비하고 공부해 두는 것이 좋겠다. 아직 출산 교실에 등록하지 않았다면 이제부터 등록을 고려해보자.

이달에 아기는

28주 아기의 몸무게는 1.1kg에 달하고, 키는 40cm에 가깝다. 지금까지 아기가 기침, 손가락 빨기, 딸꾹질, 숨쉬기 연습 등의 재주를 연마했다면 이번 주에는 윙크라는 새로운 재주를 익힌다. 서서히 램(REM, 수면 중의 급속 안구 운동) 수면을 취하기 시작해 어쩌면 지금부터 꿈을 꿀지도 모른다. 하지만 아직 생일을 맞으려면 좀 더 준비를 할 필요가 있다. 지금쯤 폐가 거의 완전하게 성장해, 지금 태어나도 호흡이 크게 어렵지 않지만 여전히 성장해야 할 부분이 많다.

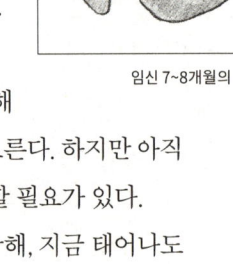
임신 7~8개월의 아기 모습

정도다. 벌써 키는 태어날 때와 비슷하게 성장했지만 몸무게는 한참 더 나가야 한다. 키는 이제 7.6cm 정도만 자라면 된다. 앞으로 11주 이내에 지금 몸무게의 두 배, 어쩌면 거의 세 배 가까이 몸무게가 나갈 것이다. 그리고 이 몸무게의 상당 부분을 피하지방에 쌓인 지방의 무게가 차지할 것이다. 아기가 쑥쑥 자랄수록 자궁 안의 공간이 비좁아져 아기가 발로 차는 느낌은 거의 느끼기 어렵고 팔꿈치나 무릎으로 쿡쿡 쑤시는 느낌을 많이 받게 될 것이다.

29주 아기의 키는 43cm, 몸무게는 거의 1.3kg

30주 키 43cm, 몸무게 1.47kg인 귀여운 아기는 아기의 크기와 엄마 배의 크기가 구별이 안 될 정도로 하루하루 무럭무럭 자라고 있다. 두뇌도 하루가 다르게 성장해 서서히 바깥세상에서 학습할 준비를 갖추기 시작한다.

이번 주부터 아기의 뇌는 홈과 주름이 뚜렷해져 진짜 뇌의 모양을 갖추어간다. 이 주름들은 앞으로 두뇌 조직으로 확대되어 혼자서는 아무것도 할 수 없는 신생아 때부터 즉각 반응을 보이고, 말을 할 줄 아는 유아기와 호기심 많은 취학 전 아동기 등의 시기를 거치면서 중요한 역할을 담당한다. 아기의 두뇌는 점점 성장하고 발달해 체온 조절과 같이 신체의 다른 부분에서 미리 위임받아 수행하던 임무들을 수행하기 시작한다. 두뇌가 체온을 높이는 작용을 수행하면서(점차 증가하는 지방 공급량의 도움을 받아) 아기의 솜털, 즉 지금까지 아기를 따뜻하게 유지시켜준 부드럽고 보송보송한 배내털이 사라지기 시작한다. 따라서 아기가 태어날 때쯤엔 솜털로 뒤덮인 모습을 더 이상 볼 수 없을지도 모른다.

31주 아기의 키는 45.7cm, 몸무게는 1.62kg이다. 곧 출생 때의 키와 몸무게로 빠르게 성장할 것이다. 이번 주에도 놀랍도록 빠르게 성장하는 부분이 있는데 바로 아기의 뇌 연결이다. 또한 아기는 복잡한 두뇌 연결망을 유용하게 활용해 벌써부터 정보를 받아들여 처리하고, 빛을 추적하며, 오감을 통해 전달되는 모든 신호를 인지한다. 이 시기의 아기는 잠도 잘 자서 잠깐 눈을 붙이는 시간이 더 길어지며 램 수면일 때는 더욱 길어진다. 따라서 엄마는 아기가 깨어 있는 시간(발로 찬다)과 잠을 자는 시간(얌전하다)이 일정한 양상으로 이루어진다는 걸 느낄 수도 있다.

어떤 느낌일까?

늘 그렇듯이 임신부마다 임신 형태와 증상이 천차만별이라는 점을 기억하자. 모든 증상을 번갈아가면서 겪을 수도 있고, 한두 가지 증상만 경험할 수도 있다. 지난달부터 지속된 증상도 있고, 이제 막 새로 시작된 증상도 있다. 그런가 하면 너무 익숙해져 거의 알아차리지 못하는 증상도 있다. 남들이 경험하지 않는 증상을 경험하기도 한다. 이번 달에는 주로 다음과 같은 증상을 경험할 것이다.

신체적인 증상

- 태동이 더 강하고 잦아진다.
- 질 분비물이 증가한다.
- 하복부와 복부 양옆이 쑤시고 아프다.
- 변비가 있다.
- 속 쓰림, 소화불량을 겪고, 헛배가 부르거나 배가 부풀어 오른다.
- 이따금 두통, 현기증이 나거나 정신이 어지러워진다.
- 코가 충혈되고 가끔 코피가 나며 귀가 멍멍해진다.
- 잇몸이 예민해져 이를 닦을 때 피가 날 수 있다.
- 다리에 쥐가 난다.
- 요통이 있다.
- 발목과 다리가 약간 붓고, 이따금 손과 얼굴이 붓기도 한다.
- 다리에 하지정맥류가 나타난다.

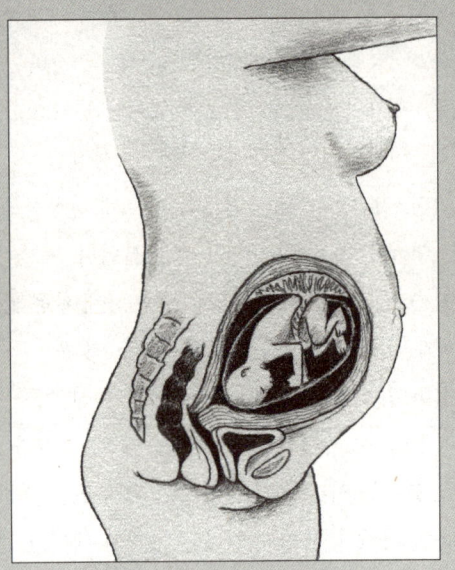

배 속 모습

이달 초 자궁은 치골 꼭대기에서부터 약 28cm 정도 자란다. 이달 말에는 2.5cm 정도 더 자라며 배꼽 위 11cm 부근에서 만져진다. 자궁이 이미 배를 가득 채운 것 같아 더 이상 자랄 여지가 없다고 생각되겠지만 앞으로도 8~10주는 더 커질 것이다!

- 치질이 생긴다.
- 복부가 가렵다.
- 배꼽이 튀어나온다.
- 살이 튼다.
- 호흡이 가빠진다.
- 잠을 자기 힘들다.
- 대체로 통증이 수반되지 않은 산발적인 브랙스턴 힉스 수축(자궁이 1분간 단단해졌다가 다시 정상으로 돌아오는 증상)이 일어난다.
- 행동이 둔해진다.
- 가슴이 커진다.
- 유두에서 초유가 새어 나온다. 출산 전에는 초유 성분이 함유되어 있지는 않다.

정서적인 증상

- 아기가 곧 태어난다는 생각에 점점 흥분된다.
- 걱정도 점점 커진다.
- 멍한 상태가 계속된다.
- 이상하고 생생한 꿈을 꾼다.
- 임신 상태가 점점 지루하고 지치지만 신체적인 건강이 좋을 땐 만족스럽고 행복하다.

이달의 검사 내용

이번 달에는 기존에 받은 검사 항목에 두 가지 정도가 새롭게 추가된다. 각자의 필요와 담당 의사의 진료 방식에 따라 다르겠지만 대체로 다음 사항을 검사한다.

- 몸무게와 혈압
- 소변검사 : 당과 단백질 함유 여부
- 태아의 심장박동
- 자궁의 크기와 태아의 자세 : 외부 촉진(손으로 만져봄)으로 추정한다.
- 손발의 부종, 다리의 하지정맥류
- 글루코스 선별검사
- 빈혈 여부를 알아보기 위한 혈액검사
- 지금까지 겪은 증상들, 특히 예외적인 증상들
- 상의하고 싶은 의문 사항이나 문제들 : 미리 준비해 간다.

무엇이든 물어보세요 Q&A

── 또다시 피로가 몰려와요

Q "지난 몇 달 동안은 정말 기운이 펄펄 났는데 요즘엔 다시 축 처지기 시작해요. 임신 후기에는 다 이런가요?"

A 임신 기간에는 기분뿐 아니라 체력도, 성욕도 들쭉날쭉하다. 임신 초기에 내내 피로했다가 임신 중기가 되면 기운이 마구 솟아 운동, 섹스, 여행 등 어떤 활동이든 무리 없이 할 수 있다. 하지만 임신 후기가 되면 대부분의 예비 엄마들은 또다시 기운이 축 처지기 일쑤다.

이런 현상은 지극히 당연하다. 간혹 임신이 다 끝날 때까지 에너지가 넘치는 여성도 있긴 하다. 임신의 양태는 임신부마다 천차만별이며 에너지 수준은 더욱 큰 차이를 보인다. 임신 후기에 자꾸만 몸이 가라앉는 건 다 그럴 만한 이유가 있다. 가장 큰 이유는 배가 점점 불러오기 때문이다. 어쨌든 임신 초기와 중기에 비해 배가 많이 무거워지므로 이 무게를 감당하는 것만으로도 녹초가 될 수 있다. 또 다른 이유는 배가 무거워지면서 수면을 방해해 아침에 일어나도 몸이 개운하지 않기 때문이다. 아기 용품 구입, 미리 해놓아야 할 집안일, 아기 이름 짓기, 담당 의사한테 물어볼 것 등 아기를 맞을 준비에 이것저것 신경이 쓰여 잠을 잘 못 잘 수도 있다. 그러다 보니 자연스럽게 기운이 없게 된다. 게다가 임신과는 관계가 없지만 책임을 맡고 있는 여러 가지 일들, 직장일이나 큰아이를 돌보는 일 등으로 인해 피로는 급격히 쌓여간다.

그러나 임신 후기에 피로가 쌓이는 현상이 당연하다고 해서 석 달 내내 녹초가 되어 지내라는 법은 없다. 늘 그렇듯 피로는 몸이 보내는 신호이므로 주의를 기울일 필요가 있다. 너무 바쁘게 살고 있거나 아기를 맞을 준비에 온 신경을 쏟느라 충분히 쉬지 못한다면 속도를 조금만 늦추자. 당장 꼭 해야 할 필요가 없는 일은 과감히 제쳐두자. 전부 다 꼭 해야 하는 일이라고 고집하지 않는다.

또 취미 삼아 할 수 있는 일 몇 가지를 하루 일과에 넣어본다. 적당히 운동을 하되, 적절한 운동을 알맞은 시간에 해야 한다. 하루 30분 걷기는 기운을 북돋아주지만 한 시간 달리기는 기운이 빠져 소파에 눕고 싶어질 것이다. 취침시간 몇 시간 전에 운동을 해야 잠이 잘 온다. 위가 비어 있는 상태에서 달리기를 하면 운동을 마치자마자 기진맥진해지므로 배가 고프지 않은 상태에서 운동을 한다. 치즈와 크래커, 트레일 믹스, 요구르트 스무디 등 몸에 좋은 간식을 자주 섭취해 혈당 수치를 정상 수준으로 유지하면 카페인이나 설탕을 섭취했을 때보다 오랫동안 기운을 유지할 수 있다.

무엇보다도 임신 후기의 피로는 기운을 비축해 두라는 자연스러운 몸의 신호임을 기억하자. 진통과 분만, 그리고 더 중요한 그 이후의 일들을 위해 지금 비축하는 모든 힘들이 필요할 것이다. 에너지 비축 요령은 114쪽을 참조한다.

휴식을 충분히 취하는데도 여전히 피로가 심하다면 담당 의사와 상의한다. 해소되지 않는 극심한 피로는 간혹 임신 후기의 빈혈(188쪽 참조)을 일으킬 수 있어 대부분의 의사들이 임신 7개월에 혈액검사를 다시 실시한다.

—— 발이 심하게 부어요

Q "발목과 발이 붓는 것 같아요. 저녁 무렵에는 더 심하고요. 왜 그런가요?"

A 이 시기에는 배만 불러오는 것이 아니다. 대부분의 임신부들은 팔다리도 같이 붓는 경향이 있다. 신발과 손목시계가 불편할 정도로 꽉 낀다든지 반지가 점점 꽉 끼어 손가락을 비틀어야 겨우 빠진다든지 하는 정도로 심각하게 부을 수 있다. 또는 발목과 손발의 경미한 붓기, 바로 부종이 생길 수도 있다. 이런 증상은 임신 기간에 체액이 증가하면서 생기는 지극히 정상적인 현상이다. 사실 이 시기에는 임신부의 75%가 어느 정도의 부종을 경험한다. 나머지 25%는 전혀 부종을 경험하지 않는데, 이 또한 정상이다. 이미 경험했겠지만 부종은 저녁 무렵, 따뜻한 날 혹은 너무 오랜 시간 동안 앉거나 서서 보낸 후에 주로 나타난다. 대개는 하룻밤 지나거나 몇 시간 누워서 쉬고 나면 많이 가라앉는다.

이런 종류의 붓기는 생활에 약간 불편을 줄 뿐 큰 이상은 없지만, 가능한 한 붓기를 가라앉히는 것이 좋다. 다음의 방법을 참고하자.

오랫동안 서 있거나 앉아 있지 않는다 일의 특성상 집에서나 회사에서 장시간 서 있거나 앉아 있어야 한다면 수시로 휴식을 취한다. 오랫동안 서 있었다면 잠깐씩 앉아 있고, 오랫동안 앉아 있었다면 서 있는다. 가장 좋은 방법은 5분간 빠르게 걷기를 해 혈액순환을 원활하게 하고 정체된 체액이 흐르도록 하는 것이다.

편안한 신발을 신는다 지금은 유행을 좇을 때가 아니라 무조건 편한 것을 추구할 때다. 어차피 발에 꼭 끼는 슬링백은 맞지도 않을 테니 최대한 편안한 신발을 신고, 집에서는 부드러운 슬리퍼로 갈아 신는다.

다리를 올린다 다리를 높이 들어올린다. 앉아 있을 땐 발판에 발을 올린다.

옆으로 눕는다 아직 옆으로 눕는 자세가 몸에 배지 않았다면 지금이라도 습관을 들인다. 옆으로 누우면 체내의 수분을 제거하고 부종을 가라앉히는 데 도움이 된다.

몸을 자주 움직인다 담당 의사가 허락하는 종류의 운동을 규칙적으로 실시하면 확실히 붓기를 가라앉히는 데 도움이 된다. 걷기는 정체된 혈액을 순환시켜 부종에 아주 좋다. 수영이나 수중 에어로빅은 물의 압력으로 인해 조직액이 정맥 속으로 흐르고 정맥에서 신장으로 보내져 소변으로 빠져 나오게 되므로 걷기보다 훨씬 도움이 된다.

수분 섭취로 수분을 빼낸다 모순적으로 들리겠지만 물을 많이 마실수록 수분 배출이

꽉 끼는 반지는 빼서 서랍에 두자

반지가 점점 꼭 맞는 느낌이 든다면? 손가락에 너무 꽉 끼기 전에 반지를 빼서, 다시 손가락이 가늘어질 때까지 안전하게 보관해둔다. 지금도 손가락을 비틀어야 겨우 반지가 빠진다면 아침에 찬물에 손을 담근 후 반지를 빼본다. 뜨거운 물에 담그면 손가락이 더 부어오른다. 액체 비누를 이용해도 반지가 미끄러워져 빼기 쉽다.

원활해진다. 하루에 최소 8~10잔의 물을 마시면 체내의 노폐물 배출에 도움이 된다. 수분 섭취를 제한한다고 해서 붓기가 가라앉지는 않는다.

소금을 적당량 섭취한다 지금까지는 부종을 가라앉히려면 소금 섭취를 제한해야 한다고 믿었지만, 최근 밝혀진 사실에 따르면 소금을 제한할 경우 오히려 부종이 심해진다고 한다. 그러므로 소금을 섭취하되 모든 것이 그렇듯 적당량을 지킨다.

탄력 스타킹을 착용한다 탄력 스타킹은 부종을 가라앉히는 데 효과가 매우 크다. 배 부분이 넉넉하게 여유가 있는 팬티스타킹, 무릎이나 허벅지까지 올라오는 스타킹 등 여러 가지 타입이 있다. 무릎이나 허벅지까지 올라오는 스타킹은 팬티스타킹보다 덜 답답하다. 탄력 스타킹을 고를 때는 윗부분이 너무 꽉 조이는 것은 피한다.

부종은 정상적인 현상이며 일시적으로 나타났다 사라진다. 출산 후 얼마 안 있어 발목과 손가락의 붓기가 가라앉는데, 개개인에 따라 붓기가 완전히 가라앉기까지 최소 몇 주에서 한 달 이상 걸린다. 붓기가 다소 심하다 싶으면 담당 의사에게 이야기한다. 심각한 부종은 전자간증(임신중독증)의 증상일 수 있지만, 전자간증일 경우 이유를 알 수 없는 급속한 몸무게 증가, 혈압 상승, 단백뇨 등의 기타 여러 가지 증상이 동반된다. 혈압과 소변이 정상이라면 걱정할 필요는 없다. 부종과 함께 이유를 알 수 없는 급속한 몸무게 증가나 심각한 두통, 시각장애가 동반된다면 병원에 연락해 증상을 설명한다.

—— 두드러기가 났어요

Q "임신으로 인해 살이 트는 현상은 그다지 심하지 않은 것 같은데, 온몸 여기저기에 두드러기가 나는 것 같아요."

A 이제 출산이 3개월도 채 남았으므로 이런 달갑지 않은 임신 부작용과 작별을 고할 날도 멀지 않았다. 임신성 두드러기는 불편하고 약간 보기 흉할 뿐 임신부나 아기에게 위험하지는 않다. 의학적인 명칭으로 '임신 소양성 두드러기성 구진과 반점(PUPPP)'이라고 하는 이런 피부 질환은 출산 후 거의 사라지고, 이후 임신에 다시 재발하지 않는다. 반점은 대체로 복부의 살트임으로 발전하는 경향이 있으며 간혹 허벅지나 엉덩이, 팔에도 나타난다.

담당 의사에게 발진 부위를 보이면 항히스타민 연고를 처방받거나 피부질환을 완화하는 주사를 맞을 수도 있다.

임신 중에는 여러 가지 피부 질환이 생길 수 있지만 걱정할 필요는 없다. 자세한 정보는 218쪽을 참조한다.

—— 허리와 엉덩이가 아파요

Q "한쪽 허리에서부터 바로 아래 엉덩이와 다리가 아파요. 왜 그런 건가요?"

A 임신 중기에서 후기로 향하면 아기가 출산에 대비해 적당한 자리를 잡기 시작하는데, 그러는 과정에서 아기의 머리와 점점 커지는 자궁의 무게가 척추 하단의 좌골신경에 영향을 미칠 수 있다. 소위 좌골신경통이라고 하는

이런 현상은 엉덩이나 허리의 심한 통증이나 쑤심, 얼얼함, 마비 등의 증상을 일으키고 한쪽 다리 뒤편으로 통증이 이어진다. 때때로 아주 심하게 아플 수 있으며, 아기가 자세를 바꾸면 통증이 지나가기도 하지만 출산 때까지 계속되거나 간혹 출산 이후에도 잠시 계속될 수 있다.
좌골신경통을 완화하는 방법은 다음과 같다.

편하게 앉아서 쉰다 발이 편안하면 좌골신경과 관련된 다리와 허리의 통증이 완화될 수 있다. 누울 때도 압박이 덜해지므로 눕는 자세가 편하면 누워도 좋다.

몸을 따뜻하게 한다 통증 부위에 온열 패드를 대거나 따뜻한 물에 몸을 담그면 통증이 가라앉는다.

운동을 한다 골반 기울이기나 스트레칭을 하면 압박을 덜 받게 된다. 특히 수영과 수중 운동은 몸무게가 실리지 않으므로 좌골신경통에 특히 효과적이다. 수영은 허리 근육을 스트레칭하고 강화시키는 한편 타는 듯한 통증을 완화시킨다.

보완대체요법을 알아본다 침술이나 척추지압, 마사지 등 보완대체요법도 좌골신경통 완화에 도움이 된다. 반드시 자격증을 소지한 숙련된 전문가에게 치료를 받아야 한다.

    통증이 심하면 진통제를 복용해도 좋은지 담당 의사에게 문의한다.

── 하지불안증후군인가 봐요

Q "밤이면 피곤한데도 다리를 움직이고 싶은 이상한 증상 때문에 편안하게 잠을 잘 수가 없어요. 다리에 쥐가 나지 않게 하는 요령들을 전부 시도해 보았지만 아무런 소용이 없군요. 어떻게 해야 할까요?"

A 임신 후기에는 수많은 요소들이 수면을 방해한다. 하지불안증후군도 그 가운데 하나이며 임신부의 15%가량이 증상을 경험한다.
이름이 말해주듯 하지불안증후군은 발이나 다리가 차분하지 못하고 벌레가 근질근질 기어가는 느낌이 들어 편안하게 쉴 수가 없는 증상이다. 대체로 밤에 나타나지만 늦은 오후에 나타나기도 하고, 눕거나 앉을 때 또는

태동 횟수를 점검하자

임신 28주부터는 하루 두 차례 태동을 점검하는 것이 좋다. 활동이 뜸한 아침에 한 번, 좀 더 활동이 왕성한 저녁에 한 번 실시한다. 시계를 준비해 태동의 횟수를 센다. 발로 차고, 가볍게 움직이고, 급하게 휙 하고 움직이고, 몸을 굴리는 등 모든 종류의 동작을 센다. 열 번의 동작이 끝나면 시간을 확인해 기록한다. 대체로 열 번의 동작을 마치는 데 10분쯤 걸리고 간혹 그보다 더 오래 걸리기도 한다.
열 번의 태동을 느끼는 데 1시간이 넘게 걸린다면 주스나 간식을 먹거나 조금 걷거나 배를 약간 움직여본다. 그런 다음 누워서 긴장을 이완하며 계속해서 태동의 횟수를 센다. 2시간이 지났는데도 10회의 태동이 느껴지지 않으면 병원에 연락한다. 태동이 없다고 반드시 문제가 있는 건 아니지만, 간혹 급히 검사를 받아야 할 경우가 생길 수도 있다.
출산 예정일이 다가올수록 태동 횟수를 규칙적으로 점검하는 것이 중요하다.

아무 때나 나타나기도 한다.
　유전적인 요인 때문이 아닐까 추측되지만 아직 정확한 원인과 치료 방법은 밝혀지지 않았다. 다리를 문지르거나 구부리는 등 다리의 쥐를 완화하는 방법으로는 효과가 없다. 하지불안증후군을 치료하는 데 이용되는 대부분의 약물들이 임신 중에는 안전하지 않기 때문에 약물 치료도 좋은 방법이 될 수 없다.
　식단과 스트레스, 기타 환경적 요인이 원인일 가능성이 있으므로 평소에 먹는 음식, 행동, 감정 등을 점검해 어떤 생활 습관이 하지불안증후군을 일으키는지 파악한다. 예를 들어 밤늦게 탄수화물 음식을 섭취하면 하지불안증후군이 악화될 수도 있다. 철분 결핍성 빈혈도 증상을 유발할 수 있으므로 담당 의사에게 빈혈 검사와 치료를 요구한다. 침술과 요가, 명상, 기타 긴장이완요법이 도움이 될 수 있다. 240쪽에 소개된 숙면을 취하는 요령을 시도해도 좋겠다.
　그러나 온갖 방법을 시도해도 증상을 치료할 수 없는 경우도 있다. 이 경우 출산 때까지 증상을 받아들이는 수밖에 없으며, 모유 수유를 하는 경우 젖을 뗀 후 약물을 복용할 수 있을 때까지 참아야 한다.

출산 계획서를 여러 장 복사해 준비한다

담당 의사와 상의해 출산 계획을 완전히 세웠다면, 출산 계획서에 작성한 사항이 차트에 기록되어 출산 때 그대로 지켜질 것이다. 하지만 혹시라도 제날짜에 출산이 이루어지지 않을 경우 출산 계획서를 여러 장 복사해 병원에 가지고 간다. 그러면 계획한 방법에 대해 혼란이 발생하지 않을 것이다. 보호자가 새로운 의료진들에게 복사본을 나누어주어 출산에 참고할 수 있도록 할 테니까. 작고 예쁜 바구니에 출산 계획서를 올려두면 보기도 좋다.

── 태아도 딸꾹질을 하나요?

Q "때때로 배 속에서 약한 경련 같은 느낌이 자주 들어요. 아기가 발로 차거나 몸을 비틀거나 뭐 그런 건가요?"

A 믿거나 말거나지만, 임신 후기에 드물지 않게 나타나는 현상으로 매일 하루에 여러 차례 딸꾹질을 하는 아기도 있고, 전혀 하지 않는 아기도 있다. 이런 양상은 출산 후까지 계속된다. 아기의 딸꾹질을 멈추게 하기 위해 임신부가 숨을 참는 등 여러 가지 방법을 이용할 수도 있지만, 아기의 딸꾹질은 자궁 안에서든 밖에서든, 심지어 20분 이상 계속되어도 어른들처럼 힘들지 않다. 그러므로 긴장을 풀고 배 속의 작은 경련을 즐겁게 느껴도 된다.

── 넘어져서 배가 바닥에 부딪쳤어요

Q "외출했다가 발을 헛디뎌 인도에서 넘어졌어요. 배가 먼저 바닥에 부딪쳤는데 아기가 다치지는 않았을까요?"

A 임신 후기가 되면 여러 가지 이유로 툭하면 넘어지기 일쑤다. 한 가지 이유는 배가 나오면서 무게중심이 앞으로 이동해 균형 감각이 떨어지기 때문이다. 또 다른 이유는 가뜩이나 행동이 둔해져서 가볍게 넘어지기 일쑤인데 여기에 관절까지 느슨해지기 때문에 배부터 넘어지게 된다. 그 밖에 쉽게 피로하고 여러 가지 생각과 공상에 사로잡히며 배에 가려 발밑이 잘 보이지 않는 것도 발을 헛딛기 쉬운 원인이다.
　길에서 넘어지면 긁히고 멍이 들긴 하지만

태아에게는 거의 해를 입히지 않는다. 아기는 양수와 질긴 양막, 탄력 있는 근육질의 자궁, 근육과 뼈로 둘러싸인 튼튼한 복강으로 안전하게 보호를 받고 있다. 태아가 해를 입을 정도라면 임신부는 병원에 실려 갈 만큼 매우 심한 중상을 입어야 할 것이다.

하지만 걱정이 되면 안전을 기하는 차원에서 병원에 연락한다.

—— 오르가슴 후에 태동이 없어요

Q "오르가슴을 느끼고 나면 대체로 약 30분 동안 아기가 태동을 멈추는 것 같아요. 이 시기에 섹스를 하는 것이 아기에게 안전하지 않나요?"

A 이 시기에는 엄마가 어떤 행동을 하든 아기는 그 행동에 반응을 보인다. 그러나 대체로 성관계를 할 때 아기들은 거의 움직임이 없다. 섹스를 할 때 몸의 움직임과 오르가슴 이후 리듬감 있는 자궁 수축이 아기들을 진정시켜 스르르 잠이 들게 만들기 때문이다. 반면 어떤 아기들은 엄마 아빠의 성관계 후에 오히려 더 활발하게 움직이기도 한다. 어떤 경우든 건강하고 정상적이며, 섹스가 안전하지 않다는 증거는 결코 아니다. 또한 아기는 아주 깜깜한 자궁 안에 있기 때문에 엄마 아빠가 뭘 하고 있는지 전혀 알 길이 없다.

담당 의사가 섹스를 제한하지 않는 한 출산 때까지 계속해서 섹스와 오르가슴을 즐겨도 된다. 아기가 태어나면 다시 편하게 섹스를 즐기기까지 상당한 시간이 지나야 하므로 즐길 수 있을 때 편안하게 섹스를 즐기는 것이 좋다.

조기 진통의 징후

조기분만의 가능성은 극히 낮지만, 초기에 발견하면 큰 도움이 될 수 있으므로 예비 엄마들 모두 조기 진통의 징후를 알아두는 것이 좋다. 다음의 내용을 경험할 가능성은 전혀 없더라도 신중을 기하는 차원에서 알아두도록 하자. 임신 37주 이전에 다음 징후 가운데 하나라도 보이면 곧바로 병원에 연락한다.

- ◆ 설사나 메스꺼움, 소화불량이 동반되거나 동반되지 않은 상태에서 생리통과 유사한 통증이 지속적으로 반복된다.
- ◆ 10분 간격으로 혹은 그보다 빠른 간격으로 통증을 동반한 자궁 수축이 시작되고, 자세를 바꾸어도 가라앉지 않는다. 조기 진통과 관계없이 이미 경험했을지 모를 브랙스톤 힉스 수축과 혼동하지 말자(282쪽 참조).
- ◆ 허리 통증이나 압박감이 계속되거나 요통과는 다른 느낌의 통증이 계속된다.

- ◆ 질 분비물에 변화가 보인다. 특히 묽거나 피가 섞인 분홍빛 혹은 갈색 분비물이 보인다.
- ◆ 골반저나 허벅지, 사타구니의 통증이나 압박감이 느껴진다.
- ◆ 질에서 양수가 똑똑 떨어지거나 쏟아져 나온다.

이상의 증상들 가운데 일부나 전부를 경험한다고 해서 진통이 시작되는 것은 아니다. 대부분의 임신부들은 일정 시기에 골반의 압력이나 요통을 경험한다. 그렇다 하더라도 조기 진통의 증상을 경험하는 대부분의 여성들이 조기분만을 하지는 않는다. 조기 진통의 여부를 확실하게 말할 수 있는 사람은 담당 의사뿐이므로 즉시 전화를 걸어 문의한다. 조기 진통이 아닐 가능성이 높지만 언제나 신중을 기하는 자세가 최선이다. 조기 진통의 위험 요인과 예방에 대한 자세한 내용은 38~40쪽을, 조기 진통 관리에 대한 정보는 521쪽을 참조한다.

── 아기 꿈을 시도 때도 없이 꿔요

Q "아기에 대한 아주 생생한 꿈을 밤낮없이 꾸고 있어요. 어찌나 꿈을 많이 꾸는지 혹시 내가 미친 건 아닌가 하는 생각마저 든답니다."

A 버스에 아기를 두고 내리는 무서운 꿈, 햇살 좋은 공원에서 유모차를 밀거나 포동포동한 아기의 뺨을 어루만지는 기분 좋은 꿈, 꼬리 달린 외계인 아기나 새끼 강아지를 낳는 괴상한 꿈 등 이런저런 꿈을 꾸거나 공상을 하는 것은 아주 건강하고 정상적인 현상이다.

이러다 정신이 돌아버리는 게 아닌가 하는 생각이 들지 모르지만 이런 꿈은 정신을 건강하게 만드는 역할을 한다. 이러한 꿈과 공상은 출산 전의 걱정과 두려움, 희망, 불안 등으로 무거운 마음을 풀어준다. 곧 다가올 인생의 커다란 사건을 받아들이며 쉽게 표출하기 힘든 온갖 모순되는 감정들, 즉 갈등과 두려움, 가슴 벅찬 흥분과 즐거움 등을 발산하기 위한 무의식의 작용이다. 그러므로 잠을 잘 잘 수 있도록 도와주는 일종의 치료 과정이라고 생각하면 될 것이다.

평소보다 꿈이 많은 데에는 호르몬의 역할도 한몫한다. 호르몬은 꿈을 아주아주 생생하게 만드는 기능도 한다. 또한 이 시기에는 잠이 얕기 때문에 꿈도 많아지고 선명해진다. 한밤중에 화장실에 가거나 담요를 걷어차거나 몸을 뒤척이면서 자주 깨게 되는데 주로 꿈을 꾸는 렘 수면 상태에서 깰 가능성이 높아 조금 전 꿈을 생생하게 기억하게 되는 것이다.

임신 중에 가장 흔한 꿈과 공상의 주제는 다음과 같다.

- 자동차 열쇠나 아기 등 무언가를 잃어버리는 꿈, 아기에게 젖을 먹이는 걸 잊어버리는 꿈, 아기 혼자 집에 두고 쇼핑하러 가는 꿈, 출산 준비를 전혀 하지 않았는데 아기가 곧 태어나려는 꿈 아직 엄마가 될 준비가 되지 않은 두려움을 표현한다.
- 침입자나 강도 혹은 동물에게 공격을 당하거나 상처를 입는 꿈, 누군가 밀거나 미끄러져 계단에서 굴러 떨어지는 꿈 무방비 상태를 나타낸다.
- 사람들에게 에워싸여 달아나지 못하는 꿈, 터널이나 자동차, 작은 방 안에 갇힌 꿈, 수영장이나 눈이 잔뜩 쌓인 호수 또는 세차장에 빠지는 꿈 아기에게 매이게 될 두려움, 요구가 많은 아기 때문에 그동안 걱정 없이 잘 지내던 생활을 잃게 될 두려움을 표현한다.
- 몸무게가 전혀 늘지 않거나 하룻밤 사이에 살이 엄청나게 찌는 꿈, 마구 과식을 하는 꿈, 먹으면 안 되는 것을 신나게 먹어치우는 꿈 식습관을 엄격하게 지키려 애쓰는 사람들이 주로 많이 꾸는 꿈이다.
- 남편에게 전혀 매력적으로 보이지 않거나 혐오스러운 모습으로 나타나는 꿈, 남편이 다른 여자와 데이트를 하는 꿈 임신으로 인해 외모가 영원히 망가질 거라는 두려움, 남편에게 더 이상 매력이 없을 거라는 두려움을 나타낸다.
- 성관계를 갖는 꿈 긍정적인 느낌이든 부정적인 느낌이든, 즐겁건 죄의식이 느껴지건 간에 이 꿈은 주로 임신 기간 동안 경험하는 성적 혼란과 모순된 기분을 반영한다.
- 돌아가신 부모님이나 친척이 나타나는 등 죽음과 부활에 관한 꿈 구세대와 신세대의 관계가 무의식적으로 나타나는 것일 수 있다.
- 아기와 함께 지내는 꿈, 태어날 아기를 위해

준비하는 꿈 아기와 노는 꿈은 출산 전에 육아를 연습해보고 아기와 친해지고 싶은 무의식적인 욕망의 표현이다.

✦ **아기가 어떻게 생겼을까 상상하는 꿈** 다양한 종류의 걱정을 표현하는 것일 수 있다. 아기가 기형이거나, 아프거나, 너무 크거나 혹은 너무 작게 태어나는 꿈은 아기의 건강에 대한 걱정을 나타낸다.

✦ **태어나자마자 말을 하거나 걷는 등 아기가 특별한 능력을 지닌 꿈** 아기의 지능에 대한 걱정과 장차 아기에 대한 포부를 드러낸다.

✦ **아기가 딸인지 아들인지 예감하는 꿈** 딸이나 아들을 몹시 열망하는 마음을 표현한다. 아기의 머리카락, 눈 색깔, 부모 중 한 사람이나 다른 사람을 닮은 꿈도 마찬가지이다.

✦ **완전히 성장한 아기가 태어나는 꿈** 작은 신생아를 키워야 하는 두려움을 나타낸다.

✦ **진통을 겪는 꿈, 진통이 없는 꿈, 아기를 밀어내지 못하는 꿈** 진통에 대한 걱정을 반영한다.

꿈과 공상이 많다고 해도 너무 걱정할 필요 없다. 꿈과 공상이 많은 것은 지극히 정상이며, 속 쓰림과 튼살만큼이나 일반적인 현상이다. 임신부만 온갖 꿈과 공상에 젖어 있는 건 아니다. 예비 아빠 역시 곧 담당하게 될 아빠 노릇에 대해 의식적 무의식적으로 불안해하고, 그러한 불안을 해소하려는 시도로 희한한 꿈과 공상에 젖어 있을지 모른다. 더구나 예비 아빠의 경우에는 이런

골반 근육을 튼튼하게 해주는 케겔 운동

아기는 아직 태어날 준비가 안 됐지만, 엄마의 몸 특히 골반저 근육은 아기가 태어나는 날에 대비해 만반의 준비를 갖추기 시작한다. 지금까지 골반 근육에 대해 별로 생각해본 적도 없고 심지어 골반 근육이라는 게 있는지도 몰랐다면, 지금이 바로 골반 근육에 관심을 가질 때다.

골반 근육은 자궁과 방광, 장을 받쳐주는 근육으로 아기가 나올 수 있도록 신축성 있게 만들어졌다. 또한 기침을 하거나 큰소리로 웃을 때 소변이 새어 나오지 않도록 하는 역할도 한다. 출산 후 요실금이 있을 수 있으므로 골반 근육이 건강하게 기능하는 것이 무엇보다 중요하다. 이처럼 다재다능한 골반 근육은 만족스러운 성경험을 위해서도 크게 한몫한다.

다행히 짧은 시간에 최소한의 노력으로 골반 근육을 건강하게 만들어서 수월하게 기능할 수 있도록 도와주는 운동이 있다. 운동복을 갈아입을 필요도 없고, 스포츠센터에 갈 필요도 없으며 땀을 흘릴 필요도 없다. 케겔 운동이라고 하는 놀라운 운동을 5분씩, 하루 세 차례만 반복하면 장단기적으로 많은 혜택을 보게 될 것이다. 골반저 근육이 건강하면 치질에서 요실금, 변실금에 이르기까지 수많은 임신 증상과 출산 후 증상이 완화될 수 있다. 또한 분만 중에 회음절개술을 받거나 회음이 찢어지는 현상을 방지할 수도 있다. 뿐만 아니라 임신 기간에 케겔 운동을 꾸준히 하면 출산 후에 질이 원래 모양대로 아름답게 회복될 것이다. 자, 그럼 지금부터 케겔 운동을 시작해보자. 먼저 질과 항문 부위의 근육에 힘을 준 상태에서 그대로 멈춘다. 소변이 나오다가 멈출 때처럼 하면 된다. 이 상태로 10초간 유지한다. 서서히 힘을 풀고 이 과정을 반복한다. 하루 20회씩 세 차례 반복한다.

케겔 운동을 할 땐 골반 근육에만 온 신경을 집중하고 다른 부위에는 집중하지 않는다. 위가 긴장되거나 허벅지나 엉덩이에 수축이 느껴진다면 골반 근육의 운동이 제대로 이루어지지 않은 것이다. 신호등을 기다릴 때, 이메일을 확인할 때, 현금자동입출금기 앞에 줄을 설 때, 슈퍼에서 계산원이 물건 계산을 할 때, 책상에서 일을 할 때 등 임신 기간에 수시로 케겔 운동을 해주면 튼튼한 골반저 근육의 혜택을 톡톡히 보게 될 것이다. 섹스를 하는 동안에도 케겔 운동을 시도하면 확실한 효과를 볼 수 있다.

현상을 호르몬 탓으로 돌리기도 어렵다. 아침에 일어나 서로의 꿈을 이야기하면 재미도 있고 치료 효과도 있을 것이다. 또한 실제 부모 역할을 좀 더 쉽게 할 수도 있으며, 서로 더욱 가까워지기도 할 것이다.

── 할 일이 너무 많아요

Q "직장 일에 집안일, 결혼 생활에 아기를 돌보는 일까지 모두 다 잘해낼 수 있을지 걱정이 됩니다."

A 그 전에 반드시 알아야 할 사항이 있다. 이 일들을 모두 해내기는 불가능하며, 한꺼번에 모두 다 잘해내기란 더더욱 불가능하다는 사실 말이다. 많은 초보 엄마들이 직장에서 맡은 일도 잘해내고, 집 안은 먼지 하나 없이 깨끗하게 정리하고, 세탁 바구니는 언제나 말끔하게 비우고, 냉장고는 먹을 것으로 가득 채우고, 식탁은 집에서 만든 음식들로 가득 차려놓는 사랑스러운 아내에 모범적인 엄마가 되려고 기를 쓴다.

하지만 새로운 생활을 얼마나 잘해내느냐는 어느 한 부분 희생이 필요하다는 사실을 얼마나 빨리 깨닫느냐에 달려 있다. 그리고 인생의 도전이 시작되기 전, 바로 지금이야말로 이 사실을 깨달을 때다.

일의 우선순위를 정하고 나면 중요한 순서에 따라 일을 처리할 수 있고, 모든 일이 다 중요하다는 강박관념에서 벗어날 수 있다. 아기와 남편과 직장 일이 중요하다면 집 안 정리정돈은 뒷전으로 미뤄야 한다. 집에서 음식을 요리하는 대신 한 번씩 배달 음식을 이용하고 세탁은 다른 사람에게 맡긴다. 당분간 전업주부로 집에만 있을 수 있다면 직장 경력은 일시적으로나마 신경 쓰지 않는다. 혹은 파트타임으로 일하거나 가능하면 집에서 업무를 볼 수 있도록 한다.

일단 우선순위를 정했으면 비현실적인 기대들은 놓아버려야 한다. 같은 입장에 있는 예비 엄마들에게 자신의 계획을 이야기하고 현실적인 계획인지 확인 받는다. 아무도 완벽한 사람은 없다는 사실을 조만간 알게 될 테고, 빨리 알수록 그만큼 스트레스를 덜 받게 될 것이다. 마음이야 모든 일을 척척 잘해내고 싶겠지만 그건 불가능한 일이며, 어떤 일도 제대로 할 수 없을 것만 같은 날이 머지않아 찾아올 것이다. 아무리 애를 써도 침대는 엉망이고 세탁물은 아무데나 널려 있으며 반찬 가게에서 사온 반찬들이 식탁을 차지하고 사랑스러운 주부는커녕 머리 감기도 힘들어진다. 기준을 너무 높게 잡으면 아기가 태어나기 전에는 가능했을지 모르지만 결국 쓸데없는 실망감만 잔뜩 쌓이게 될 것이다.

생활을 재정비하기로 결심했다면 모든 일을 혼자 힘으로 해내려고 애쓰지 않는다. 대부분의 성공한 엄마들 곁에는 집안일을 똑같이 담당할 뿐 아니라 기저귀를 가는 일부터 아기 목욕까지 육아에 적극적으로 참여하는 남편이 함께한다. 남편이 기대만큼 도와주지 않는다면 도움을

소변을 참지 않는다

소변을 보고 싶은데도 참아 버릇하면 염증이 생긴 방광이 자궁을 자극해 자궁 수축이 일어날 수 있다. 소변이 급한데도 화장실에 가지 않으면 조기 진통의 원인인 요로감염에 걸릴 수도 있다. 그러므로 절대로 소변을 참지 않는다. 소변이 마려우면 곧바로 화장실에 가도록 한다.

구할 다른 방법을 알아보아야 한다. 아기의 할머니나 할아버지, 친척, 보육 시설, 육아 도우미, 베이비시터 회사, 육아 센터 등을 알아본다.

── 출산 계획을 세워야 하나요?

Q "최근에 아기를 낳은 친구가 그러는데, 출산 전에 담당 의사와 함께 출산 계획을 세웠대요. 꼭 그래야 하나요?"

A 출산은 그 어느 때보다 많은 결정을 내려야 할 때다. 하지만 진통 관리에서 아기를 받는 일까지, 그 모든 결정 사항들을 임신부와 담당 의사가 어떻게 일일이 계획하고 점검할 수 있을까?

출산 계획은 말 그대로 계획일 뿐이며 보다 적당한 말로 표현하면 일종의 희망 사항이라고 할 수 있다. 출산 계획을 통해 임신부와 남편은 최선의 시나리오를 계획할 수 있다. 즉 모든 일이 계획대로 진행될 경우 진통과 분만이 얼마나 이상적으로 진행될지 예측해보는 것이다. 뿐만 아니라 부모들이 선호하는 방법, 실질적이고 실현 가능하며 담당 의사와 병원이 수용할 수 있는 범위 등을 나열해볼 수 있다. 출산 계획은 계약이 아니라 환자와 담당 의사 혹은 병원과 출산에 따른 계획을 서면으로 작성해보는 과정이다. 출산 계획을 잘 세우면 실제로 출산을 할 때 도움이 될 뿐 아니라 비현실적인 기대를 미리 차단할 수 있고, 실망을 최소화할 수 있으며, 임신부와 출산에 참여하는 의료진 사이의 갈등과 오해를 제거할 수 있다. 통상적으로 모든 예비 부모에게 출산 계획표를 작성하도록 요구하는 의사도 있고 임신부 측에서 요구할 때 기꺼이 응하는 의사도 있다.

출산 계획에 따라 기본적인 사항만 다루기도 하고 분만실의 음악과 조명 등 아주 자세한 사항까지 다루기도 한다. 출산 경험이 있는 사람에게 맞는 출산 방법을 기대하거나, 의료적·산과적 지원을 받길 기대하는 등 임신부마다 기대하는 바가 다르다. 출산 계획은 개개인의 요구에 맞게 이루어져야 한다. 그러므로 친구의 출산 계획을 바탕으로 자신의 출산 계획을 세우지 않도록 한다. 출산 계획을 작성하기로 결정했다면 다음의 사항을 고려하는 것이 좋다. 이 내용을 일반적인 지침으로 이용하고 필요에 따라 구체화하도록 하자.

✦ 진통이 어느 정도 진행된 후에 병원에 갈지 계획한다.
✦ 진통 중에 무엇을 먹거나 마실지 계획한다(335쪽 참조).
✦ 진통 중에 침대를 벗어나 주변을 걸을지 앉아 있을지 계획한다.
✦ 음악, 조명 등 집에서 가지고 올 물건을

아기의 생명을 살리는 선별검사

대부분의 아기는 건강하게 태어나 건강하게 잘 지낸다. 그러나 극소수의 아기들은 태어날 땐 분명히 건강했는데 갑자기 병을 앓기도 한다. 다행히 이러한 대사장애를 검사하는 방법들이 있다.
검사를 할 땐 통상적으로 발뒤꿈치 천자(아기의 발뒤꿈치를 바늘로 재빨리 찌른 후 피를 채취한다)를 통해 채혈해둔 아기의 혈액을 이용한다.
그럴 경우는 거의 없지만 검사 결과 양성반응이 나오면 소아과 의사와 유전학 전문가가 결과를 확인해 필요하면 치료를 시작한다. 하지만 잘못된 양성반응이 나올 확률이 높으므로 양성반응이 나오면 재검사를 받아야 한다. 조기 진단 및 개입은 질병의 예후에 큰 영향을 미친다.

생각해둔다.
- ✦ 카메라나 비디오카메라의 사용 가능 여부를 알아본다.
- ✦ 출산 장면을 보기 위해 거울을 이용할 수 있는지 알아본다.
- ✦ 정맥 주사(정맥 내 수액 투여, 336쪽 참조)를 맞을지 결정한다.
- ✦ 진통제 이용과 진통제의 종류를 결정한다(273쪽 참조).
- ✦ 외부 태아 감시기(지속적으로 혹은 간헐적으로)나 내부 태아 감시기의 이용 여부를 결정한다(337쪽 참조).
- ✦ 자궁 수축을 유도하거나 촉진하기 위한 옥시토신 사용 여부를 결정한다(333쪽 참조).
- ✦ 출산 자세를 결정한다(341쪽 참조).
- ✦ 더운 찜질과 회음부 마사지를 할지 결정한다(319, 339쪽 참조).
- ✦ 회음절개술 여부를 결정한다(339쪽 참조).
- ✦ 흡착기나 겸자를 이용할지 결정한다(340쪽 참조).
- ✦ 제왕절개 분만을 계획한다(362쪽 참조).
- ✦ 진통과 분만 중에 남편 외에 다른 가족을 동석시킬지 결정한다.
- ✦ 분만 중이나 분만 직후에 큰아이를 동석시킬지 결정한다.
- ✦ 신생아에게 인공호흡을 시킬지, 시킨다면 아빠가 시킬지 여부를 결정한다.
- ✦ 출산 후 곧바로 아기를 안고 즉시 모유 수유를 할지 결정한다.
- ✦ 탯줄을 자르고, 몸무게를 재고, 눈에 점안액을 넣는 과정을 임신부와 아기가 서로 인사를 나눈 뒤로 미룰지 결정한다.
- ✦ 분만과 탯줄을 자르는 과정에 남편이 참석할지 결정한다.
- ✦ 제대혈은행에 대한 문제를 결정한다(297쪽 참조).

출산 계획을 세울 때 분만 후의 문제도 함께 계획한다.

- ✦ 아기 몸무게를 재고, 소아과 검사를 받고, 첫 목욕을 할 때 엄마도 함께 참여할지 계획한다.
- ✦ 병원에 있을 때 아기 수유 문제를 계획한다. 간호사의 일정에 맡길지, 아기가 배고플 때마다 수유를 할지, 모유 수유를 계획할 경우 젖병과 고무젖꼭지를 피할 수 있는지 등
- ✦ 포경수술 여부를 결정한다.
- ✦ 모자동실 이용 여부를 결정한다(395쪽 참조).
- ✦ 큰아이가 임신부와 신생아를 방문해도 좋은지 결정한다.
- ✦ 임신부나 신생아를 위한 출산 후 약물 투여와 치료에 대한 사항을 계획한다.
- ✦ 합병증을 예방하는 데 필요한 입원 기간을 계획한다.

출산 계획의 가장 중요한 특징은 뭐니 뭐니 해도 융통성이다. 모든 자연의 섭리가 그렇듯 출산 역시 예측할 수 없기 때문에 아무리 좋은 계획을 세웠다 해도 반드시 계획대로 차근차근 진행되는 것은 아니다. 물론 계획한 대로 진행될 수 있다면 아주 좋겠지만 언제나 그럴 수는 없다. 자궁 수축이 시작될 때까지는 진통과 분만이 어떻게 진행될지 정확하게 예측할 수 있는 방법이 없다. 때문에 미리 세워놓은 출산 계획이 산과적으로나 의료적으로 그대로 시행되지 않을 수도 있으며 마지막 순간에 방법을 수정해야 할

수도 있다. 따라서 결국은 임신부와 아기의 건강을 무엇보다 최우선으로 두어야 하며, 출산 계획이 우선사항에 부합되지 않는다면 출산 계획을 무시해야 하는 경우가 생길 수도 있다. 생각이 바뀌는 경우에도 계획을 급하게 변경할 수 있다. 경막외 마취 주사(무통주사)를 결사적으로 반대했지만, 자궁문이 4cm 정도 열릴 때쯤 경막외 마취 주사를 맞기로 마음이 바뀔 수도 있다.

결론적으로 말해, 출산 계획은 반드시 필요한 것은 아니다. 특히 분만의 경우 흐름에 맡기기로 결정하거나 출산 계획 없이 출산하기로 결정할 수 있다. 하지만 최근에는 점점 많은 예비 부모들이 출산 계획을 중요하게 생각하고 있다. 보다 자세한 정보를 얻고 자신의 경우에 적합한 출산 계획을 세우려면 다음 산전 검사 때 담당 의사와 상의한다.

─ 글루코스 선별검사가 뭐죠?

Q "임신성 당뇨병 여부를 알아보기 위해 글루코스 선별검사를 받아야 한다고 담당 의사가 말하더군요. 왜 그런 검사를 받아야 하며, 검사는 어떻게 이루어지나요?"

A 임신 24주에서 28주 무렵에는 거의 모든 의사가 대부분의 임신부에게 임신성 당뇨 선별검사를 실시한다. 물론 임신부의 나이가

분만 간호사 듈라

미국에서는 출산할 때 곁에서 분만 간호사 듈라, 즉 진통과 분만을 도와주는 훈련된 간호사를 선택하는 예비 부모들이 점차 늘고 있다. 연구 결과에 따르면 분만 간호사의 도움을 받는 경우 제왕절개 분만, 유도 분만, 진통제 투여 등을 요구하는 경향이 훨씬 낮다고 한다. 또한 분만 간호사가 곁에 있으면 분만 시간도 짧아지고 합병증 발병률도 낮아진다.
우리나라에서도 분만 간호사 듈라를 두고 있는 병원이 점차 늘고 있다. 듈라(Dula)라는 용어는 고대 그리스에서 유래되었다. 고대 그리스에서는 집안의 가장 중요한 역할을 담당하는 하녀를 듈라라고 불렀는데, 아마도 안주인의 출산을 도와주었을 것으로 추측된다.
그렇다면 듈라, 즉 분만 간호사는 임신부와 출산에 어떤 역할을 하는 걸까?

마음을 진정시키고 원활한 분만을 돕는다 일부 분만 간호사들은 출산 계획을 돕고 진통 전 초조한 마음을 달래주는 등 첫 번째 자궁 수축이 시작되기 전부터 보살펴주는 경우도 있다. 대부분의 분만 간호사들은 임신부의 요청을 받으면 집으로 와서 진통 초기부터 임신부를 돕는다. 분만 간호사의 본격적인 역할은 병원에 도착한 이후부터다.
본격적인 진통이 시작되면 임신부의 요구와 바람에 따라 여러 가지 책임을 수행한다. 통상 분만 간호사의 주된 역할은 임신부가 진통을 하는 동안 마음을 편안하게 하고, 격려를 해주며, 정신적·육체적으로 기운을 북돋아주는 것이다. 연륜이 있는 목소리로 마음을 진정시키고(첫 임신일 경우 큰 도움이 된다), 긴장 이완과 호흡을 도와주며, 분만 자세에 대해 알려주고, 마사지를 해주며, 손을 잡아주고, 베개를 불룩하게 만들어주고, 침대를 정돈해준다. 중재자 역할도 담당해 필요할 땐 병원 측에 임신부의 요구를 대변하고, 임신부에게 의료 용어를 해석해주며, 분만 절차를 설명해주고, 행정 업무를 처리하기도 한다. 그렇지만 보호자나 담당 간호사의 역할을 대신하지는 않는다. 훌륭한 분만 간호사는 보호자의 역할까지 도맡아 하고 있다는 인상을 주지 않을 것이다. 대신 임신부에 대한 지원과 서비스에 더욱 집중하는데, 병원의 간호사가 동시에 여러 명의 임신부를 보살펴야

많거나 비만이거나 당뇨병의 가족력이 있는 등 임신성 당뇨병에 걸릴 위험이 높은 임신부는 임신 초기부터 더 자주 검사를 받는다. 그러므로 검사를 받으라는 담당 의사의 지시는 그저 의례적인 것일 뿐이다.

검사 방법은 아주 간단하다. 임신부는 김빠진 오렌지 탄산음료 맛이 나는 아주 단 글루코스 음료를 마시고 한 시간 후에 혈액검사를 받는다. 검사를 위해 금식할 필요는 없다. 대부분의 임신부들은 별 어려움 없이 단숨에 음료를 들이키며 부작용은 없다. 특별히 단 음료를 싫어하는 소수의 경우 음료를 마신 후 속이 약간 메스꺼울 수 있다.

혈액검사 결과 높은 수치가 나오면 체내에서 과다한 글루코스를 처리할 만큼 인슐린을 충분히 분비하지 않을 가능성을 나타내므로 다음 단계 검사인 포도당 부하 검사를 받는다. 검사 세 시간 전부터 금식을 한 후 고농도의 글루코스 음료를 마시는 검사로서 임신성 당뇨병 여부를 알 수 있다.

임신성 당뇨병은 임신부의 2~3%가량에게 나타나는 가장 흔한 임신 합병증 가운데 하나다. 다행히 가장 쉽게 치료되는 질병이기도 하다. 식이요법과 운동, 필요한 경우 약물 복용을 통해 혈당을 철저히 조절하면 임신성 당뇨병이 있는 여성들도 임신 기간을 완전히 정상적으로 보내고 건강한 아기를 출산할 수 있다. 자세한 내용은 511쪽을 참조한다.

할 경우나 간호사의 교대 근무시간이 지나도록 진통이 길어지는 경우에 특히 중요하다. 분만 간호사는 임신부가 진통과 분만을 경험하는 동안 보호자 외에 줄곧 임신부 곁을 지키는 유일한 사람이기도 하다. 대부분의 분만 간호사들은 임신부 곁을 떠나지 않으므로 임신부는 출산을 하는 처음부터 끝까지 친숙한 얼굴을 마주할 수 있다. 또한 모유 수유에서 육아에 이르기까지 분만 후에 필요한 모든 내용에 대해 지원과 조언을 아끼지 않는다.

보호자를 돕는 역할도 한다 예비 아빠의 경우 분만 간호사를 고용하면 자신은 뒷전으로 밀려나는 게 아닐까 걱정이 될지 모르지만, 전혀 그렇지 않다. 분만 간호사는 보호자 곁에서 보호자가 긴장을 풀고 임신부의 마음을 편안하게 할 수 있도록 도와준다. 뿐만 아니라 보호자가 의사나 간호사에게 하기 껄끄러운 질문에 대답해주기도 한다. 임신부가 다리와 등 마사지를 원하면 보호자를 도와 마사지를 해주고, 얼음 조각을 가져다주며, 자궁이 수축되는 동안 호흡법에 따라 호흡하도록 도와준다. 보호자와 임신부를 기꺼이 도와주되 보호자를 밀어내 보호자의 역할까지 도맡아 하지는 않는다.

분만 간호사의 도움을 받고 싶다면 자신에게 맞는 분만 간호사를 찾아본다. 우리나라에서는 분만 간호사 제도를 운영하고 있는 병원을 찾아가는 것이 일반적인 방법이다. 최근에 분만 간호사를 이용한 경험이 있는 친구들에게 병원을 추천해달라고 부탁하거나 인터넷 홈페이지를 통해 해당 지역의 분만 간호사가 있는 병원을 알아본다. 병원에서 분만 간호사를 추천받았으면 분만 과정을 편안하게 맡길 수 있을지 확인한다. 상대방의 경험, 숙련 정도, 담당할 일, 출산에 대한 철학(가령 경막외 마취 주사(무통주사)를 요청할 계획이라면 진통제 사용 여부를 달갑지 않게 여기는 분만 간호사와는 맞지 않을 것이다), 언제든 대기할 수 있는지, 그럴 수 없다면 대신할 사람이 있는지 등을 알아본다.

직접 임신과 출산을 경험했으며 임신부가 아주 편안하게 여기는 여자 친구나 친척이 있다면 분만 간호사를 대신해 분만 간호사 못지않게 도움을 줄 수 있다. 이 경우 비용이 많이 들지 않는다는 장점이 있는 반면 분만 간호사만큼 전문적이지 않다는 단점이 있다.

─── 저체중아를 낳지 않으려면요?

Q "저체중아 출산율이 높다는 기사가 많이 보도되더군요. 저체중아를 낳지 않으려면 어떻게 해야 하나요?"

A 저체중아 출산 가운데 일부는 예방이 가능하다. 전국적으로 100명의 신생아 가운데 8명이 저체중아(2.5kg 미만)의 범주에 속하며, 100명의 신생아 가운데 1명가량이 극저체중아(1.5kg 정도)에 속한다. 그러나 임신부가 건강관리에 신경을 쓴다면 저체중아를 출산할 확률은 이보다 훨씬 낮다.

저체중아 출산의 일반적인 원인은 흡연, 알코올 복용, 약물 복용, 영양 결핍, 지나친 정서적 스트레스, 불충분한 산전 관리 등이다. 이러한 원인들은 대부분 미리 차단할 수 있는 것들이다. 임신부의 만성질환 같은 원인은 임신부와 담당 의사가 서로 효율적인 협력 관계를 맺는다면 얼마든지 미리 관리할 수 있다. 때로 저체중아 출산의 주요 원인인 조기분만도 예방할 수 있다.

임신부 자신이 태어날 때 저체중아였다든지 태반의 기능이 불충분하거나 유전적인 결함이 있거나 하는 통제 불가능한 원인이 있는 경우 저체중아 출산이 불가피하다. 임신과 임신 사이의 기간이 9개월 미만으로 지나치게 짧은 것도 원인일 수 있다. 그러나 이러한 경우에도 양질의 식단과 철저한 산전 관리를 통해 아기의 몸무게를 정상에 가깝게 만들 수 있다. 또한 아무리 작게 태어났다 하더라도 최고의 의료 혜택을 받으면 건강하게 성장할 가능성이 높아진다.

저체중아 출산에 대해 진지하게 걱정할 만한 이유가 있다고 생각되면 담당 의사와 상의한다. 초음파검사를 통해 아기가 정상적인 크기로 잘 자라고 있다는 걸 확인하게 될 것이다. 검사 결과 아기가 작은 편에 속한다고 밝혀지면 조치를 취해 원인을 알아내고 문제를 바로 잡는다. 자세한 내용은 515쪽을 참조한다.

ALL ABOUT   **진통 완화 방법**

진통과 분만은 대단히 힘든 일이다. 아기가 상대적으로 좁은 공간(자궁경부)과 그보다 더 좁은 공간(한때 탐폰을 삽입하기에도 너무 좁다고 생각했던 질)을 간신히 빠져나오기 위해 분만을 하는 동안 계속해서 자궁 수축이 일어난다. 사람들 말대로 의미 있는 통증이긴 하지만 그럼에도 불구하고 아픈 건 아픈 거다.

진통 및 분만 과정이 생략된 제왕절개 분만을 계획하지 않는 한 진통을 완전히 해결할 방법은 없지만 어느 정도 완화할 방법은 아주 많다. 진통을 완화하기 위해 약물을 사용하는 방법과 사용하지 않는 방법 등 다양한 방법을 선택할 수 있으며, 두 가지 방법을 결합할 수도 있다. 진통과 분만 과정 내내 약물을 사용하지 않고 버틸 수도 있고, 자궁이 처음 몇 cm 정도만 쉽게 열릴 수 있도록 하기 위해 진통 초기에만 약물을 이용할 수도 있다. 침술, 최면, 수치료 등 보완대체의학과 약물을 이용하지 않는 방법에 의지할 수도 있다. 혹은 경막외 마취 주사(무통주사)와 같은 가장 대중적인 진통제의 도움을 받을 수도 있다. 마취 주사를 맞을 경우에는 통증이 거의 혹은 전혀 느껴지지 않지만 분만을 하는 동안 계속 깨어 있어야 한다.

진통을 완화하는 방법을 조사해 자신에게 맞는 방법을 찾아보자. 진통 관리에 대해 공부하고 담당 의사에게 문의한다. 최근에 출산한 친구들에게 조언을 구한다. 이런 과정을 거쳤으면 이제 자신에게 맞는 방법이 무엇일지 생각한다. 반드시 한 가지 방법만 선택할 필요는 없으며 여러 가지 방법을 결합해도 좋다. 가령 경막외 마취 주사를 맞은 뒤에 반사요법을 이용하거나, 다양한 방식으로 긴장 이완을 한 다음 침술로 마무리를 할 수도 있다. 또한 아기를 밀어내는 자세를 취하기 위해 출산 교실에서 배운 대로 온몸을 곧게 뻗을 필요는 없다. 편안한 자세를 유지해도 된다. 어쨌든 지금 결정한 방법들을 끝까지 고수하지 못할 수도 있으며 분만 중에 방법을 바꿀 필요가 있을 수도 있다. 가령 경막외 마취 주사를 계획했지만 진통이 감당할 만하다고 여겨져 취소할 수도 있고 그 반대가 될 수도 있다. 진통과 분만에 영향을 줄 특별한 부인과적 상황만 없다면 출산 방법은 전적으로 임신부 자신에게 달려 있다는 사실을 기억하자.

약물을 이용한 통증 관리

진통과 분만 중에 약물을 이용해 통증을 완화하는 방법은 마취제, 진통제, 안정제 등 매우 다양하다. 진통의 단계, 응급 상황인지 여부, 과거 병력이나 임신부와 태아의 현재 건강 상태로 인해 특정한 약물 투여가 불가능한지 여부, 마취과 의사의 선호와 전문 지식에 따라 약물의 선택 범위가 제한된다. 하지만 진통과 분만을 최대한 편안하게 하기 위해 어떤 종류의 약물을 선택할지는 대체로 임신부 자신에게 달려 있다. 어떤 약물이 통증을 완화하는 데 효과적인지는 약물이 개인에게 미치는 영향과 복용량, 기타 요인에 따라 다르다. 드문 경우지만 약물을 이용해도 진통이 완화되지 못할 수도 있다. 진통과 분만 중에 가장 일반적으로 이용되는 약물은 다음과 같다.

경막외 마취 경막외 마취(무통주사)는 병원에서 분만을 하는 모든 임신부의 3분의 2가 선택하는 통증 완화 방법이다. 최근 경막외 마취에 대한 호응이 급속도로 높아졌다. 그 주된 이유는 소량의 약물로도 효과를 볼 수 있어 비교적 안전하고 투여하기 쉬우며, 하반신에만 부분적으로 마취를 해 분만 중에 깨어 있을 수 있고 분만 직후 아기를 안아볼 수 있기 때문이다. 또 척추(엄밀히 말해 척추골을 보호하는 인대와 척수를 감싸는 세포막 사이에 위치하는 경막외강)에 직접적으로 주입되어 다른 마취제와 달리 약물이 혈액에 거의 도달하지 않는다. 때문에 다른 마취 방법보다 아기에게 더 안전하다고 볼 수 있다. 뿐만 아니라 경막외 마취 주사는 요청하는 즉시 투여받을 수 있어, 자궁이 어느 정도(가령 3~4cm) 확장될 때까지 기다릴 필요가 없다. 연구 결과에 따르면 과거의 우려와는 달리 진통 초기에 경막외 마취 주사를 맞아도 제왕절개 분만 가능성이 높아지거나 진통 시간이 크게 길어지지 않는다고 한다. 경막외 마취로 인해 진통 시간이 다소 길어진다 해도 담당 의사가 피토신(자궁 수축을 자연스럽게 유도하는 호르몬인 옥시토신의 합성 제제)을 주입해 진통을 다시 촉진시킬 수 있다. 경막외 마취 주사에 대해 자세하게 알아보자.

◆ 경막외 마취 주사를 맞기 전에 정맥내 주사를 맞는다. 이는 경막외 마취 주사로 인해 간혹

생길 수 있는 부작용인 혈압 저하를 예방하기 위해서다. 수액 덕분에 혈압이 급격하게 떨어지는 현상을 예방할 수 있다.

◆ 경막외 마취 약물이 소변을 보고 싶은 욕구를 억제할 수 있기 때문에, 일부 병원에서는 경막외 주사를 투여하기 직전이나 직후에 방광에 도뇨관을 삽입해 경막외 마취가 진행되는 동안 소변을 받아내도록 한다.

◆ 등의 중하부를 소독액으로 닦아내고 등의 좁은 부위를 국부 마취제로 마비시킨다. 커다란 바늘이 마비된 부위를 지나 척추의 경막외강으로 삽입되는데, 그동안 임신부는 옆으로 눕거나 앉아서 탁자에 기대어 남편이나 보호자 또는 간호사의 부축을 받는다. 주사 바늘이 삽입될 때 약간 묵직한 느낌을 받기도 하고, 주사 바늘이 정확한 지점을 찾는 동안 약간 따끔하거나 순간적으로 바늘에 찔리는 아픔을 느끼기도 한다. 그러나 대개의 경우 경막외 마취제가 주입되는 동안 아무 느낌이 없다. 뿐만 아니라 자궁 수축으로 인한 통증에 비하면 주사 바늘에 찔리는 정도의 통증은 아주 경미하다.

◆ 가늘고 유연한 도관만 남기고 바늘은 제거된다. 임신부가 옆으로 움직일 수 있도록 하기 위해 도관은 테이프로 등에 고정시킨다. 마취제를 투여한 지 3~5분이 지나면 자궁의 신경이 마비되기 시작하고, 대개 10분 후면 완벽한 효과를 얻는다. 약물은 하반신 전체의 신경을 마비시켜 자궁 수축을 전혀 느끼지 못하게 한다.

◆ 경막외 마취로 인해 혈압이 지나치게 떨어지지 않는지 확인하기 위해 수시로 혈압 검사를 받는다. 정맥내 주사를 맞고 옆으로 누우면 혈압이 떨어지는 현상을 예방할 수 있다.

◆ 경막외 마취로 인해 간혹 태아의 심장박동이 느려지는 경우가 있으므로 태아 전자 감시기를 통해 지속적으로 태아를 지켜보아야 한다. 태아 전자 감시기 때문에 움직임이 다소 제한되긴 하지만 담당 의사는 태아의 심장박동을 지켜볼 수 있고 임신부는 자신의 자궁 수축 횟수와 강도를 볼 수 있다.

경막외 마취는 부작용이 거의 없는 마취 방법이지만 간혹 완벽한 진통 완화가 아닌 몸의 한쪽만 마비되는 경우도 있다. 또한 태아가 후방후두위 자세를 취하는 경우 태아의 머리가 임신부의 등을 누르고 있어 완벽한 통증 조절이 이루어지기 어렵다.

척추 경막외 병용 마취 척추 경막외 병용 마취, 일명 보행 가능한 경막외 마취(무통주사)는 종래의 경막외 마취 주사보다 소량의 약물을 사용하면서도 비슷한 정도의 통증 완화 효과가 있다. 그러나 모든 병원에서 이런 종류의 경막외 마취 주사를 제공하지는 않으므로 필요하면 담당 의사에게 요청한다. 척수에 직접 마취 주사를

통증 없이 낳아도 된다

아기를 밀어낼 때 반드시 통증이 있어야 할까? 꼭 그렇지는 않다. 사실상 많은 임신부들이 경막외 마취 주사(무통주사)를 맞은 상태에서 보호자나 간호사가 자궁 수축이 시작된다고 말해줄 때 더욱 효과적으로 아기를 밀어낼 수 있다고 한다. 그러나 통증 없이 밀어내는 과정이 전혀 진전을 보이지 않는다면 자궁 수축을 느끼기 위해 경막외 마취를 중단할 수 있다. 남은 약물은 분만 후 파열된 회음부를 봉합할 때 감각을 마비시키는 데 이용된다.

놓지만, 약물이 척수에만 전달되기 때문에 여전히 다리에 감각을 느끼고 다리 근육을 사용할 수 있다. 통증이 더 완화될 필요가 있을 땐 경막외강에 약물을 더 투입하면 된다(척추에 약물을 주입할 때 동시에 삽입한 도관을 통해). 다리를 움직일 수 있긴 하지만 감각이 약할 수 있으므로 사실상 주변을 걷고 싶은 생각은 별로 들지 않을 것이다.

척수 차단법 혹은 안장 차단법 이런 종류의 국부 차단 마취는 요즘 거의 이용하지 않는다. 대체로 분만 직전에 단 한 차례 약물을 투여한다. 진통 중에 경막외 마취 주사(무통주사)를 맞지 않았지만 분만 중에 통증을 완화하고 싶다면 효과가 빠른 척수 차단법(제왕절개 분만의 경우), 안장 차단법(기구의 도움을 받는 질 분만의 경우)을 이용할 수 있다. 경막외 마취 주사와 마찬가지로 이들 국부 차단법도 앉거나 누워 있는 동안 척수 주변의 체액 안으로 마취제가 주입된다. 부작용 역시 경막외 마취 주사와 마찬가지로 혈압이 떨어질 수 있다.

음부 신경 차단법 주로 자연분만을 할 때 분만 2기 초에 통증을 완화하기 위해 간혹 이용된다. 질 부위에 삽입한 바늘을 통해 약물을 투여하는데, 해당 부위의 통증은 완화되지만 자궁의 경미한 통증은 그대로 남는다. 겸자나 흡입 분만을 할 때 유용하며, 회음절개술 및 회음부 파열 이후 봉합할 때까지 효과가 지속된다.

전신 마취 요즘은 분만을 위해 전신 마취를 이용하는 경우는 극히 드물다. 응급 제왕절개 분만을 위해 특별한 경우에만 이용된다. 마취과 의사는 수술 분만실에서 정맥내 주사에 임신부를 잠들게 하는 약물을 주입한다. 임신부는 준비 과정에는 깨어 있지만 분만이 이루어지는 동안, 대체로 몇 분 정도 의식이 없다. 의식이 돌아올 때 잠시 나른해지고 방향감각을 잃으며 차분하지 못할 수 있다. 보통 입에서 목구멍으로 관을 삽입하기 때문에 기침이 나고 목이 아플 수 있으며 메스꺼움과 구토를 경험하기도 한다. 엄마가 아기의 출생을 볼 수 없다는 것 외에도 전신 마취의 가장 큰 단점은 엄마와 함께 아기도 진정 상태에 들어간다는 것이다. 최대한 분만 직전에 마취제를 투여하면 진정 작용을 최소화할 수 있고, 마취제가 태아에게 닿기 전에 분만이 이루어질 수 있다. 의사는 임신부를 옆으로 눕히거나 산소를 공급해 태아에게 일시적인 약물의 작용을 최소화하고 산소 공급을 원활하게 한다.

데메롤 데메롤은 가장 자주 사용되는 산과 마취제 가운데 하나다. 주사를 맞거나(때때로 엉덩이에) 정맥내 주사에 약물을 투여해 통증을 둔화시키고 긴장을 이완시켜 자궁 수축에 보다 효과적으로 대처할 수 있도록 돕는다. 필요하면 두 시간에서 네 시간 간격으로 계속 투여할 수 있다. 그러나 데메롤로 인한 나른한 기분을 좋아하지 않는 임신부도 있고, 데메롤을 투여받는데도 진통이 완화되지 않아 사실상 진통에 효과적으로 대처하지 못하는 경우도 간혹 있다.

예민한 정도에 따라 메스꺼움, 구토, 혈압 저하 등 일부 부작용이 나타나기도 하며 총 투여량과 투여한 시점에 따라 신생아에 영향을 미치기도 한다. 분만에 너무 임박한 시점에 데메롤을 투여하면 아기가 잠이 들 수도 있고, 그보다는 드문 경우지만 호흡이 부진해 산소를 추가로 공급해야 할 수도 있다. 신생아에 미치는 영향은 오래 가지 않으며 필요한 경우 치료도 가능하다.

진통이 순조롭게 진행되고 가진통이 완전히 끝나기 전까지는 일반적으로 투여하지 않으며, 분만을 두세 시간 남긴 시점에서 투여한다.

안정제 안정제는 지나친 불안감을 차분하게 가라앉혀 예비 엄마가 출산 과정에 더욱 충실하게 참여할 수 있도록 도와준다. 데메롤과 같은 마취제의 효과를 강화시켜 주기도 한다. 마취제와 마찬가지로 안정제도 진통이 순조롭게 진행되어 분만이 이루어지기 전에 투여되는 것이 일반적이다. 그러나 지나친 불안으로 진통 과정이 느려질 경우 간혹 진통 초기에 이용되기도 한다.

안정제에 대한 반응은 사람마다 다양하게 나타난다. 가볍게 나른해지는 경우도 있고 중요한 경험을 기억하지 못할 만큼 졸음을 통제하지 못하는 경우도 있다. 소량을 복용하면 주의력에 지장을 주지 않고도 불안감을 덜 수 있지만, 많은 양을 복용하면 발음이 불분명해지고 자궁 수축이 활발한 단계에 졸음이 쏟아져 준비한 분만 기술을 이용하기 어려울 수 있다.

안정제로 인해 태아나 신생아가 위험해질 가능성은 극히 적지만 대부분의 의사들은 꼭 필요한 경우가 아니면 안정제 복용을 권하지 않는다. 진통 중에 극도로 불안할 것 같다 싶으면 지금부터 약물을 복용하지 않는 긴장 이완 기술, 즉 명상이나 마사지 또는 최면 등을 익혀두어 이런 종류의 약물을 이용하지 않도록 하자.

보완대체의학을 이용한 통증 관리

약물을 이용한 전통적인 통증 관리는 원하지 않지만 진통이 최대한 편안하게 이루어지길 원하는 여성들이 많다. 이럴 때 이용할 수 있는 방법이 바로 보완대체요법이다. 요즘은 보완대체의학 전문가들뿐만 아니라 일반 의사들도 보완대체요법을 점차 옹호하고 이용하는 추세다. 많은 의사들이 진통이나 긴장을 완화하기 위한 방법으로 임신부에게 보완대체요법을 권한다. 경막외 마취 주사(무통주사)를 계획한 상태라 할지라도 보완대체요법을 병행할 수 있다. 대부분의 보완대체요법이 연습을 필요로 하므로 출산 예정일을 넉넉히 앞두고 연습을 시작해야 완벽하게 통증을 관리할 수 있으며 여러 가지 계획을 세울 수 있다. 임신과 진통, 분만에 보완대체요법을 적용한 경험이 풍부하고 자격증을 소지한 공인된 전문가를 찾아야 한다.

침술과 지압 최근 과학 연구들에 의해 침술과 지압이 진통 완화에 효과적이라는 사실이 속속 입증되고 있다. 연구자들은 특정 부위에 침을 찌르는 침술이 엔도르핀을 포함한 두뇌의 여러 가지 신경전달물질을 작동시킴으로써, 통증을 일으키는 신호를 차단하고 진통을 완화한다는

호흡법을 활용하자

약물은 복용하고 싶지 않고, 그렇다고 보완대체의학은 이용할 줄 모르면 어떻게 할까? 이럴 때는 라마즈 호흡법이나 기타 자연분만에 필요한 방법들이 자궁 수축으로 인한 진통을 관리하는 데 아주 효과적이다. 자세한 내용은 24쪽을 참조하자.

사실을 발견했다. 어쩌면 진통을 촉진하는 데에도 도움이 될지 모른다. 지압은 침술과 같은 원리로 작용하지만 침으로 특정 부위를 찌르는 대신 손가락 압력을 이용해 해당 부위를 자극한다. 발바닥 한가운데를 지압하면 요통이 완화된다고 한다. 진통 중에 침술이나 지압을 이용할 계획이라면 진통을 할 때 보완대체의학 전문가를 참석시킬 예정이라고 담당 의사에게 알린다.

반사요법 반사요법 전문가들은 발의 특정 부위를 자극하면 내부의 장기에 자극이 전달된다고 믿는다. 분만 중에 발을 마사지하면 자궁의 근육이 이완되고 뇌하수체가 자극되어 분만 통증이 완화되는 것은 물론 진통 기간도 짧아질 수 있다. 일부 지압점은 효과가 너무 강력해 진통 중이 아닐 경우에는 자극을 피해야 한다.

물리요법 마사지, 온열요법, 냉찜질, 아픈 부위에 강하게 역압 가하기 등 진통 중에 물리요법을 이용하면 통증을 상당히 완화할 수 있다. 보호자나 분만 간호사, 숙련된 마사지사가 손으로 마사지를 해주면 편안하게 긴장이 이완되어 통증을 줄일 수 있다.

수치료법 긴장을 이완하는 데 따뜻한 물에 몸을 담그는 것만큼 좋은 방법은 없다. 특히 욕조에서 뿜어져 나오는 물로 아픈 부위를 마사지하면 더욱 효과가 크다. 진통 중에 수치료를 위해 물이 뿜어져 나오는 욕조에 몸을 담그면 진통이 완화되고 긴장이 이완된다.

최면요법 최면으로 통증을 감추거나 신경을 마비시키거나 자궁 수축을 가라앉힐 수는 없지만 완전히 긴장을 이완시켜 경미한 통증조차 전혀 인식하지 못하도록 만든다. 일부 여성은 이 상태를 축 늘어진 헝겊 인형 같다고 묘사한다. 그러나 최면이 모든 사람에게 효과가 있는 것은 아니며, 최면에 잘 걸리는 사람에 한해서 유효하다. 주의 집중하는 시간이 길고 상상력이 풍부하며, 혼자 있는 시간을 즐기는 사람이 최면에 잘 걸린다. 하지만 요즘은 점점 많은 여성들이 진통 중에 자기 최면을 할 수 있도록 훈련을 받기 위해 의학적으로 자격을 인정받은 전문 최면술사의 도움을 구하고 있다. 간혹 분만실에 전문 최면요법사를 동석시키는 경우도 있다.

최면은 자궁 수축이 시작될 때 곧바로 시작할 수 있는 것이 아니므로 완전히 긴장을 이완시키려면 임신 기간에 자격을 인정받은 최면요법사와 함께 많은 연습을 해두어야 한다. 최면의 가장 큰 장점은 완전히 이완된 상태에서도 정신은 완벽하게 깨어 있어 아기가 태어나는 순간을 모두 인식할 수 있다는 것이다. 또한 아기와 임신부에게 아무런 신체적 영향을 미치지 않는다는 장점도 있다.

주의를 다른 곳으로 돌리기 최면에 걸리는 유형이 아니거나 최면은 생각조차 해본 적 없더라도 주의를 다른 곳에 돌림으로써 진통을 잠시 잊을 수 있다. 텔레비전 시청, 음악 감상, 명상 등 통증으로부터 주의를 돌릴 만한 방법을 이용해 통증에 대한 인식을 감소시킨다. 아기의 초음파 사진, 마음이 편안해지는 풍경, 좋아하는 장소를 찍은 사진 등 어떤 대상에 집중한다. 또는 자궁 수축을 통해 순조롭게 아기를 밀어내 아기가 자궁 밖으로 나갈 준비를 하고 마침내 행복한 순간을 맞이하는 장면 등을 시각화 연습한다.

마음을 편하게 하고 긴장을 이완하며 긍정적인 생각을 하면 보다 편안해질 수 있을 것이다. '자궁 수축으로 인한 통증은 의미가 있는 통증이다' '매번 자궁 수축이 일어날 때마다 아기를 만날 시간이 점점 가까워진다' '이 진통이 영원히 계속되지는 않는다'는 생각을 한다.

경피 신경자극 치료(TENS) 저전압 펄스를 전달하는 전극을 이용해 자궁과 자궁경부로 이어지는 신경 경로를 자극하여 통증을 차단하는 방법이다. 이 방법이 진통을 감소하는 데 과연 효과가 있는가 하는 데에는 의견이 분분하다. 일부 연구는 이 방법이 1단계 진통 기간을 줄여주고 진통제의 필요성을 감소시킨다고 주장한다.

통증 완화 방법 결정하기

이제 진통과 분만 중에 선택할 수 있는 통증 완화 방법에 대해 자세한 정보를 알았으니 자신에게 맞는 방법을 결정할 수 있을 것이다. 그러나 최선의 결정을 내리기 전에 다음 사항을 알아두자.

의사와 상담한다 진통이 시작되기 전에 진통제와 마취제에 대해 담당 의사와 오랫동안 상담한다. 담당 의사가 결정권을 쥐고 있는 건 아니지만 담당 의사의 전문적인 지식과 경험은 결정을 내리는 과정에서 큰 도움이 된다. 첫 번째 자궁 수축이 시작되기 전에 담당 의사가 어떤 약물이나 보완대체요법을 주로 이용하는지, 어떤 부작용이 있는지, 약물이 반드시 필요하다고 권유하는 시점은 언제인지, 언제 약물을 투여받을지 확실하게 알아두어야 한다.

마음을 열어놓는다 특정한 상황에서 최선의 선택이 무엇일지 미리 생각해두는 것은 현명한 일이지만 진통과 분만이 어떤 식으로 이루어질지, 자궁 수축에 자신이 어떻게 반응할지, 약물을 원할지, 필요로 할지, 반드시 투여해야 할지 등에 대해 예측하기는 불가능하다. 경막외 마취(무통주사)를 하기로 단단히 마음먹었어도 보완대체요법을 완전히 거부하지 않고 진통 초기에 이용하거나 보조적으로 이용할 수 있다. 융통성을 가지고 상황을 받아들이면 생각보다 쉽게 훨씬 빠른 시간에 진통을 마칠 수 있을 것이다. 반면 약물을 전혀 사용하지 않기로 결정했다 하더라도 예상했던 것보다 진통이 심한 경우 소량이라도 약물 사용을 고려하고 싶어질 수도 있다.

이 같은 진통 완화 방법을 살펴보면서 진통을 완화하려는 최종 목적을 기억하는 것이 무엇보다 중요하다. 어떤 식으로 진통을 관리하든, 당초 계획했거나 원했던 방향대로 진통을 관리하지 못했다 하더라도, 결국은 귀여운 아기를 품에 안게 될 것이다. 이보다 더 확실한 목적이 또 있을까?

13장

임신 8~9개월

32~35주

◆◆◆

이제 마지막 두 달을 남겨놓은 지금, 매 순간을 즐겁게 보내는 사람도 있을 테고 갈수록 불러오는 배 때문에 점점 지치는 사람도 있을 것이다. 어느 쪽이든 부푼 기대를 안고 아기가 태어날 날을 손꼽아 기다리고 있으리라. 한편으로는 곧 아기를 만난다는 생각에 흥분되면서도 다른 한편으로는 이제 아기가 태어나면 어떻게 해야 하나 잔뜩 두려워질지도 모른다. 특히 첫 임신일 경우 더더욱 그렇다. 이것은 매우 정상적인 감정이다. 먼저 부모가 된 친구나 가족들과 이야기를 나누면서 그들에게 조언을 구한다면 누구나 같은 감정을 느낀다는 것, 특히 첫 임신일 땐 모두들 나와 같다는 것을 깨닫게 될 것이다.

이달에 아기는

32주 아기의 몸무게는 1.8kg, 키는 48cm 정도를 유지한다. 이 시기에는 엄마도 아기 맞을 준비를 하느라 분주하지만, 아기 역시 태어날 준비를 하느라 몹시 바쁘다. 최근 몇 주 동안 아기는 삼키기, 호흡하기, 발차기, 빨기 등 자궁 밖에서 생존하기 위해 필요한 기술들을 연마하느라 연습에 연습을 거듭하고 있는 것이다. 생존을 위한 기술은 아니지만 이제 아기는 엄지손가락을 빨 줄 안다. 이번 주에 볼 수 있는 또 다른 변화는 아기의 피부가 더 이상 투명하지

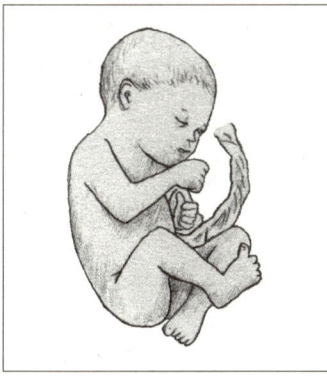

임신 8~9개월의 아기 모습

않다는 것이다. 피하지방이 점점 축적되어 마침내 엄마 피부처럼 불투명해진다.

33주 이 시기에 아기는 엄마만큼 빠르게 몸무게가 늘어 2kg 정도 된다. 여전히 무럭무럭 자라 이번 주에만 꼬박 2.5cm 자라고, 태어날 때쯤엔 지금의 두 배 가까이 몸무게가 늘 것이다. 이처럼 자궁 속의 아기가 훌쩍 자란 덕분에 양수의 수치는 최고조에 달한다. 이제 더 이상 양수가 들어찰 공간이 없다. 따라서 아기가 손발로 찌르고

찰 때 충격을 흡수하는 양수의 양이 적어 이따금 꽤나 아플 수 있다. 아기의 면역 체계가 계속해서 발달해 엄마로부터 아기에게 항체가 전달되기도 한다. 이러한 항체는 자궁 밖에서 큰 역할을 담당해 수많은 세균으로부터 아기를 지켜줄 것이다.

34주 지금 현재 아기의 키는 50cm, 몸무게는 약 2.2kg이다. 남자 아기인 경우 이번 주에 고환이 복부에서 최종 목적지인 음낭으로 내려오고 있다. 남자 아기의 약 3~4%는 음낭으로 내려오지 않는 불강하 고환으로 태어나지만 대개 돌 전에 고환이 아래로 내려오므로 걱정하지 않아도 된다. 이번 주에는 손가락 끝에 손톱이 자란다.

35주 아기의 키는 50cm, 몸무게는 매주 225g씩 꾸준히 늘어 약 2.4kg이다. 이제 키는 거의 자라지 않아 태어날 때까지 50cm 정도를 유지하는 반면, 몸무게는 꾸준히 증가한다. 이제 남은 몇 주 동안 뇌세포가 활발하게 성장하고 두뇌가 놀랍도록 빠른 속도로 발달한다. 아기의 머리 부분과 그 아랫부분의 크기가 거의 비슷하다.

지금쯤 엄마의 골반 안에서 대부분의 아기들은 머리가 아래로 향해 있거나 곧 그렇게 될 것이다. 분만 중에 몸에서 가장 큰 부분인 아기의 머리가 먼저 나오면 임신부가 덜 힘들기 때문에 이처럼 거꾸로 향하는 자세가 바람직하다. 아기의 머리가 크기는 하지만 여전히 무르기 때문에 산도를 통해 빠져나오는 것이 그나마 덜 힘들다.

어떤 느낌일까?

늘 그렇듯이 임신부마다 임신 형태와 증상이 천차만별이라는 점을 기억하자. 모든 증상을 번갈아가면서 겪을 수도 있고, 한두 가지 증상만 경험할 수도 있다. 지난달부터 지속된 증상도 있고, 이제 막 새로 시작된 증상도 있다. 그런가 하면 너무 익숙해져 거의 알아차리지 못하는 증상도 있다. 남들이 경험하지 않는 증상을 경험하기도 한다. 이번 달에는 주로 다음과 같은 증상을 경험할 것이다.

신체적인 증상

- 태동이 더 강하고 규칙적이다.
- 질 분비물이 증가한다.
- 변비가 심해진다.
- 속 쓰림과 소화불량 증상이 있고, 헛배가 부르며 배가 부풀어 오른다.
- 이따금 두통, 현기증이 나거나 정신이 어지러워진다.
- 코가 충혈되고 가끔 코피가 나며, 귀가 멍멍해진다.
- 잇몸이 예민해진다.
- 다리에 쥐가 난다.
- 요통이 있다.
- 골반이 압박을 받거나 아프다.
- 발목과 다리가 약간 붓고, 이따금 손과 얼굴이 붓기도 한다.
- 다리에 하지정맥류가 나타난다.
- 치질이 생긴다.
- 복부가 가렵다.

- 배꼽이 튀어나온다.
- 살이 튼다.
- 자궁이 폐를 밀어 올려 호흡이 점점 가빠지는데, 아기가 밑으로 내려오면 나아진다.
- 잠을 자기 힘들다.
- 브랙스턴 힉스 자궁 수축이 증가한다.
- 행동이 둔해진다.
- 가슴이 커진다.
- 유두에서 초유가 새어 나온다. 출산 전에는 초유 성분이 함유되어 있지는 않다.

정서적인 증상

- 임신이 끝나기를 바라는 열망이 커진다.
- 진통과 분만에 대한 불안이 커진다.
- 멍한 상태가 계속된다.
- 첫 임신인 경우 부모가 된다는 생각에 두려워진다.
- 출산이 얼마 남지 않았다는 생각에 흥분된다.

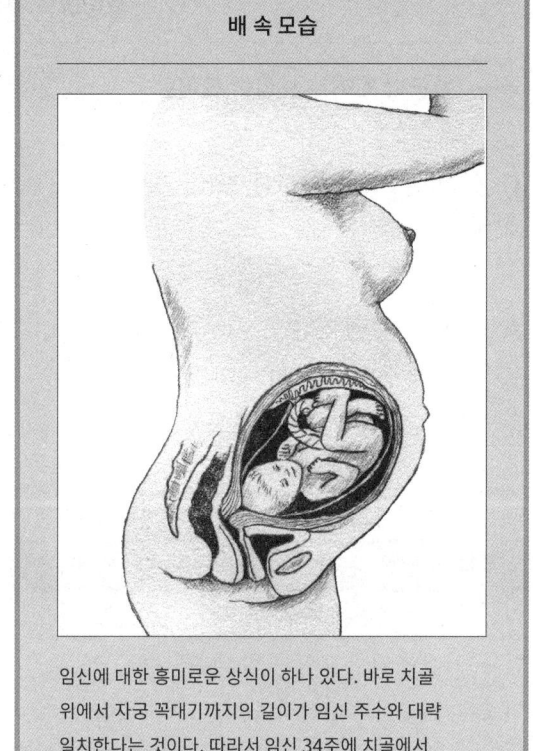

배 속 모습

임신에 대한 흥미로운 상식이 하나 있다. 바로 치골 위에서 자궁 꼭대기까지의 길이가 임신 주수와 대략 일치한다는 것이다. 따라서 임신 34주에 치골에서 자궁까지의 길이는 34cm쯤 된다.

이달의 검사 내용

임신 32주가 지나면 임신부와 태아 모두 더욱 자세한 검사를 받기 위해 2주일 간격으로 진료를 받는다. 각자의 필요와 담당 의사의 진료 방식에 따라 다르겠지만 이번 달에는 대체로 다음 사항을 검사한다.

- 몸무게와 혈압
- 소변검사 : 당과 단백질 함유 여부
- 태아의 심장박동
- 자궁저(자궁 꼭대기)의 높이
- 자궁의 크기와 태아의 자세 : 외부 촉진(손으로 만져봄)으로 추정한다.
- 손발의 부종, 다리의 하지정맥류
- B군 연쇄구균 검사
- 상의하고 싶은 의문 사항이나 문제들 : 미리 준비해 간다.

무엇이든 물어보세요 Q&A

── 자궁이 조이는 느낌이 들어요

Q "이따금 자궁이 단단히 조이는 것 같아요. 왜 그런 걸까요?"

A 분만에 대비해 연습하는 것이다. 분만이 코앞으로 다가오면서 임신부의 몸은 근육을 유연하게 만들어 분만 준비운동을 하고 있다. 지금 느끼는 자궁의 준비운동을 '브랙스턴 힉스 수축'이라고 하는데, 분만에 대비해 대개 임신 20주 이후부터 자궁이 가끔씩 수축 운동을 하고, 임신이 끝날 무렵에는 눈에 띄게 수축 운동을 한다. 이러한 가상 수축은 임신 경험이 있는 여성에게 더 일찍 나타나며 강도도 더 세다.

브랙스턴 힉스 수축이 일어나면 자궁 꼭대기부터 아래로 퍼지면서 조여 오는 느낌이 든다. 수축은 대략 15초에서 30초가량 지속되지만 간혹 2분 이상으로 길어지는 경우도 있다. 그동안 배의 모양을 보면 둥그런 배가 뾰족해지거나 이상한 모양으로 단단해지는 걸 볼 수 있을 것이다. 보기에는 이상하지만 지극히 정상이다.

브랙스턴 힉스 수축은 진진통이 아니지만 진진통과 구별하기 어려울 수 있으며, 특히 임신이 끝날 무렵에는 더욱 강해진다. 통증이 상당할 때조차 이 정도 수축으로는 분만하기 역부족이지만, 적당한 시기에 자궁경부가 소실되고 자궁이 확장되도록 함으로써 분만을 준비하도록 도와준다.

이러한 수축이 일어나는 동안 불편함을 줄이려면 자세를 바꿔보는 것이 좋다. 서 있었다면 누워서 쉬고, 앉아 있었다면 일어나서 주위를 걸어본다. 충분한 수분 섭취도 중요하다. 약한 정도의 탈수도 간혹 이러한 연습용 자궁 수축을 비롯해 자궁 수축을 일으킬 수 있다. 한편 이러한 자궁 수축을 이용해 그동안 배운 호흡법과 기타 여러 가지 출산 방법들을 연습하면 아기가 태어날 때 보다 쉽게 진진통에 대처할 수 있을 것이다.

자세를 바꾸어도 수축이 가라앉지 않고 점차 강하게 규칙적으로 일어난다면 진진통일 수 있으므로 병원에 연락한다. 경험에 근거한 방법에 따르면, 한 시간에 네 차례 이상 브랙스턴 힉스 수축을 경험하면 병원에 연락해 상태를 알리는 것이 좋다. 브랙스턴 힉스 수축과 진진통을 구별하기 어렵다면, 특히 첫 임신이어서 진진통을 경험한 적이 없는 경우에는 323쪽에 소개된 여러 가지 형태의 자궁 수축에 대해 알아보고 병원에 연락해 현재 자궁 수축의 양상을 설명한다.

── 아기 발이 제 가슴에 끼인 것 같아요

Q "아기의 발이 제 가슴 틈에 끼인 것 같은 느낌인데 정말 아프군요."

A 임신 후기가 되면 태아는 비좁은 공간에서 몸을 뻗기 힘들어진다. 그러다 보니 엄마의 갈비뼈 사이로 발을 뻗곤 하는데, 그 바람에 갈비뼈가 간지럽거나 심한 경우 통증까지 느끼게 되는 것이다. 엄마가 자세를 바꾸면 태아도 자세를 바꾼다. 살짝 밀어내거나 골반 기울이기를 몇 차례 시행하면 아기의 발을 빼낼 수 있다. 혹은 다음과 같은 운동도 도움이 된다. 한쪽 팔을 머리 위로 올리면서 숨을 깊이 들이마시고 팔을 내리면서

숨을 내쉰다. 팔을 바꾸어 시도하고 여러 차례 반복한다.

어떤 방법도 효과가 없다면 그냥 내버려둔다. 첫 임신인 경우 대개 출산 2~3주 전이면 아기가 발가락을 높이 들어올릴 수 없으므로 갈비뼈의 통증이 덜하거나, 아기가 골반으로 내려와 통증이 사라질 것이다. 가슴 통증의 또 다른 원인은 임신 호르몬으로 인해 가슴 부위의 관절이 느슨해지기 때문이다. 아세트아미노펜(타이레놀)으로 통증을 완화할 수 있다. 무거운 물건을 들면 상태가 악화될 수 있으므로 주의한다.

─── 숨쉬기가 힘들어요

Q "아무 일 안 하고 있을 때조차 숨쉬기 힘들 때가 있어요. 왜 이런 일이 일어나는 걸까요? 이러다 혹시 아기가 산소를 충분히 공급받지 못하는 건 아닐까요?"

A 이 무렵 호흡이 가빠지는 건 당연하다. 가뜩이나 자궁이 팽창되고 있는데, 점점 자라는 아기에게 넓은 공간을 제공하기 위해 자궁이 다른 내부 장기를 모두 밀어내기 때문이다. 호흡곤란을 느끼는 내부 장기 가운데에는 폐도 포함되는데, 자궁이 폐를 압박해 숨을 쉴 때 한껏 확장하려는 폐의 기능을 제한하기 때문이다. 과도한 프로게스테론 분비로 이미 몇 달 전부터 호흡이 가쁜 상태에서 폐까지 눌린 바람에 이 시기에는 계단만 올라가도 한바탕 마라톤 경주를 하는 것처럼 힘들 수 있다.

다행히 숨 가쁜 현상이 무척 불편하긴 하지만 아기에게는 지장을 주지 않는다. 아기는 태반을 통해 필요한 양의 산소를 충분히 공급받고 있다.

임신이 끝날 무렵이면 아기가 출산에 대비해 골반으로 내려오므로 숨 가쁜 증상도 많이 좋아진다. 초산인 경우 대개 출산 2~3주 전이면 상태가 호전되고, 두 번째 이후 임신인 경우 분만이 시작될 때까지도 계속된다. 구부정하게 앉지 말고 허리를 똑바로 펴고 앉거나, 베개 두세 개를 받쳐 반쯤 구부린 자세로 잠을 자면 좀 더 편안하게 호흡할 수 있다. 호흡이 가쁜 증상은 간혹 철분 축적량이 낮다는 신호일 수 있으므로 담당 의사에게 상담을 받아본다. 숨 가쁜 증상이 심각하고 맥박이 강하게 뛰며, 입술과 손가락 끝이 파래지고 가슴 통증을 동반하며, 맥박이 빨라지면 즉시 병원에 연락하거나 병원 응급실로 향한다.

소아과 의사 선택하기

소아과 의사(혹은 가정의학과 의사) 선택은 예비 부모로서 가장 중요한 선택 가운데 하나이며, 부모가 된 이후로 미루면 안 된다. 아기가 새벽 3시에 이유도 없이 울어대는 일이 벌어지기 전에 지금 당장 소아과 의사 후보들을 추려, 그 가운데 가장 적합한 사람을 선택해야 한다. 이렇게 해야 새로 맡게 될 부모 역할이 훨씬 수월해질 것이다.

어떻게 알아봐야 할지 잘 모르겠다면 담당 의사나 어린아이가 있는 친구, 이웃, 직장 동료들에게 추천받는다. 혹은 분만 예정인 병원에 연락해도 좋다. 출산 및 분만 담당 사무실이나 소아과에서 근무 중인 간호사에게 연락해 소아과 의사를 추천받는다. 간호사만큼 의사를 잘 아는 사람은 없을 것이다. 이렇게 해서 두세 명으로 후보를 추렸으면 병원을 방문해본다. 병원의 원칙이나 항생제 사용 등 부모 입장에서 중요하게 여기는 문제들에 대해 알아본다. 뿐만 아니라 소아과 의사 면허증이 있는지, 의사와 연계된 병원은 어디인지, 그 병원에서 신생아를 돌볼 수 있는지 등도 반드시 알아두어야 할 사항이다.

─── 웃을 때 소변이 새요

Q "어젯밤에 재미있는 영화를 봤는데, 웃을 때마다 소변이 찔끔찔끔 새어 나오는 것 같았어요. 왜 그런 거지요?"

A 임신 후기가 되면 화장실에 자주 들락거리는 건 일도 아닐 정도로 방광이 제 기능을 하지 못한다. 기침이나 재채기를 할 때, 무거운 물건을 들 때, 심지어 웃을 때조차 소변이 조금씩 새어 나오는데, 이러한 현상을 '복압성 요실금'이라고 한다. 이는 자궁이 커지면서 방광을 압박하기 때문에 생긴다. 갑자기 화장실에 가고 싶은 욕구가 커져 곧장 화장실로 달려가야 하는 경우도 있다. 다음 방법을 참조하면 도움이 된다.

- ◆ 소변을 볼 때 몸을 앞으로 기울여 방광을 최대한 비운다.
- ◆ 케겔 운동을 한다. 케겔 운동을 열심히 하면 골반 근육이 강화되고, 임신으로 인해 유발되는 웬만한 요실금은 대부분 예방하거나 바로잡을 수 있으며, 출산 후 요실금을 예방하는 데도 도움이 된다. 케겔 운동법은 266쪽을 참조한다.
- ◆ 기침이나 재채기가 나오거나 웃을 땐 케겔 운동을 하거나 다리를 꼰다.
- ◆ 필요하면 팬티라이너를 착용한다. 소변이 새어 나오는 것이 유독 불편하게 느껴질 땐 대형 패드를 착용한다.
- ◆ 장에 대변이 꽉 들어차면 방광을 압박할 수 있으므로 규칙적으로 변을 본다. 변을 보는 동안 단단히 힘을 주면 골반저 근육이 약해질 수 있다. 변비 예방법은 156쪽을 참조한다.
- ◆ 요실금 때문에 미쳐버릴 정도라면, 즉 하루 종일 화장실로 달려가는 바람에 아무 일도 할 수 없을 정도가 되면 방광을 튼튼하게 하는 훈련을 한다. 심하게 요의를 느끼기 전에 30분이나 1시간마다 화장실에 간다. 일주일 후에는 화장실에 가는 간격을 점차 늘려 45분이나 1시간 15분마다 화장실에 가도록 한다.
- ◆ 요실금 증상이 있거나 잦은 요의를 경험하더라도 하루에 최소 8잔의 물을 꾸준히 마셔야 한다. 수분 섭취를 제한한다고 요실금 증상이 나아지지는 않으며, 오히려 요로감염과 탈수증상 등의 문제가 생길 수 있다. 나아가 조기분만을 포함해 여러 가지 문제가 발생할 수도 있다. 또한 요로감염은 요실금을 악화시키기도 한다. 요로를 건강하게 유지하기 위한 요령은 466을 참조한다.

소변이 새어 나온 건지, 혹시 양수가 새어 나온 것은 아닌지 냄새를 맡아보고 확인해야 한다. 그럴 가능성은 거의 없지만 간혹 양수가 새어 나올 수도 있으므로, 소변 냄새가 나지 않으면 즉시 병원에 알린다. 소변에서는 암모니아 냄새가 나고 양수에서는 땀 냄새가 난다.

─── 사람들이 배 모양에 대해 이러쿵저러쿵해요

Q "모두들 제 배가 임신 8개월 치고는 작고 밑으로 처졌다고 해요. 의사 말로는 모든 것이 정상이라고 하는데, 혹시 아기가 제대로 자라지 않는 건 아닐까요?"

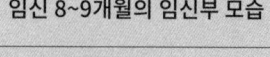

임신 8~9개월의 임신부 모습

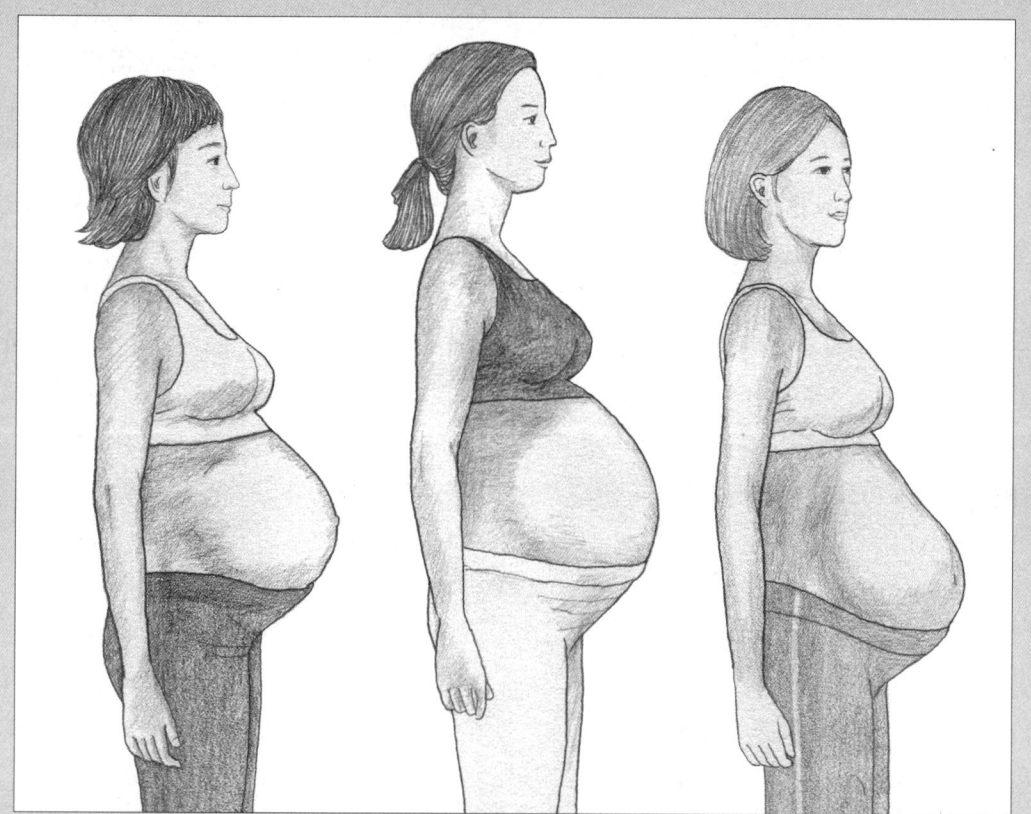

임신 8~9개월 무렵 세 임신부의 모습이다. 배 모양이 제각기 다른데, 임신 초기보다 후기에 크게 차이가 난다. 임신부의 배 크기와 몸무게 증가 정도, 아기의 크기와 위치에 따라 배가 높거나 낮거나 작거나 펑퍼짐하거나 아담하다.

A 엄마의 배 모양으로 아기의 크기를 가늠할 수 없다. 엄마의 배 모양과 아기의 크기는 별로 연관이 없으며, 다음 내용과는 더더욱 연관이 없다.

배의 크기와 모양, 골격 임신부가 저마다 다르듯이 배의 모양도 제각각이다. 몸집이 작은 여성은 몸집이 큰 여성보다 배 모양이 작고 낮으며 아담해 보이는 경향이 있다. 그러나 과체중인 임신부라고 해서 배가 많이 튀어나오지는 않는 것 같다. 엄마의 배가 이미 넓기 때문에 배가 많이 나오지 않아도 아기가 자랄 공간이 충분하기 때문이다.

근육 상태 근육이 탄탄한 여성은 근육이 처진 여성, 특히 이미 한두 명의 아이를 낳은 여성보다 배가 빨리 많이 나오지 않는다.

아기의 위치 태아가 자궁 안 어디에 위치하느냐에 따라서도 엄마의 배 크기가 달라질 수 있다.

몸무게 증가 임신부의 몸무게가 늘어난다고 해서 아기도 똑같이 크게 자란다고 예측할 수는 없다.

태아의 크기를 측정할 수 있는 유일한 방법은 시댁 식구나 직장 동료, 혹은 생판 처음 보는 낯선 사람의 눈대중이 아니라 산전 검사를 받을 때 담당 의사가 시행하는 의료적인 행위이다. 산전 검사를 받으러 갈 때 담당 의사는 임신부의 배를 보고 아기의 성장 정도를 측정하지 않는다. 담당 의사는 자궁저(자궁 꼭대기)의 높이를 측정하고 복부를 촉진해 아기의 각 신체 부위의 위치를 파악하고 크기를 평가한다. 그 밖에 초음파검사를 비롯한 여러 검사를 통해서도 대략적인 아기의 크기를 측정할 수 있다.

Q "제 배가 많이 나오고 엉덩이는 나오지 않았다면서 모두들 배 속의 아기가 아들이라고 합니다. 그런 말들이 근거 없는 속설이라는 건 알지만 정말 신빙성이 없나요?"

A 아기의 성별에 대한 예측이 맞을 확률은 반반이다. 여자 아기 100명당 105명의 남자 아기가 태어나므로 아들이라고 예측하면 맞을 확률이 더 높긴 하다. 그러므로 사람들 말만 믿고 아기 용품을 구입하거나 아기 이름을 짓는다면 틀릴 가능성이 높다.

배가 앞으로 튀어나오면 아들이고 배가 평퍼짐하면 딸이라든가, 후각이 발달하면 딸이고 그렇지 않으면 아들이라든가 하는 말들은 모두 근거 없는 속설이며 유전자 검사나 초음파검사 결과와 다를 수 있다.

── 키가 작은데 출산에 지장이 없을까요?

Q "저는 키가 150cm밖에 안 되고 몸집도 아주 작아요. 제가 무사히 아기를 분만할 수 있을지 걱정이 됩니다."

A 아기를 출산할 때 엄마 몸의 크기가 중요하긴 하다. 하지만 몸 안의 크기가 중요하지 몸집의 크기는 전혀 상관없다. 진통이 얼마나 힘들지를 결정짓는 것은 골반의 모양과 크기, 그리고 아기의 머리 크기이지, 임신부의 키나 몸집이 아니다. 임신부의 몸집이 작다고 해서 반드시 골반도 작다고 볼 수는 없다. 키가 작고 마른 여성이 키가 크고 체격이 큰 여성보다 골반이 더 넓을 수도 있다.

그렇다면 골반 크기를 어떻게 알 수 있을까? 담당 의사는 대개 첫 산전 검사 때 대략적인 검사를 통해 골반의 크기를 추측한다. 임신부의 골반에 비해 아기의 머리가 너무 크지 않을까 걱정된다면 초음파검사로 정확하게 알아볼 수 있다.

모든 뼈의 구조가 그렇듯이 몸집이 작으면 일반적으로 골반 크기도 작다. 다행히 대체로 몸집이 작은 여성이 몸집이 큰 아기를 낳는 경우는 거의 없다. 신생아의 크기는 대개 엄마의 몸집과 골반 크기에 비례한다.

── 아기가 너무 큰 것 아닐까요?

Q "몸무게가 어찌나 늘었는지, 이러다 아기가 너무 커서 출산하기 힘들지 않을까 걱정돼요."

A 엄마의 몸무게가 많이 나간다고 해서

큰 아기를 낳는 건 아니다. 아기의 몸무게는 유전, 임신부 자신의 출생 시 몸무게(임신부가 크게 태어났다면 아기 역시 크게 태어날 가능성이 높다), 임신부의 임신 전 몸무게(임신부의 몸무게가 많이 나가면 아기의 몸무게도 많이 나가는 경향이 있다), 섭취하는 음식 종류 등 여러 가지 요인에 따라 결정된다. 이러한 요인에 따라 16~18kg 정도 몸무게가 증가해도 2.7~3.1kg인 아기를 낳을 수 있고, 11kg 정도 증가해도 3.6kg인 아기를 낳을 수 있다. 그러나 평균적으로 엄마의 몸무게가 많이 증가할수록 아기의 크기도 크다. 담당 의사는 임신부의 배를 촉진하고 자궁저(자궁 꼭대기)의 높이를 측정함으로써 아기의 크기를 어림짐작할 수 있다(0.5kg 정도 차이가 날 수는 있지만). 초음파검사를 하면 아기의 크기를 보다 정확하게 알 수 있지만 역시 절대적인 것은 아니다.

<u>아기가 크다고 해서 분만이 어려운 것은 아니다. 몸무게가 2.7~3.1kg인 아기가 3.6~4kg인 아기보다 더 빨리 분만이 되는 건 사실이지만, 대부분의 여성들은 큰 아기도 아무런 문제없이 자연분만한다.</u> 어떤 분만이든 난이도는 아기의 머리(아기의 몸에서 가장 큰 부분)가 엄마의 골반을 잘 빠져나올 수 있느냐에 달려 있다. 자세한 내용은 앞 질문의 답변을 참조한다.

태아의 자세를 어떻게 알 수 있죠?

Q "아기가 어느 쪽을 향하고 있는지 어떻게 알 수 있나요? 아기가 분만을 위해 바람직한 방향으로 자세를 잡아주면 좋겠는데요."

A 담당 의사는 임신부의 배를 촉진해 아기의 신체 부위를 알아냄으로써 자세를 가늠할 수 있다. 아기의 심장박동 소리가 나는 위치를 파악해 아기의 자세를 알 수도 있다. 아기의 머리가 밑으로 내려와 있으면 심장박동 소리는 대개 하복부 쪽에서 들리고, 등이 엄마의 정면을 향해 있으면 심장박동 소리가 크게 들린다. 아기가 어떤 자세로 있는지 의심스러울 경우 초음파검사를 통해 정확하게 알 수 있다.

다음과 같은 내용으로도 아기의 위치를 알 수 있다.

✦ 아기의 등은 부드럽고 볼록한 윤곽이 있는

아기가 엄마의 배를 바라보고 있다면

태아의 자세는 머리가 위나 아래로 향하느냐 하는 문제뿐만 아니라 앞이나 뒤로 향하느냐 하는 문제도 중요하다. 태아가 엄마의 등을 바라보고 턱을 자신의 가슴 쪽으로 밀어 넣으면(대부분의 아기들이 분만 때 취하는 자세) 편하게 분만할 수 있다. 이러한 자세를 '전방후두위'라고 하는데, 아기의 머리가 최대한 쉽고 편안하게 골반을 통과할 수 있도록 가지런하게 놓여 있어 분만에 가장 이상적이다. 아기가 엄마의 배를 바라보는 '후방후두위'의 경우 아기의 두개골이 엄마의 척추에 압박을 가하기 때문에 분만을 할 때 요통이 생길 뿐 아니라(332쪽 참조) 분만 시간이 좀 더 오래 걸릴 수 있다.

출산 예정일이 다가오면 담당 의사가 아기의 머리가 어느 쪽(앞이나 뒤)을 바라보는지 알려주겠지만 좀 더 빨리 알아내고 싶다면 배의 상태를 살펴보면 된다. 아기의 머리가 엄마의 등을 바라보는 경우 아기의 등이 만져지기 때문에 엄마의 배는 단단하고 매끄럽다. 아기가 엄마의 앞쪽을 바라보고 있다면 아기의 팔과 다리가 앞을 향하기 때문에 단단하고 매끄러운 등이 느껴지지 않으므로 엄마의 배는 평평하고 부드럽다. 아기가 엄마의 등을 바라보는 것 같은 느낌이 들더라도 아직 분만 요통을 걱정할 필요는 없다. 대부분의 아기들은 진통을 하는 동안 저절로 전방위로 돌아간다.

반면 손과 발, 팔꿈치는 작고 불규칙한 모양으로 모여 있다.
◆ 9개월쯤 되면 둥글고 단단한 아기 머리가 골반 가까이 내려와 있다.
◆ 아기의 엉덩이는 모양이 덜 일정하고 머리보다 부드럽다.

── **아기가 거꾸로 있나요?**

Q "지난번 산전 검사를 받을 때 담당 의사가 제 갈비뼈 근처에서 아기 머리가 만져지는 것 같다고 하더군요. 아기가 거꾸로 있다는 뜻인가요?"

A 아기가 지내는 공간이 아무리 비좁아진다 해도 아기는 임신 마지막 몇 주까지 상당히 활발한 움직임을 보인다. 사실 대부분의 태아는 임신 32주에서 38주 사이에 머리가 아래로 향하는 정상적인 자세를 취한다. 하지만 출산하기 며칠 전까지도 아기의 자세가 어떻게 바뀔지 알 수 없는 경우도 더러 있다. 태아가 역아 자세를 취하는 경우는 전체 임신의 5%도 되지 않는다. 그러므로 지금 아기가 거꾸로 서 있다고 해서 출산할 때도 역아 자세로 있다는 의미는 아니다.

출산이 가까워 오는데도 아기가 여전히 역아 자세를 고집한다면 담당 의사와 상의해 아기의 자세를 바로잡을 방법을 시도하게 될 것이다.

Q "아기가 거꾸로 섰는데 어떻게 해야 돌릴 수 있을까요?"

A 거꾸로 선 아기를 살살 달래 머리를 아래로 향하게 하는 방법은 여러 가지가 있다. 가장 쉬운 방법으로 옆의 박스에 소개한 간단한 운동이 있으며, 그 밖에 뜸질, 침술, 약초 태우기 등 보완대체요법도 아기의 자세를 바로 돌리는 데 도움이 된다.

그래도 아기가 꼼짝하지 않으면 담당 의사의 손을 이용해 아기 머리를 아래로 향하도록 하는 역아외회전술(ECV)을 이용한다. 역아외회전술은 임신 37~38주쯤이나 자궁의 긴장 정도가 비교적 약한 진통 초기에 이용하는 것이 가장 좋다. 경막외 마취 주사(무통주사)를 투여한 뒤에 이 절차를 시도하는 경우도 있다. 담당 의사는 초음파를 바탕으로 임신부의 배에 두 손을 대고 태아의 자세를 조심스럽게 아래로 돌린다. 임신부는 약간의 압력이 가해지는 느낌을 받지만 통증을 느끼지 않는다. 특히 경막외 마취 주사를 맞은 경우에는 전혀 통증을 느끼지 않을 것이다. 한편 모든 과정이 끝날 때까지 계속해서 태아의 상태를 점검해 아무런 이상이 없는지 확인해야 한다.

이 방법은 성공할 가능성이 매우 높다. 역아외회전술을 시도한 경우 2/3 정도가 안전하게 아기의 자세를 바로잡는데, 자궁과 복부의 근육이

거꾸로 선 아기를 돌리는 방법

역아인 아이의 머리를 출산하기 좋게 아래로 돌리는 간단한 방법이 있다. 손과 무릎을 바닥에 대고 엎드린 자세에서 엉덩이를 머리보다 높이 들어 앞뒤로 왔다 갔다 흔들어준다. 하루에 여러 차례 이 동작을 한다. 골반 기울이기(202쪽 참조)도 도움이 된다. 두 무릎 사이를 약간 벌려 엎드린 다음, 엉덩이를 올리고 배는 거의 바닥에 닿도록 허리를 구부린다. 하루 세 차례 20분씩 이 자세를 유지하면 최고의 결과를 얻을 수 있다.

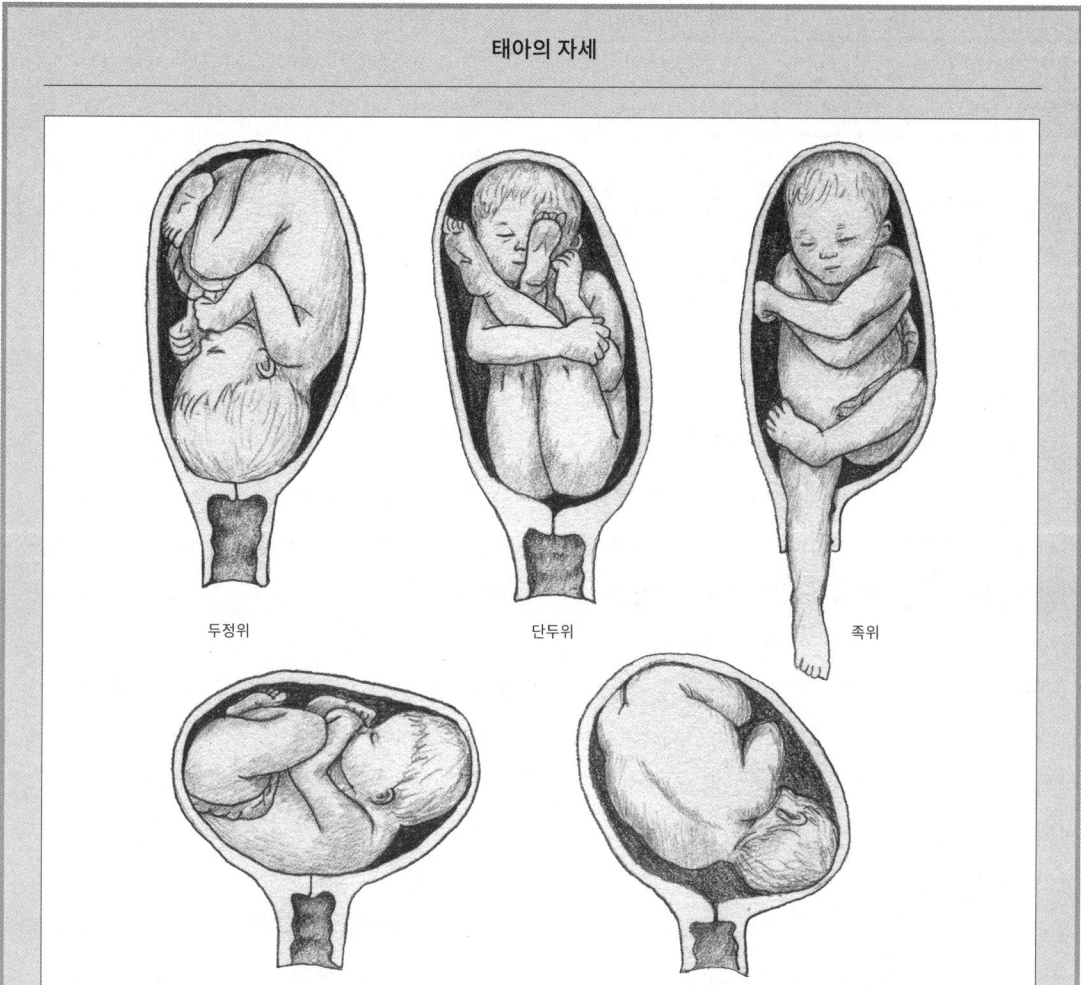

태아의 자세

두정위   단두위   족위

횡위   사위

아기의 자세는 분만에 아주 중요하다. 대부분의 아기들은 머리가 먼저 나오는 두정위 자세를 취한다. 반면 역아 자세는 여러 형태로 나타난다. 단둔위는 엉덩이가 먼저 나오고 두 다리가 얼굴을 향해 똑바로 뻗어 있는 자세다. 족위는 아기의 다리 한쪽이나 양쪽이 아래로 향한다. 횡위는 아기가 자궁 옆으로 누워 있고, 사위는 아기의 머리가 엄마의 자궁경부 쪽이 아닌 엉덩이 쪽을 향한다.

느슨할수록 성공률이 높기 때문에 초산부보다는 경산부가 성공할 가능성이 더 높다. 간혹 아기가 절대로 자세를 바꾸려 하지 않는 경우도 있으며, 자세를 바로잡았다가 다시 역아 자세로 돌아가는 경우도 있다.

Q "아기가 역아 자세로 있을 경우 진통과 분만에 어떤 영향을 미칠까요? 그래도 자연분만이 가능한가요?"

A 자연분만이 가능한지 여부는 담당 의사의 방침이나 임신부의 부인과적 상황 등 다양한 요인에 달려 있다. 많은 연구 결과에 의하면

아기가 역아 자세를 취하는 경우 제왕절개 분만이 더 안전하다고 한다. 따라서 이 경우 대부분의 산부인과에서는 통상 제왕절개 분만을 실시한다. 때문에 사실상 역아인 아기가 자연분만으로 나오는 경우는 0.5%에 불과하다. 그러나 몇몇 특수한 경우, 가령 단둔위 자세이고 임신부의 골반이 아기가 지내기에 충분히 넓은 경우 등에는 일부 의사가 자연분만을 시도해도 괜찮다고 판단한다.

어쨌든 아기가 역아 자세를 고집하는 경우에는 융통성 있게 출산 계획을 세울 필요가 있다. 담당 의사가 자연분만을 해도 좋다고 하면 자연분만을 시도할 만하기 때문이다. 하지만 자궁경부가 확장하는 속도가 너무 느리거나, 아기가 산도 아래로 착실하게 내려오지 않거나, 다른 문제들이 발생하면 결국 제왕절개 분만으로 바꾸게 될 것이다. 출산일에 생길 여러 가능성에 대비하기 위해 지금 담당 의사와 여러 가지 방법에 대해 상의한다.

—— 아기의 자세가 특이하다고 해요

Q "아기가 사위 자세라고 합니다. 사위 자세가 무엇이고 어떻게 분만을 해야 하나요?"

A 아기들은 이리저리 몸을 꿈틀거리다가 온갖 특이한 자세를 취하기도 하는데, 사위 자세도 그 가운데 하나다. 사위 자세란 아기의 머리가 엄마의 자궁경부 위로 똑바로 향하는 것이 아니라 엉덩이 한쪽으로 향하는 것이다. 사위 자세는 자연분만이 어려우므로 담당 의사는 아기의 머리를 아래로 향하도록 역아외회전술(ECV, 288쪽 참조)을 시도하거나 제왕절개 분만을 결정할 것이다.

그 밖에 태아가 취하는 곤란한 자세로는 횡위가 있다. 횡위는 태아가 자궁에서 수직으로 누워 있는 것이 아니라 옆으로 누워 있는 자세다. 이 경우 역시 역아외회전술을 통해 태아의 자세를 바로잡고 효과가 없으면 제왕절개 분만을 하게 된다.

—— 의사가 제왕절개를 권해 속상해요

Q "전 자연분만을 하고 싶었는데 담당 의사가 제왕절개를 해야 할 것 같다고 하더군요. 정말 속상해요."

A 제왕절개는 여전히 대수술로 여겨지지만 매우 안전한 방법이며, 경우에 따라서 가장 안전한 방법이기도 하다. 요즘은 제왕절개가 점점 일반화되고 있어 여성의 30% 이상이 제왕절개로 분만을 하는 추세다. 이는 제왕절개로 분만을 할 이유가 없더라도 3명의 아기 가운데 1명 이상이 수술을 통해 태어난다는 의미가 된다.

그렇긴 하지만 자연분만을 하기로 마음먹었는데 수술로 아기를 낳아야 한다는 말을 들으면 당연히 속상할 것이다. 늘 바라던 대로 자연적인 방법으로 아기를 낳겠다는 계획은 수포로 돌아가고, 더 오래 입원해야 하고 회복하기도 힘들며 상처도 남으리라는 걱정을 해야 할 테니 말이다.

담당 의사가 제왕절개로 출산하는 것이 가장 안전하다고 판단했다면 크게 걱정하지 않도록 한다. 요즘 대부분의 병원들은 수술 후 깨어난 임신부가 최대한 가족적인 분위기를 느낄 수 있도록 하고 있다. 보호자와 함께 있을 수 있으며, 의료적인 이유로 제한하지 않는다면 출산 직후 아기를 자세히 볼 수 있을 뿐 아니라 아기에게 짧게 입을 맞추고 안아볼 수도 있다. 물론 제대로 아기를 안고 모유 수유를 하려면 수술 부위가 봉합될 때까지 기다려야 하지만 말이다. 그러므로 제왕절개 분만이 생각보다 만족스러울 수 있다. 회복 기간이 길고 수술 자국은 피할 수 없겠지만(대체로 크게 티가 나지 않는다), 출산 후에 회음부가 손상되지 않으며 질 근육도 늘어나지 않는다. 아기에게도 이점이 있는데, 아기가 산도를 통해 힘들게 빠져나오지 않으므로 자연분만으로 태어난 아기에 비해 머리 모양이 더 예쁘다.

출산이 다가올 때 기억해야 할 가장 중요한 사항은 최고의 출산은 가장 안전한 출산이며, 의학적인 기술이 필요할 경우 제왕절개 분만이 단연 가장 안전하다는 사실이다.

Q "요즘 저희 언니와 친구들뿐 아니라 유명 인사들까지 모두들 제왕절개 수술을 하는 것 같은데 왜 그런 걸까요?"

A 한국의 제왕절개 분만율은 2012년 기준 36.9%를 기록하고 있다. 2001년 40.5%에 비해 낮아졌지만, 세계보건기구(WHO)의 권고치인 5~15%에 비해 높다. 제왕절개 분만율이 높은 요인은 다음과 같다.

안전성 제왕절개 분만은 엄마와 아기 모두에게 안전하다. 특히 오늘날은 태아 감시 기구와 다양한 검사 기구의 발달로 태아의 상황을 보다 정확하게 알 수 있다.

아기가 표준보다 클 때 많은 임신부들이 권장 몸무게 증가량인 11~13kg을 초과해 몸무게가 증가하고 임신성 당뇨병 비율도 늘어남에 따라 아기의 크기 역시 표준 크기보다 커지는 경우가

담당 의사와 상의하자

아는 것이 힘! 많이 알면 알수록 출산이 수월해진다. 이것은 수술을 통한 출산의 경우에도 마찬가지. 첫 자궁 수축이 오기 전에 담당 의사와 다음의 내용을 상의하면 많은 도움이 될 것이다.

- ◆ 진통에 진전이 없을 경우 제왕절개 수술을 하기 전에 다른 대안을 시도하는가? 가령 자궁 수축을 촉진하기 위해 옥시토신을 투여한다거나 보다 효율적으로 아기를 밀어내기 위해 쪼그려 앉는 자세를 취하게 하는 등 다른 시도를 하는지 알아본다.
- ◆ 아기가 역아 자세로 있다면 역아외회전술이나 다른 방법을 이용해 먼저 아기의 자세를 바로잡는가? 역아 자세인 경우 자연분만이 가능할 수도 있는가?

- ◆ 절개가 어떤 식으로 이루어지는가?
- ◆ 임신부가 깨어 있거나 잠들어 있는 동안 보호자와 함께 있을 수 있는가?
- ◆ 분만 간호사도 함께 있을 수 있는가?
- ◆ 출산 직후 임신부와 남편이 아기를 안을 수 있는가? 임신부가 회복실에서 모유를 먹일 수 있는가?
- ◆ 아기가 특별한 조치를 받을 필요가 없다면 모자동실 이용이 가능한가?
- ◆ 퇴원 후 회복하는 데 시간이 얼마나 걸리는가? 어떤 신체적 불편과 제한이 따르는가?

제왕절개 분만 과정에서 발생하는 일에 대한 보다 자세한 내용은 362쪽을 참조한다.

많다. 이런 경우에는 자연분만으로 아기를 낳기가 힘들 수 있다.

임신부의 몸무게가 많이 나갈 때 비만 여성이 증가할수록 제왕절개 분만율도 증가한다. 비만이거나 임신 중에 지나치게 몸무게가 늘어나면 제왕절개 수술을 해야 할 가능성이 현저하게 높아진다. 이는 비만에 따른 위험 요인(임신성 당뇨병 같은) 때문이기도 하고, 비만이 되면 진통 시간이 길어지는 경향이 있는데 진통이 길어지면 결국 제왕절개 수술을 할 가능성이 높아지기 때문이기도 하다.

고령화 출산 요즘에는 30대 후반은 물론 40대에도 성공적으로 임신하는 여성들이 점점 늘어나고 있다. 이들은 제왕절개 분만을 요구하는 경향이 있다. 만성 질병이 있는 여성의 경우도 마찬가지이다.

반복적인 제왕절개 분만 몇몇 경우에 제왕절개 후 자연분만(VBAC, 295쪽 참조)이 가능할 수도 있지만 사실상 이것을 권장하는 의사와 병원은 거의 없으며, 자연분만을 시도하는 대신 제왕절개를 계획하는 경우가 더 많다.

도구를 이용해야 하는 분만 흡입 분만으로 아기를 낳는 경우는 거의 없으며, 겸자를 이용한 분만은 더욱 드문 추세다. 과거에는 분만 시 이러한 도구를 이용했지만 요즘은 수술을 통해 분만하는 경우가 늘고 있다.

임신부의 요청 제왕절개 분만은 매우 안전하고 진통도 느껴지지 않으며 회음부도 말끔하게 유지되어 일부 여성들, 특히 지난번 임신 때 제왕절개 분만을 한 여성들은 자연분만보다 제왕절개 분만을 더 선호하며 미리부터 제왕절개를 요청하기도 한다(293쪽 참조).

만족성 보다 만족스러운 분만을 위해 병원에서는 가족적인 분위기를 만들기 위해 노력한다. 임신부는 분만을 하는 동안 맑은 정신으로 분만 과정을 지켜볼 수 있으며, 보호자는 임신부 곁에서 분만 과정을 함께하다가 아기가 태어나면 곧바로 아기를 맞이할 수 있다. 더구나 제왕절개 분만은 매우 빨리 끝나 분만 시간만 계산하면 10분도 채 걸리지 않으며, 봉합하는 시간까지 합해도 40분이면 모든 과정이 끝난다.

제왕절개 분만 비율이 높긴 하지만, 3명의 여성 가운데 2명 정도는 자연분만을 계획하고 있어 아직은 자연분만 비율이 높다.

Q "일반적으로 제왕절개 분만을 하게 된다는 사실을 미리 알게 되나요, 아니면 보통 마지막 순간에 알게 되나요? 제왕절개를 하는 이유는 무엇일까요?"

A 실제로 진통에 들어가기 전에 제왕절개 분만을 하게 될지 여부를 알기 어려운 경우도 있지만 미리 계획하기도 한다.

제왕절개를 미리 계획하는 경우 의사에 따라 제왕절개 분만에 대한 방침이 다른데, 대체로 다음과 같은 경우 제왕절개 분만을 미리 계획한다.

✦ 이전 임신에서 제왕절개 분만을 했으며

그 사유가 여전히 존재하는 경우(가령 골반이 기형이라든가), 이전 제왕절개 분만 때 일반적인 방법인 하복부 수평 절개(진통의 압력을 비교적 견디기 쉽다)가 아닌 수직 절개를 이용한 경우, 이전에 제왕절개 분만을 한 임신부가 유도 분만을 해야 하는 경우

+ 태아의 머리가 너무 커 엄마의 골반을 빠져나오기 어렵다고 판단되는 경우 (아두골반 불균형)
+ 다태아 출산인 경우 : 세쌍둥이나 그 이상의 태아는 거의 전부, 쌍둥이의 경우 대부분 제왕절개 분만을 한다.
+ 태아가 역아 자세로 있거나 기타 흔치 않은 자세로 있는 경우
+ 태아의 상태나 임신부의 질병(심장질환, 당뇨병, 전자간증(임신중독증))으로 인해 자연분만이 위험한 경우
+ 임신부가 비만인 경우
+ 활동성 헤르페스에 감염된 경우(특히 초기 감염), 인체면역결핍바이러스(HIV)에 감염된 경우
+ 전치태반(태반이 부분적으로 혹은 전체적으로 자궁경부를 막는 현상)이거나 태반조기박리(태반이 조기에 자궁벽에서 떨어져 나오는 현상)인 경우

진통 전까지 제왕절개를 결정하기 힘든 경우
때로는 본격적으로 진통이 시작되기 전까지 제왕절개 분만을 결정하기 힘든 경우도 있다.

+ 자궁경부가 빨리 확장되지 않거나 아기를 밀어내는 시간이 너무 오래 걸리는 등 진통이 원활하게 이뤄지지 않는 경우 : 대개의 경우 의사는 제왕절개를 실시하기 전에 옥시토신을 투여해 자궁 수축을 촉진한다.
+ 태아에게 위급한 상황이 생긴 경우
+ 탯줄이 빠져나온 경우
+ 자궁이 파열된 경우

담당 의사가 제왕절개 분만을 해야 한다고 말하면 자세한 이유를 설명해달라고 요구하고, 다른 대안은 없는지 문의한다.

── 선택적 제왕절개 분만을 할까요?

Q "몇몇 여자들이 선택적 제왕절개를 하기로 했다고 말하는 걸 들었어요. 저도 할 수 있을까요?"

A 요즘 제왕절개를 요구하는 사람들이 그 어느 때보다 늘고 있지만 그렇다고 너도나도 제왕절개 분만을 해도 좋다는 의미는 아니다. 제왕절개 분만은 가볍게 결정할 문제가 아니며 유행에 따라갈 문제는 더욱 아니다. 제왕절개의 장점과 단점에 대해 담당 의사와 충분히 상의한 후 신중하게 결정해야 한다.

제왕절개 분만을 할 만한 이유가 충분하다 해도 제반 문제들을 꼼꼼하게 살피고, 다음과 같은 상황이라면 선택을 신중하게 고려하도록 한다.

자연분만을 할 때 통증이 무섭다면 통증 없는 분만을 위한 방법이 제왕절개만 있는 것은 아니다. 자연분만을 하는 여성들이 이용할 수 있는 효과적인 통증 완화 방법은 얼마든지 있다.

자연분만의 후유증이 걱정된다면 골반저 운동(케겔 운동)을 꾸준히 하면 골반이 약해지고

파열되거나 자궁 근육이 느슨해지는 등의 문제를
상당히 완화할 수 있다. 더구나 자연분만도
제왕절개 못지않게 더 이상 요실금 문제를
일으키지 않는다.

편한 날짜에 아기를 낳고 싶다면 제왕절개 분만을
선택하면 임신부와 아기 모두 수술로 인한 위험이
증가할 뿐 아니라 회복 및 입원 기간도 더 길다는
점을 고려해야 한다.

아기를 더 가질 계획이라면 지금 제왕절개 분만을
하면 다음 임신 때 분만 방법 선택에 제한이
생길 수 있다는 사실을 염두에 두어야 한다. 일부
의사와 병원에서는 제왕절개 분만 후 자연분만을
금하는데, 그렇게 되면 둘째를 가졌을 때 제왕절개
분만을 하고 싶지 않더라도 이 방법을 선택할
수밖에 없는 상황이 될 수 있다.

반드시 수술이 필요하지 않은 상황이지만
제왕절개 분만을 계획하고 있다면, 아기가 세상에
나올 준비가 충분히 되었을 때 자궁을 통해
나오는 것이 가장 바람직하다는 사실을 기억하자.
선택적 제왕절개 분만을 계획할 경우 아기가 너무
일찍 태어날 가능성이 많다. 깊이 생각해보고
그래도 제왕절개 분만을 해야겠다고 생각한다면
임신부와 아기를 위한 올바른 선택인지 담당
의사와 함께 판단해 결정한다.

── 제왕절개는 몇 번까지 할 수 있나요?

Q "두 아이 모두 제왕절개로 낳았어요. 셋째
아이도 제왕절개로 낳고 싶고, 넷째가 생기면
그때도 제왕절개를 하고 싶어요. 제왕절개를
할 수 있는 횟수가 제한되어 있나요?"

A 과거와 달리 요즘은 제왕절개 분만 횟수를 더
이상 임의로 제한하지 않으며, 여러 차례 제왕절개
분만을 해도 매우 안전하다고 보고 있다. 이전
수술에서 절개 형태가 어떤 식으로 이루어졌는지,
수술 후 상처는 잘 아물었는지에 따라 안전성
정도가 결정되므로 자세한 사항은 담당 의사와
상의한다.

제왕절개 수술 횟수, 수술 장소, 회복 과정
등에 따라 특정 합병증에 대한 위험이 높을 수
있다. 이러한 합병증에는 자궁 파열, 전치태반,
태반 유착증 등이 포함된다. 그러므로 임신 중에

제왕절개 분만을 위해서도 출산 교실에 다니자

제왕절개 분만을 하기로 계획했으니 출산 교실에 등록할
필요가 없다고? 천만의 말씀이다. 물론 호흡법이나 힘을
주어 아기를 밀어내는 방법을 익힐 필요는 없지만,
출산 교실은 여전히 임신부와 남편에게 아주 많은 도움이
된다. 제왕절개 분만과 경막외 마취 주사(무통주사)를
투여할 때 일어날 수 있는 일을 알려주기 때문이다.
또한 대부분의 출산 교실에서는 아기를 돌보는 법에
대해서도 유용한 조언을 해준다. 어떤 방법으로 아기를
분만하든 모유 수유 같은 육아 방법은 반드시 익혀야
한다. 뿐만 아니라 출산 후 예전 몸매로 돌아갈 수 있는
유용한 방법들도 알려준다. 분만 호흡법을 배울 때는 나와
상관없다고 무시하지 말고 함께 참여하자. 이런 기술은
출산 후 산후통이 있거나 젖몸살이 심해 가슴이 너무
아픈데도 아기에게 젖을 물려야 할 때 유용하다. 긴장 이완
방법에 대해서는 배우자. 모든 초보 엄마들은 물론 초보
아빠들에게도 도움이 된다.

선홍색 피가 비치는지, 자궁 수축이나 양막 파열 등의 증상이 있는지 진통 시작 징후에 대해 각별히 주의해야 한다. 이러한 증상이 나타나면 즉시 담당 의사와 상담한다.

첫째는 제왕절개, 둘째는 자연분만 해도 될까요?

Q "지난번 임신 때 제왕절개로 아이를 낳았어요. 이번에 또 임신이 됐는데 자연분만을 시도할 수 있는지 궁금합니다."

A 이 질문에 대한 답은 누구와 상담하느냐에 따라 달라진다. 제왕절개 후 자연분만의 안전성에 대해서는 여전히 의견이 분분하다. 한때 의사들은 제왕절개 분만을 했던 임신부들에게 일단 자연분만을 시도라도 해볼 것을(최소한 진통만이라도) 권했다. 하지만 연구를 통해 제왕절개 후 자연분만을 시도할 경우 자궁 파열, 절개 부위 파열 등 위험 요소가 있다고 알려지면서 많은 임신부와 담당 의사들은 제왕절개 후 자연분만에 대해 확신하지 못하고 있다.

그러나 통계적으로 보면 제왕절개 후 자연분만이 성공적으로 이루어질 가능성은 상당히 높다. 과거 제왕절개 분만을 했던 임신부 가운데 60% 이상이 이후 임신에서 정상적으로 진통을 치르고 성공적으로 자연분만을 한 것으로 밝혀졌다. 심지어 두 차례 제왕절개 분만을 경험한 경우에도 적절한 예방 조치를 취하면 성공적으로 자연분만을 할 가능성이 높다고 한다. 자연분만의 위험을 경고한 연구들도 자궁 파열이 일어날 경우는 1%에 불과할 만큼 극히 드문 경우라고 밝혔다. 더구나 이 위험도 자궁의 수직 절개 상처가 남아 있거나 진통을 할 때 프로스타글란딘이나 기타 호르몬 촉진제(이들 호르몬 촉진제는 자궁 수축을 강하게 한다)로 진통을 유도하는 등 특정한 상황에 있는 일부 여성에게 조금 높게 나타나는 정도라고 한다. 제왕절개의 95%가 하복부의 수평 절개를 통해 이루어진다. 자신의 절개 형태를 알고 싶다면 과거 제왕절개 분만 기록을 확인한다.

병원에서 괜찮다고 하면 자연분만을 시도해볼 만하다. 많은 병원들이 제왕절개 후 자연분만이 가능한 사람과 그렇지 않은 사람에 대해 엄격한 기준을 적용하고 일부 병원은 아예 전면 금지한다.

제왕절개 후 자연분만을 시도하기로 결심했다면 자신의 결심을 지지해줄 의사를 찾아야 할 것이다. 자연분만을 할 때 어떤 방식으로 진통을 이완할지(자연분만을 실시하는 동안 진통제를 제한하는 경우도 있고, 경막외 마취 주사(무통주사)를 투여하는 경우도 있다) 등 제왕절개 분만 후 자연분만에 대한 제반 사항을 알아두어야 한다. 또한 결국 유도 분만을 해야 하는 상황이 발생할 경우 담당 의사가 자연분만을 거부할 가능성이 높다는 사실도 인지해야 한다.

최선을 다했지만 결국 제왕절개 분만을 할 수밖에 없다 해도 실망하지는 말자. 과거에 제왕절개 경험이 전혀 없는 여성도 3명 가운데 1명 이상이 필요에 의해 제왕절개 분만을 한다는 사실을 기억하자. 두 번째 임신에서 미리 담당 의사와 상의해 선택적 제왕절개 분만을 하기로 결정했다고 해서 죄책감을 가질 필요도 없다. 제왕절개 분만의 약 1/3가량이 반복적인 제왕절개 분만으로 이루어지고, 많은 경우 임신부의 요구에 따라 이루어진다. 다시 말하지만 아기와 임신부에게 최선의 방법을 사용하는 것이 가장 중요하다.

Q "제 담당 의사는 제왕절개 후 자연분만을 해보라고 권하는데, 전 굳이 왜 그래야 하는지 잘 모르겠어요."

A 제왕절개 후 자연분만을 할지 말지는 당연히 자신이 결정할 문제지만, 담당 의사가 권할 땐 그만한 이유가 있으므로 한번쯤 고려해보는 것이 좋겠다. 자연분만의 위험은 매우 낮고, 제왕절개 분만은 어쨌든 여전히 대수술이다. 자연분만을 하면 입원 기간이 짧고 감염의 위험도 낮으며 복부를 수술하지 않으므로 회복도 빠르다. 때문에 자연분만을 선호할 이유는 충분하다. 그러므로 자연분만과 반복적인 제왕절개 분만의 장단점을 충분히 따져본 후에 결정하는 것이 현명하다.

깊이 생각한 후 그래도 자연분만이 내키지 않는다면 자신의 결정과 이유를 담당 의사에게 알리고 죄책감 없이 제왕절개 분만을 계획한다.

B그룹 연쇄상구균이 뭐죠?

Q "담당 의사가 B그룹 연쇄상구균(GBS) 검사를 받으라고 하는데요, 그게 뭔가요?"

A B그룹 연쇄상구균 검사는 안전을 기하는 차원에서 시행한다. B그룹 연쇄상구균은 건강한 여성의 질에서 발견될 수 있으며, 인후염을 일으키는 A그룹 연쇄상구균과는 관계가 없다. 모든 건강한 여성의 10~35%가 이 세균을 보유하지만 아무런 증상이 나타나지 않는다. 그러나 신생아의 경우 분만 중에 질을 통과하는 동안 매우 심각하게 감염될 수 있다. B그룹 연쇄상구균 양성 보균자인 엄마에게 태어난 아기 200명당 1명꼴로 감염된다.

B그룹 연쇄상구균 보균자라도 증상이 전혀 나타나지 않기 때문에 자신이 보균자인지 알 가능성이 거의 없다. 따라서 모든 임산부는 임신 35주에서 37주 사이에 의무적으로 B그룹 연쇄상구균 검사를 받아야 한다. 임신 35주 이전의 검사 기록으로는 B그룹 연쇄상구균 보균 여부를 정확하게 예측하기 어렵다. 병원이 가까이 있는 경우 진통 중에 선별검사를 통해 신속하게 B그룹 연쇄상구균 검사를 받고 한 시간 내에 결과를 알 수 있으므로 굳이 35~37주 사이에 검사를 받지 않아도 된다.

검사 방식은 질과 직장에 멸균 면봉을 넣어 검체를 채취해 검사하는 자궁경부암 검사와 유사하다. 양성반응이 나올 경우(보균자인 경우) 진통 중에 정맥내 항생제를 투여받으면 완전히 치료되어 아기에게 아무런 해도 미치지 않는다. B그룹 연쇄상구균은 산전 검사 때 받는 정기적인 소변검사를 통해서도 확인된다. 이 경우 양성반응이 나오면 항생제를 복용해 즉시 치료한다.

임신 후기 동안 담당 의사가 B그룹 연쇄상구균 검사를 실시하지 않으면 검사를 요청한다. 만약 이 시기에 검사를 받지 않았더라도 진통 중에 B그룹 연쇄상구균으로 짐작되는 특정한 위험 요인이

하루 여섯 끼 식사

요즘 하루 종일 줄기차게 먹어대 마치 소가 된 것 같은 기분이 드는가? 자궁으로 꽉 들어찬 배에 걸맞게 먹으려면, 그리고 아기에게 영양도 공급하려면 아무리 먹고 먹고 또 먹어도 부족하다. 이럴 때일수록 하루 여섯 끼 식사법을 활용하자.

발견되면 담당 의사는 정맥내 항생제를 투여해 아기가 감염되지 않도록 조치를 취할 것이다. 과거에 B그룹 연쇄상구균을 보균한 상태에서 출산한 경험이 있다면 35~37주 사이에 검사를 받지 않고 진통 중에 바로 치료에 들어갈 것이다.

검사와 치료를 통해 위험을 피하면 아기를 B그룹 연쇄상구균으로부터 안전하게 지킬 수 있다.

목욕해도 되나요?

Q "임신이 막바지일 때에 목욕을 해도 괜찮을까요?"

A 괜찮을 뿐 아니라 따뜻한 물에 몸을 담그면 임신 후기의 통증을 이완시키는 데도 도움이 된다. 그러므로 조심조심 욕조 안에 들어가 몸을 푹

아이가 심각한 병에 걸릴 경우를 대비해 제대혈은행을 이용한다

아기가 태어나기 전에 생각해야 할 것이 한 가지 더 있다. 아기의 제대혈을 보관해야 할지, 보관한다면 어떤 식으로 보관해야 할지 결정해야 하는 것이다.

제대혈 수집은 통증이 없으며 채 5분도 걸리지 않는다. 탯줄을 고정해 자른 후 탯줄의 혈액을 보관하는데 탯줄을 너무 일찍 자르지 않는 한 엄마와 아기 모두에게 100% 안전하다. 신생아의 제대혈은 줄기세포를 다량 함유하고 있는데 특정한 면역 체계에 이상이 있거나 혈액 관련 질환이 발생하면 치료에 쓰일 수 있다. 당뇨병, 뇌성마비, 심지어 심장질환과 같은 기타 질병의 치료 가능성에 대해서도 현재 연구 중이다.

제대혈을 보관하는 방법은 두 가지이다. 비용을 지불하고 사설 제대혈은행에 보관하거나 공공 제대혈은행에 기증하는 것이다. 사설 제대혈은행은 비용이 많이 들어 질병의 위험이 적은 경우, 다시 말해 면역 체계 이상의 가족력이 없는 경우에는 크게 혜택을 보기 어렵다. 사설 제대혈은행이 도움이 되는지 알아보기 위해 가족력을 조사하는 것도 좋은 방법이다. 비용이 좀 들더라도 향후에 받게 될 혜택이 크다면 사설 제대혈은행에 등록한다. 제대혈은행 선택에 대해 담당 의사와 상의해도 좋다. 사설 제대혈은행을 권장할 정도의 의료적 질환에는 백혈병, 림프종, 신경아세포종, 재생불량성 빈혈, 고셔병, 후를러증후군, 비스코트-올드리치증후군, 이상 혈색소증 등이 있다.

공공 제대혈은행에 기증하면 별도의 비용이 들지 않으며, 아기의 제대혈을 필요한 사람이 사용할 수 있게 하는 대신. 아이에게 제대혈이 필요한 경우 다른 아기의 제대혈을 찾아서 사용할 수 있다. 제대혈을 기증하려면 원하는

제대혈은행에 전화를 한다. 그러면 출산 몇 주 전에 택배로 제대혈 박스가 온다. 출산 시 간호사에게 제대혈을 기증할 것이라는 말과 함께 제대혈 박스를 건네면 출산하면서 담당 의사가 제대혈을 채취한다.

제대혈은행

◆ 메디포스트 셀트리
www.celltree.co.kr 1899-0037, 080-264-9380

◆ 서울특별시 제대혈은행
www.allcord.or.kr 02-870-2910

◆ 차병원 제대혈은행 아이코드
www.icord.com 080-561-3579

◆ 부산경남지역제대혈은행
www.bgcb.co.kr 051-240-5770

◆ 가톨릭조혈모세포은행
www.chscb.com 02-2258-7458

◆ 보령아이맘셀
http://cell.i-mom.co.kr 080-0202-015

◆ 녹십자 제대혈은행 라이프라인
www.lifeline.co.kr 080-578-0131

◆ 세원셀론텍 베이비셀
www.babycell.com 080-012-3579

제대혈은행 정보를 볼 수 있는 곳

◆ 한국조혈모세포은행협회
www.kmdp.or.kr

◆ 제대혈은행 비교
http://cafe.naver.com/cordbloodkorea

담그도록 하자.

목욕물이 질 속으로 들어가지 않을까 하는 걱정은 조금도 할 필요 없다. 이 시기에 하면 안 되는 두 가지를 하지 않으면, 즉 질 세척을 하거나 수영장에 뛰어들지만 않으면 물이 질 속으로 들어갈 리는 없다. 설사 약간의 물이 질 속에 들어가더라도 자궁경부 점액이 자궁 입구를 철저히 막아주기 때문에 욕조 속에 떠다니는 전염성 미생물이 함부로 질 속에 틈입할 수 없다. 심지어 진통 중에 자궁경부 점액이 제자리에서 밀려나도 목욕을 하는 데에는 전혀 문제가 없다.

그러나 임신 후기에 욕조 안에 몸을 담글 땐 몇 가지 주의할 점이 있다. 넘어지지 않도록 욕조 바닥에 미끄럼 방지 매트를 깔고 거품 목욕을 피하며 물 온도를 너무 뜨겁지 않게 한다.

── 운전해도 되나요?

Q "운전석에 겨우 들어가는데요, 이 시기에 운전해도 괜찮을까요?"

A 운전석을 넓게 조절해 단거리를 운전하는 정도는 출산 당일까지도 괜찮다. 그러나 한 시간 이상 장거리 운전은 임신 후기에 무리가 될 수 있으므로 하지 않는다. 부득이 장거리 운전을 해야 한다면 좌석에서 자주 자세를 바꾸고 한두 시간마다 잠시 운전을 멈추고 밖으로 나가 걷는다. 목과 허리를 스트레칭해도 좋다.

그러나 진통 중에는 병원까지 직접 운전하지 않도록 한다. 강한 자궁 수축이 올 때 운전을 하면 매우 위험할 수 있다. 그리고 운전을 하든 승객으로 있든 반드시 안전벨트를 착용한다.

── 여행을 가도 될까요?

Q "이번 달에 중요한 출장을 가야 해요. 임신 후기에 여행을 해도 괜찮을까요? 아니면 취소를 해야 할까요?"

A 출장 계획을 잡기 전에 담당 의사와 상의한다. 임신 후기의 여행에 대해서는 의사마다 견해가 다르다. 임신 후기에 담당 의사가 출장을 허용하거나 만류하는 문제는 의사의 견해뿐 아니라 여러 가지 요인에 달려 있다. 가장 중요한 요인은 각자의 임신 상태이다. 임신 상태에 아무 문제가 없다면 허락받을 가능성이 크다. 임신 주수(대부분의 의사들은 36주 이후 비행기 여행을 금한다), 조기 진통의 위험 징도도 고려 사항이다. 그에 못지않게 중요한 요인은 임신부의 건강 상태다. 임신 개월 수가 늘어날수록 임신 증상이 심해지고, 그에 따라 장거리 여행으로 인한 위험 가능성도 늘어난다.

여행을 하면 요통과 피로가 심해지고 하지정맥류와 치질이 악화되며, 정신적·신체적 스트레스도 커진다. 그 밖에 얼마나 멀리 가는지, 얼마나 오랫동안 여행하는지, 교통수단에 의존하는 시간은 얼마나 되는지, 신체적·정신적으로 힘든 여행인지, 꼭 필요한 여행인지 등도 고려한다. 꼭 가야 하지 않거나 출산 후로 미룰 수 있다면 지금은 가지 않는 것이 좋다. 비행기로 이동할 경우 항공사의 제한 규정에도 맞아야 한다. 일부 항공사의 경우 비행하는 동안 진통할 위험이 없다는 담당 의사의 확인서가 없으면 비행을 제한하기도 한다.

담당 의사가 여행을 허용했더라도 여행과 관련된 준비 외에 챙겨야 할 일들이 많다. 담당 의사가 추천하는 현지 병원의 전화번호를 챙기고, 보험 처리가 가능한지도 확인해야 한다. 임신 기간에 안전하고 편안한 여행을 위해 226쪽의 요령을 참조한다. 여행을 하는 동안에는 충분한 휴식을 취하는 것이 무엇보다 중요하다. 장거리를 여행하는 경우에는, 그럴 가능성은 거의 없지만 혹시라도 여행지에서 진통이 시작될 수 있으므로 남편과 동반하는 것도 고려해본다.

섹스를 해도 되나요?

Q "임신 후기에 섹스를 해도 괜찮다는 말도 있고, 진통을 유발할 수 있다는 말도 있고, 상반된 정보들이 많아서 정말 헷갈려요."

A 임신 후기 섹스에 대해 많은 연구가 이루어졌지만 상반된 내용들이 대부분이라 어떤 식으로 섹스를 해야 하는지, 섹스를 계속할 수는 있는지 오히려 혼란스럽게 만들 뿐이다. 일반적인 견해는 진통을 위한 조건들이 충족되지 않는 한 삽입이나 오르가슴만으로 진통이 유발되지 않는다는 것이다. 진통의 조건이 충족된 경우 이론상으로는 정액 속의 프로스타글란딘이 진통을 촉진할 수 있다고 한다. 그러나 이 이론은 확실하지 않으며, 진통이 유발될 시기와 조건이 충분하다 할지라도 신뢰할 만한 이론은 아니다. 사실 한 연구에 따르면 임신 후기에 섹스를 한 저위험 임신부의 경우 이 시기에 섹스를 하지 않은 임신부보다 임신 기간이 조금 더 긴 것으로 밝혀졌다.

뿐만 아니라 대부분의 의사들은 정상적인 임신을 한 임신부들은 출산 당일까지 성관계를 허용한다. 그리고 대부분의 부부들은 아무런 문제없이 그렇게들 하고 있다.

최근의 연구 결과는 어떤지, 자신의 경우 어떻게 하는 것이 안전한지 담당 의사에게 문의한다. 섹스를 해도 좋다고 하면, 의지와 체력이 허락하는 한 얼마든지 섹스를 해도 괜찮다. 조기분만의 위험이나 전치태반, 이유를 알 수 없는 출혈 등으로 섹스를 제한해야 한다면 다른 방법으로 친밀감을 나눈다. 단둘이 저녁 시간을 보내거나, 촛불을 켜놓은 식탁에서 낭만적인 식사를 하거나, 저녁에 산책을 하거나, 서로 껴안고 텔레비전을 보거나, 서로의 몸에 비누칠을 하면서 함께 샤워를 하거나, 가벼운 마사지를 한다. 이런 정도로 충분히 만족감을 얻을 수 없다면 앞으로 섹스를 할 수 있는 날이 더 많다는 사실을 기억하자.

남편과의 관계가 소원해진 것 같아요

Q "아직 아기가 태어나지도 않았는데 벌써부터 남편과의 관계가 달라진 것 같아요. 지금까지는 서로에게 집중했는데 요즘은 둘 다 출산과 아기에게만 온 신경을 쏟고 있습니다."

A 아기가 태어나면 지금까지와는 완전히 다른 생활이 펼쳐진다. 남편과의 관계가 눈에 띄게 변하는 건 말할 것도 없다. 어쩌면 벌써부터 슬슬 그런 조짐이 보일지도 모른다. 아기가 태어나면 둘 사이의 관계에 활력이 생기는 한편 우선순위가 바뀌는 등 이런저런 변화를 겪을 수밖에 없다. 하지만 임신 기간에 이같은 변화를 예측하게 되면, 둘 사이의 관계에서 자연스럽고도 불가피한 변화가 시작될 때 스트레스를 덜 받게 되고 관계에 적응하기도 더 수월해진다. 다시 말해

아기가 태어나기 전에 관계의 변화를 겪는 것이 더 바람직하다고 할 수 있다. 아기가 낭만적인 생활에 방해되리라고는 예상하지 못하거나 아기를 달래느라 부부 관계는 뒷전이 되는 생활을 상상하지 못한다면, 식구가 한 명 더 늘면 단둘이 지낼 때처럼 항상 아늑하고 평화롭지만은 않다는 걸 깨닫지 못한다면, 늘 보채기만 하는 신생아를 돌보기가 훨씬 어려워질 것이다.

그러므로 미리 변화에 대비하는 것이 좋겠다. 단, 보살핌이 필요한 사람이 아기만은 아니라는 걸 잊지 말자. 임신과 출산에 신경을 쏟는 것만큼 즐거운 부부 관계를 위해 감정적인 에너지를 비축해두는 것도 무척 중요하다. 지금은 아기의 양육과 행복한 결혼 생활을 병행하는 법을 배우는 시간이다.

배 속의 아기에게 관심을 두느라 분주하겠지만 둘 사이의 로맨스를 탄탄하게 하기 위해서도 꾸준히 노력해야 한다. 적어도 일주일에 한 번은 출산이나 아기에 대해 신경 쓰지 않고 단둘이 시간을 보낸다. 영화를 보거나 외식을 하는 것도 좋고, 벼룩시장을 둘러보는 것도 좋다. 아기 용품을 구입하러 나갈 땐 남편에게 줄 작은 선물 또는 남편이 좋아하는 공연이나 경기 관람권을 구입한다. 식사 땐 잠깐이라도 남편의 일상을 물어보고 자신의 일상을 들려주며 그날의 주요 뉴스에 대해 이야기하고, 첫 데이트에 대한 회상에 잠기거나 두 번째 신혼여행(설사 가능성이 거의 희박하다 할지라도)을 상상하며 아기와 전혀 상관없는 대화를 나눈다. 때때로 마사지 오일을 침대에 가지고 와 서로의 몸을 마사지해도 좋다. 이 시기에 섹스를 하는 것이 무리라면 스킨십을 통해 친밀감을 유지한다. 둘 사이의 관계를 돈독하게 하는 이런 노력들은 곧 다가올 놀라운 사건에 대한 기대감을 높여주는 한편 앞으로의 생활이 아기만을 중심으로 돌아가지 않으리라는 사실을 일깨워준다.

이처럼 중요한 생각을 염두에 두면 새벽 두 시에 깨서 아기를 보살피러 가는 일이 잦아지더라도 둘 사이의 사랑은 깊어질 것이다. 그리고 이러한 부부의 애정은 결국 아기를 위해서도 아늑하고 행복하며 안전한 보금자리를 만들어줄 것이다.

ALL ABOUT   모유 수유

지난 30여 주 동안 젖가슴이 점점 커지는 것을 보며 대체 왜 이렇게 가슴이 커지는 걸까 의아했다면 이제 가슴이 괜히 커지는 것이 아니라 아주 중요한 일, 즉 모유 수유를 준비하고 있다는 걸 알게 될 것이다.

이 시기에 가슴은 벌써 모유 수유를 위한 만반의 준비를 하고 있다. 아직도 수유 방법을 고민하고 있다면 가슴이 아기에게 최고의 영양 공급원이 되는 과정에 대해 좀 더 알아보고 수유 방법을 결정하자. 지금부터 수유 방법에 대한 유용한 정보들 특히, 모유 수유에 대해 자세히 살펴보도록 하자.

모유 수유가 아기에게 좋은 이유

염소 새끼에게는 염소젖이 가장 이상적이고 송아지에게는 소젖이 가장 이상적이듯, 신생아에게는 모유가 가장 완벽한 음식이다. 그 이유는 다음과 같다.

맞춤 제작이다 모유는 아기에게 필요한 영양소들을 충족시키기 위해 우유에는 없고 시중에서 판매하는 분유도 똑같이 복제할 수 없는 영양 성분을 최소 100가지 이상 함유하고 있다. 모유의 단백질은 주로 락트알부민으로 이루어져 있어, 우유의 주 단백질이며 화학적인 제조 과정을 통해 분유에 포함시킨 카세이노겐보다 영양이 풍부하고 소화도 잘된다. 모유와 우유의 지방 함량은 비슷하지만 모유에 함유된 지방은 쉽게 분해되어 소화도 잘된다. 뿐만 아니라 아기들은 우유보다 모유에 들어 있는 중요한 미량영양소들을 더 잘 흡수한다.

안전하다 엄마의 유방으로 나오는 모유는 부적절하게 관리되지 않고, 오염되거나 조작되지 않으며, 부패되지 않는다. 물론 유통기한이 지나는 일도 없다.

배를 편안하게 해준다 모유를 먹는 아기는 소화를 쉽게 해주는 모유의 성분 덕분에 변비에 거의 걸리지 않는다. 또한 모유는 설사를 유발하는 유기체를 파괴하고 몸에 이로운 미생물이 소화관에서 성장하도록 돕기 때문에 설사도 거의 일으키지 않는다. 모유를 먹는 아기는 변에서 달콤한 냄새가 나고 기저귀로 인한 발진도 덜 생긴다.

살이 찌지 않는다 모유 수유를 하면 유아 비만을 일으킬 가능성이 적을 뿐 아니라, 적어도 6개월 동안(최소 1년 동안이면 더 좋지만) 모유 수유를 하면 이후에도 비만에 걸릴 가능성이 적을 수 있다. 성인이 됐을 때 콜레스테롤 수치가 낮아지는 것과도 관련이 있다는 학계의 보고도 있다.

두뇌 발달을 돕는다 모유 수유는 아동기의 지능 발달을 약간 향상시키는 경향이 있다. 이런 현상은 모유에 함유되어 있는 두뇌를 구성하는 지방산(DHA)과도 관련이 있고, 모유 수유를 하는 동안 아기가 엄마와 친밀한 상호작용을 함으로써 자연스럽게 지적 발달이 되는 것과도 관련이 있다.

알레르기를 억제한다 모유에 알레르기 반응을 일으키는 아기는 거의 없다. 물론 우유를 포함해 엄마가 먹는 특정한 음식에 간혹 알레르기 반응을 보일 수는 있다. 반면 우유에 포함된 베타 락토알부민은 다양한 증상과 함께 알레르기 반응을 유발할 수 있다. 아기가 우유에 알레르기 반응을 보일 때 종종 대체식으로 이용하는 두유는 천연 성분과는 거리가 멀기 때문에 또다시 알레르기 반응을 일으키기도 한다. 연구 결과에 따르면 모유를 먹은 아기들은 분유를 먹은 아기들에 비해 소아 천식에 걸릴 가능성도 더 적다고 한다.

감염을 예방한다 모유를 먹은 아기는 설사를 덜하고 요로감염을 포함해 각종 감염에 걸릴 확률도 낮다. 사실 많은 연구들이 모유를 먹은 아이들의 경우 세균성 뇌수막염, 유아돌연사 증후군, 당뇨병, 일부 소아암, 크론병, 기타 만성 소화기 질병을 비롯해 다양한 질병에 걸릴 위험이 다소 낮다고 밝히고 있다. 모유와 초유 안에 들어 있는 면역 성분이 아기에게 전달되어 부분적으로 보호 물질 역할을 하기 때문이다.

입의 힘을 강하게 단련시킨다 모유를 먹으려면 젖병을 빨 때보다 더 많은 힘이 필요하므로, 모유 수유를 하면 턱과 이, 입천장이 최적의 상태로 발달한다. 또한 최근 연구에 의하면 모유 수유를 한 아기들이 그렇지 않은 아기들에 비해 아동기에 충치가 생길 가능성이 더 적다고 한다.

미뢰가 일찍 발달한다 모유를 먹으면 엄마가 먹는 음식을 모두 맛보게 되어 일찍부터 여러 가지 음식 맛을 익힐 수 있다. 연구에 따르면 모유를 먹은 아기는 분유를 먹은 아기보다 음식 맛에 덜 까다로워, 밥을 먹을 만큼 자라면 아무 음식이나 잘 먹을 가능성이 높다고 한다.

모유 수유가 엄마에게 좋은 이유

모유 수유는 엄마에게도 장점이 많다. 무엇보다 아기와 친밀감을 형성하는 가장 좋은 방법이다. 엄마에게 좋은 점은 다음과 같다.

편리하다 모유 수유는 미리 계획을 하거나 짐을 챙기거나 도구를 갖출 필요가 없다. 공원에서든 비행기 안에서든 한밤중이든 언제 어디에서나 늘 적당한 온도로 이용할 수 있다. 모유를 먹이면 젖병, 젖꼭지, 젖병 세제 등을 들고 다닐 필요가 없어 아기만 번쩍 안고 어디든 갈 수 있다. 또한 분유를 타느라 새벽 두 시에 주방으로 가지 않아도 되고, 한밤중에 수유할 때도 아기를 꼭 끌어안고 곧바로 젖만 물리면 된다. 직장에 나가야 해서 아기와 함께할 수 없을 땐 우유병에 모유를 짜서 냉장고에 넣어두었다가 필요할 때마다 먹일 수도 있다.

경제적이다 모유는 공짜고, 배달도 공짜다.

회복이 빠르다 아기가 엄마 젖을 빨면 자궁의 크기를 임신 전 크기로 빠르게 수축하도록 도와주는 호르몬인 옥시토신이 분비되어 산후의 질 분비물이 줄어들며 출혈도 감소한다. 또한

모유 수유 준비하기

다행히 우리 몸은 모유 수유를 위해 아주 세세한 부분까지 준비하고 있어 임신 기간 동안 모유 수유에 대해 어느 정도 공부하는 것 외에 딱히 준비할 필요는 없다. 일부 모유 수유 전문가들은 임신 10개월 동안은 비누로 유두와 유륜을 씻지 말고 물로 헹구기만 하라고 권하기도 한다. 비누는 유두를 건조하게 만드는 경향이 있어 모유 수유 초기에 유두가 갈라지고 쓰라릴 수 있기 때문이다. 가슴이 건조하거나 가렵다면 순한 크림이나 로션을 바르되, 유두나 유륜에 닿지 않도록 한다. 유두가 건조하면 란시노 같은 라놀린 성분이 함유된 크림을 발라도 좋다.

작은 유두나 편평유두인 경우에도 모유 수유를 위해 반드시 지켜야 할 준비 사항 같은 건 없다. 편평유두인 경우 모유 수유를 준비하기 위해 임신 기간 동안 브레스트 쉘(Breast shell, 일종의 함몰 유두 교정기)을 이용하거나 손으로 유두를 조작하거나 수동 유축기 등을 사용할 필요는 없다. 이런 준비들은 대체로 별 효과가 없을 뿐 아니라 장점보다 해로운 점이 더 많을 수 있다. 브레스트 쉘은 당황스러울 정도로 눈에 띄는 것 외에도 땀이 차고 발진을 일으킬 수 있다. 손으로 유두를 조작하는 방법과 유축기를 사용하는 방법 역시 자궁 수축을 일으킬 수 있으며 간혹 유방의 감염을 유발하기도 한다.

그러나 유두가 함몰된 경우에는 모유 수유에 대비할 필요가 있다. 유륜을 꼭 쥐면 유두가 안으로 들어가는 함몰유두인 경우, 아기에게 젖을 물리기가 조금 까다로울 수 있기 때문이다. 이 경우 브레스트 쉘을 이용하면 유두를 밖으로 빼내는 데 도움이 될 수 있지만 위에 언급한 이유로 자주 이용하지 않는 것이 좋다. 담당 의사에게 부탁해 조언을 해줄 모유 수유 상담가를 추천받거나 모유 수유 전문 기관에 연락한다.

엄마의 휴식 시간이 많아지는데, 이는 산후 첫 6주 동안 특히 중요하다.

임신 전 몸매로 빠르게 회복된다 아기는 엄마로부터 많은 양의 칼로리를 흡수하므로, 엄마가 젖을 만드느라 적정량 이상의 칼로리를 섭취했어도 열량이 축적되지 않는다. 덕분에 곧 예전 허리둘레를 되찾게 될 것이다.

생리 시작이 지연된다 모유 수유를 하는 동안에는 생리가 시작되지 않는다. 모유 수유만 하고 아기에게 분유를 거의 먹이지 않는 경우 몇 달간은 생리를 하지 않을 것이다. 그렇다고 모유 수유만으로 피임을 하면 안 된다. 출산 후 4개월이 지나면 생리가 시작될 수 있고, 첫 생리 전에 임신이 될 가능성도 있다.

뼈가 튼튼해진다 엄마에게 필요한 칼슘과 모유를 만드는 데에 필요한 칼슘을 충분히 섭취할 경우, 젖을 뗀 후 뼈의 광물화가 촉진되며 폐경기 이후에 엉덩이 골절을 입을 위험도 줄어든다.

암 발병률이 감소된다 모유를 먹이면 장차 엄마가 암에 걸릴 확률이 일부 줄어들 수 있다. 모유 수유를 하는 여성은 자궁암과 유방암에 걸릴 확률이 낮다. 또한 제2형 당뇨병에 걸릴 위험도 줄어드는 것으로 알려져 있다.

가장 큰 최고의 선물이다 모유 수유를 하면 엄마와 아기가 적어도 하루에 여섯 번 내지 여덟 번은 살을 맞대고 눈을 마주치면서 친밀감을 느낄 수 있다. 정서적인 만족감과 친밀감, 애정, 기쁨의 공유는 엄마와 아기의 애착 관계를 탄탄하게 만들어주는

한편 아기의 두뇌 발달도 강화시킨다. 쌍둥이의 경우 모유 수유의 모든 이점이 두 배다. 쌍둥이를 위한 모유 수유 요령은 413쪽을 참조한다.

분유를 선택하는 이유

어쩌면 모유 수유가 자신과 전혀 맞지 않다고 결론을 내렸거나, 모유 수유를 할 수 없는 이유가 있을지 모른다. 분유를 먹이기로 결정했거나 모유와 분유를 혼합해 먹이기로(305쪽 참조) 결정했다고 해서 죄책감을 갖지는 말자. 분유 수유에도 장점은 있다.

책임감을 분담할 수 있다 분유를 먹이면 아빠도 수유의 책임을 함께할 수 있고, 그에 따라 아빠와 아기의 애착 관계가 더 쉽게 형성될 수 있다. 물론 모유 수유를 할 경우에도 엄마 젖을 미리 짜놓아 아빠가 젖병으로 모유를 먹이거나, 아기 목욕을 시키고 기저귀를 갈고 아기를 흔들어 재우는 등의 역할을 담당한다면 이 같은 이점을 누릴 수 있다.

자유롭다 분유 수유를 하면 엄마가 아기에게 얽매이지 않아도 된다. 엄마는 모유를 짜서 보관할 걱정 없이 밖에 나가 일을 할 수 있다. 다른 사람이 아기에게 분유를 먹일 수 있으므로, 아기를 동반하지 않고 며칠씩 여행을 다녀올 수도 있고 하다못해 밤에 푹 잘 수 있다. 물론 모유 수유를 하는 경우에도 미리 모유를 짜놓거나 분유를 보충해 먹이면 충분히 이렇게 할 수 있다.

부부 사이의 애정이 더 깊어질 수 있다 분유를 먹이면, 아기가 예측 못한 시간에 깨서 우유를 달라고 우는 경우를 제외하고 부부의 성생활에 방해를 받지 않는다. 반대로 모유 수유를 하면

부부 성관계에 일정 부분 방해를 받을 수 있는데, 그 이유는 이렇다. 첫째, 젖을 분비하는 호르몬 때문에 상대적으로 질이 건조해질 수 있다. 하지만 이 문제는 질 윤활제로 개선할 수 있다. 둘째, 섹스를 하는 동안 젖이 새어 나오면 섹스를 할 기분이 나지 않을 수 있다. 분유 수유를 하는 부부의 경우 유방을 실용적인 기능으로 여기지 않고 오로지 관능적인 기능으로만 여길 수 있다.

식생활에 제약을 받지 않는다 분유를 먹이면 식습관에 제약을 받지 않는다. 매운 음식과 양배추를 얼마든지 먹을 수 있다. 사실 모유에서 이런 맛이 나도 많은 아기들은 별 거부 반응을 보이지 않으며 일부 아기들은 좋아하기도 한다. 분유 수유를 하면 매일 와인이나 칵테일을 즐길 수 있으며, 충분한 영양분을 섭취해야 한다는 부담감을 갖지 않아도 된다.

사람들 앞에서 당황하지 않아도 된다 사람들 앞에서 수유하는 게 불편하다면 모유 수유는 상상도 할 수 없을 것이다. 그러나 이런 부담감은 대체로 금방 해결된다. 모유 수유를 시도하기로 결정한 엄마들은 아무리 사람이 많은 장소에서도 자연스럽고도 조심스럽게 젖을 물리게 된다.

스트레스가 덜하다 간혹 선천적으로 참을성이 없거나 날카로운 성격 때문에 모유를 먹이기 힘들까 봐 걱정하는 엄마들이 있다. 하지만 일단 시도해보면 오히려 젖을 물릴 때 마음이 아주 차분해지는 걸 느낄 뿐 아니라, 일단 모유 수유에 익숙해지고 나면 스트레스가 유발되는 것이 아니라 오히려 해소된다는 걸 알게 될 것이다.

모유 수유 결정하기

요즘은 점점 더 많은 여성들이 모유 수유를 선택하고 있다. 심지어 임신을 결정하기 오래 전부터 분유보다 모유를 선택하는 사람도 있고, 임신 전에는 별생각이 없었지만 모유의 장점에 대해 공부한 후부터 모유 수유를 선택하는 사람도 있다. 그런가 하면 임신 기간이 다 지나 출산이 임박한 상황에서도 결정을 내리지 못하고 망설이는 사람도 있다. 자신에게는 모유 수유가 맞지 않다고 여기면서도 그래도 모유를 먹여야 하지 않을까 하는 의무감을 갖기도 한다.

아직도 결정을 내리지 못했다면 다음 제안대로 따라해보자. 일단 시도해보는 것이다. 의외로 괜찮을 수 있다. 노력하다가 너무 힘들면 언제든 그만두면 되고, 그 후엔 찜찜한 기분을 깨끗이 떨쳐버릴 수 있다. 그리고 엄마와 아기 모두 짧은 시간이나마 모유 수유의 가장 중요한 혜택인 친밀감을 형성할 수 있을 것이다.

무엇보다 모유 수유에 대해 신중한 판단을 내려야 한다. 모유 수유에 대해 아무리 열성적인 사람도 처음 몇 주는 어려움을 겪기 마련이고,

---

유방의 성적인 역할과 실용적인 역할

유방은 성적인 역할과 실용적인 역할이라는 복합적 기능을 담당하고 있다. 두 가지 역할 모두 중요하고 어느 것 하나 배제할 수 없다. 사실 모유 수유는 많은 여성들을 더욱 관능적으로 보이게도 해준다. 모유 수유를 할지 말지 결정하기 전에 이 점도 기억하자.

모유 수유 정보를 볼 수 있는 곳
✦ 아이통곡 모유육아상담실 www.itongkok.com
✦ 엄마젖 최고! www.mom-baby.org
✦ 각 지역 보건소

모유 수유 상담가나 모유 수유 경험이 있는 가족이나 친구로부터 도움을 얻어 힘든 과정을 다소 수월하게 보낼 수는 있겠지만 매 순간 배워나가야 할 것이다. 꼬박 4~6주는 시도해봐야 모유 수유가 자신에게 좋은 방법인지 아닌지 결정할 수 있다.

모유와 분유 함께 먹이기

모유 수유를 결정한 여성들 가운데 일부는 이런저런 이유로 인해 모유만 먹이기 어려워하거나 그러길 원치 않는다. 생활 방식상 모유만 먹이기가 현실적으로 쉽지 않거나(출장이 너무 많거나 직업 특성상 젖을 짜놓기 힘든 경우) 육체적으로 너무 힘이 들면 그럴 수 있다. 다행히 모유 수유든 분유 수유든 반드시 한 가지만 선택할 이유는 없고, 두 가지를 병행하는 게 효율적일 수도 있다. 혼합 수유 방식을 택했다면 모유 수유가 완전히 자리를 잡을 때까지, 최소한 2~3주는 기다린 후에 분유 수유를 시작하도록 한다.

모유 수유를 할 수 없거나 하면 안 되는 경우

모든 엄마가 모유 수유를 선택할 수 있는 것은 아니다. 아기에게 모유를 먹일 수 없거나 먹이면 안 되는 경우도 있다. 정신적이거나 신체적인 원인 때문일 수도 있고, 엄마나 아기의 건강 때문일 수도 있다. 건강 문제가 일시적인 경우라면 모유 수유를 늦게 시작할 수도 있다. 모유 수유를 할 수 없는 가장 일반적인 원인은 다음과 같다.

- ◆ 심신이 몹시 쇠약해지는 질병(심장이나 신장의 기능 장애, 심한 빈혈 등)이나 지나친 몸무게 부족. 그러나 이러한 제약을 극복하고 아기에게 모유를 먹이는 여성도 있다.
- ◆ 치료되지 않은 활동성 결핵 등 심각한 감염성 질병에 걸린 경우. 이때에는 치료 기간 동안에도 계속 모유를 짜내면, 모유 수유를 다시 시작할 때 모유가 원활하게 분비될 수 있다.
- ◆ 엄마에게 만성질환이 있어 약물을 복용해야 하는 경우. 가령 항갑상선 약물, 항암제, 항고혈압제 혹은 리튬, 신경안정제, 진정제 같은 항정신성 약물이 모유를 통해 전달되어 아기에게 해가 될 수 있다. 어떤 종류의 약물이든 약물을 복용하는 상황에서 모유 수유를 고려하고 있다면 담당 의사와 상의한다. 경우에 따라 약물의 종류를 바꾸거나 복용 간격을 달리하면 모유 수유를 계속할 수도 있다. 모유 수유를 시작할 때 페니실린 같은 약물을 일시적으로 복용해야 하는 경우, 대체로 모유 수유에 지장을 주지 않는다. 유방의 감염(유선염) 때문에 항생제를

아빠도 모유 수유에 동참하자

사실 모유 수유를 가능하게 하려면 세 사람이 필요하다. 연구 결과에 따르면 아빠들이 모유 수유를 지지하는 경우, 96%의 엄마들이 모유 수유를 시도하게 된다고 한다. 반면 아빠들이 모호한 입장을 취하는 경우, 모유 수유를 시도하는 엄마는 약 26%에 불과하다고 한다. 아빠가 엄마를 잘 돕기 위해 모유 수유에 대한 노하우를 연구하면서 모유 수유를 주도하는 경우에는 모유 수유 기간이 끝날 때까지 지속적인 도움을 받을 수 있을 뿐만 아니라, 모유 수유가 전반적으로 한결 쉬워진다는 연구 결과도 있다. 그러니, 아빠들은 이 결과에 주목하고 모유 수유에 적극적으로 참여하자!

투여해야 하는 경우에도 약물을 복용하면서 모유 수유를 계속할 수 있다.
- 직장에서 특정한 유독 물질에 노출된 경우. 근로복지공단에 문의할 수 있다.
- 알코올을 남용한 경우. 지나친 음주는 모유를 먹는 아기에게 문제를 일으킬 수 있다.
- 신경안정제, 코카인, 헤로인, 메타돈, 마리화나 등의 약물을 남용한 경우.
- 에이즈, 즉 인체면역결핍바이러스(HIV)에 감염된 경우. 모유를 비롯한 체액을 통해 감염될 수 있다.

신생아의 건강 상태로 인해 모유 수유가 다소 어려울 때 적절한 도움을 받으면 아주 불가능하지 않은 경우도 있다.

- 너무 일찍 태어났거나 너무 작아서 젖을 제대로 빨거나 쥐기 어려운 경우. 병에 걸려 신생아집중치료실에서 지내야 하는 조산아 역시 모유 수유가 어려울 수 있지만, 엄마가 모유를 짜서 보관해두었다가 의료진의 도움을 받아 먹일 수도 있다.
- 유당불내증이나 페닐케톤뇨증 같은 장애로 모유도 우유도 소화시키지 못하는 경우. 아기가 유당불내증이 있는 경우(선천적인 경우는 극히 드물다) 모유의 소화를 돕는 락타아제를 이용해 모유를 먹일 수 있다. 페닐케톤뇨증이 있는 경우 페닐알라닌이 없는 분유를 보충식으로 먹이면 모유도 먹일 수 있다.
- 구순열이나 기타 입의 기형으로 젖을 빨기 어려운 경우. 그러나 모유 수유의 성공 여부는 기형의 형태에 따라 다르고, 특별한 조치를 취하면 대개는 모유 수유가 가능해질 수 있다. 구개열(입천장이 갈라져 말을 제대로 할 수 없는 선천성 기형)이 있는 아기의 경우 모유

유방 수술 후 모유 수유

유방 축소 수술을 받은 경우 대부분 모유 수유만으로는 충분할 양의 모유를 만들지 못하지만 모유 수유를 할 수는 있다. 아기에게 모유를 줄 수 있느냐 없느냐, 분유를 어느 정도 혼합해 먹이느냐 하는 문제는 수술이 어떤 식으로 이루어지느냐에 따라 차이가 있다. 수유관과 신경 경로가 잘 보존되었다면 어느 정도 젖을 분비할 수 있을 것이다(유방암이나 유방섬유낭종으로 인해 유방암 수술을 받는 경우에도 마찬가지이다).

수술이 잘 됐다면 모유 수유에 대해 공부하고, 유방 축소 수술 후에 모유 수유 사례를 많이 접해본 모유 수유 상담가의 도움을 받으면 성공할 가능성이 높아진다. 아기의 성장과 하루에 갈아야 하는 기저귀 개수를 눈여겨보고, 모유 섭취량을 자세하게 관찰하는 것이 무엇보다 중요하다. 충분한 양의 모유를 만들지 못한다면 분유를 혼합해 먹인다. 또한 모유와 분유를 혼합하는 동시에 모유의 분비량을 늘릴 방법을 모색해 아기에게 충분한 양의 영양을 공급하도록 한다. 비록 모유만으로는 주요한 영양 공급이 이루어지기 힘들더라도 모유를 먹이는 것이 좋다는 걸 기억하자.

유방 확대 수술은 축소 수술보다 모유 수유에 지장을 받을 가능성이 훨씬 적지만 수술 방법과 절개 형태, 수술 원인에 따라 달라질 수 있다. 유방에 보형물을 주입한 경우 많은 여성들이 모유 수유만으로도 아기에게 충분한 영양을 공급할 수 있지만, 극히 소수의 경우 만족할 만큼 모유가 나오지 않아 충분히 공급하지 못할 수도 있다. 아기에게 필요한 양의 모유를 공급하기 위해 아기의 성장과 매일 쌓이는 기저귀 양을 예의 주시해야 한다.

수유가 불가능하지만 모유를 짜서 젖병에 담으면 먹을 수 있다.

아주 드물지만 유방의 유선조직이 부족하면 젖이 충분히 나오지 않아, 엄마와 아기가 아무리 애를 써도 모유 수유가 이루어지지 않는다. 아기에게 모유를 먹일 수 없다는 사실에 매우 실망하거나 죄책감을 가질 수도 있겠지만, 이런 감정들은 아기를 알아가고 사랑하는 데 방해가 될 뿐이다.

14장

임신 9~10개월

36~40주

걱정하면서 기다리고 애써온 끝에 드디어 임신 마지막 달에 도달했다. 어쩌면 벌써부터 아기를 안고 다시 발끝을 내려다보고 똑바로 누워서 잠을 잘 만반의 준비를 하고 있을지도 모른다. 반면 아무런 준비도 못한 채 닥쳐오는 일들에 손 놓고 있을 수도 있다. 병원에도 더 자주 가야 하고, 신생아 용품도 사야 하고, 직장 일도 마무리해야 하고, 아기 방 페인트칠도 해야 해서 그 어느 때보다 분주한데, 동시에 그 어느 때보다 길고 지루할지도 모른다.

이달에 아기는

36주 몸무게는 약 2.6kg, 키는 대략 50cm인 아기는 엄마의 품에 안길 준비를 거의 마쳤다. 지금이라도 당장 바깥 생활을 할 수 있을 만큼 순환계에서 근골격계에 이르기까지 거의 모든 신체기관이 갖추어졌다. 소화기 계통도 제 기능을 할 준비를 하고 있지만, 아직 활발하게 움직일 정도는 아니다. 이 시기까지는 아직 아기의 영양분이 탯줄을 통해 전달되므로 소화력이 필요하지 않지만 곧 변화가 시작될 것이다. 아기가 엄마 젖이나 우유병을 처음 빠는

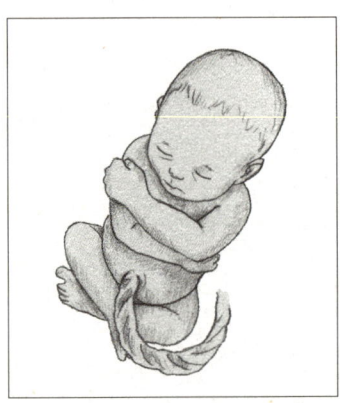

임신 9~10개월의 아기 모습

순간부터 소화기관이 활발하게 움직이고 기저귀가 축축하게 젖기 시작할 것이다.

37주 오늘 당장 아기가 태어나도 아기는 임신 기간을 꽉 채운 것 같다. 하지만 그렇다고 해서 아기가 완전히 성장을 마쳤다거나 바깥세상에 나올 만반의 준비를 갖추었다는 뜻은 아니다. 이번 한 주 동안 220g 정도가 더 증가해 이번 주 태아의 평균 몸무게인 2.8kg가 넘는다. 물론 크기는 태아마다 다르다. 지방이 계속 쌓여

귀여운 팔꿈치, 무릎과 어깨가 옴폭옴폭 들어가 있고, 목과 손목에 예쁜 주름이 잡혀 있다. 아기는 폐로 첫 호흡을 할 수 있도록 준비하기 위해 양수를 빨아들이고 내뿜는다. 엄마 젖을 빨기 위한 연습으로 엄지손가락을 빤다. 또 눈을 깜빡거리고 좌우로 돌기도 한다. 그 바람에 어제는 아기의 엉덩이가 왼쪽에서 만져지고 오늘은 오른쪽에서 만져지기도 할 것이다. 아기는 태어나는 그날까지 바쁘게 움직이며 완벽해지려는 연습을 하고 있다.

38주 몸무게는 3kg, 키는 50cm 내외를 기록하면서 사실상 지금 태어나도 될 만큼 충분히 자랐다. 이제 자궁 안에서 지낼 날은 불과 2주, 길게는 4주밖에 남지 않았다. 그동안 모든 내장 기관들이 거의 완성된다. 지금까지 피부를 보호해주던 태지와 솜털이 떨어져나가는 등 자궁 밖으로 나가기 위한 마무리 작업을 하고 있다. 표면 활성제가 더 많이 분비되어 이제 곧 호흡을 시작할 때 폐 속의 폐포들이 서로 달라붙지 못하도록 한다.

39주 이번 주 키와 몸무게에는 별 변화가 없다. 아기의 성장 속도가 느리거나 심지어 출산 이후까지 정지된 덕분에 임신부의 살 트임과 요통 현상은 더 이상 진전되지 않는다. 이번 주 아기의 몸무게는 평균 3.16kg이며, 키는 48~53cm다. 그러나 다른 부분, 특히 아기의 두뇌 부분은 성장이 빠르게 이루어진다. 앞으로 생후 3년까지 계속해서 급속도로 성장할 것이다. 뿐만 아니라 분홍빛 피부는 흰색으로 변한다. 출생 직후까지는 색소가 형성되지 않아 흰색이며 나중에 다른 색으로 변할 것이다. 첫 임신인 경우 눈에 띄게 발달하는 부분이 있는데, 아기의 머리가 엄마의 골반 아래로 향하는 것이다. 덕분에 임신부는

호흡이 편해지고 속 쓰림 현상이 적어지는 한편 걷기가 더 힘들어져 뒤뚱거리며 걷게 된다.

40주 공식적으로 임신 기간의 마지막 주다. 이제 아기는 엄연히 임신 기간을 꽉 채워 몸무게는 약 3.3kg, 키는 48~55cm 사이를 기록할 것이다. 이보다 더 크거나 작더라도 모두 완벽하게 건강하다. 임신 기간이 다 끝나 자궁 밖으로 나온 후에도 아기는 여전히 태아 자세로 몸을 구부리고 있다. 열 달 동안 비좁은 자궁 속에서 지내던 습관 때문에 아직은 이 자세가 편한 데다 자궁 밖이 넓다는 걸 미처 깨닫지 못했기 때문이다. 아기에게 인사하면, 비록 첫 만남이라 해도 엄마 아빠의 목소리를 알아들을 것이다. 아기가 예정일보다 늦게 태어나더라도 걱정할 필요는 없다. 모든 임신부의 절반가량이 40주 후에 출산을 하며, 다행히 대부분의 의사들은 42주를 넘기지 않도록 조치할 것이다.

41~42주 아기가 출산 예정일에 맞추어 태어나는 확률은 사실상 5%도 되지 않으며, 약 50% 정도가 좀 더 오래 자궁 속에 머물다 나온다. 예정일을 넘겨 태어났다고 해서 결코 늦게 태어나는 것은 아니다. 과숙아는 태어날 때 대개 피부가 마르고 갈라졌으며, 군데군데 벗겨지거나 늘어나 있고 주름져 있기도 하다. 모두 일시적인 현상일 뿐이다. 이런 현상은 피부를 보호하던 태지가 출산 예정일에 맞추어 지난 몇 주 동안 벗겨졌기 때문이다. 과숙아는 손발톱이 길고 머리카락도 길며, 솜털이 현저히 적거나 전혀 없다. 눈을 뜨고 있고 정신도 깨어 있으며, 더 성숙하고 똑똑하다. 담당 의사는 무자극 검사와 양막 검사, 생물리학적 검사 등 정밀 검사를 실시할 것이다.

어떤 느낌일까?

모든 증상을 번갈아 겪을 수도 있고, 한두 가지 증상만 경험할 수도 있다. 지난달부터 지속된 증상도 있고, 이제 막 새로 시작된 증상도 있다. 그런가 하면 너무 익숙해졌기 때문이거나 진통이 멀지 않았음을 암시하는 새롭고 흥분되는 징후 때문에 미처 알아차리지 못하는 증상도 있다.

신체적인 증상

- 태동에 변화가 생긴다. 아기가 움직일 공간이 점점 좁아져 발차기는 적어지고 대신 더 많이 꼼지락거린다.
- 질 분비물이 진해지고 점액도 많아진다. 성관계나 골반 검사 후, 혹은 자궁경부가 벌어지기 시작하면서 붉은 핏자국이 묻거나 갈색 또는 분홍색이 돌기도 한다.
- 변비가 심해진다. 치질이 생기기도 한다.
- 속 쓰림과 소화불량 증상이 있고, 헛배가 부르며 배가 부풀어 오른다.
- 이따금 두통, 현기증이 나거나 정신이 어지러워진다.
- 코가 충혈되고 가끔 코피가 나며, 귀가 멍멍해진다.
- 잇몸이 예민해진다.
- 밤에 다리에 쥐가 난다. 다리에 하지정맥류가 나타난다.
- 발목과 다리가 약간 붓고, 이따금 손과 얼굴이 붓기도 한다.
- 요통이 심해지고 몸이 무거워진다.
- 엉덩이와 골반이 불편하고 아프다.
- 복부가 가렵다.

배 속 모습

자궁은 이제 갈비뼈 바로 아래까지 올라오고, 매주 크게 변화하던 자궁의 크기는 더 이상 변화가 없다. 치골 위에서 자궁 꼭대기까지는 38~40cm쯤 된다. 출산 예정일이 가까워지면서 몸무게는 느리게 늘어나거나 더 이상 늘어나지 않는다. 복부의 피부는 최대로 늘어난다. 또 진통이 임박해 아기가 내려오기 때문에 그 어느 때보다 뒤뚱거리며 걷게 된다.

- 살이 튼다.
- 아기가 밑으로 내려와 호흡이 편해진다.
- 아기가 밑으로 내려와 방광을 압박하기 때문에 소변을 더 자주 본다.
- 잠을 자기 힘들다.
- 브랙스턴 힉스 수축이 더 잦아지고 강해진다. 통증을 느끼기도 한다.
- 행동이 둔해지고 돌아다니기 어렵다.
- 유두에서 초유가 새어 나온다.
- 지나치게 피로하거나 힘이 넘친다. '출산전 증후군'이라고 하며 피로하거나 힘이 넘치는

상태가 번갈아 나타난다.
- 식욕이 증가하거나 떨어진다.

정서적인 증상

- 흥분과 불안감이 더 커지고 걱정이 많아지며, 정신도 더 멍해진다.
- 임신 기간이 거의 끝나간다는 생각에 안심이 된다.
- 짜증이 잘 나고 지나치게 예민해진다. 특히 '아직도 임신 중이야?'라고 말하는 사람들에게는 더더욱 그렇다.
- 초조하고 안절부절못한다.
- 아기에 대한 꿈을 꾸고 공상을 한다.

이달의 검사 내용

이달에는 매주 진료를 받기 때문에 그 어느 때보다 많은 시간을 병원에서 보내게 될 것이다. 아기의 크기를 측정하고 출산일이 얼마나 남았는지 예측하는 등 출산 예정일이 임박해 받는 검사들은 제법 흥미로울 것이다. 이번 달에는 대체로 다음 사항을 검사한다.

- 몸무게 : 대체로 체중 증가율이 둔화되거나 중단된다.
- 혈압 : 임신 중기 때보다 약간 높을 수 있다.
- 소변검사 : 당과 단백질 함유 여부
- 손과 발의 부종, 다리의 정맥류
- 내진으로 자궁경부의 소실(얇아짐)과 확장(열림)이 시작됐는지 알아봄
- 자궁저(자궁 꼭대기)의 높이, 태아의 심장박동
- 태아의 크기(대략적인 몸무게를 추정할 수 있다), 자세(머리가 먼저 나올지 엉덩이가 먼저 나올지), 방향(앞을 보고 있는지 뒤를 보고 있는지), 하강 정도(골반 속으로 어느 정도 들어왔는지)를 외부 촉진(손으로 만져봄)으로 추정한다.
- 진통과 출산에 관한 의문 사항이나 문제들을 미리 기록해 준비한다. 브랙스턴 힉스 자궁 수축의 빈도와 지속 기간 및 기타 요즘 겪는 증상 특히, 흔치 않은 증상을 기록한다.

그 밖에 담당 의사에게 진통과 분만에 관한 지침에 대해 문의한다. 가령 진통이 시작됐다 싶을 때 언제쯤 전화하는 것이 좋은지, 병원으로 가야 하는 시점은 언제인지 묻는다.

무엇이든 물어보세요 Q&A

── 또다시 소변이 자주 마려워요

Q "지난 며칠은 아예 화장실에서 살다시피 했어요. 요즘 이렇게 자주 소변을 보는 것이 정상인가요?"

A 자궁이 처음 상태로 돌아가기 때문이다. 다시 말해 자궁이 골반 아래로 내려가면서 방광을 정면으로 압박하기 때문이다. 이 시기에는 자궁의 무게가 상당해 방광에 가해지는 압박 또한 커지므로 소변을 보고 싶은 욕구가 잦아진다.

그러므로 소변이 마려울 때마다 화장실에 가도록 하자. 감염 증상 없이 소변만 자주 보는 것이라면(466쪽 참조) 완벽하게 정상이다. 화장실에 가는 횟수를 줄이려고 수분 섭취를 줄이면 안 된다. 이 시기에는 어느 때보다 많은 양의 수분이 필요하다. 그리고 늘 그렇듯이 요의를 느끼면 즉시 화장실로 가야 한다.

모유가 새어 나오지 않아요

Q "제 친구는 임신 10개월 때 모유가 새어 나왔다고 해요. 그런데 저는 전혀 그렇지 않답니다. 혹시 젖이 만들어지지 않는 걸까요?"

A 아기가 젖 먹을 준비가 될 때까지는 젖이 만들어지지 않는다. 출산 후 3~4일이 지나야 젖이 만들어지는 것이다. 친구의 유방에서 새어 나온 것은 완벽한 모유가 되기 전에 묽고 노르스름한 유동체 상태인 초유다. 초유는 신생아를 보호하는 항체로 가득 차 있으며, 나중에 나오는 모유보다 단백질이 많고 지방과 유당이 적다.

모든 임신부가 그런 것은 아니고 일부 임신부의 경우 임신 후기쯤 이런 초유 성분이 새어 나온다. 그러나 초유가 새어 나오지 않는다고 해서 젖을 만드는 데 문제가 있는 것은 전혀 아니다. 유륜을 꼭 짜면 몇 방울 나올 수도 있는데, 유두가 아플 정도로 너무 꼭 짜지 않도록 한다. 유륜을 꼭 짰는데도 아무것도 나오지 않더라도 걱정할 필요는 없다. 다 때가 되면 모유가 만들어지고, 초유가 새어 나오지 않는다고 해서 나중에 젖이 충분히 만들어지지 않으리라는 조짐은 결코 아니다.

초유가 새어 나온다 해도 아마 몇 방울 떨어지고 말 것이다. 그러나 똑똑 떨어지는 걸 넘어서 줄줄 새는 정도라면 브래지어 안에 수유 패드를 넣어 옷이 젖는 걸 예방하는 것이 좋겠다. 물론 곧 아기가 태어나면 젖이 새어 나와 브래지어고 잠옷이고 티셔츠고 할 것 없이 젖어 있는 상태에 익숙해지겠지만.

성관계 후 출혈이 있어요

Q "오늘 아침 남편과 성관계를 맺은 직후 약간의 출혈이 시작됐어요. 곧 진통이 시작되나요?"

A 아직 출산의 조짐은 아니다. 성관계나 내진을 한 후에 분홍빛 얼룩이나 붉은 줄무늬의 점액이 묻어나는 현상 혹은, 같은 경험을 한 후 48시간 이내에 갈색이 도는 점액이나 얼룩이 묻어나는 현상은 민감한 자궁경부가 상처를 입었거나 자극을 받았기 때문이다. 이는 대체로 정상이며 진통이 시작될 조짐은 아니다. 그러나 성관계 때문이든 그렇지 않든, 분홍색이나 갈색의 점액

벌써 아기가 운다?

초보 엄마 아빠가 가장 듣고 싶어 하는 소리가 있다면, 아마도 아기가 태어난 후 첫 울음소리일 거다. 그런데 아기가 배 속에서 벌써 울고 있는 것 같다고? 연구 결과에 따르면 정말 그렇다고 한다. 임신 후기에 엄마의 배 가까이에서 커다란 소음이나 진동음이 들리면 아기는 우는 몸짓을 한다. 턱을 떨고 입을 벌리고 숨을 깊이 들이쉬고 내쉬고 깜짝 놀라는 반응을 보이면서 말이다. 아기가 우는 몸짓은 조기분만으로 태어난 아기에게도 흔히 볼 수 있는 현상이므로, 아직 태어나기도 훨씬 전에 이런 기술을 완벽하게 선보인다 해도 놀라지 말자. 덕분에 배 속에서 나오자마자 열심히 울어댈 수 있는 거니까!

혹은 피가 섞인 점액과 함께 자궁 수축이나 기타 진통의 증상이 동반되면 진통이 시작된다는 조짐일 수 있다(323쪽 참조).

성관계 직후나 이후 언제든 붉은 출혈이 생기거나 붉은 얼룩이 지속적으로 묻어나온다면 담당 의사에게 알려야 한다.

공공장소에서 양수가 터지면 어쩌죠?

Q "공공장소에서 양수가 터질까 봐 정말 걱정돼요."

A 대부분의 여성들이 임신 후기에 '양수가 터지지 않을까, 공공장소에서 터지면 어떡하지?' 하고 걱정하지만 그럴 가능성은 거의 없다. 임신에 대한 일반적인 속설과는 달리 진통이 시작되기 전에는 양수가 터지는 일이 거의 없다. 사실상 임신부의 85% 이상 양막이 전혀 손상되지 않은 상태로 분만실에 들어간다. 그리고 설사 진통이 오기 전에 양수가 터지는 15% 안에 속한다 하더라도 사람들 앞에서 양수가 터지면 어쩌나 걱정할 필요는 없다. <u>양막이 파열됐다 해도 누워 있지 않는 한(사람들 앞에서 누울 일은 거의 없다) 양수가 흥건하게 흘러 나올 가능성은 거의 없고, 천천히 똑똑 떨어지거나 기껏해야 소량이 쏟아져 나온다.</u> 이것은 임신부가 똑바로 몸을 일으킨 자세(서거나 걷거나 앉은 자세)로 있을 땐 아기의 머리가 병의 코르크마개 역할을 해 자궁 입구를 막아 양수가 흐르는 걸 막아주기 때문이다.

또 한 가지 기억해야 할 사실은 실제로 사람들 앞에서 양수가 콸콸 쏟아진다 해도 주변 사람들이 빤히 쳐다보거나 손가락질하거나 비웃을 리는 없다는 것이다. 오히려 사람들은 임신부를 도와주거나 조심스럽게 모르는 척해줄 것이다. 누가 봐도 임신부로 보일 타입으로 양수를 다른 것으로 오해할 리도 없다.

양수가 터지면 대개 곧이어, 보통 24시간 이내에 진통이 시작된다. 그 시간 내에 자연스럽게 진통이 시작되지 않으면 담당 의사가 진통을 유도할 것이다.

반드시 그럴 필요는 없지만 임신 후기에 팬티라이너나 대형 패드를 착용하면 질 분비물이 늘어나도 상쾌한 기분을 유지할 수 있을 뿐 아니라 안심도 될 것이다. 한밤중에 양수가 터질 것에 대비해 임신 후기에는 침대 밑에 두꺼운 타월이나 비닐 커버, 병원용 패드를 깔아도 좋다.

막달인데도 아기가 내려오는 느낌이 없어요

Q "임신 38주가 지났는데 아기가 내려오지 않으면 출산이 늦어지나요?"

어, 살이 빠졌네

이번 달 몸무게를 재보고 깜짝 놀랐는가? 임신이 끝날 무렵이 되면 대체로 몸무게가 더 이상 늘지 않는다. 체중계의 숫자가 쑥쑥 올라가는 대신 아래로 내려가는 경향이 많다. 대체 이게 어떻게 된 일이냐고? 아기의 몸무게가 준 것도 아니고, 엄마의 엉덩이는 말할 것도 없고 발목까지 여전히 퉁퉁 부어 있는데 말이다. 하지만 이런 현상은 아주 정상이다. 출산 때까지 몸무게가 일정하게 유지되거나 내림세를 보이는데, 몸이 출산을 준비하는 하나의 과정이다. 양수가 줄어들고 설사가 잦아지면서(출산이 다가올 때 생기는 일반적인 현상) 몸무게도 줄어든다. 몸무게가 줄어 신난다고? 출산 때까지 기다려보자. 출산을 하고 나면 몸무게가 확 주는 걸 경험할 테니까.

A 아기가 골반 안으로 내려오는 느낌이 없다고 해서 출산이 늦어지는 것은 아니다. 아기가 엄마의 골반강 내부로 내려오는 느낌을 '하강감'이라고 하는데, 출산 때 보통 먼저 나오는 부분인 아기의 머리가 골반뼈 윗부분으로 내려올 때 생기는 느낌이다. 첫 임신인 경우 출산 2~4주 전에 경험한다. 과거에 임신을 한 경험이 있는 경우 보통 진통이 시작될 때까지도 아무런 느낌이 없을 수 있다. 그러나 예외도 있다. 출산 예정일 4주 전부터 하강감이 느껴졌지만 예정일보다 2주 후에 출산을 하기도 하고, 하강감이 전혀 없는데도 진통이 시작되기도 한다. 심지어 아기의 머리가 골반 안에 자리를 잡은 다음 다시 위로 떠오르는 것 같은 느낌, 다시 말해 아직 제대로 자리를 잡지 않은 느낌이 들기도 한다.

아기가 하강하는 느낌은 대체로 뚜렷하다. 배가 밑으로 내려가면서 앞으로 더 튀어나오는데, 임신부는 그 차이를 볼 수 있을 뿐 아니라 느낄 수도 있다. 자궁이 횡경막을 밀어 올리면서 생기던 압박감이 해소되면서 호흡이 더 쉬워질 수도 있다. 위가 꽉 찬 느낌이 덜해 음식을 먹기도 쉽고 음식을 다 먹은 후에도 속 쓰림과 소화불량이 생기지 않는다. 물론 불편한 현상도 나타난다. 방광이 눌리면서 다시 화장실에 자주 가게 되고 골반 관절이 압박되어 걷기 힘들거나 뒤뚱뒤뚱하며, 회음부 압박으로 이따금 통증을 느낀다. 태아의 머리가 골반저에 압력을 가한 덕분에 골반저에서 예리한 충격이나 찌릿한 통증을 느끼고, 무게중심이 달라져 균형 감각이 떨어진다.

아기가 하강하는 것을 미처 깨닫지 못할 수도 있다. 처음부터 배가 낮아서 아기가 하강한 후에도 배 모양이 크게 달라지지 않거나 임신 기간 동안 호흡곤란을 겪은 적이 없거나 음식을 배부르게 먹은 적이 없거나 항상 자주 소변을 봤다면 뚜렷한 차이를 느끼지 못할 수도 있다.

담당 의사는 두 가지 이상의 지표로 아기의 하강 여부를 알아본다. 첫째, 내진을 통해 아기의 앞부분(대개 머리)이 골반 안에 있는지 알아보고 둘째, 손으로 임신부의 배를 눌러봄으로써 아기의 앞부분이 골반 안에 자리를 잡았는지 아직 자리를 잡지 못했는지 판단한다.

분만 준비하기

이 시기에는 출산에 대한 공부를 하는 것이 출산을 대비하는 최선의 방법이다. 출산에 대해 남편과 함께 가능한 한 열심히 공부하자. 집에 있는 진통과 출산에 관한 자료들과 더불어 다음 장의 내용을 찬찬히 읽어보고 DVD도 시청하고 함께 출산 교실에도 참여한다. 하지만 이 정도로 준비를 끝내면 안 된다. 실질적이고 심미적인 차원의 준비와 계획도 중요하지만 즐거움을 위한 준비와 계획도 중요하다. 가령 다음과 같은 내용을 고려해본다. 분만 중에 비디오 촬영을 하는 것이 좋을까, 아니면 사진만 찍어도 괜찮을까? 분만 중에 마음을 안정시키기 위해 분만실에서 음악을 트는 것이 좋을까, 아니면 그냥 조용하고 편안한 분위기가 좋을까? 자궁 수축이 중단되는 동안 뭘 하면서 노는 게 좋을까? 남편과 포커 게임을 할까, 휴대전화로 게임을 할까, 이메일을 검색할까, 좋아하는 시트콤 재방송을 볼까? 물론 이렇게 다 준비해놓아도 막상 자궁 수축이 시작되면 아무것도 할 수 없는 경우가 대부분이긴 하다. 어쨌든 병원에 가지고 갈 여행 가방 안에 카메라 배터리, 휴대전화 충전기 등 계획한 활동을 위해 필요한 물건들을 넣는 걸 잊지 말자. 완벽하게 짐을 꾸리는 방법은 322쪽을 참조한다.

아기의 앞부분이 골반 안으로 얼마나 내려왔는지에 따라 여러 단계로 평가된다. 아기가 완전히 내려온 것을 0단계로, 태아의 머리가 골반 중앙부 한쪽 주요 목표 지점 수준까지 내려왔음을 의미한다. 이제 막 하강을 시작한 아기는 -4나 -5단계에 해당한다. 일단 출산이 시작되면 머리는 골반 아래로 계속 내려와 0단계를 지나 +1, +2 순서로 단계가 진행되다가 외부의 질이 열리는 +5단계에서 태아의 머리가 나타나기 시작한다. 0단계에서 진통을 시작한 임신부는 -3단계에서 진통을 시작한 임신부보다 힘을 덜 줘도 되지만, 이런 단계가 진통 과정에 영향을 미치는 유일한 요인은 아니다.

아기의 머리가 골반 안에 단단하게 안착하면 아기가 어렵지 않게 골반을 통과할 가능성이 높지만 꼭 그렇지만도 않다. 반대로 아기가 아직 골반 안에 안착하지 못했어도 반드시 진통이 힘들게 진행되는 건 아니다. 그리고 사실 아직 하강하지 않은 태아도 진통이 시작되면 부드럽게 골반을 빠져 나오는 경우가 대부분이다. 특히 아기를 출산한 경험이 있는 엄마들에게 이런 현상이 두드러지게 나타난다.

── 태동이 이전과 달라졌어요

Q "얼마 전까지만 해도 아기가 어찌나 힘차게 발길질을 했는지 몰라요. 그런데 요즘은 여전히 움직이는 것 같긴 하지만 활동이 확실히 줄어들었어요."

A 처음 아기의 태동을 느꼈던 임신 4개월 무렵만 해도 아기가 발로 차고 주먹으로 치고 재주를 넘어도 될 만큼 자궁 안의 공간이 넉넉했다. 하지만 지금은 공간이 비좁아져 예전처럼 활발하게 움직이기 힘들고 몸을 돌리거나 비틀거나 꼼지락거릴 수 있을 뿐이다. 아기의 머리가 골반 안에 단단히 박히고 나면 움직이기가 더욱 힘들어질 것이다.

아기의 움직임이 매일 느껴지기만 한다면 움직임의 방식 및 활동량은 별로 중요하지 않다. 그러나 아무런 움직임도 느껴지지 않거나(다음 질문의 답변 참조) 갑자기 아주 격렬하게 정신없이 전력을 다해 움직인다면 담당 의사에게 검진을 받아야 한다.

Q "오늘 오후에는 태동을 거의 느끼지 못했어요. 왜 그런 걸까요?"

A 아마도 아기가 낮잠에 푹 빠졌을지 모른다. 이 시기의 태아는 신생아처럼 규칙적인 간격으로 깊은 잠을 잔다. 아니면 엄마가 너무 바쁘거나 너무 활발하게 움직여서 아기의 움직임을 알아채지 못했을 수도 있다. 안심하는 차원에서 262쪽의 태동 검사를 실시해 아기의 상태를 점검해보자. 임신 후기 동안 매일 하루 두 차례씩 실시하는 것이 좋다. 검사하는 시간 동안 태동이 10회 이상 느껴진다면 아기의 태동 수준은 정상이다.

태동이 거의 느껴지지 않는다면 원인을 알아보기 위해 의학적인 검사가 필요하므로 담당 의사에게 문의해야 한다. 자궁 안에서 비교적 활동이 적은 아기도 완벽하게 건강할 수 있지만, 이 시기에 태동이 전혀 느껴지지 않을 경우 간혹 '태아 곤란증'이 나타날 수도 있다. 이러한 위험 요소는 일찍 발견해 의료적인 조치를 해야 심각한 결과를 부르지 않는다.

Q "출산일이 다가오면 태동이 줄어든다고 하던데요. 우리 아기는 여느 때처럼 활발한 것 같아요."

A 활동 성향에 대해서는 아기마다 다르고 출산일이 다가올수록 더욱 차이가 난다. 출산일이 가까워올수록 움직임이 줄어드는 아기가 있는가 하면 출산하는 그 순간까지 활발하게 움직이는 아기도 있다. 출산 후기에는 일반적으로 태동이 서서히 줄어드는 경향이 있는데, 아마도 자궁 안의 공간이 좁아지고 양수도 줄어들며 동작의 조정 능력이 향상되는 것과 관련이 있는 것 같다. 그러나 태동을 일일이 세지 않으면 큰 차이를 느끼지 못할 수도 있다.

── 출산전 증후군이 뭐죠?

Q "출산전 증후군이 있다는 말을 들었어요. 정말 그런 게 있나요?"

A 깃털 달린 짐승이나 네발짐승과 마찬가지로 사람에 따라 출산을 위해 둥지를 틀어야 한다는 본능을 강하게 보이는 경우가 있다. 강아지나 고양이의 출산 장면을 목격한 적이 있다면 출산 전에 진통을 겪는 어미가 얼마나 안절부절못하는지 보았을 것이다. 앞뒤로 미친 듯이 돌아다니거나 종이 한쪽 귀퉁이를 열심히 물어뜯다가 마침내 모든 준비가 끝났다고 느끼면 새끼를 낳을 장소에 가 자리를 잡는다.

예비 엄마들 가운데 출산 직전에 둥지를

아기는 어떻게 지낼까?

임신 기간이 끝날 무렵이면 담당 의사는 임신부와 아기의 건강을 주의 깊게 지켜볼 것이다. 특히 임신 40주는 아기가 자궁에 머무르는 최적의 기간인 만큼 40주가 지나면 건강에 더욱 신경을 쓸 것이다. 40주가 한참 지난 후에도 아기가 자궁 속을 떠날 줄 모른다면 아기의 크기가 너무 커져 자연분만을 하기 힘들거나 태반의 기능이 약화돼 양수가 적어지는 등 여러 가지 어려움에 처할 수 있다. 다행히 담당 의사는 임신을 무사히 마무리하기 위해 여러 검사를 통해 태아의 건강을 평가한다.

태동 횟수 기록 완벽한 방법은 아니지만 태동의 횟수를 기록하면(262쪽 참조) 아기의 상태에 대한 지표를 얻을 수 있다. 한 시간에 10회의 움직임이 있었다면 대체로 안심할 수 있다. 충분한 움직임을 느끼지 못하는 경우 다른 검사를 실시한다.

비자극 검사(NST) 진통할 때 사용하는 것과 같은 종류의 태아 감시 장치를 연결하고, 태동에 대한 태아의 심장 반응을 측정한다. 임신부는 퀴즈 프로그램의 부저처럼 생긴 딸깍 소리가 나는 기계 장치를 손에 쥐고 아기의 움직임을 느낄 때마다 기계 장치를 누른다. 20~40분 동안 태아의 상태를 감시하면서 태아가 스트레스를 받고 있는지 알아볼 수 있다.

태아 청각 자극법(FAS) 또는 진동 자극법(VAS) 소리와 진동을 내는 기구를 임신부의 복부에 대고 소리나 진동에 대한 태아의 반응을 측정하는 비자극 검사이다. 일반적인 비자극 검사 해석이 미심쩍을 때 유용하다.

수축 자극 검사(CST) 또는 옥시토신 부하 검사(OCT) 비자극 검사 결과가 불분명할 경우 담당 의사는 자극 검사를 실시할 것이다. 병원에서 실시하는 이 검사는 자궁 수축이라는 자극에 태아가 어떤 반응을 보이는지 측정함으로써 아기가 본격적인 진통을 어떻게 견뎌낼지 알아보는 것이다. 다소 복잡하고 상당한 시간이 걸리는 검사로 임신부는 태아 감시 기구를 장착하고 있어야 한다. 자궁 수축이 저절로 일어나지 않을 경우 정맥 내에 소량의 옥시토신을 투여하거나 유두를 자극해 자궁을 수축시킨다. 자궁 수축에 태아가 어떻게 반응하는지에 만들어야 한다는 걷잡을 수 없는 충동을 경험하는 사람들이 많다. 경우에 따라 그 양상이 미묘하게 나타난다. 갑자기 냉장고를 청소하고 다시 채워 넣는 일이 아주 중요하게 여겨지거나, 6개월치 화장지를 구비해둬야 할 것 같은 기분이 든다. 어떤 경우는 이런 특이하고 광적인 에너지가 극적이고 엉뚱하며 우스꽝스럽게 나타난다. 아기 방의 모든 틈새를 칫솔로 닦거나 주방 찬장의 그릇을 정리하거나 입지 않은 옷까지 죄다 꺼내 세탁을 하거나 몇 시간 동안 계속해서 아기 옷을 폈다가 개키기를 반복하기도 한다.

이런 증상이 진통이 임박했다는 명확한 징후가 될 수는 없지만 대체로 출산이 다가올수록 이런 출산전 증후군이 심해진다. 아마도 임신부의 몸을 순환하는 아드레날린이 증가하면서 생기는 반응이 아닐까 싶다. 그러나 모든 여성이 출산전 증후군을 경험하는 것은 아니며, 경험하지 않는 사람들도 출산과 육아를 똑같이 잘해낸다. 임신 기간 마지막 몇 주 동안 텔레비전 앞에 죽치고 싶은 충동 역시 옷장을 정리하고 싶은 충동만큼이나 일반적이고 납득할 만하다.

출산전 증후군이 시작된다면 상식 범위에서 충동을 조절한다. 아기 방을 직접 페인트칠하고 싶은 충동이 생길 경우, 일단 충동을 억누르고 양동이와 롤러는 다른 사람에게 양보하자. 집을 청소할 때 지나치게 열성을 다해 기진맥진해져서도 안 된다. 지금은 진통과 출산을 위해 힘을 비축해두어야 한다. 아기가 태어나기 전에 모든 준비를 다 해놓으려 애쓰다 기운이 빠지지 않도록 주의한다.

따라 태아와 태반의 상태를 알 수 있다. 진통과 비슷한 환경을 설정할 경우 태아가 자궁 안에서 안전하게 지낼 수 있는지, 진진통이라는 몹시 힘든 상황을 감당할 수 있는지 알 수 있다.

생체물리학적 지표(BPP) 생체물리학적 지표는 초음파를 이용해 태아의 호흡, 태동, 태아의 탄력 정도(태아가 손가락이나 발가락을 구부릴 줄 아는 능력), 양수의 양을 평가한다. 모든 결과가 정상이면 아기가 건강하다고 보아도 좋다. 어느 한 가지라도 불분명한 결과가 나올 경우 옥시토신 부하 검사나 진동 자극 검사 같은 검사를 더 받아 태아의 상태에 대해 보다 정확한 정보를 얻는다.

'변형된' 생체물리학적 지표 '변형된' 생체물리학적 지표는 비자극 검사와 양수의 양을 측정하는 검사를 결합한 것이다. 양수의 양이 적다는 건, 태아가 소변을 충분히 보지 않고 태반이 제대로 기능하지 않는다는 의미다. 태아가 비자극 검사에 적절한 반응을 보이고 양수의 양도 적당하면 모든 상태가 양호할 가능성이 높다.

제대 동맥 도플러 혈류 검사 초음파를 이용해 배꼽 동맥으로 흐르는 혈액의 흐름을 관찰하는 검사다. 혈액의 흐름이 없거나 약하거나 거꾸로 흐른다면 태아가 적절한 영양을 공급받지 못해 잘 자라지 못한다는 뜻이다.

기타 검사 태아의 성장을 측정하는 정기적인 초음파검사, 양수천자법을 통한 양수 표본 검사, 태아의 심장을 평가하기 위한 태아 심전도 검사와 두피에 압박을 가하거나 꼬집을 때 태아가 어떤 반응을 보이는지 알아보는 태아 두피 자극법 등이 있다.

대개의 경우 태아는 이들 검사를 당당히 성공적으로 마치고, 세상 밖으로 나올 준비를 마쳐가며 건강을 유지한다. 간혹 검사 결과가 '안심할 수 없음'으로 나온다고 해서 정말로 안심할 수 없다는 의미는 아니다. 이런 검사들은 위 양성 결과가 나오는 경우가 많기 때문에 안심할 수 없다는 결과가 반드시 태아가 위험하다는 것을 나타내지는 않는다. 그러나 이 경우 담당 의사는 계속해서 검사를 실시해보고, 만에 하나 위험 지표가 나올 경우 진통을 유도할 것이다. 진통 유도에 대한 정보는 333쪽을 참조한다.

언제 출산하게 될까요?

Q "방금 내진을 했는데 의사가 곧 진통이 시작될 거라고 하더군요. 의사들은 언제 진통이 시작되는지 알 수 있나요?"

A 의사들이 출산일을 예측할 수는 있지만, 이는 임신 초기에 출산 예정일을 예측했던 것과 마찬가지로 여러 가지 정보에 근거한 추측에 불과하다. 진통이 가까워지면 몇 가지 징후들이 나타나는데, 임신 10개월째 들어서면 의사들은 복부 촉진과 내진을 통해 이런 징후들을 찾는다. 아기가 골반 밑으로 내려와 자리를 잡았는지, 아기의 앞부분이 어느 단계까지 내려왔는지, 자궁경부의 소실(자궁경부가 얇아지는 현상)과 개대(자궁경부가 벌어지는 현상)가 시작됐는지, 자궁경부가 부드러워져 질 앞쪽으로 나오기 시작했는지(진통이 가까워지고 있다는 또 다른 지표), 자궁경부가 아직 단단하고 뒤쪽을 향해 있는지 등을 알아본다.

그러나 진통이 '곧' 시작될 거라는 건, 1시간 이내를 가리키기도 하고 3주일쯤을 말하기도 한다. 담당 의사가 '오늘 저녁에 진통이 있을 것'이라고 예측했지만 보름이 넘어서야 진통이 시작되는 경우도 있고, '진통이 시작되려면 몇 주가 더 있어야 한다'고 했지만 몇 시간 후에 출산할 수도 있다. 하강과 소실, 개대가 몇 주 심지어 한 달에 걸쳐 서서히 진행되는 경우가 있는가 하면 하룻밤 사이에 진행될 수도 있기 때문이다. 따라서 이런 징후로는 언제 진통이 시작될지 정확하게 예측할 수 없다. 그러므로 미리 가방을 챙겨두되, 머지않아 때가 오리라 기대하면서 마음의 여유를 가져야 한다.

출산 예정일이 지났는데

Q "출산 예정일이 일주일 지났습니다. 자발적인 진통이 전혀 없을 수도 있나요?"

A 달력에 출산일을 빨간색으로 동그라미 쳐놓고 40주 내내 그날을 고대해왔다. 그리고 오랜 시간이 지나 마침내 그날이 다가왔지만, 임신부의 절반가량이 그렇듯 아기는 아직 나올 생각을 하지 않는다. 기대는 실망으로 바뀌어간다. 유모차와 아기 침대는 주인을 기다리며 하루하루를 보낸다. 그렇게 한 주일이 간다. 대부분 초산부가 이에 해당하지만 전체 임신부의 10%가 이런 식으로 또 한 주를 보낸다. '이러다 임신이 영원히 끝나지 않는 건 아닐까?' 하는 생각도 든다.

임신 42주째에 접어든 임신부로서는 믿기 어려운 일이겠지만 유도 분만이 등장하기 전에도

음식과 생활용품 준비 요령

이 시기에 유모차, 기저귀, 아기 옷이야 당연히 구입하겠지만 이 외에도 잔뜩 구입해놓을 것들이 또 있다. 통통 부은 발목과 남산만 한 배를 이끌고 돌아다니기 힘들더라도 식료품이며 기타 주식을 지금 구입해놓는 편이 훨씬 도움이 된다. 출산 후 아기를 안고 카시트에 기저귀 가방을 바리바리 싸들고 쇼핑할 필요가 없을 테니 말이다. 먹기 쉽고 건강에도 좋은 음식들을 냉장실과 냉동실 가득 꽉꽉 채워 넣자. 화장지류와 일회용 식기를 사는 것도 잊지 말자. 출산 후에는 화장지를 박스째 사용하게 될 테고, 식기세척기 정리하는 걸 잊어버려 툭하면 일회용 접시와 컵을 사용하게 된다. 그리고 냉동 가능하면서 좋아하는 음식들을 요리해놓고, 한 끼씩 나누어 용기에 담아서 냉동실에 넣는다. 출산 후 기운이 없고 배가 고플 때 전자레인지에 돌리기만 하면 된다.

임신이 영원히 지속된 경우는 한 번도 없었다. 연구 결과에 의하면 지연 임신의 70%가량이 사실상 결코 지연 임신이 아니라고 한다. 대개는 배란이 불규칙했거나 마지막 생리일을 정확히 알지 못해 임신이 시작된 날짜를 잘못 계산했기 때문에 출산이 늦어지는 거라고 착각하는 것뿐이다. 사실상 조기 초음파검사로 출산 예정일을 확인하면, 지연 임신이라는 진단은 전체 중 약 2%로 현저하게 낮아진다.

이 2%에 해당되어 정말로 출산 예정일이 지났더라도 담당 의사는 42주를 넘기지 않도록 조치를 취한다. 사실 대부분의 의사들은 임신이 장기간 지속되도록 놔두지 않으며, 41주 이후에 분만을 유도한다. 그리고 그 이전이라도 태반이 더 이상 제 기능을 하지 못하거나, 양수의 양이 크게 줄어드는 등 태아가 자궁 속에서 성장하기 힘든 조짐들이 나타나면 담당 의사는 유도 분만이나 제왕절개로 상황에 따라 즉시 조치를 취한다. 그러므로 자발적인 진통이 시작되지 않더라도 임신이 영원히 지속되는 일은 없다.

Q "과숙아는 성장이 지속되지 않는다고 하더군요. 저는 이제 막 40주가 지났는데요, 그럼 이제 분만을 해야 할까요?"

A 임신 40주가 지났다고 해서 아기가 자궁 속에서 제대로 성장하지 못해 출산을 서둘러야 할 필요는 없다. 대부분의 아기들은 10개월에 접어들어도 여전히 무럭무럭 잘 큰다. 그러나 분만이 지연되면, 엄밀히 말해 42주가 지나면 자궁 속의 이상적인 환경이 차츰 악화될 수 있다. 태반이 노후해서 충분한 영양분과 산소를 공급하기 어려우며 양수 생산량도 현저히 줄어들 수 있다.

이처럼 열악한 환경에서 지낸 후 태어난 아기를 '과숙아'라고 한다. 과숙아들은 피부를 보호하던 치즈 빛깔의 태지가 벌써 떨어져 나가 피부가 건조하고 갈라지며, 벗겨지고 느슨해진다. 게다가 주름도 생긴다. 다른 신생아들보다 '나이가 든' 이 아기들은 손발톱이 더 길고 머리숱도 많으며, 대개 눈을 뜨고 있고 의식도 또렷하다.

회음부 마사지하기

아기가 태어나길 기다리는 동안 회음부(질과 직장 사이의 부위)에 직접 혹은 전문가의 도움으로 마사지를 해보는 건 어떨까? 회음부 마사지는 임신 초기에는 회음부가 부드럽게 늘어나도록 도와주고, 분만 중에 아기의 머리가 나올 때 찌르는 듯한 통증을 최소화시켜준다. 뿐만 아니라 일부 전문적인 도움을 받으면 회음절개를 피할 수도 있다. 그렇다면 올바른 회음부 마사지 방법을 알아보자.

1. 손톱을 짧게 깎은 상태에서 손을 깨끗이 씻고 두 엄지손가락이나 집게손가락을 질 안으로 넣는다. 손가락에 윤활제를 발라도 좋다.
2. 직장 방향으로 손가락을 눌러 아래쪽 전체와 회음부 양쪽을 마사지한다. 출산 몇 주 전부터 한 번에 5분 이상 매일 반복하면 좋다. 회음부 마사지를 할 때 부드럽게 한다. 힘든 진통을 시작하기 직전에 민감한 부위에 상처가 나면 안 되니까.

회음부 마사지를 별로 하고 싶지 않다면? 반드시 해야 하는 건 아니니까 썩 내키지 않으면 굳이 하지 않아도 된다. 오래 전부터 효과가 있다고들 했지만 임상 연구 결과 아직 정확한 효과가 입증되지 않았다. 마사지를 하지 않아도 때가 되면 우리 몸이 충분히 늘어나기도 하고, 그리고 이미 아기를 출산한 경험이 있다면 굳이 회음부 마사지를 하지 않아도 된다. 회음부가 크게 확장될 필요도 없고, 그런다고 도움이 되지도 않으니까.

40주에 태어난 아기들보다 대체로 더 크고 머리 둘레도 넓다. 때문에 간혹 자궁을 빠져나오기 힘들 수 있으므로 제왕절개 분만을 할 가능성이 높다. 또한 출산 후 단기간 동안 신생아 집중치료실에서 특별히 보살핌을 받아야 하는 경우도 있다. 그러나 예정보다 다소 늦게 태어날 뿐 대부분은 완벽하게 건강하다.

지연 임신으로 인해 합병증이 예상되는 경우 이를 예방하기 위해, 임신 41주가 지나 자궁경부가 부드러워지고 확장될 준비가 되면 대부분의 의사들은 유도 분만을 결정한다. 혹은 아기가 자궁 안에서 잘 자라고 있는지 확인하기 위해 몇 가지 검사(316쪽 참조)를 실시하고, 진통이 시작될 때까지 일주일에 한두 차례 이러한 검사를 반복하면서 조금 더 기다려보기도 한다. 임신이 지연될 경우 어떤 조치를 취할 예정인지 담당 의사에게 문의한다.

── 첫째 때처럼 긴 진통을 할까 봐 겁나요

Q "첫 임신 때 진통만 30시간이 걸렸고, 3시간이 넘게 힘을 주고 나서야 마침내 분만을 했어요. 물론 저나 아이 모두 건강하게 출산을 마쳤지만, 또다시 고생을 하지 않을까 두려워요."

A 아기의 자세나 기타 여러 가지 요인에 따라 진통과 분만이 어떻게 진행될지 결정되기도 하지만, 사실상 진통과 분만 과정에 대해 정확하게 예측하기는 힘들다. 그러나 두 번째 이후의 진통과 분만은 대체로 첫 번째보다 상당히 수월하고 짧게 끝나는 경향이 있다. 지금은 첫 임신 때보다 산도도 넓고 근육도 느슨해져, 분만이 전혀 힘들지 않은 건 아니지만 아무래도 처음보다는 한결 덜 힘들 것이다. 무엇보다 뚜렷한 차이는 오랜 시간 힘을 주지 않아도 된다는 것이다. 몇 시간 동안 힘을 주어야 했던 첫째와 달리 둘째는 훨씬 수월하게 분만하는 경향이 있다.

민간요법으로 유도 분만 해볼까?

출산 예정일이 지났는데도 아기가 꼼짝할 기미를 보이지 않은 채 임신이 계속 된다면? 기간이 얼마가 되든 그냥 내버려두는 것이 좋을까? 아니면 직접 무슨 조치를 취해 유도 분만을 실시하는 것이 좋을까? 직접 유도 분만을 시도해도 효과가 있을까? 시도할 수 있는 자연스러운 방법도 많고 옛날부터 내려오는 민간요법도 많지만, 과연 효과가 있을지는 의문이다. 일부 여성들은 효과를 장담하기도 하지만, 민간요법에 의한 유도 분만 가운데 어떤 방법도 일관되게 효과가 증명되지는 않고

있다. 아마 효과가 나타나더라도 민간요법이 실제로 효과를 발휘한 건지, 혹은 민간요법을 실시할 때 우연히 진통이 시작된 건지 파악하기 어렵기 때문이 아닐까 싶다. 어떻든 40주가 됐는데도 진통의 기미가 보이지 않는다면 한번 시도해보는 것도 좋겠다.

걷기 중력의 힘이나 뒤뚱거리며 걸을 때 엉덩이의 흔들림 때문에 걸으면 아기가 골반 안으로 쉽게 내려오는 것으로 알려져 있다. 일단 아기가 자궁경부에 압박을 가하기 시작하면 진통은 곧 시작된다. 걷기가 진통에 별 도움이 되지 않더라도 손해 볼 일은 없다. 실제로 진통이 시작될 때 더 건강해져 있을 테니까.

성관계 물론 배가 남산만 한 상황이지만 남편과 성관계를 함으로써 즐거움도 추구하고 목적도 달성하는 1석 2조의 효과를 얻을지도 모른다. 일부 연구 결과들은 정액에 프로스타글란딘이 있어 자궁 수축을 유발할 수 있다고 주장하지만, 그와는 달리 임신 후기에도 지속적으로 성관계를 하는 여성은 그렇지 않은

── 아기를 잘 돌볼 수 있을까요?

Q "아기가 태어날 날이 가까워오니까 어떻게 키워야 할지 슬슬 걱정이 되는군요. 갓난아기를 안아본 적도 없는데 말이에요."

A 태어날 때부터 엄마로 태어나 우는 아기 달래는 방법, 기저귀 가는 방법, 목욕시키는 방법을 척척 해내는 사람이 누가 있겠는가. 육아란 배우고 익혀야 하는 기술이고 완벽하게 하려면 많은 연습이 필요하다.

옛날에야 여자들이 어린 동생들을 돌보거나 가족이나 이웃의 아기들을 보살펴왔지만, 요즘은 자기 아이를 낳기 전까지는 갓난아기를 안아볼 일이 거의 없다. 책과 잡지, 인터넷, 육아 강좌 교실 등을 통해 조금씩 도움을 받아가며 육아를 배운다. 그러다 보니 초보 엄마들은 아기가 잠잘 생각을 하지 않고 울어대거나, 기저귀에서 똥이나 오줌이 새어 나오는 등 곤란한 상황에 처하면 쩔쩔매면서 펑펑 눈물을 흘리기 일쑤다.

하지만 모든 초보 엄마들은 서서히, 그러나 확실하게 노련한 프로가 되어간다. 두려움은 확신으로 바뀌고, 부러질까 봐 만지기도 겁나던 아기를 아무렇지 않게 한 팔로 번쩍 안고서 다른 팔로는 청소기를 밀기도 한다. 목욕을 시키고 아기가 자는 동안 꼼지락거리는 팔과 다리를 움직여 옷을 입힌다. 이렇게 엄마 역할에 익숙해지면서 아기를 돌보는 일이 아주 자연스러워진다. 지금은 믿기 힘들지 모르지만 누구나 이렇게 엄마 역할을 자연스럽게 받아들이기 마련이다.

물론 처음부터 아기를 쉽게 돌보는 방법은 어디에도 없다. 하지만 아기가 태어나기 전에 방법을 알아두면 부담을 덜 수 있다. 신생아실을 방문해 가장 최근에 태어난 아기를 보고 온다든지, 친구나 친지의 아기를 안아보고 기저귀도 갈아주고 달래보거나, 신생아부터 돌 때까지 아기의 생활에 대해 공부를 하고, 신생아 엄마들을

여성에 비해 임신 기간이 더 길다는 주장도 있다. 아니, 도대체 어쩌란 말이야? 혹시 모르니 한번 시도나 해보자. 진통이 시작되지 않더라도 즐거운 시간을 가질 수 있을 테고, 어쨌든 지금이 아니면 앞으로 한참 동안 성관계를 하기 힘들지 모르니까. 성관계 덕분에 진통이 오면 좋고, 오지 않아도 좋다.

다음 민간요법은 몇 가지 문제점이 있으므로 집에서 시도하기 전에 담당 의사와 상의하는 것이 좋다.

유두 자극 하루에 몇 시간씩 유두에 자극을 주면 자연스럽게 옥시토신이 분비되어 자궁 수축이 시작될 수 있다. 그러나 여기에는 주의할 점이 있다. 듣기엔 그럴듯하지만 유두를 자극하면 자궁 수축이 상당히 길고 강해질 수 있다. 그러므로 담당 의사가 권하면서 진통 과정을 지켜보지 않는다면 유두 자극을 시도하기 전에 깊이 생각해보는 것이 좋다.

피마자유 강력한 완화 자극으로 장뿐 아니라 자궁의 수축을 자극한다는 이론을 바탕으로 여자들은 오랜 옛날부터 이처럼 역겨운 오일을 마셔왔다. 그러나 피마자유는 희석해서 마시는 경우에도 설사나 위경련, 심지어 구토를 일으킬 수 있다.

허브차와 허브 추출물 할머니 세대의 사람들은 진통을 유도하기 위해 산딸기잎, 블랙 코시 같은 허브를 이용했지만 사실상 분만 유도에 허브의 안전성이 증명된 바가 없으므로 담당 의사의 허락 없이 이용하지 않는다.

민간요법의 효과에 대해 진지하게 고려하는 것도 좋지만 자발적으로든 의료적인 도움으로든 한두 주 후에 진통이 시작되리라는 사실도 함께 기억하기 바란다.

대상으로 하는 온라인 카페에 가입하거나(엄마 역할을 잘 가르쳐줄 사람이 엄마들 말고 또 누가 있겠는가), 육아에 관한 DVD를 시청하고 육아 강좌에 참석하며 다양한 노력을 기울여보자.

더 많은 도움이 필요하면 최근 아기를 낳은 친구와 이야기를 나누어도 좋겠다. 모든 초보 엄마들이 육아를 힘들어한다는 사실을 알면 다소 마음이 놓일 것이다.

병원이나 산후조리원에 가지고 갈 것들

병원에 갈 땐 꼭 필요한 물건만 챙기고, 미리 가방을 꾸려놓자. 그래야 자궁 수축이 5분 간격으로 진행될 때 필요한 물건을 찾느라 온 집 안을 빌킥 뒤집어놓는 일이 없다. 가방을 쌀 때 다음 목록을 참고하면 도움이 될 것이다.

병원에서 필요한 물건

- 음악이 마음을 편하게 하고 긴장을 이완시켜준다면 좋아하는 곡이 담긴 MP3 플레이어나 CD 플레이어
- 중요한 순간을 영원히 기억할 자신이 없다면 카메라나 비디오 카메라(병원이 허용할 경우). 여분의 배터리나 충전기도 준비한다.
- 노트북 컴퓨터, 스도쿠, 낱말 맞추기 퍼즐, 포켓용 비디오 게임 플레이어, 뜨개질거리 등 진통에만 너무 집중하지 않도록 도와줄 도구들
- 진통 중이나 후에 자세를 좀 더 편안하게 해줄 베개
- 입안이 마르지 않도록 해줄 무설탕 사탕
- 칫솔, 치약, 구강 청결제. 8시간 정도 진통을 하고 나면 입안을 헹구고 싶을 것이다.
- 발이 차가워질 수 있으므로 두꺼운 양말 몇 켤레
- 진통 중에 걷고 싶을 수 있으므로 바닥이 미끄럽지 않은 편안한 슬리퍼. 출산 후 아기에게 젖을 물리러 이동하는 사이사이에 복도에서 신을 수도 있다.
- 긴 머리카락이 엉클어지지 않도록 고정시킬 머리띠
- 보호자가 먹을 샌드위치나 간식거리. 그래야 보호자가 배가 고플 때에도 자리를 지켜줄 수 있다.
- 보호자가 병원에서 잠을 잘 계획이라면 보호자가 갈아입을 옷가지도 준비한다.
- 휴대전화와 충전기. 분만실에서는 휴대전화 이용이 금지될 수도 있다.
- 배냇저고리, 우주복, 티셔츠 등 퇴원할 때 아기에게 입힐 옷. 포대기, 추운 계절에는 두꺼운 담요. 기저귀는 병원에서 지급하지만 만일을 위해 여분의 기저귀도 준비한다.

산후조리원에서 필요한 물건들

- 입원복보다 자신의 옷을 입고 싶다면 넉넉하고 긴 옷과 잠옷. 모유 수유를 하는 경우 지퍼나 단추로 앞을 여닫는 것이 좋다. 자신의 잠옷을 입으면 기운을 북돋는 데 도움이 되긴 하지만 피와 얼룩이 묻을 수 있다.
- 샴푸, 린스, 목욕 비누, 손거울, 화장품 등 기타 세면도구와 위생 용품
- 즐겨 사용하는 브랜드의 대형 패드. 병원에서 지급하기도 한다. 탐폰은 사용하지 않는다.
- 갈아입을 속옷 몇 벌과 수유 브래지어
- 앞에서 언급한 오락거리와 책. 아직 아기 이름을 정하지 못했다면 작명책도 좋다.
- 병원 식사가 입에 맞지 않거나 식사 중간에 허기가 질 때 유용한 건강에 좋은 간식거리
- 기쁜 소식을 전할 가족과 친구들의 전화번호 목록
- 퇴원할 때 입고 갈 옷. 아직 배가 꺼지지 않았으므로 넉넉한 옷을 준비한다. 출산 직후에는 임신 5~6개월 정도로 보이므로 그에 맞게 옷을 준비한다.
- 유아용 카시트

ALL ABOUT   **전진통과 가진통, 진진통, 어떻게 알까?**

텔레비전에서는 진통 과정을 아주 쉽게 보여준다. 새벽 세 시쯤 임신부가 침대에서 일어나 손을 배 위에 얹고는, 자고 있는 남편을 깨우며 아주 침착하고 평온한 목소리로 이렇게 말한다. "여보, 이제 병원에 가요."

그런데 이 여자는 병원에 갈 때가 됐다는 걸 어떻게 아는 걸까? 한 번도 진통을 경험한 적이 없는 여자가 어쩌면 그렇게도 차분하게, 확신에 차서 진통이 왔다는 걸 알 수 있는 걸까? 병원에 도착해 검사 결과 분만을 하려면 아직 멀었다는 진단을 받고 다시 집으로 발길을 돌릴 리가 없다고 어떻게 확신할 수 있는 걸까? 그게 다 연출이기에 가능한 일이다.

극본이 없는 현실에서는 반신반의하는 마음으로 새벽 세 시에 눈을 뜰 가능성이 훨씬 크다. 이게 진진통이라는 건가? 아니면 그냥 브랙스턴 힉스 수축인가? 불을 켜고 시간을 재볼까? 남편을 깨워야 하나? 새벽 한 시에 담당 의사를 찾아갔다가 가진통이면 어쩌지? 아직 때가 되지도 않았는데 병원에 갔다가 툭하면 '진통'이라고 부르짖는 여자라고 손가락질 받으면 어쩌지? 그러다 정말로 진통이 시작될 때 아무도 진짜라고 믿어주지 않으면? 아니지, 너무 늦게 병원에 갔다가 택시 뒷좌석에서 아기를 낳고 저녁 뉴스에 나오는 거 아니야? 이런 의문들이 자궁 수축 속도보다 몇 배는 빠른 속도로 머릿속을 지나간다.

하지만 걱정과는 달리 대부분의 임신부들은 진통의 시작을 잘못 판단하는 법이 거의 없다. 본능이건 운이 좋아서건, 아니면 진통임을 의심할 수 없을 만큼 죽을 듯이 아파서건 간에 거의 대부분의 임신부들은 너무 이르지도 빠르지도 않게 딱 적당한 시간에 병원에 도착한다. 그렇다고 우연에 맡기라는 말은 아니다. 전진통, 가진통, 진진통의 조짐에 대해 미리 알아두면 자궁 수축이 시작될 때 걱정을 덜고 혼란을 잠재우는 데 도움이 될 것이다.

전진통의 증상

본격적인 진통이 시작되기 전에 찾아오는 전진통은 진진통보다 한 달 일찍 시작될 수도 있고 한 시간 일찍 시작될 수도 있다. 임신부가 직접 자각할 수 있는 다양한 증상에 자궁경부의 소실과 개대를 특징으로 한다. 자궁경부의 상태는 담당 의사가 검사를 통해 확인한다.

태아 하강   초산부의 경우 대개 진통을 시작하기 전 2~4주 사이에 태아가 골반 속으로 자리를 잡기 시작한다. 두 번 이상 출산 경험이 있는 경우 진통이 시작되기 전까지는 거의 이 단계에 이르지 않는다.

골반과 직장의 압박감 증가   생리통과 유사한 경련성 복통, 사타구니 부위의 통증이 흔하게 나타나며 특히 두 번 이상 출산 경험이 있는 임신부들에게서 많이 나타난다. 허리의 통증이 지속적으로 나타날 수도 있다.

몸무게 감소 혹은 유지   임신 10개월에는 몸무게 증가율이 둔화되며, 진통이 임박하면 1~1.5kg까지 감소하기도 한다.

에너지 수준 변화 임신 10개월에 접어들면 점점 녹초가 되는 경우가 있는가 하면 힘이 넘치는 경우도 있다. 바닥을 닦고 옷장을 정리하고 싶은 억제할 수 없는 충동은 '출산전 증후군'과 관련이 있는데, 이런 증후군이 생기는 이유는 임박한 출산에 대비해 주변을 정리하려는 본능 때문이다(316쪽 참조).

질 분비물 변화 몸의 변화를 꾸준히 점검하면 질 분비물이 많아지고 탁해지는 걸 알 수 있을 것이다.

점액질의 마개 소실 자궁경부가 얇아지고 벌어지기 시작하면서 자궁의 입구를 막아주던 점액질의 '마개'가 벗겨진다(327쪽 참조). 이 점액질의 젤라틴 덩어리는 진짜 자궁 수축이 처음 일어나기 1~2주 전이나 진통이 시작되기 직전에 질을 통과해 사라진다.

이슬이 비침 자궁경부가 소실되고 팽창되면서 모세혈관이 수시로 터져 점액질이 분홍색으로 바뀌거나 피가 섞여 나온다(328쪽 참조). 이렇게 이슬이 비치면 대개 24시간 내에 진통이 시작된다. 며칠 후에 시작되는 경우도 있다.

브랙스턴 힉스 수축 강화 연습용 자궁 수축(282쪽 참조)이 보다 자주 강하게 나타나며 통증을 동반하기도 한다.

설사 일부 여성의 경우 진통이 시작되기 직전에 설사를 하기도 한다.

가진통의 증상

다음의 증상이 나타나면 아직 진진통이 시작되지 않은 것이다.

- 자궁 수축이 규칙적이지 않으며, 빈도나 강도에 전혀 진전이 없다. 본격적인 자궁 수축이 반드시 교과서대로 진행되는 건 아니지만 시간이 경과될수록 점점 강도가 심해지고 빈도도 잦아진다.
- 걷거나 자세를 바꾸면 자궁 수축이 가라앉는다. 본격적인 진통 초기에도 간혹 이런 현상이 나타날 수 있다.

진통이 시작되기 전에 계획을 세우자

진통이 어느 정도 진행될 때 병원에 연락해야 할까? 양수가 터지면 곧바로 병원에 가야 할까? 병원 근무시간이 끝난 후에 일정한 간격으로 진통이 시작되면 어떻게 연락하지? 병원에 전화부터 한 다음 가야 하나? 아니면 일단 병원부터 가야 하나?
이런 중요한 의문 사항들에 대해 진통이 시작되기 전에 미리미리 점검하자. 다음 검사 때 진통에 대한 이런저런 문제들에 대해 담당 의사와 상의하고 관련된 모든 내용을 기록한다. 그렇지 않으면 막상 자궁 수축이 시작되면 다 잊어버리기 일쑤니까.
분만실로 가는 최적의 경로를 알아두고, 병원까지 가는 데 걸리는 시간을 세세히 파악하고, 병원까지 운전해줄 사람이 없을 경우 어떤 교통수단을 이용하는 것이 좋을지 계획한다. 직접 운전하면 안 된다. 집에 큰아이나 어르신, 애완동물이 있는 경우 누구에게 돌봐달라고 부탁할지 미리 계획을 세운다.
이상의 모든 내용을 복사해 병원에 가지고 갈 가방에 한 부 넣고, 냉장고 문이나 침대 옆 탁자에 부착한다.

- 간혹 갈색이 도는 이슬이 비친다. 이런 종류의 분비물은 내진이나 성관계를 한 지 48시간 이내에 주로 나타난다.
- 자궁 수축을 동반하면서 태동이 잠시 활발해진다. 태동이 미친 듯이 급격해지면 즉시 병원에 연락한다.

비록 본격적인 진통은 아니며, 진진통인 줄 알고 병원까지 달려갔다 온다고 해서 시간을 낭비하는 것은 아님을 기억하자. 가진통은 본격적인 진통을 위해 우리 몸이 준비하는 중요한 과정이다.

진진통의 증상

진통의 정확한 원인을 아는 사람은 아무도 없지만(그리고 대부분의 임신부들이 진진통의 원인보다는 시기에 더 관심이 많지만), 아마도 여러 가지 요인이 결합됐다고 본다. 매우 복잡한 이 과정은 일단 태아로부터 시작된다. 태아가 자궁에서 벗어나고 싶다는 내용의 화학적 메시지를 계속해서 전달하면, 엄마의 몸속에서는 호르몬의 연쇄작용이 일어난다. 이러한 호르몬 변화는 이제 모든 진통 체계가 시작될 때 자궁 수축을 유도하는 물질인 프로스타글란딘과 옥시토신을 분비하기 위한 기초를 다지게 된다. 다음의 증상이 나타나면 전진통의 자궁 수축이 진진통으로 발전한다고 볼 수 있다.

- 몸을 움직여도 자궁 수축이 가라앉지 않고 오히려 강해지며, 자세를 바꾸어도 줄어들지 않는다.
- 자궁 수축이 점차 빈번해지고 통증도 심해지며 항상 그렇지는 않지만 대체로 점점 규칙적으로 일어난다. 모든 자궁 수축이 반드시 점점 더 아프고 점점 더 길어지는 것은 아니며, 보통 30~70초가량 지속된다. 그러나 진진통이 진행될수록 강도는 점점 커진다. 자궁 수축의 빈도는 항상 일정하게 증가하거나 완벽하게 고른 간격을 두고 일어나지 않지만 계속해서 증가한다.
- 초기 자궁 수축은 위장장애나 심한 생리통과 유사한 통증으로 나타나거나 하복부 압박감이 느껴질 수 있다. 통증은 하복부 혹은 허리와 복부에만 해당될 수도 있고, 다리 쪽으로 특히 허벅지로 퍼질 수도 있다. 그러나 가진통도 이런 부위들에 통증이 느껴질 수 있으므로 통증 위치만으로는 진진통을 확신하기 어렵다.
- 분홍빛이나 피가 섞인 이슬이 비친다.

진통을 경험하는 임신부의 15% 정도가 진통이 시작되기 전에 양수가 터져 쏟아져 나오거나 서서히 흐른다. 그러나 대부분의 경우는 진통 중에 저절로 양막이 파열되거나 의사가 인공적으로 터뜨린다.

언제 병원에 연락할까?

담당 의사는 진통이 시작된다 싶으면, 가령 자궁 수축이 5~7분 간격으로 진행되면 전화하라고 말했을 것이다. 하지만 진통 간격이 완벽하게 일정할 수는 없으니 그때까지 기다리지 않도록 한다. 진진통인지 아닌지 확신이 없지만 자궁 수축이 꽤 규칙적이라면 언제든 연락하는 것이 좋다. 자궁 수축이 진행되는 동안 전화를 하면 담당 의사는 목소리만 듣고도 진진통인지 아닌지 파악할 것이다.

위의 내용들을 점검하고 또 점검해도 여전히

잘 모르겠다면 무조건 병원 분만실에 연락한다. 문의 후 진진통이 아닌 것으로 밝혀졌다고 해도 당황해하지 말자. 임신부라면 누구나 그럴 수 있다. 확신이 서지 않는다는 이유로 진진통이 아닐 거라고 단정하지도 말자. 너무한다 싶을 정도로 얼마든지 전화를 해도 된다.

예정일이 아직 몇 주가 남았는데도 자궁 수축이 점점 강해지는 경우, 양수가 터졌지만 진통은 시작되지 않은 경우, 양수가 터지고 녹색이 도는 갈색으로 오염된 경우, 자궁경부나 질 안으로 탯줄이 들어간 것 같은 느낌이 들면 즉시 병원에 연락한다.

15장

진통과 분만

◆◆◆

아기를 만날 날을 손꼽아 기다리고 있는가? 예전처럼 다시 발을 내려다보고 싶은 마음이 간절한가? 바닥에 똑바로 누워 단잠을 자고 싶은가? 걱정 마시길. 곧 그럴 날이 다가올 테니. 이제 아기를 품에 안는 꿈같은 순간을 기다리는 동안, 과연 어떤 과정을 거쳐 아기를 만나게 될지 슬슬 궁금해질 것이다. 진통은 언제 시작되고 언제 끝이 나는 걸까? 통증을 잘 참을 수 있을까? 경막외 마취 주사(무통주사)를 맞아야 할까? 맞는다면 언제 맞으면 좋을까? 태아 전자 감시기를 사용해야 하나? 회음절개술은? 쪼그려 앉는 자세로 진통과 분만을 하는 건 어떨까? 아무런 의료적 조치 없이 무사히 출산을 끝낼 수 있을까? 진통에 아무런 진전이 없으면 어쩌지? 혹은 너무 빨리 진행되어 제때에 병원에 도착하지 못하면 어쩌지?

이런 궁금증에 대한 답을 충분히 듣고 남편과 의사, 간호사, 분만 간호사 등 분만 관계자들의 도움을 받으면 진통과 분만 중에 일어날 수 있는 모든 일에 대비할 수 있을 것이다. 아무것도 계획대로 이루어지지 않더라도 진통과 분만을 통해 세상에서 가장 소중한 내 아이를 품에 안을 수 있다는 사실을 꼭 기억하자.

무엇이든 물어보세요 Q&A

— 점액질 마개가 사라졌어요

Q "점액질 마개가 사라진 것 같아요. 병원에 연락해야 할까요?"

A 점액질 마개는 맑고 끈끈한 젤라틴 같은 작은 덩어리로 임신 기간 동안 자궁경부를 막는 장벽 역할을 하는 자궁경부가 소실 및 개대를 시작하면서 간혹 벗겨지는 경우가 있다. 점액질 마개가 어디로 빠졌는지 아는 사람도 있고 (화장실 변기일 가능성이 높다), 변기 물을 내리자마자 곧바로 화장실을 나오는 경우 전혀 알지 못할 수도 있다. 점액질 마개가 사라지는 현상이 출산을 준비하는 신호가 되긴 하지만, 출산이 다가오거나 임박했다는 정확한 신호는 아니다. 이 무렵 자궁경부가 계속해서 차츰 열리면서 하루나 이틀 혹은 심지어 몇 주일 후부터 진통이 시작된다. 다시 말해 아직은 병원에 전화를 걸거나 정신없이 가방을 챙기지 않아도 된다.

── 이슬 비침이 있어요

Q "분홍빛의 점액질 분비물이 나왔습니다. 곧 진통이 시작되는 걸까요?"

A 피가 섞인 분홍색이나 갈색의 점액질이 분비되는 이유는 대개 자궁경부가 팽창되고 소실됨에 따라 자궁경부 내의 혈관이 파열되기 때문이며, 출산이 차근차근 진행된다는 증거다. 일단 속옷이나 휴지에 피가 묻어 나오면 하루 이틀 내에 출산이 이루어질 가능성이 높다. 그러나 워낙 진통 자체가 불규칙한 과정이라, 본격적인 자궁 수축이 시작될 때까지는 계속 반신반의할 것이다. 갑자기 선홍색 분비물이 나온다면 곧바로 병원에 연락한다.

── 양수가 터진 것 같아요

Q "침대가 축축해서 한밤중에 깼어요. 방광 조절 능력을 잃어버린 걸까요, 아니면 양막이 파열된 걸까요?"

A 침대 시트의 냄새를 맡아보면 알 수 있다. 젖은 부분에서 달콤한 냄새가 나면 양수일 가능성이 높다. 소변일 경우 암모니아 냄새가 날 것이다. 양막이 파열됐는지 알 수 있는 또 하나의 힌트는 흐릿한 담황색 물이 새어 나오는 것이다. 양수는 출산할 때까지 계속 생산되면서 몇 시간마다 교체되기 때문에 마르지 않는다. 골반 근육에 힘을 꽉 주어 흐름을 막을 수 있으면 소변이고, 막을 수 없으면 양수다.

누워 있으면 양수가 새는 것을 더 확실하게 느낄 수 있다. 반면 일어서거나 앉으면 아기의 머리가 마개 역할을 해 일시적으로 양수의 흐름을 막기 때문에 양수가 멎거나 새는 양이 줄어든다. 자궁경부의 위쪽보다 아래쪽 가까이에서 양막이 터지면 앉든 서든 관계없이 많은 양이 새어 나온다.

양수가 터질 경우 대처 방법은 담당 의사가 사전에 알려주었을 것이다. 방법이 기억나지 않거나 당황스러워 잘 모르겠다면 밤이든 낮이든 곧바로 병원에 연락한다.

Q "방금 양수가 터졌는데 자궁 수축은 아직 시작되지 않았습니다. 진통은 언제 시작되며, 그동안 어떻게 해야 하나요?"

A 진통이 진행 중이거나 곧 진행될 가능성이 높다. 진통이 시작되기 전에 양막이 파열되는 경우 대부분의 여성들은 12시간 내에 자궁이 수축되고, 그렇지 않은 경우 24시간 이내에 수축된다. 그러나 10명 가운데 1명꼴로 더 오랜 시간이 지난 후에야 진통을 시작하기도 한다. 진통이 시작되는 데 걸리는 시간이 길수록 양막 파열로 인해 감염될 위험이 커진다. 때문에 임신부의 출산 예정일이 다 됐거나 얼마 남지 않을 경우, 대부분의 의사들은 감염을 예방하기 위해 양막이 파열된 지 24시간 이내에 유도 분만을 실시한다. 간혹 6시간 이내에 유도 분만을 하는 경우도 있다. 대부분의 임신부들은 양수를 흘리면서 24시간 동안 기다리기보다 가능하면 빨리 유도 분만에 들어가는 것을 더 좋아한다.

질에서 양수가 흐르거나 똑똑 떨어지는 경우 타월과 대형 패드를 준비하는 것 외에 가장 먼저 해야 할 일은 병원에 연락하는 것이다. 그동안 질 부위를 최대한 청결하게 유지해 감염을 예방한다.
성관계를 하면 안 되고(이런 상황에 성관계를
하고 싶은 생각이 들지 않겠지만) 양수를
흡수하기 위해 패드를 댄다(탐폰은 안 된다). 직접
내진을 시도하면 안 되며 용변을 볼 때 평소처럼
앞에서 뒤로 닦는다.

드문 경우지만 태아의 앞부분이 아직
골반에 자리잡지 않은 상태에서 양막이 조기
파열되면(아기가 역아이거나 미숙아일 가능성이
높다) 양수가 쏟아져 나오면서 탯줄이 자궁경부
안쪽이나, 심지어 질 안쪽으로 휘말려 들어가기도
한다. 질 입구에서 탯줄의 고리가 보이거나
질 안쪽에 무언가가 느껴진다 싶으면 119로
연락한다. 이러한 경우 응급조치 방법은 530쪽을
참조한다.

── 양수가 거무스름해요

Q "양막이 파열됐는데 양수가 맑지 않고 녹색을
띤 갈색이에요. 왜 그런 걸까요?"

A 아마도 양수가 태변에 오염된 것 같다. 태변은
아기의 첫 대변으로 녹색을 띤 갈색 물질이다.
보통 출산 후 아기가 처음 변을 볼 때 나오지만,
태아가 자궁 안에서 스트레스를 받거나 출산
예정일이 지난 경우 간혹 출산 전에 양수와 함께
배출되기도 한다.

태변에 의해 양수가 오염된 것만으로 태아가
곤란한 상황에 처했다고 확신할 수는 없지만,
문제가 될 가능성이 있으므로 즉시 담당 의사에게
알린다. 자궁 수축이 아직 활발하지 않다면 담당
의사는 진통을 유도하고, 진통이 진행되는 동안
매우 주의 깊게 아기를 관찰할 것이다.

── 진통 중 양수가 부족하대요

Q "양수가 적어서 보충해야 한다고 합니다.
걱정할 만한 일인가요?"

A 대개는 자궁벽이 자체적으로 양수를 보충해
양수를 넉넉하게 채운다. 만약 진통 중에 양수의
양이 부족하면 병원에서 의학적 조치를 취한다.
자궁경부에 삽입한 도관을 통해 양막 속에
식염수를 주입하여 부족한 양수를 보충한다. '양막
내 양수 주입'이라고 하는 과정이다. 이 과정을
통해 '태아 곤란증'으로 제왕절개까지 이를
가능성을 현저하게 줄일 수 있다.

── 자궁 수축이 불규칙해요

Q "출산 교실에서 자궁 수축이 5분 간격으로
규칙적으로 일어나기 전까지는 병원에 가지
말라고 들었습니다. 제 경우 자궁 수축 간격은 5분
미만이지만 규칙적이지는 않아요. 그럼 어떻게
해야 하지요?"

A 임신의 양상이 저마다 다르듯이 진통을
겪는 양상도 제각각이다. 책이나 출산 교실,
의사들이 설명하는 진통의 양상은 많은 여성들이
경험하는 전형적인 내용이다. 그러나 모든
진통이 교과서대로 진행되는 것은 결코 아니므로
자궁 수축도 규칙적인 간격으로 예측 가능하게
점진적으로 이루어지지 않는다.

책에서 어떤 내용을 읽었든 자궁 수축이
20~60초가량 정도로 강하고 길며, 거의 5~7분
간격으로 자주 일어나면 병원에 연락하거나
병원으로 향한다. 수축과 수축 사이의 간격이나

수축이 지속되는 시간이 불규칙하더라도 규칙적으로 될 때까지 기다리지 말고 바로 연락한다. 자궁 수축이 제법 규칙적으로 이루어지면 진통이 벌써 활동기에 들어선 것일 수 있다.

── 막 진통이 시작됐는데 병원에 연락할까요?

Q "방금 자궁 수축이 시작되어 3~4분 간격으로 일어납니다. 그런데 지금 병원에 전화를 걸면 모자란 사람 취급을 받을 것 같아요. 처음 진통이 시작되고 몇 시간 지난 후에 연락을 하라고 제 담당 의사가 말했거든요."

A 유감스러운 일이 생기느니 차라리 모자란 사람 취급 받는 게 백 번 낫다. 대부분의 초산부들은 대체로 진통이 느리게 진행되고 자궁 수축이 서서히 강해지므로 처음 몇 시간은 가방을 마저 싸면서 집에서 느긋하게 시간을 보내도 괜찮다. 그러나 이 경우는 누구에게나 해당되는 건 아니다. 자궁 수축이 처음부터 강하게 시작되어 적어도 45초 동안 지속되고 5분 간격으로 자주 일어난다면, 처음 몇 시간의 진통 양상이 끝까지 계속될 가능성이 높다. 특히 임신 경험이 있는 경우 진통 속도가 더욱 빨라질 수 있다. 진통의 첫 단계는 대부분 통증 없이 지나가고 그동안 자궁경부는 상당히 벌어진다. 그러므로 병원에 연락하지 않고 있다가 마지막 순간에 극적으로 병원에 도착하거나 제시간에 도착하지 못한다면 지금 전화를 거는 것보다 훨씬 모자란 짓이 될 것이다.

그러므로 무조건 전화를 걸어 자궁 수축의 빈도와 시간 및 강도에 대해 분명하고 구체적으로 설명한다. 진통을 설명할 때 통증을 대단치 않게 생각하려 한다든지, 대담한 척하거나, 목소리를 침착하게 내려 애쓰지 말고 힘들면 힘든 상태 그대로를 전달한다.

자신은 준비가 되었다고 생각하지만 병원에서는 그렇게 생각하지 않는다면, 지금 병원에 가서 진행 정도를 검사받고 싶다고 요청한다. 만일의 경우에 대비해 가방을 가지고 가되, 자궁경부가 이제 막 벌어졌거나 아무런 진전이 없는 경우 집으로 돌아올 수 있다는 것도 감안한다.

── 제시간에 병원에 도착하지 못하면 어쩌죠?

Q "제시간에 병원에 도착하지 못할까 봐 겁이 나요."

A 다행히 갑작스런 분만은 대부분 영화나 텔레비전에서 볼 수 있는 일이다. 현실에서는 분만, 특히 초산부의 분만이 충분한 경고 없이 일어나는 경우는 매우 드물다. 물론 아무런 진통도, 불규칙한 통증도 전혀 없다가 갑자기 힘을 주고 싶은 걷잡을 수 없는 충동을 느끼는 경우도 아주 간혹 있기는 하다. 이때 대부분의 임신부들은 이런 느낌을 화장실에 가고 싶은 충동으로 착각한다.

제시간에 병원에 도착하지 못할 가능성은 매우 희박하지만 남편과 함께 기본적인 응급 분만법을 익혀두는 것이 좋겠다(331, 334쪽 참조). 일단 방법을 익혀두고, 갑자기 다급하게 분만이 이루어지는 경우는 극히 드물다는 사실을 기억하며 마음을 놓자.

─ 다른 사람들은 진통이 아주 짧았다는대요?

Q "아주 단시간에 진통이 끝났다는 말을 자주 들었어요. 흔히들 그런가요?"

A 출산을 경험한 여자들 가운데 진통이 짧게 끝났다고 말하는 사람들이 더러 있는데 알고 보면 꼭 그런 것도 아니다. 진통을 짧게 끝마쳤다고 생각하지만 실제로 몇 시간, 며칠 심지어 몇 주 동안 통증 없는 자궁 수축이 일어나면서 이 수축에 의해 자궁경부도 조금씩 벌어져온 것이다. 따라서 마침내 자궁 수축을 느낄 무렵에는 진통 마지막 단계에 접어들 가능성이 높다.

물론 평균적으로 몇 시간에 걸쳐 자궁경부가 벌어지는 것과는 달리, 특히 초산부의 경우 몇 분 만에 자궁경부가 벌어지는 경우도 간혹 있기는 하다. 이처럼 진통이 갑작스럽게 끝나도, 진통 시작부터 대략 3시간 안에 모두 마쳐도 태아에게는 아무런 위험이 없다.
자궁 수축이 갑자기 강하게 느껴지고 간격도 급속도로 짧아지는 등 진통 초기부터 강한 자궁 수축이 시작되면 재빨리 병원으로 향해 임신부와 아기 모두 정밀 검사를 받도록 한다. 약물을 사용하면 자궁 수축이 다소 느려져 아기와 임신부에게 가해지는 부담을 덜 수도 있다.

혼자 있을 때 응급 출산

다음의 지시 사항이 필요한 경우는 결코 없을 테지만 만일의 경우에 대비해 비치해두자.

1. 일단 마음을 침착하게 하고 다음 지시 사항을 따르자.
2. 119로 전화해 도움을 청하고 병원에 연락해달라고 부탁한다.
3. 가능하면 도와줄 이웃이나 친구를 구한다.
4. 배에 힘을 주지 않도록 가쁜 호흡을 한다.
5. 손과 질 부위를 씻도록 한다.
6. 깨끗한 타월이나 신문지, 시트를 침대나 소파 혹은 바닥에 깔고 그 위에 누워 구급 의료진이 올 때까지 기다린다. 구급 의료진이 쉽게 들어올 수 있도록 문을 열어둔다.
7. 가쁜 호흡을 하는데도 구급 의료진이 도착하기 전에 아기가 태어나려 하면, 힘을 주고 싶은 충동이 느껴질 때마다 천천히 부드럽게 아기를 밀어낸다.
8. 아기의 머리 윗부분이 보이기 시작하면 힘을 주지 말고 가쁘게 호흡하거나 '후후' 숨을 내쉬고, 아기의 머리가 갑자기 쑥 튀어나오지 않도록 회음부를 아주 부드럽게 누른다. 아기의 머리가 서서히 나오도록 하되 잡아당기지 않는다. 아기의 목 주위에 탯줄이 감겨 있으면 아기의 머리 위로 조심스럽게 빼낸다.
9. 두 손으로 아기의 머리를 조심스럽게 잡고 아주 약하게 아래로 누르는 동시에(당기지 않는다) 아기를 밀어내 어깨 앞부분이 빠져나오게 한다. 팔 위쪽이 보이면 아기 머리를 조심스럽게 들고 어깨 뒷부분이 나오게 한다. 일단 양어깨가 빠져나오면 나머지 부분은 쉽게 미끄러져 나온다.
10. 아기를 엄마의 배 위에 올려놓는다. 탯줄이 충분히 길면 엄마의 가슴 위에 올려놓는다. 이때 억지로 끌어당기지 않는다. 담요나 타월, 기타 깨끗한 것으로 재빨리 아기를 감싼다.
11. 깨끗한 천으로 아기의 입과 코를 닦는다. 구급 의료진이 아직 도착하지 않았는데 아기가 호흡을 하지 않거나 울지 않으면 아기의 머리가 발보다 위로 향하게 해 등을 문지른다. 그래도 아기가 호흡을 하지 않으면 깨끗한 손가락으로 아기의 입을 좀 더 닦아주고 아기의 코와 입에 두 차례 아주 부드럽게 숨을 불어넣는다.
12. 태반을 끌어내려 하지 않는다. 그러나 구급 의료진이 도착하기 전에 태반이 나오면 타월이나 신문지에 싸서 가능하면 아기의 위치보다 조금 높은 곳에 둔다. 탯줄을 자르려고 애쓸 필요는 없다.
13. 구급 의료진이 도착할 때까지 자신과 아기의 몸을 가능한 한 따뜻하고 편안한 상태로 유지한다.

── 진통이 시작되니 허리가 너무 아파요

Q "자궁 수축이 시작된 후로 허리가 너무 아파서 이러다 진통을 제대로 마칠 수 있을지 걱정이 될 정도랍니다."

A 아마 분만 용어로 '요통성 진통'에 걸린 듯싶다. 요통성 진통은 태아가 후방후두위, 다시 말해 얼굴이 위를 향하고 머리 뒤쪽이 임신부의 골반 뒤쪽인 천골에 압박을 가할 때 일어난다. 그러나 태아가 이 자세를 취하지 않을 때에도 요통성 진통이 일어날 수 있으며 태아의 머리가 앞으로 향하도록 자세가 바뀌어도 요통이 계속될 수 있다. 그 이유는 아마도 이 부위가 이미 상당한 압력을 받은 상태이기 때문일 것이다.

이런 종류의 통증은 자궁 수축 사이에도 누그러지지 않고 자궁 수축이 진행되는 내내 몹시 고통스럽게 진행된다. 중요한 건 원인이 아니라 조금이라도 통증을 가라앉히는 방법이다. 경막외 마취 주사(무통주사)를 고려한다면 즉시 시행하는 것이 좋다. 특히나 고통이 심할 경우 굳이 미룰 필요가 없다. 요통으로부터 완전히 편안해지려면 평균보다 많은 양의 약물이 필요할지 모르므로 마취과 의사에게 증상을 알리도록 한다. 마취제 등 기타 방법들도 요통을 완화하는 데 도움이 된다. 약물을 사용하고 싶지 않다면 다음에 소개하는 여러 가지 방법을 모두 시도해볼 만하다.

등에 가해지는 압박감 덜기 자세를 바꿔본다. 주변을 걷거나(자궁 수축이 빠르고 강력하게 일어나면 불가능할 수도 있지만), 쪼그려 앉거나, 양 무릎과 손을 바닥에 대고 엎드리는 등 어떤 방법으로든 가장 편안하고 통증을 가장 적게 느끼는 자세를 취한다. 몸을 움직일 수 없어 누워 있는 편이 좋겠다 싶으면 태아 자세처럼 등을 둥글게 구부려 옆으로 눕는다.

온열요법이나 냉습요법 온습포, 온열 패드, 혹은 얼음 팩이나 냉습포 등 어떤 것이든 통증을 누그러뜨리는 데 가장 효과가 좋은 것을 이용한다. 혹은 온열요법이나 냉습요법을 번갈아 이용해도 좋다.

역압과 마사지 남편에게 통증이 가장 심한 부위나 그 인접 부위를 다양한 방법으로 눌러달라고 부탁한다. 남편이 손가락 관절을 이용하거나 한 손 위에 다른 손을 올려 힘을 가해 손바닥 끝으로 해당 부위를 압박하거나 테니스공으로 밀거나 마사지 기계의 도움을 받는 등 직접 압박을 가해도 좋고, 해당 부위를 중심으로 원을 그리며 단단하게 압력을 가해도 좋다. 임신부가 앉아 있거나 옆으로 누운 자세에서 압박을 가하거나 마사지를 시도한다.

반사요법 손가락에 강하게 힘을 주어 발바닥 중앙 바로 아래를 세게 압박한다.

보완대체요법 수치료법은 통증 완화에 크게 도움이 된다. 명상, 시각화, 자기최면 등으로 통증을 완화해본 경험이 있다면 이들 방법을 시도해봐도 좋다. 침술도 도움이 되지만 진통에 들어가기 전에 미리 침술사에게 부탁해놓아야 한다는 번거로움이 있다.

의사가 유도 분만을 권해요

Q "출산 예정일이 되지 않았는데 담당 의사가 유도 분만을 원합니다. 유도 분만은 출산 예정일이 지난 경우에만 해당되는 것 아닌가요?"

A 출산 예정일이 지나 유도 분만을 해야 하는 경우가 대부분이지만 다음과 같은 경우에도 유도 분만이 필요하다.

✦ 양막이 파열되고 24시간 이내에 진통이 시작되지 않는 경우. 이때 일부 의사의 경우 좀 더 빨리 유도 분만을 실시하기도 한다.
✦ 검사 결과 태반이 제대로 기능하지 않거나 양수의 양이 줄어들거나, 기타 여러 가지 이유로 아기가 더 이상 자궁에 지내기 안전하지 않은 경우
✦ 검사 결과 아기가 잘 자라지 못해 분만 스트레스를 이길 만큼 성숙하지 않은 경우
✦ 임신부가 전자간증(임신중독증)이나 임신성 당뇨병과 같은 합병증에 걸리거나 기타 임신을 지속시키기에는 위험한 만성 및 급성 질병에 걸린 경우
✦ 집에서 병원까지의 거리가 너무 멀거나, 진통이 시작된 후 제시간에 병원에 도착하지 못할까 봐 걱정되는 경우

유도 분만을 실시하려는 이유에 대해 납득이 가지 않으면 담당 의사에게 설명을 요구한다.

Q "유도 분만은 어떻게 이루어지나요?"

A 자연스러운 진통과 마찬가지로 유도 분만도 하나의 과정이며 때로는 꽤 긴 과정이 되기도 한다. 그러나 자연스러운 진통과 달리 유도 분만 과정은 상당히 힘들다. 진통을 유도하기까지 보통 여러 단계를 밟지만 모든 단계를 다 거칠 필요는 없다.

자궁경부를 부드럽게 한다 먼저 진통을 시작할 수 있을 정도로 자궁경부가 부드러워져야 한다. 자궁경부가 곧바로 다음 단계로 들어갈 수 있다. 자궁경부가 확장되지도, 열리지도, 부드러워지지도 않은 경우 대개 질 내 삽입액 형태나 알약 모양의 좌약 형태로 된 프로스타글란딘 E2와 같은 호르몬제를 자궁경부에 투여한다. 주사기로 젤 형태의 약을 자궁경부 주변 질에 투여하는 이 방법은 통증이 없다. 서너 시간 후에 젤이 효과를 발휘하면, 자궁경부가 부드러워져 개대와 소실이 시작되는지 알아보기 위해 검사를 실시한다. 아직 효과가 없으면 프로스타글란딘을 다시 투여한다. 대부분의 경우 한두 번의 주사면 자궁이 수축되어 진통이 시작된다. 자궁경부가 충분히 무르익었는데도 수축이 시작되지 않으면 유도 분만 절차를 계속한다.

풍선이 달린 도관이나 눈금이 새겨진 확장기 같은 기구를 삽입해 자궁경부가 무르익어 서서히 팽창되고 소실되도록 하거나, 라미나리아라는 식물을 경부에 삽입해 주변의 수분을 빨아들이면서 서서히 자궁경부가 열리게 하는 방법도 있다.

양막과 자궁을 연결하는 세포막을 벗긴다 양막이 아직 파열되지 않았으면 양막을 자궁에 연결하는 미세한 세포막을 손가락으로 벗겨내

프로스타글란딘이 분비되도록 한다. 이 과정은 통증이 아주 없지는 않으며, 양수가 터지지 않도록 하기 위한 조치지만 간혹 양수가 터질 수 있다. 혹은 진통을 유도하기 위해 인위적으로 양막을 파열시키기도 한다(338쪽 참조).

약물을 투여한다 프로스타글란딘을 이용해도, 세포막을 벗겨 내거나 파열시켜도 자궁 수축이 규칙적으로 이루어지지 않을 경우, 정맥내 주사를 이용해 옥시토신(임신 기간 내내 자연스럽게 분비되며 진통에 중요한 역할을 한다)의 합성 약물인 피토신을 주입한다. 자궁경부를 무르익게 해 진통을 유도하는 다른 방법으로 질 속에 미소프로스톨이라는 약물을 투여하기도 한다. 일부 연구 결과에 따르면 미소프로스톨을 투여하면 옥시토신의 양을 줄여도 되고 진통 시간도 단축된다고 한다.

아기와 임신부의 상태를 살핀다 아기가 진통에 어떻게 대처하고 있는지 확인하기 위해 아기의 상태를 계속해서 살펴보아야 한다. 약물이 자궁을 지나치게 자극하지 않았는지, 그로 인해 자궁 수축이 너무 길거나 강력하게 일어나지는 않았는지 확인하기 위해 임신부도 지속적으로

보호자를 위한 응급 출산 방법

집이나 사무실에서
임신부를 편안히 안심시켜주는 동시에 자신도 침착해지려고 노력한다. 출산에 대해 아무것도 모르지만, 임신부의 몸과 아기가 거의 모든 일을 알아서 잘해내리라는 것을 믿는다.

1. 119에 연락해 응급 의료 서비스를 요청하고 병원에 연락해달라고 부탁한다.
2. 임신부가 힘을 주지 못하도록 가쁜 호흡을 하게 한다.
3. 시간이 있으면 세제와 물로 임신부의 질 부위와 보호자의 손을 씻는다. 가능하면 항균 제품을 사용한다.
4. 시간이 있으면 임신부를 침대나 탁자 위에 눕혀 임신부의 엉덩이가 살짝 밖으로 나오게 하고, 두 손을 허벅지 밑에 대어 허벅지를 약간 들어 올리게 한다. 가능하면 의자 두 개를 이용해 발을 받친다. 베개나 쿠션 몇 개를 임신부의 어깨와 머리 아래에 받치면 임신부의 몸이 반쯤 앉은 자세로 들려서 출산에 도움이 된다. 응급 의료진을 기다리는 동안 아직 아기의 머리가 보이지 않으면 임신부를 바닥에 눕혀 응급 의료진이 올 때까지 출산을 늦춘다.
5. 비닐 테이블보, 샤워 커튼, 신문지, 타월이나 이와 유사한 것들을 이용해 출산할 장소를 덮어 보호한다. 쓰레기통이나 대야를 임신부의 질 아래에 놓아 양수와 피를 받는 데 이용한다.
6. 임신부를 침대나 탁자에 눕힐 시간이 없다면 임신부의 엉덩이 아래에 신문지나 깨끗한 타월, 펼친 옷을 깐다. 가능하면 5번에 설명한 대로 출산 장소를 보호한다.
7. 아기의 머리 윗부분이 보이기 시작하면 임신부에게 가쁜 호흡을 하거나 '후후' 하고 숨을 내쉬도록 지시하고(힘을 주지 않는다), 질과 항문 사이의 회음부를 아주 부드럽게 눌러 아기의 머리가 갑자기 빠져나오지 않도록 한다. 아기의 머리가 서서히 나오게 하되, 절대로 잡아당기면 안 된다. 아기의 목 주위에 탯줄이 감겨 있으면 탯줄 아래로 손가락을 걸어 아기의 머리 위로 빼낸다.
8. 두 손으로 아기의 머리를 조심스럽게 잡아 아주 약하게 아래쪽으로 누른다. 절대 잡아당기지는 않는다. 동시에 임신부에게 힘을 주도록 해 아기의 어깨 앞쪽이 빠져나올 수 있게 한다. 팔 위쪽이 보이면 아기의 머리를 조심스럽게 들고 어깨 뒷부분이 빠져나오는지 살펴본다. 양쪽 어깨가 모두 빠져나오면 나머지 부분은 쉽게 미끄러져 나온다.
9. 아기를 임신부의 배 위에 올려놓거나 탯줄이 닿으면 임신부의 가슴 위에 놓는다. 이때 절대 탯줄을 잡아당기지는 않는다. 담요나 수건 등 깨끗한 천으로 재빨리 아기를 감싼다.
10. 깨끗한 천으로 아기의 입과 코를 닦는다. 의료진이 도착하지 않았는데 아기가 호흡을 하지 않거나

검사를 받아야 한다. 이 경우 약물의 양을 줄이거나 과정을 완전히 중단할 수 있다. 자궁 수축이 한창 진행 중이면 옥시토신 투여를 중단하거나 양을 줄일 수 있으며 자연스러운 진통 양상대로 진통 과정을 이어간다.

진전이 없으면 잠시 휴식을 취한 후 다시 시도한다

옥시토신을 투여한 지 8~12시간이 지나도 진통이 시작되지 않거나 진전이 없으면 유도 분만 절차를 중단하고 잠시 휴식을 취한 뒤에 다시 유도 분만을 시도하거나, 상황에 따라 절차를 완전히 접은 뒤 제왕절개 분만을 시도한다.

진통 중에 먹어도 될까요?

Q "진통 중에 먹고 마셔도 좋은지에 대해 제각기 의견이 다르더군요."

A 진통 중에 먹고 마셔도 괜찮을까 하는 문제는 누구에게 물어보느냐에 따라 대답이 다르다. 응급 마취를 해야 할 경우 소화관에 있는 음식물이 역류해서 폐에 흡입될 수 있으므로 일부 의사들은 진통 중에 음식과 음료를 일체 금지한다. 하지만 이 경우에도 정맥내 수액을 통한 수분 보충과 얼음 조각은 대체로 허용한다.

울지 않으면 아기의 머리가 발보다 위로 향하게 해 등을 문지른다. 그래도 호흡을 하지 않으면 깨끗한 손가락으로 입을 좀 더 닦아주고 아기의 코와 입 속으로 아주 약하게 재빨리 두 차례 숨을 불어넣는다.

11. 태반을 끌어내려 애쓰지 않는다. 응급 의료진이 도착하기 전에 태반이 저절로 나오면 수건이나 신문지로 싸서 가능하면 아기의 위치보다 조금 높은 곳에 둔다. 탯줄을 자르려고 애쓸 필요는 없다.
12. 의료진이 도착할 때까지 엄마와 아기를 따뜻하고 편안하게 해준다.

병원에 가는 길에

자동차로 이동 중에 분만이 임박했다면 안전한 곳에 차를 세워야 한다. 휴대전화가 있다면 전화를 걸어 도움을 요청한다. 그렇지 않다면 비상등을 켜고 누군가 도와주러 오길 기다렸다가 119에 연락해달라고 부탁한다. 택시 안에 있는 경우 운전기사에게 119로 전화해달라고 부탁한다. 가능하면 자동차 뒷좌석에서 임신부를 돕는다. 외투나 재킷, 담요를 임신부 아래에 간다. 이후에도 도와줄 사람들이 아직 도착하지 않으면 가정에서의 출산법을 따른다. 아기가 태어나면 곧바로 인근 병원으로 간다.

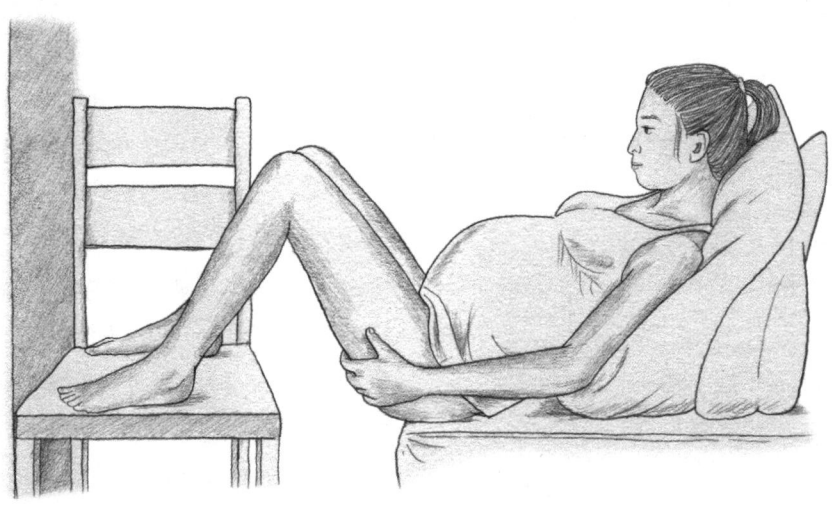

한편 위험 가능성이 적은 진통의 경우 음료와 가벼운 고형식 정도는 허용하기도 한다. 진통을 하는 동안 체력을 유지하면서 온 힘을 쏟으려면 수분과 칼로리가 필요하며, 응급 상황이 발생할 확률이 낮기 때문이다.

담당 의사가 음식을 먹어도 좋다고 허용했어도 자궁 수축이 본격적으로 시작되어 정신이 없어지면 입맛이 생기지 않을 것이다. 다시 말해 진통이 시작되면 입맛이 전혀 없기 마련이다. 그러나 진통 초기에 한 번씩 소화하기 쉬운 가벼운 간식을 먹으면 힘이 가장 많이 필요한 시기에 기력을 유지하는 데 도움이 된다. 간식은 아이스캔디, 젤리, 사과즙, 조리된 과일, 파스타, 잼을 바른 토스트, 맑은 죽 등이 좋다. 진통이 활발한 시기에는 도무지 먹을 수 없거나 먹고 싶지 않더라도 먹는 것이 좋다. 언제 무엇을 먹을지 담당 의사의 도움을 받아 결정할 때 진통 중에는 속이 많이 메스꺼울 수 있다는 사실을 염두에 둔다. 간혹 전혀 먹지 않았는데도 진통 중에 구토를 하는 경우도 있다.

임신부가 진통 중에 음식을 먹는 문제와 별개로 보호자는 반드시 먹어야 한다. 보호자는 병원으로 출발하기 전에 음식을 든든히 먹어둔다. 이 무렵 보호자는 임신부를 걱정하느라 자신의 배가 고픈지 인식하지 못할 터이므로 임신부가 챙겨주는 것이 좋다. 또 병원에 갈 때는 간식거리를 챙겨 가 병원에서 보호자가 배고파지더라도 임신부의 자리를 떠나지 않도록 한다.

정맥내 주사, 맞아야 할까요?

Q "진통을 하면 병원에 입원하자마자 정맥내 주사를 맞아야 할까요?"

A 분만을 하게 될 병원 정책에 따라 다르다. 일부 병원에서는 진통 중인 모든 임신부의 정맥에(대체로 손등이나 팔에) 유연한 도관을 삽입해 수액과 약물이 몸속에 전해지도록 한다. 이렇게 정맥내 주사를 맞는 이유는 탈수를 예방할 뿐 아니라 나중에 의료적인 조치가 필요한 응급 상황이 발생할 경우에 대비하기 위해서다. 약물을 투여해야 할 상황이 생길 때 다급하게 주사 바늘을 꽂지 않고 이미 삽입한 도관을 통해 약물을 투여한다. 정맥내 주사를 생략하고 주사를 놓아야 할 필요가 생길 때까지 기다리는 병원과 의사들도 있다. 담당 의사의 방침을 미리 확인하고 정맥내 주사를 전혀 맞고 싶지 않다면 그렇게 말한다.

경막외 마취 주사(무통주사)를 맞아야 할 경우에는 당연히 정맥내 주사를 맞게 된다. 경막외 마취의 일반적인 부작용인 혈압이 떨어지는 상황을 예방하는 차원에서 마취가 이루어지는 즈음 정맥내 주사를 맞는다. 오랫동안 진통을 해야 할 경우 정맥내 주사를 통해 피토신을 좀 더 쉽게 투여할 수 있다.

아프가 점수란?

아프가 점수는 아기가 세상에 태어나 최초로 받는 검사로, 신생아의 상태를 즉시 판단하는 방법이다. 간호사나 의사가 출산 1분 후와 5분 후에 신생아의 외모(피부색), 맥박(심장박동), 얼굴의 찌푸림(반사적인 반응), 활동성(근간장), 호흡 등의 점수를 매긴다. 이 점수가 6 이상이면 건강한 것이며 대부분의 아기들이 여기에 해당한다. 4~6 사이면 신생아의 기도에서 이물질을 빨아내고 산소를 투입하는 등 소생술을 실시해야 한다. 4 이하이면 보다 적극적인 소생술을 실시해야 한다.

내키지는 않지만 정맥내 주사나 경막외 마취를 위한 정맥내 주사를 맞아야 하더라도 크게 신경 쓰이지는 않을 것이다. 정맥내 주사는 바늘이 삽입될 때 아주 약간 불편할 뿐 그 이후에는 바늘이 삽입됐는지 거의 인식하지 못할 정도다. 이동식 걸대에 걸면 화장실에 가거나 복도를 산책할 때 밀면서 갈 수 있다. 정맥내 주사를 전혀 원하지 않지만 병원 방침상 어쩔 수 없다면 '헤파린 락(간헐적 정맥 주입)'을 선택할 수 있는지 문의한다.

헤파린 락을 이용할 경우 정맥 안에 도관을 삽입하면 혈액의 응고를 예방하기 위해 혈액을 묽게 만드는 약물인 헤파린이 주입되고 도관은 잠긴다. 이 방법은 응급 상황이 발생했지만 정맥내 주사까지는 필요하지 않은 경우 의료진이 언제든지 정맥내 주사를 투여할 수 있도록 하기 위한 방법이다.

── 태아 감시 장치를 연결해야 할까요?

Q "진통을 하는 내내 태아 감시 장치를 연결해야 하나요? 그래야 하는 이유가 무엇인가요?"

A 따뜻하고 편안한 양수 안에서 열 달 동안 평화롭게 지내온 아기가 좁고 답답한 엄마의 골반을 통과해 나오기란 쉬운 일이 아니다. 자궁 수축이 있을 때마다 아기는 눌리고 밀리고 조인다. 그리고 대부분의 아기들이 아무런 문제없이 산도를 통과하는 반면, 일부 아기들은 이 과정에서 받는 스트레스를 무척 힘들어해 심장박동 수가 줄어들거나 태동이 빠르거나 느려지는 등 여러 가지 '태아 곤란 증상'을 보인다. 태아 감지 장치는 자궁 수축에 반응하는 태아의 심장박동 수를 측정해 아기가 진통 스트레스를 잘 견디고 있는지 평가한다.

하지만 대부분의 전문가들은 이 평가가 지속적으로 이루어질 필요는 없다고 말한다. 연구 결과에 따르면 의료적인 조치가 필요하지 않은 저위험 임신부의 경우 도플러나 태아 감시 장치를 이용해 간헐적으로 태아의 심장박동 수를 점검하는 것이 아기의 상태를 평가하는 효과적인 방법이라고 한다. 그러므로 저위험 임신부의 경우 진통을 하는 내내 태아 감시 장치를 부착할 필요는 없을 것이다. 하지만 유도 분만을 하거나 경막외 마취(무통주사)를 하거나 태변에 오염되는 등 특정한 위험이 있다면, 진통을 하는 내내 태아 전자 감시 장치에 연결되어 있을 가능성이 매우 높다.

지속적인 태아 감시 장치에는 세 가지 형태가 있다.

외부 감시기 가장 자주 이용되는 이 감시 장치는 임신부의 배에 두 개의 기구를 연결한다. 하나는 태아의 심장박동을 잡아내는 초음파 변환기이고, 또 하나는 자궁 수축의 강도와 기간을 측정하는 압력 감지기다. 두 기구 모두 감시기에 연결되어 있어 디지털상이나 출력 화면으로 측정치를 볼 수 있다. 외부 감시기에 연결되어 있는 경우 임신부는 침대나 의자 주변을 움직일 수 있긴 하지만 원격 감시기를 이용하지 않는 한 움직임이 완전히 자유롭지는 않다.

진통의 두 번째 단계(만출기)가 진행되는 동안 자궁 수축이 너무 빠르고 강해 언제 힘을 주고 언제 참아야 할지 알기 어려울 때 이 장치를 이용하면 매번 자궁 수축이 시작되고 끝날 때를 정확하게 알 수 있다. 혹은 이 단계에서는 집중하는 데 방해가 되지 않도록 장치를 이용하지 않을 수도 있다. 이 경우 아기의 심장박동 수는 도플러를 이용해 정기적으로 측정된다.

내부 감시기 태아 곤란증이 의심되는 경우처럼 보다 정확한 결과가 필요할 때 이용한다. 임신부의 질을 통해 작은 전극을 삽입해 태아의 두피에 부착하고, 자궁 안에 도관을 부착하거나 외부 압력계를 복부에 부착해 자궁 수축의 강도를 측정한다. 내부 감시기는 외부 감시기보다 아기의 심장박동 수와 임신부의 자궁 수축을 조금 더 정확하게 측정하긴 하지만 미약하나마 감염의 위험이 있으므로 필요할 때에만 이용한다. 전극이 연결되었던 태아의 머리 부위에 멍이 들거나 긁힐 수 있으나 며칠 후면 낫는다. 내부 감시기에 연결되어 있으면 움직임이 다소 제한되지만 옆으로는 움직일 수 있다.

원격 감시기 일부 병원에서만 이용이 가능하며, 전송기를 이용해 태아의 심장박동 음을 전파를 통해 간호 병동에 전송한다. 감시기를 착용하는 동안 한두 차례 복도를 이동할 수 있다.

내부 감시기든 외부 감시기든 허위 경보가 흔히 나타난다는 사실을 기억한다. 변환기가 잘못된 위치에 놓이거나, 아기가 자세를 바꿀 때, 모니터가 제대로 작동하지 않거나, 자궁 수축이 갑자기 강력하게 잡혀도 장치가 큰소리로 울리기 시작한다. 담당 의사는 아기에게 실제로 문제가 있다는 결론을 내리기 전에 이런 모든 요인들을 고려할 것이다. 비정상적인 결과가 계속된다면 원인을 파악하기 위해 태아의 두피에 자극을 주는 등 여러 가지 방법을 실시한다. 그런 다음 태아 곤란증이 확인되면 주로 제왕절개를 실시한다.

── 인공적으로 양막을 파열하면 어떡하죠?

Q "양수가 저절로 터지지 않아 의사가 인공적으로 양막을 파열시키면 어쩌나 걱정됩니다. 그러면 아프지 않을까요?"

A 양막이 인공적으로 파열되더라도 대부분의 임신부들은 거의 느끼지 못한다. 이미 진통이 시작된 경우에는 더욱 그렇다. 진통이 시작되면 양막 파열보다 훨씬 더한 통증을 견뎌야 하기 때문이다. 약한 통증을 느끼는 경우도 있는데, 양막 파열 때문이라기보다 질 속으로 양막 파열기(뜨개바늘처럼 생긴, 길고 끝이 뾰족한 플라스틱 기구)를 삽입하기 때문에 생긴 통증일 가능성이 높다. 아마 임신부는 양수가 쏟아지고 뒤이어 아기를 밖으로 내보내기 위한 자궁 수축이 강하고 빠르게 진행되는 정도만 느낄 것이다. 필요한 경우 내부 태아 감시기 같은 다른 절차를 위해 인공적인 양막 파열을 진행하기도 한다.

최근의 연구 결과에 따르면 인공적인 양막 파열로 진통 기간이 단축되거나 피토신 양이 감소되지는 않는다고 한다. 하지만 아직도 많은 의사들이 느리게 진행되는 진통을 단축하기 위해 이 방법에 의지한다. 진통이 원활하게 진행되어 굳이 양막을 파열할 이유가 없다면 자연스럽게 파열되도록 좀 더 기다려볼 수 있다. 간혹 분만 과정이 끝나가도록 끝내 양막이 파열되지 않는 경우도 있는데, 그래도 괜찮다. 이때 아기는 양수에 둘러싸인 상태로 태어나고 출산 직후에 인공적으로 양막을 파열시킨다.

── 요즘은 회음절개술을 하지 않죠?

Q "이제는 회음절개를 꼭 하지 않아도 된다고 하던데요. 정말 그런가요?"

A 회음절개술은 아기의 머리가 나오기 직전에 질의 입구를 넓히기 위해 회음부(질과 항문 사이의 근육질 부위)를 절개하는 시술이다. 예전에는 의례적으로 실시하기도 했지만, 요즘은 많은 의사들이 분명한 이유가 없는 한 회음절개술을 실시하지 않는다.

한때 회음절개술이 자발적인 회음절개를 예방하고, 신생아의 출생 시 외상(아기의 머리가 길고 단단한 회음부를 밀어내면서 통과할 때 생긴 외상) 위험을 감소시켜준다고 여겼다. 하지만 최근의 연구 결과에 따르면 회음부 절개를 하지 않아도 아기가 건강하게 태어나고, 임신부 역시 회음절개를 하지 않는 편이 더 나은 것으로 밝혀졌다. 평균 진통 시간에 별 차이가 없고 임신부의 출혈도 적으며, 감염의 위험도 적고 분만 후 회음부의 통증도 덜하다. 물론 회음이 자발적으로 절개되면서 출혈과 감염이 일어날 수는 있다. 자발적인 회음절개에 비해 회음절개술은 3~4도의 열상으로 이어질 가능성이 높으며 직장 가까이 혹은 직장까지 완전히 절개될 수 있고, 간혹 변실금을 일으키기도 한다.

의례적인 회음절개술을 더 이상 권하지 않는 반면, 특정한 상황에서는 여전히 회음절개술을 시행한다. 아기가 너무 커서 출구를 더 넓혀야 할 때, 분만이 조속히 이루어져야 할 때, 겸자 분만이나 흡입 분만을 실시해야 할 때, 견갑 난산(분만 중에 아기의 어깨 한쪽이 산도에 걸리는 경우)을 해결해야 할 때 회음절개술을 진행한다. 시간적 여유가 있다면 시술 전에 국부 마취 주사를 맞는다. 그러나 이미 경막외 마취 주사(무통주사)를 맞았거나 회음부가 약해져서 아기의 머리가 나오는 동안 머리의 압력으로 인해 벌써 감각이 없다면 마취 주사를 맞지 않을 수도 있다. 담당 의사는 수술용 가위로 중앙 절개(직장 쪽으로 똑바로 절개)를 하거나 측방 절개(직장에서부터 비스듬히 절개)를 한다. 아기가 태어나고 태반도 모두 나오면 절개 부위를 봉합한다. 회음절개술 전에 국부 마취 주사를 맞지 않았거나 경막외 마취 효과가 사라졌다면 이때 국부 마취 주사를 맞는다.

회음절개술의 가능성을 줄이고 회음절개를 하지 않고도 분만이 원활하게 이루어지기 위해, 초산인 경우 출산 예정일 몇 주 전부터 회음부 마사지(319쪽 참조)를 하는 것이 좋다. 자연분만 경험이 있다면 이미 회음부가 늘어나 있으므로 미리 마사지를 해도 큰 효과가 없을 것이다. 진통 중에 다음 조치를 취하는 것도 도움이 된다. 회음부 통증을 완화하기 위해 온습포를 이용하거나, 회음부 마사지를 하거나, 회음부가 늘어나기 쉽도록 힘주는 동안 숨을 내쉬거나 신음 소리를 내면서 일어서거나 쪼그려 앉는다. 아기를 밀어내는 동안 담당 의사는 회음부를 지지하는 도구를 이용해 회음부를 부드럽게 눌러 아기의 머리가 너무 빨리 나와서 불필요한 열상을 입지 않도록 한다.

아직 담당 의사와 회음절개술에 대해 상의하지 않았다면 지금 상의하는 것이 좋다. 꼭 해야 할 이유가 없다면 담당 의사도 이 절차를 시행하지 않겠다는 데 동의할 것이다. 출산 계획서에 회음절개술에 대한 의견을 기록해도 좋다. 그러나 아주 간혹 회음절개술이 필요한 경우도 생길 수

── 겸자를 이용할 일이 일어날까요?

Q "겸자를 이용해 분만해야 하는 경우도 생길까요?"

A 요즘은 그럴 가능성이 거의 없다. 겸자는 길게 구부러진 집게 모양의 도구로 아기의 머리를 잡아 산도에서 끌어내리기 위해 만들어졌는데, 극히 소수의 경우에만 이용된다. 이에 비해 흡입기는 보다 일반적으로 이용된다. 담당 의사가 겸자를 이용하기로 결정했다면 안심해도 된다. 겸자를 익숙하게 다룰 줄 아는 의사가 정확하게 이용한다면 제왕절개나 흡입 분만만큼이나 안전하다. 하지만 젊은 의사들은 대부분 겸자를 노련하게 다루지 못하며 일부 젊은 의사들은 겸자 분만을 꺼리기도 한다.

진통 중인 임신부가 완전히 지쳤거나, 심장질환이나 고혈압이 있어 강하게 힘을 주면 건강에 해가 될 경우 겸자 분만을 고려할 수 있다. 또한 태아 곤란증으로 인해 분만을 서둘러야 할 경우(태아의 머리가 먼저 나오는 바람직한 자세에 있다는 가정 하에서), 힘을 주는 단계에서 태아가 분만하기 어려운 자세로 있는 경우(분만에 용이하도록 아기의 머리를 돌리기 위해 겸자가 이용된다)에도 이용할 수 있다.

겸자 분만을 시도하려면 임신부의 자궁경부가 완전히 소실되고 개대되며, 방광이 비어 있어야 하고 양막이 파열되어야 한다. 경막외 마취 주사(무통주사)를 맞지 않은 경우 국부 마취로 회음부를 마비시킨다. 겸자가 들어갈 수 있도록 질의 입구를 넓히기 위해 회음절개술을 실시할 수도 있다. 이런 과정을 마치면 구부러진 집게 모양의 겸자로 아기 머리의 관자놀이 주변을 조심스럽게 한 번에 집어 아기를 천천히 끌어낸다. 아기의 두피에 멍이 나거나 부을 수 있지만 출산 후 며칠 내로 사라진다.

겸자 분만이 성공적으로 이루어지지 않을 경우 제왕절개를 실시해야 한다.

── 흡입기를 이용한 사람도 있던데요?

Q "분만을 쉽게 하기 위해 흡입기를 이용한다는데, 겸자 분만과 같은 건가요?"

A 겸자 분만과 유사한 방식이다. 흡입 분만은 아기 머리에 플라스틱 컵을 대고 부드럽게 빨아들여 아기가 산도에서 나오기 쉽게 도와준다. 흡입 분만은 자궁 수축 사이에 아기 머리가 산도 위로 다시 올라가지 않도록 하며, 자궁 수축이 일어나는 동안 좀 더 쉽게 아기를 밀어내기 위해 이용된다. 분만을 하는 임신부의 5%가량이 이용하며 겸자 분만과 제왕절개 분만 대신 주로 이용된다.

흡입 분만을 해야 하는 상황은 겸자 분만과 유사하다. 그렇지만 요즘에는 많은 의사들이 겸자 분만보다 흡입 분만을 선호한다. 아기가 질을 통해 나올 때 외상을 입을 위험이 적어 회음절개술을 실시해야 할 가능성이 낮고 겸자 분만보다 국부 마취를 할 필요성도 낮기 때문이다.

흡입 분만을 통해 태어난 아기들은 두피가 약간 부을 수 있지만 치료해야 할 만큼 정도가 심하지 않고 며칠 내에 괜찮아진다. 겸자 분만과 마찬가지로 흡입 분만을 통해 분만이 성공적으로 이루어지지 않으면 제왕절개 분만을 해야 한다.

진통을 하는 동안 담당 의사가 진통 시간을 단축하기 위해 흡입 분만을 권할 경우, 몇 차례 자궁 수축이 일어날 동안 쉰 다음(시간이 허락한다면) 다시 시도해보고 싶다고 의견을 말한다. 잠시 쉬고 나면 기력을 회복해 효과적으로 아기를 밀어낼 수도 있다. 자세를 바꾸는 방법도 시도해본다. 두 손과 무릎을 바닥에 대고 엎드리거나 쭈그려 앉으면 중력에 의해 아기의 머리가 나오기도 한다.

진통에 들어가기 전에 흡입 분만이나 겸자 분만에 대해 궁금한 사항을 담당 의사에게 문의한다. 많이 알수록 분만 중에 발생하는 뜻밖의 상황에 효과적으로 대비할 수 있다.

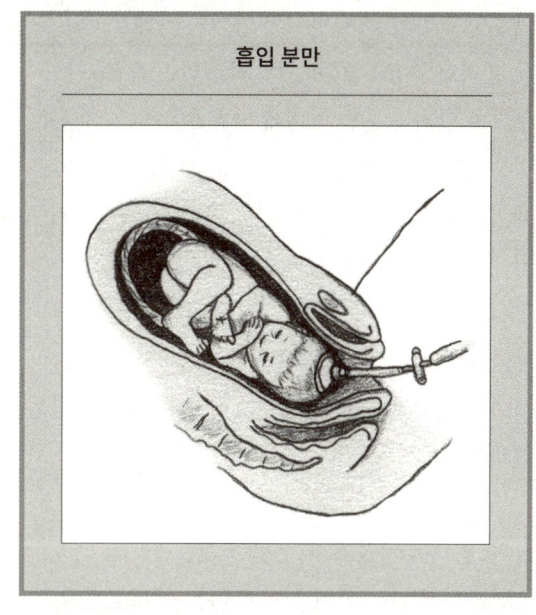

흡입 분만

편안한 자세를 선택하거나 여러 가지 자세를 병행한다.

── 진통 중에 좋은 자세는요?

Q "진통 중에 바닥에 등을 대고 누우면 안 된다고 하더군요. 그렇다면 어떤 자세가 가장 좋을까요?"

A 일부러 바닥에 등을 대고 누울 필요는 없다. 바닥에 등을 대고 눕는 자세는 아기를 분만하는 자세 가운데 가장 비효율적이다. 그 이유는 첫째, 아기가 나올 때 중력의 도움을 받을 수 없기 때문이다. 둘째, 주요한 혈관이 눌려 태아에게 전달되는 혈액의 흐름이 방해받을 수 있기 때문이다. 임신부 자신이 편안하다면 어떤 자세를 취해도 좋다. 또 가능한 한 자세를 자주 바꾸는 것이 좋다. 진통 중에 수시로 자세를 바꾸고 계속해서 몸을 움직이면 통증이 완화될 뿐 아니라 진통이 단축될 수 있다.

다음에 소개하는 진통 및 분만 자세 가운데

서기나 걷기 서 있는 자세는 자궁 수축으로 인한 통증을 완화시킬 뿐 아니라 중력의 도움으로 골반이 잘 열려 아기가 산도를 통해 쉽게 내려오게 한다. 자궁 수축이 빠르고 강해진 이후에도 진통이 착착 진행될 것 같지 않다 싶으면 진통 초기에 주변을 걷거나 벽이나 남편에게 기댄다.

흔들기 의자에 앉거나 똑바로 서서 앞뒤로 몸을 흔든다. 몸을 흔들면 골반이 움직여져 아기가 아래로 내려오기 쉽다. 또한 똑바로 선 자세는 중력을 이용해 진통을 수월하게 하는 데 도움이 된다.

쭈그려 앉기 만출기가 가까워오면 쭈그려 앉는 자세를 고려하게 된다. 많은 여성들이 수세기 동안 쭈그려 앉는 자세로 아기를 분만한 데에는 그만한 이유가 있다. 그만큼 효과적이기 때문이다. 쭈그려 앉으면 골반이 넓게 벌어져 아기가 아래로 내려올 때 움직일 공간이 많아진다. 남편의 도움을 받아 쭈그려 앉거나 분만 침대에 달려 있는 지지대를 이용한다. 몸이 약간 기우뚱해질 수 있으므로 앉을 때 무엇이든 도움을 받는 것이 좋다. 지지대 위에 기대면 쭈그려 앉을 때 다리의 피로가 덜하다.

분만 공 위에 앉기 커다란 공 위에 앉거나 기대면 골반이 벌어진다. 장시간 쭈그려 앉는 것보다 훨씬 편하다.

앉기 침대에서 앉거나(분만 침대는 뒤가 올라가도록 되어 있어 거의 똑바른 자세로 앉을 수 있다) 남편의 품에 안겨 앉거나 분만 공 위에 앉는다. 그러면 자궁 수축으로 인한 통증을 완화할 수 있으며, 중력의 도움으로 아기를 산도 아래로 쉽게 끌어내릴 수 있다. 쭈그려 앉는 자세를 선호하는 임신부를 위해 특별히 고안된 분만 의자를 이용할 수도 있는데, 이론상으로 진통이 단축된다고 한다. 앉기 자세는 분만 과정을 보다 자세히 관찰할 수 있다는 장점도 있다.

무릎 꿇어 엎드리기 아기의 머리 뒤가 척추를 누르고 있을 땐 무릎을 꿇고 앉아 의자나 남편의 어깨에 기대는 것이 효과적이다. 이 자세는 등을 편안하게 하면서 아기가 앞으로 나오도록 유도한다. 요통이 없더라도 진통과 분만에 효과가 있는 자세이다. 무릎을 꿇으면 아기를 밀어내는 동안 척추 하단으로 향해 가해지는 압력이 어느 정도 분산되므로 일반적인 앉기 자세보다 분만통이 훨씬 줄어드는 것 같다.

손과 무릎을 바닥에 대고 엎드리기 이 자세도 진통을 보다 편안하게 다스리고 분만 시간을 단축하는 데 도움이 된다. 남편이나 분만 간호사 등이 등을 마사지하는 동안 골반 기울이기를 할 수 있다. 골반이 넓게 벌어지고 중력을 이용해 아기가 편안하게 내려올 수 있어, 이 자세로 분만을 고려할 수도 있다.

옆으로 눕기 기운이 없어 똑바로 앉거나 쭈그려 앉기가 힘들다면? 바닥에 등을 대고 똑바로 누우면 등의 주된 혈관에 압력이 가해지므로 옆으로 눕는 자세가 훨씬 좋다. 또한 이 자세는 자궁 수축으로 인한 통증을 완화시킬 뿐 아니라 지나치게 빠른 분만 속도를 지연시킬 수도 있다.

자신에게 가장 편한 자세가 가장 좋은 자세라는 것을 기억하자. 진통 초기 단계에 가장 좋은 자세도 진통이 한창 진행 중일 땐 오히려 힘든 자세가 될 수 있으므로 가능한 한 자주 자세를 조금씩 바꿔준다. 계속해서 감시기를 부착하고 있을 경우 자세에 제약이 있을 수 있다. 가령 걷기가 힘들 수도 있지만 쭈그려 앉거나 흔들기, 똑바로 앉기, 손과 무릎을 바닥에 대고 엎드리기, 옆으로 눕기 등의 자세를 취하는 데에는 문제가 없다. 경막외 마취(무통주사)를 하더라도 앉기나 옆으로 눕기, 흔들기 자세를 이용할 수 있다.

── 출산 후 질이 늘어나면 어쩌죠?

Q "분만 때문에 질이 늘어날까 봐 걱정돼요. 다시 예전과 같아질 수 있을까요?"

A 질은 놀라운 탄력성과 아코디언 같은 주름 덕분에 3.1~3.6kg에 달하는 아기를 통과시키고,

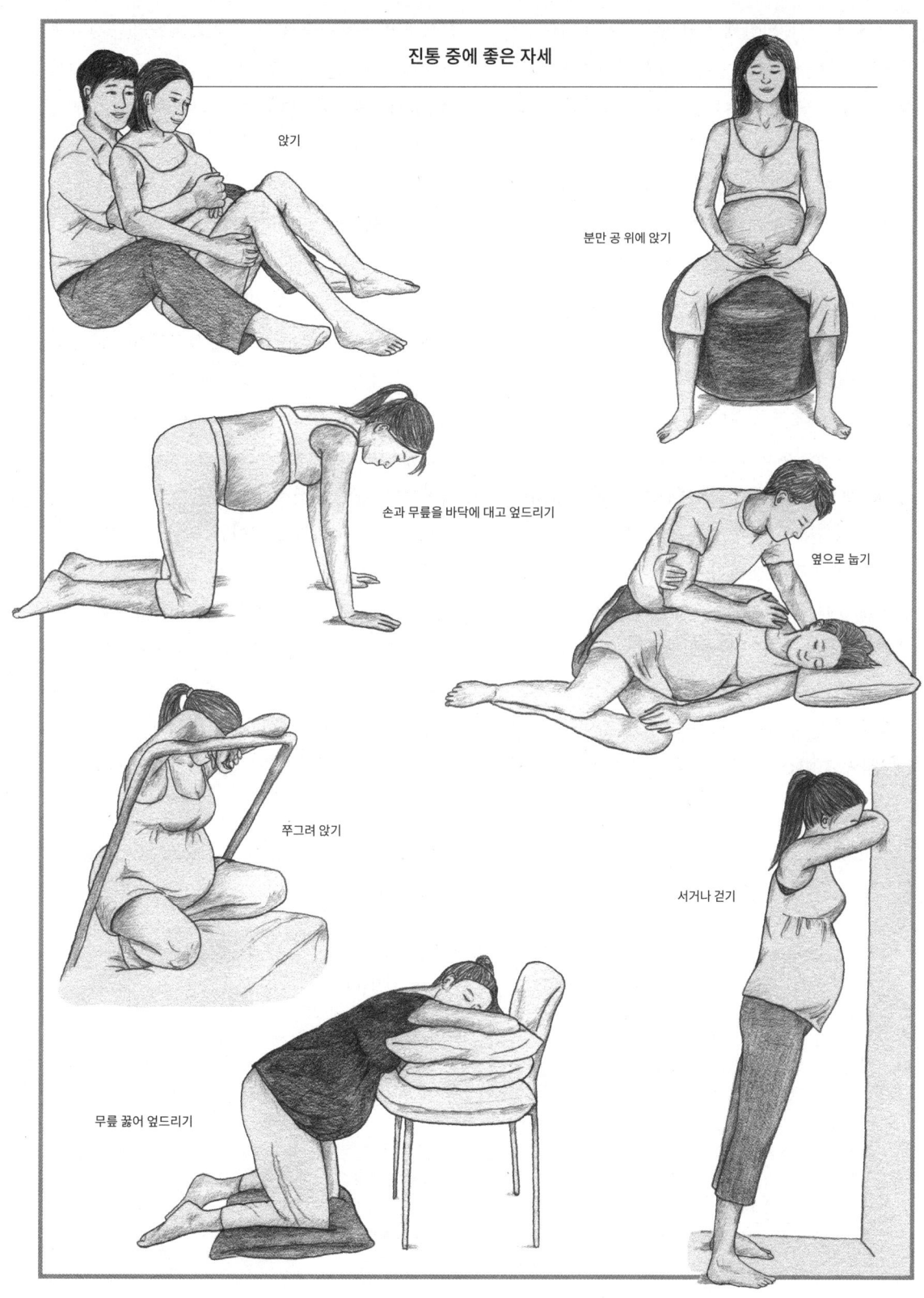

몇 주 후에 다시 원 상태로 되돌아간다. 질은 확실히 아기를 분만하기 위해 만들어진 기관인 것 같다. 회음부도 탄력성이 높지만 질보다는 덜하다. 출산 전 몇 달 동안 마사지를 하면 질의 탄력성이 높아져 많이 늘어나지 않을 것이다(319쪽 참조). 또한 이 기간 동안 케겔 운동과 함께 골반 근육 운동을 하면 골반 근육의 탄력성이 강화되어 빠른 시일 내에 정상적인 상태로 돌아오는 데 도움이 된다.

대부분의 여성들은 출산 후에 질이 늘어나도 그 정도가 약해 거의 알아차리지 못하고, 성생활을 즐기는 데도 전혀 지장을 받지 않는다. 임신 전에 지나치게 질이 좁은 경우에는 오히려 질이 늘어나 도움이 되기도 한다. 성생활을 더 만족스럽게 즐길 수 있고 경우에 따라 성관계를 할 때 통증이 줄어들기 때문이다. 그러나 출산 전에 성생활이 대단히 만족스러웠던 여성의 경우, 아주 간혹 출산 후 질의 근육이 늘어나 성적인 쾌감이 줄어들기도 한다. 하지만 시간이 지나면 질 근육은 다시 단단하게 조여진다. 케겔 운동을 꾸준히 자주 실시하면 질의 근육을 원 상태로 되돌리는 시간을 앞당길 수 있다. 출산 후 6개월이 지났는데도 질이 너무 느슨하다 싶으면 다른 가능한 조치에 대해 의사와 상의한다.

피를 볼까 봐 두려워요

Q "피를 보면 현기증이 나요. 이런 상태에서 분만 과정을 지켜볼 수 있을지 자신이 없군요."

A 비위가 약한 편이라 해도 걱정할 필요 없다. 출산을 할 때 생각보다 피를 많이 흘리지 않기 때문이다. 아마도 생리 기간에 흘리는 피의 양보다 많지 않을 것이다. 또한 임신부는 자신의 분만 과정을 제대로 지켜볼 여유가 없다. 분만에 적극으로 참여해 아기를 밀어내는 데 온 힘을 쏟아야 하기 때문이다. 따라서 흥분과 기대감, 고통, 피로에 사로잡혀 피가 나는지 알아챌 겨를이 없으며 하물며 피를 보고 불안해할 여유는 더욱 없다. 최근에 출산을 경험한

분만의 단계와 각 단계별 증상

출산은 진통을 하는 단계와 아기를 분만하는 단계, 그리고 태반이 배출되는 세 단계로 나뉜다. 제왕절개 분만으로 진통 단계가 중단되거나 생략되지 않는 한 모든 임신부는 준비기, 진행기, 이행기의 진통 단계를 경험한다. 자궁 수축의 지속 시간과 강도를 통해 임신부가 진통의 어느 단계에 와 있는지, 그 과정에서 어떤 증상을 경험하는지 예측할 수 있다. 정기적인 내진을 통해서도 진행 상황을 확인할 수 있다.

분만 1기 : 개구기
- ✦ **단계 1 : 준비기(잠복기)** 자궁경부가 얇아지고(소실) 3cm 정도 벌어진다(개대). 자궁 수축은 30~45초 동안 20분 간격으로 진행된다.
- ✦ **단계 2 : 진행기** 자궁경부가 7cm 정도 벌어진다. 자궁 수축은 40~60초 동안 3~4분 간격으로 진행된다.
- ✦ **단계 3 : 이행기** 자궁경부가 10cm 정도 벌어진다(완전 개대). 자궁 수축은 60~90초 동안 약 2~3분 간격으로 진행된다.

분만 2기 : 만출기

분만 3기 : 후산기

친구들에게 물어보아도 분만 중에 얼마나 많은 피를 흘렸는지 대답해줄 수 있는 사람은 거의 없을 것이다.

그래도 정말 피를 보고 싶지 않다면 아기가 나오는 순간에 거울에서 눈을 돌리면 된다. 회음절개술을 실시할 경우에도 거울에서 눈을 돌린다. 대신 아기가 나올 때 아기를 잘 볼 수 있도록 배를 지나 아래만 쳐다본다. 이렇게 하면 거의 피가 보이지 않을 것이다.

자신의 분만 과정을 보지 않기로 결정하기 전에 출산 DVD를 통해 다른 사람의 분만 과정을 살펴본다. 두렵기보다 경이로움을 훨씬 더 많이 느끼게 될 것이다. 일부 아빠들도 출산 장면을 차마 볼 수 없을 것 같아 걱정하는데, 남편이 이런 분만 상황을 불안하게 여긴다면 남편에게 449쪽의 내용을 보여주자.

ALL ABOUT 출산은 어떻게 이루어질까?

아기를 낳는 일은 일생일대의 도전이기도 하지만 세상 무엇과도 비교할 수 없을 만큼 경이로운 육체적·정서적 경험이기도 하다. 앞으로 있을 출산을 생각할 땐 약간의 두려움과 공포를 느끼겠지만, 출산을 모두 마치고 나면 경이로움과 안도감을 느낄 것이다.

또한 다행히 임신부 혼자 출산을 경험하지는 않을 것이다. 보호자는 물론이고 많은 전문 의료진이 출산 과정 내내 함께할 것이다. 그러나 곁에 전문가들이 아무리 많아도 자신이 직접 출산에 대해 알고 있는 것이 훨씬 도움이 된다.

메스꺼움과 더부룩함에서 속 쓰림과 요통에 이르기까지 임신 10개월의 과정을 모두 마친 임신부는 이제 어떤 경험을 앞두고 있는지 분명하게 알고 있다. 하지만 진통과 분만이 어떤 식으로 진행될지 정확하게 알고 있을까? 사실 진통과 분만을 예측하기란 쉽지 않으며 불가능한 일이기도 하다. 임신 양상이 그렇듯 진통과 분만도 제각기 다른 양상을 보이기 때문이다. 그러나 지난 10개월 동안 배 속에서 아기를 기르며 필요한 지식을 익혀온 것이 도움이 되었듯이, 출산을 하는 시간 동안 어떤 일이 일어날지를 알아두면 안심이 될 것이다.

분만 1기 : 개구기

─ 단계 1 : 준비기

이 단계가 가장 길지만 다행히 진통의 강도는 가장 약하다. 대개 뚜렷한 자궁 수축 없이 몇 시간에서 몇 주까지 시간이 지나거나, 뚜렷한 증상과 함께 2~6시간 이상 자궁 수축이 진행되면서 자궁경부가 얇아지고 3cm가량 벌어진다. 자궁 수축은 대개 30~45초간 지속되며 그보다 짧을 수도 있다. 자궁 수축의 강도는 약하거나 약간 강하며, 규칙적일 수도 있고 불규칙적일 수도 있다. 대략 20분 내외의 간격으로 진행된다. 점차 간격이 짧아지지만 일정한 양상을 보이지는 않는다.

임신부는 이 시기 동안 다음과 같은 증상을 경험할 것이다.

- 요통 : 지속적으로 또는 자궁 수축이 일어날 때마다 발생한다.
- 생리통 같은 경련성 복통
- 하복부 압박감
- 소화불량
- 설사
- 배 속이 따뜻해지는 느낌
- 피가 보임 : 정확히 피가 섞인 점액성 분비물이 보인다.
- 양막 파열 : 양수가 터질 수 있지만 진행기에 파열될 가능성이 더 높다.

감정적으로는 흥분과 안도감, 기대감, 불확실함, 불안감, 두려움 등을 느낄 수 있다. 마음이 편해져 수다를 떠는 사람이 있는가 하면 긴장과 불안을 느끼는 사람도 있다.

임신부가 할 일 많이 흥분되고 긴장되겠지만 마음을 편하게 하려고 노력해본다. 본격적으로 진통이 시작되려면 시간이 좀 더 걸릴 것이다.

- **한밤중이라면 잠을 청해본다** 나중에 자궁 수축이 빠르고 강해지면 제대로 잠을 자기 어렵다. 아드레날린이 솟구쳐 도무지 잠이 오지 않으면 차라리 일어나 집안일을 하면서 신경을 다른 데 쏟는 것이 좋다. 냉동실에 보관해둘 음식 몇 가지를 만들거나 아기 옷을 정리하거나 남은 빨래를 세탁하거나 즐겨 찾는 인터넷 게시판에서 자신과 같은 상황에 있는 사람들의 이야기를 읽는다. 낮이라면 집에서 멀리 떨어진 곳이 아닌 한 평소 하던 일을 계속한다. 단, 어디를 가든 반드시 휴대전화를 가지고 다녀야 한다. 직장에 있다면 어차피 일이 손에 잡히지도 않을 테니까 일찍 퇴근하는 것이 좋다. 딱히 할 일이 없다면 몰두할 만한 일을 찾는다. 산책을 하거나 텔레비전을 보거나 친구와 가족들에게 메일을 보내거나 가방을 챙긴다.

- **남편이 곁에 없다면 연락을 취해 곧 출산을 하게 될 것 같다고 알린다** 아직은 남편이 해줄 일이 별로 없기 때문에 직장에 있다면 벌써부터 달려올 필요는 없다. 분만 간호사를 고용했다면 분만 간호사에게도 자신의 상태를 알리는 것이 좋다.

- **배가 고프면 가벼운 간식을 먹거나 식사를 한다** 죽, 잼을 바른 토스트, 파스타나 밥, 젤리, 아이스캔디, 푸딩, 바나나 등을 먹는다. 지금은 음식을 섭취해 에너지를 비축하기 좋은 시간이다. 하지만 배불리 먹지 말고 햄버거, 포테이토칩 등 소화하기 힘든 음식은 피한다. 오렌지주스나 레모네이드 같은 신맛이 나는 음식도 먹지 않는다. 또한 꾸준히 수분을 섭취해야 한다.

- **마음을 편하게 한다** 따뜻한 물에 샤워를 하고 허리가 아프면 온열 패드를 댄다. 담당 의사가 허락하는 경우 아세트아미노펜(타이레놀)을 복용해도 좋다. 그러나 아스피린이나 이부프로펜은 복용하지 않는다.

자궁 수축 시간은 정확하게 기록하자

자궁 수축 시간을 아무 종이에나 쓱쓱 기록하지 않는다. 예쁜 수첩이나 출산 일지를 펼쳐 자궁 수축과 진통 경험에 대한 모든 내용을 꼼꼼하게 기록해보자. 남편에게 기록해달라고 해도 좋다. 이렇게 해놓으면 소중한 날을 평생 잊지 않고 기억할 수 있다.

◆ **자궁 수축 간격을 잰다** 자궁 수축 간격(이번 자궁 수축의 시작부터 다음 자궁 수축의 시작까지)이 10분 미만이면 30분 동안 수축 시간을 잰다. 10분 미만이 아니더라도 주기적으로 수축 시간을 잰다. 하지만 시계만 쳐다보고 있을 필요는 없다.

◆ **소변을 자주 본다** 요의를 느끼지 않더라도 자주 소변을 보아야 한다. 방광이 가득 차면 진통의 진행이 느려질 수 있다.

◆ **긴장 이완법을 시도한다** 필요하면 긴장 이완법을 이용하되, 아직 호흡운동은 시작하지 않는다. 호흡운동이 꼭 필요하기 전에 벌써부터 싫증나고 지칠 수 있다.

보호자가 할 일 보호자가 곁에 있다면 다음과 같은 방법으로 임신부를 도울 수 있다. 분만 간호사도 함께 있다면 같이 참여해도 좋다.

◆ **자궁 수축 시간을 기록한다** 자궁 수축 사이의 간격은 처음 수축이 시작된 시간부터 다음 수축이 시작되는 시간까지이다. 이 간격을 주기적으로 재서 기록한다. 간격이 10분 미만으로 짧아지면 더 자주 시간을 잰다.

◆ **임신부를 진정시킨다** 진통 초기에 보호자가 해야 할 가장 중요한 임무는 임신부를 안정시키는 것이다. 그러려면 보호자 자신이 먼저 긴장을 이완하는 것이 좋다. 보호자가 불안해하면 꼭 말로 표현하지 않더라도 (신체 접촉이나 표정으로) 보호자의 불안이 임신부에게 고스란히 전달된다. 임신부와 함께 긴장을 이완하는 운동을 하거나 임신부에게 느긋하고 부드럽게 마사지를 해주면 도움이 될 것이다. 그러나 호흡운동을 시작하기에는 너무 이르다. 지금은 그냥 일반 호흡만 하도록 돕는다.

◆ **임신부를 위로한다** '잘해낼 수 있다'는 믿음을 주며 세심하게 도와준다.

◆ **유머 감각을 잃지 말고 임신부도 유머 감각을 잃지 않도록 도와준다** 재미있게 지내다 보면 시간이 빨리 지나간다. 자궁 수축이 빠르고 강해지면 아무리 재미있는 일이 있어도 웃을 수 없으므로 지금 많이 웃자.

◆ **임신부의 관심을 진통이 아닌 다른 곳으로 돌릴 수 있는 활동을 찾아본다** 비디오 게임을 하거나, 우스운 시트콤을 보거나, 아기가 태어나는 날에 태어난 유명 인사들이 누가 있는지 알아보거나, 출산 후에 먹을 음식을 만들어 냉동시키거나, 가벼운 산책을 한다.

◆ **나중에 임신부에게 기운을 북돋아주려면 보호자 자신도 힘을 비축해두어야 한다** 자주 먹되, 임신부의 상황에 맞추어 먹는다. 가령 임신부는 죽 같은 것만 겨우 먹는데 옆에서 커다란 햄버거나 돈가스 같은 것을 먹지 않는다. 병원에 갈 때 간단한 음식을

병원에 연락한다

담당 의사는 진통이 좀 더 강해지기 전까지는 연락하지 않되, 낮에 진통이 시작되거나 양막이 파열되면 재빨리 병원에 연락하라고 말했을 것이다. 양막이 파열되어 양수가 탁하거나 푸른기가 돌면, 질에서 선홍색 분비물이 나오면, 태동이 느껴지지 않으면(자궁 수축으로 인해 정신이 산만해지면 태동을 느끼기 어려울 수도 있으니 262쪽의 테스트를 시도해본다) 즉시 연락을 한다. 썩 내키지 않더라도 보호자가 아닌 임신부가 직접 전화를 걸어 상황을 말하는 것이 가장 좋다. 제삼자가 이야기하면 상황을 충분히 전달하기 어려우니까.

준비해 가되, 냄새가 많이 나는 음식은 피하는 것이 좋다. 보호자의 입에서 김치 냄새나 양파 냄새가 나면 임신부는 몹시 불쾌해질 것이다.

단계 2 : 진행기

진행기는 대체로 개구기보다 짧다. 보통 2시간에서 3시간 30분 정도 지속된다. 이번에도 역시 개인마다 다양한 양상을 보인다. 자궁 수축이 보다 집중적으로 일어나고 강도도 점점 강해진다. 다시 말해 진통이 심해진다. 자궁 수축이 강해질수록 수축 시간도 길어지고(40~60초로 도중에 강도가 최고조에 달한다), 더욱 빈번해지며(규칙적인 양상을 보이는 건 아니지만 대체로 3~4분 간격으로), 자궁경부는 7cm까지 벌어진다. 자궁 수축 간격이 짧아 쉴 수 있는 시간이 적어진다.

또한 임신부들은 다음의 증상을 경험하게 된다. 경막외 마취 주사(무통주사)를 투여할 경우 진통을 느끼지 않을 것이다.

- ✦ 자궁 수축으로 통증이 심해진다. 자궁 수축이 진행되는 동안 말을 하기 힘들다.
- ✦ 요통이 심해진다.
- ✦ 다리가 아프거나 무거운 느낌이 든다.
- ✦ 피로감이 심해진다.
- ✦ 혈액이 섞인 분비물이 늘어난다.
- ✦ 아직 양막이 터지지 않았다면 지금 터지거나 인공적으로 파열시킬 것이다.

감정적으로는 안절부절못하고 긴장을 이완하기가 더 힘들어진다. 혹은 진통을 이기기 위해 보다 열심히 집중하고 몰두한다. '제대로 출산할 수 있을까?' 하며 자신감이 흔들리기

병원으로 갈 때는?

아마도 담당 의사는 준비기 말이나 진행기 초에 가방을 싸서 병원으로 오라고 말했을 것이다. 자궁 수축의 간격이 5분이나 그 미만인 경우, 집과 병원의 거리가 멀거나 초산이 아닐 경우에는 그보다 빨리 오라고 했을 것이다. 보호자가 언제 어디에서든 휴대전화를 받고 임신부에게 갈 수 있다면 병원에 빨리 도착할 수 있을 것이다. 절대로 임신부가 직접 운전을 하면 안 되므로, 보호자가 도착하지 않았다면 택시를 타거나 친구에게 운전을 부탁한다. 미리 병원까지 가는 경로를 계획해두고 병원의 주차 규정도 익혀둔다. 주차하기 힘들면 택시를 이용하는 것이 현명한 방법일 수 있다. 어느 쪽 입구로 들어가야 산부인과 병동에 가장 빨리 도착할 수 있는지도 알아둔다. 병원으로 가는 길에는 좌석을 최대한 뒤로 기울이는 것이 편하다. 이때 반드시 안전벨트를 착용한다. 몸이 으슬으슬 추울 수 있으므로 담요를 가지고 간다.
일단 병원에 도착하면 다음과 같은 절차를 밟게 될 것이다.

1. 입원 절차를 밟는다. 미리 절차를 밟아놓는 것이 좋다. 임신부가 진행기라 질문에 대답할 기운이 없다면 남편이 대신 대답한다. 미리 입원 절차를 밟지 않았다면 여러 과정을 거쳐야 하므로 많은 서류를 작성하고 질문에 대답할 준비를 한다.

2. 진통과 분만 병동에 도착하면 간호사가 해당 병실로 안내할 것이다. 대개 진통실이나 가족분만실로 안내된다. 간호 검사실로 먼저 가서 진통이 본격적으로 시작되었는지 확인하기 위해 자궁경부 검사를 받고, 아기의 심장박동과 자궁 수축을 측정할 수도 있다. 일부 병원의 경우 임신부가 들어가 준비하는 동안 보호자와 다른 가족은 밖에서 기다리도록 한다. 이때 남편이 곁에 있기를 원한다면 분명하게 요구한다. 대부분의 병원에서 융통성 있게 허용해줄 것이다. 허용이 안 될 경우 남편은 이 시간을 이용해 가까운 사람들에게 전화를 하거나, 간식을 가지고 오지

시작하고, '진통이 영원히 계속되는 거 아니야?' 하며 인내심도 사라져간다. 혹은 드디어 시작됐다는 생각에 흥분되고 기운이 날 수도 있다. 어떤 기분이 들든 정상이므로 '진행기'에 들어갈 마음의 준비를 한다.

모든 과정이 정상적으로 안전하게 진행될 경우, 병원의 의료진은 임신부만 입원실에 두고 필요한 검사와 관찰을 실시한다. 모든 검사와 관찰이 끝나면 보호자와 함께 아무런 방해 없이 진통 과정을 밟는다. 의료진은 임신부에게 다음과 같은 조치를 취할 것이다.

✦ 혈압을 잰다.
✦ 도플러나 태아 감시기를 이용해 태아의 상태를 관찰한다.
✦ 자궁 수축의 시간과 강도를 측정한다.
✦ 혈액이 섞인 분비물의 양과 특징을 점검한다.

✦ 경막외 마취를 원할 경우 정맥내 주사를 투여한다.
✦ 진통 과정이 지나치게 느릴 경우 옥시토신을 투여하거나 양막이 아직 파열되지 않았다면 인공적으로 양막을 파열시켜 진통을 촉진한다.
✦ 진통이 진행되는 양상과 자궁경부가 어느 정도 얇아지고 벌어졌는지를 확인하기 위해 수시로 검사한다.

의료진은 임신부가 궁금하게 여기는 모든 질문에 기꺼이 대답해주고 진통을 겪는 동안 필요한 지원을 아끼지 않는다. 그러므로 의료진에게 물어보길 꺼려하지 않아도 된다. 궁금한 사항은 보호자에게 묻지 말고 의료진에게 물어본다.

않았다면 간식을 준비해 온다. 20분이 지났는데도 입원실로 들어오라는 말이 없으면 간호사에게 기다리고 있다고 알린다. 옷 위에 멸균 가운을 입으라고 할 수도 있으므로 이에 대비한다.

3. 간호사는 임신부의 병력을 간단히 묻고, 자궁 수축이 언제 시작됐는지, 간격은 어떻게 되는지, 양막은 파열되었는지, 마지막으로 식사를 한 게 언제이며 무엇을 먹었는지 등을 자세히 물어볼 것이다.

4. 간호사는 의례적인 동의서에 임신부나 남편의 서명을 부탁한다.

5. 간호사는 임신부에게 병원 가운을 주고 갈아입도록 지시한 다음 검사용 소변을 받아 오라고 요청한다. 임신부의 혈압과 맥박, 호흡, 체온을 재고, 양수가 새는지, 출혈이 있는지, 혈액 섞인 분비물이 나오는지를 관찰한다. 도플러로 태아의 심장박동음을 듣거나, 필요한 경우 임신부의 몸에 태아 감시 기구를 연결한다. 태아와 태아의 자세도 평가한다.

6. 담당 의사와 병원의 방침에 따라, 그리고 가장 이상적으로는 임신부의 선택 여부에 따라 정맥내 주사를 투여한다.

7. 담당 의사가 임신부를 내진해 자궁경부가 벌어지고 소실된 정도를 검사한다. 양막이 자발적으로 파열되지 않고 자궁경부가 3~4cm 정도밖에 벌어지지 않았다면 양막을 인공적으로 파열시킨다. 자궁경부가 저절로 파열될 때까지 혹은 진통이 어느 정도 진행될 때까지 두기로 결정할 수도 있다. 대부분의 의사들은 자궁경부가 5cm 정도 벌어질 때까지 기다린다. 아직까지는 통증이 크게 느껴지지 않으며 따뜻한 물이 울컥 솟구치는 느낌만 들 것이다.

병원의 방침, 임신부의 상태, 담당 의사의 계획 등 아직 대답을 듣지 못한 궁금한 사항이 있다면 임신부와 보호자 모두 지금 물어보는 것이 좋다. 보호자는 이 기회에 출산을 돕는 의료진에게 출산 계획서 사본을 나눠주어도 좋겠다.

임신부가 할 일 지금은 무조건 몸을 편안하게 한다.

◆ **적극적으로 보호자의 도움을 받는다**
무엇이든 필요한 것이 있으면 보호자에게 바로바로 부탁하고 최대한 몸을 편안하게 유지한다. 등의 통증을 완화하기 위해 등을 문질러달라거나 물수건으로 얼굴을 닦아달라고 해도 좋다. 무엇이든 원하는 것을 분명하게 요구하는 것이 중요하다. 보호자는 기꺼이 도와줄 준비가 되어 있지만, 임신부가 무엇을 원하는지는 잘 모르기 때문이다.

◆ **호흡운동을 한다** 호흡운동을 이용할 계획이라면 대화를 할 수 없을 만큼 자궁 수축이 강해질 때 곧바로 호흡운동을 시작한다. 호흡운동을 미리 계획하지 않아 아무런 연습을 하지 않았다면 간호사에게 간단한 호흡법을 알려달라고 부탁한다. 어떤

준비기가 길어지면 어떻게 할까?

진통이 무리 없이 착착 진행되는 건 모든 임신부들의 바람이며 대부분 바람대로 진통이 진행된다. 진통이 원활하게 이루어지려면 세 가지 요건이 필요하다. 자궁경부가 효과적으로 벌어지기 위해 자궁 수축이 강하게 일어나야 하고, 아기가 자궁 밖으로 나가기 쉬운 자세를 취해야 하며, 아기가 쉽게 나갈 수 있도록 골반이 충분히 넓어야 한다. 하지만 경우에 따라서는 이런 요건이 모두 갖추어졌다 해도 진통이 제대로 진행되지 않을 수 있다. 자궁경부가 확장되는 데 시간이 걸리거나, 아기가 골반 아래로 하강하는 데 생각보다 많은 시간이 소요되거나, 아기를 밀어내는 힘이 약할 경우다.
경막외 마취 주사(무통주사)를 투여한 후에도 간혹 자궁 수축이 느려질 수 있다. 경막외 마취 주사를 맞은 경우 임신부마다 다양한 양상으로 진통을 겪으며, 진통 1단계와 2단계가 다소 길어질 수 있는데, 걱정할 필요는 없다. 다시 원활하게 진통을 진행시키기 위해 다음과 같은 여러 가지 조치를 취하게 된다.

◆ 진통 초기이며 자궁경부가 벌어지거나 소실되지 않은 경우, 담당 의사는 걷기와 같은 활동으로 몸을 움직이거나 혹은 정반대로 잠을 자거나 휴식을 취하라고 권한다. 이런 방법은 아마도 긴장을 이완시키는 데 도움이 될 것이다. 가진통을 없애는 데에도 도움이 된다. 가진통의 자궁 수축은 몸을 움직이거나 낮잠을 자면 대체로 가라앉는다.

◆ 자궁경부가 예상만큼 빨리 벌어지거나 소실되지 않으면, 피토신(옥시토신)이나 프로스타글란딘 E, 기타 진통 촉진제를 투여하여 진통을 유도한다. 임신부나 보호자의 손을 이용해 유두를 자극해 진통을 유도하기도 한다.

◆ 진통의 진행기에 접어들었지만 자궁경부가 아주 느리게 벌어지거나(초산부의 경우 자궁경부가 시간당 1~2cm 미만, 경산부의 경우 시간당 1.5cm 정도), 태아가 산도를 향해 내려오는 속도가 느리면(초산부의 경우 시간당 1cm 미만, 경산부의 경우 2cm 미만) 양막을 파열하거나 계속해서 옥시토신을 투여한다.

◆ 경막외 마취를 하지 않은 초산부가 2시간 이상, 경막외 마취를 한 초산부가 3시간 이상 아기를 밀어내고 있다면, 담당 의사는 아기의 자세를 재점검하거나 임신부의 상태를 확인하거나, 흡입기나 겸자(흡입기에 비해 덜 이용된다)를 이용해 분만을 시도하거나 제왕절개 분만을 결정한다.

원활한 진통을 위해서는 진통을 하는 동안 자주 소변을 보아야 한다. 방광이 꽉 차면 아기가 하강하는 데 방해가 될 수 있기 때문이다. 경막외 마취 주사를 투여한 경우에는 도관으로 소변을 뽑아내므로 방광이 계속 비어 있는 상태가 될 것이다. 장이 꽉 차도 아기가 하강하는 데 지장이 있으므로 24시간 내에 변을 보지 않았다면 변을 보도록 시도한다. 바른 자세로 앉거나 쪼그려 앉거나 일어서거나 걸음으로써 중력을 이용해 부진한 진통을 촉진할 수도 있다. 아기를 밀어낼 때에도 이와 같은 방법을 이용하면 도움이 된다. 엉거주춤 앉는 자세나 반쯤 쪼그려 앉는 자세는 분만에 가장 효과적이다.
진통 진행기가 시작된 지 24시간이 지난 후에도(간혹 그보다 일찍) 만족할 만한 진전을 보이지 않으면 대부분의 의사들은 제왕절개를 실시한다. 그러나 임신부와 아기의 상태가 괜찮다면 조금 더 기다리기도 한다.

방법을 이용하든 긴장을 이완하고 몸과
마음을 최대한 편안하게 하는 것이 중요하다.
호흡운동이 효과가 없다면 굳이 계속하지
않아도 된다.

◆ **진통제를 맞고 싶다면 지금 요청한다** 경막외
마취(무통주사)가 필요하다고 생각되면
가능한 한 빨리 투여받는 것이 좋다.

◆ **긴장을 풀기 위해 노력한다** 진통제 없이
진통을 계속할 경우 자궁 수축 사이에
긴장을 이완하기 위해 노력한다. 자궁
수축이 잦아질수록 긴장을 이완시키기가
점점 힘들어지겠지만, 그런 만큼 에너지를
비축해놓는 것도 중요하다. 출산 교실에서
배운 긴장 이완 방법을 이용하거나 127쪽의
긴장 이완 방법을 시도한다.

◆ **수분을 충분히 섭취한다** 담당 의사의 허락
하에 물을 자주 마셔 수분을 보충하고 입
안이 마르지 않도록 한다. 배가 고플 경우에도
담당 의사가 괜찮다고 하면 가벼운 간식을
먹는다. 담당 의사가 무언가를 섭취하면 안
된다고 금지한 경우, 얼음 조각을 입에 무는
것만으로도 기분이 한결 나아질 것이다.

◆ **가능하면 계속해서 몸을 움직인다** 단, 경막외
마취 주사를 맞는 경우에는 많이 움직이기
힘들다. 가능하면 주변을 걷거나 필요할
때마다 자세를 바꿔준다. 진통 자세는 341쪽을
참조한다.

◆ **자주 소변을 본다** 엄청난 골반의 압력 때문에
방광을 비워야 할 필요성을 느끼지 못할
수도 있지만 방광이 가득 차면 진통이
원활하게 진행되지 않을 수도 있다. 경막외
마취제를 투여받을 경우 도관을 통해 방광이
비워지므로 화장실에 가지 않아도 된다.

보호자가 할 일 분만 간호사가 있다면 보호자를
대신할 수도 있다. 진통 중인 임신부를 위해 누가
어떤 도움을 줄지 충분히 이야기한다.

◆ **의료진에게 출산 계획서를 준다** 간호사나
분만에 참여하는 의료진들에게 출산 계획서를
나누어주어 모두가 일관된 준비를 할 수
있도록 한다. 근무시간 교대로 간호사가
바뀌면 바뀐 간호사에게도 한 부 나누어준다.

◆ **임신부가 의료적인 조치를 원하면 간호사나 담당
의사에게 알린다** 임신부가 어떤 결정을 내리든
임신부의 결정을 존중한다. 가령 의료적인
조치 없이 진통을 계속하기로 하든 진통제를
맞기로 하든 임산부의 의견에 따른다.

◆ **임신부의 상태를 보고 어떻게 도와줄지 파악한다**
임신부가 원하는 것은 무엇이든 해준다.
임신부의 요구 사항이 시시각각 바뀔 수
있다는 사실도 기억한다. 방금 텔레비전
소리를 크게 조절해달라고 했다가 금세
텔레비전을 꺼달라고 할 수도 있다. 임신부의
기분과 보호자를 대하는 반응도 매순간
바뀔 수 있다. 임신부를 편안하게 해주려
애쓰는 데도 아무런 반응을 보이지 않거나
고마워하지도 않고 심지어 화를 내더라도
기분 나쁘게 여기지 않는다. 간혹 자신이
불필요하거나 방해가 된다고 느낄 때도
있겠지만, 보호자의 역할이 아주 중요하다는
사실을 잊으면 안 된다. 시간이 지나면
임신부가 고마워할 것이다.

◆ **병실 분위기를 조절한다** 가능하면 문을 닫고
조명을 어둡게 하며 방 안을 조용하게 만들어
임신부가 긴장을 이완하고 편하게 쉴 수
있게 한다. 조용한 음악을 틀어놔도 좋겠다.

그러나 임신부가 텔레비전을 보고 싶다고 하면 텔레비전을 틀어준다. 자궁 수축 사이에는 임신부가 긴장 이완 방법을 실시하도록 도와주고, 자궁 수축이 진행되는 동안에는 임신부와 함께 호흡운동을 한다. 그러나 임신부가 호흡운동을 하기 싫어하는데도 억지로 강요하거나 긴장 이완 방법을 강요해 스트레스를 주지 않도록 한다. 진통을 잊는 데 도움이 된다면 카드놀이 또는 비디오 게임을 하거나 가벼운 대화를 나누거나 텔레비전을 시청한다. 이때 임신부가 원하는 만큼만 신경을 돌리게 하고 도를 넘지 않는다.

◆ **기운을 북돋아준다** 임신부를 안심시키고 노력을 칭찬해준다. 안심시키는 말이 임신부를 더 초조하게 만들 경우에는 하지 않는 게 좋다. 아무리 건설적인 비난이라도 비난은 일체 삼간다. 무조건 임신부를 지지하되 도를 넘어서면 오히려 역효과가 날 수도 있으므로 주의한다. 진통이 느리게 진행될 경우에는 한 번 수축을 할 때마다 진통이 진행되며, 한 번 통증을 느낄 때마다 아기를 만날 시간이 가까워지고 있음을 상기시킨다. 그러나 임신부가 남편의 격려를 짜증스럽게 받아들인다면 아무 말도 하지 않는 것이 좋다. 임신부가 필요로 하는 것이 무엇인지 임신부의 입장에서 생각한다.

◆ **자궁 수축 진행 과정을 기록한다** 임신부에게 태아 감시기가 부착되어 있다면 의사나 간호사에게 읽는 법을 알려달라고 부탁한다. 그러면 자궁 수축이 시작될 때마다 매번 자궁 수축 시기를 임신부에게 알려줄 수 있다. 단, 임신부가 짜증을 내지 않는 선에서 그렇게 한다. 태아 감시기는 임신부보다 먼저 자궁의 수축을 감지한다. 임신부가 경막외 마취제를 투여해 자궁 수축을 느낄 수 없는 경우 언제 자궁이 수축되는지 알려준다. 또한 자궁 수축이 언제 끝날지도 알려준다. 태아 감시기를 읽을 수 있으면 임신부가 힘든 자궁 수축을 견디는 동안 임신부를 격려할 수 있다. 태아 감시기가 없다면 손으로 임신부의 배를 만져 자궁 수축의 시작과 끝을 알 수 있는 방법을 가르쳐 달라고 간호사에게 부탁한다. 임신부가 싫어하지 않을 때만 시도한다.

◆ **마사지를 해준다** 임신부의 배나 등을 마사지하거나 안마를 해주는 등 그동안 배운 방법들을 동원해 임신부를 편안하게 해준다. 어떤 식으로 마사지를 하거나 쓰다듬는 것이 좋은지 물어본다. 임신부가 아무런 접촉을 원하지 않으면 그냥 편안하게 두고 안심이 되는 말을 해준다. 임신부는 금방 기분이 좋았다가 금방 짜증을 부린다는 사실을 기억한다.

◆ **소변을 보도록 돕는다** 임신부가 도관을 삽입하지 않은 경우, 적어도 한 시간에 한 번은 화장실에 가도록 도와준다. 소변이 마렵지 않아도 방광이 가득 차 있으면 진통을 진행하는 데 방해가 될 수 있다.

◆ **수시로 자세를 바꾸도록 도와준다** 가능하면 복도를 걷게 한다.

◆ **얼음을 준비한다** 냉동실의 위치를 파악해 계속해서 얼음을 얼려둔다. 수분을 섭취하거나 가벼운 간식을 먹어도 좋다는 허락을 받았다면 수분과 간식을 자주 제공한다. 아이스캔디는 기운을 되찾는 데 특히 도움이 될 수 있으므로 넉넉히 준비한다. 미리 간호사에게 보관해둘 장소가 있는지 문의한다.

- **임신부의 몸을 시원하게 해준다** 차가운 물에 수건을 푹 담가 임신부의 몸과 얼굴을 자주 시원하게 닦아준다. 이렇게 하면 임신부가 기운을 차리는 데 도움이 된다.
- **양말을 신긴다** 임신부의 발이 차가우면 양말을 꺼내 발에 신겨준다. 임신부가 직접 양말을 신기는 쉽지 않다.
- **임신부의 입과 귀가 된다** 임신부는 지금 충분히 힘든 과정을 견디고 있으므로 임신부의 짐을 덜어준다. 임신부 편에서 임신부와 의료진 사이의 중재자 역할을 담당한다. 의료진이 질문을 하면 임신부 대신 대답을 한다. 출산 과정과 도구, 약물 등에 대한 설명도 요청한다. 임신부에게는 앞으로 일어날 일에 대해 차분히 알려준다. 목소리를 높일 일이 있다면 입원실 밖에서 조용히 처리한다.

단계 3 : 이행기

이행기는 진통 단계 가운데 가장 힘든 시기지만, 다행히도 일반적으로 가장 빨리 끝난다. 이때는 자궁 수축의 강도가 갑자기 최고조에 달한다. 자궁 수축은 매우 강해 2~3분 간격으로 60~90초간 이어지며 자궁 수축이 진행되는 대부분의 기간 동안 최고조에 달할 만큼 강한 통증이 지속된다.

일부 여성들, 특히 출산 경험이 있는 여성들은 절정에 이르는 통증을 여러 차례 경험하기도 한다. 자궁 수축이 완전히 사라지지 않고 계속 이어지는 느낌이 들어 자궁 수축 사이에도 제대로 쉬지 못한다. 자궁경부가 완전히 벌어지려면 10cm쯤 벌어져야 하는데, 마지막 남은 3cm는 아주 단시간에, 평균적으로 15분에서 1시간 사이에 벌어진다. 간혹 3시간 동안 벌어지는 경우도 있다.

이행기에는 다음과 같은 경험을 하게 된다. 단, 경막외 마취 주사(무통주사)나 기타 진통제를 투여해 감각이 없는 경우에는 해당되지 않는다.

- 자궁 수축과 함께 보다 강한 통증이 느껴진다.
- 허리나 회음부에 강한 압박감이 느껴진다.
- 대변을 보고 싶은 욕구 혹은 이런 욕구 없이 직장에 압박감이 느껴진다. 이때 신음 소리를 내고 싶어지기도 하는데, 그럴 땐 그냥 소리를 내뱉는다.
- 자궁경부의 모세혈관이 터지면서 혈액이 묻은 질 분비물이 많아진다.
- 너무 더워 땀이 나거나 오한으로 몸을 떤다. 두 가지 증상이 번갈아 나타나기도 한다.
- 다리에 경련이 일어 억제할 수 없이 떨리기도 한다.
- 메스꺼움이나 구토가 일어난다.
- 산소가 뇌에서 산도로 이동하면서 자궁 수축 사이에 졸음이 온다.
- 목구멍이나 가슴이 조이는 듯한 느낌이 든다.
- 기진맥진해진다.

호흡하는 도중 어지러우면?

진통 중에 호흡을 계속하다 보면 간혹 '호흡 항진증'을 겪을 수 있다. 즉 과도한 호흡으로 혈중 이산화탄소가 감소할 수 있다. 현기증이나 어지럼증이 나타나고 시야가 흐려지거나, 손가락과 발가락이 따끔거리고 감각이 없으면 보호자나 간호사에게 증상을 말한다. 종이 가방을 입에 대고 숨을 쉬거나 손으로 컵 모양을 만들어 그 안에 대고 숨을 쉰다. 몇 차례 숨을 들이쉬고 내쉬고 나면 곧 괜찮아진다.

감정적으로는 마치 한계에 다다른 듯 마음이 약해지고 모든 상황이 벅차게만 느껴진다. 아직 힘을 줄 수 없다는 좌절감에 낙담과 짜증, 불안, 당황스러움을 느끼고, 집중하거나 긴장을 이완시키기가 힘들어진다. 스트레스가 너무 심해 극도로 흥분하기도 한다.

임신부가 할 일 조금만 버티자. 거의 다 끝나간다. 이행기 무렵에는 자궁경부가 완전히 벌어져 이제 곧 아기를 밀어내기 시작한다. 앞으로 얼마나 남았는지 생각하기보다 지금까지 지나온 과정을 생각하자.

- 호흡운동이 도움이 되면 계속해서 호흡운동을 한다. 힘을 주고 싶은 충동이 느껴지더라도 조금만 참자. 호흡 방법에 대해 달리 지시를 받은 바가 없다면 가쁜 호흡을 하거나 '후후' 하고 숨을 내쉰다. 자궁경부가 아직 완전히 벌어지지 않았는데 힘을 주면 자궁경부가 부어올라 분만이 지연될 수 있으므로 주의한다.
- 다른 사람의 손이 불필요하게 닿는 것이 싫거나 조금 전까지만 해도 보호자가 쓰다듬어주면 편했는데 지금은 짜증이 난다면 망설이지 말고 말한다.
- 자궁 수축 사이에는 규칙적으로 천천히 심호흡을 해 최대한 긴장을 이완시키도록 노력한다.
- 앞으로 다가올 행복에 생각을 집중한다. 아기를 품에 안을 날이 얼마 남지 않았다.

아직 분만실로 이동하지 않았다면 자궁경부가 10cm까지 완전히 벌어질 때 분만실로 이동할 것이다. 혹은 분만 침대에 누워 있다면 분만을 준비하기 위해 침대 하단이 제거될 것이다.

보호자가 할 일 분만 간호사가 있다면 다음의 내용을 보호자와 함께 할 수 있다.

- 임신부가 경막외 마취 주사(무통주사)나 기타 진통제를 투여받는 경우 약물이 더 필요한지 물어본다. 이행기에는 진통이 몹시 심하므로 경막외 마취의 효과가 약해지면 임신부가 힘들어질 것이다. 이럴 땐 간호사나 담당 의사에게 상황을 알린다. 임신부가 계속해서 약물을 이용하지 않을 경우 어느 때보다 보호자가 필요할 것이다.
- 임신부의 곁을 지키되, 임신부에게 너무 바짝 붙어 있지 않는다. 이행기에 있는 대부분의 임신부들은 누군가의 몸이 닿는 것을 싫어할 수 있다. 하지만 늘 그렇듯이 임신부의 기분을 보고 상황을 파악한다. 이 단계에서 임신부의 허리를 부분부분 안마해주면 요통을 어느 정도 완화하는 데 도움이 되지만, 복부를 마사지하면 몹시 불쾌해질 수 있다.
- 필요 없는 말을 하지 않는다. 지금은 수다를 떨거나 농담을 할 때가 아니다. 조용하고 편안한 분위기를 만들어준다, 지시 사항은 간단명료하게 전달한다.
- 임신부가 조용히 있기를 원하지 않는다면 격려의 말을 많이 해준다. 지금은 눈을 마주치거나 쓰다듬는 행위가 말보다 훨씬 효과적인 의사소통이 될 수 있다.
- 임신부에게 도움이 된다 싶으면 자궁 수축을 할 때마다 임신부와 함께 호흡운동을 한다.
- 자궁 수축이 끝나면 가볍게 배를 만져주어

자궁 수축이 끝났음을 알려주고 자궁 수축 사이에 임신부가 긴장을 이완시키도록 도와준다.

- 자궁 수축 간격이 점점 짧아지거나 임신부가 힘을 주고 싶은 충동을 느끼는 것 같으면, 또는 검사를 받은 지 한참 됐다면 간호사나 담당 의사에게 알린다. 자궁경부가 완전히 벌어졌을지 모른다.

- 얼음 조각이나 물을 자주 가져다주고 차가운 물수건으로 자주 이마를 닦아준다. 임신부가 오한이 들면 담요로 덮어주거나 양말을 신겨준다.

- 잠시 후에 얻게 될 커다란 선물에 마음을 집중한다. 많은 시간과 노력을 들여 여기까지 왔으며, 임신부가 곧 아기를 밀어내고 나면 고대하던 아기를 품에 안게 될 것이다.

분만 2기 : 만출기

지금까지는 임신부가 출산에 적극적으로 참여했다고 볼 수 없다. 물론 진통 과정에서 상당히 힘들었겠지만, 대부분의 일은 자궁경부와 자궁, 그리고 아기가 담당해왔기 때문이다. 하지만 자궁경부가 완전히 열린 지금부터는 아기를 밀어내 아기가 산도의 나머지 부분을 통과해 빠져나오도록 해야 하기 때문에 임신부의 역할이 중요하다. 아기를 밀어내 분만을 마치는 단계인 만출기는 대략 30분~1시간이 걸린다. 하지만 간혹 10분 만에(심지어 그보다 짧게) 끝나기도 하고, 2~3시간(심지어 그보다 오랜 시간)이 걸리기도 한다.

만출기의 자궁 수축은 대체로 이행기의 자궁 수축보다 더 규칙적이다. 자궁 수축은 여전히 60~90초간 진행되지만 간격은 대개 2~5분으로 더 벌어진다. 간혹 자궁 수축이 더 강하게 일어나기도 하지만 고통은 덜할 것이다. 여전히 각각의 자궁 수축이 시작되는 시점을 인식하기 힘들지만 지금부터는 자궁 수축 기간과 자궁 수축 사이의 휴식 기간이 명확해진다.

개인마다 양상이 다르고 특히 경막외 마취 주사(무통주사)를 투여받았다면 거의 아무런 느낌을 받지 않겠지만 대체로 이번 단계에서는 다음과 같은 증상을 느낀다.

- 자궁 수축과 함께 통증이 느껴진다. 통증이 아주 심하지는 않다.

- 힘을 주고 싶은 충동이 참을 수 없을 만큼 강하다. 모든 여성이 그런 건 아니며 특히 경막외 마취 주사를 투여받은 경우에는 아무런 느낌이 없을 수 있다.

- 직장에 엄청난 압박감을 느낀다. 경막외 마취 주사를 투여받은 경우에는 느끼지 못할 수도 있다.

- 다시 기운이 나는 듯하거나 피로감을 느낀다.

- 자궁이 눈에 띄게 솟아올라 자궁이 수축될 때마다 눈으로 분명하게 볼 수 있다.

- 피가 섞인 분비물이 많아진다.

- 아기의 머리가 밀고 내려오면서 질 부위가 따끔거리거나 쓰리고 찔리는 듯한 느낌이 든다.

- 아기가 나오면서 축축하고 미끈거리는 느낌이 든다.

드디어 힘을 줄 수 있게 됐다는 생각에 안도감을 느낀다. 경우에 따라 당황스러움과 거부감, 두려움이 들기도 한다. 기분이 들뜨고 흥분되기도 한다. 만출기가 한 시간 이상 지속되면 좌절감을 느끼거나 당혹스러울 수도 있다. 만출기가 길어지면 아기를 만나고 싶은 생각을 하기보다 어서 빨리 이 고통이 끝나기만을 바라게 된다. 얼마든지 그럴 수 있으며 지극히 정상적이다.

임신부가 할 일 지금은 아기를 밀어내는 단계다. 그러므로 힘을 주기 편한 자세를 취하도록 한다. 침대, 의자 등 자신이 이용하는 곳에서 가장 편안하고 효율적인 자세를 취하자. 엉거주춤 앉는 자세나 반쯤 쭈그려 앉는 자세는 분만 과정에서 중력의 도움을 받을 수 있고 힘을 더 세게 줄 수 있어 가장 바람직하다. 이런 자세를 취할 때 턱을 가슴 쪽으로 끌어당기면 힘을 주어야 하는 부위에 힘을 집중시킬 수 있다. 힘을 주어도 아기가 산도 아래로 내려가지 않는 경우가 있는데, 자세를 바꾸면 도움이 되기도 한다. 예를 들어 몸을 반쯤 기울이고 있었다면 손바닥과 무릎을 바닥에 대고 엎드리거나 쭈그려 앉는 자세를 취해본다. 자세를 잡은 후에는 있는 힘을 다해 힘을 준다. 효율적으로 힘껏 힘을 줄수록 아기가 산도를 따라 내려오는 속도가 빨라진다. 안절부절못한 상태에서 무작정 아무렇게나 힘을 주면 힘만 낭비될 뿐 효과가 별로 없다. 힘을 줄 땐 다음과 같은 사항을 기억한다.

◆ 온몸과 허벅지의 힘을 뺀 다음 대변을 보듯이 힘을 준다. 질과 직장에 힘을 집중하고, 상체와 얼굴에는 힘을 주지 않는다. 가슴에 힘을 주면 분만 후 가슴에 통증이 생길 수 있다. 얼굴에 힘을 주면 아기를 밀어내는 데 아무런 도움이 되지 않을 뿐만 아니라 얼굴의 긴장으로 뺨에 멍이 들고 눈이 충혈된다.

◆ 회음부 전체에 힘을 주기 때문에 직장 안에 있던 대변까지 나올 수 있다. 힘을 주는 동안 이런 상황을 피하려다 보면 분만이 느려질 수 있다. 거부감이나 당황스러운 느낌이 들더라도 밀어내는 리듬을 깨지 않도록 노력한다. 거의 모든 임신부들이 분만을 하는 동안 자기도 모르게 약간의 대변이나 소변을 보게 되는데, 아무도 그런 일을 이상하게 생각하지 않으므로 안심한다. 배설물이 묻으면 즉시 패드를 갈아줄 것이다.

◆ 밀어낼 준비를 하기 위해 자궁 수축이 강해지는데 그동안 몇 차례 심호흡을 한다. 자궁 수축이 절정에 이르면 심호흡을 하고 있는 힘껏 힘을 준다. 숨을 참았다가 힘을 줄 때 내쉬는 방법도 있으니 어느 쪽이든 편한 방법을 택한다. 힘을 주는 동안 간호사나 보호자가 10까지 수를 세기도 하는데 도움이 되면 그 소리에 집중한다. 하지만 이 방법이 리듬을 깨거나 별 도움이 되지 않으면 하지 말라고 부탁한다. 자궁 수축이 진행될 때 몇 차례 힘을 주어야 하는지, 매번 얼마의 시간 동안 힘을 주어야 하는지 정해진 공식은 것은 없으며, 자연스럽게 대처하는 것이 가장 중요하다. 힘을 주고 싶은 충동이 다섯 차례 일어나고 매번 5초간 지속될 수도 있으며, 힘을 주고 싶은 충동은 고작 두 차례 일어나지만 지속 시간이 좀 더 길 수도 있다. 자연스럽게 충동에 따르다 보면 아기를 분만하게 될 것이다. 충동이 느껴지지 않아도 아기는

분만할 때 아기 모습

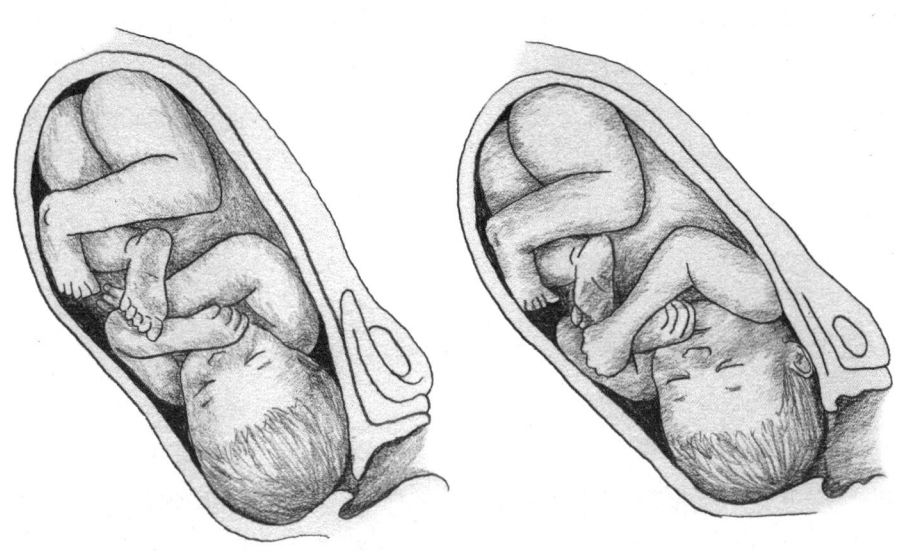

1. 자궁경부가 어느 정도 얇아졌지만(소실), 아직 크게 벌어진 상태는 아니다.

2. 자궁경부가 완전히 벌어지고 아기의 머리가 산도(질)를 누르기 시작한다.

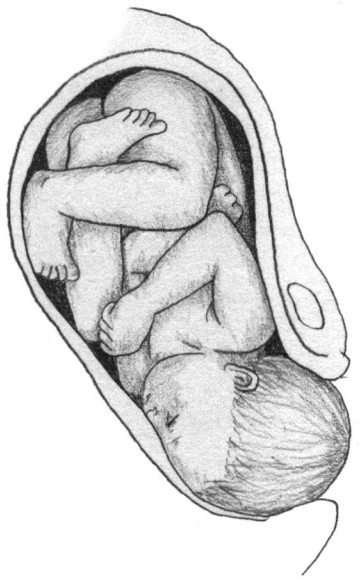
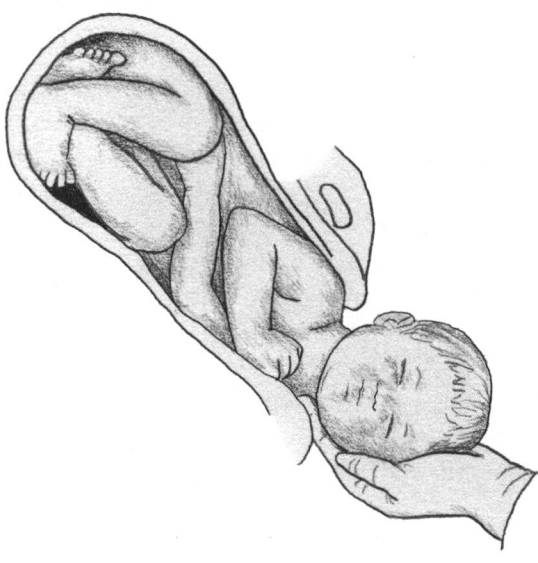

3. 아기는 엄마의 골반 사이에 정수리를 끼우기 위해 진통 중에 한 번씩 몸을 돌린다. 그러고 나면 머리의 앞부분이 밖으로 나온다.

4. 아기의 몸 중에서 가장 넓은 부위인 머리가 밖으로 나온다. 이후에는 분만이 신속하고 원활하게 진행된다.

나오게 된다. 모든 임신부가 자연스럽게 충동이 생기는 것은 아니다. 이 경우에는 담당 의사나 간호사가 언제 어떻게 힘을 주어야 하는지 알려줄 것이다. 임신부가 집중하지 못하면 여러 차례 이야기해줄 것이다.

◆ 아기의 머리가 나왔다가 다시 들어가도 실망하지 않는다. 분만은 2보 전진 1보 후퇴의 과정이다. 제대로 진행되고 있다는 사실만 기억하자.

◆ 자궁 수축 사이에는 휴식을 취한다. 만출기가 너무 오래 지속되어 완전히 기진맥진한 상태라면, 담당 의사가 여러 차례의 자궁 수축이 진행되는 동안 아기를 밀어내지 말고 힘을 모으라고 지시하기도 한다.

◆ 아기의 머리가 너무 빨리 나오지 않도록 하기 위해 담당 의사가 힘을 주지 말라고 지시하면 힘을 주지 않는다. 힘을 주고 싶은 충동이 생기면 가쁜 호흡을 하거나 '후후' 하고 숨을 내쉰다.

◆ 거울이 제공되는 경우, 무언가 보이기 시작하면 거울에 시선을 고정시킨다. 아기의 머리가 나오는 걸 보고 손을 뻗어 머리를 만지면 힘을 주기 힘든 상황에서도 힘을 내게 될 것이다. 아기의 머리가 나오는 모습은 비디오 촬영을 하지 않는 경우에는 두 번 다시 볼 수 없는 장면이기도 하다.

임신부가 힘을 주어 아기를 밀어내는 동안 간호사와 담당 의사는 임신부를 지지하고 방법을 지시하며, 도플러나 태아 감시기를 이용해 아기의 심장박동을 계속해서 점검한다. 또한 살균 처리된 천을 펼치고 그 위에 분만 도구들을 정리해

갓 태어난 아기의 모습

갓 태어난 아기가 보티첼리의 그림에 나오는 천사들처럼 동글동글 매끄럽게 생겼을 거라고 기대했다면 아마 충격을 받을지도 모른다. 10개월 동안 양수에 푹 담겨 있다가 자궁 수축의 압박 속에서 열두 시간가량 시달린 후 산도에 갇혔다가 가까스로 나오느라 아기는 미처 외모에 신경 쓸 겨를이 없었으니 말이다. 제왕절개 분만으로 태어난 아기들은 외모 면에서는 일시적으로 약간 우월하다. 다행히 예상보다 덜 사랑스러운 신생아의 모습은 얼마간 시간이 지나면 대부분 사라진다. 병원에서 집으로 돌아올 땐 쭈글쭈글하고 뼈만 앙상하며 눈은 퉁퉁 부은 모습이지만, 2주 정도만 지나면 아름다운 천사가 되어 아기 침대에 누워 있을 것이다.

이상한 머리 모양 갓 태어난 신생아의 머리는 거의 가슴둘레와 맞먹는 크기로 비율상 몸 전체에서 가장 큰 부분을 차지한다. 아기가 자라면서 몸의 나머지 부분이 머리 크기만큼 자란다. 대개 아기의 머리는 엄마의 골반을 빠져나오느라 찌그러져서 이상한 모양이 되기 일쑤인데, 주로 뾰족한 원뿔 모양이 되는 경우가 많다. 충분히 벌어지지 않은 자궁경부에 머리가 눌려 혹 같은 게 생기면서 머리가 더 일그러질 수도 있다. 이런 혹은 하루 이틀 지나면 사라지고, 2주 내에 머리 모양이 예쁘게 만들어져 뾰족하던 모양도 조약돌처럼 동글동글해진다.

부드러운 솜털 같은 머리카락 갓 태어난 아기의 머리카락은 나중에 자랄 머리카락과 많이 다르다. 대머리와 다름없는 상태로 태어나는 아기가 있는가 하면 숱이 많은 상태로 태어나는 아기도 있다. 보통은 부드러운 머리털이 살짝 덮여 있는 상태로 태어난다. 갓 태어날 때 덮여 있던 머리카락은 차츰 전부 사라지고(아주 서서히 빠지기 때문에 거의 알아차리지 못한다) 색깔과 질감이 다른 새로운 머리카락이 자란다.

아기를 덮고 있는 태지 자궁 안에서 태아를 덮고 있던 치즈 같은 물질은 오랫동안 양수에 노출되는 아기의 피부를 보호한다. 미숙아는 태어날 때 태지가 많이 덮여 있는 반면,

분만을 준비한 다음, 수술복을 입고 수술 장갑을 끼고 소독약으로 회음부를 닦는다. 필요하면 회음절개술을 시술하거나 흡입 분만을 이용하고, 그보다는 시술 횟수가 적지만 필요한 경우 겸자 분만을 하기도 한다.

일단 아기의 머리가 질 밖으로 나오면 담당 의사는 아기의 코와 입에서 여분의 점액질을 제거한 다음 어깨와 몸통을 끌어낸다. 이때 임신부가 한 번 더 약하게 힘을 주면 아기의 몸통이 쉽게 빠져 나온다. 아기의 머리가 가장 나오기 힘든 부분이므로 머리만 나오면 나머지 부분은 아주 쉽게 나온다. 분만이 끝나고 탯줄의 고동이 멈추면 담당 의사가 집게로 탯줄을 쥔다. 그런 다음 담당 의사나 보호자가 탯줄을 자르고 아기를 임신부에게 안겨주거나 배 위에 올려준다. 제대혈 보관을 계획한 경우 이 시점에 보관 작업이 이루어진다. 아기와 살을 맞대고 아기를 어루만질 수 있는 절호의 기회이므로, 임신부는 가운을 들어올리고 아기를 꼭 끌어안는다. 연구 결과에 따르면 출산 직후 엄마와 살을 맞댄 아기들은 몇 시간 더 오래 잠을 자고 더 차분해진다고 한다.

이제 간호사와 담당 의사가 아기의 상태를 살펴보고 출생 후 1분과 5분이 경과한 후 각각 아프가 점수를 매긴다(박스 참조). 간호사는 아기에게 재빨리 마사지를 해 자극을 준 다음, 기념으로 간직할 아기의 발 도장을 찍고, 임신부의 손목과 아기의 발목에 식별 가능한 밴드를 채운다. 감염을 막기 위해 아기의 눈에 자극이 없는 눈연고를 넣는다. 이때 잠시 신생아를 안는 시간을 가진 후에 연고를 넣어달라고 부탁할 수 있다. 이제 몸무게를 잰 다음 아기의 체온이 떨어지지 않도록 아기를 감싼다. 병원에 따라 절차의 일부를

제때에 태어난 아기는 약간만 붙어 있고, 과숙아는 피부가 접힌 부분이나 손톱 밑을 제외하고는 태지가 거의 없다.

약간 부은 생식기 생식기 부종은 남녀 신생아 모두에게 나타나는 현상이다. 남녀 신생아의 가슴 역시 엄마의 체내에서 분비된 호르몬의 영향으로 약간 부풀어 오를 수 있으며, 간혹 울혈이 생겨 흰빛이나 분홍빛의 물질을 분비하기도 한다. 이 호르몬 탓에 여자 아기의 경우 우유처럼 희거나 심지어 피가 섞인 질 분비물이 나오기도 한다. 이러한 현상은 모두 정상이며 일주일에서 열흘 후면 사라진다.

부은 눈 10개월 동안 양수에 잠겨 있다가 좁은 산도를 가까스로 빠져나왔으니 신생아의 눈이 붓는 것은 아주 당연하다. 더구나 감염을 예방하기 위해 눈에 연고를 넣기 때문에 붓기가 더욱 심해질 수 있다. 눈의 부기는 며칠 이내에 사라진다.

붉고 푸른 피부 신생아의 피부는 붉은빛이나 분홍빛을 띤다. 시간이 지나면서 점차 고유의 피부색을 가지게 된다. 갓 태어났을 땐 공기에 처음 노출되어 피부가 건조해지고 갈라지기도 하지만 이러한 현상 역시 곧 사라진다.

어깨와 등, 이마의 배내털 임신 기간을 다 채우고 태어난 아기는 어깨와 등, 이마, 관자놀이에 배내털이라고 하는 가는 솜털이 덮여 있다. 보통 일주일 후면 저절로 떨어진다. 미숙아의 경우에는 배내털이 더 많고 오래 남아 있으며, 과숙아의 경우에는 거의 떨어져 있다.

피부에는 얼룩덜룩 반점 신생아의 경우 거의 대부분이 두개골 아래와 눈꺼풀 위, 혹은 이마에 연어반점이라고 하는 불그스레한 반점이 나타난다. 또한 등과 엉덩이, 때로는 팔과 허벅지의 깊은 피부 층이 착색되어 푸른색이 감도는 녹색의 몽고반점이 많이 나타난다.
이런 반점은 아기가 만 4세쯤 되면 사라진다.
선명한 붉은색 모반인 혈관종은 작은 것에서부터 몸 전체의 1/4이나 그 이상을 덮을 만큼 큰 것에 이르기까지 다양하게 나타난다. 얼룩덜룩한 진주빛 회색을 띠며 점차 흐릿해졌다가 완전히 사라진다. 밀크커피색반점이 나타나기도 하는데, 이런 반점은 대개 흐릿해지지 않는다.

생략하기도 하고, 많은 부분 임신부가 참여하도록 해 아기와 애착을 맺는 시간을 주기도 한다.

아기에게 별문제가 없는 경우 잠시 후 아기를 다시 품에 안고, 원한다면 젖을 물리기 시작한다. 아기가 즉시 젖을 물지 못하고 임신부도 젖을 물리는 방법을 모른다 해도 걱정할 필요는 없다. 모유 수유를 시작하는 방법에 대해서는 399쪽을 참조한다.

병원에서는 신생아 검사를 하고 발바닥에서 채혈해 혈액검사를 하며 B형 간염 예방접종을 실시한다. 아기의 체온이 안정되면 첫 목욕을 시키는데, 아빠가 참여하도록 하기도 한다.

보호자가 할 일 이번에도 분만 간호사와 책임을 나눌 수 있다.

◆ 계속해서 임신부를 편안하게 해주고 기운을 북돋아준다. 만출기가 진행되는 동안 '사랑해'라는 속삭임은 그 어느 때보다 큰 힘이 될 것이다. 임신부가 자신의 노력을 몰라준다 해도 서운해하지 않는다. 지금 임신부의 온 정신은 분만에만 집중되어 있다.
◆ 자궁 수축 사이에 마음을 진정하는 데 도움이 되는 말을 해주고 찬 물수건으로 이마와 목, 어깨를 닦아준다. 등과 허리를 마사지해주어 임신부가 긴장을 풀도록 돕는다.
◆ 얼음 조각이나 수분을 계속해서 제공해 임신부의 입이 마르지 않도록 한다. 임신부는 아기를 밀어내는 데 온 힘을 쏟느라 입이 바싹 마르기 쉽다.
◆ 임신부가 힘을 주는 동안 필요하면 등을 받쳐주고, 손을 잡아주거나 이마를 닦아주는 등 그때그때 필요한 도움을 준다. 임신부의 몸이 미끄러져 내려가면 다시 위로 올려준다.
◆ 수시로 진행 상황을 알려준다. 아기의 머리가 보이기 시작하면 거울을 보게 해주어 얼마나 큰일을 해냈는지 눈으로 확인하게 한다. 임신부가 거울을 보지 않거나 거울이 없다면 아기가 조금씩 나올 때마다 상황을 설명한다. 임신부의 손을 잡고 함께 아기의 머리를 만지면 새롭게 힘을 얻을 수 있을 것이다.
◆ 아기가 나올 때 아기를 붙잡거나 나중에 탯줄을 자를 기회가 주어진다면 겁내지 않는다. 둘 다 비교적 쉬운 일이며 차근차근 의료진의 지시에 따르면 된다. 하지만 탯줄이 실처럼 쉽게 잘라지지 않는다는 건 미리 알아두자. 탯줄은 생각보다 질기다.

분만 3기 : 후산기

가장 힘든 시기는 끝나고 최고의 순간도 지나 이제 마무리 작업만 남았다. 출산 마지막 단계가 진행되는 동안(대개 5분에서 30분 혹은 그 이상의 시간이 소요된다) 자궁 안에서 아기의 생명을 지탱해주던 태반이 빠져나온다. 그동안 산모의 몸에서는 약 1분간 경미한 자궁 수축이 계속해서 일어나지만 인식하지 못할 수도 있다. 어쨌든 지금 아기에게 온 정신이 팔려 있을 테니까! 태반은 자궁이 압착되면서 자궁벽으로부터 떨어져 나와 자궁 아래쪽, 질 안으로 내려온 다음 밖으로 빠져나온다.

담당 의사는 한 손으로 산모의 자궁을

마사지하듯 주무르는 동안 다른 손으로 탯줄을 조심스럽게 잡아당기면서 태반을 빼내기도 하고, 적당한 때에 산모에게 힘을 주라고 지시하면서 자궁 윗부분에 압력을 가해 태반을 빼내기도 한다. 자궁 수축을 원활하게 하기 위해 주사나 정맥내 주사로 피토신(옥시토신)을 투여받은 경우, 태반이 빨리 배출되고 자궁이 빠른 시간 내에 원래 크기로 줄어들며 출혈도 최소화된다. 태반이 배출되면 담당 의사는 태반의 모양이 완전한지 점검한다. 이상이 있으면 손으로 자궁을 눌러가며 태반 조각이 남았는지 확인하고 남은 부분을 배출시킨다.

진통과 출산이 모두 끝나 산모는 엄청난 피로감에 휩싸이거나 반대로 새롭게 힘이 솟는다. 그동안 아무것도 마시지 못했다면 몹시 갈증이 생길 테고, 특히 진통이 길었다면 배도 고플 것이다. 일부 산모는 이 단계에서 오한을 경험하기도 하고, 모든 산모들이 생리 때와 비슷한 정도의 많은 피(오로)를 질에서 배출시킨다.

아기를 분만한 후 정서적으로 어떤 느낌을 갖게 될까? 출산 후의 느낌은 산모마다 다양하며 어떤 느낌이든 저마다 갖는 느낌은 모두 정상이다. 가장 먼저 즐거운 기분과 안도감을 느끼게 될 것이다. 너무 기뻐서 말이 많아지고 의기양양해져 흥분되기도 하며, 빨리 태반을 배출시키고 절개된 회음부를 봉합하고 싶어 안달하기도 하고, 품 안에 있는 대상에게 경외감을 느끼기도 한다. 남편에게 강력한 유대감을 느끼고 갓 태어난 아기에게 즉시 애착을 느끼기도 한다. 혹은 다소 냉담한 느낌을 갖기도 하며 분만 과정이 무척 힘들었다면 원망스런 기분이 들기도 한다. 어떤 느낌이든 정상이다. 또 어떤 감정을 갖든 곧 아기를 사랑하게 될 것이다. 간혹 아기에게 애착을 느끼기까지 어느 정도 시간이 걸리는 경우도 있다.

산모가 할 일

- ◆ 탯줄을 자르고 나면 아기에게 젖을 물리거나 잠시 안아줄 시간이 생기므로, 그렇게 하겠다고 분명하게 말한다. 아기가 엄마의 목소리를 알아들으므로 소곤소곤 말하며 어르거나 노래를 불러주면 아기의 마음이 편안해질 것이다. 아기는 전혀 낯선 세상에 왔으므로 이런 방법으로 아기를 조금씩 적응하게 해준다. 상황에 따라 따뜻하게 난방이 된 아기 침대에 잠시 아기를 누이거나 태반이 배출되는 동안 남편이 아기를 안고 있는다.
- ◆ 남편과도 잠시 돈독해지는 시간을 갖고, 세 식구만의 아늑한 시간을 즐긴다.
- ◆ 필요하면 담당 의사의 지시대로 힘을 주어 태반의 배출을 돕는다. 태반을 배출하기 위해 전혀 힘을 주지 않아도 되는 경우도 있다. 힘을 주어야 하는 경우 담당 의사가 방법을 알려줄 것이다.
- ◆ 절개하거나 찢어진 회음부를 봉합하는 동안 잠시 기다린다.
- ◆ 수고한 자기 자신을 뿌듯하게 여긴다.

이제 담당 의사가 절개된 부위를 봉합하고 (마취가 풀렸다면 국부 마취를 주사할 것이다) 산모의 몸을 깨끗하게 닦아주고 나면 모든 과정이 끝난다. 회음부의 부종을 가라앉히기 위해 얼음 팩을 대기도 하는데, 원하지 않으면 거절해도 된다. 간호사는 산모가 커다란 패드를 착용하는 걸 도와줄 것이다. 아직도 출혈이 많기 때문이다. 일단 기운을 차리고 나면 병실로 옮긴다. 진통, 분만, 회복이 한꺼번에 이루어지는 가족분만실에 있는 경우에는 계속 그곳에 머무를 것이다.

보호자가 할 일 분만 간호사가 있다면 그는 보호자가 산모, 신생아와 좀 더 많은 시간을 보낼 수 있도록 분만 후에 해야 하는 일에 집중하면서 계속해서 보호자를 도울 것이다.

- 힘든 과정을 마친 산모에게 축하와 칭찬의 말을 건넨다. 지금까지 지지자 역할을 잘해온 자기 자신도 격려해준다.
- 아기를 안고 어르고 작은 소리로 노래를 부르고 대화를 하면서 아기와 애착 관계를 형성한다. 아기가 엄마 배 속에 있는 동안 아빠의 목소리를 많이 들었기 때문에 아빠의 목소리를 잘 알고 있다는 사실을 기억하자. 지금 아빠 목소리를 듣는다면 낯선 환경에서 한결 마음이 편안해질 것이다.
- 잊지 말고 초보 엄마도 안아주고 쓰다듬어 준다.
- 간호사가 얼음 팩을 제공하지 않는 경우 산모의 회음부를 진정시키기 위해 얼음 팩을 달라고 요청한다.
- 산모는 지금 몹시 갈증이 심한 상태이므로 의료진에게 물어봐 허락하면 물이나 주스를 마시게 한다. 산모의 갈증이 해소되고 두 사람 모두 편안한 상태가 되면 둘만의 조촐한 출산 축하 파티를 연다.
- 신생아의 사랑스러운 모습을 사진이나 영상으로 남긴다.

제왕절개 분만

제왕절개 분만을 할 땐 자연분만 때처럼 분만에 적극적으로 참여할 수 없지만, 경우에 따라서는 그러한 부분이 이점이 될 수 있다. 아기를 질 밖으로 내보내기 위해 씩씩거리면서 호흡을 내뿜으며 힘을 줄 필요 없이, 수술대에 누워 있으면 다른 사람들이 알아서 조치를 취해줄 것이다. 제왕절개 분만을 할 땐 뭐니 뭐니 해도 미리 준비하는 것이 가장 큰 도움이 된다. 많이 알면 알수록 그만큼 편안하게 분만을 마칠 수 있다. 그러므로 제왕절개 분만을 계획하지 않았더라도 미리 전반적인 내용을 살펴보는 것이 좋다.

국부 마취와 병원 규정의 자율화 덕분에 대부분의 임신부와 보호자는 제왕절개 분만 현장을 지켜볼 수 있다. 힘을 줄 필요도 없고 통증도 없기 때문에 어느 정도는 편안하게 출산 과정을 감상할 수 있다. 전형적인 제왕절개 분만은 다음과 같은 절차로 이루어진다.

1. 약물을 추가로 투여해야 할 상황에 대비하거나 필요한 수분을 보충하기 위해 아직 투여하지 않았다면 정맥내 주사를 투여한다.
2. 경막외 마취 주사(무통주사)나 척추 마취제를 투여한다. 두 가지 모두 하반신만 마취시키므로 의식은 깨어 있다. 드문 경우지만 응급 상황이 발생해 즉시 분만이 이루어져야 한다면 전신 마취를 하게 되며 이때 임신부는 잠이 들 것이다.
3. 임신부의 복부를 살균 용액으로 닦아낸다. 방광에 도뇨관을 삽입해 방광을 비워두어 수술에 방해가 되지 않도록 한다.
4. 임신부의 노출된 배 주위에 살균된 천을

가지런히 놓는다. 임신부의 어깨 높이에 막을 설치해 임신부가 절개 과정을 보지 않도록 한다.

5. 보호자가 분만 과정에 참여하는 경우 보호자도 살균 가운을 입는다. 보호자는 임신부의 머리 가까이에 앉아 손을 잡아주면서 용기를 북돋아준다. 보호자가 원하면 수술 장면을 볼 수도 있다.

6. 응급 수술인 경우 상황이 매우 빨리 진행될 수 있다. 어떤 경우에도 항상 침착한 자세로 정신을 집중한다. 병원에서는 간혹 벌어지는 일이므로 전혀 걱정할 필요 없다.

7. 마취제의 효과가 나타나면 복부 아래, 치골의 음모 바로 위에서 가로 방향으로 절개가 이루어진다. 일명 비키니 절개다. 임신부는 배가 열리는 감각을 느낄 수 있지만 통증은 느끼지 못한다.

8. 그런 다음 두 번째 절개가 이루어지는데 이번에는 자궁을 절개한다. 양막이 아직 파열되지 않았다면 양막을 열어 양수를 흡입한다. 임신부는 콸콸거리거나 쑥쑥 하는 소리를 들을 것이다.

9. 대개 보조 의사가 자궁을 누르는 동안 담당 의사가 아기를 꺼낸다. 경막외 마취를 한 경우 무언가가 잡아당겨지는 느낌과 약간의 압박감이 느껴진다. 척추 마취의 경우에는 그렇지 않다. 아기가 나오는 모습을 보고 싶다면 앞에 가린 가리개를 약간 낮춰달라고 부탁한다. 아주 생생하게는 아니더라도 실제 분만 장면을 볼 수 있을 것이다.

10. 아기의 코와 입에 묻은 점막을 빨아내고 나면 아기의 첫 울음소리가 들릴 것이다. 담당 의사는 이내 탯줄을 잡고 절단한 다음 산모에게 잠깐 보여준다.

11. 아기가 자연분만으로 태어난 아기와 똑같은 의례적인 절차를 밟는 동안 담당 의사는 태반을 제거한다.

12. 이제 의사는 산모의 생식기관을 점검하는 통상적인 절차를 재빨리 마치고 절개 부위를 봉합한다. 자궁의 절개 부위는 피부에 흡수되는 실로 꿰매기 때문에 제거할 필요가 없다. 복부의 절개 부위는 실로 꿰매거나 수술용 스테이플러로 봉합한다.

13. 근육내 주사나 정맥내 주사로 옥시토신을 투여해 자궁 수축을 촉진시키고 출혈을 억제한다. 정맥내 주사로 항생제를 투여해 감염의 위험을 최소화할 수도 있다.

산모는 분만실에서 아기를 안아볼 수 있는데, 산모와 아기의 상태, 그리고 병원의 규정에 따라 가능할 수도 있고 불가능할 수도 있다. 산모가 아기를 안을 수 없더라도 남편은 안을 수 있을 것이다. 아기를 안기까지 조금 더 기다려야 하더라도 걱정할 필요는 없다. 아기를 안고 애착을 형성할 시간이 앞으로 얼마든지 있기 때문이다.

축하합니다. 이제 모든 임신 과정을 마치셨습니다. 편히 쉬면서 아기와 즐거운 시간을 보내세요!

제 3 부

쌍둥이, 세쌍둥이 혹은 그 이상의 다태아

둘 이상의 다태아 임신

16장

둘 이상의 다태아 임신

쌍둥이를 임신해도 좋겠다고 막연히 바랐더라도 막상 배 속에 둘 이상의 아이들이 함께 있다는 말을 들으면 좋아서 흥분되는 동시에 두려움도 느낄 것이다. 한바탕 기쁨의 탄성을 지르는 한편 여러 가지 궁금증이 떠오른다. 아기들이 열 달을 건강하게 잘 버틸 수 있을까? 나는 건강하게 지낼 수 있을까? 그냥 일반 산부인과 의사에게 검진을 받아도 될까? 따로 전문의를 찾아가야 하는 것 아닐까? 음식을 얼마나 더 먹어야 하고, 몸무게는 얼마나 더 늘려야 할까? 아기 둘이 내 배 속에서 여유롭게 지낼 수 있을까? 아기들이 임신 마지막까지 잘 지내줄까? 침대에 누워 안정을 취해야 하는 건 아닐까? 출산이 두 배로 힘들지는 않을까?

아기 한 명을 임신하는 것도 힘들고 변화무쌍한데 두 명이라니……. 하지만 걱정하지 않아도 된다. 얼마든지 건강한 아기를 출산할 수 있으며, 이번 장에 소개한 내용을 읽고 남편과 담당 의사의 도움을 받으면 임신 기간을 충분히 건강하게 보낼 수 있을 테니까.

무엇이든 물어보세요 Q&A

—— 쌍둥이인지 어떻게 진단하나요?

Q "방금 임신 사실을 확인했는데 아무래도 쌍둥이 같아요. 쌍둥이를 임신했는지 어떻게 알 수 있을까요?"

A 분만실에 누워 있다가 쌍둥이가 태어나 깜짝 놀라는 시대는 이제 지났다. 오늘날 대부분의 예비 부모들은 다음과 같은 검사를 통해 쌍둥이 이상의 다태아 임신 사실을 아주 일찍부터 알 수 있다.

초음파검사 가장 확실한 증거는 초음파 사진이다. 임신 6~8주 사이에 이미 초음파검사로 다태아 임신을 확인할 수 있다. 일부 의사들은 통상적으로 초음파검사를 실시하기도 하지만, 임신 호르몬인 융모성성선자극호르몬(HCG) 수치가 높거나 임신 촉진 치료를 통해 임신을 한 경우, 이 시기에 초음파검사를 할 가능성이 높다. 그러나 다태아 임신인지 정확하게 확인하고 싶다면 임신 12주 후에 초음파검사를 받는 것이 가장 좋다. 너무 일찍 초음파검사를 받으면 아기들이 모두 초음파에 잡히지 않을 수도 있기 때문이다.

도플러 검사 임신 9주가 지나면 보통 아기의

심장박동을 확인하게 된다. 도플러 검사만으로 두 명의 심장박동 소리가 들리는지 구분하기는 쉽지 않지만, 노련한 의사가 두 개의 심장박동 소리를 또렷하게 들었다고 생각한다면 다태아 임신일 가능성이 높다. 이후 초음파검사를 통해 정확하게 확인할 수 있다.

호르몬 수치 수정란이 자궁에 착상한 지 대략 10일 후면 소변에서 임신 호르몬인 융모성성선자극호르몬이 발견되고, 임신 초기 동안 그 수치가 빠르게 증가한다. 늘 그런 것은 아니지만 간혹 융모성성선자극호르몬 수치가 평균보다 높으면 다태아 임신일 수 있다. 쌍둥이의 정상적인 융모성성선자극호르몬 수치 범위 역시 외둥이의 정상 범주 안에 있으므로 융모성성선자극호르몬 수치가 평균보다 높으면 다태아 임신임을 나타내기도 한다.

임신 중기 검사 결과 임신 중기에 3중, 4중 기형아 검사 결과 비정상적으로 높은(양성) 수치가 나왔다면 간혹 다태아 임신임을 나타내기도 한다.

자궁의 크기 아기가 많을수록 자궁의 크기가 큰 건 당연하다. 정기검진을 받을 때마다 담당 의사는 자궁저(자궁의 꼭대기)의 높이를 촉진해 자궁의 성장을 측정한다. 임신 개월 수에 비해 자궁의 크기가 크면 다태아를 임신했다는 증거일 수 있다. 하지만 항상 그런 것은 아니다.

결론을 말하자면 다태아 임신을 가리키는 단서는 많다. 예비 엄마의 직감도 여기에 해당한다. 하지만 가장 확실하게 알 수 있는 방법은 초음파검사를 받는 것이다.

── 쌍둥이 전문의를 찾아봐야 할까요?

Q "쌍둥이를 임신했다는 걸 알았어요. 지금 찾아가는 산부인과 의사에게 계속 검사를 받아도 될까요, 아니면 전문의를 찾아봐야 할까요?"

A 지금 담당하는 의사에게 만족한다면 쌍둥이를 임신했다고 해서 굳이 전문의를 따로 찾을 필요는 없다. 그보다 쌍둥이를 임신하면 그만큼 담당 의사를 찾아가는 날이 많을 터이므로 담당 의사와 만족스런 관계를 유지하는 것이 중요하다.

하지만 다태아를 전문으로 하는 의사에게

쌍둥이 출산율이 높아지는 이유

요즘 다태아들이 눈에 많이 띄고 있으며 실제로 다태아 출산율이 높아지고 있다. 2013년을 기준으로 볼때 한국에서 출생한 아기들 가운데 쌍둥이를 포함한 다태아의 구성비는 3.29%로 역대 최고치를 기록했다.
이렇듯 다태아 임신이 증가하는 원인은 무엇일까? 고령 임신이 급증한 것과 큰 관련이 있다. 35세 이상의 여성들은 호르몬의 변동, 특히 난포자극호르몬의 변동이 심하다.

따라서 한 번 배란할 때 두 개 이상의 난자가 배출될 가능성이 높아 쌍둥이 이상의 다태아 임신률이 증가하게 되는 것이다. 또 다른 원인은 임신 촉진 치료 때문이다. 이 역시 35세 이상의 여성들이 흔히 받는 치료이다.
일부 전문가들은 그 밖의 다른 원인으로 비만을 들고 있다. 체질량 지수(BMI)가 30 이상인 임신부는 그보다 낮은 임신부에 비해 이란성 쌍둥이를 낳을 가능성이 현저하게 높다.

검사를 더 받고 싶다면? 다태아를 임신한 임신부를 전문의에게 보내 정기 상담을 받도록 권하는 의사도 많다. 이 방법은 담당 의사의 익숙하고 편안한 진료와 전문의의 전문 지식을 함께 활용할 수 있는 바람직한 절충안이다. 고령 임신이거나 유산 경험이 있거나 만성질환을 앓고 있는 다태아 임신부는 특정 전문의에게 진료를 받고 싶을 수도 있다. 고위험군에 속하는 임신부라면 담당 의사를 바꾸는 방법도 고려해본다.

다태아 임신을 위해 담당 의사를 선택할 때에는 병원 시설도 함께 알아보아야 한다. 다태아들이 흔히 그렇듯 예정일보다 일찍 태어날 경우를 대비해 조산아를 돌볼 수 있는 시설, 즉 신생아집중치료실 등이 갖추어져 있는지 확인한다.

담당 의사에게 다태아 출산과 관련해 어떤 방침을 가지고 있는지도 물어본다. 37~38주에 유도 분만을 하게 되는지, 모든 상황이 괜찮으면 임신 기간이 지나도 임신을 지속할 수 있는지, 자연분만이 가능한지, 다태아 임신은 통상적으로 제왕절개 분만을 해야 하는지, 가족분만실에서 분만을 할 수 있는지, 예방 차원에서 의례적으로 수술실에서 분만이 이루어지는지 등을 질문한다.

담당 의사를 선택하는 방법에 대한 일반적인 정보는 20쪽을 참조한다.

—— 임신 증후군이 더 심한가요?

Q "쌍둥이를 임신하면 임신 증후군도 더 심하다고 하더군요. 정말 그런가요?"

A 아기가 둘이면 임신 기간에 겪는 불편함도 두 배가 될 것 같지만 꼭 그런 것도 아니다. 외둥이 임신과 마찬가지로 다태아 임신도 저마다 양상이 다르다. 다태아 임신부가 매일 입덧을 할 수도 있고, 외둥이 임신부보다 입덧이 덜할 수도 있다. 다른 증후군도 마찬가지이다.

입덧이나 속 쓰림, 다리의 경련, 하지정맥류 등이 두 배로 심하지는 않다 해도, 이런 증상이 없다고 볼 수는 없다. 다태아 임신의 경우 대체로 이런 증상을 두 배로 겪는 경향이 있으며, 몸무게도 크게 초과하고 호르몬 분비도 더 활발하다. 반드시 그렇지는 않겠지만 다태아를 임신할 때 유독 심해지는 증상은 다음과 같다.

입덧 다태아 임신의 경우 무엇보다 임신부의 체내에서 순환하는 호르몬 수치가 높아 메스꺼움과 구토가 더 심할 수 있다. 입덧이 더 일찍 시작되고 오래 지속되기도 한다.

속 쓰림, 소화불량, 변비 등의 증상이 있는 각종 위장장애 다태아 임신부는 많은 양의 음식을 섭취하기 때문에 일반 임신부에 비해 소화불량을 일으킬 가능성이 더 높다. 그러다 보니 변비로 고생할 가능성도 크다.

피로 배 속에 태아가 많을수록 몸이 지치고 힘든 건 당연하다. 다태아 임신부는 그만큼 많은 에너지를 쓰기 때문에 피로도 증가한다. 두 아이를 기르려면 몸이 두 배로 열심히 움직여야 하니까. 아기가 한 명이어도 충분히 수면을 취하기 쉽지 않은데, 두 명이나 되니 더 못자는 것은 당연하다.

여러 가지 신체적 불편함 다태아 임신부는 임신 증상이 조금 더 심할 수 있다. 둘 이상의 아기를

일란성 쌍둥이일까, 이란성 쌍둥이일까?

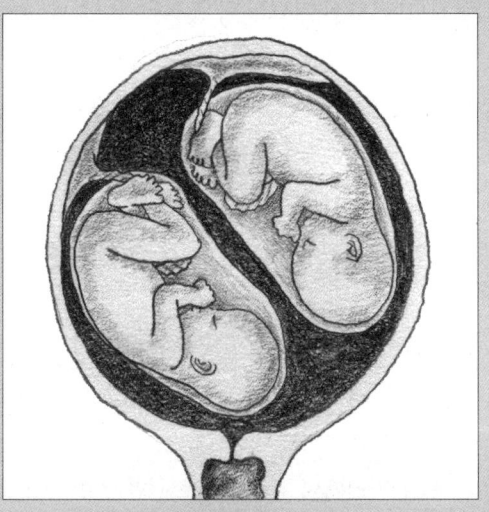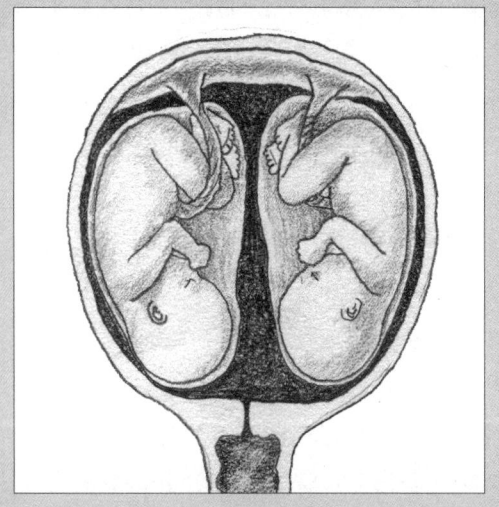

이란성 쌍둥이(왼쪽)는 두 개의 난자가 동시에 수정되어 각자 태반 하나씩을 가지고 있다. 일란성 쌍둥이(오른쪽)는 하나의 수정란이 분열되어 두 개의 배아로 나누어져 하나의 태반을 공유한다. 혹은 난자의 분열 시기에 따라 각자 태반 하나씩을 가질 수도 있다. 이란성 쌍둥이는 일란성 쌍둥이보다 많다. 이란성 쌍둥이를 임신할 가능성은 임신부의 연령과 출산 경험에 비례한다. 가족 가운데 모계 쪽으로 쌍둥이가 있는 경우 쌍둥이를 임신할 가능성이 높다.

배 속에 넣고 다니는 만큼 요통, 골반의 찌르르한 통증, 근육의 경련, 발목의 부종, 하지정맥류 등이 더 심해질 수 있다. 특히 배 속의 아기들이 크게 자라 엄마의 폐를 밀어 올릴 정도가 되면 호흡도 더 힘들어질 수 있다.

태동 대개 어느 시기가 되면 배 속에 문어가 들어 있는 게 아닐까 의심이 들 정도로 태동이 활발하다. 그때쯤 다태아 임신부의 경우 여덟 개의 팔다리가 그야말로 강펀치를 날리게 될 것이다.

통증과 불편이 몇 배로 커지든 그렇지 않든, 한 가지 분명한 사실은 나중에 받을 보상이 몇 배로 크다는 것이다. 그 보상을 생각하면 열 달 동안의 불편함도 참을 만하다.

—— 세쌍둥이면 세 배를 먹어야 하나요?

Q "세쌍둥이를 임신했으니 그만큼 음식을 많이 섭취하려고 애쓰고 있어요. 그런데 대체 얼마나 많이 먹어야 하는 건가요? 세쌍둥이니까 세 배를 더 먹어야 하나요?"

A 엄마 몫까지 매끼마다 4인분씩 먹으려면 하루 종일 먹다가 볼일 다 볼지도 모른다. 매일 4배 이상의 양을 섭취할 필요는 없지만 외둥이를 임신한 임신부가 먹는 양의 두 배 이상은 섭취해야 한다. 다태아 임신부들은 태아 한 명당 하루에 150~300kcal를 더 섭취해야 하며, 이것은 반드시 지켜야 할 사항이다. 다시 말해 임신부의 평균 몸무게로 임신을 시작했다면, 쌍둥이를 임신한

경우 300~600kcal를, 세쌍둥이를 임신한 경우 450~900kcal를 더 섭취해야 한다. 음식의 양만큼이나 질도 중요하다. 다태아 임신 기간에 섭취한 영양분은 외동이 임신에 비해 아기의 출생 후 몸무게에 훨씬 큰 영향을 미친다.

그렇다면 음식을 어떻게 섭취해야 좋을까? 임신 기간의 권장 식단(5장 참조)과 다음 내용을 참조하자.

여러 번 적게 먹자 배가 불러올수록 음식량을 줄이고 싶어질 것이다. 대여섯 번으로 나누어 소식을 하거나 간식을 먹으면 소화하기도 편하고 위장이 꽉 찬 느낌도 덜 수 있다. 또한 하루 세 끼 섭취할 때와 같은 양의 영양소를 섭취하면서 에너지는 고르게 유지할 수 있다.

적절한 칼로리를 섭취한다 적은 양을 먹더라도 영양소가 풍부한 음식을 선택한다. 칼로리가 높고 영양소도 풍부한 음식을 섭취하면 임신 기간을 다 채운 건강한 아기가 태어날 가능성이 월등히 높다는 연구 결과가 있다. 반면 인스턴트식품을 너무 많이 섭취하면 영양분이 풍부한 음식을 섭취할 기회가 줄어든다.

영양분을 추가로 섭취한다 배 속의 아기가 많을수록 많은 영양분을 섭취해야 하는 건 당연하다. 임신 기간의 하루 필수영양소(82쪽 참조)에 추가로 몇 끼를 더 섭취해야 한다. 다태아 임신부들은 대체로 단백질 한 끼분, 칼슘 한 끼분, 통곡물 한 끼분을 더 섭취하는 것이 좋다. 어떤 영양소를 더 섭취해야 하는지 담당 의사에게 문의한다.

철분 섭취를 늘린다 섭취량을 늘려야 하는 또 하나의 영양소는 바로 철분이다. 철분은 우리 몸 안에 적혈구를 만든다. 다태아를 임신하면 그만큼 많은 양의 혈액이 필요하므로 철분 섭취량도 늘려야 한다. 또 철분은 다태아 임신부에게 흔히 나타나는 빈혈을 예방하는 데 도움이 된다. 육류, 말린 과일, 호박씨, 시금치 등에 철분이 풍부하다. 88쪽에 철분이 풍부한 음식을 참조한다. 산전 비타민을 섭취하고 가능하면 철분 보충제만 따로 더 섭취해 부족한 철분 함량을 보충한다.

수분을 충분히 섭취한다 탈수증상은 조기분만의 원인이 될 수 있다. 특히 다태아 임신부는 이미 조기분만의 위험을 안고 있으므로 하루에 최소한 8잔 이상의 물을 마셔야 한다.

다태아 임신부의 체중 증가율

임신 상태	임신 초기 체중 증가율	임신 중기 체중 증가율	임신 후기 체중 증가율	체중 총 증가율
체중 미달이며 쌍둥이 임신	1.8~2.7kg	8.6~10.4kg	7.7~9.5kg	18~22kg
정상에서 과체중이며 쌍둥이 임신	1.3~1.8kg	8.6~9.9kg	5.8~8.6kg	15.8~20.4kg
세쌍둥이 임신	1.8~2.2kg	13kg 이상	4.9~6.8kg	20.4kg 이상

몸무게가 훨씬 더 늘어나나요?

Q "쌍둥이를 임신해서 몸무게가 더 늘어야 할 것 같은데, 얼마나 늘려야 할까요?"

A 대부분의 의사들은 쌍둥이를 임신한 경우 15.8~20.4kg, 세쌍둥이를 임신한 경우 평균 22.6kg을 더 늘리도록 권장한다. 평소 과체중인 경우 조금 적게 늘리고, 몸무게 미달인 경우 조금 더 늘린다. 이 정도 몸무게 늘리는 것쯤이야 별로 어려울 것 같지 않지만, 둘 이상의 다태아를 임신한 경우 몸무게를 늘리는 것이 쉽지만은 않다. 임신 기간 내내 온갖 다양한 어려움에 맞닥뜨리다 보면 몸무게를 쑥쑥 늘리기가 쉽지 않기 때문이다.

임신 초기에 몸무게가 늘지 않는 주된 원인은 입덧이다. 속이 메스꺼워 제대로 음식을 섭취하기 힘들기 때문인데, 이런 경우에는 몸무게가 늘기는커녕 오히려 줄어들 수 있다. 속이 편하고 영양이 풍부한 음식을 하루에 조금씩 먹자. 속이 메스꺼워지기 쉬운 임신 초기에 몸무게를 늘릴 수 있다. 임신 초기에는 일주일에 약 0.5kg 증가를 목표로 한다. 음식을 섭취하기 힘들거나 몸무게가 잘 늘지 않더라도 스트레스를 받지 않는다. 나중에 얼마든지 따라잡을 수 있다. 다만 산전 비타민과 수분을 잊지 말고 꾸준히 섭취하도록 한다.

임신 중기는 임신 기간 중 가장 편안한 시기이며, 음식을 충분히 섭취하기 쉬운 시기이기도 하다. 따라서 아기들의 성장에 필요한 영양분을 보충할 절호의 기회로 이용한다. 임신 초기에 몸무게를 늘리지 못했거나 입덧이 심해 오히려 줄었다면 이 시기에 늘려야 한다. 쌍둥이인 경우 일주일에 0.7~0.9kg 정도, 세쌍둥이인 경우 일주일에 1.15kg 정도 늘려야 한다. 임신 초기에 몸무게가 꾸준히 증가했다면 쌍둥이인 경우 일주일에 0.7kg 정도, 세쌍둥이인 경우 0.9kg 정도 증가를 목표로 하면 된다. 단기간에 지나치게 몸무게를 늘리는 것 같지만, 지금은 몸무게를 늘려야 할 시기이다. 단백질, 칼슘, 복합탄수화물이 음식으로 식단을 충분히 들어 있는 음식으로 식단을 채우도록 한다. 그렇게 먹다가 속 쓰림에 소화불량까지 겪을까 봐 걱정된다면 하루 여섯 차례, 혹은 그 이상으로 나누어 조금씩 먹는다.

마지막 단계인 임신 후기에는 임신 7~8개월째에 매주 0.7~0.9kg 증가를 목표로 한다. 32주 무렵에는 아기 한 명당 1.8kg 정도 무게가 나가므로 위가 아기들에게 밀려 음식이 들어찰 공간이 별로 없다. 이미 충분히 몸무게가 늘었다는 생각이 들더라도 아기들이 평균 몸무게에 도달하려면 아직 멀었다는 것을 기억하자. 아기들은 여전히 영양이 풍부한 균형 잡힌 음식을 주면 맛있게 먹을 것이다. 임신 8~9개월에는 일주일에 0.45kg이나 그보다 적게, 임신 10개월에는 한 달 동안 총 0.45kg 정도만 늘리는 게 좋다. 대부분의 다태아 임신부들이 임신 40주를 꼬박 채우지 않는다는 점을 감안한 것이다.

운동해도 될까요?

Q "저는 달리기 선수인데요, 쌍둥이를 임신한 상태에서도 운동을 계속할 수 있을까요?"

A 운동은 대부분의 임신부에게 도움이 되지만 쌍둥이를 임신한 경우에는 조심할 필요가 있다. 임신 초기와 중기에는 운동을 해도 좋다. 단, 반드시 담당 의사와 상의해야 한다.

달리기보다는 가급적 가벼운 운동을 하는 것이 좋다. 또한 자궁경부에 압박을 많이 가하거나 체온을 급격하게 상승시키는 운동은 반드시 피한다. 산부인과학회는 다태아 임신부라면 조기분만의 위험이 증가할 수 있으므로 달리기를 포함해 무리한 유산소 운동을 피하도록 권한다. 경험이 풍부한 달리기 선수의 경우에도 마찬가지이니 무리하지 않는다.

그렇다면 쌍둥이 임신부에게 적합한 운동은 어떤 것이 있을까? 수영이나 임신부를 대상으로 하는 수중 에어로빅, 스트레칭, 임신부 요가, 가벼운 웨이트트레이닝, 실내 운동용 자전거 타기 등 너무 힘들지 않은 운동은 다 괜찮다. 골반저를 강화하며 언제 어디에서나 할 수 있는 케겔 운동도 해야 한다. 다태아를 임신한 경우에는 골반저를 강화시키는 것이 더욱 중요하다.

어떤 종류이든 운동하는 동안 브랙스턴 힉스 자궁 수축이나 201쪽에 나열된 위험 상황이 발생하면 즉시 멈추고 휴식을 취하면서 수분을 보충한다. 20분이 경과해도 상태가 좋아지지 않으면 병원에 연락한다.

쌍둥이라 두려워요

Q "제가 쌍둥이를 임신했다는 소식을 듣고 주변 사람들이 무척 들떠 있답니다. 저만 빼고 말이에요. 실망스럽고 무서워요. 저한테 문제가 있는 걸까요?"

A 전혀 그렇지 않다. 임신을 기대하면서 아기 침대 두 개, 아기가 밥 먹을 때 사용할 의자 두 개, 유모차 두 개를 상상하는 경우는 거의 없으니까. 정신적·육체적·경제적으로 한 명의 아기만 받아들일 준비를 하고 있다가 갑자기 쌍둥이를 임신했다는 말을 들었으니 실망스럽거나 무서운 기분이 드는 것은 당연하다. 아기 한 명을 돌보는 것도 충분히 벅차고 겁먹을 일인데 쌍둥이를 책임져야 한다는 건 두말할 나위가 없다.

물론 쌍둥이를 임신했다는 소식을 듣자마자 기뻐하는 부부도 있지만, 어느 정도 시간이 지난 후에야 쌍둥이를 낳는다는 사실을 받아들이는 부부도 있다. 처음부터 기뻐하는 것만큼 충격을 받는 것 또한 일반적인 현상이다. 다른 부모들처럼 아기와 일대일 관계를 맺으며 친밀감을 쌓으리라는 기대가 와르르 무너지고, 당장 두 아기를 한꺼번에 상대해야 한다고 생각하면 부담스러울 테니 말이다. 한 아기를 안고 어르고 먹이는 상상을 하다가, 두 아기와 생활해야 한다고 생각하니 받아들이기 힘들 수도 있다. 여러 가지

다태아의 임신 기간은?

40주가 지나길 벌써부터 손꼽아 기다리는가? 하지만 그렇게 오랫동안 기다릴 필요는 없다. 쌍둥이 임신 기간은 일반 임신 기간보다 3주 빠른 37주를 정상적인 임신 기간으로 본다. 잔뜩 부은 몸에 속 쓰림으로 고생하는 기간이 3주나 줄어든다니, 정말 다행이다! 하지만 외둥이 임신부의 95%가량이 출산 예정일에 맞춰 출산을 하지 않는 것처럼, 다태아 임신부들도 마찬가지이다. 39주나 그보다 오래 기다려야 할지도 모르고, 어쩌면 37주를 꽉 채우기도 전에 아기가 모습을 드러낼지도 모른다. 사실 다태아 임신의 경우 평균 임신 기간을 35주 반으로 잡는다.
임신 기간이 37주보다 오래 지속되는 경우, 담당 의사는 아기들과 임신부의 상태와 담당 의사의 방침에 따라 38주에 유도 분만을 결정할 수도 있다. 담당 의사마다 다태아 임신의 마지막 단계를 처리하는 방식이 다르므로 출산 예정일이 가까워지기 전에 미리 상담을 해두는 것이 좋다.

모순된 감정들이 교차하기도 한다. 처음엔 "왜 하필 우리야?"라고 외치다가 두 배로 찾아온 축복을 당황스러워한 것에 것에 대해 죄책감을 느끼기도 한다. 오랜 고생 끝에 임신이 된 경우에는 더욱 그럴 것이다. 전혀 예상하지 못한 아주 특별한 상황을 받아들여야 하는 만큼 이런 감정들은 모두 지극히 정상적인 반응이다.

<u>그러므로 쌍둥이 임신 소식에 대한 모순적인 감정을 있는 그대로 받아들이고 죄책감을 갖지 않도록 한다. 그러한 감정은 지극히 정상적이며 당연한 것이므로 죄책감을 느낄 필요가 전혀 없다. 그 대신 임신 기간 동안 쌍둥이가 태어나리라는 생각에 익숙해지도록 하자.</u> 지금은 믿기 어렵겠지만 곧 이 생각에 익숙해지고 나아가 행복하게 받아들이게 될 것이다. 남편에게 속마음을 솔직하게 털어놓는다. 감정을 많이 털어놓을수록 부담이 줄고 현실을 빨리 받아들이게 된다. 쌍둥이 자녀를 둔 사람들과도 이야기를 나눈다. 주변에 아는 사람이 없다면 동호회와 인터넷 카페를 찾아본다. 나와 같은 처지에 있는 사람들과 감정을 공유하고 나만 이런 경험을 하는 것이 아니라는 걸 깨닫는다면 현실을 받아들이는 데 도움이 된다. 이제 곧 두 아기를 품에 안아볼 수 있다는 생각에 마음이 설레게 될 것이다. 쌍둥이를 키우는 것은 처음엔 두 배로 힘이 들지만 앞으로 두 배의 기쁨을 얻는 일이다.

── 심술궂은 말들이 신경 쓰여요

Q "친구들에게 쌍둥이를 임신했다고 말했더니 한 친구가 '난 또 뭐라고' 하며 시큰둥하게 말하는 거 있죠. 난 그 친구가 제 임신을 기뻐할 줄 알았는데 말이에요. 대체 왜 그렇게 심술궂게 말하는 거죠?"

A 아마 이런 무신경한 말을 처음 들어 당황했겠지만 앞으로는 이런 말을 자주 듣게 될 것이다. 직장 동료부터 가족, 친구, 심지어 마트에서 마주치는 생판 처음 보는 사람들까지 "와, 저 배 좀 봐. 안에 바가지라도 뒤집어쓴 거야?" "이런, 앞으로 골치 좀 아프겠군!" "어머, 쌍둥이를 어떻게 키워?" 등 아주 무례한 말을 아무렇지 않게 내뱉을 것이다. 그럴 때마다 다태아 임신부는 무척 당황하게 된다.

어쩜 그렇게들 눈치가 없는 걸까? 실은 많은 사람들이 다태아를 임신했다는 소식에 어떻게 반응해야 할지 모른다. 물론 그냥 간단하게 "축하해요!"라고 말하면 되겠지만, 대부분의 사람들은 그래도 쌍둥이를 임신했는데 뭔가 특별한 인사말을 해주어야 한다고 생각한다. 쌍둥이를 임신하면 어떤 기분일까 궁금하기도 하고, 한꺼번에

다태아 엄마들의 모임

다태아 임신부들이 가입해 있는 모임에 참석해보는 건 어떨까? 기쁨도 두 배, 걱정도 두 배인 같은 처지의 임신부들 모임에 가입하면 많은 도움을 받을 수 있을 것이다. 지금 내가 어떤 심정인지 잘 아는 다른 다태아 임신부들과 대화하면서 걱정과 기쁨을 나누고 정보도 공유할 수 있다. 다태아 임신부는 물론, 이미 다태아 출산을 마친 사람들에게 여러 가지 조언을 얻어 불안감을 잠재울 수도 있다. 참여하려면 다태아 임신부들이 모인 온라인 카페에 가입하면 된다. 쌍둥이 엄마들 모임은 다음과 같다.

◆ 쌍둥이 엄마들은 다 모여요
　http://cafe.daum.net/2baby
◆ 나는 쌍둥이 엄마다
　http://cafe.naver.com/dnjsfldlgkr

여러 아기들을 키운다고 생각하면 경외심도 생긴다. 그런 가운데 어떤 반응을 보이는 것이 가장 적절한지 갈피를 잡지 못하다가 완전히 엉뚱한 말을 내뱉어버리고 만다. 속마음은 전혀 그렇지 않은데 겉으로 드러난 표현이 어색한 것이다.

이처럼 무례한 말에 어떻게 반응하는 것이 좋을까? 이런 말이나 태도를 개인적인 감정으로 받아들이지 말고 너무 심각하게 여기지도 말자. 심지어 친구가 괜히 심통을 부린다는 생각이 들더라도, 실은 나를 위하는 마음에 그렇게 말했을 거라고 생각하자. 그리고 나를 공격하려고 일부러 그런 말을 한 것이 아니므로 화를 내지 말자. 나는 세상의 모든 쌍둥이 엄마를 대변하는 최고의 대변인이라고 생각하고 앞으로 다태아에 대한 좋은 말을 많이 퍼뜨리자.

Q "사람들은 제게 가족 중에 쌍둥이가 있느냐, 임신 촉진 치료를 받았느냐 하는 내용을 끊임없이 물어봅니다. 임신촉진제 덕분에 쌍둥이를 임신한 게 부끄럽지는 않지만, 모르는 사람들에게 굳이 그런 말을 하고 싶지 않아요."

A 임신부에 대해 꼬치꼬치 캐묻는 사람은 없지만, 다태아 임신부에 대해서는 관심을 갖기 마련이다. 갑자기 임신 사실이 공공연하게 알려져, 잘 모르는 사람들이나 전혀 모르는 사람들까지 아무 생각 없이 남의 사생활을 캐내려 한다든가(심지어 침실 습관까지) 개인적인 정보를 알려달라고 졸라댄다. 하지만 정말 문제는 이 사람들이 아무 생각 없이 말을 내뱉는다는 것이다. 기분을 거스르려는 의도가 아니라 그냥 호기심 때문에 물어보는 것뿐이다. 어쨌든 다태아를 임신했다는 사실은 아주 흥미로운 일이니까. 또 다태아 임신부를 어떻게 대해야 예의에 어긋나지 않는지 배운 적이 없기 때문에 서툰 것이다. 한번 큰맘 먹고 다태아를 임신하기까지 전 과정을 속속들이 들려줘보자. 반쯤 이야기하다 보면 질문한 사람은 벌써 지루해 하면서 어떻게 하면 화제를 돌릴까 전전긍긍할 것이다. 또는 다음에 쌍둥이 임신에 대해 물어보는 사람이 있거든 다음과 같이 반응해보자.

◆ "정말 대단한 깜짝 선물이었지요." 임신 촉진 치료의 도움을 받았든 그렇지 않든 이 말은 사실이니까.

◆ "가족 중에 쌍둥이가 있답니다. 지금 여기에요." 이 말 한마디면 자기들끼리 추측만 하던 사람들의 입을 한 번에 다물게 만들 것이다.

◆ "우린 하룻밤에 두 번이나 성관계를 했거든요." 왕년에 누군들 안 그랬겠는가? 신혼여행 때 이후로 한 번도 그런 적이 없다 해도 어쨌든 거짓말은 아니니까. 아무튼 이렇게 말해놓으면 다시는 이런 질문을 하지 않을 것이다.

◆ "그야 물론 사랑으로 임신이 된 거죠." 이런 뻔한 대답은 모든 질문을 한 번에 차단할 것이다.

◆ "왜 물어보시는 거죠?" 질문하는 사람이 임신을 하려고 노력하고 있다면 도움이 되는 이야기를 얼마든지 들려줄 수 있다. 하지만 그런 게 아니라면 이런 식으로 되받아친다. 그러면 남의 일에 참견하기 좋아하는 사람들을 무색하게 만들 수 있다. 어쨌든 이런 사람들은 남의 일은 꼬치꼬치 캐물으면서 자기 얘기는 거의 하는 법이 없으니까 너무 신경 쓰지 말자.

상대방을 기분 나쁘게 하지 않으면서도 재치 있는 대꾸를 하면 좋겠지만 그러고 싶지도 않고,

심지어 아무런 반응도 보이고 싶지 않다면(같은 질문을 하루에도 대여섯 번씩 받으면 그럴 수 있다), 이건 당신이 관여할 일이 아니라고 분명하게 말한다. 그냥 이렇게 말하는 거다. "이건 개인적인 문제라서요."라고.

── 아기들과 제가 건강할까요?

Q "임신 사실을 받아들이기도 벅찬데 더구나 쌍둥이를 임신했다는군요. 아기들이나 저에게 특별한 위험은 없을까요?"

A 태아가 한 명 더 있다 해도 생각보다 위험하지 않다. 모든 쌍둥이 임신부들이 '고위험군'으로 분류되지는 않는다. 물론 아기가 많아지면 고위험군으로 분류되겠지만. 대부분의 다태아 임신부들이 비교적 특별한 일 없이 임신을 마친다.

잠재적인 위험과 합병증에 대해 약간의 지식을 습득한다면 많은 위험을 피할 수 있고 혹시 있을지 모를 위험에도 대비할 수 있을 것이다. 쌍둥이 임신은 정말로 안전하므로 너무 긴장하지 말고 이에 대한 지식을 갖추도록 하자.

아기에게 미치는 잠재적인 위험은 다음과 같다.

조기분만 다태아들은 외둥이보다 일찍 태어나는 경향이 있다. 절반 이상의 쌍둥이(59%), 대부분의 세쌍둥이들(93%), 거의 모든 네쌍둥이들이 조기분만으로 태어난다. 외둥이 임신부들이 평균 39주에 분만을 하는 반면, 쌍둥이는 평균 35~36주에 분만을 하고, 세쌍둥이는 대체로 32주, 네쌍둥이는 30주에 분만을 한다. 쌍둥이의 임신 기간은 40주가 아니라 37주라고 생각하는 것이 좋다. 이는 아기들이

건강한 쌍둥이를 낳으려면?

요즘은 다태아 임신과 출산도 외둥이 임신과 출산만큼이나 안전한데, 건강한 임신을 위해 여러 가지 조치를 취하기 때문이다. 다태아 임신부들이 더 신경 써야 할 부분이 무엇인지 알아보자.

미리 조심한다 요즘은 임신 초기에 다태아 임신 사실을 알 수 있기 때문에 더 많은 시간 동안 임신과 출산을 계획하고 준비할 수 있다. 또한 많은 시간 동안 최대한 산전 관리를 받을 수 있다. 양질의 산전 관리를 통해 건강한 임신을 유지할 수 있는데, 다태아 임신의 경우 두 배의 가치가 있다.

산전 검사를 자주 받는다 양질의 산전 관리는 산전 검사를 자주 받는 것에서 시작된다. 임신 7개월까지는 2~3주마다 한 번씩, 그 이후로는 더 자주 산전 검사를 받게 될 것이다. 산전 검사를 자주 받으면 임신이 진행될수록 보다 세심한 관리를 받을 수 있다. 외둥이 임신부가 받는 모든 검사를 받는 것은 물론이고, 외둥이 임신부보다 일찍 내진을 받을 수도 있다. 조기 진통의 징후를 확인하기 위해 필요하기 때문이다.

초음파검사를 자주 받는다 아기들의 상태가 괜찮을지, 아기들의 성장과 발달이 정상적으로 진행되고 있는지, 임신이 건강하게 이루어지고 있는지 확인하기 위해 자주 초음파검사를 받게 된다. 따라서 아기들의 사진을 더 많이 갖게 되는 것은 물론이고 임신 상태에 대해 더 많이 알고 안심할 수 있다.

양질의 산전 관리를 받고 임신 상태에 더 주의를 기울이면 특정한 임신 합병증(고혈압, 빈혈, 태반조기박리, 조기 진통 등 다태아 임신에 흔히 나타나는 증상들)의 위험을 줄일 수 있다. 또한 혹시 문제가 발생하더라도 일찍 치료할 수 있다.

자랄수록 엄마의 자궁이 비좁아지기 때문이다. 조기분만의 징후를 잘 알아두었다가 조금이라도 증상이 느껴지면 바로 병원에 연락한다(264쪽 참조).

출생 시 저체중 대부분의 다태아 임신이 조기분만을 하기 때문에 다태아들은 출생 시 몸무게가 2.5kg 미만인 경우가 많다. 출생 시 몸무게로는 저체중에 해당한다. 요즘은 의학의 발달로 2.5kg으로 태어난 저체중아들도 대부분 건강하게 잘 자라지만, 출생 시 몸무게가 1.3kg 미만인 경우에는 신생아 시기의 합병증뿐 아니라 장기간 신체적·정신적 장애를 겪을 위험이 높아진다. 그러므로 다태아 임신부는 임신 기간에 최상의 건강 상태를 유지하고 영양이 풍부하고 적절한 칼로리를 포함한 음식을 충분히 섭취해야 한다. 그래야 출생 시 아기들의 몸무게가 조금이라도 더 늘어날 것이다.

쌍둥이 간 수혈 증후군(TTTS) 태반을 공유하는 일란성 쌍둥이 임신의 약 15% 정도에서 볼 수 있는 현상으로, 태반에서 쌍둥이에게 연결된 혈관이 태아 한 명에게는 혈액을 과다하게 공급하고 다른 태아에게는 거의 공급하지 않을 때 발생한다. 이란성 쌍둥이의 경우 태반을 공유하지 않기 때문에 이런 현상은 거의 일어날 일이 없다. 이런 현상은 임신부에게는 아무런 위험이 없지만 태아에게는 위험하다. 양수천자 검사를 이용해 과도한 혈액을 빼냄으로써 태반의 혈류를 원활하게 하고 조기분만의 위험을 감소시킨다. 레이저 시술로 혈관 사이의 연결 부분을 봉합하는 방법도 있다.

한편 다태아 임신부의 건강에 영향을 주는 위험은 다음과 같다.

전자간증(임신중독증) 태아가 많을수록 태반도 많아진다. 쌍둥이면 태반이 두 개이며 호르몬도 두 배로 늘어나 이따금 고혈압을 일으킬 수 있다. 더 발전하면 전자간증이 될 수도 있다. 전자간증은 쌍둥이 임신부 4명당 1명꼴로 일어나며, 자세한 검사를 하기 때문에 대개 임신 초기에 발견된다. 증상과 치료 방법에 대한 자세한 내용은 512쪽을 참조한다.

임신성 당뇨병 다태아 임신부는 외둥이 임신부에 비해 임신성 당뇨병에 걸릴 가능성이 약간 높다. 원인은 호르몬 수치가 높아져 인슐린을 처리하는 능력이 떨어지기 때문인 것으로 보인다. 이러한 현상은 대체로 식단을 통해 예방이나 통제를 할 수 있지만 간혹 인슐린이 추가로 필요할 수도 있다. 자세한 내용은 511쪽을 참조한다.

태반 질환 다태아 임신부는 전치태반(태반이 자궁의 출구를 덮는 현상), 태반조기박리(태아가 만출되기 전에 태반이 먼저 떨어지는 현상) 등 합병증에 걸릴 위험이 다소 높은 편이다. 다행히 심각한 위험이 발생하기 전에 자세한 검사를 통해 증상을 발견할 수 있다. 태반조기박리는 미리 발견하기는 어렵지만, 의사가 임신 상태를 신중하게 관찰하고 있는 만큼 조기박리가 일어날 경우 더 큰 합병증을 피할 수 있도록 조치를 할 것이다.

안정을 취해야 할까요?

Q "단지 쌍둥이를 임신했다는 이유로 안정을 취해야 하나요?"

A 많은 다태아 임신부들이 이런 질문을 하는데, 사실 딱 부러지게 대답하기는 어렵다. 안정을 취하는 것이 다태아 임신과 관련된 여러 종류의 합병증, 즉 조기 진통과 자간전증 같은 증상을 예방하는 데 도움이 되는가 하는 문제에 대해 가타부타 평가하기는 아직 이르기 때문이다. 그러므로 좀 더 정확한 연구 결과가 나오기 전까지 당분간은 개개인의 상황에 따라 결정될 것이다. 임신한 태아의 수가 많을수록 합병증 위험도 커지므로 안정을 취해야 할 가능성이 높을 수 있다.

안정을 취하는 문제에 대해서는 임신 초기에 담당 의사와 상의하자. 간혹 모든 다태아 임신부들은 무조건 안정을 취해야 한다고(주로 24~28주 사이에) 주장하는 경우도 있지만, 좀 더 두고 보다가 임신부 개개인의 상황에 따라 안정을 취하도록 지시를 내리는 경우가 점점 많아지고 있다.

효과적으로 안정을 취하는 방법에 대해서는 535쪽을 참조한다. 담당 의사는 안정을 취할 필요까지는 없다고 하더라도 항상 마음을 편히 하고 일을 일을 줄이고 항상 편안한 마음으로 지내며, 임신 후반기에는 최대한 누워서 푹 쉬라고 조언할 것이다.

쌍둥이 소실 증후군이 뭐죠?

Q "쌍둥이 소실 증후군이라는 게 있다는군요. 그게 뭔가요?"

A 초음파를 이용해 일찌감치 다태아 임신을 발견하게 되면 이점이 있다. 돌봐야 할 태아가 둘 혹은 그 이상임을 일찍 발견하면 그만큼 각별히 주의를 기울일 수 있는 것이다. 하지만 때로는 너무 일찍 알면 좋지 않을 수도 있다. 쌍둥이 임신 사실을 너무 일찍 알게 되면 임신 초기 초음파검사를 받기 전에 모르고 지나갈 수 있는 일까지 드러나기 때문이다. 간혹 임신 초기(주로 임신부가 쌍둥이 임신 사실을 알기 전에)나 임신 후기(초기보다 드물지만)에 쌍둥이 가운데 하나를 잃는 가능성이 있다. 임신 초기에 태아가 소실되면 유산된 태아의 조직은 대개 엄마에게 흡수된다. 다태아 임신의 20~30% 정도가 '쌍둥이 소실 증후군'이라는 이러한 현상은 겪는다. 지난 몇 십 년 동안 쌍둥이 소실 증후군에 대한 보고가 현저하게 증가했는데, 임신 초기에 쌍둥이 임신을 확인할 수 있는 유일한 방법인 초기 초음파검사가 의례적으로 이용되었기 때문이다. 연구 결과에 따르면 임신부 연령이 30세 이상인 경우 쌍둥이 소실 증후군이 많이 나타난다. 대체로 고령 임신부일수록 다태아 임신 비율이 높고, 임신 촉진 치료를 이용하면 더욱 비율이 높아지기 때문인 것으로 보인다.

태아가 소실될 경우 간혹 경미한 위경련, 출혈, 골반 통증 등 유산 증상과 비슷한 증상을 경험하기도 하지만, 임신 초기에는 거의 아무런 증상을 느끼지 못한다. 한편 이러한 증상이 느껴진다고 해서 반드시 쌍둥이 소실 증후군을 겪고 있는 것은 아니다.

임신 초기에 쌍둥이 소실 증후군이 있을 경우 다행히 합병증이나 의료적 개입 없이 엄마와 아기 모두 정상적으로 건강하게 임신을 마친다. 쌍둥이가 임신 중기나 후기에 소실되는 경우는 거의 없지만, 그럴 경우 남은 아기는 자궁 내에서 성장이 제한될 위험이 크고, 임신부는 조기분만이나 감염, 출혈의 위험이 있을 수 있다. 그러므로 이 경우 태아를 세심하게 관찰해야 하고, 남은 임신 기간 동안 합병증이 생기지 않도록 임신부도 주의 깊게 보살펴야 한다.

자궁 내 태아 손실을 극복하는 방법은 547쪽을 참조한다.

ALL ABOUT   **다태아 출산, 어떻게 이루어질까?**

'과연 정말로 쌍둥이를 낳는 걸까' 궁금해하며 많은 시간을 보냈을 것이다. 솔직히 말하면 거의 매 시간 이 생각에만 몰두하며 지냈을 수도 있다. 모든 출산일이 잊을 수 없는 날이겠지만, 쌍둥이나 그 이상의 다태아를 임신한 경우에는 더욱 특별할 것이다. 다태아 출산은 한 명의 아기만 분만한 엄마들의 흔한 출산기와는 비교도 할 수 없을 만큼 색다른 경험이 될 것이다. 또한 두 명, 혹은 그 이상의 아기들이 세상 밖으로 나오는 날이므로 당연히 다른 임신부들의 출산 경험보다 다소 복잡한 경험이 될 것이다.

태어날 아기가 둘이므로 진통과 분만에 들이는 노력도 두 배가 되어야 할까? 갓 태어난 아기들을 건강하게 품에 안을 수 있는 가장 좋은 방법은 무엇일까? 이런 질문에 대한 대답은 태아의 자세, 임신부의 건강, 아기들의 안전성 등 여러 가지 요인에 따라 달라질 수 있다. 다태아 출산은 외둥이 출산보다 많은 변수가 있다. 하지만 한 번의 진통으로 둘 혹은 그 이상의 대가를 얻게 되는 것이므로 어떠한 변수를 만나든 결국엔 큰 기쁨을 맛보게 될 것이다. 또한 아기들이 어떤 경로를 통해 자궁을 벗어나 엄마 품에 안기게 되든 아기들과 엄마에게 가장 건강하고 안전한 것이 가장 좋은 방법임을 기억하자.

다태아 임신부의 진통

다태아 임신부의 진통은 외둥이 임신부와 어떻게 다를까? 몇 가지 차이점을 소개한다.

진통 시간이 더 짧다 두 배의 기쁨을 얻으려면 두 배의 고통을 견뎌야 할까? 천만의 말씀이다. 한 번만 진통을 겪으면 아주 근사한 휴식이 기다리고 있다. 다태아 임신은 대개 진통 초기 단계가 짧아 자연분만을 할 경우 보다 짧은 시간에 아기를 밀어내기 시작하고, 힘든 진통 단계를 좀 더 일찍 맞게 될 것이다.

진통 시간이 더 길어질 수도 있다 다태아 임신부의 자궁은 지나치게 늘어나 있어 간혹 자궁 수축이 약할 수 있다. 자궁 수축이 약하면 자궁경부가 완전히 확장하기까지 더 오랜 시간이 걸린다.

의료진이 보다 정밀하게 살펴본다 다태아 임신부가 분만을 하는 동안 의료진은 두 배 이상 주의를 기울인다. 진통 기간 동안 다태아 임신부는 외둥이 임신부들보다 더 많은 진료와 보살핌을 받게 될 것이다. 진통이 진행되는 동안 담당 의사는 아기들이 자궁 수축에 어떻게 반응하는지 보기 위해 두 개 혹은 그 이상의 태아 감시기를 임신부의 몸에 부착할 것이다. 진통 초기에는 외부 벨트 감시기로 아기들의 심장박동을 감시한다.

이때 임신부는 주기적으로 감시기를 빼고 주변을 돌아다니며 진통을 완화할 수 있다.

의료진은 진통 후반기에 아기 A(가장 먼저 머리가 나오는 아기)를 태아 두피 전극을 이용해 내부적으로 관찰하는 한편 아기 B는 여전히 외부에서 관찰한다. 임신부는 감시기에 묶여 있기 때문에 감시기의 결과를 끝까지 알지 못한다. 하지만 어쨌든 이때쯤 되면 움직이고 싶은 단계는 훌쩍 지났을 것이다. 태아 감시기와 외부 벨트 감시기를 장착했을 때 자유롭게 움직일 수 있는지 담당 의사에게 문의한다.

경막외 마취 주사를 맞는다 다태아를 분만할 땐 담당 의사가 응급 제왕절개가 필요할 경우를 대비해 경막외 마취 주사(무통주사)를 적극적으로 권하거나 임신부가 요구하기도 한다. 이미 경막외 마취제를 맞기로 결정했다면 이런 말을 들으면 반가울 것이다. 이 문제에 대해 의사나 병원마다 방침이 다르므로 경막외 마취제를 맞고 싶지 않다면 담당 의사와 상의한다.

수술실에서 분만이 이루어진다 대부분의 병원에서는 신중을 기하는 차원에서, 그리고 응급

쌍둥이 태아의 자세는?

분만을 할 때 아기들이 어떤 자세를 취할지, 임신부가 무사히 분만을 마칠 수 있을지 하는 문제는 누구나 궁금하게 여기는 것이다. 쌍둥이들이 엄마 배 속에서 어떤 자세를 취하고 각 자세별로 분만 현장에서 어떤 일이 일어나는지 살펴보자.

두정위와 두정위 쌍둥이들이 분만일에 취할 수 있는 가장 협조적인 자세로서, 약 40%가량이 이 자세를 취한다. 쌍둥이 모두 머리가 아래로 향하는 '두정위' 자세라면 자연스럽게 진통을 한 후 자연분만을 시도할 가능성이 높다. 하지만 완벽한 자세로 있는 쌍둥이라도 때때로 제왕절개 분만을 해야 하는 경우도 있으므로, 쌍둥이의 경우 그럴 가능성이 충분하다는 걸 염두에 둔다.

두정위와 둔위 자연분만을 계획하는 경우 두정위와 둔위는 두 번째로 바람직한 자세다. 아기 A의 머리가 아래를 향해 분만에 좋은 자세를 취하면 담당 의사가 아기 A를 꺼낸 후 둔위 자세로 있는 아기 B를 돌려놓을 수 있다. 손으로 엄마의 복부를 누르거나 엄마의 자궁 안에 손을 넣어 돌릴 것이다. 후자의 방법은 보기보다 훨씬 복잡하다. 아기 A가 이미 산도를 빠져나와 산도가 헐거워진 상태인데, 이로 인해 아기 B는 상당히 빠른 속도로 산도를 내려오기 때문이다. 아기 B가 계속해서 둔위를 고집하는 경우 담당 의사는 둔위 상태에서 아기를 만출시킬 수 있다. 이 경우 아기는 발부터 빠져나오게 된다.

둔위와 두정위 혹은 둔위와 둔위 아기 A가 둔위이거나 둘 다 둔위인 경우 담당 의사는 제왕절개 분만을 권한다. 쌍둥이 임신일 경우 아기가 둔위이거나 쌍둥이 임신일 경우 아기들이 두정위와 둔위라면 담당 의사가 임신부의 복부를 눌러 아기의 자세를 바로잡는다. 하지만 이런 상황에서는 매우 위험하다.

태아 A가 사위인 경우 자궁 안에 있는 아기들이 이렇게 다양한 자세를 취할 줄 누가 알았겠는가? 아기 A가 사위인 경우 아기의 머리가 아래로 향하긴 하지만 엄마의 자궁경부 위로 똑바로 향하는 것이 아니라 골반 한쪽으로 향한다. 사위 자세인 외둥이 임신의 경우 의사가 손으로 임신부의 복부를 눌러 아기의 머리를 자궁경부 위에 일직선으로 향하도록 돌려놓지만, 쌍둥이인 경우에는 위험하다. 이 경우 두 가지 방법으로 대처할 수 있다. 자궁 수축이 진행되는 동안 아기 스스로 자세를 바로잡으면 자연분만을 한다. 혹은 담당 의사가 자연분만을 할 수 있을지 없을지도 모르는 상황에서 장시간 진통을 하며 고생하지 않도록 제왕절개 분만을 권한다.

횡위와 횡위 아기 둘 다 엄마의 자궁에서 수평으로 누워 있는 자세이다. 아기들이 둘 다 이 자세라면 거의 대부분 제왕절개 분만을 해야 한다.

제왕절개 분만이 필요하게 될 상황에 대비해 수술실에서 분만하길 요구하므로 미리 담당 의사에게 물어보는 것이 좋다. 진통은 예쁜 커튼과 마음을 편안하게 해주는 그림이 장식된 아늑한 병실에서 할 수 있지만, 힘을 줄 시간이 되면 휠체어에 옮겨져 수술실로 이동할 가능성이 높다.

> **쌍둥이가 태어나는 간격**
>
> 쌍둥이들은 얼마나 간격을 두고 태어날까? 자연분만의 경우 대부분의 아기들은 10~30초 간격으로 태어난다. 제왕절개 분만을 하는 경우 단 몇 초 간격으로 태어나거나 1분 혹은 2분 간격으로 태어날 수도 있다.

─ 쌍둥이 분만 방법은?

쌍둥이를 분만할 때 예상할 수 있는 상황을 알아보자.

자연분만 요즘은 쌍둥이의 절반가량이 자연분만으로 태어나지만, 분만 상황은 외둥이 자연분만과 다르다. 일단 자궁경부가 완전히 열리면 "세 번 힘 줬더니 쑥 하고 나오는 거 있지!" 할 정도로 아기 A(자궁경부에 가장 가까이 있는 아기)가 쑥 나오기도 하고, "세 시간이나 걸렸어!"라고 할 정도로 오랫동안 진을 다 뺀 다음에야 나오기도 한다. 후자 같은 경우야 거의 없겠지만, 힘을 주는 단계(진통 2단계)에서는 외둥이를 분만할 때보다 쌍둥이를 분만할 때 대체로 더 오래 걸린다. 자연분만을 하는 경우 대개 쌍둥이 가운데 둘째는 첫째가 나온 후 10~30분 이내에 나온다. 대부분의 엄마들은 아기 A의 분만에 비하면 아기 B의 분만은 식은 죽 먹기라고들 말한다. 아기 B의 자세나 상황에 따라 의사는 산도 안으로 손을 넣어 아기의 자세를 돌리거나 흡입기를 이용해 분만을 원활하게 한다. 이런 식의 개입 가능성이 있으므로 많은 의사들이 다태아 임신부들에게 경막외 마취(무통주사)를 강력하게 권하는 것이다. 자궁 속으로 손을 넣어 아기를 만출하는 과정은 진통제 없이 견디기 힘들다.

혼합 분만 매우 드문 경우지만 자연분만으로 아기 A를 분만한 후 제왕절개로 아기 B를 분만해야 하는 경우다. 아기 B가 태반조기박리나

다태아 분만 후 회복

다태아를 분만한 후 회복은 외둥이 분만 후 회복과 매우 유사하므로 17, 18장을 잘 읽어보기 바란다. 외둥이를 분만했을 때와의 차이점은 다음과 같다.

배가 원래 크기로 돌아가려면 시간이 좀 더 오래 걸린다 어쨌든 배가 더 많이 늘어졌으니까. 배가 있는 대로 늘어났기 때문에 축 늘어난 피부를 탄력 있게 만들려면 더 애를 먹게 된다.

더 많은 오로(질 출혈)가 더 오랜 기간 동안 배출될 수 있다

임신 기간 동안 자궁 안에 더 많은 혈액이 쌓여 있다가 출산 후에 배출되기 때문이다.

원래 몸매로 돌아가는 데 걸리는 시간이 더 길어진다 임신 전에 아무리 건강했다 하더라도 임신 후기 석 달 동안 거의 움직이지 못했기 때문이다.

더 오랫동안 통증을 느낄 것이다 임신 기간 동안 배 속에 과도한 몸무게를 싣고 다녔기 때문이다. 출산 후에 아기들을 안고 다니는 것도 통증의 원인이 된다.

제대탈출과 같은 위험에 처해 있는 위기 상황에서만 이용된다. 이때 태아 감시기는 아기 A를 분만한 후 아기 B가 얼마나 잘 있는지에 대해서만 보여준다. 산모는 분만 전부터 상당한 두려움을 느끼게 되는 데다, 아기들이 모두 분만된 후에도 자연분만과 복부의 대수술이라는 두 가지 힘겨운 상황을 거친 만큼 회복 시간을 충분히 보내야 한다. 필요한 경우 혼합 분만은 아기의 목숨을 구하는 중요한 과정이 될 수 있으며, 그런 만큼 산모는 충분히 회복할 시간을 가져야 한다.

계획된 제왕절개 분만 계획된 제왕절개 분만이라면 미리 담당 의사와 상의하여 출산일을 정한다. 과거 임신 때 제왕절개로 아기를 낳았거나(다태아 임신의 경우 제왕절개 후 자연분만을 거의 하지 않는다), 전치태반, 기타 산과 의료적 문제, 혹은 태아의 자세로 인해 자연분만이 안전하지 않은 경우가 이에 해당한다. 대부분의 계획된 제왕절개 분만과 마찬가지로, 남편이나 보호자도 수술실에 함께 들어갈 수 있으며, 수술실에서 임신부는 척추 마취(자연분만을 할 때 진통을 차단하기 위해 이용되는 경막외 마취가 강화된 형태)를 하게 될 것이다. 마취 후에는 모든 일이 놀랄 만큼 신속하게 진행된다. 아기 A와 B는 몇 초에서 1~2분 차이로 태어난다.

계획하지 않은 제왕절개 분만 계획하지 않은 제왕절개 분만은 아기들이 세상에 태어나기 위한 또 하나의 방법이다. 이 경우 임신부는 평소처럼 주 1회 산전 검사를 받으러 갔다가 바로 그날 아기를 만날 수 있다. 미리 대비를 해두는 것이 가장 좋으니, 임신 마지막 주에 산전 검사를 받으러 갈 땐 가방을 다 챙겨서 가도록 한다. 예기치 않은 제왕절개 분만을 해야 할 상황으로는 자궁 내 성장 제한(아기들이 성장할 공간이 없으므로)이나 급격한 혈압 상승(전자간증(임신중독증)) 등을 들 수 있다. 그 밖에 진통이 너무 길어지는 경우와 진통에 전혀 진전이 없는 경우에도 계획하지 않은 제왕절개 분만을 해야 한다. 4.5kg 이상이 되는 아기들을 담고 있느라 자궁이 너무 늘어져버린 탓에 자궁 수축이 효과적으로 진행되지 않는다면 제왕절개 분만이 유일한 출구가 될 것이다.

쌍둥이 모유 수유는 엄마에게도 좋다

모유 수유가 아기들에게 가장 좋다는 건 익히 알고 있을 것이다. 쌍둥이에게 모유를 먹이는 요령은 412쪽을 참조하자. 모유 수유는 산후조리에도 도움이 된다. 모유 수유를 하면 자궁의 크기를 정상적으로 회복하도록 도와주는 호르몬인 옥시토신이 분비된다. 기억하자! 쌍둥이 엄마의 자궁은 유독 크게 늘어나 있다는 것을. 뿐만 아니라 모유 수유는 오로의 배출을 억제시켜 혈액의 손실을 덜어준다. 살 뺄 일이 걱정이라면 모유 수유를 하는 동안 지방흡입술을 받고 있다고 생각하면 된다. 두 아기에게 모유를 먹이면 지방과 칼로리가 두 배나 빨리 연소될 테니 마음 푹 놓고 음식을 먹어도 괜찮다. 세쌍둥이에게 모유를 먹이면 칼로리는 몇 배로 소모된다. 신생아들이 신생아집중치료실에 있는 경우, 처음에는 직접 모유를 먹일 수 없겠지만 그래도 나중에는 엄마만이 줄 수 있는 최고의 영양식으로 건강하게 자라도록 도울 수 있다. 아기가 미숙아로 태어난 경우에는 더더욱 그렇다. 그러니 전동유축기를 가까이 두고 모유를 짜 아기들에게 먹일 준비를 해두자. 아기들이 중환자실에서 나와 엄마 젖과 친해질 준비가 될 때까지 계속해서 모유를 짜둘 수 있다.

세쌍둥이 분만 방법은?

자연분만으로 세쌍둥이를 낳으면 안 될까? 세쌍둥이 임신부의 경우 대부분 제왕절개 분만을 한다. 고위험 임신(세쌍둥이 임신은 언제나 고위험군에 속한다)인 경우에는 제왕절개 분만이 가장 안전하기 때문이다. 하지만 일부 의사들은 아기 A가 머리를 아래로 향하는 자세를 취하고 있고 다른 합병증 요인(엄마가 전자간증(임신중독증)이 있다거나 한 명 이상의 아기들이 태아 곤란증이 있는 등)이 없다면 자연분만을 선택할 수도 있다고 말한다. 드문 경우지만 첫째 아기나 첫째·둘째 아기는 자연분만을 하고, 마지막 아기는 제왕절개 분만을 할 수도 있다. 물론 세 아기 모두 자연분만으로 태어나는 것보다 더 중요한 것은 엄마를 포함해 네 사람 모두 건강하게 분만실에서 만나는 것이다. 그럴 수 있다면 어떤 경로로 태어나든 모두 성공적인 경로가 될 것이다.

제 4 부

아기가 태어난 후

17장

산후 회복기 - 출산 후 첫 주

◆◆◆

마침내 40주 동안 오매불망 기다려온 순간이 다가왔다. 이제 몇 달간의 임신과 장시간의 출산을 뒤로 하고 드디어 공식적으로 엄마가 되어, 배 속이 아닌 품 안에 갓 태어난 아기를 안고 있다. 그런데 임신 기간에서 산후 회복기로 넘어갈 때 나타나는 변화가 아기의 탄생 하나만은 아니다. 새로운 증상은 물론 여러 가지 궁금증이 꼬리에 꼬리를 물고 이어진다. 임신으로 인한 크고 작은 통증은 사라지고 산후 통증이 찾아온다. 또 '왜 이렇게 땀이 많이 나지?' '분만은 벌써 끝났는데 왜 아직도 자궁 수축이 일어나는 걸까?' '다시 똑바로 앉을 수 있을까?' '왜 아직도 임신 6개월처럼 보이는 거지?' '도대체 젖가슴이 왜 이 모양이야?' 하는 의문이 생긴다.

이번 장의 내용을 꼼꼼히 읽으면 건강하고 편안하게 산후 회복기를 보내는 데 도움이 된다.

어떤 느낌일까?

산후 첫 주에는 분만이 수월했는지 힘들었는지, 자연분만인지 제왕절개 분만인지에 따라, 또 기타 개인적인 요인에 따라 다음과 같은 증상을 모두 또는 일부만 경험할 것이다.

신체적인 변화

- ◆ 생리 기간과 유사한 질 출혈(오로)이 있다.
- ◆ 자궁 수축에 따른 경련성 복통(훗배앓이)을 느낀다.
- ◆ 극심한 피로를 느낀다.
- ◆ 자연분만을 한 경우 회음부의 불편함, 통증, 무감각 등이 나타난다. 회음부를 봉합한 경우 더욱 심하게 나타난다.
- ◆ 제왕절개 분만을 한 경우 회음부가 약간 불편하다.
- ◆ 제왕절개 분만을 한 경우 절개 부위의 통증이 시간이 지난 후 무감각해진다. 초산일 경우 더욱 그렇다.
- ◆ 회음절개술을 받았거나 절개된 부위를 봉합한 경우, 혹은 제왕절개 분만을 한 경우 앉고 걷기 불편하다.
- ◆ 하루나 이틀 동안 소변을 보기 힘들다.
- ◆ 처음 며칠 동안 대변을 보기 불편해 변비가 생긴다.
- ◆ 임신 기간에 생긴 치질이 계속되거나 분만 때 힘을 주어 치질에 걸린다.
- ◆ 온몸에 통증이 있다. 특히 분만 때 힘을 많이 준 경우 더욱 그렇다.

- 있는 힘껏 힘을 주느라 눈이 충혈되었거나 눈 주위, 뺨 등에 검푸른 멍이 생겼다.
- 땀을 많이 흘린다. 특히 밤에 더 심하다.
- 출산 후 사나흘이 지날 무렵부터 유방이 아프고 젖몸살이 시작된다.
- 모유 수유를 하는 경우 젖꼭지가 아프거나 갈라진다.

정서적인 변화
- 마냥 행복하거나 우울하다. 두 가지 감정이 번갈아 나타날 수도 있다.
- 엄마 역할을 어떻게 해야 할지 몰라 안절부절못한다. 특히 첫아이인 경우 신생아를 돌볼 생각을 하면 두려워진다.
- 모유 수유를 시작하는 데 어려움을 겪는 경우 좌절감을 느낀다.
- 눈앞에 닥친 육체적 · 정서적 · 현실적 어려움들 때문에 스트레스를 받는다.
- 갓 태어난 아기와 새로운 삶을 시작할 생각에 가슴이 벅차다.

무엇이든 물어보세요 Q&A

—— 피가 나왔어요

Q "분만 후에 약간의 출혈이 있을 줄은 알았지만 분만 후 첫날 잠을 자고 일어나는데 다리 아래로 피가 줄줄 흐르더군요. 어찌나 놀랐는지 몰라요."

A 아무 걱정 말고 패드를 찾아 화장실에 간다. 자궁에 남아 있던 혈액과 점액, 조직이 배출되는 오로 현상은 출산 후 사흘에서 열흘 동안 지속된다. 생리 기간 때처럼 많은 양의 피가 나오거나 종종 그보다 많은 양의 피가 나오는데, 이는 아주 정상이다. 모두 두 컵 정도 나온 뒤 차츰 양이 줄어들기 시작하고, 이따금 상당히 많은 양이 쏟아져 나올 수도 있다. 처음 며칠 동안 자리에서 일어날 때 갑자기 왈칵 쏟아지는 것은 누워 있거나 앉아 있는 동안 쌓여 있던 오로가 한꺼번에 나오기 때문으로 정상적인 현상이다.

출산 직후에는 피와 핏덩어리가 오로의 가장 많은 성분을 차지한다. 출산 후 5일에서 3주 사이에는 선명한 붉은빛을 띠었다가, 차츰 묽은 분홍색으로 변하다 다시 갈색으로 변한 다음, 마침내 누런색을 띤 흰색이 된다. 오로는 최소 2주에서 최대 6주까지 간헐적으로 계속된다. 간혹 가벼운 울혈이 석 달 동안 계속되는 경우도 있다. 출혈의 양상은 저마다 다르다. 패드는 탐폰이 아닌 대형 패드를 사용해야 한다.

모유 수유를 하고 정맥 내 옥시토신을 투여하는 경우(일부 의사들은 분만 후 옥시토신 투여를 의례적으로 지시하기도 한다) 자궁 수축이 활발해져 오로의 양이 줄어들 수 있다. 이러한 분만 후 자궁 수축은 태반이 자궁에서 떨어져 나간 자리에 노출된 혈관을 수축시키면서 자궁이 정상적인 크기로 돌아가도록 한다. 자궁 수축에 대한 자세한 내용은 다음 질문의 답변을 참조한다.

병원에 입원해 있는 동안 출혈이 과다하다고 생각되면 간호사에게 알린다. 퇴원한 후 비정상적으로 많은 양의 출혈이 나온다 싶을 때도 바로 병원에 연락한다. 연락이 잘 되지 않으면 즉시 응급실로 향한다. 가능하면 분만했던 병원으로 가는 것이 좋다.

── 배가 쥐어짜는 듯이 아파요

Q "배를 쥐어짜는 것 같은 통증이 느껴지는데 아기에게 젖을 물릴 때 특히 더 그래요. 왜 그런 건가요?"

A 자궁 수축이 끝났다고 생각하는가? 안타깝게도 분만을 마친 직후에도 자궁 수축은 계속되며 자궁 수축으로 인한 경미한 통증도 계속된다. 소위 '훗배앓이' 혹은 '산후통'이라고 하는 이러한 통증은 자궁 수축으로 자궁이 줄어들면서(1kg에서 0.05kg으로) 출산 후 원래 자리인 골반으로 내려오기 때문에 발생한다. 배꼽 아래를 가볍게 누르면 자궁 크기가 작아지는 것을 알 수 있다. 6주가 지날 무렵이면 통증이 거의 사라질 것이다.

훗배앓이는 분명히 아프지만 나름대로 장점도 있다. 훗배앓이는 자궁이 원래 크기와 위치로 돌아가도록 돕는 한편 산후의 정상적인 출혈이 느리게 진행되도록 한다. 이전에 출산 경험이 있거나 다태아 임신으로 지나치게 힘을 주어 자궁 근육이 느슨해진 경우 훗배앓이를 더 심하게 느끼는 경향이 있다. 모유 수유를 하는 동안 더 심해지기도 하는데, 그동안 자궁 수축을 촉진하는 옥시토신이 분비되고(자궁이 빨리 수축되므로 사실상 좋은 현상이다) 분만 후 정맥 내 피토신(옥시토신)을 투여받았기 때문이다. 통증은 4~7일 이내에 저절로 가라앉는다. 그동안 아세트아미노펜(타이레놀)을 복용해 통증을 완화한다. 약을 복용해도 통증이 가라앉지 않거나 통증이 일주일 이상 지속되면 감염을 비롯한 다른 산후 문제들이 없는지 담당 의사에게 문의한다.

── 회음부가 아파요

Q "회음절개술을 하지 않았고 회음 열상도 없었어요. 그런데 아래쪽이 왜 이렇게 아픈 걸까요?"

A 3kg이 넘는 아기가 회음부를 빠져나오면서 아무런 흔적을 남기지 않을 수는 없다. 회음부가 전혀 손상을 입지 않았다 하더라도 그 부위는 많이 늘어나고 멍들고 상처를 입었을 것이다. 그러므로 약한 불편함에서 심한 통증에 이르기까지 회음부의 통증은 아주 정상적인 현상이다. 회음부 통증은 기침이나 재채기를 할 때 더 심하다. 며칠 동안은 앉기도 힘들 수 있다. 산후 열상을 입은 경우 다음 질문의 답변에 소개된 방법을 참조한다. 힘을 주어 아기를 밀어내면서 치질과 항문열창이 생겨, 약한 통증에서 심각한 통증까지 다양한 증상이 나타나기도 한다. 치질에 대처하는 요령은 156쪽을 참조한다.

Q "분만하면서 회음부에 열상을 입었는데 지금 말도 못하게 아파요. 봉합된 부위가 감염된 건 아닐까요?"

A 자연분만을 한 모든 임신부와 간혹 장시간 진통을 한 뒤 제왕절개 분만을 한 임신부들을 어느 정도 회음부 통증을 경험한다. 더구나 회음부에 열상을 입었거나 절개 시술을 받은 경우, 즉 회음절개술을 받은 경우에는 당연히 통증이 더욱 심하다. 열상을 입었거나 회음절개술을 한 부위는 회복되는 데 보통 7일에서 10일 정도 걸린다. 통증이 아주 심하지 않다면 이 기간 동안 통증만 있는 것으로 감염이 됐다고 볼 수는 없다. 더구나

분만 후 회음부를 적절히 치료받았다면 감염될 가능성은 극히 드물다. 병원에 있는 동안 간호사는 매일 적어도 한 번씩 회음부를 점검해 감염이 됐는지, 감염의 징후가 있는지 확인한다. 또한 산후 회복 기간에 회음부를 청결히 하는 방법도 알려준다. 회복 기간에는 상처 부위뿐 아니라 생식기 부위도 청결하게 관리해 감염을 예방해야 한다. 회음부가 전혀 손상되지 않은 임신부도 예방 차원에서 마찬가지 조치를 취해야 한다. 출산 후 회음부를 건강하게 관리하기 위한 방법은 다음과 같다.

- 적어도 4시간에서 6시간마다 패드를 교환한다.
- 소변을 보는 동안 회음부에 미지근한 물을 붓거나 뿌려 화끈거리는 통증을 완화한다. 담당 의사나 간호사가 권하는 경우 살균 용액을 이용한다. 대변을 본 후에는 미지근한 물로 회음부를 씻어 청결을 유지한다. 거즈 패드나 깨끗한 티슈로 반드시 앞에서 뒤로 톡톡 두드리며 말린다. 부드럽게 두드리고 세게 문지르지 않는다.
- 완전히 나을 때까지 회음부에 손을 대지 않는다.

절개된 부분을 봉합하면 가뜩이나 쓰라린 데다 봉합한 부위가 가렵기까지 해 더 불편할 수 있다. 다음 내용대로 하면 회음부의 통증을 가라앉히는 데 도움이 될 것이다.

냉찜질 차갑게 식힌 하마메리스 용액을 적신 패드, 잘게 부순 얼음을 채워 넣은 수술용 장갑, 얼음 팩이 부착된 대형 패드를 이용해 냉찜질을 한다. 찜질 팩을 24시간 동안 두 시간마다 한 번씩 갈아주면서 회음부에 대고 있으면 붓기가 가라앉고 통증이 완화된다.

온찜질 하루 여러 차례 20분 동안 따뜻한 물에 엉덩이만 담그는 좌욕을 하거나 온열 패드를 대고 있으면 통증이 완화된다.

마취제 이용 스프레이나 크림, 연고, 패트 형태로 된 담당 의사가 추천한 국부 마취제를 이용한다. 아세트아미노펜(타이레놀)도 도움이 될 수 있다.

자극 피하기 화끈거리는 회음부에 압박을 가하지 않기 위해 가능하면 옆으로 눕고, 장시간 서거나 앉지 않는다. 가운데가 뚫린 베개나 바람을 넣은 튜브(주로 치질 환자용으로 판매되는) 위에 앉으면 통증을 줄일 수 있다. 앉기 전에 엉덩이에 힘을 주면 더욱 좋다.

편한 옷 입기 딱 붙는 옷과 속옷은 입지 말고 회음부에 공기가 최대한 통하도록 하는 것이 좋다. 당분간은 스판덱스 레깅스 위에 헐렁한 운동복 바지를 입는다.

운동 산후 회복 기간 내내 수시로 케겔 운동을 하면 회음부의 혈액순환이 촉진되어 회복이 빨라지고 근육 탄력성도 높아진다. 몇 주 지나면 회음부가 서서히 감각을 찾게 되는데, 그동안 감각이 느껴지지 않더라도 운동은 계속할 수 있다.

회음부가 지나치게 충혈되고 통증이 심하면서 많이 부어오르거나, 불쾌한 냄새가 나면 감염이 됐을 수 있으므로 담당 의사에게 문의한다.

— 얼굴에 타박상과 멍이 생겼어요

Q "제 모습은 분만실에서 나온 사람이 아니라 권투 시합장에 있다 나온 사람 같아요. 왜 이런 거지요?"

A 크게 한방 얻어맞은 것 같은 기분이 들고 실제로 그렇게 보이는 건 아주 당연하다. 고작 3~3.5kg짜리를 상대했을 뿐이지만 출산은 권투 선수가 링 위에서 시합을 하는 것보다 더 힘들 수 있으니까. 강력한 자궁 수축을 경험하고 온 힘을 다해 아기를 만출하는 바람에 얼굴에 달갑지 않은 영광의 상처가 남아 있을 것이다. 특히 하복부가 아닌 얼굴과 가슴에 힘을 주어 아기를 밀어낸 경우 너욱 그렇다. 여기저기 멍이 들고 눈도 충혈되어 있다. 뺨에 작은 반점이 돋아나거나 얼굴과 가슴 윗부분에 검푸른 반점같은 멍 자국이 생기기도 한다. 눈이 정상으로 돌아올 때까지 공공장소에 갈 땐 선글라스로 눈을 가리고, 하루에 여러 차례 10분씩 냉찜질을 하면 빨리 회복할 수 있다.

한편 가슴근육에 무리하게 힘을 준 바람에 가슴에 통증을 느끼거나 심호흡을 하기도 어렵다. 이런 증상은 뜨거운 욕조에 몸을 담그거나 샤워를 하거나 온열 패드를 대고 있으면 완화된다. 꼬리뼈 부위, 혹은 온몸에서 통증이 느껴지기도 하는데 온열요법과 마사지가 도움이 된다.

— 소변을 보기 어려워요

Q "출산한 지 몇 시간이 지났는데 아직도 소변을 보기 힘들어요."

A 대부분의 산모들이 출산 후 24시간 이내에 쉽게 소변을 보지 못한다. 소변을 보고 싶은 욕구가 전혀 없는 사람이 있는가 하면, 소변을

산후 회복 기간에 생길 수 있는 응급 상황

출산 후 육체적·정신적으로 컨디션이 최상인 산모는 거의 없으며 산후 회복 기간에는 누구나 그렇다. 특히 산후 6주 동안은 다양한 종류의 통증과 불편하거나 불쾌한 증상을 겪는 게 보통이다. 다행히 심각한 문제가 발생하는 경우는 드물지만, 그래도 어떤 문제가 일어날 수 있는지 알고 있는 것이 좋다. 만에 하나 산후 회복 기간에 문제가 될 만한 증상이 나타나면 즉시 조치를 취할 수 있을 테니 말이다. 다음과 같은 증상이 나타나면 즉시 병원에 연락한다.

- ◆ <u>한 시간에 한 개 이상의 패드를 흠뻑 적실 만큼 심각한 출혈이 몇 시간 이상 계속되는 경우</u> : 병원에 연락이 되지 않으면 해당 지역 응급실에 전화를 건다. 응급실의 초진 간호사가 전화 통화로 산모의 상태를 판단해, 즉시 응급실로 와야 하는지 그렇게 하지 않아도 괜찮은지 알려줄 것이다. 응급 의료진이 도착하기를 기다리는 동안과 응급실로 가는 중에는 바닥에 누워 복부 아래에, 자궁의 위치를 알 수 있다면 자궁 바로 위에 얼음 팩을 댄다. 얼음 팩이 없는 경우에는 지퍼백에 얼음 조각과 녹은 얼음을 흡수하기 위한 종이 타월 몇 장을 넣어 활용하면 된다.
- ◆ <u>출산 후 첫 주가 지났는데도 많은 양의 선홍색 출혈이 있는 경우</u> : 출산 후 6주까지, 일부 산모의 경우 12주까지 생리혈과 유사한 붉은색 출혈이 나오는 건 괜찮다. 또 몸을 많이 움직이거나 모유 수유를 할 때 출혈의 양이 늘어나는 건 걱정하지 않아도 된다.
- ◆ <u>혈액에서 악취가 나는 경우</u> : 정상적인 생리혈과 비슷한 냄새가 나야 한다.
- ◆ <u>오로에서 레몬만 하거나 그보다 큰 여러 개의 핏덩어리가 나오는 경우</u> : 출산 후 며칠 동안 이따금 작은 핏덩어리가 섞여 나오는 것은 정상이다.

보고 싶지만 시원하게 보지 못하는 사람도 있다. 간신히 소변을 보긴 하지만 화끈거리는 통증과 아픔 때문에 고생을 하기도 한다. 출산 후에 방광이 기본적인 기능을 하지 못하는 경우가 많은데, 원인은 다음과 같다.

◆ 방광의 공간이 갑자기 넓어져 소변을 받아들이는 용량이 커졌기 때문이다. 따라서 임신 기간보다 배뇨 욕구를 자주 느끼지 않는다.

◆ 분만 중에 방광이 큰 충격을 받았거나 타박상을 입었을 수도 있다. 따라서 일시적으로 기능이 마비되어 방광이 가득 찼는데도 소변을 봐야 한다는 신호를 보내지 못하는 것이다.

◆ 경막외 마취 주사(무통주사)를 투여받은 경우 방광의 감각이 둔화되거나 방광이 보내는 신호를 산모가 알아채지 못했을 수도 있다.

◆ 회음부의 통증으로 인해 요도(소변이 배출되는 관)에 반사성 경련이 일어나 배뇨를 어렵게 만들 수 있다. 회음부가 부어도 소변을 보기 어렵다.

◆ 회음절개술 후 봉합한 부위가 예민해져 소변을 볼 때 화끈거리고 아프다. 변기에 다리를 벌리고 서서 소변을 보면 소변이 아픈 부위에 닿지 않고 곧바로 아래로 떨어져 덜 아프다. 소변을 보는 동안 아픈 부위에 미지근한 물을 뿌려도 불편한 증상을 줄일 수 있다.

◆ 장시간 진통이 진행되는 동안 수분을 섭취하지 않았으며 정맥내 주사로도 수분을 공급받지 않았다면 탈수 상태가 됐을 수도 있다.

◆ 여러 가지 심리적인 요인으로 소변이 나오지 않을 수 있다. 예를 들면 통증에 대한 두려움, 사생활이 보장되지 않는 것에 대한 거부감, 휴대용 변기를 이용해야 한다거나 화장실에서

◆ 출산 후 며칠 동안 오로가 전혀 나오지 않는 경우
◆ 출산 후 며칠이 지났는데 하복부 부위가 붓거나, 붓지는 않았지만 통증이나 불편함이 느껴지는 경우
◆ 출산 후 며칠이 지났는데도 회음부 부위에 계속 통증이 느껴지는 경우
◆ 출산 후 24시간 이내에 37.7℃ 이상의 발열이 하루 이상 지속되는 경우
◆ 심한 현기증이 있는 경우
◆ 메스꺼움과 구토 증상이 있는 경우
◆ 젖몸살이 가라앉은 후 유방이 부분적으로 아프고 붓고 빨개지며 열이 나고 예민해지는 경우. 유선염, 즉 유방 감염의 증상일 수 있다. 병원에 가기 전에 가정에서 적절한 조치를 취한다(410쪽 참조).
◆ 제왕절개 분만 후 절개 부위가 부분적으로 붓거나 빨개지고 열이 나며 피가 나는 경우
◆ 출산 후 24시간이 지났는데도 소변을 보기 어려운 경우(가령 소변을 볼 때 극심한 통증이나 화끈거림이 느껴지거나, 소변을 보고 싶은 충동은 잦지만 결과는 시원찮거나, 소변의 양이 얼마 안 되거나, 소변이 검은색을 띠는 경우) : 담당 의사의 진찰을 받기 전까지 물을 많이 마신다.
◆ 가슴 부위에서 예리한 통증이 느껴지고(분만할 때 무리하게 힘을 주는 바람에 가슴이 아픈 것과는 다르다), 호흡이나 심장박동이 빨라지며, 손가락 끝이나 입술이 파래지는 경우
◆ 발을 구부릴 때 종아리나 허벅지가 빨개지고 부으며 통증이 있거나, 통증은 없는데 부분적으로 아프고 예민하며 열이 나는 경우 : 담당 의사에게 진찰을 받으러 가기 전까지 다리를 높이 들어올리고 휴식을 취한다.
◆ 출산 후 며칠이 지났는데도 우울증이 계속되는 경우 (일상적인 상황에서 어떻게 대처해야 할지 모르거나 아기에게 화가 나는 경우, 특히 폭력적인 충동이 생기는 경우) : 산후 우울증에 대한 자세한 내용은 423쪽을 참조한다.

다른 사람의 도움을 받아야 하는 상황에 대한
당황스러움으로 소변을 보기 힘든 것이다.

출산 후에 소변을 보기 어려운 만큼 6~8시간
내에 방광을 비우는 것이 아주 중요하다.
그래야 요로감염을 예방하고 방광의 근육이
지나치게 늘어나 탄력을 잃고 출혈이 생기는
현상을 막을 수 있기 때문이다. 방광이 가득 차
있으면 출산 후 정상적인 자궁 수축을 통해 출혈을
멎게 하려는 자궁의 기능을 방해할 수 있다.
때문에 출산 후 간호사가 소변을 보았는지 수시로
묻는 것이다.

한편 소변검사를 위해 출산 후 첫 소변을
용기에 받아달라고 부탁하고 손으로 방관을 만져
방광이 부어오르지 않았는지 확인한다.

소변을 보기 위해 시도할 때는 다음 내용을
참고한다.

◆ 수분을 충분히 섭취한다. 물을 많이 마실수록
소변을 보기 쉽다. 더구나 분만 중에 체내의
수분이 많이 빠져나갔을 것이므로 수분을
보충해야 한다.
◆ 출산 후 가능한 한 빨리 침대에서 나와 천천히
주변을 걸으면 방광 회복과 장운동에 도움이
된다.
◆ 화장실까지 걸어가기 힘들 만큼 몸이 약해
실내용 변기를 이용해야 한다면 회음부에
뿌릴 미지근한 물을 준비해달라고 부탁한다.
미지근한 물을 뿌리면 소변을 보고 싶은
욕구가 생길 수 있다. 또한 변기에 엉덩이를
대고 앉는 것보다 위에 쪼그리고 앉는 것이
도움이 될 것이다. 물론 이때에도 사람들을
모두 병실 밖으로 내보내는 것이 좋다.

◆ 좌욕기에 앉아 회음부를 따뜻하게 하거나 얼음
팩을 대 차갑게 한다. 두 방법 모두 배뇨 욕구를
자극하는 데 도움이 된다.
◆ 소변을 보려고 시도할 때 물을 틀어놓는다.
세면대에 물이 흐르면 실제로 소변을 보고
싶은 욕구가 생긴다.

모든 노력이 실패로 돌아가 출산 후 여덟 시간
내에 소변을 보지 못하면 담당 의사는 방광을
비우기 위해 도뇨관(요도에 삽입하는 관)을
삽입한다.

출산 후 24시간이 지났는데 소변량이
지나치게 적은 경우도 크게 문제가 된다. 대체로
출산 후에는 임신 기간 동안 체내에 보유되어
있던 과도한 수분이 배출되기 때문에 자주 많은
양의 소변을 보기 시작한다. 여전히 소변을 보기
힘들거나 출산 후 며칠 동안 소변의 양이 적다면
요로감염에 걸렸을 가능성이 있다. 요로감염의
증상과 징후는 466쪽을 참조한다.

Q "소변을 통제하기 힘들어요. 그냥 막 새어
나온답니다."

A 출산이라는 신체적인 스트레스로 방광을
비롯해 많은 신체기관들이 일시적으로 고장 날 수
있다. 그 때문에 소변이 나오지 않거나 너무 쉽게
새어 나오는 것이다. 지금처럼 소변이 새어 나오는
현상을 '요실금'이라고 하는데, 회음부 근육이
탄력을 잃었기 때문에 생긴다. 모든 산모들에게
권장되는 케겔 운동은 근육의 탄력과 소변 흐름의
통제력을 회복하는 데 도움이 된다. 요실금 현상을
극복하는 요령은 418쪽을 참조하고, 증상이
계속되면 담당 의사와 상의한다.

대변을 보고 싶은데 수술 부위가 걱정돼요

Q "이틀 전에 출산했는데 아직 변을 보지 못했어요. 사실은 대변을 보고 싶긴 한데 힘을 주다가 봉합된 곳이 터질까 봐 너무 겁이 나요."

A 출산 후 첫 배변은 출산을 치른 모든 산모가 안고 있던 불안감을 벗어던지는 중요한 시점이 된다. 첫 배변을 하는 데 걸리는 시간이 길수록 불안감과 불편함도 커지기 마련이다.

몇 가지 생리적인 요인들이 출산 후 정상적인 배변 능력을 회복하는 데 지장을 줄 수 있다. 첫째, 분만을 하는 동안 배설을 돕는 복부 근육이 늘어나 탄력이 없어지고, 때로는 일시적으로 무력해지기 때문이다. 둘째, 분만 과정에서 장이 크게 외상을 입어 장운동이 둔화되기 때문이다. 셋째, 분만 전과 분만을 하는 동안 장이 비어 있기 때문이다(진통 전에 설사를 하고 힘을 주다가 변이 나오기도 했을 것이다). 분만을 하는 동안에는 고형식을 별로 먹지 않아 더더욱 장이 비어 있을 것이다.

한편 출산 후 배변 활동을 억제하는 가장 유력한 원인은 뭐니 뭐니 해도 심리적인 요인이다. 아프지 않을까 하는 걱정, 꿰맨 상처가 찢어지지 않을까 하는 두려움, 치질이 악화될지 모른다는 근심, 병원 같이 주위에 누군가 있는 환경에서 변을 봐야 하는 당황스러움 등으로 변을 보기 힘든 것이다. 변을 봐야 한다는 압박감 또한 배변 활동을 방해한다.

출산 후 변비가 흔한 현상이긴 하지만 극복할 수 없는 건 아니다. 다음의 방법들은 다시 변을 보는 데 도움이 될 것이다.

걱정하지 않는다 변을 못 보면 어쩌나 하는 걱정만큼 배변 활동을 어렵게 만드는 원인도 없을 것이다. 봉합한 부위가 터질까 봐 걱정하지 말자. 절대 그럴 리 없으니까. 변을 보는 데 며칠이 걸리더라도 걱정하지 말자. 그래도 괜찮다.

섬유질을 섭취한다 아직 병원에 있다면 메뉴 가운데 통곡물과 신선한 과일, 채소를 최대한 많이 먹는다. 사과와 배, 건포도와 말린 과일, 견과류 등 장운동을 활발하게 하는 음식을 외부에서 가지고 와도 먹어도 좋다. 집에 있는 경우 무슨 음식이든 규칙적으로 잘 먹고, 섬유질이 풍부한 음식을 섭취한다. 배변을 방해하는 음식은 최대한 피한다. 선물로 들어온 초콜릿 상자를 열어보고 싶은 마음이 굴뚝같겠지만 변비를 일으킬 수 있으므로 당분간은 참도록 하자.

수분을 섭취한다 진통과 분만 중에 몸에서 빠져나간 수분을 보충할 뿐 아니라 변을 무르게 하기 위해서 충분한 수분 섭취가 필요하다. 사과즙이나 자두즙도 변비에 효과가 있으며 따끈한 레몬차도 도움이 된다.

껌을 씹는다 껌을 씹으면 소화 운동이 촉진되고 소화기관을 정상으로 회복하는 데 도움이 된다.

많이 움직인다 몸을 움직이지 않으면 장운동도 둔해진다. 출산한 다음 날 운동장을 달릴 수는 없지만 거실을 천천히 왔다 갔다 할 수는 있다. 출산 직후에도 침대에서 할 수 있는 케겔 운동은 회음부뿐 아니라 직장의 근육을 탄력 있게 만들어준다. 집에서 아기를 안고 걸어도 좋겠다. 출산 후 운동에 대해 430쪽을 참조한다.

너무 힘을 주지 않는다 아무리 힘을 줘도 봉합한 부위가 터지지는 않지만 치질에 걸리거나 이미 걸린 치질이 악화될 수 있다. 이미 치질에 걸렸다면 좌욕이나 국부 마취, 좌약, 온열 패드, 얼음 팩이 도움이 된다.

변을 무르게 하는 약을 복용한다 담당 의사에게 상황을 이야기하면 퇴원할 때 변을 무르게 하는 약과 완화제를 처방받을 수도 있다. 둘 다 변을 쉽게 보는 데 도움이 된다.

처음 한두 번은 변을 볼 때 정말로 아플 수 있다. 하지만 너무 겁먹지 말자. 곧 변이 부드러워져 자주 변을 볼 수 있게 될 것이다. 지금의 불편함은 차츰 줄어들 것이고 마침내 완전히 사라진다. 어느덧 배변은 아주 간단한 일이 될 것이다.

—— 땀이 너무 많이 나요

Q "한밤중에 땀에 흠뻑 젖어 깨곤 합니다. 괜찮을까요?"

A 갓 출산한 산모는 땀을 많이 흘리는데, 이는 몇 가지 이유 때문이다. 한 가지 이유는 더 이상 임신부가 아니라는 사실을 보여주려는 듯 호르몬 수치가 눈에 띄게 떨어지기 때문이다. 또 하나의 이유는 소변을 자주 보는 현상과 마찬가지로 임신 중에 축적된 수분이 출산 후 배출되기 때문이다. 꽤나 오랫동안 땀을 흘리게 되므로 한동안 불편을 감수해야 한다. 간혹 몇 주 이상 비 오듯 땀을 흘리는 사람도 있다. 대부분의 산모들이 밤에 땀을 많이 흘리므로 흡수력이 좋은 타월로 베개를 덮으면 수면에 도움이 된다.

땀을 많이 흘리는 현상은 정상이므로 걱정할 필요는 없지만, 빼앗긴 수분을 보충하기 위해 물을 많이 마셔야 한다. 모유 수유를 하는 경우 특히 물을 많이 마시고 그렇지 않더라도 수분 섭취에 신경을 쓴다.

—— 열이 나고 체온이 너무 높아요

Q "방금 병원에서 퇴원해 집에 돌아왔는데 열이 38.3℃나 되는군요. 병원에 연락해야 할까요?"

A 출산 후 몸이 좋지 않을 땐 언제라도 병원에 연락하는 것이 좋다. 출산 후 사나흘이 지나 열이 나면 산욕기 감염일 수 있지만 출산과 관련 없는 질병으로 인해 열이 날 수도 있다. 또한 산후 회복기 초기에 흥분과 심한 피로감이 결합되어 이따금 열이 나기도 한다. 37.3℃ 정도의 미열은 젖이 처음 돌 때 젖몸살의 증상일 수 있으므로 걱정하지 않아도 된다. 그러나 출산 후 3주 이내에 37.3℃ 이상의 열이 며칠 동안 계속되거나 그보다 높은 열이 몇 시간 이상 지속되거나, 뚜렷한 감기나 독감 증상 혹은 구토를 동반하는 경우에는 담당

출산 후 언제 퇴원할까?

언제쯤 아기를 데리고 집으로 돌아갈 수 있을까? 입원 기간은 분만 형태, 산모와 아기의 건강에 따라 다르다. 산모와 아기가 건강하다면 자연분만의 경우 2~3일, 제왕절개 분만의 경우 5~6일 정도 입원한다. 이 기간에 산모는 최대한 몸을 안정시켜야 한다. 퇴원 이후를 대비해 에너지를 비축해둘 필요가 있다.

의사에게 검진을 받도록 한다. 이런 상황에서는 정확한 원인을 알고 치료를 받아야 한다.

— 젖몸살이 심해요

Q "드디어 젖이 돌긴 하지만 유방이 평소 크기의 세 배나 되고 브래지어를 착용할 수 없을 정도로 너무 딱딱하고 아파요. 아기가 젖을 뗄 때까지는 어쩔 수 없는 건가요?"

A 출산 후 처음 젖이 돌 무렵에는 유방이 붓고 극도로 예민하며, 욱신거리고 아주 단단하며, 때로는 겁이 날 정도로 커지기도 한다. 이런 젖몸살은 겨드랑이까지 이어질 수 있다. 아기에게 젖을 물릴 때 몹시 아프고, 유방이 부어오르면서 유두가 납작해지면 아기 역시 젖을 물기 힘들어진다. 엄마와 아기가 모유 수유에 적응하는 기간이 길어질수록 젖몸살이 심해질 가능성이 높다.

다행히 젖몸살은 오래 가지 않는다. 젖몸살과 이로 인한 증상들은 며칠 안에 젖을 먹이는 방법을 익히고 나면 대개 서서히 가라앉는다. 젖꼭지가 쓰라린 증상은 스무 번쯤 젖을 물릴 때 최고조에 달하지만 젖꼭지가 단단해지면 빠르게 완화된다. 간혹 젖꼭지가 갈라지고 피가 나는 경우도 있는데 적절하게 관리하면(403쪽 참조) 금방 가라앉는다.

별 어려움 없이 모유 수유를 하는 산모들, 특히 두 번째 출산을 경험한 산모들은 젖몸살을 심하게 앓지 않는다.

— 모유 수유를 하지 않는 경우 젖몸살은요?

Q "저는 모유 수유를 하지 않을 거예요. 그런데 젖을 말리는 일이 아프다고 하더라고요."

A 아기에게 모유를 먹일 계획이든 그렇지 않든, 출산 후 사나흘 무렵이면 산모의 젖가슴은 모유를 채우도록 프로그래밍되어 있다. 젖몸살은 불편하고 심지어 아플 수 있지만 일시적인 현상일 뿐이다.

모유는 필요할 때만 분비되기 때문에 아기에게 모유를 주지 않으면 분비가 중단된다. 며칠 혹은 몇 주 동안 드문드문 젖이 새는 일은 있지만, 심각한 젖몸살은 12~24시간 이상 지속되지 않는다. 이 기간 동안 유방에 얼음팩을 대고 약한 진통제를 복용하며 가슴을 잘 받쳐주는 브래지어를 착용하면 도움이 된다. 젖꼭지를 자극하거나 젖을 짜거나 뜨거운 물에 샤워를 하면 모유의 분비를 촉진해 통증이 오래 지속된다.

— 모유가 잘 나오지 않아요

Q "출산한 지 이틀이 지났는데 아무리 젖을 짜도 초유는커녕 아무 것도 나오지 않아요. 이러다 아기가 굶게 생겼어요."

A 아기가 굶을 리도 없고 아직 배가 고프지도 않을 것이다. 갓 태어난 아기들은 뭘 먹고 싶은 욕구도 없을 뿐더러 당장은 영양 공급이 필요하지도 않다. 아기가 엄마 젖을 찾을 무렵, 출산 후 3~4일 후에는 틀림없이 아기에게 젖을 물릴 수 있을 것이다.

지금 젖이 비어 있는 건 아니다. 초유가 아기에게 필요한 만큼 소량 들어 있다. 초유는 당분간 아기에게 충분한 영양을 공급하고, 아직 아기의 몸에서 생산하지 못하는 중요한 항체를 공급할 뿐 아니라, 소화관을 가득 채우고 있는 점액과 장의 태변을 제거하는 데에도 도움을 준다. 이 시기에 아기에게 필요한 양은 한 번에 1티스푼 정도에 불과하다. 하지만 출산 후 사나흘이 지나 젖이 불고 꽉 찬 느낌(젖이 돌고 있음을 나타낸다)이 들기 전까지는 손으로 젖을 짜도 별로 나오지 않는다. 생후 하루가 지난 신생아가 열심히 젖을 빨면 산모가 젖을 짤 때보다 초유가 더 잘 나온다.

아기한테 아무 감정이 없어요

Q "아기가 태어나자마자 애착이 생길 줄 알았는데 전혀 아무 느낌이 없어요. 저한테 문제가 있는 걸까요?"

A 분만 후 조금 지나면 오랫동안 기다려온 귀여운 아기를 건네받는다. 아기는 상상했던 것 이상으로 예쁘고 완벽하다. 아기는 의기양양한 시선으로 엄마를 올려다보고, 엄마와 아기 사이에는 끈끈한 애착 관계가 형성된다. 아기를 꼭 안으며 달콤한 아기 냄새를 맡고 보드라운 얼굴에 입을 맞추면서, 산모는 지금까지 한 번도 경험하지 못한 감정을 느끼고 그 강렬한 느낌에 압도당한다. 그야말로 사랑에 푹 빠진 엄마가 된 것이다.

아마 모든 임신부들이 이런 꿈을 꾸었을 것이다. 그러나 이런 식의 분만실 장면은 드라마나 감상적인 광고에서나 연출되는 것일 뿐 실제 분만실에서는 거의 보기 어렵다. 길고 힘든 진통으로 산모는 육체적·정신적으로 녹초가 되고, 쭈글쭈글하고 퉁퉁 부은 데다 얼굴은 빨간 아기가 어설프게 품에 안겨 있다. 아무리 봐도 두 뺨이 통통한 아기 천사와는 전혀 닮은 구석이 없다. 겨우 아기의 모습에 적응이 되는가 했더니 이제는 또 왜 그렇게 악을 쓰며 우는지, 도대체 어떻게 해야 울음을 그칠 수 있는지 방법을 모르겠다. 아무리 젖을 물리려고 애를 써도 아기는 도무지 협조하지 않는다. 아기하고 잘 지내보고 싶지만 아기는 새근새근 잠을 잘 생각은 하지 않고 하루 종일 빽빽 울기만 한다. 정작 울고 싶은 사람은 따로 있는데. 이쯤 되면 자신도 모르게 이런 생각을 하게 된다. '혹시 애착 관계가 형성될 시기를 놓친 건 아닐까?' 절대 그럴 리 없다. 부모와 아기의 애착 관계가 형성되는 과정은 저마다 다르고, 유효일이 정해져 있는 것도 아니다. 다른 사람보다 빨리 아기와 애착 관계를 형성하는 엄마들도 있겠지만 순식간에 끈끈한 애착 관계를 형성되는 경우는 거의 없다. 빨리 애착 관계를 맺은 엄마들의 경우 아마 과거에 출산을 경험했거나 기대가 좀 더 현실적이었거나 진통이 수월했거나 아기가 빨리 반응을 보였을 것이다. 대부분의 엄마와 아기는 평생 지속될 애착을 하룻밤 만에 쌓지 못한다. 애착은 시간을 두고 서서히 형성되며, 앞으로 두고두고 쌓아가게 될 것이다.

그러므로 엄마 역할에 익숙해질 시간을 갖고 서서히 아기에 대해 알아가도록 한다. 아기의 기본적인 욕구와 산모 자신의 욕구를 충족시키다 보면 하루하루 조금씩 애착 관계가 형성될 것이다. 아이를 돌보는 날이 많아질수록 양육자로서의 자기 모습을 자연스럽게 받아들이게 될 것이다. 처음에는 어색하게 여겨질 수 있지만 아기를 안고 어루만지고 먹이고 마사지하고 노래를 불러주고 어르고 이야기하는 시간이 많아질수록, 살을 부비고 얼굴을 맞대는 시간이 길어질수록, 아기를 돌보는 일들이 자연스러워지고 아기와 더 가까워질 것이다.

Q "제 아들은 미숙아여서 출산 직후 신생아집중치료실로 옮겨졌어요. 의사들 말로는 최소 2주는 있어야 한다는군요. 아기가 신생아집중치료실에서 나올 땐 좋은 애착 관계를 갖기에 너무 늦지 않을까요?"

A 결코 그렇지 않다. 물론 출산 직후부터 살을 맞대고 눈을 마주치면서 가까워질 기회를 갖는 건 아주 좋다. 이런 과정은 지속적인 부모 자식 관계를 발전시키는 첫 단계가 될 테니까. 하지만 이것은 단지 첫 단계일 뿐이다. 그리고 이 단계를 반드시 분만실에서 진행할 필요는 없다. 입원실에서든 인큐베이터의 창을 통해서든 심지어 몇 주일 후 집에서든 얼마든지 이 단계를 거칠 수 있다.

다행히 요즘은 신생아집중치료실에서도 아기를 만지거나 이야기를 나눌 수 있으며, 어쩌면 아기를 안아볼 수도 있다. 대부분의 병원에서는 이런 상황에서도 부모 자식의 접촉을 허락할 뿐 아니라 장려하기도 한다. 신생아집중치료실을 담당하는 간호사와 상의하여 이 힘든 기간 동안 아기와 가까워질 수 있는 최선의 방법을 찾아본다.

분만실에서 아기와 애착 관계를 형성하기 시작하는 부모라고 해서 즉시 애착을 느끼는 것은 아니라는 사실도 기억한다. 평생 지속될 사랑은 시간을 두고 서서히 발전하며, 곧 산모와 아기가 함께할 시간이 시작될 것이다.

출산 직후 아기와 있는 것이 힘들어요

Q "임신 중에는 모자동실을 이용하면 정말 좋을 줄 알았어요. 하지만 그땐 출산 후에 얼마나 지치고 힘들지 미처 생각하지 못했던 것 같아요. 아기를 다른 곳으로 데려가 달라고 간호사에게 부탁하면 날 어떻게 생각할까요?"

A 너무나 인간적인 생각이며 전혀 이상하지 않다. 산모들은 이제 막 출산이라는 인생의 가장 큰 도전을 완수했고 조만간 양육이라는 훨씬 큰 도전을 시작하게 된다. 그러므로 본격적인 양육이 시작되기 전에 조금이라도 쉬고 싶은 심정이 드는 것은 아주 정상이며 지극히 당연하다.

24시간 모자동실은 아기가 태어난 순간부터 아기와 함께할 수 있으며 가족 중심의 산후조리를 할 수 있는 아주 좋은 방법이다. 그렇다고 해서 불편한 사항이 전혀 없는 것은 아니며, 모든 사람에게 적합한 방법도 아니다. 물론 모자동실이 편안한 산모들도 있다. 아마도 분만 과정이 수월했거나 출산 경험이 있어 아기를 돌보는 일이 익숙하기 때문일 것이다. 이런 산모들 역시 아기가 새벽 3시에 잠도 안 자고 울기만 하는 상황이 결코 즐거울 리 없을 테지만 악몽으로 여기지는 않는다. 하지만 절대적으로 수면이 부족하고, 진통과 분만으로 몸은 천근만근인 데다, 아기라고는 기저귀 광고에서 본 모습이 전부인 초보 엄마는 새벽부터 울어대는 아기를 보면 아무런 대책도 없이 감당하기 벅찬 짐을 떠맡은 것만 같은 난감한 기분이 들 것이다.

아기와 한방에서 함께 지내는 것이 행복하다면 아주 좋겠지만, 모자동실을 이용하다가 정말이지 잠 한 번 제대로 자봤으면 좋겠다는 생각이 간절해진다면 방법을 바꿔볼 것을 고려한다. 낮에는 아기와 함께 있고 밤에는 따로 자는 부분적 모자동실도 좋은 방법이 될 수 있다. 아니면 첫날 밤에는 산모와 아기가 따로 병실을 써서 푹 잠을 잔 다음 둘째 날부터 모자동실을 이용할 수도 있다. 단, 모유 수유를 하는 경우 분유로 보충하지 말고 젖을 먹일 때마다 데리고 와야 한다.

어떤 상황이든 융통성을 발휘하도록 하자. 병원에서 아기와 함께 보내는 시간의 양보다 함께 보내는 방식에 중점을 두고, 이런 상황에서 자신의 욕구를 억제하지 못한다고 해서 죄책감을 느끼지 말자. 어차피 집에 돌아가면 하루 종일 아기와 함께 있게 될 것이다. 지금은 충분히 휴식을 취해 육아에 전념할 수 있도록 준비하는 것이 좋다.

── 제왕절개 분만 후 회복 과정은요?

Q "제왕절개 분만 후 어떤 식으로 회복 과정이 진행되나요?"

A 제왕절개 분만 후 회복 과정은 일반 복부 수술 후 회복 과정과 유사하다. 제왕절개 분만을 하면 회음부에 상처를 입지 않지만 이후 몇 주 동안 자연분만 후 겪는 불편한 증상들, 즉 훗배앓이, 오로, 회음부의 불편함(수술 전에 장시간 진통을 한 경우), 젖몸살, 피로, 호르몬 변화, 발한 등을 똑같이 경험할 것이다.

제왕절개 분만 후 회복실에서는 다음과 같은 회복 과정을 거치게 될 것이다.

절개 부위의 통증 마취 효과가 약해지면 상처 부위에 통증이 느껴지기 시작한다. 통증 정도는 통증을 느끼는 개인적인 반응을 비롯해 제왕절개 분만 횟수 등 여러 가지 요인에 따라 다르다. 대개 첫 분만 때 통증이 가장 심하다. 필요에 따라 진통제를 복용하게 되는데, 약에 취해 머리가 띵하고 잠이 오기도 한다. 모유 수유를 하더라도 걱정할 필요는 없다. 약물이 초유에 함유되지 않으며, 젖이 돌기 시작할 무렵에는 강한 진통제가 필요하지 않을 것이다. 간혹 통증이 몇 주 동안 계속되는 경우가 있는데, 이럴 때는 처방전이 필요 없는 진통제를 복용해도 괜찮다. 진통제와 복용량에 대해서는 담당 의사에게 문의한다. 수술 후 몇 주 동안 무거운 물건을 들지 않는 것이 회복에 도움이 된다.

구토나 메스꺼움 수술 후에 반드시 나타나는 증상은 아니지만 구토나 메스꺼움이 느껴질 때는 약을 처방받을 수 있다.

심한 피로 수술 후 몸이 약해지는 느낌이 들기도 하는데 출혈 때문이기도 하고 마취 때문이기도 하다. 수술 전에 장시간 진통을 했다면 피로가 더욱 심하게 느껴질 것이다. 계획에 없이 제왕절개 분만을 했다면 감정적으로도 약해질 수 있다.

정기적인 건강 점검 간호사는 체온, 혈압, 맥박, 호흡 등 전반적인 건강 상태와 소변 배출, 질 분비물, 절개 부위의 소독 상태, 자궁의 단단함과 위치 등을 점검한다. 자궁을 점검할 때는 제대로 수축해서 원래 크기로 돌아갔는지, 골반 안에 제대로 자리를 잡았는지 등의 여부를 살펴본다. 정맥내 주사와 요도의 도뇨관도 점검한다.

일반 병실로 이동하면 다음과 같은 회복 과정을 밟는다.

지속적인 건강 점검 간호사는 계속해서 산모의 건강을 점검한다.

도뇨관 제거 이 과정은 수술 직후에 이루어질 것이다. 소변을 보기가 힘들 수 있으므로 388쪽의 방법을 참고한다. 소변이 잘 나오지 않으면 혼자 힘으로 소변을 볼 수 있을 때까지 도뇨관을 다시 삽입하기도 한다.

운동 간호사는 산모에게 침대에서 나오기 전에 발가락을 꼼지락거리고, 종아리근육이 쭉 펴지도록 발을 구부리고, 발로 침대 끝을 밀며, 옆으로 돌아눕는 운동을 하라고 권할 것이다. 430쪽의 운동도 도움이 된다. 이러한 운동은 다리의 혈액순환을 촉진해 혈전이 생기는 걸 예방해준다. 그러나 산후 24시간 이내에 이런 운동을 하면 상당한 통증을 느낄 수 있으므로 마음의 준비를 하는 것이 좋다.

수술 후 8~24시간 사이에 일어나기 간호사의 도움을 받아 침대에 일어나 앉은 다음 침대의 상단을 들어올려 등을 기댄다. 그런 다음 침대 위에 두 손을 짚고 두 다리를 침대 밖으로 내보내 몇 분 동안 다리를 내려놓는다. 이제 두 손은 계속 침대를 짚은 상태에서 다른 사람의 도움을 받아 천천히 바닥에 발을 디딘다. 현기증이 나면(정상적인 현상이다) 즉시 침대에 앉는다. 걸음을 떼기 전에 몇 분 더 몸을 가눈 뒤 천천히 걸어본다. 처음 몇 발자국을 걸을 때는 상당히 고통스러울 수 있다. 처음 몇 번은 일어날 때 다른 사람의 도움을 받아야 하겠지만 이런 어려움은 곧 지나간다. 사실 자연분만을 한 산모보다 빨리 움직일 수 있으며 보다 쉽게 앉는 자세를 취할 수 있다.

정상적인 식사 과거에는 제왕절개 분만 후 24시간 동안 산모에게 정맥내 주사를 투여하고 하루나 이틀 동안 묽은 유동식만 제공하는 것이 관례였다. 일부 병원에서는 아직도 이런 방식을 고수하고 있다. 하지만 가능한 한 빨리 고형식을 시작하는 것이 가장 좋다. 연구 결과에 따르면 수술 후 일찍(수술 후 4~8시간 후부터 점진적으로 시작) 고형식을 시작한 산모는 계속 수분만 섭취한 산모에 비해 첫 배변을 더 빨리 보고 24시간 일찍 퇴원할 수도 있다고 한다. 일반 식사를 제공하는 시기는 병원마다 다르며, 수술 후 산모의 건강 상태에 따라 달라질 수 있다. 고형식을 다시 시작할 때 단계가 있다는 사실도 기억하자. 먼저 유동식을 먹고, 그 다음 부드럽고 먹기 좋은 음식을 먹은 후 서서히 고형식을 섭취한다. 하지만 적어도 며칠 동안은 자극적이지 않고 소화하기 쉬운 음식을 섭취해야 한다. 햄버거 같은 음식을 몰래 들여와 먹을 생각은 하지 않는 것이 좋다. 고형식을 시작한 뒤에도 수분을 충분히 섭취해야 한다. 모유 수유를 하는 경우에는 수분 섭취에 더욱 신경 쓴다.

어깨 통증 복부 내에 소량의 혈액이 횡경막을 자극해 수술 후 몇 시간 동안 극심한 어깨 통증을 느낄 수 있다. 이럴 때는 진통제를 먹는 것이 좋다.

변비 마취제 사용과 수술, 식단의 제한 등으로 장운동이 둔화되므로 수술하고 첫 대변을 보기까지는 며칠이 걸릴 수 있다. 이는 지극히 정상적인 현상이다. 변비 때문에 가스가 차서 배가 아플 수도 있다. 대변 연화제나 좌약, 기타 약한 완화제를 복용하면 대변을 보는 데 도움이 된다.

복통 수술로 인해 일시적으로 기능이 중단되었던 소화관이 다시 제 기능을 시작하면서 막혀 있던 가스가 심한 통증을 일으킬 수 있다. 특히 가스로 인해 절개선이 눌려지면 통증이 더욱 심해진다. 웃거나 기침이나 재채기만 해도 통증이 심해지면 간호사나 의사에게 치료를 요청한다. 좌약을 이용하면 가스를 배출하는 데 효과적이며, 복도를 왔다 갔다 걸어 다니는 것도 도움이 된다. 왼쪽으로 눕거나 등을 대고 누워 두 무릎을 들어올려 절개 부위를 누르면서 심호흡을 하는 방법도 가스를 배출하는 데 도움이 된다.

아기와 함께하기 간호사는 산모에게 가능한 한 빨리 아기를 안고 수유를 하도록 권할 것이다. 모유 수유를 하는 경우 절개 부위에 베개를 올려놓고 그 위로 아기를 안거나, 옆으로 누워서 젖을 물린다. 병원의 방침과 산모의 건강이 허락하면 부분적으로 혹은 24시간 모자동실을 이용할 수 있다. 한 병실에서 남편이 함께 자면 큰 도움이 될 것이다. 하지만 아직은 아기와 함께 있는 것이 벅차거나 안정을 취하고 싶으면 모자동실 이용을 미루도록 한다.

봉합한 실 제거하기 피부에 흡수되지 않는 실이나 스테이플을 이용한 경우 분만 후 4~5일 뒤에 제거해야 한다. 제거하는 동안 어느 정도 통증은 있을 수 있지만 크게 아프지는 않다. 봉합 부위의 드레싱을 제거할 때 절개 부위가 잘 아물었는지 간호사나 의사와 함께 점검하고, 해당 부위가 얼마나 빨리 나을지, 어떤 변화가 정상이며 어떤 경우에 의료적인 치료가 필요한지 문의한다.

대개 출산 후 이틀 내지 나흘이 지나면 퇴원을 할 수 있다. 하지만 퇴원 후에도 여전히 안정을 취해야 하고, 아기를 돌보는 일이나 자신의 회복을 위해 계속해서 도움이 필요하다. 출산 후 2주 동안은 누군가가 줄곧 산모 곁에서 돌봐주어야 한다.

퇴원하면 아기를 어떻게 돌보죠?

Q "병원에서는 간호사들이 아기 기저귀도 갈아주고, 목욕도 시켜주고, 아기에게 수유할 시간도 알려주었어요. 이제 퇴원을 하는데 아직 뭘 어떻게 해야 하는지도 모르겠고 모든 일이 너무 부담돼요."

A 다행히 산모는 퇴원하기 전에 의료진에게 수유하는 방법, 목욕시키는 방법, 기저귀 가는 방법을 배운다. 벌써 다 잊어버렸다 해도 걱정할 필요는 없다. 책이며 인터넷에 초보 부모를 위한

산후조리, 어떻게 할까?

우리나라에서는 전통적으로 친정어머니나 시어머니가 산후조리를 도와주었지만 현대에는 산모가 좀 더 편한 방법을 찾아 이용하고 있다. 주로 두 가지 방법을 선호하는데, 산후조리원이나 산모도우미를 이용하는 것이다. 산후조리원의 경우 그곳에 들어가 산후조리 전문가들에게 아이를 맡기고 자신도 보살핌을 받을 수 있으며 집안일을 신경쓰지 않고 산후조리에만 신경쓸 수 있는 장점이 있다.
둘째를 출산해 큰아이를 돌봐주어야 하는 경우나 공동생활에 불편을 느끼는 경우에는 산모도우미를 이용해 집에서 산후조리를 할 수도 있다. 산모도우미는 집에 상주하거나 출퇴근하며 아기를 돌보고 간단한 집안일도 해준다.

자료가 무궁무진하게 많으니까. 더구나 소아과에 정기검진을 하러 가면 쌓이고 쌓인 궁금증을 해결할 수 있을 뿐만 아니라 중요한 정보를 잔뜩 얻어 올 것이다. 소아과에 갈 때는 궁금한 것을 수첩에 메모해 가자.

물론 양육 방법을 안다고 해서 양육 전문가가 되는 것은 아니다. 아기를 잘 돌보려면 인내와 끈기, 그리고 부단한 연습이 필요하다. 다행히 아기들은 엄마가 기저귀를 거꾸로 갈아줘도, 목욕할 때 귀 뒤를 씻는 걸 깜빡 잊어도 별로 신경 쓰지 않는다. 하지만 배가 고프거나 피곤하거나 목욕물 온도가 너무 차가우면 어김없이 표현을 할 것이다. 물론 처음엔 대체 뭐 때문에 아기가 우는지 구별할 수 없겠지만. 무엇보다도 엄마만큼 아기를 잘 아는 사람이 없기 때문에 아기한테는 엄마가 세상에서 자신을 제일 편안하게 해주는 사람이다.

시간이 지나고 경험이 쌓이면 저절로 자신이 생기겠지만, 다른 엄마들과 가까이 지내는 것도 자신감 형성에 큰 도움이 된다. 지금이야 무슨 일이든 척척 해내는 프로처럼 보이는 엄마들도 출산하고 처음 몇 주 동안은 아기를 돌보는 일이 힘에 부쳤을 것이고, 특히나 산후조리 기간에는 수면 부족으로 탈진 상태가 되어 몸과 마음이 지쳤을 것이다.

스스로를 너무 몰아붙이지 말고, 양육에 적응하고 본격적으로 참여할 수 있을 때까지 자신에게 넉넉히 시간을 준다. 곧 있으면(생각보다 빨리) 매일같이 버겁게만 느껴지던 양육이 더 이상 힘들지 않을 것이다. 그리고 아기를 돌보는 일이 아주 자연스러워져 눈 감고도 할 수 있을 정도로 익숙하게 된다. 기저귀 갈기, 수유하기, 트림 시키기, 달래기는 식은 죽 먹기보다 쉬워지고, 한 손으로는 아기를 돌보고 다른 한 손으로는 세탁물 개기, 이메일 보내기, 책 읽기, 밥 먹기 같은 일을 간단하게 해치우게 된다.

ALL ABOUT   **모유 수유 시작하기**

엄마가 아기에게 모유를 먹이는 것만큼 자연스러운 일은 없지만, 적어도 출산 직후에는 반드시 그렇지도 않다. 모유가 아기에게 좋긴 하지만 아기는 엄마 배 속에서 모유 먹는 법을 배우지는 않았으니 말이다. 엄마도 마찬가지이다. 모유 수유를 하기로 했고 모유가 저절로 채워지기도 하지만, 아기에게 효율적으로 젖을 물리는 방법은 배워서 익혀야 할 기술이다.

모유 수유가 자연스러운 과정이라지만, 사실 일부 엄마와 아기에게는 반드시 그렇지만도 않다. 신체적인 이유로 처음 몇 번의 시도가 좌절되기도 하고, 단순히 엄마와 아기 모두의 경험 부족 때문에 시간이 걸리기도 한다. 하지만 모유 수유를 어렵게 만드는 원인이 무엇이든 얼마 안 있어 완벽하게 성공하게 된다. 대부분의 엄마와 아기들은 양쪽 모두 만족스럽게 모유 수유에 성공하지만, 간혹 며칠 혹은 심지어 몇 주 동안 어설프게 젖을 물리고 수도 없이 실패를 하면서 둘 다 눈물을 쏟고 나서야 간신히 성공하는 경우도 있다.

어쩔 수 없는 좌절을 극복하는 방법을 포함해 모유 수유에 대해 최대한 많이 알아두면 엄마와 아기가 좀 더 일찍 적응하는 데 도움이 된다. 모유 수유에 대한 다음 내용을 꼼꼼하게 읽어두자.

가능한 한 빨리 젖을 물린다 가능하면 분만실에서 바로 물리는 것이 가장 좋다. 분만 후에 최대한 빨리 모유 수유를 시작하고 싶다면 담당 의사에게 말한다. 출산 계획서를 이용하는 경우 계획서에 이런 사항을 기록한다. 분만 직후 모유 수유를 할 수 없다 하더라도 실망하지 않는다. 곧바로 모유 수유를 하지 않더라도 나중에 얼마든지 성공할 수 있으니까. 빨리 시작한다고 해서 모유 수유가 원만하게 이루어진다는 보장도 없다. 엄마도 아기도 모유 수유에 익숙해지기 위해서는 많은 경험이 필요하다.

여러 사람의 협조를 구한다 모유 수유를 잘해낼 자신이 있다면 24시간 혹은 하루 몇 시간 동안 모자동실을 이용해 아기가 배가 고프면 젖을 물릴 준비를 한다. 젖을 물리는 사이에 쉬고 싶으면 아기가 배고파 울 때마다 데리고 와달라고 간호사에게 부탁한다.

최대한 도움을 요청한다 아기에게 처음 두어 번 젖을 물리는 동안은 모유 수유 전문가가 참석해 실천해야 할 지침과 유용한 조언, 여러 가지 도움이 되는 자료를 제공하는 것이 가장 바람직하다. 이런 서비스를 받지 못할 경우에는 모유 수유에 대해 잘 아는 모유 수유 상담가나 간호사에게 젖 물리는 방법을 알려달라 하고, 제대로 수유를 하고 있는지 봐달라고 부탁한다. 퇴원하기 전에 이런 도움을 받지 못한다면 며칠 내로 모유 수유에 대한 전문 지식이 있는 사람, 즉 의사나 모유 수유 상담가에게 수유 방법을 봐달라고 부탁한다.

방문자를 제한한다 모유 수유가 익숙해질 때까지는 남편 외에 아무도 방문하지 않도록 한다. 모유 수유를 배우는 기간 동안 만큼은 편안한 분위기에서 완전히 집중할 필요가 있다.

아기가 적응하는 속도가 느리다면 참고 기다린다 분만 후 아기는 엄마만큼이나, 아니 그 이상으로 지칠 대로 지친 상태다. 갓 태어난 아기들은 줄곧 잠만 자기 일쑤인데, 산모가 마취제를 맞았거나 오랫동안 힘들게 진통을 겪었다면 아기는 당분간 계속 졸려하거나 엄마 젖에 관심을 보이지 않을 수 있다. 신생아들은 생후 며칠 동안은 영양분이 거의 필요하지 않기 때문에 걱정하지 않아도 된다. 무언가 제대로 먹어야 할 때가 되면 아기는 본격적으로 먹을 준비를 할 것이다. 이 시기에 아기에게 정말로 필요한 것은 엄마의 애정 어린 보살핌이다. 모유를 먹이는 것만큼이나 중요한 것은 젖을 물리면서 아기를 꼭 안아주는 것이다.

젖병을 물리지 않는다 모유 수유를 하는 사이사이에 간호사들이 신생아실에서 젖병에 분유나 설탕물을 넣어 아기의 입에 넣어주는데,

---

모유 수유 관련 기관

◆ 아이통곡 모유육아상담실 www.itongkok.co.kr
　모유 수유 정보 제공 및 통곡마사지 프로그램 운영
◆ 엄마젖 최고! www.mom-baby.org
　모유 수유 정보 제공 및 온라인 상담

이 같은 조치로 인해 아기의 식욕과 젖을 빨려는 본능이 방해받지 않도록 해야 한다. 간호사들은 좋은 의도로 하는 조치지만, 두 가지 부작용을 낳는다.

첫째, 아기는 조금만 먹어도 금방 식욕을 충족시킬 수 있다. 그러므로 아무리 소량이지만 유동식이나 설탕물을 먹게 되면, 정작 수유를 해야 할 시간에 너무 배가 불러 엄마 젖을 먹을 수가 없다. 그리고 아기가 젖을 먹지 않으면 젖의 분비가 원활해지지 않아 처음부터 악순환이 시작된다. 즉, 수요 공급 체계를 바로잡는 데 방해를 받게 되는 것이다.

둘째, 고무젖꼭지를 빠는 것은 엄마의 젖꼭지를 빨 때보다 힘이 덜 들기 때문에, 엄마 젖을 먹을 때 젖을 적극적으로 빨지 않는다. 힘을 들여 젖을 빨아야 할 땐 그냥 포기하고 마는 것이다. 공갈젖꼭지도 모유 수유에 방해가 될 수 있다. 단, 모든 경우에 그런 것은 아니다. 그러므로 의학적으로 필요한 경우가 아니라면 아기에게 분유나 설탕물을 먹인다든지 공갈젖꼭지를 물리지 않도록 요청한다.

아기가 원할 때 젖을 물린다 아직은 아기가 젖을 빨려는 욕구가 별로 없더라도 최소한 하루에 8~12회 젖을 물린다. 아기도 만족할 뿐 아니라 산모의 모유 분비도 활발해져 아기의 요구량에 맞춰 모유 분비량이 늘어난다. 반면 네 시간 간격으로 모유 수유를 하면 출산 후 초기에 젖몸살이 악화되고 나중에는 아기가 충분한 영양을 공급받기 어려울 수 있다.

아기가 원하는 만큼 오래 젖을 물린다 출산 초기에는 한쪽 유방에 5분씩 젖을 물려야

젖꼭지가 차츰 단단해져 젖꼭지의 통증을 예방할 수 있다고 알려져왔다. 하지만 젖꼭지가 쓰라린 이유는 부적절한 수유 자세 때문이지 수유 시간과는 거의 관계가 없다. 대부분의 신생아들은 배부르도록 젖을 먹으려면 10~45분이 걸린다(생각만큼 쉽지 않다). 산모의 자세가 바르면 수유 시간에 제한을 둘 필요는 없다.

젖을 완전히 비운다 한 번 젖을 먹일 때마다 적어도 한쪽 젖을 완전히 비우는 것이 가장 좋다. 그리고 양쪽 젖 모두를 먹이는 것보다 한쪽 젖을 모두 비우는 것이 더 중요하다. 젖을 완전히 비우지 않으면 아기가 후유를 먹지 못하게 된다. 젖을 다 먹을 무렵에 나오는 후유에는 처음에 나오는 전유보다 아기의 몸무게를 증가하는 데 필요한 칼로리가 많이 함유되어 있다. 전유는 아기의 갈증을 가시게 해주고 후유는 아기의 몸을 튼튼하게 해준다. 또한 아기는 후유를

분유를 먹이는 방법은?

분유를 먹일까, 분유와 모유를 반씩 섞여 먹일까? 처음부터 분유를 먹이는 것은 모유를 먹이는 것보다 훨씬 쉽다. 특히 분유는 수유 방법을 안내하는 설명서가 딸려 나오지만 모유를 먹일 땐 그런 게 전혀 없다. 하지만 분유를 먹일 때에도 배워야 할 요령들이 많다. 각 지역 보건소나 분유 회사 홈페이지에서 정보를 찾을 수 있다.

분유 제조 회사 홈페이지
- 매일유업 www.maeili.com
- 남양유업 www.namyangi.com
- 일동후디스 www.ildongmom.com
- 파스퇴르 www.pasteuri.com

먹어야 충분히 포만감을 느끼기 때문에 오랫동안 배가 부르다. 때문에 아기가 한쪽 젖가슴을 15분 동안 빨았다고 해서 젖을 빼면 안 되고, 아기가 그만 먹으려 할 때까지 기다린다. 그런 다음 두 번째 젖을 물리되, 억지로 먹이지 않는다. 다음에 젖을 먹일 땐 지난번에 아기가 빨았지만 완전히 비우지 않았던 젖가슴을 기억했다가 그쪽부터 먹인다.

아기가 잠들지 않도록 한다 아기가 젖을 먹는 동안 잠이 들어 계속 잘 것 같더라도 자게 두면 안 된다. 생후 며칠 되지 않은 아기들은 잠을 자는 시간이 길고 잘 깨지 않아 영양을 충분히 공급받지 못할 수 있다. 아기가 젖을 먹은 지 세 시간이 지났다면 이제 깨울 때가 됐다.

다음 방법을 이용하면 아기를 깨울 수 있다. 먼저 아기를 감쌌던 포대기를 풀거나 많이 입혔던 옷을 좀 벗긴다. 찬 공기를 쐬면 잠이 깨기 시작할 것이다. 그런 다음 아기를 일으켜 앉혀 한 손으로 아기의 등을 받치고 다른 손으로는 턱을 잡고서 등을 살살 문지른다. 팔과 다리를 마사지하고 찬물을 묻힌 손으로 이마를 토닥거려도 잠을 깨는 데 도움이 된다. 아기가 몸을 움직이면 재빨리 수유 자세를 취한다. 혹은 자는 아기를 엄마의 맨가슴에 갖다 댄다. 아기들은 후각이 예민해 엄마의 젖 냄새를 맡으면 깰 수도 있다.

우는 아기에게 억지로 먹이지 않는다 소리 내 우는 아기에게 억지로 젖을 물리지 않는다. 아기가 입으로 손을 가져가거나, 젖꼭지를 향해 파고들거나, 유독 정신이 또렷하면서 배가 고파 보이거나, 젖을 빨고 싶어 하는 표시를 보일 때 젖을 물리는 것이 가장 좋다. 아기가 배가 고파 정신없이 우는 건 배가 고픈 지 한참 됐다는 표시이므로 그럴 때까지 기다리면 안 된다. 아기가 정신없이 울기 시작하면 젖을 물리기 전에 아기를 달래 진정시킨다. 혹은 아기가 차분해질 때까지 엄마 손가락을 빨게 한다. 아기는 아직 젖을 빠는 것이 서툴기 때문에 차분한 상태에서도 젖꼭지를 찾기 힘들다. 마구 울면서 젖을 빠는 것은 더욱 힘들다.

차분하게 젖을 물린다 젖을 물리기 전에 최대한 긴장을 풀고, 젖을 물리는 동안 기운 빠지는 상황이 벌어지더라도 침착함을 잃지 않는다. 방문객이 와 있다면 수유하기 15분 전에 방문객을 모두 돌려보내고 젖을 물리기 전까지 마음을 차분히 가라앉힌다. 긴장을 이완하는 운동(127쪽 참조)을 하거나 조용한 음악을 들어도 좋다. 수유하는 동안 차분한 상태를 유지하기 위해 노력한다. 긴장하면 아기가 젖을 빨 수 있도록 유방에서 젖을 분비하는 젖내림이 원활하지 않을 뿐 아니라 아기에게 스트레스를 줄 수

신생아집중치료실에 있는 아기의 모유 수유

아기가 어떤 이유로 신생아집중치료실에 있어야 하기 때문에 엄마와 함께 퇴원할 수 없는 상황이라도 모유 수유를 포기하지 않는다. 미숙아나 기타 다른 문제가 있는 아기일수록, 심지어 아직 엄마 젖을 빨 준비가 되지 않았더라도 모유를 먹는 것이 더 좋다. 아기를 담당하는 신생아 전문의나 간호사와 상의하여 이런 상황에서 아기에게 모유를 먹일 수 있는 최선의 방법이 무엇인지 알아본다. 아기에게 직접 모유를 수유할 수 없다면 유축기로 모유를 짜두었다가 젖병을 이용해 아기에게 모유를 먹일 수 있다. 이 방법도 불가능하다면 아기가 엄마 젖을 빨 준비가 될 때까지 계속 젖을 짜 보관해둘 수 있는지 알아본다.

수유 일지를 기록한다 젖이 돌기 시작할 때부터 모유 수유가 제대로 자리를 잡을 때까지 수유 시간, 즉 수유를 시작한 시간과 마친 시간을 계속해서 기록하고, 대변과 소변을 본 시간도 함께 기록한다. 지나치다 싶을지 모르지만 이렇게 기록해놓으면 모유 수유의 진행 상황을 정확하게 알 수 있고, 나중에 병원에 가서도 아기의 상태를 보다 정확하게 보고할 수 있다.

24시간 주기로 최소 8~12회 정도 젖을 먹이기 위해 꾸준히 노력하되, 억지로 젖을 물리지 않는다. 아기들마다 수유 시간이 천차만별이고 보통 젖을 빠는 유방마다 차이가 나지만, 일단 젖몸살과 젖꼭지의 쓰라림이 가라앉고 나면 평균 수유 시간은 각각 30분에서 1시간 정도 걸린다.

간혹 두 번째 젖을 빨기 전에 아기가 고개를 돌리거나 잠이 들기도 하는데, 첫 번째 유방을 충분히 비웠다면 괜찮다. 아기의 몸무게 증가와 기저귀 개수를 보면 아기의 수유 상태를 정확하게 알 수 있다. 24시간 주기로 최소 여섯 차례의 소변과 최소 세 차례의 대변을 봐야 한다. 이때 소변 색깔이 맑아야 하고 검누런 색이 아니어야 한다. 아기가 젖을 빠는 시간과 관계없이 아기의 몸무게가 늘고 대소변을 충분히 보고 있다면 모유를 충분히 섭취한 것으로 간주해도 좋다.

젖몸살을 완화하는 법

엄마와 아기가 이제 막 모유 수유 방법을 제대로 익혔는가 싶을 때쯤 모유 분비에 문제가 생긴다. 지금까지 아기는 소량의 초유를 쉽게 받아먹었고, 엄마의 유방도 수월하게 임무를 완수해왔다. 그런데 갑자기 아무런 경고도 없이 뜻밖의 일이 발생한다. 젖이 마구 분비되기 시작하더니 불과 몇 시간 만에 유방이 부어오르고 단단해지면서 아파지는 것이다. 이런 상태로 수유를 하면 아기도 젖을 빨기 힘들고 엄마도 몹시 힘들 수 있다. 다행히 전체적인 모유 수유 기간을 놓고 볼 때 이처럼 괴로운 기간은 아주 짧아서, 주로 24시간에서 48시간을 넘지 않는다. 간혹 일주일 이상 길어지는 경우도 있다. 이 기간 동안 젖몸살과 그로 인한 불편을 완화하는 방법을 알아보자.

유방을 따뜻하게 한다 뜨거운 물이 아닌 따뜻한 물에 수건을 적셔 유륜 위에 대거나 따뜻한 물이 담긴 그릇에 유륜을 가져다 댄다. 유륜을 부드럽게 하고 수유를 시작할 때 젖내림을 원활하게 하는 데 도움이 된다.

유방을 마사지한다 아기가 빨고 있는 유방을 부드럽게 마사지하면 젖이 원활하게 분비된다.

유방을 차갑게 한다 수유를 마친 후 얼음 팩을 대면 젖몸살을 완화할 수 있다. 조금 이상해 보일지 몰라도 차가운 양배추 잎을 가져다 대도

양쪽 젖을 번갈아 먹인다

양쪽 유방에 똑같이 자극을 주려면 수유 일지에 기록하거나, 브래지어 끈에 작은 밴드를 묶거나 손목에 팔찌를 차서 마지막에 어느 쪽 유방의 젖을 먹였는지 표시한다. 다음에 젖을 물릴 땐 반대편 유방의 젖을 물리고, 젖을 다 물리고 나면 밴드나 팔찌도 다시 매준다.

모유 수유 방법

1. **조용한 장소를 선택한다** 산모와 아기가 모유 수유를 완전히 익힐 때까지 아무런 방해를 받지 않고 소음이 적은 곳에 자리를 잡는다.
2. **음료를 옆에 두어 아기가 젖을 먹는 동안 산모는 음료를 마신다** 뜨거운 음료는 자칫 엎질렀을 때 산모나 아기가 데일 수 있으므로 피한다. 차가운 음료를 좋아하지 않으면 미지근하게 데워서 마신다. 식사를 한 지 오래되었다면 몸에 좋은 간식도 함께 먹는다.
3. **모유 수유에 좀 더 익숙해지면 장시간 젖을 물리는 동안 읽을 수 있도록 책이나 잡지를 가까이 둔다** 하지만 읽을거리를 수시로 내려놓고 아기가 젖을 먹는 동안에도 아기와의 교감을 나누어야 한다. 처음 몇 주 동안은 텔레비전을 켜면 너무 산만할 수 있다. 전화 통화를 하는 것도 마찬가지이다. 전화 벨소리를 줄이고 자동 응답기를 켜두거나 다른 사람에게 전화를 받아달라고 부탁한다.
4. **편안한 자세를 취한다** 앉아서 모유를 먹이는 경우 무릎 위에 베개를 놓으면 적당한 높이에서 아기를 안을 수 있다. 이때 베개나 의자의 팔걸이에 팔을 기대도록 한다. 아무런 지지대 없이 2.7~3.6kg의 무게를 안고 있으면 팔에 쥐가 나거나 통증이 생길 수 있다. 다리는 가능하면 올리는 것이 좋다.
5. **아기를 옆으로 안아 엄마의 젖꼭지를 바라보도록 한다** 이때 아기의 귀와 어깨, 엉덩이가 일직선이 되고 배와 배가 닿도록 해서 아기의 몸 전체가 엄마를 향하게 한다. 아기의 머리가 옆으로 돌아가지 않으려면 아기 머리와 몸이 반듯하게 일직선을 이루어야 한다. 아기의 머리가 옆으로 돌아가면 젖을 물고 삼키기 어렵기 때문이다. 젖꼭지 쓰라림을 포함한 모유 수유의 문제를 미리 예방하려면 올바른 자세를 유지하는 것이 아주 중요하다.

모유 수유 전문가들은 처음 몇 주 동안 두 가지 수유 자세를 취하도록 권한다. 첫 번째는 '옆으로 안아서 먹이기' 자세다. 오른쪽 젖을 물릴 땐 왼손으로 아기 머리를 잡고, 왼쪽 젖을 물릴 땐 오른손으로 아기 머리를 잡는 등 젖가슴과 반대쪽 손으로 아기 머리를 잡는다. 엄마의 손은 아기의 어깨뼈 사이를 받치고, 엄지손가락을 아기의 한쪽 귀 뒤에 대고 나머지 손가락은 다른 쪽 귀 뒤에 댄다. 다른 손으로는 유방을 받치고 엄지손가락을 젖꼭지와 유륜(검은 부위) 위에 대 아기의 코가 이 부위에 닿게 한다. 아기의 뺨과 가슴이 닿는 곳에 검지손가락을 댄다. 가슴을 살짝 눌러 젖꼭지로 아기의 코를 가볍게 건드린다. 이제 아기에게 모유를 먹일 준비가 됐다(6단계 참조).

두 번째는 '옆구리에 끼고 먹이기' 자세다. 제왕절개 분만을 해서 아기가 복부에 닿는 걸 피하고 싶을

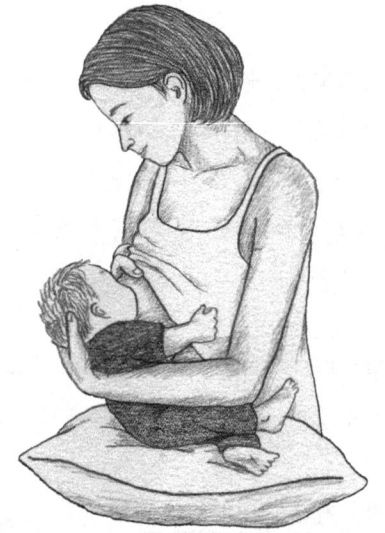

옆으로 안아서 먹이기

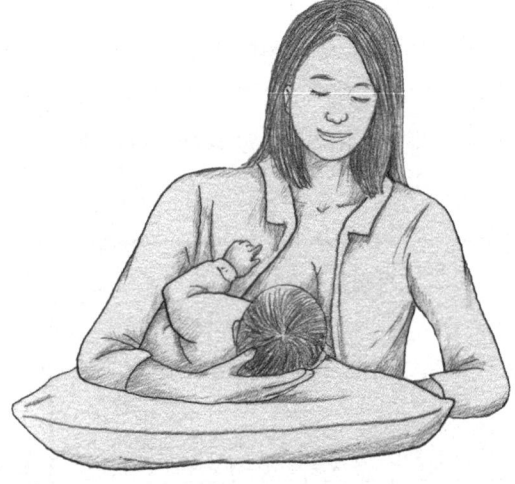

옆구리에 끼고 먹이기

때, 가슴이 너무 클 때, 아기가 작거나 미숙아일 때, 쌍둥이에게 젖을 물릴 때 특히 유용하다. 아기를 반쯤 앉은 자세로 만들어 아기의 두 다리가 산모의 겨드랑이 아래에 오게 한 다음 산모와 마주보게 한다. 오른쪽 젖을 빨 경우에는 오른쪽 겨드랑이 아래에 오게 한다. 오른손으로 아기 머리를 받치고 옆으로 안아서 먹일 때처럼 유방을 모아 쥔다.

모유 수유가 좀 더 편안해지면 팔꿈치 안쪽으로 아기 머리를 받치는 '요람 안기' 자세와 엄마와 아기가 배와 배를 맞대고 옆으로 눕는 '누워서 먹이기' 자세를 이용해도 좋다. 누워서 먹이기 자세는 한밤중에 수유할 때 유용하다.

6. 아기가 하품을 할 때처럼 입을 아주 크게 벌릴 때까지 젖꼭지로 아기의 입술을 살짝살짝 건드린다 모유 수유 전문가들은 엄마의 젖꼭지를 아기의 코에 갖다 댄 다음 아랫입술에 대면 아기가 입을 크게 벌린다고 한다. 이 방법은 수유 중에 아기의 아랫입술이 접히는 걸 막아준다. 아기가 고개를 옆으로 돌리면 엄마와 가까운 쪽에 있는 아기의 뺨을 톡톡 두드린다. 그러면 파고드는 반사작용에 따라 아기가 엄마의 가슴 쪽으로 고개를 돌린다.

7. 아기가 입을 크게 벌리면 아기를 가까이 끌어당긴다 이때 엄마의 가슴이 아기를 향해 움직여서는 안 된다. 아기 입 속으로 젖을 밀어 넣으려 애쓰다 엄마의 몸이 아기를 향해 구부려지면 안 된다. 아기 쪽으로 몸을 구부리지 말고 등을 똑바로 세워 아기를 가슴 쪽으로 끌어당겨야 한다.

8. 먹을 생각이 없는 아기에게 억지로 젖꼭지를 밀어 넣지 않는다 아기가 알아서 젖꼭지를 물도록 해야 한다. 두어 번 시도하면 아기가 제대로 젖을 빨 수 있을 만큼 입을 크게 벌릴 것이다.

9. 아기에게 젖꼭지와 유륜까지 모두 물려야 한다 젖꼭지만 빨면 유선이 꾹 눌려지지 않아 젖꼭지가 쓰라리고 갈라진다. 또한 아기에게 젖꼭지와 유륜을 중심으로 빨도록 해야 한다. 무조건 열심히 젖을 빨다가 젖이 나오지 않은 다른 부위를 빨아 유방에 통증과 멍을 남길 수도 있다.

10. 유방이 아기의 코를 막으면 손가락으로 유방을 살짝 누른다 아기를 약간 들어올려도 약간의 숨 쉴 공간을 마련해줄 수 있다. 하지만 그러다가 아기의 입에서 젖꼭지를 놓치지 않도록 해야 한다.

11. 젖을 제대로 삼키고 있는지 확인한다 아기의 뺨이 강하고 고르고 규칙적인 움직임을 보이면 젖을 제대로 삼키고 있는 것이다.

12. 아기가 젖을 다 먹었는데도 계속 젖을 물고 있는 경우, 갑자기 젖을 빼면 젖꼭지에 상처를 입을 수 있다 젖을 누르거나 아기의 입가 안쪽으로 손가락을 넣어 공기가 들어가도록 해 아기가 자연스럽게 입을 떼도록 한다.

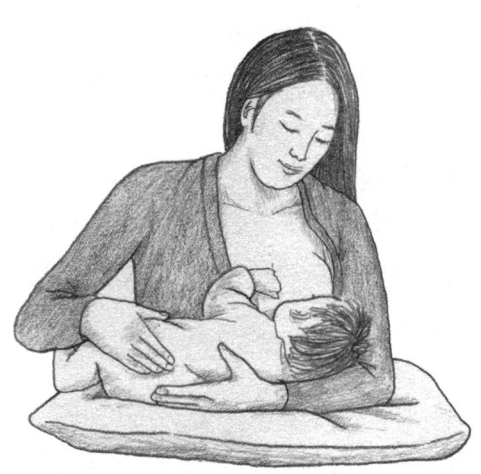

요람 안기로 먹이기

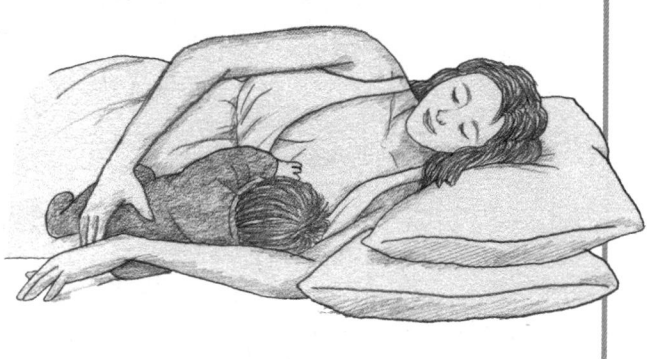

누워서 먹이기

도움이 된다. 커다란 바깥 잎을 뗀 다음 가운데에 젖꼭지가 들어갈 구멍을 낸다. 깨끗이 헹구어 두드려가며 말린 다음 유방에 댄다.

수유용 브래지어를 착용한다 잘 맞는 수유용 브래지어를 하루 종일 착용한다. 어깨 끈이 넓고 비닐로 안감을 대지 않은 것을 사용한다. 쓰라리고 젖몸살이 나 있는 유방을 압박하면 아플 수 있으므로 너무 단단하게 조이면 안 된다. 예민한 유방을 건드리지 않도록 넉넉한 옷을 입는다.

잘 견뎌낸다 아프다고 수유를 건너뛰거나 조금만 먹이고 말면 안 된다. 아기가 젖을 덜 빨수록 젖몸살이 심해지고 통증도 심해진다.

수유 전 젖을 조금 짠다 아기에게 젖을 물리기 전에 손으로 양쪽 유방의 젖을 조금씩 짜내면 젖몸살을 줄일 수 있다. 이렇게 하면 젖이 잘 돌고 젖꼭지가 부드러워져 아기가 물기 더 쉽다.

모유 수유, 꾸준히 하면 어느새 쉬워진다

모유 수유가 자꾸만 힘들어지는가? 그렇더라도 꾸준히 하다 보면 조만간 편안하고 순조로운 날이 온다. 일단 익숙해지면 아기에게 젖을 물리는 일이 식은 죽 먹기만큼 쉽다는 걸 알게 된다. 그동안 이런저런 어려움을 바로잡기 위해 필요한 도움을 받자. 이 책에 소개된 요령을 참고해도 좋고 모유 수유 상담가의 도움을 받아도 좋다. 첫 아기 때 모유 수유가 힘들었다고 다음 번 모유 수유를 망설이지는 말자. 엄마의 경험 덕분에, 그리고 유방의 경험 덕분에 대체로 두 번째부터는 젖몸살도, 젖꼭지의 쓰라림도, 그 밖의 다른 문제들도 훨씬 줄어들 테니까.

자세를 바꾼다 이번에 모유 수유를 할 땐 지난번 모유 수유를 할 때와 다른 자세를 취한다(지난번에 옆구리에 끼고 먹이기 자세를 취했다면 이번엔 요람 안기 자세를 취한다). 이렇게 하면 수유관이 완전히 비워져 젖몸살로 인한 통증을 완화할 수 있다.

진통제를 복용한다 통증이 심하면 아세트아미노펜(타이레놀)이나 약한 진통제를 처방받는다.

모유 수유 교육

모유 수유는 엄마 입장에서도 첫 경험이고 아이 입장에서도 첫 경험이다. 모유 수유 자체는 자연스러운 것이지만 수유 과정에서 발생하는 여러가지 문제에 대해 유연하게 대처하기 위해서는 교육이 필요하다고 할 수 있다. 산후조리원이나 산모도우미를 통해 모유 수유에 대한 도움을 받을 수 있지만 그 전부터 교육을 통해 모유 수유에 관한 지식을 늘린다면 성공율은 더욱 높아질 수 있을 것이다. 더구나 직장에 복직해야 하는 산모의 경우에는 모유 수유를 지속할 수 있는 방법에 대해 전문가의 조언을 구하는 것이 도움이 될 것이다.

모유 수유 교육은 다양한 기관에서 유·무료로 실시하고 있는데 자신에게 알맞는 교육을 미리 알아보는 것이 좋다. 아래는 도움을 받을 수 있는 사이트이다.

◆ **엄마젖 최고! www.mom-baby.org**
인구보건복지협회에서 운영하는 사이트로 전문가에게 온라인으로 상담을 받을 수 있고 모유 수유에 관한 이벤트에 참여할 수 있다.

✦ **아이통곡 모유육아상담실 www.itongkok.com**
  유방 관리법을 알려주는 사이트로 모유 수유에
  관한 만화를 보며 보다 쉽게 수유 방식을 익힐
  수 있다.

젖이 샐 때 대처 방법

처음 몇 주 동안은 젖이 많이 샐 수 있다. 젖이 새거나 방울방울 떨어지거나 심지어 뿜어져 나오기도 하는데, 아무런 예고 없이 아무 때나 아무 곳에서나 이런 현상이 일어난다. 젖은 부위를 가리려고 수유 패드나 스웨터를 집어보지만, 누가 봐도 한눈에 알아볼 수 있을 만큼 어느새 옷은 푹 젖어버려 순식간에 기운이 쭉 빠진다.

공공장소에서 이런 일이 벌어지는 것도 난감한 일이지만 자고 있거나, 따뜻한 물로 샤워를 할 때, 아기가 울 때, 아기에 대해 생각하거나 아기와 이야기를 할 때도 저절로 젖이 새어 나와 당황하기 일쑤다. 수유를 하고 있으면 수유를 하지 않는 쪽 가슴에서 똑똑 떨어지기도 하고, 아기가 모유를 먹는 시간이 비교적 규칙적이라면 젖을 물리기도 전에 젖이 새어 나오기도 한다.

이런 현상은 불편하고 불쾌하며 무척 당황스러울 수 있지만, 지극히 정상이며 매우 흔하다. 특히나 출산 초 몇 주 동안 더욱 많이 나타난다. 물론 젖이 새는 일이 전혀 없거나 약간만 새어 나오는 경우도 정상이다. 두 번째 출산부터는 초산 때보다 젖이 새는 일이 눈에 띄게 줄어든다. 대개 모유 수유가 편안해져 마침내 수유 체계가 자리를 잡으면 젖이 새는 양도 뚜렷하게 줄어든다. 모유가 새는 현상을 막을 수는 없더라도 좀 더 깔끔하게 처리할 수는 있다.

수유 패드를 비축해둔다 출산 후 몇 주 동안은 수유 패드를 가능한 한 자주, 어느 때는 수시로 갈아야 할 것이다. 기저귀를 갈 때처럼 젖을 물릴 때마다 갈아야 한다. 비닐로 된 안감이나 방수 처리된 안감은 습기를 흡수하지 않아 젖꼭지를 자극하므로 이런 안감이 덧대진 수유 패드는 이용하지 않는다. 일회용 제품을 선호하는 사람도 있고 재사용이 가능한 면 소재의 패드를 선호하는 사람도 있다.

침대에 타월을 깐다 밤에 젖이 많이 새어 나오면 자는 동안에 수유 패드를 몇 개 덧대거나 침대에 커다란 타월을 깐다. 매일 침대 시트를 갈거나 심지어 매트리스를 새로 구입할 수는 없는 노릇이니까.

젖이 새는 걸 예방하려고 젖을 짜지 않는다 젖을 더 짠다고 해서 젖이 새는 걸 통제할 수는 없다. 오히려 유방을 자극할수록 젖이 더 많이 나와 더 많은 양의 젖이 샐 것이다.

약물 복용과 모유 수유

많은 약물들이 모유 수유 중에 이용해도 안전한 것으로 알려져 있지만, 그렇지 않은 약물도 있고 아직 과학적인 평가가 내려지지 않은 약물도 있다. 그러므로 임신 기간 때와 마찬가지로 처방전이 있는 약물이든 그렇지 않은 약물이든 모든 약물을 담당 의사와 소아과 의사에게 확인받은 다음 복용하고, 새로운 약물을 처방할 경우 모유 수유 중이라는 사실을 의사에게 알린다. 꼭 복용해야 하는 경우라면 모유 수유 직후에 약을 먹는 것이 가장 좋다. 그래야만 다음에 아기에게 젖을 먹일 때 모유 안의 약물 농도를 최저치로 줄일 수 있다.

젖이 새는 걸 막는다 모유 수유를 안정적으로 하게 되어 젖이 평균 수준으로 나오면, 젖이 새는 느낌이 들 때 젖꼭지를 누르거나(공공장소에서는 어렵지만) 팔짱을 껴 가슴을 눌러 젖이 새는 걸 막는다. 그러나 모유 수유 초기 몇 주에 이 방법을 이용하면 젖내림에 지장이 생겨 유선이 막힐 수 있으므로 이 시기에는 삼간다.

젖꼭지가 쓰라릴 때 대처 방법

예민한 젖꼭지는 모유 수유를 힘들게 하고 기운이 빠지게 한다. 다행히 대부분의 산모는 쓰라린 증상을 오랫동안 지속적으로 겪지 않는다. 젖꼭지가 금세 단단해져 곧 아무런 통증 없이 즐겁게 모유를 먹일 수 있게 되는 것이다. 하지만 아기가 지나치게 열심히 젖을 빨거나 잘못된 수유 자세로 젖을 빠는 경우 젖꼭지가 쓰라리고 갈라지는 증상이 계속될 수 있다. 편안한 모유 수유를 위해 불편을 줄이는 방법을 알아보자.

바른 자세로 모유를 먹인다 아기가 엄마의 유방을 마주보도록 하는 바른 자세로 젖을 물린다(404쪽 참조). 젖을 물릴 때마다 수유 자세를 바꾸어주어야 유륜의 여러 부위가 자극되지만, 어떤 자세를 취하든 아기가 엄마의 유방을 바라보도록 해야 한다.

젖꼭지를 공기에 노출시킨다 수유를 마칠 때마다 쓰라리거나 갈라진 젖꼭지를 잠깐씩 공기에 노출시킨다. 옷이나 기타 자극을 주는 물질이 닿지 않게 하고, 쓰라린 정도가 심하면 브레스트 쉘을 착용해 젖꼭지 주변을 공기층으로 보호한다.

모유 수유하는 산모의 식단

하루 종일 방에서 꼼짝 않고 있어도 8km를 달리는 것처럼 칼로리가 소모되면 얼마나 좋을까? 모유 수유를 하면 이런 꿈같은 일이 현실이 될 수 있다. 모유가 만들어지려면 하루 500kcal가 소모되므로 필요한 칼로리를 충족하려면 하루 500kcal를 추가로 섭취해야 한다. 임신 기간 동안 섭취한 칼로리가 아니라 임신 전 칼로리에서 500kcal를 추가한다. 그렇다고 기름진 음식을 마구 먹어도 괜찮다는 의미는 아니다. 섭취하는 음식의 양도 중요하지만(아직은 2인분의 양을 섭취해야 한다는 걸 잊지 말자) 그만큼 질도 무시하면 안 된다. 다행히 지난 10개월 동안 양질의 음식을 선택하는 데 익숙해졌을 테니, 이제 잘 먹는 데에는 일가견이 생겼을 것이다. 모유 수유 기간에는 임신 기간보다 편하게 먹어도 된다. 필요한 칼로리를 충족시키는 것이 중요하지만 꼼꼼하게 계산하지 않아도 된다. 모유 수유 기간 동안 다음의 식단을 최대한 따르도록 한다.

섭취해야 할 음식 자신에게 맞는 양질의 음식을 균형 있게 먹는다. 모유 수유 기간에 매일 다음 영양분을 섭취한다.

- 단백질 : 3인분
- 칼슘 : 5인분(임신 기간의 권장량 4인분에서 1인분 추가)
- 철분이 풍부한 음식 : 1인분 이상
- 비타민 C : 2인분
- 녹황색 채소와 황색 과일 : 3~4인분
- 기타 과일과 야채 : 1인분 이상
- 통곡물과 복합탄수화물 : 3인분 이상
- 지방 함량이 높은 음식 : 적당량. 임신 기간 때만큼 섭취할 필요는 없다.
- 최소 8잔의 물, 주스, 기타 카페인이나 알코올이 없는 음료
- DHA가 풍부한 음식 : 적당량. 아기의 두뇌 성장을 도우며 야생연어, 정어리, 호두, 아마씨오일, DHA가 강화된 달걀에 다량 함유되어 있다.
- 산전 비타민 : 매일 하루분씩 복용

건조하게 유지한다 젖꼭지가 축축해지면 곧바로 수유 패드를 교환한다. 수유 패드 안감이 비닐로 되어 있으면 축축한 상태가 계속되므로 이런 패드는 사용하지 않는다. 습도가 높은 계절에는 수유를 마친 후 2~3분 동안(그 이상은 삼간다) 유방에서 15~20cm 거리를 두고 헤어드라이어의 따뜻한 바람으로 유방을 말린다.

모유를 이용해 통증을 완화한다 모유가 쓰라린 젖꼭지를 치료하는 데 도움이 되기도 한다. 수유를 마친 후 젖꼭지에 묻은 모유를 닦아내지 말고 저절로 마르게 놔둔다. 혹은 수유를 마친 후 젖을 몇 방울 짜서 젖꼭지 위에 문지른 다음 젖꼭지가 마르면 브래지어를 다시 착용한다.

약을 바른다 젖꼭지는 땀샘과 피지에 의해 저절로 매끄럽게 보호된다. 하지만 시중에 판매되고 있는 라놀린 제품을 이용하면 젖꼭지가 갈라지는 증상을 예방하거나 치료할 수 있다. 수유를 마친 후 란시노처럼 의료적으로 사용되는 순도 높은 라놀린 제품을 바르되, 석유를 원료로 하는 제품이나 바셀린, 기타 기름 성분이 들어 있는 제품은 피한다. 젖꼭지는 물로만 씻어야 하며, 젖꼭지가 쓰라리든 그렇지 않든 알코올이나 물수건을 이용하면 안 된다. 아기는 이미 세균으로부터 보호받고 있으며, 모유 자체는 깨끗하다.

녹차를 얹는다 일반 녹차 티백을 찬물에 적셨다가 쓰라린 젖꼭지 위에 올려놓는다. 녹차에 들어 있는 성분이 쓰라림을 완화하고 치료하는 데 도움이 된다.

아기가 성장할수록, 젖을 많이 먹게 될수록 엄마도 칼로리 섭취량을 늘려야 한다. 그러나 분유나 이유식으로 모유를 보충하거나, 지방이 상당량 축적되어 있어 지방을 소모시키고 싶다면 칼로리 섭취량을 줄여야 한다.

섭취하면 안 되는 음식 몇 가지 주의 사항만 지키면 모유 수유 기간에는 임신 기간 때보다 선택할 수 있는 음식이 많다. 적당한 한도 내에서라면 그토록 그리워하던 와인과 맥주를 마셔도 괜찮다. 가령 일주일에 두 잔 정도의 알코올을 마시되, 가급적 모유 수유 전보다는 수유 직후에 마신다. 이렇게 하면 몇 시간 동안 대사 작용을 거쳐 아기에게 전달되는 양을 최소화할 수 있다. 카페인 섭취도 가능하지만 한두 잔 이상 마시게 되면 아기가 초조한 증상을 보일 뿐 아니라 아기와 엄마 모두 수면을 방해받을 수 있다. 회를 먹을 땐 상어, 옥돔, 고등어 등 수은 함량이 높거나 중금속이 다량 함유된 생선은 피한다.

주의 사항 가족 중에 알레르기 병력이 있다면 의사의 진단을 받아 견과류와 견과류가 포함된 음식을 피해야 하는지 알아본다. 그 밖에 다른 음식에 대해서도 알레르기 반응을 일으킬 수 있는지 알아본다. 허브를 이용할 때는 인체에 무해해 보이는 것이라도 주의해야 한다. 모유 수유 기간에는 신뢰할 수 있는 브랜드와 오렌지스파이스, 페퍼민트, 산딸기, 루이보스 등 안전하다고 판명된 허브를 선택한다. 설명서를 꼼꼼하게 읽어 다른 종류의 허브와 혼합해도 좋은지 확인하고 진하지 않게 마신다. 설탕 대체용 감미료를 넣을 땐 사카린보다 수크랄로스나 아스파탐이 안전한 것으로 알려져 있다.

아기를 위해 주의할 사항 간혹 엄마가 먹는 음식이 아기의 기질을 바꾸기도 한다. 실제로 엄마가 먹는 음식에 따라 모유의 맛과 냄새가 달라지기 때문에 아기들은 그때그때 다양한 맛을 볼 수 있다. 하지만 어떤 아기들은 때때로 특정한 맛에 아주 예민하게 반응해 아예 엄마 젖을 외면하기도 한다. 어떤 음식 때문에 아기가 엄마 젖을 외면하는지 짐작이 된다면 당분간 그 음식을 먹지 말고 아기의 반응을 살펴본다. 아기들이 일반적으로 기피하는 음식으로는 우유, 달걀, 생선, 감귤류, 견과류, 밀가루 등이 있다.

양쪽 젖꼭지를 똑같이 치료한다 한쪽 유방의 젖꼭지가 덜 쓰라리고 덜 갈라진다고 해서 그쪽으로만 젖을 물리면 안 된다. 양쪽 젖꼭지를 모두 단단하게 만드는 방법은 양쪽 둘 다 이용하는 것뿐이다. 또한 양쪽 유방 모두 모유가 원활하게 분비되려면 양쪽 다 같은 정도의 자극을 받아야 한다.

아기는 배가 고프면 더 열심히 젖을 빨게 되므로 한쪽 젖꼭지가 유독 더 쓰라릴 경우 덜 쓰라린 유방부터 먼저 젖을 물린다. 그러나 이렇게 하면 쓰라린 유방 쪽이 필요한 자극을 받을 수 없어 결국 모유 공급에 영향을 미치므로, 어쩔 수 없는 경우에 한해 며칠 동안만 이 방법을 이용한다. 다행히 쓰라린 증상은 아무리 심각해도 그렇게 오래 지속되지는 않는다. 증상이 가라앉지 않으면 모유 수유 상담가에게 연락을 한다. 바르지 못한 수유 자세도 문제가 될 수 있다.

모유 수유 전에 긴장을 푼다 긴장을 하면 모유의 분비가 억제되므로 모유 수유 전에는 긴장을 푼다. 긴장을 이완하면 모유의 분비가 활발해져 아기가 세게 빨지 않아도 된다.

진통제를 복용한다 쓰라린 증상을 완화하기 위해 수유 전에 아세트아미노펜(타이레놀)을 복용한다.

주의를 기울인다 젖꼭지가 갈라진 경우 세균이 갈라진 틈을 통해 유선 안으로 들어갈 수 있으므로 유방 감염(410쪽 참조) 징후에 각별히 신경을 써야 한다.

유방에 문제가 생겼을 때 대처 방법

일단 모유 수유가 제대로 자리잡고 나면 대체로 아기가 젖을 뗄 때까지 순조롭게 진행된다. 하지만 간혹 한두 가지 문제가 발생하기도 한다.

유선이 막히는 경우 간혹 유선이 막혀 젖이 역류하는 경우가 있다. 이렇게 되면 유방에 붉은색의 작고 예민한 덩어리가 생기는데, 자칫 감염될 수 있으므로 빠른 시일 내에 치료해야 한다. 가장 좋은 치료 방법은 문제가 되는 쪽의 젖을 먼저 먹이고, 최대한 젖이 완전히 비워질 때까지 아기에게 젖을 물리는 것이다. 아기가 잘 따라주지 않으면 손이나 유축기를 이용해 남은 젖을 짜낸다. 유선의 압박감을 덜어주는 것이 중요하다. 너무 꼭 끼지 않는 브래지어를 착용한다. 당분간은 컵 아래에 와이어를 댄 것은 피하는 것이 좋다. 수유 자세에 변화를 주어 유선의 여러 부분에 압력이 고르게 가해지도록 한다. 수유 전에 온습포나 미지근한 압박붕대를 대고 있어도 도움이 된다. 올바른 자세를 취한다면 아기의 턱이 유선에 최고의 마사지 도구가 된다. 이때에 모유 수유를 중단하면 오히려 유선이 더 막힐 뿐이므로 지금 젖을 떼면 안 된다.

유방 감염 모유 수유의 합병증 가운데 보다 더 심각하고 일반적이지 않은 합병증은 유선염, 즉 유방의 감염이다. 유선염은 한쪽 혹은 양쪽 유방 모두에 일어날 수 있으며 주로 산후 회복 기간 초기에 많이 나타난다. 물론 모유 수유 기간 동안 언제라도 생길 수 있다. 유선염을 일으키는 요인은 복합적인데, 수유 때마다 젖을 완전히 비우지 못하고, 세균(주로 아기의 입에서 나온)이 젖꼭지의 갈라진 틈을 통해 유선으로 들어가며, 스트레스와 피로 때문에 산모의 저항력이 약해지기 때문이다.

유선염의 가장 일반적인 증상은 독감 증상처럼 전신에 오한과 38.3~38.8℃ 사이의 발열이 일면서, 유방이 심하게 쓰라리거나 아프고 단단해지며 붉게 변하고 열이 나고 붓는 것이다. 이런 증상이 나타나면 즉시 담당 의사에게 문의한다. 신속한 의료적 조치를 받아야 하며, 안정을 취하고 항생제와 진통제를 복용하며 수분 섭취량을 늘리고 온습포를 대고 있어야 한다. 항생제를 복용하면 36~48시간 이내에 눈에 띄게 효과가 나타나기 시작한다. 그렇지 않은 경우 담당 의사에게 알려 다른 항생제를 처방받는다.

치료를 받는 동안에도 모유 수유를 계속해야 한다. 무엇보다 아기의 세균이 감염을 일으켰을 가능성이 크기 때문에 그다지 해롭지 않을 것이다. 또한 처방받은 항생제도 안전하다. 그리고 젖을 완전히 비워야 유선이 막히는 것을 예방할 수 있다. 감염된 유방을 먼저 물리고(가능하다면 이렇게 하지만 무척 아플 수 있다) 아기가 젖을 다 비우지 않으면 유축기로 짠다. 통증이 너무 심해 젖을 물릴 수 없다면 손으로 젖을 짜거나 따뜻한 물이 담긴 욕조에 누워 유방이 편안하게 떠 있는 상태에서 수동 유축기를 이용해(어떤 방법이든 덜 아픈 쪽으로) 짠다. 욕조에서는 전동 유축기를 이용하면 안 된다.

유선염 치료를 미루거나 너무 일찍 중단하면 유방 농양으로 발전할 수 있다. 유방 농양의 증상은 욱신거리는 극심한 통증, 부분적인 부종, 예민함, 농양이 생긴 부위의 화끈거림, 38~39.5℃ 사이의 체온 상승 등이다. 치료를 하려면 일반적으로 항생제를 투여하고 농양을 말리는 수술을 한다. 수술 후에는 다시 농양이 나타나지 않는다. 대체로 수술한 유방으로는 모유 수유를 계속할 수 없지만 아기가 젖을 뗄 때까지 다른 쪽 유방으로는 모유 수유를 계속할 수 있다.

엄마가 되는 데도 시간이 필요하다

자, 이제 엄마가 된 지 일주일이 지났다. 살도 트고, 산후통도 겪고, 눈 밑에 살이 축 처져 있는 모습이 출산 일주일 된 산모라는 걸 한눈에 알게 해준다. 지금쯤이면 이런 의문이 들지 모른다. 언제쯤이면 진짜 엄마가 됐다는 느낌이 들까? 언제쯤이면 20분간 헤매지 않고 젖을 물릴 수 있을까? 제대로 트림을 시킬 수 있는 날이 오긴 올까? 아기를 떨어뜨릴까 봐 전전긍긍하는데 번쩍 안을 수 있는 날이 오긴 올까? 언제쯤이면 어설픈 바보 같은 느낌 없이 익숙하게 아기를 어를 수 있을까? 언제쯤이면 아기 울음소리만 듣고도 아기가 왜 우는지, 어떻게 반응해야 하는지 파악할 수 있을까? 어떻게 하면 기저귀를 새지 않게 갈 수 있을까? 어떻게 하면 낑낑대지 않고 아기 머리 위로 우주복을 입힐 수 있을까? 약한 아기 눈에 거품을 떨어뜨리지 않고 능숙하게 머리를 감길 수는 없을까? 도대체 언제쯤 돼야 이 모든 엄마 노릇이 자연스러워지는 걸까?

출산을 했다고 바로 엄마가 됐다는 느낌이 들지는 않을 것이다. 어느 땐 내내 어리둥절했다가, 어느 땐 감당할 수 없어 쩔쩔매게 된다. 이런 과정을 거쳐 엄마라는 놀라운 역할이 차츰 몸에 배게 되는 것이다. 하루하루 아기를 돌보기가 결코 쉽지 않지만 분명히 점점 수월해질 것이다. 그러니 자신을 너무 몰아붙이지 말고 많이 격려하고 스스로에게 시간을 주자. 결국엔 잘해낼 테니까.

— 제왕절개 분만 후 모유 수유

제왕절개 분만 후 아기에게 얼마나 빨리 모유를 먹일 수 있나 하는 문제는 산모와 아기의 건강 상태에 달려 있다. 둘 다 건강하다면 수술을 마친 직후 회복실에서 젖을 물릴 수도 있다. 하지만 전신 마취로 인해 산모의 정신이 몽롱하거나 아기를 즉시 신생아실로 옮겨야 하는 경우 잠시 기다렸다 첫 수유를 해야 한다. 출산 후 12시간이 지났는데도 젖을 물릴 수 없다면 유축기를 이용해 초유를 짜서 젖이 분비되도록 해야 하는지 문의한다.

제왕절개 분만 후 초기에는 모유 수유를 하는 것이 불편할 수 있다. 불편한 증상을 줄이기 위해 다음과 같은 방법으로 절개 부위에 압력을 가하지 않도록 한다. 앉아서 무릎 위에 베개를 올려놓고 그 위로 아기를 안거나, 베개를 받친 상태에서 옆구리에 끼고 먹이거나(404쪽 참조), 옆으로 누워서 먹인다. 수유를 할 때 훗배앓이를 앓거나 절개 부위가 쓰라린 증상은 모두 정상이며 며칠 지나면 나아진다.

— 다태아 모유 먹이기

다태아 신생아를 돌보는 일이 대부분 그렇듯 모유 수유 역시 적어도 두 배 이상 힘들 거라고 짐작할 것이다. 하지만 다태아의 경우 모유 수유가 자리잡아 익숙해지고 나면 더욱 보람 있다. 쌍둥이 이상의 다태아 모유 수유를 성공하기 위해 다음 방법을 알아두자.

더 많이 잘 먹인다 모유 수유를 하는 산모를 위한 일일 권장량을 모두 섭취하고(408쪽 참조), 여기에 다음과 같이 칼로리를 추가한다. 즉 임신 전 필요 칼로리에 모유를 먹이는 아기 한 명당 400~500kcal를 더 섭취해야 한다. 아기가 성장하면서 빨리 배가 고파질수록 칼로리 섭취량을 늘려야 한다. 분유나 이유식으로 모유를 보충하거나 지방이 많이 축적되어 소모시켜야 하는 경우에는 칼로리를 줄인다. 단백질을 더 섭취하고 추가(총 4인분) 칼슘을 더 섭취하거나(총 6인분) 동량의 칼슘 보충제를 복용한다.

유축기를 이용한다 아기들이 신생아집중치료실에 있고 모유를 먹기에는 아직 너무 작은 경우, 혹은 출산 초기에 모유 공급을 원활하게 하기 위해 도움이 필요한 경우에는 전동 유축기를 사용할 것인지 고려해본다. 미리 유축기로 모유를 짜서 저장해놓으면 산모 대신 다른 사람이 아기에게 모유를 줄 수 있어 몇 시간이라도 잠을 더 잘 수 있다. 유축기를 이용할 때 젖이 잘 짜지지 않더라도 낙심하지 않는다. 유축기로 아무리 열심히 짜도 아기가 젖을 빠는 것만큼 잘 짜지지 않는다. 하지만 유축기와 아기의 빠는 힘을 이용해 규칙적으로 자극을 가하면 모유가 원활하게 나온다.

한꺼번에 두 아기에게 모유를 먹이거나 따로 먹인다 약간의 도움이 되는 물건(가령 쌍둥이용 대형 수유 쿠션 같은)이 있으면 한꺼번에 아기 두 명에게 젖을 물릴 수 있다. 두 아기에게 동시에 젖을 물리는 경우 확실한 장점은 밤이고 낮이고 아기들에게 젖을 물리느라 세월을 보낼 필요가 없다는 것이다. 두 아기에게 동시에 모유를 먹이기 위해서는 먼저 쿠션 위에 아기들을 올려놓고 자세를 바로 잡은 다음 젖을 물린다. 두 아기를 한꺼번에 쿠션 위에 올려놓기 힘들면

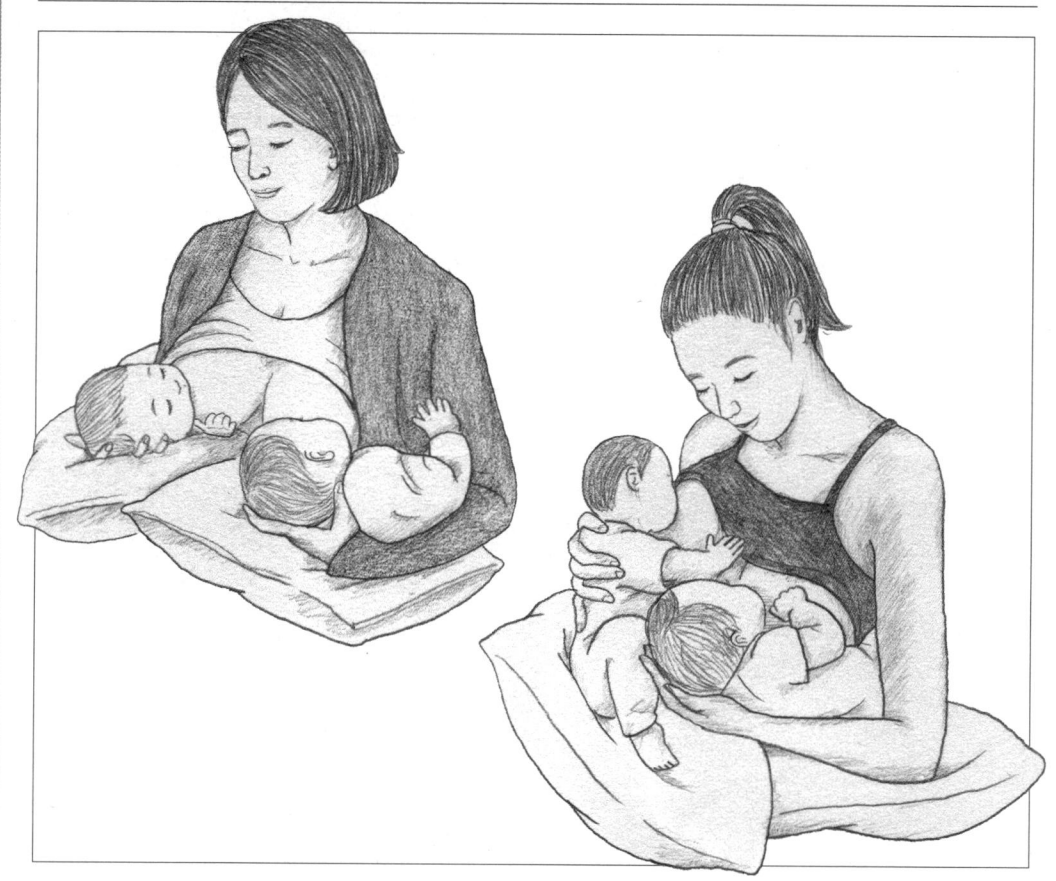

쌍둥이 모유 먹이기

한 번에 한 명씩 차례로 젖을 물리는 걸 좋아하고 이 방법이 더 편하고 만족스러운 산모가 있는가 하면, 아기들에게 모유를 주느라 하루 종일 매달려 있을 수 없고 두 아기에게 동시에 젖을 물리는 것이 시간도 절약하고 효과적이라고 생각하는 산모도 있다.

두 아기에게 동시에 젖을 물릴 때 이용할 수 있는 자세는 다음과 같다.

1. 두 아기를 양쪽 옆구리에 끼고 먹이는 자세. 베개를 이용해 아기의 머리를 받친다.
2. 요람 자세와 옆구리에 끼고 먹이기 자세를 병행하되, 이 경우에도 베개를 이용해 아기를 받치고 산모와 아기들이 모두 편안한 자세를 찾을 때까지 여러 가지 자세를 시도해본다.

다른 사람에게 차례로 한 명씩 안겨달라고 부탁한다.

두 아기를 한꺼번에 먹이는 일이 자신 없다면 한 명씩 먹이는 것이 좋다. 한 아기에게 젖을 물리는 동안 나머지 아기에게는 미리 짜놓은 모유나 분유를 젖병에 담아 먹이거나, 한 명씩 차례대로 젖을 물린다. 10~15분 만에 충분히 모유를 먹는 기특한 아기들도 있는데, 이 경우 산모는 보통의 다른 쌍둥이 엄마들에 비해 모유를 수유하느라 많은 시간을 보내지 않아도 된다.

세쌍둥이, 심지어 네쌍둥이 엄마도 모유 수유를 할 수 있다. 먼저 두 아기를 먹인 다음 나머지 한 아기를 먹이되, 아기 혼자 젖을 먹는 순서를 정한다. 세쌍둥이 이상 다태아의 모유 수유에 대한 정보는 모유 수유 관련 사이트에서 '쌍둥이 모유 수유'에 관한 내용을 검색한다.

가능한 한 많은 도움을 요청한다 모유 공급을 원활하게 하기 위해 필요한 힘을 비축해야 하므로 남편이나 주변 사람들에게 집안일과 식사 준비, 아기 돌보기 등을 도와달라고 한다.

아기의 수유 습관에 따라준다 일란성 쌍둥이라도 성격과 식성, 수유 패턴이 다르므로 각각의 아기가 원하는 방법에 맞추어준다. 또한 각각의 아기가 매 수유 때마다 충분히 잘 먹었는지 확인하기 위해 더욱 더 꼼꼼하게 수유 패턴을 기록한다.

아기마다 유방의 위치를 바꾼다 수유 때마다 아기들이 먹는 유방의 위치를 바꾸어 양쪽 유방에 똑같은 자극을 준다.

18장

산후 회복기 - 출산 후 6주

지금쯤이면 초보 엄마로서 새로운 삶에 적응했거나, 갓 태어난 아기를 돌보면서 큰아이의 요구도 들어주는 일을 기가 막히게 잘해나가고 있을 것이다. 물론 밤낮없이 하루의 대부분을 신생아에게 온 신경을 집중하면서 보내기도 할 것이다. 어쨌든 아기 스스로 자신을 돌볼 수는 없을 테니까. 하지만 그렇다고 산모 자신을 돌보는 일을 소홀히 하면 안 된다. 지금 당장이야 아이에게 관심을 집중할 수밖에 없겠지만, 이제부터 감정 상태부터 성관계, 몸무게 문제에 이르기까지 산모 자신에 대한 것에도 슬슬 관심을 가져야 한다.

어떤 느낌일까?

출산 후 6주 동안을 산후조리 기간으로 본다. 임신 기간을 순조롭게 보내고 세상에서 가장 쉬운 진통과 분만을 경험했다 해도 산모의 몸은 여전히 최대한 늘어나 있으며, 있는 대로 스트레스를 받은 상태이므로 재정비할 시간이 필요하다. 임신부들이 모두 그렇듯 초보 엄마들도 각자 신체적 감정적인 상태가 다르므로 회복 속도와 산후 회복기 증상도 다르다. 분만 형태, 집에서 도움을 받는 정도, 개개인의 다양한 요인에 따라 다음의 증상을 경험하게 될 것이다.

신체적인 변화

◆ 생리혈과 유사한 질 분비물(오로)이 계속해서 나온다. 처음에는 검붉은 색이었다가 분홍색에서 갈색으로, 그 다음 노르스름한 흰색으로 변한다.
◆ 피로를 느낀다.
◆ 자연분만(특히 회음부를 봉합한 경우)을 하거나 진통 후 제왕절개 분만을 한 경우 약간의 통증이 있으며 불편하고, 무감각한 증상이 계속된다.
◆ 제왕절개 분만을 한 경우 절개 부위의 통증은 차츰 완화되지만 무감각한 증상은 계속된다(특히 초산인 경우).
◆ 변비나 치질이 차츰 나아진다.
◆ 자궁이 골반 안으로 서서히 들어가면서 뱃살도 차츰 빠진다.
◆ 몸무게가 서서히 줄어든다.
◆ 붓기도 서서히 가라앉는다.
◆ 모유 수유가 제대로 자리잡힐 때까지 유방에

약간의 통증이 있고 젖꼭지가 쓰라리다.
- 요통(복부의 근육이 약해지고 아기를 안게 되면서)이 있다.
- 관절통(출산에 대비해 임신 기간 동안 관절이 느슨해지면서)이 있다.
- 팔과 목의 통증(아기를 안고 수유하면서)
- 탈모 증상이 있다.

정서적인 변화
- 들뜨거나 우울하거나 두 가지 감정이 교차한다.
- 부담감이 생기거나 자신감이 커지거나 두 가지 감정이 교차한다.
- 성욕이 떨어지거나, 드문 경우지만 성욕이 급격히 왕성해진다.

산후의 검사 내용

담당 의사는 출산 후 4~6주 사이에 검진을 받으러 오라고 일정을 잡을 것이다. 제왕절개 분만을 한 경우 절개 부위를 살펴보아야 하기 때문에 출산 후 3주 정도 지나 검진을 받아야 한다. 구체적인 검진 내용은 개인의 특별한 요구와 담당 의사의 진료 방식에 따라 다르지만 대체로 다음과 같은 검사를 받게 된다.

- 혈압
- 몸무게 아마 8~9kg 정도 감소해 있을 것이다.
- 자궁 임신 전의 크기와 모양, 위치로 돌아왔는지 살펴본다.
- 자궁경부 저절로 임신 전 상태로 돌아오지만 아직 어느 정도 충혈되어 있다.
- 질 수축되어 있으며 근육의 탄력도 많이 회복되어 있다.
- 회음부의 회복 열상을 입었을 경우 열상 부위의 회복 여부를 살펴본다. 제왕절개 분만을 한 경우 절개 부위를 살펴본다.
- 유방
- 치질이나 정맥류가 있는지 살펴본다.
- 의문 사항 미리 목록을 준비해 간다.

이번 검진 때 피임 방법에 대해서도 의사와 상의할 것이다. 페서리를 이용할 계획이고 자궁경부가 회복되었다면 페서리를 삽입한다. 예전에 쓰던 것은 더 이상 맞지 않으므로 제거한다. 자궁경부가 완전히 회복되지 않았다면 페서리를 삽입할 수 있을 때까지 콘돔을 이용해야 한다. 경구피임약을 처방받을 수도 있는데, 모유 수유를 하는 경우 소량의 프로게스테론 단일 성분만 함유되어 있는 안전한 피임약을 이용한다.

무엇이든 물어보세요 Q&A

— **너무너무 피곤해요**

Q "출산 후에 피곤할 거라는 건 알았지만 4주가 지나도록 잠 한숨 제대로 못 잤어요. 완전히 녹초가 됐답니다. 정말 장난이 아니에요."

A 절대적으로 수면이 부족한 초보 부모라면 누구나 공감할 것이다. 하루 종일 수유하랴, 트림시키랴, 기저귀 갈랴, 우는 아기 달래랴 정신없는데, 매일같이 쌓여가는 산더미 같은 빨래도 하고 축하해준 사람들에게 일일이 감사

인사까지 하려니 도무지 엄두가 나지 않는다. 이 와중에 기저귀는 또 떨어져서 아기를 들쳐 업고 쇼핑을 해야 한다. 분유 사러 슈퍼마켓 한 번 가는 데도 아기를 데리고 가야 하는 데다 아기하고 외출할 때는 준비할 것은 왜 이렇게 많은지? 더군다나 아직 산후조리를 받아야 하는 상황인데도 밤에 잘해야 세 시간밖에 잘 수 없다. 이러니 피로가 가실 날이 없는 건 아주 당연하다.

이런 출산 후 피로 증후군을 개선할 좋은 방법이 없을까? 아기가 밤에 제대로 잠을 자기 전까지는 딱히 좋은 방법이 없다. 하지만 다시 활력을 찾을 수 있는 방법은 많다.

도움을 청한다 여유가 된다면 가사 도우미를 고용한다. 그렇지 않으면 친정 엄마, 시어머니, 혹은 제일 친한 친구의 도움이라도 구하는 것이 좋다. 이들에게 아기를 데리고 산책을 다녀오게 하고 그동안 기력을 회복하기 위해 잠시 낮잠을 잔다. 장을 보거나 세탁을 하거나 기저귀를 구입해달라고 부탁해도 좋다.

남편과 함께 한다 양육은 두 사람의 몫이다. 남편이 출퇴근을 하는 경우, 퇴근 후 아기 돌보기는 남편이 담당하도록 한다. 집 안 청소, 세탁, 요리, 쇼핑도 남편에게 맡긴다. 책임을 나누고, 혼란을 피하기 위해 누가 언제 어떤 일을 할지 정해 종이에 기록한다. 한부모 가정인 경우 가까운 친구에게 최대한 도움을 요청한다.

사소한 일에 목숨 걸지 않는다 지금 당장 중요한 일은 단 하나, 아기 돌보기뿐이다. 그 외의 일은 좀 더 기운을 차릴 때까지 뒷전으로 미룬다. 집 안이 엉망이어도 신경 쓰지 않는다. 전화로 감사 인사 할 시간도 없지만, 그럴 시간이 있으면 차라리 청소를 한다. 감사 인사를 하지 않아 찜찜하면 시간을 내 아기 사진을 첨부한 전체 메일을 보낸다.

배달을 이용한다 배달해주는 상점과 음식점을 찾아본다. 요리할 시간이 없을 땐 따뜻한 식사를 주문하고, 웬만한 식료품은 인터넷으로 주문한다. 아기 용품도 마찬가지이다. 기저귀가 너무 빨리 떨어지지 않도록 한꺼번에 주문한다. 그렇다고 미리 너무 많이 쌓아놓아 아기의 몸에 비해 기저귀가 작아 다 쓰지 못하는 일이 생기지 않도록 한다.

아기가 잘 때 엄마도 잔다 많이 들어온 말이지만 들을 때마다 '아기가 낮잠을 자는 동안 할 일이 얼마나 많은데 같이 잠을 자라니' 하며 코웃음을 쳤을 것이다. 하지만 아기가 자는 동안 짧은 시간이라도 눈을 붙이면 한결 기운이 나 가뿐한 기분으로 아기를 돌볼 수 있다.

아기가 먹을 때 엄마도 먹는다 아기에게 젖을 물리느라 정신없지만 엄마도 끼니를 거르면 안 된다. 잠깐 반짝 기운을 내는 것보다 앞으로 장기간 사용할 에너지를 축적하는 것이 중요하다. 단백질과 복합탄수화물이 결합된 음식을 중심으로 식사를 하고 틈틈이 간식을 먹는다. 냉장고, 자동차 앞좌석의 사물함, 기저귀 가방 등에 항상 간식을 넣어두고 기운이 빠질 때마다 언제든 꺼내 먹는다. 기운이 없을 땐 당분과 카페인(특대형 아이스바와 카페라떼 같은)이 언뜻 도움이 되는 것 같다. 하지만 이런 성분을 섭취하면 잠깐 기운이 나기는 해도 에너지가 금방 소모되어 다시 지치게 된다. 그러므로 이런 음식은 아예 먹지 않는다. 수분도 충분히 섭취해야 한다. 분만을 하는 동안 잃어버린 많은 양의 수분을 보충할 필요도 있지만 탈수증상이 일어나면 극심한 피로를 느끼게 되기 때문이다. 이러한 요령들은 모든 초보 엄마들에게 해당되지만 모유 수유를 하느라 여전히 2인분의 식사를 해야 하는 엄마들에게 특히 중요하다.

기진맥진할 정도로 기운이 없으면 담당 의사의 검진을 받아 피로의 원인이 되는 신체적 요인(가령 산후 갑상선염, 425쪽 참조)을 제거한다. 산후 우울증도 피로 및 갑상선염과 관련이 있을 수 있으므로, 약간의 우울감이나 우울증(421쪽 참조)이 있다면 필요한 관리를 받는다. 건강에 아무 이상이 없고 완벽하게 안심할 수 있다면 무기력한 상태도 조만간 끝날 것이다.

── 머리카락이 너무 많이 빠져요

Q "갑자기 머리카락이 마구 빠지는 것 같아요. 이러다 대머리가 되면 어쩌죠?"

A 대머리가 될 리 없으며 곧 정상으로 돌아올 것이다. 일반적으로 하루 평균 100개의 머리카락이 빠지는데 한꺼번에 빠지는 것이 아니어서 거의 눈치 채지 못한다. 이렇게 빠진 머리카락은 계속해서 새로 난다. 임신 기간에는 호르몬의 변화로 머리카락이 빠지지 않지만(임신 기간에 머리숱이 많아진 걸 떠올려보자), 영원히 빠지지 않는 것은 아니다. 다만 빠지는 시기가 잠시 유예됐을 뿐이다. 임신 기간 동안 빠졌어야 할 머리카락은 출산 후에, 대개 산후 6개월 내에 모두 빠진다. 이때 종종 몇 움큼씩 빠져 마음이 불안해지기도 한다. 모유 수유만 하는 경우, 간혹 젖을 떼거나 분유나 이유식으로 모유를 보충할 때까지 머리카락이 빠지지기도 한다. 대개 아기가 첫돌이 되어 아기의 머리숱이 제법 많아질 무렵이면 산모의 머리카락이 예전처럼 정상적으로 빠진다.

머리카락을 건강하게 유지하려면 비타민 보충제를 꾸준히 섭취하고, 영양이 풍부한 음식을 충분히 먹고, 머리카락을 잘 관리해야 한다. 다시 말해 필요할 때만 머리를 감고, 머리카락이 엉키지 않도록 하기 위해 헤어 컨디셔너나 엉킴 방지용 스프레이를 이용하며, 젖은 머리를 빗을 경우에는 빗살 사이가 성긴 빗을 사용하고, 고데 기구나 매직 스트레이트 기구를 이용해 머리카락에 열을 가하지 않는다. 탈모가 심하다 싶으면 담당 의사에게 문의한다.

── 아직도 요실금이 낫지 않네요

Q "아기가 태어나면 방광 조절이 잘 될 줄 알았어요. 출산한 지 두 달이 다 됐는데 아직도 기침을 하거나 웃으면 소변이 나와요. 평생 이러면 어쩌죠?"

A 출산 후 몇 달 동안 웃거나 재채기를 하거나 기침을 하거나 힘이 많이 드는 활동을 하는 동안 이따금 자기도 모르게 소변이 새어 나온다. 이는 지극히 정상이며 아주 흔한 일이다. 임산부의 3분의 1 이상이 출산 후 요실금을 경험한다. 원인은 임신, 진통, 분만으로 방광과 골반을 둘러싼 근육이 약해져 소변의 흐름을 제대로 통제하지 못하기 때문이다. 게다가 출산 후 몇 주 내에 자궁 크기가 줄어들면서 방광 바로 위에 앉아

방광에 압력을 가하기 때문에 소변을 억제하기가 더 힘들어진다. 임신 후 호르몬 변화 또한 방광의 기능에 영향을 줄 수 있다.

방광의 통제력이 완전히 회복되려면 3개월에서 6개월 혹은 그 이상이 소요된다. 그때까지는 팬티라이너나 패드를 이용해 새는 소변을 흡수한다. 이때 탐폰은 사용하지 않는다. 탐폰이 막는 곳과 소변이 배출되는 곳이 다르기 때문에 탐폰으로는 소변의 흐름을 막지 못한다. 더구나 산후 회복 기간에는 탐폰을 사용하면 안 된다. 다음의 방법을 시도하면 빠른 시일 내에 통제 기능을 회복할 수 있다.

케겔 운동을 한다 출산도 끝났으니 더 이상 케겔 운동을 할 필요가 없다는 생각을 바꾸는 것이 좋겠다. 골반저를 강화하는 케겔 운동을 꾸준히 하면 당장 방광의 통제력을 회복하는 데 도움이 될 뿐 아니라 살면서 두고두고 통제력을 유지할 수 있다.

몸무게를 꾸준히 줄인다 몸무게가 많이 나가도 방광에 압력이 가해지므로 임신 기간에 늘어난 몸무게를 현명하게 줄이기 시작한다.

방광을 훈련시킨다 요실금 증상을 완화하려면 방광을 훈련시켜야 한다. 소변을 보고 싶은 충동이 생기기 전에 30분마다 소변을 보고, 소변을 보는 간격을 매일 몇 분씩 늘려간다.

규칙적으로 변을 본다 장이 변으로 꽉 차면 방광 위에 압력이 더해지므로 변비가 생기지 않도록 한다.

수분을 섭취한다 매일 최소 8잔의 수분을 섭취한다. 물을 적게 마시면 소변이 덜 새어 나올 거라 생각할 수 있지만 탈수증상이 생기면 요로감염에 걸리기 쉽다. 방광이 감염되면 소변이 더 잘 새어 나오고, 소변이 새어 나오면 방광이 감염될 가능성이 높다.

대변이 찔끔 나왔어요

Q "며칠 전 나도 모르게 가스가 샜는데 대변까지 찔끔 나온 바람에 얼마나 당황했는지 몰라요. 어떻게 해야 하죠?"

A 간혹 출산한 지 얼마 안 된 산모들은 출산 후 증후군 가운데 자기도 모르게 가스가 나오고 대변까지 찔끔거리는 불쾌한 증상을 경험하기도 한다. 진통과 분만을 겪으면서 골반 부위의 근육과 신경이 늘어나고 때로는 손상을 입어, 대변을 배출하는 시기와 방법을 통제하는 데 어려움이 생겼기 때문이다. 이 문제는 대체로 저절로 해결되는데, 보통 몇 주 내로 근육과

요실금과 변실금이 잘 낫지 않으면?

얼굴이 새파래지도록 케겔 운동을 해가며 출산 후 요실금이나 변실금을 개선하기 위해 매일 혼자서 노력했지만 여전히 아무런 진전이 없다면? 담당 의사에게 어떻게 말하나 주저하지 말고 병원을 찾아간다. 담당 의사는 생체자기제어요법(요실금과 변실금 완화에 대단히 효과가 좋은 심신 치료 기법)과 기타 치료 방법을 권하거나, 상태가 유독 심하면 수술을 권할 것이다. 다행히 대부분의 경우 이런 방법을 쓰지 않고도 저절로 치료된다.

신경이 회복된다. 그때까지는 튀긴 음식, 콩류, 양배추 등 소화하기 힘든 음식을 삼가고, 과식을 하거나 급하게 먹지 않는다. 공기를 많이 삼킬수록 공기가 가스를 통해 배출될 가능성이 높다. 케겔 운동을 꾸준히 하면 소변을 통제하는 근육뿐 아니라 골반 부위의 늘어진 근육도 팽팽하게 조여진다.

출산 후에도 허리가 심하게 아프네요

Q "출산을 하고 나면 요통이 완전히 사라질 줄 알았는데 전혀 그렇지 않아요. 왜 그런 거죠?"

A 첫 출산을 경험한 산모의 절반가량은 임신 때 겪은 요통을 다시 겪을 수 있다. 일부 통증은 임신 기간의 요통과 원인이 같다. 즉, 호르몬의 영향으로 인해 느슨해진 인대가 아직 팽팽하게 조여지지 않은 것이다. 상태가 나아지려면 어느 정도 시간이 걸리는데, 몇 주 동안 쑤시는 통증을 겪고 나면 인대가 예전의 힘을 회복한다. 임신 기간에 복부 근육이 늘어나고 약해지는 바람에 허리에 힘을 가하게 된 것도 원인이다. 아기가 태어난 후에는 아기를 안고 업고 흔들고 수유를 하느라 요통이 생길 수 있다. 특히나 아기가 자라면서 무거워질수록 허리에 가하는 압력이 커져 요통이 심해진다.

이 같은 출산 후 통증들은 대부분 시간이 지나면 치료되며, 다음과 같은 방법을 이용하면 예전처럼 허리의 힘을 되찾을 수 있다.

◆ **배의 힘을 강화한다** 골반 기울이기와 등허리 받치기 등 쉬운 수준의 근육 강화 운동을 자주 한다.

◆ **허리를 조심한다** 떨어진 기저귀를 줍거나 아기를 안아 올릴 때 무릎을 구부리면서 몸을 숙여 허리에 무리가 가지 않게 한다.

◆ **구부정하게 앉지 않는다** 몸이 피곤하면 구부정하게 앉고 싶어질 수 있는데, 허리를 똑바로 세우고 앉는 것이 좋다. 바른 자세로 앉기 위해 베개나 의자의 팔걸이 등을 이용한다.

◆ **편히 앉아서 쉰다** 하루 종일 바빠서 자리에 앉을 시간도 없겠지만, 틈틈이 앉아서 쉰다. 서 있어야 할 때는 낮은 걸상 위에 발 하나를 올려놓으면 허리에 가해지는 압박을 덜 수 있다.

◆ **항상 바른 자세를 유지한다** 어깨가 구부정하면 허리 통증을 유발할 수 있다. 한쪽 허리에 중심을 두고 아기를 안지 않는다. 아기가 자랄수록 몸무게가 많이 나가는데 한쪽 허리에 중심을 두고 안으면 허리가 뒤로 젖혀지고, 고관절 부위에 통증이 생길 수 있다.

◆ **다리를 높이 들어올린다** 앉아 있을 때나 수유할 때 다리를 약간 높이 올리면 허리에 압박이 덜 가해진다.

◆ **아기를 그냥 안지 말고 포대기나 아기 띠를 이용해 안는다** 아기도 달랠 수 있고 산모의 쑤신 허리와 팔의 통증도 완화할 수 있다.

◆ **다른 팔도 움직인다** 많은 엄마들이 아기를 안거나 수유를 할 때 늘 사용하는 한쪽 팔만 사용하는 경향이 있다. 양팔을 번갈아 사용해야 한쪽에만 치우쳐 통증이 생기지 않는다.

◆ **마사지를 한다** 시간이 있거나 기분 전환이 필요할 때 전문적인 마사지사의 마사지를 받으면 근육 건강에 큰 도움이 된다. 하지만

상황이 여의치 않으면 남편에게 안마와 마사지를 해달라고 부탁한다.
◆ <u>온열 패드를 이용하면 요통과 근육통을 완화할 수 있다</u> 특히 수유를 자주하는 시기에는 온열 패드를 수시로 부착한다.

모유 수유에 적응이 되면 허리와 팔, 엉덩이, 목의 통증도 차츰 줄어들고 어느새 팔에 알통이 보이기도 한다. 그럴 때에는 짐을 적게 가지고 다니는 것도 통증 완화에 도움이 된다. 기저귀 가방에 너무 많은 것을 넣어 다니지 않는다. 꼭 필요한 것만 가지고 다녀도 충분히 무겁다.

아기가 태어났는데도 우울해요

Q "아기가 태어나면 무척 감격스러울 거라고 확신했어요. 그런데 감격은커녕 자꾸만 울적해지는군요. 왜 이러는 걸까요?"

A <u>지금은 가장 행복한 시기이기도 하고 가장 최악의 시기이기도 하다. 초보 엄마의 60~80%가 출산 후 이처럼 약간의 우울감을 느낀다고 한다. 소위 '산후 우울감'이라고 하는 이런 증상은 느닷없이 시작된다.</u> 보통 출산 후 사흘에서 닷새 뒤에 시작되지만 조금 빠르거나 조금 늦게 나타나기도 한다. 문득문득 슬프고 짜증이 나며, 한바탕 엉엉 소리내 울고 싶고, 안절부절못하며 불안하다. 이런 감정이 생기는 한 가지 이유는 '아기가 없었더라면 지금처럼 비참하지 않고 행복했을 텐데'라는 생각이 들기 때문이다.

이럴 때는 잠시 한걸음 물러나 지금 내 생활과 내 몸과 마음에서 일어나고 있는 일들을 객관적으로 바라본다. 그러면 왜 이런 기분이 드는지 쉽게 이해할 수 있다. 출산 후 호르몬 수치가 급격히 떨어지고, 분만 과정에서 진이 다 빠진 상태로 녹초가 되어 집에 돌아왔으며, 하루 종일 아기를 돌보느라 정신이 없는 데다, 잠은 늘 부족하다. 어쩐지 실망과 허탈함이 밀려온다. 엄마 노릇은 저절로 되는 건 줄 알았는데 전혀 그렇지 않다. 아기는 예쁘고 포동포동할 줄 알았는데 머리는 원뿔 모양에 온몸이 부어 있어 마치 못난이 인형 같다. 젖꼭지는 쓰라리고 젖몸살은 심하며 모유 수유는 그저 어렵기만 하다. 지금 내 꼴이 영 형편없다. 눈 밑에 다크서클은 시커멓게 번져 있는 데다 배 둘레에 군살은 한 움큼 잡히고, 허벅지 위에 움푹 들어간 자국은 왜 이렇게도 많은지. 남편과의 관계도 스트레스다. '관계랄 게 있긴 한 걸까' 하는 생각마저 든다. 당장 해결해야 할 빨래도 산더미처럼 쌓여 있다.

이런 상황에서 기분이 처지는 것은 아주 당연하다. 2주쯤 지나 새로운 생활에 적응하면서 조금씩 휴식을 취하기 시작하면 산후 우울증에서 서서히 벗어나게 된다. 휴식 시간은 적어지겠지만 모든 일에 점점 효율적으로 대처하기 시작하면서 한결 나아진다. 그동안 다음 방법을 시도해보면 출산 후 슬럼프를 극복하는 데 도움이 될 것이다.

기대 수준을 낮춘다 <u>지금은 엄마라는 새로운 역할이 부담스럽고 자신이 마냥 무능하다는 생각이 들겠지만, 이런 생각이 오래가지 않으리라는 것을 기억한다면 마음이 좀 가벼워질 것이다.</u> 고작 몇 주만 지나면 엄마 역할이 한결 편안해질 것이다. 그동안 자신과 아기에 대한 기대감을 낮추자. 그런 다음 기대 수준을 점점 낮추는 것이다. 육아에 프로가 된 후에도 이 생각을 주문처럼 되뇌자. 완벽한 부모라든지 완벽한 아기 같은 건 세상에 없다. 너무 많은 기대는 너무 많은 실망을 낳기 마련이며, 당연히 기분이 축 처질 수밖에 없다. 기대를 낮추고 그저 할 수 있는 만큼만 최선을 다한다. 지금은 육아가 생각만큼 잘되지 않는 시기이므로 얼마든지 서툴러도 괜찮다.

혼자 감당하지 않는다 아기가 토한 자국이 남아 있는 빨래가 산더미처럼 쌓여 있고, 싱크대에 그릇은 아예 탑을 쌓고 있으며, 밤이 되도 잠을 잘 수 없을 게 뻔한 상황을 오로지 혼자 떠맡아야 하는 것만큼 우울한 일도 없다. 그러므로 남편이든, 친정 엄마든, 언니든, 친구든, 도우미든 주변 사람들에게 도움을 청한다.

외모를 꾸민다 진부하게 들리겠지만 효과는 좋다. 조금만 시간을 들여 자신을 꾸미면 실제로 기분을 향상시키는 데 도움이 된다. 그러므로 남편이 출근하기 전에 샤워를 하고, 가능하면 머리도 드라이한다. 얼룩이 묻은 스웨터는 새 옷으로 갈아입고 화장도 한다.

외출한다 환경의 변화가 마음 상태에 얼마나 큰 영향을 주는지 정말 놀랄 정도이다. 뜯어보지도 않은 우편물, 지불하지 않은 청구서가 쌓여 있는 곳이 아닌 새로운 환경은 기분 전환에 큰 도움이 된다. 하루에 한 번은 외출을 하려고 노력한다. 아기를 데리고 공원을 산책하거나 친구 집을 방문한다. 친구들도 아기가 있다면 눈물 없이는 할 수 없는 이야기를 나누면서 함께 웃을 수 있다. 마트를 한 바퀴 돌고 오는 것도 좋다. 어떤 방법이든 혼자 자기 연민에 빠지는 일에서 벗어날 수 있을 것이다.

좋아하는 일을 한다 영화를 보거나 남편과 함께 외식을 하거나 30분간 매니큐어를 바르거나 오랜 시간 샤워를 한다. 그동안 다른 사람에게 아기를 봐달라고 부탁한다. 가끔은 자신을 가장 소중하게 대한다. 그럴 자격이 충분하니까.

운동을 한다 운동을 하면 기분을 좋게 해주는 엔도르핀이 증가해 기분을 완전히, 그리고 놀랍도록 오랫동안 향상시켜준다. 그러므로 산후 운동 교실에 가입한다. 이때 가급적이면 아기와 재미있게 참여할 수 있는 곳이나 보육 시설이 있는 곳을 선택한다. 운동 교실에 가는 것이 여의치 않으면 운동 DVD를 따라 하거나, 밖으로 나가 유모차를 밀면서 할 수 있는 운동을 하거나(아기를 유모차에 태우고 다니면서 할 수 있는 근육을 탄탄하게 하는 운동들), 단순히 걷기 운동을 해도 좋다.

좋아하는 간식을 먹는다 초보 엄마들은 아기의 배를 채우느라 바쁜 나머지 정작 자신의 끼니는 제대로 챙기지 못하는 경우가 대부분이다. 이렇게 되면 저혈당 현상으로 에너지가 급격히 떨어질 뿐 아니라 기분도 좋지 않다. 신체적·정서적으로 보다 안정된 상태를 유지하려면 먹으면 기분이 좋아지는 간식을 손 닿는 곳에 넣어둔다. 유독 초콜릿바가 먹고 싶고 초콜릿을 먹으면 정말 기분이 좋아질 것 같다면 초콜릿을 먹어도 좋다. 단, 고혈당을 유도하는 당분은 순식간에 기운을 바닥으로 떨어뜨릴 수 있으므로 너무 자주 먹지는 않는다.

실컷 울고 많이 웃는다 펑펑 울고 싶으면 그렇게 해라. 하지만 다 울고 나면 시트콤을 틀어놓고 많이 웃는다. 어처구니없는 일이 일어나도 울지 말고 차라리 웃어버린다. 기저귀를 제대로 채우지 않아 엉뚱하게 돌아가 있어도, 마트에 줄을 서 있는 동안 모유가 새도, 닦을 만한 걸 가지고 나오지 않았다는 사실을 깨달는 순간 아기가 토해 옷에 온통 얼룩이 져도 그냥 웃어버린다. 웃음은 최고의 명약이며, 유머 감각은 최고의 친구다.

아무리 우울한 기분에서 벗어나려고 해도 쉽지 않다면, 대부분의 엄마들이 그렇듯 이제 한두 주 안에 산후 우울증에서 벗어나게 될 것이며, 곧 최고의 시간을 즐기게 되고 앞으로 유쾌한 날이 많을 거라고 계속해서 자신에게 상기시킨다.

우울한 기분이 한두 주 이상 지속되거나 심해져서 일상생활에 지장이 생기기 시작하면 곧바로 병원에 연락한다. 산후 우울증에 대한 다음 질문의 답변도 참고한다.

Q "3주 전 아기가 태어난 순간부터 하루하루가 그저 황홀하기만 해요. 혹시 이처럼 행복한 기분이 곧 다가올 실망감에 대한 준비는 아닐까요?"

A 산후 우울감이 흔한 현상이긴 하지만 출산을 마친 모든 산모가 반드시 산후 우울감을 경험하는 것은 결코 아니다. 그리고 지금까지 긍정적인 기분을 유지했다고 해서 어느 순간 감정적인 충격을 맞게 될 것이라고 생각할 만한 근거는 전혀 없다. 산후 우울감은 대개 출산 첫 주나 둘째 주 안에 나타나기 때문에 지금쯤이면 우울감에서 벗어났다고 생각해도 된다.

하지만 내 기분이 울적하지 않았다고 해서 남편도 그렇다는 건 아니다. 연구 결과에 따르면 초보 아빠들(믿기지 않겠지만 아빠들도 출산 후에 호르몬의 변화를 경험한다)은 아내가 우울감에 빠져 있을 때는 우울한 모습을 보이지 않다가, 아내가 기분이 좋아지면 산후 슬럼프 속으로 급격하게 빠져든다고 한다. 그러므로 남편이 산후 우울감에 빠지지 않도록 신경을 써야 한다. 일부 아빠들은 아내에게 피해를 주지 않기 위해 이런 감정을 감추기도 한다.

산후 우울증일까요?

Q "아기가 태어난 지 한 달이 넘었는데도 여전히 우울한 기분에서 벗어나지 못하고 있습니다. 지금쯤이면 기분이 좋아질 때도 되지 않았나요?"

A 우울감이 사라지지 않는다면 산후 우울증이 원인일 수도 있다. 산후 우울감과 산후 우울증은 종종 같이 사용되기도 하지만 사실상 두 가지는 증상이 완전히 다르다. 산후 우울증은 흔하지 않으며, 산모의 15%가 겪는다. 또 훨씬 더 오래 지속되는데, 몇 주에서 1년 혹은 그 이상까지 계속된다. 출산과 함께 시작되기도 하지만 대개 출산 한두 달까지는 잘 나타나지 않는다. 간혹 늦게 발병하기도 해서 출산 후 첫 생리를 하거나 아기의 젖을 뗀 이후에 시작되는 경우도 있다. 이는 아마도 오르락내리락하는 호르몬의 변화 때문으로 보인다. 과거에 산후 우울증을 앓은 적이 있거나, 우울증 또는 심각한 월경 전 증후군을 앓은 경험이 있거나 가족력이 있는 경우, 임신 중에 많은 시간을 우울하게 보낸 경우, 임신과 출산으로 인한 합병증을 앓았거나 아기가 아픈 경우에는 산후 우울증에 걸리기 쉽다.

산후 우울증의 증상은 산후 우울감의 증상과

유사하지만 정도는 훨씬 심하다. 소리 내어 울면서 화를 잘 내고, 잠을 잘 못자고(잠을 자기 힘들어하거나 하루 종일 잠만 자려 한다), 입맛이 없거나 폭식을 하는 등의 섭식장애가 있고, 슬픔과 절망감, 무력감 등을 끊임없이 느끼며, 자신이나 아기를 보살피지 못하거나 보살필 마음이 없고, 사람들과 어울리기를 꺼려하며, 지나치게 걱정하고, 아기를 몹시 싫어하고, 심하게 외로워하며, 기억력이 감퇴된다.

아직 산후 우울감을 완화하기 위한 방법(421쪽 참조)을 시도해보지 않았다면 지금이라도 해보는 것이 좋겠다. 이 가운데 일부는 산후 우울증을 완화하는 데도 유용하다. 하지만 증상이 뚜렷하게 개선되지 않고 2주 이상 지속되거나, 며칠 전부터 유독 증상이 심해졌다면 전문가의 도움 없이 산후 우울증에서 벗어나기는 어려울 것이다. 상태를 두고 보려고 하지 말고 먼저 담당 의사에게 요즘 기분에 대해 솔직하게 말한다. 담당 의사는 갑상선 검사를 실시할 것인데, 이는 갑상선호르몬 분비가 불규칙하면 감정이 불안정해질 수 있기 때문에 산후 우울증을 판단할 때 제일 먼저 밟게 되는 절차이다(425쪽 참조). 갑상선 수치가 정상으로 나왔다면 산후 우울증을 치료한 임상 경험이 있는 심리치료사를 추천해달라고 부탁하고 즉시 예약한다.

상담과 함께 항우울제 복용(모유 수유 중에도 안심하고 복용할 수 있는 항우울제들이 있다)을 병행하면 빨리 회복될 수 있다. 임신 전에 우울증 병력이 있다면 임신 후기에 항우울제를 약하게 처방받기도 하고, 산후 우울증에 걸릴 위험이 높다면 증상을 예방하기 위해 출산 직후 항우울제를 복용하기도 한다. 광선 치료법도 산후 우울증 증상을 완화하는 데 효과가 있다. 햇빛과 유사한 형태의 빛이 나오는 상자 앞에서 눈을 크게 뜨고 앉아 있으면, 두뇌에서 기분을 좋게 하는 생리적 변화가 일어난다.

어떤 치료법을 선택하든 신속한 의료적 개입이 중요하다는 사실을 기억하자. 빨리 치료하지 않으면 우울증으로 인해 아기와의 애착 관계가 제대로 형성되지 못하고, 아기를 돌보고 함께 즐길 수 있는 시간이 줄어든다. 뿐만 아니라 자신의 건강과 행복은 물론 다른 사람들의 관계(남편과 큰아이와의 관계)에도 대단히 파괴적인 영향을 줄 수 있다.

일부 여성은 산후 우울증 대신(혹은 여기에 더해) 극도의 불안이나 두려움을 느끼면서, 이따금 심장박동과 호흡이 빨라지고, 얼굴이 확확

산후 우울증은 즉시 치료받아야 한다

모든 산모들이 산후 우울증을 경험하지는 않지만, 출산 후 우울증을 정상적이고 어쩔 수 없는 현상이라고 믿거나(사실 그렇지 않은데도) 도움을 요청하기 부끄럽다는 이유로 안타깝게도 아주 많은 산모들이 이 증상을 고스란히 겪고 있다.

최근에는 병원에서 출산 후 퇴원하기 전에 산모들에게 산후 우울증에 대해 교육을 받도록 권장해, 산모들과 남편들이 조기에 증상을 발견하고 치료할 수 있도록 돕기도 한다. 의사들 역시 임신 기간 동안 산후 우울증에 걸리기 쉬운 위험 요인을 발견하는 법, 산후의 질병을 찾아내기 위한 정기적인 선별검사법, 산후 우울증을 신속하고 안전하며 성공적으로 치료하는 법 등의 연구도 진행되고 있다. 에딘버러 척도를 이용한 산후 우울증 위험인자 평가, 셰릴 백의 산후 우울증 선별 척도 등 산후 우울증을 효과적으로 식별하는 여러 가지 표준검사들이 있다. 산후 우울증은 우울증 가운데 가장 치료하기 쉬운 형태이다. 그러므로 산후 우울증에 걸렸다면 괜히 오랫동안 고생하지 말고 즉시 치료를 받는다. 의사에게 증상을 분명하게 말하고 필요한 도움을 구한다.

달아오르고, 가슴에 통증을 느끼고, 현기증이 나고, 몸을 떠는 등 공황 발작을 경험하기도 한다. 이러한 증상 역시 즉시 치료를 받아야 한다. 자격을 갖춘 심리치료사의 상담을 받고 약물 치료를 병행한다.

산후 우울증을 겪은 여성의 30%가량이 산후 강박장애 증상을 보이기도 한다. 산후 강박장애 역시 저절로 발생할 수 있다. 15분마다 깨서 아기가 여전히 숨을 쉬고 있는지 확인한다든지, 열심히 집 안을 청소한다든지, 아기에게 해가 될 행동(창문 밖으로 아기를 던지거나 계단 아래로 떨어뜨리는 등)에 대한 생각에 집착하는 증상을 보인다. 산후 강박장애를 겪는 여성들은 생각을 행동으로 옮기지는 않지만 자신의 섬뜩하고 폭력적인 생각에 간담이 서늘해진다. 더구나 통제력을 잃고 이런 충동을 실행에 옮길까 봐 두려운 나머지 결국 아기를 등한시할 수도 있다. 산후 우울증과 마찬가지로 산후 강박장애를 치료하려면 항우울제 복용과 상담을 병행한다. 강박적인 생각이나 행동이 나타나면 반드시 담당 의사에게 증상을 말해 도움을 요청해야 한다.

산후 우울증보다 훨씬 드물지만 더욱

너무 피곤하다면 혹시 갑상선염일 수도 있다

대개 초보 엄마들은 지치고 피곤해하며, 몸무게를 줄이는 데 애를 먹는다. 여기에 많은 산모들이 어느 정도의 우울증과 탈모 증상을 겪는다. 보기 좋은 그림은 아니지만 이런 증상은 산후 회복기의 산모들 대부분이 경험하는 지극히 정상적인 현상으로, 몇 주 지나면 차츰 나아지기 시작한다. 그러나 산후 갑상선염으로 진단을 받는 5~9%가량의 산모들은 시간이 지나도 증상이 나아지지 않는 경향이 있다. 더구나 산후 갑상선염의 증상은 모든 산모들이 겪는 증상들과 매우 흡사해 상태를 진단받아 치료받는 일이 거의 없다.

<u>산후 갑상선염은 출산 후 1~3개월이 지난 후 나타나며, 짧은 기간 갑상선기능항진증(갑상선호르몬이 지나치게 많이 분비되는 현상)</u>을 겪는 것으로 시작된다. 혈류 내에 과도한 갑상선호르몬이 순환하는 이 기간은 몇 주 혹은 그 이상 지속될 수 있다. 이처럼 갑상선기능항진증이 나타나는 동안 피로하고 짜증이 나며, 불안해지고, 몸이 무척 더워지고, 땀이 많아지며, 불면증이 심해지는 등의 증상이 나타난다. 모든 증상이 산후 회복 기간의 증상과 공통점이 많아 쉽게 진단을 내리기 어렵다. 보통 이 시기에는 치료가 불필요하다.

이 기간이 지나면 통상적으로(반드시 그렇지는 않다) 갑상선기능저하증(갑상선호르몬이 너무 적게 분비된다)이 시작된다. 갑상선기능저하증과 함께 피로가 지속되고, 우울증이 동반되며(전형적인 산후 우울감보다 오래 지속되고 대개 증상이 더 심하다), 근육통과 심각한 탈모가 일어나며, 피부가 건조하고, 추위에 민감하며, 기억력이 감퇴하고, 몸무게가 줄지 않는다.

산후 증상들이 심하게 나타난다 싶고 예상보다 오래 지속되면, 특히 증상들 때문에 식사와 수면, 그리고 아기와의 관계를 방해받을 정도라면 담당 의사에게 진료를 받는다. 검사를 통해 문제의 원인이 산후 갑상선염 때문인지 판단할 수 있다. 갑상선 관련 질병은 유전적인 소인이 매우 강하므로 갑상선 관련 가족력이 있다면 반드시 의사에게 알려야 한다.

대부분의 경우 출산 후 1년 이내에 회복된다. 그동안 갑상선호르몬을 보충하는 치료를 받으면 회복 속도를 빨리 앞당길 수 있다. 그러나 산후 갑상선염을 앓는 여성의 25%는 갑상선기능저하증이 지속돼 평생 치료를 받아야 할 수도 있다. 이 경우 매일 알약을 한 알씩 복용하고 매년 혈액검사를 받는다. 갑상선염은 저절로 병이 나았다 해도 이후 임신 중이나 산후 회복 기간에 재발될 가능성이 있다. 일부는 갑상선기능저하증으로 발전하거나 나중에 갑상선기능항진증에 걸리기도 한다. 그러므로 <u>산후 갑상선염을 앓는 여성은 매년 갑상선 선별검사를 받는 것이 좋고, 이후 임신을 계획한다면 임신 전과 임신 중에 선별검사를 받는 것이 좋다.</u> 갑상선 증상이 치료되지 않으면 임신에 지장이 생길 수 있고 임신이 되더라도 여러 가지 어려움을 겪을 수 있다.

심각한 증상은 산후 정신병이다. 현실 감각이 떨어지고, 환각에 사로잡히거나 망상에 빠지는 등의 증상을 보인다. 자살 충동이 일거나, 폭력적이고 공격적인 충동이 일거나, 헛것이 보이거나, 이상한 소리가 들리는 등 정신병적 증상이 나타나면 즉시 병원에 연락해 응급실로 향해야 한다. 자신의 상태를 대수롭지 않게 여기거나, 산후 회복 기간에 이런 느낌이 드는 것은 정상이라는 생각에 치료를 늦추면 안 된다. 도움을 기다리는 동안 위험한 생각을 행동으로 옮기면 안 된다. 이웃이나 친척, 친구에게 집에 같이 있어달라고 부탁하고, 아기를 안전한 장소(아기 침대 같은)에 두어야 한다.

── 출산 후 몸무게가 줄지 않아요

Q "출산하자마자 비키니를 입을 준비가 돼 있을 거라고는 생각하지 않았지만, 출산한 지 2주가 지났는데 아직도 임신 6개월의 모습이에요. 어떡하죠?"

A 하룻밤에 5kg이 빠진다는 베스트셀러에 실린 수많은 다이어트 방법보다 출산 뒤 몸무게 감량 속도가 더 빠르지만, 대부분의 산모들은 몸무게가 빨리 줄어들고 있다는 걸 알아차리지 못한다. 특히 출산 후에도 배가 불룩하게 나와 있는 자신의 모습을 거울로 확인하고 나면 더욱 그렇다. 사실 분만실에 들어갈 때보다 훨씬 날씬해진 모습으로 분만실을 나오는 사람은 아무도 없다. 이렇게 출산 후에도 배가 나와 있는 이유 가운데 하나는 자궁이 여전히 큰 상태로 있기 때문이다. 자궁은 출산 후 6주가 지날 무렵이면 임신 전 상태로 줄어드는데, 그 과정에서 허리둘레도 줄어든다. 배가 나와 있는 또 다른 이유는 체내에 남아 있는 수분 때문인데, 수분은 곧 배출된다. 나머지 원인은 늘어난 복부 근육과 피부 때문인데, 원래의 상태로 회복되려면 어느 정도의 노력이 필요하다. 430쪽 '임신 전 몸매로 돌아가기'를 참고한다.

몸무게 감량에 대해 아주 신경을 쓰지 않기는 어렵겠지만 출산 후 6주 동안은(특히 모유 수유를 하는 경우에는 더더욱) 몸매에 대해 생각하지 않도록 한다. 이 기간은 회복기로서 무엇보다 충분한 영양을 섭취하고 휴식을 취해 에너지와 감염에 대한 저항력을 키우는 것이 중요하다. 산후 회복 기간에 건강한 식단을 유지하면 천천히 지속적으로 몸무게가 줄기 시작한다. 6주 후에도 몸무게가 전혀 줄지 않는다면 칼로리를 조금씩 줄이기 시작한다. 그러나 모유 수유를 하는 경우 칼로리를 지나치게 줄이면 안 된다. 칼로리를 대폭 줄이면 모유의 분비량이 감소되고, 지방을 너무 빨리 소모시키면 혈액 안에 독소가 분비되어 결국 모유에 독소가 함유될 수 있다. 모유 수유를 하지 않는 경우 산후 6주부터 몸무게 감량을 위해 현명하고 균형 잡힌 식단을 마련해 실천한다.

모유 수유를 하는 동안 몸무게가 많이 줄어드는 여성이 있는가 하면 몸무게에 전혀 변화가 없어 실망하는 여성도 있다. 몸무게가 줄지 않는다 해도 절망할 필요는 없다. 젖을 떼고 나면 남아 있는 과도한 몸무게가 줄어들 것이다.

얼마나 빨리 임신 전 몸무게로 회복되느냐는 임신 기간 동안 몸무게 증가량에 따라서도 달라진다. 몸무게가 10kg 이상 늘지 않았다면 힘들게 다이어트를 하지 않아도 몇 달 안에 임부복을 치워버릴 수 있을 것이다. 그러나

13kg이나 그 이상 몸무게가 증가한 경우 임신 전 몸무게로 돌아가 스키니진을 입으려면 보다 많은 시간, 즉 10개월에서 2년 정도는 노력을 해야 한다.

어느 쪽이든 여유를 갖고 자신을 편안하게 봐주자. 어쨌든 10개월이라는 임신 기간 동안 몸무게가 늘었으니 몸무게를 줄이려면 적어도 그 정도 기간은 필요하다는 사실을 기억하자.

── 제왕절개 분만 후 회복 과정은요?

Q "제왕절개 분만을 한 지 일주일 됐어요. 이제 어떻게 관리해야 하나요?"

A 수술을 마치고 회복실로 돌아온 후 상태가 크게 호전됐지만 다른 산모들처럼 어느 정도 기운을 회복하려면 앞으로 몇 주는 더 있어야 한다. 지금 충분히 휴식을 취하고 담당 의사의 지시를 충실히 따를수록 회복 기간도 빨리 단축된다. 당분간 다음과 같은 증상들이 나타날 것이다.

통증은 거의 없거나 미약하다 지금쯤은 대부분의 통증이 사라져야 한다. 하지만 통증이 여전히 계속될 경우 아세트아미노펜(타이레놀)을 복용하면 효과를 기대할 수 있다.

점진적으로 회복된다 몇 주 동안 상처 부위가 쓰리고 아프겠지만 차츰 나아진다. 가벼운 드레싱 처리로 감염을 예방하고, 상처 부위에 옷이 닿지 않도록 넉넉한 옷을 입는 것이 좋다. 간혹 절개 부위가 당기거나 경련이 이는 느낌이 들고 잠시 통증이 생기는 현상은 정상적인 치료 과정으로

결국 진정된다. 그러고 나면 가려움증이 시작된다. 담당 의사에게 바를 만한 가려움 방지 연고를 추천해달라고 부탁한다. 상처 부위의 마비 증상은 아마도 몇 달 정도 지속될 것이다. 상처의 세포조직 내에 있는 덩어리는 곧 사라지고, 상처는 분홍색이나 자주색으로 변한 다음 마침내 희미해진다.

통증이 지속되거나, 절개 부위가 빨갛게 변하면서 덧나거나, 상처에서 갈색이나 회색·녹색·누런색 분비물이 나오면 병원에 연락한다. 절개 부위가 감염됐을 수 있기 때문이다. 맑은 액체가 소량 분비되는 것은 대체로 정상이지만 그래도 병원에 알려야 한다.

운동을 해도 된다 통증이 사라지면 운동을 시작할 수 있다. 회음부는 손상되지 않았지만 임신 기간 동안 골반저 근육이 타격을 입었으므로 여전히 케겔 운동을 해야 한다. 복부 근육을 탄탄하게 하는 운동도 집중적으로 해야 한다(430쪽 '임신 전 몸매로 돌아가기' 참조). 예전 몸매로 돌아가려면 몇 달이 걸린다는 것을 감안하고 점진적으로 강도를 높이면서 매일 꾸준히 운동한다.

최소 4주 후에 성관계를 해도 된다 성관계 시기에 대한 지침은 자연분만을 한 산모나 제왕절개 분만을 한 산모나 똑같이 적용되지만, 제왕절개 분만을 한 경우 절개 부위가 잘 치료되고 있는지도 고려해야 한다. 자세한 내용은 다음 질문의 답변을 참고한다.

── 언제쯤 성관계를 해도 될까요?

Q "언제쯤 다시 성관계를 할 수 있을까요?"

A 부분적으로는 자신의 뜻에 달려 있지만 담당 의사의 의견도 반영하고 싶을 것이다. 대개 산모가 육체적으로 준비가 됐다고 생각되면 언제든 중단했던 성관계를 다시 시작할 수 있다. 통상 출산 후 4주가 지나면 가능한데, 출산 후 2주부터 성관계를 해도 괜찮다고 말하는 의사도 있고, 6주는 지나야 한다는 기존의 원칙을 준수하는 의사도 있다. 특정한 상황인 경우, 가령 회복이 더디거나 감염이 됐다면 담당 의사는 좀 더 기다리라고 권할 것이다. 담당 의사는 계속 보류할 것을 권하지만 산모가 성관계를 시작할 준비가 됐다고 생각한다면, 지금 성관계를 하면 안 되는 특별한 이유가 있는지 물어본다. 딱히 이유가 없다면 좀 더 일찍 시작해도 좋은지 물어본다. 아직은 성관계가 안전하지 않은 납득할 만한 이유가 있다면 가능할 때까지 기다린다. 아기를 돌보다 보면 시간이 빨리 지나가므로 그동안 삽입 없이 애무만으로 서로를 만족시킬 수 있다.

Q "담당 의사는 지금 성관계를 시작해도 괜찮다고 말했지만 아무래도 아플까 봐 겁이 나요. 그리고 솔직히 말하면 지금은 정말 하고 싶은 기분이 아니예요."

A '그 일'이 지금 꼭 해야 할 중요한 일도 아니고, 하다못해 꼭 해야 할 일 20위권 순위 안에 드는 일도 아니다. 대부분의 산모들은 산후 회복 기간에(그 기간이 지난 후까지도) 여러 가지 이유로 성욕을 잃는다. 그 이유는 출산 후 성관계는 즐겁기보다 고통스러울 수 있기 때문이다. 특히 자연분만을 했으면 더욱 괴롭고, 의외로 진통 후 제왕절개 분만을 해도

마찬가지이다. 얼마 전까지만 해도 자궁이 있는 대로 늘어나 있었던 데다 열상을 입거나 수술로 절개를 한 뒤 다시 봉합하는 과정을 거친 터라 앉기도 힘들 만큼 몹시 쓰라리다. 이런 상황에서 성관계를 하고 싶은 생각이 들 리 없다. 뿐만 아니라 천연 윤활제가 아직 분비되지 않아, 적당히 촉촉해야 할 부위가 불편할 정도로 건조해져 있는 상태고, 모유 수유를 하는 경우에는 더욱 그렇다. 여기에 에스트로겐 수치가 낮아 질 부위의 조직은 여전히 얇은 상태이고, 질이 얇으면 성관계를 하기가 힘들다.

그러나 출산 후 성욕이 생기지 않는 것은 육제적인 문제 외에 다른 문제들이 있기 때문이기도 하다. 툭하면 깨서 기저귀 갈아달라고 울고 배고프다고 울고 안아달라고 우는 아기에게 당연히 온 정신을 쏟기 마련이기 때문이다. 게다가 도무지 성욕을 가질 수 없는 요소들이 도처에 널려 있다. 셔츠에는 아기가 게워낸 모유나 분유가 묻어 쉰내가 나고, 침대 발치에는 더러운 아기 옷이 쌓여 있으며, 마사지 오일 냄새가 나던 잠옷에서는 베이비오일 냄새가 나고, 마지막으로 샤워를 한 때가 언제인지 기억도 나지 않는다. 그러니 성관계를 할 마음이 들지 않는 건 당연하다.

이러다 평생 성관계를 하지 않게 되는 건 아닐까? 그럴 리는 없다. 처음 겪는 감당하기 힘든 생활이지만, 이 생활 속에서 일어나는 모든 일이 그렇듯 인내심을 갖고 기다리면(특히 건조한 이 시기를 끝낼 만반의 준비가 되어 있는 남편 쪽의 인내심이 필요하다) 다시 예전과 같은 부부 관계를 회복할 수 있다. 그러므로 마음의 준비가 될 때까지 기다리거나 다음 방법을 참고하면서 스스로 준비를 한다.

윤활제를 이용한다 체내에서 윤활제 역할을 하는 분비물이 다시 나오기 전까지는 K-Y 젤리, 아스트로글라이드 등 윤활제를 이용하면 통증은 줄고 즐거움은 커질 수 있다. 작은 사이즈 한 통을 사면 두 사람이 마음껏 사용할 수 있다.

긴장을 푼다 와인을 한 잔 마시면 긴장을 푸는 데 도움이 되어, 삽입할 때 경직되지 않거나 통증을 유발하지 않을 수 있다. 모유 수유를 하는 경우 수유 직후에 와인을 마셔야 한다. 그 밖에 긴장을 푸는 아주 좋은 방법은 마사지를 하는 것이다. 먼저 성관계를 제안한 사람에게 마사지를 해달라고 청한다.

준비를 한다 물론 남편은 전과 다름없이 본론으로 돌입하고 싶은 마음이 간절할 것이다. 하지만 남편에겐 전희를 하고 싶은 마음이 별로 없더라도 산모는 절대 그렇지 않다. 그러므로 분명하게 자신의 의사를 말한다. 그런 다음 바라는 바를 몇 가지를 더 요구한다. 남편이 분위기를 조성하는 데 들이는 노력이 클수록(물론 아기가 깨기 전에 시간이 허락해야겠지만) 두 사람 모두 더욱 만족스럽게 본 게임을 즐길 수 있다.

그냥 솔직히 말한다 어떻게 하면 아픈지, 어떻게 하면 좋은지 본인이야 잘 알지만 분명하게 말하지 않으면 남편은 알 도리가 없다. 뜨거운 시간을 보내고 싶다면 원하는 바를 직선적으로 말한다.

체위를 바꾼다 여러 체위를 시도해보아 몸이 닿으면 아픈 부위에 압력이 덜 가고 삽입의 정도를 산모가 통제할 수 있는 체위를 찾아낸다. 지금은 깊이 삽입한다고 좋은 때가 아니다. 출산 후에는 여러 가지 이유로 여성 상위 체위(산모가 기운이 있다면)나 옆으로 눕는 체위가 두 사람 모두에게 가장 좋다. 어떤 체위를 선택하든 편안하게 천천히 시도해야 한다.

케겔 운동을 한다 케겔 운동의 중요성은 귀에 딱지가 앉을 정도로 많이 들었을 것이다. 케겔 운동을 하면 질을 향해 혈액이 공급되어 질의 근육 상태가 임신 전으로 회복된다. 밤낮으로 끊임없이 케겔 운동을 하고, 성관계를 할 때에도 잊지 않는다. 조여주는 작용으로 두 사람 모두 즐겁게 성관계를 할 수 있을 것이다.

대체할 방법을 찾는다 아직 성관계가 즐겁지 않다면 서로 상대방의 성기를 자극하거나 오럴 섹스를 해 성적으로 만족할 만한 방법을 찾는다. 둘 다 너무 지쳐 흥분이 되지 않으면 함께 있는 것만으로 기쁨을 찾는다. 침대에 나란히 누워 끌어안고 키스를 하고 아기에 대한 이야기를 나누기만 해도 크게 만족스러울 것이다.

처음에는(두세 번째에도) 성관계를 할 때 상당히 아프더라도 실패했다고 생각하거나 포기하지 않는다. 머지않아 성관계가 다시 즐거워질 것이다.

── 모유 수유 중에도 임신이 될 수 있나요?

Q "모유 수유를 하면 피임이 되는 줄 알았어요. 그런데 모유 수유 중에도 임신이 될 수 있다는군요. 심지어 생리가 시작되기 전에도 말이에요."

A 곧 임신할 생각이 아니라면 피임 방법으로 모유 수유에만 의지하면 안 된다. 물론 평균적으로 모유 수유를 하는 여성은 그렇지 않은 여성에 비해 정상적인 주기를 회복하는 시기가 늦는 것은 사실이다. 모유 수유를 하지 않는 산모의 경우 보통 출산 후 6~12주 사이에 생리가 시작되는 반면, 모유 수유를 하는 산모는 평균 6~12개월 사이에 생리가 시작된다. 하지만 늘 그렇듯 모든 사람에게 평균이 적용되는 것은 아니다. 모유 수유를 하는 경우라도 출산 후 6주 만에 생리를 시작하기도 하고 18개월이 지나서야 시작하기도 한다. 모유 수유 횟수(하루 세 차례 이상 모유 수유를 하면 배란 억제 효과가 크다), 수유 기간(수유 기간이 길수록 배란이 훨씬 지연된다), 보충식을 주는지 여부(아기가 분유나 이유식, 심지어 물 등을 먹어 모유를 적게 먹으면 배란을 억제하는 효과가 줄어든다) 등 여러 가지 변수가 생리 시작에 영향을 미치긴 하지만, 문제는 출산 후 첫 생리가 시작되는 시점을 정확하게 예측하기 어렵다는 것이다.

출산 후 첫 생리가 시작되기도 전에 피임에 대해 걱정해야 하는 이유는 무엇일까? 출산 후 생리가 시작되는 시점을 예측할 수 없는 것과 마찬가지로 첫 배란이 시작되는 시점 또한 예측하기 어렵기 때문이다. 첫 생리 주기 동안 임신이 되지 않는 여성도 있다. 즉, 이 시기 동안 배란이 되지 않은 것이다. 하지만 생리 주기가 시작되기 전에 배란을 하는 경우도 있는데, 이 경우 생리 기간 없이 곧바로 재임신을 하게 된다. 배란과 생리 중 어떤 것이 먼저 시작될지 모르기 때문에 피임에 주의하는 것이 가장 바람직하다.

물론 예기치 않은 일은 언제든 일어날 수 있다. 재임신이 아닐까 조금이라도 의심이 든다면 가장 좋은 방법은 임신 테스트를 하는 것이다. 너무 빠른 재임신에 대해서는 36쪽의 내용을 참고한다.

ALL ABOUT

임신 전 몸매로 돌아가기

대체 얼마나 시간이 흘러야 산모가 더 이상 임신부처럼 보이지 않게 되는 걸까? 이는 얼마나 열심히 운동을 하느냐에 달려 있다. '퇴원해서 집에 온 후로 한시도 쉴 틈이 없는데 운동이 왜 필요해? 꼭 운동을 해야 운동인가? 몸을 움직이면 운동이지.'라고 의문을 품을 수도 있다. 하지만 유감스럽게도 전혀 그렇지 않다. 아기를 돌보느라 지치도록 움직이겠지만, 그런 종류의 움직임으로는 임신과 출산으로 인해 늘어나고 축 처진 회음부와 복부의 근육을 탄탄하게 회복할 수 없으며, 그렇게 할 수 있는 방법은 오직 운동뿐이다. 올바른 출산 후 운동은 근육을 탄탄하게 만드는 것은 물론 다양한 효과가 있다. 아기를 안을 때 겪게 되는 요통을 예방하고 진통과 분만으로 지친 몸을 회복시키며, 임신으로 인해 늘어난 관절을 탄력 있게 만들어주고 혈액순환이 잘되게 하며, 정맥류에서 다리에 쥐가 나는 증상에 이르기까지 여러 가지 달갑지 않은 출산 후 증후군의 위험을 줄여준다. 회음부 근육을 조이는 케겔 운동은 스트레스와 요실금을 예방하고, 출산 후 성적인 문제를 해결하는 데 도움이 된다. 운동을 하면 기분도 좋아진다. 운동을 하면 엔도르핀이 분비되어 체내를 순환해 기분을 북돋아주고 상황에 대처하는 능력을 높여주어, 부모라는 새로운 역할에서 오는 스트레스에 훨씬 잘 대처하게 해준다. 연구 결과에 따르면 출산 후 6개월 내에 운동을 시작하는 산모들은 한결 자신감을 갖게 된다고 한다.

어쩌면 생각보다 빨리 운동을 시작할 수도 있다. 자연분만을 했고 합병증이 없으며 운동을 늦춰야 할 특별한 건강상의 문제가 없다면, 출산 후 24시간 뒤에 산후 운동을 시작해도 괜찮다.

제왕절개 분만을 했거나 정신적 외상을 초래할 만큼 분만 과정이 힘들었다면 먼저 담당 의사와 상의한다. 운동은 처음부터 거창하게 시작하려고 생각하지 말고 아직 몸이 회복 중이므로 천천히 조심스럽게 시작하는 것이 좋다. 다음에 소개하는 3단계 프로그램을 참고하면 도움이 될 것이다. 여기에 출산 후 운동에 관한 책이나 DVD를 보고, 초보 엄마를 위한 운동 교실에 참석하며, 매일 아기와 함께 산책하는 등 여러 가지 방법으로 프로그램을 보충할 수 있다.

1단계 : 분만 후 24시간

운동을 다시 시작하고 싶어 몸이 근질근질하겠지만, 천천히 조심조심 시작하자.

케겔 운동 회음부의 감각이 없어 처음에는 할 수 없을 것 같은 생각이 들지 모르지만, 분만을 마치자마자 곧바로 시작할 수 있다. 한 번도 해본 적이 없다면 266쪽의 요령을 참조한다. 케겔 운동은 어떤 자세에서든 편안하게 할 수 있다. 분만을 막 마친 상태에서 편안하게 하는 것이 무엇보다 중요하다. 아무 때나 실시해도 좋지만, 아기에게 수유를 하는 동안 케겔 운동을 습관처럼 하는 것도 좋다. 그러면 앞으로 몇 달 동안 꾸준히 케겔 운동을 하게 될 것이다. 하루 4~6차례에 걸쳐 25회씩 반복한다. 평생 꾸준히 하면 골반이 건강해지고 성적인 즐거움도 배가 된다.

횡경막 심호흡 기본 자세로 누워(430쪽 참조) 양손을 복부 위에 올려놓고 코로 천천히 숨을 들이쉴 때 복부가 올라가고, 입으로 천천히 내쉴 때 복부 근육이 단단해지는 것을 느낀다. 과다호흡을 예방하기 위해 처음에는 두세 차례 심호흡만 하다가 차츰 호흡 횟수를 늘린다. 무리하면 어지러움이나 현기증, 얼얼한 느낌, 시야가 흐릿해지는 현상 등을 겪게 된다.

모유 수유와 운동

모유 수유를 하면서 운동을 계속하고 싶은 엄마들에게 반가운 소식이 하나 있다. 들리는 소문과 달리 아무리 강도 높은 운동을 해도 모유에서 시큼한 맛이 나지 않는다는 것이다. 어쩌면 젖꼭지에 땀이 배어 있어 짠맛이 날지도 모르지만 실제로 아기는 이런 톡 쏘는 맛을 좋아할 수도 있다. 그러므로 담당 의사가 괜찮다고 했으면 망설이지 말고 마음껏 운동을 해도 된다. 운동을 하기 전에 모유를 먹이거나 유축을 해두면 젖이 비워진 상태이므로 보다 편안하게 운동을 할 수 있지만, 반드시 그럴 필요는 없다. 참, 가슴을 충분히 받쳐주는 브래지어를 착용하는 걸 잊지 말자. 지금은 어느 때보다 이런 브래지어가 필요하니까.

기본 자세

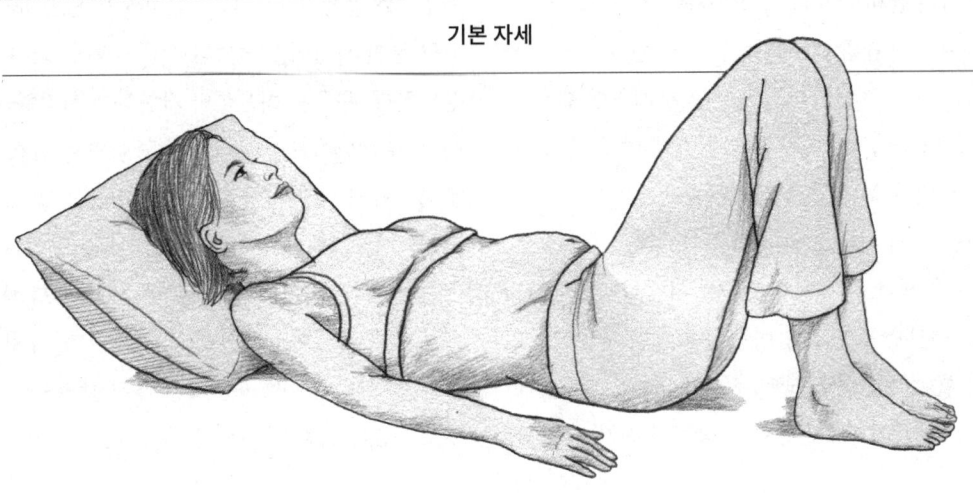

바닥에 등을 대고 누운 다음 양 무릎을 구부리고 발바닥을 바닥에 댄다. 머리와 양어깨를 쿠션에 받치고 두 팔을 양옆에 나란히 내려놓는다.

골반 기울이기

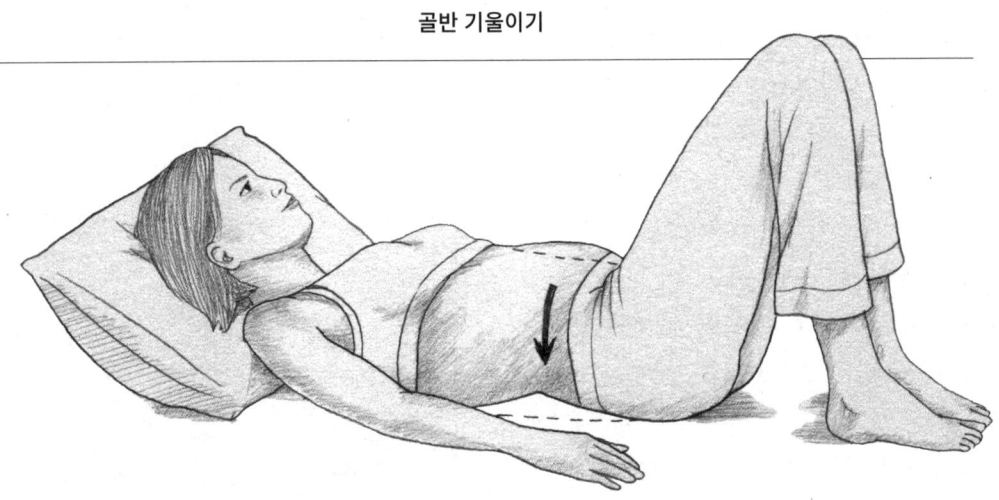

바닥에 등을 대고 누워 기본 자세를 취한다. 숨을 들이쉰다. 10초간 숨을 내쉬면서 등허리를 바닥에 대고 누른다. 긴장을 푼다. 처음에는 3~4회 반복하다가 12회, 그 다음 24회로 차츰 횟수를 늘린다.

다리 미끄러뜨리기

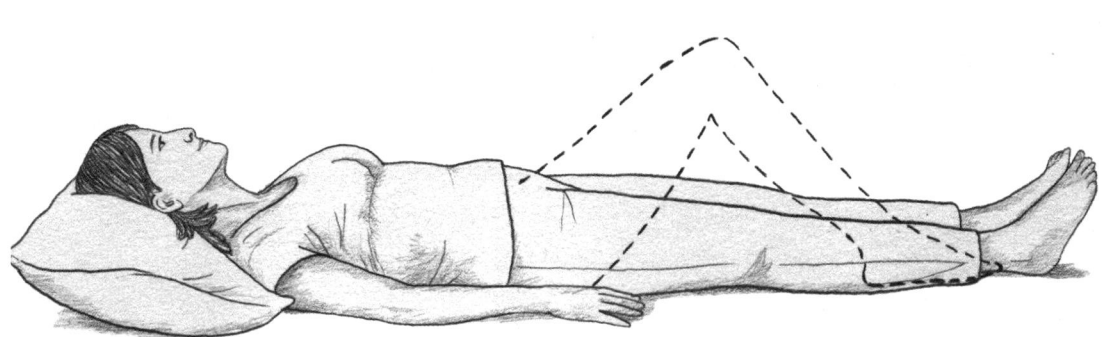

본 자세를 취한다. 두 다리가 바닥에 닿을 때까지 다리를 천천히 쭉 편다. 숨을 들이마시면서 오른발을 바닥에 대고 엉덩이 쪽으로 끌어당긴다. 등허리는 계속 바닥에 닿게 한다. 숨을 내쉬면서 오른쪽 다리를 미끄러뜨리며 바닥에 내려놓는다. 왼발도 같은 방법으로 한다. 처음에는 한쪽 다리당 3~4회 반복하다가 차츰 서서히 횟수를 늘려 12회까지, 무리가 되지 않는다면 그 이상 반복한다. 가능하다면 3주 후부터는 이 자세를 변형해 다리 들어올리기를 실시한다. 한쪽 다리를 바닥에서 살짝 들어올린 다음 아주 천천히 아래로 내린다.

머리와 어깨 들어올리기

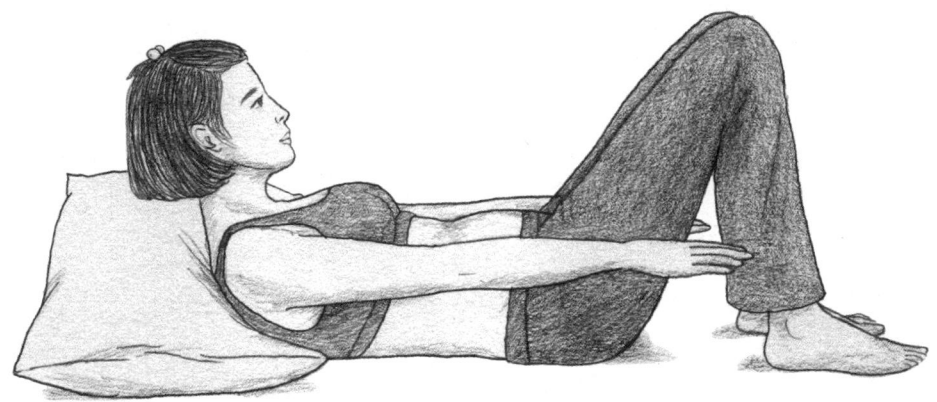

기본 자세를 취한다. 마음을 편안하게 하고 숨을 깊게 들이쉰다. 그런 다음 숨을 내쉬면서 머리를 아주 살짝 들어 올리고 양팔을 앞으로 쭉 뻗는다. 머리를 서서히 내리고 숨을 들이마신다. 머리를 매일 조금씩 더 높이 들어올리고, 어깨가 바닥과 살짝 떨어질 때까지 어깨도 조금씩 더 높이 들어올린다. 처음 6주 동안에는 정식 윗몸일으키기를 시도하면 안 되고, 6개월 이후에도 평소 복부 근육이 아주 튼튼한 사람에 한해서만 윗몸일으키기를 실시한다. 먼저 복직근이 벌어지지 않았는지 확인한 후 운동을 실시한다(434쪽 참조).

2단계 : 분만 후 3일

이제 운동 강도를 한 단계 올려보자. 하지만 단계를 올리기 전에 먼저 복부의 벽을 이루는 수직의 복부 근육이 임신 기간 동안 양옆으로 벌어지지 않았는지 확인해야 한다. 이 경우 운동을 시작하기 전에 복직근을 모아주어야 한다(박스 참조). 벌어진 복직근이 모아졌거나 애초에 벌어지지 않았다면 머리와 어깨 들어올리기, 다리 미끄러뜨리기, 골반 기울이기를 실시한다(432쪽 참조).

모든 운동은 기본 자세에서 시작해야 한다. 또한 처음에는 침대에서 시작했다가 익숙해지면 바닥에 이불을 깔고 그 위에서 운동한다. 운동 매트를 이용하면 이런 운동을 하기도 쉽고 나중에 아기에게 구르기 연습을 시키거나 그 위에서 기어다니게 할 수도 있다.

3단계 : 산후 검진을 받은 뒤

이제 담당 의사의 허락도 얻었겠다 몸도 좋아지고 있으니 걷기, 달리기, 자전거 타기, 수영, 수중 운동, 에어로빅, 요가, 필라테스, 근력 운동 등 차츰 활발한 운동을 시작해도 된다. 산후 운동 교실에 등록해도 좋겠다. 하지만 너무 빨리 지나치게 무리하지 않도록 한다. 늘 그렇듯이 자신의 몸 상태에 따라 운동 강도를 조절한다.

산후 복직근 모으기

보이지는 않지만 아마 복부 한가운데가 벌어져 있을지 모른다. 임신 중에 흔하게 나타나는 이 현상은 산과 용어로 '복직근 이개'라고 하며, 복부가 확장되면서 복부 근육 사이에 간격이 벌어지는 것이다. 이 틈이 모아지려면 분만 후 한두 달이 걸린다. 복근 운동을 시작하기 전에 이 간격이 모아질 때까지 기다려야 하며, 그렇지 않으면 부상을 입을 위험이 있다. 자가 진단으로 복직근이 벌어졌는지 알아볼 수 있다. 기본 자세로 누워 두 팔을 앞으로 쭉 뻗으면서 머리를 살짝 들어올린다. 그 다음 배꼽 위에 부드러운 덩어리가 있는지 만져본다. 이 덩어리가 느껴지면 근육이 벌어진 것이다.

복직근이 벌어진 경우 다음과 같은 운동을 하면 보다 빨리 회복할 수 있다. 기본 자세를 취한 상태에서 숨을 들이마신다. 이제 배 위에 두 손을 포개 얹고, 숨을 내쉬면서 머리를 천천히 들어올리며 손가락을 이용해 양쪽 복부 근육을 끌어당긴다. 척추를 향해 배꼽을 끌어당기면 된다. 숨을 내쉬면서 천천히 머리를 내린다. 하루 두 차례 3~4회 반복해 실시한다.

출산 후 6주 동안의 운동 규칙

- 스포츠 브래지어를 착용하고 편안한 옷을 입는다.
- 한 번에 오래 운동을 하기보다 운동 스케줄을 두세 번에 나누어 실시한다. 이렇게 하면 근육 강화에 도움이 될 뿐 아니라 회복기의 몸에 무리가 덜 가며, 필요한 운동을 끝까지 마칠 수 있다.
- 매번 운동을 시작할 땐 가장 힘이 덜 드는 운동부터 시작한다.
- 천천히 운동하고 속도를 요하는 운동을 연달아 반복하지 않는다. 대신 동작 사이사이에 잠깐씩 쉰다. 근육은 움직이는 동안이 아니라 잠깐씩 쉴 때 강화된다.
- 임신 기간과 마찬가지로 출산 후 6주 동안은 인대가 아직 느슨한 상태이므로 갑자기 홱 움직이는 동작이나 팔짝팔짝 뛰는 동작, 탄력을 요하는 동작은 하지 않는다. 무릎 가슴 닿기, 윗몸일으키기, 다리를 들고 내리는 복부 근력 운동도 피한다.
- 운동 중에 빼앗긴 수분을 반드시 보충한다. 운동을 하는 동안 옆에 물병을 두고 수시로 마신다. 짧게 한 차례 운동을 실시하며 한두 컵의 수분을 더 섭취하는 것을 목표로 한다. 운동이 길어지거나 강도가 셀수록 수분을 더 많이 섭취한다.
- 천천히 현명하게 운동한다. '고통이 없으면 아무것도 얻지 못한다'는 말은 지금 이 시기의 산모에게 해당되는 말이 아니다. 할 수 있을 것 같은 기분이 들어도 권장 운동량 이상은 하지 말고 피곤해지기 전에 그만둔다. 무리하게 운동을 하면 다음 날 몸이 쑤시고 피곤해 운동을 전혀 할 수 없게 된다.
- 아기를 돌보느라 자신을 돌보는 일을 중단하지 않는다. 매일 규칙적으로 운동한다. 아기를 가슴 위에 앉혀놓고 운동을 하면 아기도 좋아할 것이다.

제 5부

예비 아빠의 임신·육아·생활 준비

19장

아빠도 임신부

♦♦♦

여자만 임신할 수 있다는 사실은 명명백백하지만 아빠 역시 임신부와 다를 바 없다. 아빠는 아기를 만드는 데 없어서는 안 될 중요한 사람일 뿐 아니라 임신한 아내와 아직 태어나지 않은 아기를 소중하게 보살펴야 할 사람이기 때문이다. 예비 아빠는 앞으로 몇 달간 흥분과 책임감, 그리고 걱정 속에서 임신이라는 놀라운 과정을 겪게 될 것이다. 예비 아빠의 걱정 가운데는 예비 엄마와 공유하는 것도 있고 아빠만 느끼는 것도 있다. 그리고 엄마와 마찬가지로 아빠도 임신과 출산 기간뿐 아니라 산후 회복 기간에 일어나는 모든 상황에서 안심할 권리가 있다.

따라서 이번 장은 아내와 같은 입장이면서도 때로는 등한시되는 아빠를 위해 할애되었다. 하지만 이번 장의 내용이 아빠만을 위한 내용은 아니며, 마찬가지로 이번 장 외에 나머지 장들이 엄마만을 위한 내용이 아니라는 사실을 기억하기 바란다. 예비 엄마는 이번 장을 읽고 남편이 어떤 느낌일지, 무엇을 궁금하게 여기는지, 무엇을 바라는지 잘 이해하게 될 것이다. 남편 역시 나머지 다른 장을 읽으면서 아내가 임신, 출산, 산후 회복기를 거치면서 부딪치게 되는 모든 신체적·감정적 어려움을 보다 잘 이해하고, 동시에 자신이 할 일을 더욱 철저하게 준비하게 될 것이다.

무엇이든 물어보세요 Q&A

— 아내를 어떻게 돌볼까요?

Q "제 아내는 그야말로 책에 나와 있는 임신 증상은 전부 겪고 있습니다. 입덧에 엄청난 식욕에 요실금까지 겪지 않는 증상이 없어요. 뭘 어떻게 해줘야 할지 모르겠습니다."

A 아내는 지금 임신 호르몬에 점령당한 것이다. 이 호르몬은 아기를 만드는 데 필수적인 동시에 매우 다양한 종류의 불편하고 때로는 당황스럽기까지 한 증상들을 동반한다. 남편 입장에서는 도무지 아내를 어떻게 대해야 좋을지 난감해서 그저 속수무책으로 멍하니 지켜볼 뿐 아무것도 할 수 없을 때가 많다.

다행히 이제부터는 그렇게 맥 놓고 있지 않고 무언가 조치를 취할 수 있을 것이다. 아내의 상태를 호전시키는 한편 자신의 무기력한 기분을 덜기 위해 이 책에 소개한 임신 증상들을 하나하나 읽어보고, 아내의 증상에 따라 이를 극복하기 위한 예비 아빠의 전략을 실천해보자.

입덧 입덧은 아내를 아침, 점심, 저녁 할 것 없이 하루 종일 화장실로 달려가 변기를 끌어안게 만든다. 이럴 때는 아내의 건강이 좋아지도록, 아니 적어도 악화되지 않도록 조치를 취해야 한다. 아내가 갑자기 속이 메스꺼워질 수 있으니 욕실의 에프터 쉐이브는 다른 곳으로 치우고, 즐겨 먹던 과자도 아내가 냄새를 맡지 못하는 곳에 둔다. 이 시기에 아내의 후각은 거의 초인적이다. 아내가 메스꺼움을 진정시키고 화장실로 달려가지 않을 만한 음식을 가져다준다. 진저에일(생강 맛을 첨가한 탄산음료), 부드러운 스무디, 크래커 종류가 좋다. 단, 속을 진정시키는 음식이라도 아내에게는 구토를 일으킬 수 있으므로 미리 물어보는 것이 좋다. 아내가 속을 게워낼 때는 옆에서 도와준다. 아내의 머리카락을 뒤로 쓸어주고 얼음물을 건네주며 등을 문질러준다. 하루 세 끼를 먹는 대신 조금씩 자주 먹도록 권한다. 조금씩 자주 먹어 배 속에 항상 음식이 차 있으면 메스꺼움이 진정될 수 있다. 아내가 10주 동안 연속해서 입덧을 하면 남편도 즐거울 리 없겠지만 더 괴로운 사람은 아내라는 사실을 기억한다.

엄청난 식욕과 음식 기피 아내가 평소에 좋아하던 음식을 입에도 대지 않거나, 한 번도 먹지 않던 음식을 열렬히 사랑하거나, 혹은 두 가지 형태를 동시에 보이는가? 아내가 이처럼 왕성한 식욕을 보이거나 음식을 기피하더라도 놀리면 안 된다. 지금은 아내가 식욕을 전혀 통제할 수 없는 시기이기 때문이다. 아내가 불쾌하게 여기는 음식들을 냄새가 나지 않는 곳에 두고 아내가 원하는 것은 무엇이든 사다 준다. 치킨 냄새가 싫다고 하면 다른 곳에서 먹도록 한다. 아내가 느닷없이 샌드위치를 먹고 싶다고 하면 퇴근길에 사다 준다. 아내가 한밤중에 초콜릿케이크가 먹고 싶다고 하면 밤새도록 온 동네 마트를 뒤져 초콜릿케이크를 사다 준다. 아내와 남편 모두 행복해지는 방법이다.

극심한 피로 퇴근 후에 피곤한 몸을 이끌고 집에 온다면 이렇게 생각해보자. 배 속의 아기를 키우는 아내가 소파에 누워 있을 때 쏟는 에너지가 남편이 스포츠센터에서 근육 단련 운동을 할 때 쏟는 에너지보다 훨씬 많다고. 아내는 지금까지 남편이 알던 때보다 훨씬 피곤하고, 남편이 상상하는 것 이상으로 훨씬 기진맥진한 상태이다. 그러므로 아내가 하지 못하는 일을 대신 처리하면 좋겠다. 옷과 거실에 널려 있는 양말, 운동화를 정리한다. 아내 대신 청소기를 밀고 집 안 정리를 하고, 세탁기를 돌리고 화장실 청소를 한다. 아내는 세제 냄새를 맡아도 속이 메스꺼울 테니까. 청소하는 동안 아내에게 소파 위에 편안하게 기대 누워 자신이 청소하는 모습을 보기만 하라고 격려한다.

수면 부족 임신 기간에는 편안하게 숙면을 취하기 어렵다. 그러므로 아내가 불면증에 시달릴 때는

서로의 건강을 돌보자

아기가 최고의 상태로 세상에 첫걸음을 내딛게 하려면 정자와 난자가 만나기 전부터 준비를 잘해야 한다. 아직 아내가 임신하지 않았다면, 무엇보다 먼저 아내와 남편 모두 아기를 만들기 위해 최고의 건강 상태를 유지하자. 1장을 읽고 임신 전 할 일들을 실천해보자. 임신 중이라도 괜찮다. 지금부터 자신과 아내를 서로서로 소중하게 돌보면 되니까.

옆에서 코를 골며 잠을 자지 말고, 아내가 잠이 들기를 기다리면서 곁에 함께 있어준다. 아내가 편안하게 누울 수 있도록 수면용 전신 베개를 사주거나, 여분의 베개로 아내의 몸을 편안하게 받쳐준다. 아내의 등을 문질러주거나, 목욕물을 받아주거나, 따뜻한 우유와 머핀을 가져다주는 등 아내가 긴장을 풀도록 돕는다. 잠자리에서 가벼운 이야기를 나누거나, 도움이 된다면 꼭 끌어안고 있어도 좋다. 이렇게 저렇게 시도하다 보면 어느새 둘 다 숙면을 취하게 될 것이다. 지금은 여러 가지 이유로 아내가 도저히 성관계를 할 기분이 아니므로 남편의 노력이 성관계로 이어질 거라는 기대는 하지 않는 게 좋다.

잦은 배뇨 잦은 배뇨는 임신 초기에 늘 따라다니고 임신 후기에도 어김없이 찾아오는 현상이다. 그러므로 욕실을 독차지하지 말고 언제든 선뜻 아내에게 자리를 내준다. 화장실을 이용한 후에는 변기 좌석을 내린다. 특히 밤에는 내리는 걸 잊지 않도록 한다. 거실에서 서류 가방, 실내화, 잡지 등 걸리적거리는 것들을 치운다. 또 아내가 화장실에 가는 길에 넘어지지 않도록 전등 하나를 켜놓는 걸 잊지 않는다. 영화를 보는 도중에 아내가 세 번씩 자리를 비우거나, 부모님 댁에 방문하는 길에 여섯 번이나 차를 세우게 해도 아내의 입장을 배려한다.

어떤 형태의 가족이든 마찬가지

이번 장에 소개하는 대부분의 요령은 종래와 다른 새로운 가족 형태에서 남편의 입장에 있는 사람에게도 마찬가지로 적용된다. 자신의 입장에 해당하는 질문과 대답을 선택해 자신에게 맞게 적용해볼 수 있다.

── 제가 왜 입덧을 할까요?

Q "임신은 아내가 했는데 왜 제가 입덧을 하는 걸까요?"

A 예비 아빠의 절반 혹은 그 이상이 아내의 임신 기간 동안 어느 정도의 '쿠바드증후군'을 경험하고 있다. 쿠바드증후군의 증상은 메스꺼움과 구토, 복통, 식성 변화, 몸무게 증가, 왕성한 식욕, 변비, 다리의 경련, 현기증, 피로, 감정 기복 등으로 정상적인 임신 증상과 거의 비슷하다.

쿠바드증후군은 이 시기의 감정 변화로 인해 공감과 불안, 질투 등이 유발되는 증상이다. 아내의 고통을 함께 느끼기를 바라는 마음이 있으면서, 아내의 임신과 아빠가 된다는 사실에 대해 스트레스를 느끼고, 아내가 중심이 되다 보니 자신도 주인공이 되고 싶은 심리도 있다. 하지만 쿠바드증후군은 단순히 공감(그리고 정상적인 예비 아빠의 감정) 이상의 여러 가지 요인으로 인해 유발된다. 또 여러 신체적인 요인들이 주된 원인이 되기도 한다. 믿기지 않겠지만 이 시기에는 아내만 여성호르몬이 급증하는 것이 아니다. 연구 결과에 따르면 임신 기간과 산후 회복 기간에 남편의 여성호르몬도 급격하게 증가한다고 한다. 물론 아기에게 젖을 물릴 만큼 여성호르몬이 충분히 분비되는 것은 아니지만 그래도 제법 분비되어 배가 나온다든지, 좋아하는 햄버거를 보고도 속에 메스껍다든지, 한밤중에 신 김치를 먹고 싶어 냉장고 문을 연다든지 하는 평소와 다른 모습을 보인다. 이런 호르몬의 변동은 무작위로 나타나지 않으며, 자연의 섭리에 문제가 생겼다는 신호가 아니다. 이처럼 여성호르몬이 증가하는 이유는 남편도 양육에 참여시키고 부성을 끌어내려는 자연의 법칙 때문이다. 이런 호르몬의 변화 덕에 남편은 나중에 기저귀를 가는 일뿐 아니라 아내와 함께 달라진 상황에 대처할 수 있다. 불편한 감정을 생산적인 활동을 통해 해소하기도 한다. 가령 저녁 식사를 준비하고 화장실 변기를 닦고, 아이가 있는 친구들과 대화를 나누면서 불안을 해소하며, 임신과 아기 용품 준비에 참여하면서 소외감을 덜기도 한다.

확신하건대, 임신 기간 동안 지속되던 증상들이 출산 후에는 이내 사라지는 걸 경험하게 될 것이다. 물론 출산 후에는 다른 문제들이 불쑥불쑥 튀어나오겠지만 말이다. 아내의 임신 기간 동안 자신의 몸이 아프거나 속이 메스껍거나 온몸이 쑤시는 증상이 단 한 번도 나타나지 않는다고 해서 스트레스를 받을 필요는 없다. 입덧이나 몸무게 증가 같은 증상을 겪지 않는다고 해도 아내와 공감하지 않는다거나 양육을 할 자격이 없다는 의미는 아니며, 단지 다른 방법으로 감정이 표현될 뿐이다. 임신부마다 증상이 다르듯 예비 아빠도 저마다 드러나는 증상이 다르다.

— 소외감이 들어요

Q "임신이 확정된 후로 저는 더 이상 임신과 아무런 관련이 없는 사람처럼 느껴집니다. 이런 상태가 정상인가요?"

A 예비 아빠들이 찬밥 신세가 된 듯한 느낌을 갖는 것은 당연하다. 어쨌든 친구, 가족, 의사 등 모든 사람들에게 주목을 받는 사람은 임신부니까. 게다가 임신부는 아기와 육체적으로 연결되어 있고, 아내의 배가 그것을 입증해주고 있다. 물론 곧 아빠가 되리라는 걸 알지만 지금으로서는 그걸 증명할 만한 방법이 별로 없다.

하지만 걱정하지 말기 바란다. 몸으로 임신 증상을 경험하지 않는다고 해서 임신의 기쁨을 함께하지 못하는 건 아니니까. 이 시기에 아내는 생각할 것이 많고 그런 만큼 털어놓고 싶은 것도 많으므로, 아내와 함께할지 말지는 자신에게 달려 있다. 아내가 손짓해주기를 기다리지 말고 먼저 아내에게 다가간다. 소외감이 느껴진다고 아내에게 솔직하게 말하고 임신 과정에 함께 참여하고 싶다고 털어놓는다. 아내는 남편이 소외됐으리라고는 미처 깨닫지 못했거나, 남편이 임신에 별로 관심이 없다고 생각했을지도 모른다.

소외감에서 벗어나는 최고의 방법은 책임감을 갖고 직접 참여하는 것이다. 다음의 방법을 참고하자.

산전 검사를 받으러 함께 간다 아내가 산전 검사를 받을 때 가능하면 자주 동행한다. 아내는 남편의 정신적인 지원을 고맙게 여길 뿐 아니라, 담당 의사의 지시 사항을 직접 들으려는 남편의 변화된 모습에도 고마워할 것이다. 이렇게 하면 아내가 지시 사항을 잘 따를 수 있도록 도와줄 수 있고, 임신 기간 동안 건망증으로 아내가 깜빡할 때 상기시켜줄 수도 있다. 뿐만 아니라 궁금한 내용을 의사에게 직접 물어볼 수 있고, 아내의 몸에서 일어나는 기적적인 변화에 대해 충분히 이해할 수도 있다. 그리고 무엇보다 아기의 심장박동음을 듣는다거나 초음파로 아기의 팔다리를 보는 등 중요한 순간을 아내와 함께 맞이할 수 있다.

아내와 함께 행동한다 임신복을 입고 출근하거나 입가에 우유를 잔뜩 묻히고 다닐 필요는 없지만, 많은 것을 임신부와 함께 할 수 있다. 아내와 함께 운동을 하면 남편도 건강이 좋아질 것이다. 남편이 술을 끊으면 아내가 금주의 대열에 발을 내딛기가 훨씬 쉬워진다. 또 아내 곁에 있을 때만이라도 잘 먹는다. 무엇보다 담배를 끊는다. 특히 간접흡연은 누구에게라도, 특히 아기에게는 더더욱 해로우므로 이참에 영원히 금연한다.

임신 관련 공부를 한다 박사 학위를 받은 사람도 임신과 출산, 육아에 대해서는 배울 게 많다. 특히 첫 임신일 경우에는 모르는 것 천지이다. 책과 잡지를 읽고 웹 사이트를 찾아본다. 출산 교실에 참여하고, 가까운 지역에 아버지 교실이 있다면 가입한다. 최근에 아빠가 된 친구나 동료와 이야기를 나누거나 온라인에 접속해 예비 아빠들과 대화한다.

아기와 친해진다 아기는 아내의 자궁 속에 편안하게 자리를 잡고 있으므로 아기가 태어나기 전부터 아기와 친하게 지내는 데는 아내가 훨씬 유리하다. 하지만 아빠가 아기와 친해질 수 있는 방법도 많다. 아기와 자주 대화를 하고 책을 읽어주며 노래도 불러준다. 아기는 6~7개월 무렵부터 목소리를 알아듣기 시작하므로, 아빠의 목소리를 자주 접하면 출산 후에도 아빠 목소리를 쉽게 알아 듣게 된다. 매일 밤 몇 분 동안 아내의 배 위에 손이나 뺨을 올려놓고 아기가 발로 차고 꿈틀대는 움직임을 느낀다.

아내와 쇼핑을 한다 아내와 함께 아기 우주복, 아기 침대, 유모차를 산다. 아기 방도 함께 꾸민다. 작명 책도 열심히 읽는다. 장래 소아과 의사와 상담할 때도 함께 간다. 출산 계획과 준비에 관한 모든 일에 적극적으로 참여한다.

육아 휴직을 고려한다 사내의 육아 휴직 정책에 대해 알아본다. 육아 휴직을 이용하면 아기가 태어난 후 느낄 수 있는 모든 기쁨에서 소외되지 않을 것이다.

자주 성관계를 해도 문제가 없나요?

Q "아내가 임신한 뒤로 성욕이 아주 많아졌습니다. 그래도 괜찮은가요? 불만이 있는 건 아니지만 지금 같은 시기에 자주 성관계를 해도 괜찮은지 걱정이 됩니다."

A 오히려 임신 기간에 성욕이 왕성해지는 사람들이 있는데, 다 그럴 만한 이유가 있다. 임신을 하면 호르몬과 혈액 공급량이 증가해 아내의 생식기가 부어오르고 신경도 아래쪽에 집중되면서 생식기 부위가 흥분되기 때문이다. 가슴과 엉덩이 등의 부위도 눈에 띄게 커져서 아내는 자신이 그 어느 때보다 여성스럽게 느껴지고, 그에 따라 성관계에 적극적일 수도 있다. 이 모든 현상은 정상이다. 반대로 대부분의 여성들처럼 성관계에 대한 관심이 떨어지는 것도

아빠를 위한 웹 사이트

예비 엄마만큼이나 예비 아빠도 정보와 타인의 공감에 굶주려 있다. 다음의 인터넷 사이트를 이용하면 임신 기간뿐 아니라 아빠가 된 후에도 도움을 얻을 수 있다.

◆ 아빠학교 http://cafe.naver.com/swdad : 좋은 아빠가 되고 싶은 이들이 정보와 마음 공유
◆ 아지아빠의 임신이야기 www.cyworld.com/ajihompy : 아이를 키우는 아빠가 운영하는 블로그로 정보와 경험담 제공

정상이다. 담당 의사가 성관계를 해도 괜찮다고 허락하는 한 자주 성관계를 해도 안전하다.

그러므로 아내가 성관계를 원하면 즐겁게 받아들이고, 이런 행운을 자주 갖게 된 것을 운 좋게 생각한다. 그러나 지금 같은 시기에는 항상 아내의 행동에서 힌트를 얻도록 한다. 아내가 관심을 보이면 유혹에 따라주되, 아내가 응하지 않으면 하지 않는다.

임신 동안 지속적으로 성관계를 하는 여성도 있지만, 임신 중기 전까지는 전혀 관심이 없는 여성도 있다. 그런가 하면 임신 중기에도 전혀 관심이 없고 후기에만 살짝 흥미를 보이는 것으로 그치는 여성도 있다. 그러므로 아내가 수시로 변덕을 부리더라도 유연하게 대처하고, 임신 중기에서 후기로 이어지면 아내의 몸이 거의 두 배 가까이 불어나므로 성관계에도 많은 변화가 생기리라는 것을 염두에 두자.

Q "제 아내는 요즘 말할 수 없이 섹시합니다. 그런데 임신한 뒤로는 도무지 성관계를 하려 들지 않는군요."

A 성적인 궁합이 잘 맞던 부부도 임신한 뒤로 갑자기 서로 엇박자를 보일 수 있다. 임신 기간에는 신체적·정서적으로 아주 많은 요인들이 성적 욕망과 즐거움, 행동에 영향을 미치기 때문이다. 변화된 아내의 모습에 남편의 성적 욕망은 오히려 커지기도 한다. 많은 남자들이 임신한 아내의 둥근 배, 살찐 몸매, 원숙한 모습을 의외로 섹시하게 느끼고, 심지어 무척 에로틱하게 느끼기도 한다. 혹은 아내에 대한 애정이 커지면서 성욕이 강해질 수도 있다. 함께 아기를 만들었다는 사실 때문에 기존에 갖고 있던 아내에 대한 강한 애정이 더욱 깊어져 열정적이 되는 것이다.

남편의 성적 욕망이 강렬해지는 현상이 당연하고 정상적인 만큼, 아내의 성적 욕망이 감소되는 현상 역시 당연하고 정상적이다. 임신 증상 때문에 아내는 성적 욕구가 떨어질 수 있으며, 특히 임신 초기와 후기에는 더욱 그렇다. 점심도 못 먹을 만큼 바쁜 순간에 다른 일에 몰두하거나, 요통이 있는 데다 발목은 퉁퉁 부어 괴로운데 흥분을 하거나, 일어설 기운조차 없는데 성관계에 열중하기란 쉬운 일이 아니다. 어쩌면 아내의 부른 배에 남편이 흥분을 느끼는 것과는 달리 아내는 자신의 부른 배 때문에 성적 흥미가 떨어졌을 수도 있다. 마찬가지로 남편의 눈에는 섹시해 보이는 통통한 엉덩이가 아내에게는 그저 퉁퉁하게 살찐 엉덩이로 보일 수도 있다. 혹은 아내는 지금 아기에 대한 생각에 몰두해 있거나 엄마와 아내라는 두 가지 역할을 조화롭게 수행하는 데 혼란을 느낄 수 있다.

아내가 성관계를 할 기분이 아니고 심지어 절대로 할 생각이 없다 해도 자신에게 문제가 있기 때문이라고 생각하지 않는다. 아내가 성관계를 하고 싶어 할 때까지 계속해서 시도해보되, 허락을 기다리는 동안에도 항상 좋은 관계를 유지한다. 아내가 '지금은 아니야'라거나 '그곳은 싫다'고 말하면 너그러운 미소와 따뜻한 포옹으로 아내의 거절을 이해해준다. 원하는 방식대로 사랑을 보여주지 못할 때조차 아내를 사랑하고 있음을 알린다. 지금 아내의 머릿속은(그리고 몸속은) 아주 많은 생각들로 복닥거리고 있어 남편의 성적 욕구까지 생각할 여유가 없다는 사실도 기억하자.

물론 인내심이 바닥날 때도 있다. 특히 임신 중기에 가장 심한데, 이 무렵이면 일부 여성들은 성적인 리듬을 회복할 것이다. 이 시기에도 성생활이 나아지지 않거나 임신 후기(아내의 피로나 요통이 심해지거나 배가 많이 불러서)나 출산 후 회복기(이 무렵에는 두 사람 모두 성관계를 하고 싶은 생각이 별로 없을 것이다)를 거쳐 다시 잠복기에 들어간다 해도 걱정하지 않는다. 꼭 성관계를 갖지 않더라도 애정을 돈독하게 유지하면서 다른 방식으로 관계를 살찌운다면 중단되었던 성관계를 다시 할 수 있을 것이다.

그동안 성적인 관심을 강요하기보다 자주 낭만적인 분위기를 조성하고 대화를 나누며 포옹을 더 많이 한다. 이런 방법은 둘 사이를 더욱 가깝게 만들어줄 뿐 아니라, 대부분의 여성들에게 이런 방식이 강력한 최음제 역할을 하브로 잘하면 바라던 결과를 얻을 수도 있다. 그렇게 해서 마침내 성관계를 하게 되면 먼저 애무를 하고 조심스럽게 진행한다(446쪽 참조).

또한 아내의 임신한 모습이 얼마나 섹시하고 매력적인지 자주 이야기해주는 걸 잊지 않는다. 여성들이 직관이 뛰어나다고는 하지만 마음속까지 꿰뚫어보지는 못할 테니까.

Q "아내가 임신한 뒤로 제가 성적인 관심이 확 줄어든 것 같아요. 정상인가요?"

A 임신한 예비 엄마와 마찬가지로 예비 아빠도 임신 기간 동안 성적인 욕구에 대해 제각기 다양하게 반응한다. 그 가운데 일부는 유독 커다란 변화를 보이기도 하지만 어쨌든 모두 정상이다. 이 시기에 아빠들의 성적 욕망이 줄어드는 데는 충분한 이유가 있다. 아마도 임신하기 위해 아내와 의식적으로 많은 노력을 기울인 탓에 갑자기

성관계가 힘든 과제처럼 부담스럽게 느껴질지 모른다. 어쩌면 아빠가 된다는 사실과 아기에 대해 몰두한 나머지 성적인 측면이 뒷전으로 밀렸는지 모른다. 아내의 달라진 몸매에 적응하고 있는 과정이며, 특히 아내의 달라진 몸매가 자신의 삶과 부부 관계의 변화를 직접적으로 상기시키고 있기 때문일 수도 있다. 성관계를 하는 동안 아내나 아기가 다칠지 모른다는 두려움이 성욕을 유보시켰을 수도 있다. 혹은 임신이 성관계를 중단시키는 심적 장애가 됐는지도 모른다. 지금까지 아내와 성관계를 즐겨왔지만 이제 아내는 더 이상 여자가 아니라 어머니이며, 어머니와는 성관계를 할 수 없다는 생각을 하게 된 것이다. 그 밖에 아내와 성관계를 하면 아기가 너무 답답해할지도 모른다는 엉뚱한 생각 때문에 성관계를 망설이게 되는지도 모른다. 사실 아기는 아무것도 의식하지 못한다. 또한 예비 아빠 역시 호르몬의 변화를 경험하는데, 이 같은 정상적인 증상으로 인해 성관계가 편안하게 이루어지지 않을 수 있다.

이처럼 혼란스럽고 상충된 감정들은 오해를 불러일으키기도 한다. 남편은 아내가 성관계에 관심이 없다고 생각해 자신의 욕구를 무의식적으로 보류하고, 아내는 남편이 성관계에 관심이 없다고 생각해 자신의 욕구를 무시하는 것이다.

이런 상황을 지혜롭게 헤쳐나가기 위해서는 부부 관계에서 성관계의 횟수에 중점을 두기보다 친밀한 정도에 중점을 둔다. 성관계 횟수와 친밀함이 비례할 수도 있겠지만 그렇지 않더라도 여전히 만족스러운 관계를 유지할 수 있다. 다른 방식으로 친밀함을 향상시킬 수도 있다. 손을 잡거나 뜻밖에 포옹을 하거나 서로의 마음을

터놓고 이야기하다 보면 분위기가 무르익어 성관계를 하게 될 수도 있다. 임신이라는 정서적·육체적인 변화에 적응하고 나면 성적인 욕구가 급증할 수도 있는데, 이 경우에도 당황하지 않는다.

성적 욕구가 10개월, 혹은 그 이상 계속해서 둔화될 수도 있다. 임신 기간에도 열심히 성관계를 했던 부부조차 일단 아기가 태어나면 최소 두 달 동안은 성생활을 중단하기 마련인데, 이런 모든 현상은 자연스럽고 일시적이다. 한편 육아로 인해 부부 사이의 관계가 방해받지 않도록 노력해야 한다. 자주 낭만적인 분위기를 조성하는 것도 좋다. 식탁 위에 촛불을 켜고 아내가 잠시 눈을 붙이는 동안 저녁 식사를 마련한다. 아내에게 꽃이나 섹시한 실내용 가운을 선물해 아내를 놀라게 한다(임신부용 섹시한 속옷도 많다). 달빛 아래에서 산책을 하거나 소파에 앉아 따뜻한 코코아를 마시면서 서로를 부둥켜안는다. 자신의 감정과 두려움을 이야기하고 아내의 이야기에도 귀 기울인다. 자주 포옹하고 키스를 한다. 이런 노력을 하면 다시 성관계를 하고 싶을 때까지 기다리는 동안 다정한 관계를 유지할 수 있을 것이다.

또한 남편의 성욕 감소가 신체적·정서적으로 아내와 전혀 관계가 없다는 것을 아내에게 분명하게 알려야 한다. 임신부들은(특히나 몸무게가 불기 시작하면서) 몸매에 대해 자신감을 잃기 쉽다. 자주 말이나 신체 접촉을 통해 아내가 그 어느 때보다 매력적으로 보인다고 알려주면 남편이 성관계에 흥미가 떨어졌어도 아내는 자신 때문이라고 여기지 않을 것이다.

성적인 관심이 떨어질 때에도 성관계를 즐길 수 있는 요령에 대해서는 233쪽을 참조한다.

Q "임신 기간에 성관계를 해도 괜찮다고 의사가 말하긴 했지만, 아무래도 아내나 아기가 다칠까 봐 겁나서 썩 내키지 않습니다."

A 많은 예비 아빠들이 임신 기간의 성관계에 대해 똑같은 두려움을 갖고 있다. 그리고 이런 두려움은 당연하다. 임신한 아내와 배 속의 아기를 최우선으로 생각하고 자신의 즐거움을 희생하면서까지 어떻게든 두 사람을 보호하려 애쓰는 것은 아주 자연스러운 모습이다. 그러나 겁내지 말고 의사의 말을 믿어라. 의사가 임신 기간 동안 성관계를 해도 괜찮다고 말했다면 출산 때까지 성관계를 갖는 것은 완벽하게 안전하다. 삽입을 해도 아기는 전혀 아무것도 느끼지 못하고, 엄마의 자궁 안에서 안전하고 편안하게 지내며, 아무런 해를 입지 않고, 어떤 일이 일어나고 있는지 볼 수도 느낄 수도 없다.

아내가 오르가슴 후에 약하게 자궁 수축이 될 수도 있지만, 이런 종류의 자궁 수축으로는 정상적인 임신에서 조기분만을 유발하지 않으므로 걱정하지 않아도 된다. 연구 결과에 따르면 임신 기간 동안 적극적으로 성관계를 해온 저위험 여성은 실제로 조기분만할 가능성이 훨씬 적다고 한다. 그리고 성관계는 아내에게 전혀 해가 되지 않을 뿐 아니라, 신체적·감정적인 친밀함에 대한 아내의 욕구를 충족시켜준다. 아내는 자신이 전혀 섹시하지 않다고 생각하는 지금 같은 시기에도 남편이 자신을 섹시하게 봐준다는 사실에 무척 좋아할 것이다. 물론 처음에는 애무로 시작해야 하고, 아내의 행동으로 아내가 성관계를 원하는지 힌트를 얻으며, 아내의 욕구를 최우선에 두어야 하겠지만, 이러한 배려를 통해 틀림없이 성관계를 발전시키고 안정적으로 즐길 수 있을 것이다.

그래도 걱정이 된다면 아내에게 솔직하게 말한다. 성관계를 비롯한 모든 일에 대해 솔직하게 터놓고 대화하는 것이 최선의 방법이라는 사실을 기억하자.

── 이상한 꿈을 자꾸 꿔요

Q "최근에 아주 이상한 꿈들을 꿉니다. 대체 왜 이러는 건지 모르겠어요."

A 혹시 요즘 현실보다 꿈속의 삶이 더 흥미진진하지는 않은가? 모든 예비 엄마와 아빠에게 임신 기간은 감정이 격해지는 시기이며, 즐거운 기대에서 공황 상태에 빠질 정도의 두려움에 이르기까지 극과 극의 감정들이 수시로 오르락내리락하는 시기이다. 그러므로 무의식의 감정을 끄집어내 안전하게 보여주는 공간인 꿈속에서 이런 감정들이 고스란히 드러나는 것은 아주 당연하다. 가령 성관계에 대한 꿈은 어쩌면 이미 알고 있는 일들, 즉 임신과 출산이 성생활에 얼마나 많은 영향을 미치고 있으며 앞으로도 지속적으로 영향을 미칠 것이라는 두려움을 무의식적으로 드러내는 것일지 모른다. 이러한 두려움은 정상적일 뿐 아니라 타당하기도 하다. 아기가 태어나면 식구가 한 명 늘게 되는 가족 관계의 변화를 받아들이는 것이 두 사람의 안락한 생활을 유지하는 데 필요한 첫 번째 단계이기 때문이다.

미성년자 관람불가용 꿈은 임신 초기에 가장 많이 꾸게 된다. 좀 더 시간이 지나면 가족을 주제로 하는 꿈을 많이 꾸게 될 것이다. 무의식이 과거 세대와 미래 세대를 연결시키려 할 땐 부모나

임신한 아내와의 성관계는 어떻게 할까?

임신 중에도 게임의 기본 법칙에는 변함이 없지만 임신 기간에는 몇 가지 사항을 수정하고 많은 부분 융통성을 발휘할 필요가 있다. 다음의 내용을 참고하자.

아내가 좋다고 할 때까지 기다린다 어제는 남편의 접근에 뜨겁게 반응했지만 오늘은 얼음처럼 냉담하다면? 임신 기간에는 감정이 수시로 변하는 것처럼 성적 충동도 기복이 심하다. 그러므로 아내의 상태가 어떤지 알고, 그에 따라 맞춰줄 필요가 있다.

분위기를 조성한다 성관계를 하기 전에 분위기를 무르익게 만든다. 당연한 말이지만 임신 기간에는 반드시 그래야 한다. 아내가 원하는 대로 천천히 시작하고 충분한 전희 과정을 거친 후에 삽입을 시도한다.

예전 방식을 고수하지 않는다 좋아하는 자세와 그렇지 않은 자세가 임신 전과 다를 수 있으며, 심지어 지난주와도 다를 수 있으므로 옛날부터 해오던 방법에 의지하지 않는다.

삽입 전에는 반드시 아내에게 물어본다. 특히 아내의 가슴을 조심스럽게 다루어야 한다. 크게 부푼 가슴을 보면 강렬하게 애무하고 싶겠지만, 특히 임신 초기에는 가슴이 예민하므로 아주 부드럽게 다루어야 한다. 당분간은 보기만 하고 만지면 안 될 수도 있다.

아내를 편안하게 해준다 아내가 편안하게 성관계를 할 수 있는 체위를 선택한다. 여성 상위 체위는 삽입을 통제하기에 가장 좋은 체위여서 임신 기간에 많이 선호된다. 아내가 옆으로 돌아눕고 남편이 뒤에서 끌어안는 체위(스푼 체위)도 좋다. 아내의 배가 나오기 시작하면 좀 더 응용력이 필요하다. 아내가 무릎을 꿇고 엎드리면 뒤에서 삽입을 시도하는 자세나 남편이 눕고 무릎 위에 아내가 앉는 자세도 좋다.

다른 방법을 모색한다 삽입이 어려우면 두 사람 모두 즐길 수 있는 만족할 만한 대체 방법을 찾는다. 마스터베이션이나 오럴 섹스도 좋은 방법이고, 서로를 마사지해주어도 좋다.

조부모에 대한 꿈을 꿀 수도 있다. 어린아이가 되는 꿈을 꾸기도 하는데, 장차 젊어져야 할 책임감에 대한 두려움과 자유롭게 보낸 지난 시절에 대한 열망을 표현하는 것일지 모른다. 자신이 임신하는 꿈을 꾸기도 하는데, 이것은 아내가 지고 있는 짐에 대한 연민과 아내가 받고 있는 관심에 대한 질투, 혹은 아직 태어나지 않은 아기와 교류하고 싶은 욕망을 표현하는 것일 수 있다.

아기를 잃어버리거나 카시트에 고정시키는 걸 잊어버리는 꿈은 아빠 노릇을 잘 할 수 있을까 하는 불안감을 표현하는 것일지 모른다. 축구 경기에서 골을 넣는다거나 경주용 자동차로 신나게 달리는 등 평소 모습과 달리 남자다운 척 으스대는 꿈을 꾸기도 하는데 육아로 인해 남자다운 모습이 사라질 것에 대한 무의식적인 두려움을 표현한다. 아기를 돌보는 꿈을 꾸면서 맹목적으로 자식을 사랑하는 아빠의 역할을 준비하기도 한다. 외로움과 소외감을 느끼는 꿈을 흔히 꾸기도 하는데 아주 많은 예비 아빠들이 경험하는 서운한 감정을 고스란히 드러내는 것이다.

물론 모든 꿈이 불안을 드러내는 것은 아니다. 아기를 건네받거나 아기를 찾거나 임신 축하 파티를 하거나 가족들이 공원을 산책하는 꿈은 임박한 아기의 탄생을 기다리는 들뜬 마음을 드러내기도 한다. 꿈에 대한 자세한 내용은 265쪽을 참조한다.

한 가지 분명한 사실은 혼자만 이런 꿈을 꾸는 것은 아니라는 것이다. 예비 엄마 역시 똑같은 이유로 희한한 꿈을 많이 꾸게 되는데, 호르몬의 작용으로 훨씬 생생한 꿈을 꾸는 경향이 있다. 꿈을 지나치게 심각하게 받아들이지 않는다면 아침에 일어나 각자의 꿈을 이야기하면서 친밀감을 높이고 서로를 더 잘 이해하며 치료적인 효과까지 얻을 수 있다.

아내가 감정 기복이 너무 심해요

Q "임신 기간에는 감정 기복이 심하다는 말을 듣긴 했지만 아무런 대책을 세우지 못했어요. 아내가 하루는 기분이 좋았다가 하루는 우울했다가 변덕이 심한데, 도대체 뭘 어떻게 해줘야 할지 모르겠어요."

A 임신 호르몬은 훌륭하면서도 괴팍하다. 아내의 배 속에 편안하게 자리잡은 아기를 돌보기 위해 열심히 역할을 수행한다는 점에서는 대단히 훌륭하지만, 아내의 몸을 장악해 종종 아내를 괴롭게 만드는 것도 모자라 아내의 마음까지 지배해서 눈물을 쏟게 하고, 지나치게 흥분하게 만들고, 말도 안 되게 짜증을 부리게 하고, 말할 수 없이 행복하게 하다가 스트레스로 지치게 만들기도 한다. 무엇보다 이 모든 복합적인 감정을 오전 내에 다 쏟아내게 만든다.

임신부의 감정 기복이 가장 심한 때는 임신 호르몬이 끊임없이 변덕을 부리는 임신 초기이다. 이때쯤 아내는 변덕스러운 호르몬의 작용에 익숙해진다. 하지만 임신 중기와 후기에 호르몬이 안정적이 된 후에도 남편은 출산 직전까지, 아니 그 이후에도 아내가 끊임없이 변덕을 부리면서 감정의 롤러코스터를 타리라는 걸 충분히 예상할 수 있다.

그렇다면 이럴 때 아빠들은 어떻게 대처하면 좋을까? 다음 내용을 참고하자.

인내한다 임신이 영원히 계속될 것 같은 기분이 들 때도 있겠지만, 정해진 기간이 지나면 반드시 끝이 나게 돼 있다. 마찬가지로 이런 증상도 지나가고, 잘 참으면 이 시기를 훨씬 즐겁게 보낼 수 있다. 그동안 균형 감각을 유지하면서 성인군자처럼 인내심을 발휘한다.

아내의 화를 심각하게 받아들이지 않는다 아내가 화를 내도 심각하게 받아들이지 않으며, 그 때문에 아내를 책망하지도 않는다. 아내가 전혀 통제하지 못하는 상태에서 속수무책으로 벌어지는 일이기 때문이다. 모든 게 순전히 호르몬의 작용 탓이므로 왜 그렇게 화를 내냐고 큰소리로 따져 묻지 않는다. 아내의 기분을 지적하는 일도 삼간다. 아내는 자신의 감정을 전혀 통제하지 못하지만, 자신이 어떤 기분인지는 아주 잘 알고 있을 것이다. 그리고 아마 자신의 감정 상태로 인해 남편 못지않게 괴로울 것이다. 임신부가 된다는 건 정말이지 쉬운 일이 아니다.

감정 기복을 진정하도록 도와준다 저혈당은 아내의 기분을 바닥으로 떨어뜨릴 수 있으므로 아내가 기운이 없어 처지기 시작할 무렵 간식을 준다. 크래커와 치즈, 과일과 요구르트로 만든 스무디 정도면 좋겠다. 운동을 하면 지금 당장 아내의 기분을 좋게 하는 엔도르핀이 분비되므로, 저녁을 먹기 전이나 후에 걷기 운동을 하자고 제안한다. 함께 걸으면서 아내를 맥 빠지게 만드는 두려움과 걱정을 털어놓게 해도 좋다.

집안일을 한다 세탁기를 돌리고, 퇴근길에 아내가 좋아하는 음식을 포장해 가고, 토요일에는 슈퍼마켓에 들러 장을 보고, 설거지를 하는 등 스스로 집안일을 한다. 아내는 부탁하지도 않았는데 척척 도와주는 남편의 수고에 감사하게 되고, 남편은 아내가 행복해서 좋다.

아내가 임신했다는데 왜 제가 우울할까요?

Q "임신 테스트 결과 양성반응이 나온 뒤로 마음이 몹시 울적해지는 것 같습니다. 아빠들도 임신 기간에 우울해할 줄은 생각하지 못했습니다."

A 임신부와 마찬가지로 예비 아빠들도 엄청난 기쁨 이상으로 걷잡을 수 없이 혼란스러운 감정을 느낀다. 아빠들은 아기가 태어나기 훨씬 전부터 많은 임신 증후군을 겪는 경향이 있는데, 그 가운데 울적한 기분은 많은 예비 아빠들이 흔하게 경험하는 증상이다. 아내처럼 성급하게 호르몬을 탓할 수는 없지만 남자도 임신 기간에 어느 정도 호르몬의 변화를 경험한다는 것을 인정해야 한다. 예비 아빠의 10%가량이 산후 우울감을 경험한다. 예비 아빠의 울적한 기분은 불안에서 두려움에 이르기까지 정상적이지만 상반되는 감정들과 관련이 있을 수 있다. 대부분의 예비 아빠들은 예비 엄마들과 마찬가지로 인생의 주요 변화를 향해 달려가는 몇 달 동안 이런 감정을 극복하기 위해 애쓰고 있다. 임신 기간 동안 기분을 북돋아주고 산후 우울증을 예방하는 데 도움이 되는 방법을 참고하자.

대화를 한다 감정을 터놓고 이야기해 기분이 가라앉지 않도록 한다. 매일 아내와 대화하는 시간을 갖는다. 아내의 이야기에도 귀 기울이는 걸 잊지 말자. 최근 아빠가 된 친구나 자신의 아버지와도 현재 겪고 있는 기분에 대해 이야기한다. 초보 아빠들이나 예비 아빠들이 모인 인터넷 게시판에서 자신의 기분을 털어놓는 방법도 좋다.

운동을 한다 기분을 상승시키기 위해 맥박을 뛰게 하는 것만큼 좋은 방법도 없다. 운동을 하면 기분을 좋게 만드는 엔도르핀이 분비되어 장시간 좋은 기분을 유지할 수 있다.

술을 끊거나 줄인다 술을 많이 마시면 기분이 나빠질 수 있다. 알코올이 감정을 들뜨게 한다고 알려져 있지만, 엄밀히 말하면 오히려 감정을 우울하게 만든다. 술을 마시는 밤에는 즐거웠지만 다음 날 아침에는 결코 그렇지 않은 것도 이 때문이다. 더구나 술은 극복하려 애쓰고 있는 감정을 은폐하는 역할을 한다. 다른 약물들도 마찬가지이다.

아기를 맞을 준비를 하며 바쁘게 보낸다 아내를 도와 아기를 맞을 만반의 준비를 한다. 준비를 하면서 어린아이와 같은 설레는 마음이 되면 기분을 북돋는 데 도움이 된다.

이런 방법으로도 기분이 나아지지 않거나 오히려 우울한 기분이 더 심해지거나 아내와의 관계와 직업, 그 밖에 생활의 여러 측면에 지장이 생기기 시작한다면 기분이 나아지길 기다리지 말고 뭔가 조치를 취한다. 정신과 의사나 심리치료사 등 전문가에게 도움을 구하면 행복하고 흥분되는 인생의 변화를 있는 그대로 즐길 수 있을 것이다.

벌써부터 분만에 대한 부담이 커요

Q "아기의 탄생이 몹시 기쁘고 설레지만 이 일을 감당할 생각을 하면 스트레스를 받습니다. 제가 잘해내지 못하면 어떻게 하지요?"

A 대부분의 아빠들이 분만실에 들어설 땐 약간의, 아니 어쩌면 많은 두려움을 느낀다. 심지어 수많은 아기들의 분만을 도와온 산부인과 의사조차 정작 자신의 아기가 태어나는 순간에는 자신감을 잃게 된다.

남자도 호르몬의 영향을 받는다

남자니까 여자들처럼 호르몬에 의한 감정 변화가 일어나지 않을 거라고 생각하는가? 그렇다면 생각을 바꾸는 것이 좋다. 예비 아빠와 초보 아빠들은 테스토스테론 수치가 떨어지고 여성의 성 호르몬인 에스트라디올 수치가 증가한다는 연구 결과가 나와 있다. 이런 호르몬의 변화는 실제로 모든 동물계에서 발견되는데, 남성을 부드럽고 다정다감하게 만들어준다. 뿐만 아니라 왕성한 식욕이라든지, 메스꺼움, 몸무게 증가, 감정 기복 등 마치 임신 증상과 똑같은 증상을 일으키는 아주 엉뚱하고 희한한 일을 벌인다. 게다가 아빠들의 성욕을 억제하기도 한다. 임신 기간은 물론 출산 후 아기 때문에 정신없이 바쁠 때 성욕이 왕성해지면 곤란할 수 있으므로 이건 다행일지 모른다. 이런 호르몬 수치는 통상 3~6개월 내에 정상으로 돌아온다. 남편은 마침내 상상임신을 마치게 되고, 그에 따라 성욕도 평소와 다름없이 왕성해진다. 물론 아기가 밤에 잠을 잘 때까지는 평소처럼 성생활을 즐기기 어렵겠지만.

하지만 예비 아빠가 느끼는 이런 두려움, 즉 '분만실에서 완전히 경직돼버리면 어쩌나, 침착하지 못하고 벌벌 떨면 어쩌나, 기절이라도 하면 어쩌나, 아프기라도 하면 어쩌나, 자신이 창피를 당하거나 아내를 창피하게 하면 어쩌나, 아내의 기대에 미치지 못하면 어쩌나' 하는 걱정이 현실이 되는 일은 거의 없다. 사실 대부분의 아빠들은 놀라울 정도로 쉽고 침착하고 차분하게 아기의 출산에 대처한다. 출산 교실에 참여하는 등 미리미리 출산에 대비하면 실제로 아기가 태어날 때 더욱 만족스럽게 이 과정을 경험할 것이다. 하지만 전혀 아무 준비를 하지 않은 대부분의 아빠들도 상상했던 것 이상으로 진통과 분만에 아주 잘 대처한다.

<u>하지만 생소하고 미숙한 일이 모두 그렇듯, 출산도 그 과정을 미리 알고 있으면 무서움이나 두려움이 덜할 것이다. 그러므로 이 부분에 대해 좀 더 공부를 하는 것이 좋겠다. 이 책의 진통과 분만에 대한 내용을 꼼꼼하게 읽는다.</u> 인터넷을 검색하는 것도 좋다. 출산 교실에 참여하고 진통과 분만 과정이 담긴 DVD를 두 눈 크게 뜨고 시청한다. 병원에 미리 방문해서 출산 당일 진통과 분만을 하게 될 장소를 눈에 익혀둔다. 최근 아기의 분만에 참여한 친구들 이야기를 들어본다. 그들도 처음에는 무척 스트레스를 받았지만 프로처럼 잘해냈다는 것을 알고 나면 안심이 될 것이다.

전반적인 진행 과정을 미리 알아두면 좋겠지만 출산이 기말 시험이 아니라는 걸 기억하고 마치 시험 보는 학생처럼 괜한 스트레스를 받지 않는다. 의사들은 예비 아빠의 일거수일투족을 평가하거나 옆방의 다른 보호자와 비교하지 않을 것이다. 더구나 아내가 남편을 평가하는 일은 더욱 없을 것이다. 출산 교실에서 배운 산모를 돕는 방법을 깡그리 잊어버렸다 해도 아내는 신경 쓰지 않을 것이다. 남편이 곁에서 지켜주고 손을 잡아주고 격려해주고 익숙한 얼굴과 손길로 마음을 편안하게 해주는 것이 지금 이 순간 아내에게 무엇보다 필요하며 가장 큰 도움이 된다.

Q "저는 피를 보면 속이 메스꺼워져, 출산 장면을 지켜볼 일이 걱정됩니다."

A 대부분의 예비 아빠 엄마들은 분만 중에 피를 보고도 겁내지 않을지 걱정한다. 하지만 막상 닥치면 피가 보이는지 알아차리지도 못할 테고, 알아차린다 해도 전혀 개의치 않을 것이다. 여기에는 두 가지 이유가 있다.

첫째, 피가 그렇게 많이 보이지 않는다. 둘째, 두 사람 모두 아기가 태어나는 장면을 지켜보고 있다는 흥분과 경이로움에 완전히 사로잡혀 있다. 물론 출산에 집중하느라 다른 건 눈에 보이지 않는 것도 이유가 된다.

처음 피를 보았을 때 영 신경에 거슬린다면 아내가 마지막 힘을 주는 동안 아내의 분만을 지도하면서 아내의 얼굴에 시선을 집중한다. 결정적인 순간에 주요 장면을 다시 보고 싶어질 텐데, 그때쯤에는 피가 눈에 들어오지도 않을 것이다.

Q "아내가 제왕절개 분만을 계획하고 있습니다. 제가 미리 알아야 할 사항은요?"

A 지금 제왕절개 분만에 대해 많이 알아둘수록 분만 과정은 두 사람 모두에게 더욱 만족스러운

경험이 될 것이다. 물론 자연분만을 할 때처럼 아내의 분만을 돕지는 못하겠지만, 제왕절개 분만을 할 때도 생각보다 남편의 참여가 중요하다. 제왕절개 분만에 대한 남편의 반응에 따라 아내가 경험하는 두려움과 불안의 정도가 달라진다. 그리고 남편이 스트레스를 덜 받으면 아내 역시 스트레스를 훨씬 덜 받게 된다. 스트레스를 줄이는 데는 앞으로 일어날 일을 미리 알아두는 것만큼 좋은 방법이 없다. 그러므로 교육 과정에 제왕절개 분만이 포함되어 있는 출산 교실에 아내와 함께 가입하고, 제왕절개 분만과 회복에 대한 정보를 꼼꼼하게 읽으면서(362, 396쪽 참조) 가능한 한 많은 준비를 한다.

어떤 종류의 수술이든 수술은 사람을 두렵게 만들지만, 제왕절개 분만은 엄마와 아기 모두에게 아주 안전하다. 더구나 요즘 많은 병원들은 최대한 가족적인 분위기에서 분만이 이루어지도록 노력하고 있다. 남편이 아내 곁에 앉아 아내의 손을 잡아주면서 분만 장면을 지켜볼 수 있게 해주며(남편이 원한다면), 자연분만을 하는 부부와 마찬가지로 아기가 태어나자마자 아기를 안아볼 수 있게 해준다.

── 아기가 태어나면 생활이 달라질까 봐 두려워요

Q "초음파로 아기를 본 뒤로 몹시 설레며 아기의 탄생을 기다리고 있습니다. 하지만 부모가 된 후 우리의 생활이 얼마나 달라질지 생각하면 한편으로 걱정도 됩니다."

A 아기의 출생은 생활에 커다란 변화를 가져오고, 예비 엄마 아빠치고 이런 변화를 걱정하지 않는 사람은 없다. 예비 엄마들도 다가올 변화에 스트레스를 받지만, 이미 임신 과정을 통해 육체적으로 너무나 많은 에너지를 쏟은 터라 이런 변화를 대수롭지 않게 받아들인다. 임신부의 생활은 이미 크게 달라져 있으니까. 아빠들의 경우 이런 변화가 서서히 다가오기보다 어느 순간 갑자기 눈앞에 들이닥친다. 하지만 미래의 변화에 대해, 심지어 그 변화로 인한 스트레스까지 지금 생각해두면 아기의 탄생이 생활에 미치게 될 충격에 현실적으로 대비할 수 있다.

예비 아빠들이 가장 많이 하는 걱정은 다음과 같다.

과연 좋은 아빠가 될 수 있을까? 모든 예비 엄마 아빠의 걱정거리 10위 안에 빠짐없이 들어 있는 내용이다. 이 걱정을 순위에서 지우려면 455쪽을 참조한다.

부부 관계가 변할까? 초보 엄마 아빠들은 아기가 태어나 세 식구가 되면 부부 관계에 약간의 변화를 겪는다. 임신 기간 동안 이러한 변화를 현실적으로 예측하면 출산 후 이 문제에 효율적으로 대처할 수 있다. 이제 더 이상 블라인드를 내리고 전화기를 꺼놓는 간단한 방법으로는 단둘만의 오붓한 시간을 가질 수 없을 것이다. 아기가 병원에서 집으로 돌아오는 순간부터 즉흥적인 친밀함과 완벽한 사생활은 거의 보장받지 못하고, 그런 만큼 둘만의 시간은 아주 소중해질 것이다. 즉석에서 낭만적인 분위기를 연출하는 건 꿈도 못 꾸고 미리 계획을 세워야 하며, 그나마도 방해를 받기 일쑤다. 하지만 서로를 위한 시간을 만들기 위해 노력한다면 이러한 변화를 잘 견뎌낼 수 있을 것이다. 가령 아기가 잠이 들면 늦은 저녁을 먹으면서 대화를 나눈다거나, 친구들과의 게임 약속을 취소하고 아내와 전혀 색다른 게임을 즐긴다거나, 일주일에 한 번씩 밤에 데이트를 할 수도 있다. 많은 부부들이 세 식구가 된 후에 둘의 관계가 더 깊어지는 것을 느낀다.

육아는 어떻게 분담할까? 아기가 태어나 세 식구가 된 후 각자 업무를 분담하는 것은 바람직하지 않다. 미리 각자의 임무를 공평하게 분담하자. 한밤중에 처음 아기 기저귀를 갈아야 하거나, 아기를 처음 목욕시키는 순간까지 이 문제에 대한 결정을 미루면 안 된다. 막상 실제로 부모로서의 역할을 수행하고 나면 일부 변경은 할 수도 있지만(아내가 목욕을 시키기로 했으나 알고 보니 남편이 더 능숙하게 할 때) 이론적으로나마 지금 업무를 분담히면 나중에 실제로 아기를 돌보게 될 때 더욱 자신감을 갖게 될 것이다. 육아를 분담할 때는 솔직하게 대화를 하도록 하자. 어쨌든 솔직한 대화는 모든 문제를 효율적으로 해결해주니까.

일에 영향을 미치지는 않을까? 이 문제는 개인의 업무 일정에 따라 다르다. 지금 당장 휴일도 없이 거의 매일 야근을 한다면 그토록 원하던 아빠 역할에 우선권을 두기 위해 어느 정도 변화가 필요하다. 이 문제 역시 공식적으로 아빠가 될 때까지 미루지 않는다. 아기를 맞을 준비로 지쳐 있는 아내를 돕고, 아내가 산전 내원을 할 때 동행하는 등 지금부터 시간을 내기 위해 노력한다. 하루 12시간 근무하는 일정을 서서히 조절하기 시작하고 직장 일을 집으로 가지고 오고 싶은 유혹을 뿌리친다. 출산 예정일 전후로 두 달 동안은 출장과 과도한 업무를 피하고, 가능하면 육아 휴직도 고려해본다.

지금까지의 생활 방식을 포기해야 할까? 평소에 늘 하던 활동이나 사회생활을 딱 그만둘 필요는 없지만 어느 정도 정리는 해야 할 것이다. 아기가 중심이 되고 또 그래야 하므로, 당분간은 기존의 생활 방식을 고수할 수 없을 것이다. 아기에게 수유를 하느라 모임에 참석하거나 영화와 스포츠를 관람하기가 쉽지 않다. 조용한 음식점에서 단둘이 오붓하게 식사를 하고 싶지만, 아이들이 돌아다니는 걸 허용하는 패밀리 레스토랑에서 세 식구가 정신없이 식사를 하게 된다. 친구들 모임에도 어느 정도 변화가 생긴다. 유모차를 끌고 오는 친구들에게 갑자기 강한 동지애를 느낄지 모른다. 아기와 함께하는 새로운 생활에 옛 친구가 들어설 자리는 물론이고 과거처럼 취미 생활을 할 여유는 더 이상 없다. 우선순위가 일부 변경될 수밖에 없는 것이다.

가족을 잘 부양할 수 있을까? 자녀 양육비가 마구 치솟는 요즘에는 많은 예비 부모들이 이런 문제로 잠을 이루지 못한다. 하지만 양육비를 절약하는 방법은 아주 많다. 가령 모유 수유를 하면 우유병이나 분유를 구입할 필요가 없다. 헌 옷을 물려 입는 것도 좋은 방법이다. 어차피 새 옷을 입혀도 토해낸 젖이 묻으면 며칠 사이에 헌 옷처럼 보이기 마련이다. 친구나 가족이 선물을 하려 할 때는 쓸데없는 물건들로 아기 방을 채우기보다 아기에게 꼭 필요한 물건이 무엇인지 알려준다. 부부 두 사람 가운데 한 명이 휴직을 하거나 당분간 일을 그만두기로 계획하고 있어 재정적인 어려움이 예상된다면, 아이를 양육 기관에 맡기는 비용 및 출퇴근에 드는 비용과 직장을 쉴 때 예상 수입을 비교해본다. 총 수입

> ### 아기와 함께 있기
>
> 아빠라는 새로운 삶을 시작하는 최선의 방법은 갓 태어난 아기와 많은 시간을 함께 보내는 것이다. 시간적·재정적으로 가능하다면 출산 직후 최대한 오랫동안 휴직을 하는 것이 좋다. 출산휴가나 회사의 방침(출산 전에 미리 문의한다)을 알아보거나 휴가를 몰아서 한꺼번에 쓰는 방법도 고려한다. 이런 방법들이 불가능하거나 그러고 싶지 않다면 몇 주 동안 파트타임으로 일하거나 재택근무를 고려한다.
> 모든 방법들이 실현 불가능하고, 맡고 있는 업무의 책임이 막중하다면 퇴근 후 최대한 많은 시간을 집에서 보낸다. 최대한 일찍 퇴근하고, 야근을 하지 않겠다고 선언하며, 너무 이르거나 늦은 시간에는 모임에 참석하지 않고, 출장은 미루거나 거절한다. 특히 산후 회복기에는 아내가 진통과 분만에서 회복되고 있는 과정이므로 퇴근 후 집에 오면 집안일과 아기 돌보기를 평소보다 더 많이 담당해야 한다. 직장 일로 인해 정신적·육체적으로 아무리 많은 스트레스를 받아도 신생아를 돌보는 일만큼 힘들지는 않다는 사실을 명심한다.
> 아기와의 애착 관계를 최우선으로 하되, 아내를 보살피는 데도 어느 정도 시간을 할애하도록 한다. 집에 있을 땐 아내를 소중하게 보살펴주고, 직장에 있을 때에도 아내 생각을 하고 있다는 걸 알려준다. 자주 전화를 걸어 격려하고 따뜻한 마음을 전한다. 그래야 아내가 요구 사항을 최대한 털어놓을 수 있다. 또 아내가 좋아하는 식당에서 음식을 포장해 가거나 꽃을 선물해 아내를 기쁘게 해준다.

면에서 큰 차이가 나지 않는다는 결론을 얻게 될 것이다.

더 이상 예전과 같은 생활을 누리지 못하고 예전처럼 많은 기회를 갖지 못하리라는 생각에 매달리기보다 인생에서 새롭게 얻게 되는 것, 인생을 함께하게 될 소중한 존재에 대해 감사하게 생각하는 것이 중요하다. 생활이 달라질까? 당연히 달라진다. 지금보다 더 나아질 수 있을까? 상상할 수 없을 만큼 나아진다.

── 아빠가 된다는 것이 겁나요

Q "좋은 아빠가 되고 싶지만 그런 생각을 하면 겁이 납니다. 갓난아기를 돌보기는커녕 본 적도, 안아본 적도 없습니다."

A 여자들이 태어나면서부터 어머니가 되어 있는 것은 아니듯, 남자들 역시 태어나면서부터 아버지가 되어 있는 것은 아니다. 부모의 자식 사랑은 본능적인 것이지만 부모 역할은 배우고 익혀야 하는 것이다. 세상의 모든 초보 엄마 아빠와 마찬가지로 목욕시키기, 밤새도록 안고 달래주기 등 한 번에 하나씩 어려운 일에 도전해가면서 차츰 부모 역할에 익숙해질 것이다. 지금은 잔뜩 위축되어 겁을 먹겠지만 인내와 노력, 그리고 커다란 사랑(아기의 얼굴을 보고 나면 아주 쉬운 일)으로 차츰 능숙하게 아기를 돌보게 될 것이다. 실전에 돌입하면 처음부터 끝까지 배워야 할 일투성이고 모든 초보 부모들이 그렇듯 많은 시행착오를 거쳐야 하겠지만, 약간의 준비를 갖추면 점점 편안해질 것이다.

다행히 아기를 돌보는 데 필요한 모든 기본 사항, 기저귀 갈기에서 목욕시키기, 수유하기, 놀아주기 등을 가르치는 교실을 각 지역별로 찾을 수 있다. 많은 병원과 지역 문화센터에서 초보 아빠를 위한 교실과 여러 가지 형태의 육아 교실들을 마련하고 있다. 다음 산전 검사 때 부부가 함께 참여할 수 있는 프로그램이나 강좌가 있는지 문의하고, 아기를 낳을 병원이나 분만 센터에 그러한 프로그램이 있는지 확인하며, 온라인에서도 유사한 강좌가 있는지 찾아본다. 최근에 아빠가 된 친구가 있다면 친구의 아기들을 안아보고 기저귀를 갈고 놀아주는 등 아기를 돌보는 방법을 실전에서 경험하게 해달라고 부탁한다.

엄마들마다 육아 방법이 다른 것처럼 아빠들도 마찬가지라는 사실을 기억한다. 긴장을 풀고 자신의 직관을 믿으면서 자신과 아기를 위한 가장 효율적인 육아 방법을 찾아간다. 그렇게 하다 보면 미처 깨닫기도 전에 누구 못지않게 좋은 아빠가 되어 있을 것이다.

── 모유 수유를 한다니 묘한 기분이 들어요

Q "아내가 모유 수유를 계획하고 있고, 저도 아기에게 좋은 방법이라고 생각합니다. 그런데 어쩐지 좀 묘한 기분이 드는군요."

A 지금까지는 아내의 유방을 성적으로만 생각했으니 그건 아주 당연하다. 하지만 유방은 성적인 기능 외에 다른 기능이 또 있다. 유방은 아주 중요한 목적, 즉 아기에게 젖을 먹이기 위한 목적을 수행하는 것이다. 아기에게 모유만큼 완벽한 음식은 없으며, 엄마의 젖가슴만큼 완벽한 유통 경로도 없다. 모유 수유는 아기와 엄마에게 수 없이 많은 혜택을 제공한다. 아기에게는 알레르기, 비만, 질병을 예방하고 두뇌 성장을 촉진하며, 엄마에게는 산후 회복 기간을 줄여주고 나중에 유방암 발병 위험을 감소시켜준다.

말할 것도 없이 우유보다 모유를 먹이기로 한 아내의 선택은 아이와 아내의 인생에 커다란 영향을 미친다. 모유 수유는 생각보다 훨씬 많은 이점이 있으므로 아내의 결정을 지지해주자. 남편의 태도는 아내가 모유 수유를 고수할지 말지에 커다란 영향을 미친다. 모유 수유 기간이 길수록 아내와 아이의 건강에 많은 도움이 된다. 연구 결과에 따르면 아빠들이 모유 수유에 대해 모호한 태도를 보이는 경우에 비해 적극적으로 지지해주는 경우 엄마들이 모유 수유를 시도해 성공할 가능성이 훨씬 높다고 한다. 모유 수유에 관한 정보를 읽고, DVD를 시청하며, 모유 수유를 하는 친구들과 이야기를 나누고, 아기가 처음 모유를 먹을 준비가 됐을 때 병원에서 모유 수유 상담가(기본적으로 수유 방법을 지도한다)의 도움을 받을 수 있는지 문의한다. 교훈 삼아 말하자면, 모유 수유는 자연스러운 과정이지만 방법은 그다지 쉽지 않다. 아내는 몹시 당황한

아빠의 산후 우울감

아빠가 된다는 사실에 뛸 듯이 기쁘다. 아니, 기쁘다는 말로는 부족할 만큼 가슴이 벅차다. 그런데 왜 이렇게 감정적으로 맥이 쭉 빠지는 걸까? 오랜 준비 끝에, 오랜 시간을 들여 철저한 계획을 세워서 출산이라는 극적인 사건을 마치고 드디어 아기가 태어났는데, 기운이 빠지는 것뿐 아니라 어쩐지 조금 허무하기도 하다. 바로 산후 우울감 때문이다. 모든 초보 엄마 아빠가 이른바 산후 우울감을 경험하는 것은 아니지만 경우에 따라 온갖 복잡한 감정을 느낄 수 있다. 대개 한 번에 둘 중 한 사람만 우울감을 경험한다. 그러니 마음의 준비를 하자. 그리고 강해지자. 이럴 때일수록 성인군자의 인내심, 운동선수의 지구력, 이 적응 기간을 무사히 통과하기 위한 풍부한 유머 감각이 필요하다. 임신부의 산후 우울감을 위한 요령(421쪽)을 참고하자. 그래도 효과가 없고 산후 우울감이 우울증으로 발전한다면 아기와 즐거운 생활을 시작하기 위해 담당 의사에게 도움을 요청한다.

상태이거나 분만 후 크게 지쳐 있는 상태라 도움을 청하기 힘들 수 있으므로, 아내의 모유 수유에 적극적으로 협조하여 성공적으로 수유를 마치게 한다.

물론 처음에는 아내가 아기에게 젖을 물리는 모습이 생소하고 이상해 보일 수 있다. 하지만 머지않아 이런 아내의 모습이 자연스럽고 당연하며 믿을 수 없을 만큼 특별해 보일 것이다.

Q "아내는 아들에게 모유를 먹입니다. 아내와 아들은 제가 끼어들 틈이 없을 만큼 가까워 보여 소외감이 느껴지는군요."

A 부모가 되기 위한 생물학적인 과정상 어쩔 수 없이 아빠들이 제외되어야 할 때가 있다. 아빠들은 임신을 할 수 없고, 출산도 할 수 없으며, 젖을 물릴 수도 없기 때문이다. 하지만 매년 수백만의 초보 아빠들이 깨닫듯 이런 신체적인 한계들 때문에 방관자의 위치로 밀려날 필요는 없다. 아빠들도 아내가 임신, 진통, 출산을 경험하는 동안 아기의 첫 태동을 느끼는 순간부터 마지막으로 아기를 밀어내는 순간까지 동반자로서 거의 모든 즐거움과 기대, 시련, 고난을 함께 경험할 수 있다. 아기를 품에 안고 젖을 물릴 수는 없지만 다음과 같이 수유 과정에 참여할 수도 있다.

보충식을 먹인다 모유 수유가 정착되고 나면 다른 방법으로도 아기에게 영양을 공급하게 된다. 이때 아빠가 젖을 물릴 수는 없지만 추가로 분유를 먹일 수는 있다(분유로 보충하는 경우). 아빠가 아기에게 보충식을 먹이면 그동안 엄마를 쉬게 할 수 있을 뿐 아니라(한밤중이든 저녁 식사 중이든) 아기와 가까워질 기회를 가질 수 있다.

아기의 입에 젖병만 물려놓지 말고, 아기를 가슴 쪽으로 바싹 끌어안고 젖병을 물린다. 셔츠를 열어젖혀 아기와 살을 맞대면 더욱 친밀해질 것이다.

아기가 잘 때까지 자지 않는다 모유를 먹이는 즐거움을 함께 나눈다는 것은 잠 못 이루는 밤을 함께 보낸다는 의미이기도 하다. 보충식을 주지 않더라도 밤중 수유를 도울 수는 있다. 아기를 안아 올리고, 필요하면 기저귀를 갈아준 다음 아기가 젖을 먹도록 아내에게 안겨주고, 아기가 다시 잠이 들면 아기 침대에 눕힌다.

아기가 하는 모든 일에 참여한다 모유 수유는 엄마만 할 수 있는 분야이다. 하지만 목욕시키기, 기저귀 갈기, 달래주기 등은 기회만 주어진다면 엄마 못지않게 아빠도 잘할 수 있다.

애착 형성이 잘되고 있는 걸까요?

Q "아기가 태어났다는 사실에 너무 들뜬 나머지 지나치게 애지중지하는 게 아닌가 걱정됩니다."

A 살면서 아무리 과해도 지나치지 않은 것이 있는데, 바로 자식을 사랑하고 보살피는 일이다. 아빠의 관심은 아기를 무럭무럭 잘 자라게 해줄 뿐 아니라, 아기와 아빠의 관계를 탄탄하게 해준다. 아빠가 아기와 함께 시간을 보내면 아내와 아기의 관계도 더욱 좋아진다. 육아를 혼자 떠안은 엄마는 너무 지친 나머지 화가 나 있는 상태여서 아기와 애착 관계를 형성하기 힘들다.

아기를 애지중지하는 마음이 스스로 놀라울 정도라도 걱정할 필요가 없다. 연구 결과에 따르면 인간이든 동물이든 모든 수컷은 새끼가 태어나면 여성호르몬이 급격하게 늘어난다고 한다. 오랫동안 엄마의 영역이라고 생각해온 육아는 분명 아빠에게도 자연스러운 일인 것이다.

아기를 보살피느라 바쁜 와중에도 돌봐주어야 할 또 한 사람이 있다는 사실을 기억한다. 즉 아내와의 관계 역시 소중히 여겨야 한다. 아내에게도 자신이 얼마나 사랑하는지 느끼게 해주고 끊임없이 관심을 쏟아주어야 한다.

Q "애착 형성이 중요하다는 말을 들었고, 아내와 저는 아기가 태어나자마자 아기를 안아볼 기회를 가졌습니다. 나흘이 지난 지금, 아기를 사랑하긴 하지만 아직도 끈끈하게 애착이 형성됐다는 느낌은 들지 않습니다."

A 물론 출산 후 처음 아기를 안아보는 것으로도 애착이 시작되지만 그건 아기와의 관계를 시작하는 아주 기초적인 단계에 불과하다. 아기와 아빠가 맺는 완전히 새로운 이 관계는 이후 몇 주가 지나면서 돈독해지고 깊어지며, 아버지와 자식으로 몇 년의 세월을 함께하면서 더욱 끈끈해진다.

다시 말해 즉석에서 애착이 형성될 거라고 기대하지 말고, 전혀 아무런 애착이 느껴지지 않더라도 걱정하지 않는다. 아기와 함께하는 매 순간을 애착을 쌓는 기회로 여긴다. 기저귀를 갈 때마다, 목욕을 시킬 때마다, 뽀뽀를 할 때마다, 달래줄 때마다, 작은 얼굴을 들여다볼 때마다, 차츰차츰 애착이 형성될 것이다. 눈을 맞추고 살 맞대면(아기를 재우기 위해 노래를 불러주면서 셔츠 단추를 풀러 맨살에 아기를 꼭 끌어안는다)

친밀함이 커지고 유대감이 높아진다. 연구 결과에 따르면 이런 식의 접촉은 아기의 두뇌 성장을 활발하게 한다고 한다.

이 방법은 아기와 아빠 모두에게 이롭다. 처음에는 한쪽에서만 일방적으로 애정을 보이게 되겠지만(아기가 반응을 보일 정도로 의식이 또렷해질 때까지 계속해서 미소를 지으며 얼러주어야 한다) 매 순간 관심을 쏟다 보면 아기는 조금씩 행복감을 느끼게 되고 자신이 사랑받고 있다는 것을 알게 될 것이다. 아기가 미소를 지으면서 아빠의 관심에 반응을 보이게 되면 마침내 아빠는 그동안의 시간들이 헛되지 않았다는 확신을 갖게 되고, 이후로 아기와 깊은 애착 관계를 형성할 수 있게 된다.

아내가 육아를 독점한다는 생각이 들면(사실 아내는 전혀 깨닫지 못할 수 있다) 최소한 아빠 몫의 육아를 담당하고 싶다고 말한다. 아내가 운동을 하거나 친구를 만나거나 욕조에 누워 책을

아내의 기분을 살펴보자

정상적이며 스스로 통제할 수 있는 정도의 우울감과 심각한 산후 우울증은 별개이다. 산후 우울증은 즉시 전문적인 치료를 받아야 하는 심각한 의료적 질환이다. 아기가 태어난 후 몇 주가 지났는데도 아내가 이 상황을 여전히 심각하게 부담스러워하거나, 울거나 짜증을 내거나 수면장애를 경험하거나(단순히 아기 때문에 잠을 못 자는 정도를 넘어서), 음식을 먹지 않거나, 기타 정상적으로 일상생활을 하지 못하거나 새로 주어진 역할에 따라 일반적으로 기대하는 책임을 제대로 이행하지 못한다면 아내에게 담당 의사와 상의하도록 권한다. 아내가 싫다고 말하더라도 알아서 하도록 내버려 두면 안 된다. 아내는 자신의 우울증 증상을 전혀 인식하지 못할 수 있으므로 필요한 치료를 받게 해주어야 한다. 산후 우울증의 증상에 대해서는 423쪽을 참조한다.

읽는 등 아기와 함께할 수 없을 때, 아기와 단둘이 시간을 보내면 엄마의 깊은 관심 때문에 방해받지 않고 아빠와 아기가 서로 친해질 수 있다. 아기와 함께하는 귀중한 시간을 반드시 집에서만 보낼 필요는 없다. 신생아는 데리고 다니기가 아주 쉬우므로, 기저귀 가방을 챙겨 아기를 유모차나 자동차의 카시트에 태우거나 아기 캐리어에 업고 산책을 하고 아내의 심부름도 간다.

─── 성욕이 심하게 떨어졌어요

Q "아기의 출산은 정말 경이로운 일이었습니다. 하지만 아기가 태어난 광경을 본 뒤로 성적인 욕구가 떨어지는 것 같습니다."

A 다른 동물들에 비해 인간의 성적인 반응은 대단히 섬세하다. 인간의 성적 욕구는 몸뿐 아니라 마음에 따라서도 좌우되기 때문이다. 그리고 마음은 때로 우리에게 느닷없이 장난을 친다. 익히 경험한 임신 기간에도 그랬고 앞으로 겪게 될 산후 회복기에도 마찬가지이다.

성적인 욕구가 갑자기 약해진 원인은 출산 장면을 목격한 것과 전혀 관련이 없을 가능성이 크다. 출산을 처음 경험한 대부분의 아빠들은 아주 당연한 여러 가지 이유로 인해 심신이 다소 지친다. 그렇지 않다 해도 비정상은 아니다. 우선 출산 과정을 겪으면서 몹시 지친 데다 아내에게 첫 입맞춤을 하려다 아기가 깨서 울까 봐 겁이 나며(특히 모자동실을 이용할 경우), 아내의 몸이 완전히 회복되기 전에 성관계를 하다가 아내가 다칠까 봐 걱정도 되고, 몸도 마음도 온통 아기에게 집중되어 모든 기운을 아기에게 쏟아붓기 때문이다. 많은 초보 아빠들이 경험하듯, 이 시기에는 일시적으로 여성호르몬이 증가하고 여성과 남성 모두의 성욕을 자극하는 남성호르몬인 테스토스테론이 감소하는 현상으로 인해 감정에 영향을 받는 것도 원인 가운데 하나이다. 이것은 아마도 육아를 돕고 집에 신생아가 있을 때는 성관계를 잊으라는 자연의 신호일지 모른다.

다시 말해, 초보 아빠가 성적인 욕구를 느끼지 않는 것은 오히려 다행일지 모른다. 이제 막 산후 회복기를 시작한 대부분의 산모들이 그렇듯 아내 역시 감정적으로나 육체적으로 성관계를 할 의욕이 없을 수 있기 때문이다. 남편과 아내의 성욕이 언제쯤 다시 돌아올지는 예측하기 어렵다. 성적인 모든 문제들이 그렇듯 개인차가 상당히 크기 때문이다. 개개인의 상황에 따라 다르지만 의사들은 대개 출산 후 2주에서 6주가 지나면 성관계를 해도 좋다고 한다. 이 기간 이전에 벌써 성적인 욕구가 시작되는 부부가 있는가 하면, 출산 후 6개월이 지나도록 성관계를 재기하지 않는 부부도 있다. 젖을 떼기 전까지는 성욕이 잘 생기지 않는 여성도 있는데, 그렇다고 해서 성관계와 유사한 친밀함을 즐길 수 없는 것은 아니다.

어떤 아빠들은 출산 이후의 변화에 대비해왔는데도 불구하고 즐거움을 나누기로 되어 있는 특별한 장소가 갑자기 실용적인 목적으로 변한 것 같은 기분이 들어 성적인 욕구가 떨어지기도 한다.

하지만 몇 주 지나면 이런 기분도 거의 사라진다. 이처럼 여성의 질은 실용적인 기능과 성적인 기능이라는 두 가지 아주 중요한 기능을 담당한다. 둘 중 어떤 것도 배제될 수 없으며, 두 가지 기능은 서로 긴밀하게 연결되어 있다. 여성의 질은 아주 잠시 동안만 출산을 위해 이용될 뿐 평생 남편과 자신을 위한 즐거움의 원천이 된다.

성욕은 돌아오게 되어 있지만 그때까지 아내가 절실하게 원하는 남편의 관심을 듬뿍 쏟아주어야 한다. 방금 출산을 마친 산모들은 대체로 자신이 성적 매력이 없다고 생각하며, 성관계를 하고 싶은 마음은 없어도 남편에게 '사랑한다, 여전히 아름답고 섹시하다'는 말을 듣고 싶어 한다. 과거의 분위기를 되살리기 위해 낭만적인 몸짓을 시도해보는 것도 좋다. 어차피 아기 때문에 원하는 바를 끝까지 달성하기도 어려울 것이다. 마침내 아기가 잠들면 향이 나는 초를 켜 방 안 가득 배인 기저귀 냄새를 없앤다. 그런 다음 아내에게 아무런 조건 없이 감각을 자극하는 마사지를 해주고 소파에 누워 서로를 꼭 끌어안는다. 누가 알겠는가, 이러다 보면 생각보다 빨리 성욕을 느끼게 될지.

Q "아내가 모유 수유를 하고부터는 아내의 가슴을 달리 생각하지 않을 수가 없습니다. 너무 기능적이어서 도무지 섹시한 느낌이 들지 않아요."

A 여성의 질과 마찬가지로 가슴 역시 실용적이면서도 성적인(자손을 번창시킨다는 관점에서 이 역시 실용적이지만) 두 가지 목적을 수행하게 되어 있다. 이러한 목적들은 장기적으로 봤을 때 상호 배타적이지 않지만, 모유 수유 기간 동안에는 잠시 갈등을 빚기도 한다. 가슴이 처음으로 풍만해진 경우 아기에게 젖을 먹인다는 사실에서 성적인 자극을 받는 부부가 있는가 하면, 아기가 영양을 공급받는 곳을 성적인 즐거움을 위해 이용한다는 거북한 느낌이나 심미적인

이유(가령 젖이 새는 등) 때문에 성적인 흥미가 현저히 줄어드는 부부도 있다. 그러나 부부와 아기 모두에게 모유 수유가 보다 쉽고 간단한 일이 되면 이런 이유는 차츰 사라진다.

어떤 경우든 모두 정상이다. 지금은 아내의 가슴이 너무 기능적이어서 도무지 성적인 느낌이 들지 않는다면, 아내의 가슴을 아기와 함께 사용한다는 사실을 좀 더 편안하게 받아들일 때까지(혹은 아기가 젖을 뗄 때까지) 다른 부위의 전희에 초점을 맞춘다. 이때 아내에게 솔직하게 속마음을 털어놓는 것이 무엇보다 중요하다. 아무런 설명도 없이 갑자기 아내의 가슴을 멀리하면 아내는 자신이 성적 매력이 없다고 생각할 수 있다. 또한 그렇게 좋아하던 아내의

산후 회복 기간에는 성관계를 어떻게 할까?

결혼 후 가장 오랜 기간 성관계의 정체기를 맞게 되었는가? 이러다 영원히 정자가 배출되지 못하는 심각한 일이 벌어질까 봐 걱정되는가? 조금만 참아보자. 시간이 지나면 다시 성관계를 하게 될 테니까. 아내는 출산뿐 아니라 지난 10개월 동안 온몸으로 받은 충격으로 인해 아직 회복 중이다. 물론 의사는 이론적으로 따져 다시 성관계를 시작해도 괜찮다고 하지만, 이 문제에 대한 최종 결정은 아내에게 달려 있다. 아내가 일단 한번 시도를 해보자고 말했다면 아주 천천히 아주아주 부드럽게 진행해야 한다. 기분은 어떤지, 아프지는 않은지, 달리 도와줄 방법은 없는지 물어보자. 최소한 몇 가지 전희를 하며 전채 요리를 대접하기 전에 주요리부터 들이밀지 않도록 조심한다. 오랫동안 아내의 몸을 마사지한다. 지금은 호르몬의 변화로 아내의 몸이 유독 건조해진 상태이므로 윤활제의 도움을 받는 것도 좋다. 성관계 도중에 우연히 아내의 젖가슴에서 젖이 새어 나오는 걸 보게 되더라도 당황하지 않는다. 처음에는 젖이 조금 나올 수 있으니까. 함께 하하호호 웃어넘긴 다음 하던 대로 하면 된다.

가슴을 아기와 함께 사용해야 한다는 이유로 아기에게 불만을 품지 않도록 주의해야 한다. 아기에게 젖을 주기 위해 잠시 '빌려준' 거라고 생각하고, 이렇게 임대해서 돌아오는 '수익', 즉 아기가 건강하고 포동포동하게 자라는 모습을 즐겁게 바라보는 편이 좋다.

제6부

임신 기간을 건강하게

20장

몸이 아플 때

♦♦♦

40주 임신 동안 약간의 입덧과 몇 차례의 다리 경련, 어느 정도의 소화불량과 피로 등 썩 유쾌하지 않은 임신 증상 몇 가지는 겪을 수 있다고 예상하겠지만, 지독한 감기나 보기 싫고 가려운 전염병에 노출되리라고는 생각하지 못할 것이다. 하지만 임신부는 이런 질병에 취약하며, 면역 체계가 불균형한 상태라 온갖 종류의 세균에 공격을 받기 쉽다. 더구나 임신한 상태에서 이런 질병에 걸리면 최소한 두 배 이상 불편을 겪게 된다. 특히 평소에 쉽게 복용하던 약물들을 당분간 약장 깊숙이 넣어두어야 하는 상황이라 더욱 괴롭다.

다행히 임신과 관련 없는 질병들은 잠시 건강에 영향을 미칠 수는 있어도 임신에는 아무런 영향을 미치지 않는다. 물론 병에 걸리지 않고 건강한 기운을 유지하려면 무엇보다 예방이 최선이다. 하지만 어쩔 수 없이 병에 걸릴 경우(직장 동료가 사무실에서 독감을 옮겼다든지, 조카가 뽀뽀를 해 감기에 걸렸다든지, 방금 딴 블루베리를 먹고 세균에 감염됐다든지) 담당 의사의 관리 하에 즉시 치료를 하면 대부분 금세 호전된다.

무엇이든 물어보세요 Q&A

—— 감기에 걸렸는데 아기가 괜찮을까요?

Q "재채기에 기침에 두통까지, 정말 죽겠어요. 감기가 이렇게 지독한데 아기한테 영향을 미치지는 않을까요?"

A 임신 기간에는 면역 체계가 불균형한 상태라 감기에 걸리기 쉽다. 다행히 이 지독한 감기 균은 임신부 한 사람만을 괴롭힐 뿐이므로 아기는 감기에 걸리지 않으며 감기로 인해 아무런 영향을 받지 않는다. 하지만 임신 기간에는 감기를 치료하거나 예방하기 위해 그동안 복용해왔던 약물과 보충제(가령 아스피린과 이부프로펜, 대량의 비타민과 허브 등)를 먹지 않는 것이 좋다. 임신부의 약물 복용에 관한 정보는 477쪽을 참조한다. 그러므로 약국에서 약물을 구입하기 전에 병원에 전화를 걸어 임신 기간에 안전하게 복용할 수 있는 약물이 무엇인지, 자신의 경우에 가장 약효가 빠른 약물은 무엇인지 문의한다. 아마 선택할 수 있는 약물의 종류가 몇 가지 될 것이다. 혹시라도 임신부에게 권장하지 않는 약물을 이미 소량 복용했다 해도 걱정할 필요는 없다. 하지만

신중을 기하기 위해 담당 의사의 검사를 받아보는 것이 좋겠다.

당분간 일반 감기약을 복용할 수는 없지만, 콧물이 줄줄 흐르면서 쉴 새 없이 콜록거리거나 으슬으슬 감기 기운이 느껴진다고 침대에 누워 괴로워할 필요는 없다. 효과 좋은 감기약 가운데 일부는 구입하기도 쉽고 임신부와 아기 모두에게 아주 안전하다. 감기에 걸렸을 때는 다음 방법을 실천하자. 감기 증상이 심해져 축농증이나 이차감염 같은 괴로운 증상으로 발전하기 전에 방지하는 한편 좀 더 빨리 건강을 회복할 수 있다. 재채기를 하거나 목이 간질간질할 때도 다음 방법을 참조한다.

쉬어야겠다 싶으면 휴식을 취한다 침대에 누워 있다고 해서 이미 걸린 감기가 빨리 낫는 것은 아니지만, 몸이 좀 쉬고 싶다고 호소한다면 몸이 하는 말에 귀를 기울여야 한다. 기운이 회복되고 더 이상 열이나 기침이 나지 않으면 가벼운 운동을 한다. 몸이 가뿐해지고 기분도 한결 좋아진다.

잘 먹는다 감기에 걸렸거나 열이 난다고 해서 굶지 않는다. 기분이 엉망이고 입맛이 별로 없더라도 영양이 풍부한 음식을 많이 먹는다. 입맛이 당기는 음식이나 최소한 거부감이 들지 않는 음식을 선택한다. 감귤류의 과일을 먹거나 오렌지, 귤, 그레이프프루트 등을 갈아 만든 주스를 마시고 비타민 C가 풍부한 과일과 채소를 매일 충분히 섭취한다. 단, 담당 의사의 허락 없이 비타민 C 보충제를 과도하게(임신 중에 복용하는 비타민 보충제 외에 더) 섭취하지 않는다. 아연과 면역력 강화제도 마찬가지이다.

수분을 충분히 섭취한다 열, 재채기, 콧물은 임신부와 아기에게 필요한 체내의 수분을 빼앗아간다. 따뜻한 음료는 감기를 누그러뜨리는 효과가 있으므로 보온병에 뜨거운 음료나 수프를 담아 침대 곁에 두고 한 시간에 한 컵씩 가득 마시도록 한다. 이런 종류가 갈증을 일으킨다면 물과 차가운 주스도 괜찮다.

누워 있을 때는 머리를 높게 받쳐준다 침대에 누워 있거나 잠을 잘 때는 베개 두 개를 이용해 머리를 높게 받친다. 이렇게 하면 코가 꽉 막혀 있을 때

독감일까, 감기일까?

독감인지 감기인지 구별하는 방법을 알아보자.

감기 감기가 아무리 심해도 독감보다는 약하다. 주로 목이 아프거나 따가운 증상으로 시작해 보통 이런 증상이 하루나 이틀 정도 지속되다가 차츰 감기 증상이 나타난다. 감기 증상으로는 콧물이 나타다가 나중에 코가 막히고, 재채기가 많이 나고, 약간의 몸살과 경미한 피로가 느껴진다. 열은 대개 37.7℃ 이하로 약간 오르거나 전혀 오르지 않는다. 주로 감기가 끝날 무렵 기침이 시작되어 일주일 이상 지속되거나 다른 증상이 가라앉은 후에도 지속될 수 있다.

독감 독감은 감기보다 더 심하고 더 갑작스럽게 찾아온다. 증상은 38.8℃에서 40℃에 가까운 열이 나고, 두통과 인후염(대개 이틀이나 사흘째에 악화된다)이 생기며, 종종 심한 근육통과 전신 무력감, 피로가 2주 이상 지속된다. 이따금 재채기가 나고 기침이 심해지는 경향이 있다. 경우에 따라 메스꺼움이나 구토가 일어나기도 하는데, 이런 증상을 장염(472쪽 참조)과 혼동하면 안 된다. 독감 예방주사를 맞으면 독감을 쉽게 예방할 수 있다.

숨쉬기가 한결 편안해진다. 비강 통로를 부드럽게 당겨 열어 호흡을 편안하게 해주는 코 밴드도 도움이 된다. 코 밴드는 처방전 없이 약국에서 구입할 수 있으며 약물 성분은 전혀 없다.

비강에 습기를 유지한다 가습기를 틀고 코 세척용 식염수를 코 안에 분무해 비강 통로에 습기를 유지한다. 물과 식염수에는 약물 성분이 없어 완벽하게 안전하다. 단, 가습기를 사용할 때는 살균제를 넣지 않도록 한다.

소금물로 입을 헹군다 목이 아프거나 따끔거릴 때나 기침이 날 때는 소금물로 입안을 헹군다. 소금물은 따뜻한 물 240ml에 소금 1/4티스푼 정도 비율로 만들면 된다.

열을 내린다 즉시 열을 내리도록 한다. 열을 내리는 방법은 465쪽을 참조한다.

약을 복용할 수도 있다 병원에 연락하길 망설이거나 임신 기간에는 모든 약물이 해롭다고 생각해 의사가 처방하는 약물을 복용하지 않으면 안 된다. 임신 기간에도 안전하게 복용할 수 있는 약이 많다. 단, 약을 처방받을 때는 의사에게 임신 중이라는 사실을 반드시 알려서 임신부와 아기 모두에게 안전한 방법으로 감기를 치료한다. 먹거나 잠을 자기 힘들 만큼 감기가 심하다면, 기침을 할 때 푸르스름하거나 누런 가래가 나온다면, 기침을 할 때 가슴이 아프거나 숨쉬기가 힘들어 쌕쌕 소리가 난다면, 부비강이 욱신거린다면(다음 질문의 답변 참조), 여러 가지 감기 증상들이 일주일 이상 지속된다면 담당 의사에게 문의한다. 감기가 이차감염으로 발전하면 임신부와 아기의 안전을 위해 약물을 처방받아야 할 수도 있다.

── 축농증인 것 같아요

Q "일주일 동안 감기를 앓았는데요, 요즘 이마와 양쪽 볼이 심하게 아프기 시작해요. 어떻게 하지요?"

A 아무래도 감기가 축농증으로 발전된 것 같다. 축농증에 걸리면 이마와 한쪽 혹은 양쪽 눈 밑의 볼이 아프고 대체로 만지면 아프다. 치아 주변에도 통증이 느껴지는데 몸을 구부리거나 머리를 흔들면 더 심해진다. 가래가 탁해지고 푸르스름하거나 누런색으로 진해진다.

감기 뒤에 축농증이 생기는 현상은 아주 흔하지만 임신부에게 특히 더 많이 발생한다. 임신 호르몬의 영향으로 점막(부비강 안쪽과 부비강으로 이어지는 부위의 점막)이 부어 코의 통로를 막음으로써 부비강 안에 세균이 쌓이고 번식하게 되기 때문이다. 이때 침입한 세균을 파괴하는 면역 세포가 부비강 구석 깊은 곳까지 도달하기 어렵기 때문에 이들 세균이 더 오래 머무는 경향이 있다. 이렇게 해서 걸린 축농증을 치료하지 않은 채 놔두면 몇 주 동안 지속되거나 심지어 만성질환으로 발전하게 된다. 항생제를 복용하면 빨리 완화될 수 있다. 담당 의사가 임신 기간에 복용해도 안전한 것으로 처방할 것이다.

── 독감 예방주사, 맞아도 될까요?

Q "가을이라 독감 예방주사를 맞아야 하나 어쩌나 고민돼요. 임신 기간에도 안전할까요?"

A 독감이 유행하는 계절에 미리 대비할 수 있는 최고의 방법은 단연 독감 예방주사를 맞는 것이다. 임신 기간 동안 독감 예방주사를 맞는 것은 안전할 뿐 아니라 현명한 방법이다. 담당 의사에게 독감 예방주사를 접종해달라고 말한다. 담당 의사가 접종을 하지 않을 경우 일반의에게 백신 접종을 예약해도 된다.

독감 예방주사는 독감이 유행되기 전이나 적어도 유행 초기에 맞아야 한다. 또한 특정 해에 가장 문제를 일으킬 것으로 예상되는 독감 바이러스만 예방하기 때문에 효과를 100% 보장할 수 없다. 그렇지만 독감에 걸리지 않을 가능성을 크게 높여주고, 독감을 예방하지 못한다 해도 증상의 정도를 약화시킨다. 간혹 부작용이 나타나지만 대체로 미약하다.

독감 예방주사를 맞으러 갈 때는 티메로살(수은이 함유된 백신 보존제)이 함유되지 않거나 함유량이 적은 백신을 이용할 수 있는지 문의한다. 그리고 코 스프레이형 백신인 플루미스트(Flu Mist)가 아닌 주사로 맞는다. 독감 예방주사와 달리 코 스프레이형 백신은 살아 있는 독감 바이러스로 만들어졌기 때문에 실제로 약하게 독감 증상이 나타날 수 있어 임신부는 이용하지 않는 게 좋다.

독감인지 의심스럽다면 담당 의사에게 진찰을 받는다. 독감인 경우에는 치료를 받아 독감이 폐렴으로 발전되지 않도록 한다. 치료는 열을 내리고(어떤 형태의 열이든 즉시 내려간다. 다음 질문의 답변 참조), 쑤시고 아픈 통증과 코막힘 증상을 개선하는 데 중점을 두게 된다. 임신 기간에 독감(어떤 종류의 바이러스성 감염이든 마찬가지)에 걸릴 경우 충분한 휴식을 취하고 물을 많이 마셔 탈수를 예방한다.

미열이 나요

Q "미열이 나는데 어떻게 해야 할까요?"

A 임신 기간에 38℃ 이하의 미열은 대체로 걱정할 일이 아니다. 하지만 그렇다고 아주 무시할 일도 아니므로, 열을 내리기 위해 즉시 조치를 취해야 한다. 체온을 잘 지켜보고 체온이 오르지 않도록 해야 한다.

임신 기간에 열이 38℃ 이상 오르면 크게 우려할 일이므로 즉시 담당 의사에게 알려야 한다. 열이 나게 한 원인(예를 들어 항생제로 치료를 받아야 하는 감염과 같은)으로 인해 열이 나는 것이 아닐 때도 임신 합병증이 생길 수 있기 때문이다. 담당 의사의 진료를 기다리는 동안 아세트아미노펜(타이레놀)을 두 알 복용해 열을 내린다. 미지근한 물에 몸을 담그거나 샤워를 하고 시원한 음료를 마시며, 옷이나 이불을 가볍게 걸치면 체온을 떨어뜨리는 데 도움이 된다. 담당 의사가 특별히 권장하지 않는 한 아스피린이나 아부프로펜은 절대 복용하면 안 된다.

임신 초기에 고열이 났지만 병원에 가지 않았다면 지금이라도 담당 의사에게 그 사실을 알린다.

아기 건강도 지키는 독감 예방주사

임신 기간에 독감 예방주사를 맞으면 임신부에게 좋은 것은 물론이고 신생아에게도 효과가 전달된다. 연구 결과에 따르면 임신 후기에 독감 예방접종을 하면 아기는 생후 6개월 동안 바이러스에 감염되지 않는다고 한다. 그러므로 지금 독감 예방주사를 맞으면 아기가 첫 독감 예방주사를 맞을 때까지 아기를 안전하게 지킬 수 있을 것이다.

큰아이가 패혈성 인두염에 걸렸어요

Q "세 살짜리 큰애가 패혈성 인두염에 걸렸어요. 제가 이 병에 걸리면 배 속 아기에게 위험한가요?"

A 아이들이 잘 나눠 갖는 것이 바로 세균이다. 그리고 집에 아이가 많을수록, 특히 어린이집에 다니거나 여러 종류의 학원에 다니는 경우 임신 기간 동안 감기와 기타 전염성에 걸릴 가능성이 높다. 그러므로 우선 예방 대책을 세운다. 컵을 같이 사용하지 말고 아이가 먹다 남은 샌드위치를 마저 먹지 않으며, 손을 자주 씻는다. 또 잘 먹고 충분한 휴식을 취해 면역력을 키운다. 어쨌든 임신 기간에는 면역력이 약한 상태이므로 면역력을 키우는 것도 중요하다.

패혈성 인두염에 걸렸다는 의심이 들면 즉시 병원으로 가 후두 배양 조직을 채취한다. 임신부가 복용해도 좋은 항생제로 즉시 치료를 받으면 아기에게 아무런 해를 미치지 않는다. 담당 의사는 패혈성 인두염에 효과가 있고 임신부가 복용해도 안전한 약을 처방할 것이다. 자녀나 다른 가족이 처방받은 약을 복용하면 안 된다.

요로감염에 걸렸어요

Q "요로감염에 걸린 것 같습니다. 어떻게 해야 할까요?"

A 임신부의 방광은 점점 커지는 자궁과 그 안에 있는 아기 때문에 몇 달을 연달아 크게 혹사를 당하게 되고, 그 바람에 박테리아의 거처가 되기 십상이다. 이 세균들은 소변이 모여 있는 환경에서나, 자궁이 커지면서 요로가 압박되어 소변이 제대로 통과하지 못하면서 빠르게 번식한다. 밤에 소변을 보기 위해 여러 차례 일어나지 않을 때조차 제대로 잠을 이루지 못하는 이유도 바로 이 요로의 압착 때문이다. 온몸에 호르몬이 분비되어 근육이 늘어나 있는 데다 이쪽저쪽으로 요로가 압착된 바람에 피부 위와 배설물 안에 조용히 살고 있던 장내세균들이 요로에 침입해 임신부를 괴롭히는 것이다.

요로감염은 임신부에게 매우 흔한 증상으로 임신부의 최소 5%가량이 적어도 한 번은 요로감염에 걸리고, 요로감염에 걸린 적이 있는 임신부 3명 가운데 1명은 또다시 재발한다. 아무런 증상이 없다가 통상적인 소변 배양 검사 후에야 요로감염을 진단받는 경우가 있는가 하면, 경미한 증상에서 상당히 불편한 증상(자주 소변을 보고 싶고, 소변이 나올 때 통증이나 타는 듯한 감각을 느끼며, 간혹 소변이 한두 방울만 떨어지고, 하복부 부위에 압박감이나 예리한 통증이 느껴지는 등)에 이르기까지 다양한 증상을 호소하는 경우도 있다. 또한 소변에서 악취가 나고 뿌옇게 흐린 색깔을 띨 수도 있다.

요로감염에 대한 진단을 받으려면 병원에서 받아놓은 소변 배양액에 소변검사용 스틱을 살짝 담그면 된다. 채취한 소변에서 스틱이 적혈구나 백혈구에 반응한다. 적혈구에 반응하면 요로에 출혈이 있다는 의미이고 백혈구에 반응하면 감염이 됐을 가능성이 높다는 표시이다. 치료는 소변 배양액을 분석했을 때 발견된 세균 형태에 따라 해당하는 항생제를 처방받아 남기지 않고 모두 복용하면 된다. 담당 의사는 여러 항생제 가운데 임신부가 복용해도 안전한 항생제를 처방하므로 안심하고 복용해도 된다.

물론 무엇보다 요로감염을 예방하는 것이 최선이다. 임신 기간 동안 요로감염을 예방하려면 다음 방법을 참고하자. 이미 요로감염에 걸린 경우에는 약물 치료를 병행한다.

◆ 수분, 특히 물을 많이 마시면 세균이 흘러나오는 데 도움이 된다. 크랜베리주스도 도움이 되는데, 타닌 성분 덕분에 박테리아가 요로 벽에 달라붙지 못하기 때문이다. 커피와 차(카페인이 없는 종류라도), 알코올은 염증을 일으킬 수 있으므로 피한다.
◆ 질 부위를 잘 씻고 성관계 직전과 직후에 방광을 완전히 비운다.
◆ 소변을 볼 때마다 방광을 완전히 비운다. 변기에 앉아 몸을 앞으로 숙이면 방광을 비울 수 있다. 한 차례 소변을 봤다가 5분 정도 기다린 후 다시 소변을 보는 방법도 좋다. 소변이 마려우면 참지 말고 즉시 화장실에 간다. 소변을 자주 참으면 감염의 위험이 높아진다.
◆ 회음부에 숨을 쉴 수 있는 여유를 준다. 가랑이 부분이 면으로 된 속옷과 팬티스타킹을 입고 딱 붙는 바지는 입지 않는다. 바지 속에 팬티스타킹을 신지 말고, 가능하면 팬티나 잠옷 바지를 입지 말고 잔다.
◆ 질과 회음부를 꼼꼼하게 씻고 자극을 주지 않는다. 볼일을 본 후에는 대변의 박테리아가 질이나 요도(짧은 관으로 소변이 방광으로부터 이곳을 거쳐 배설되어 나온다)에 들어가지 못하도록 앞에서 뒤로 닦는다. 매일 몸을 씻는데 목욕보다는 샤워를 하는 것이 좋다. 거품 목욕을 하지 말고 파우더나 샤워 젤, 비누, 스프레이, 세정제,

화장지 등 향기 나는 제품을 사용하지 않는다. 염소 소독이 제대로 이루어지지 않은 수영장에는 가지 않는다.
◆ 항생제를 복용하는 동안에는 몸에 이로운 박테리아를 보호하기 위해 활동성 세균이 함유된 요구르트를 먹거나 생균제를 섭취한다. 다른 생균제보다 효과가 월등히 좋은 생균제가 있으므로 담당 의사에게 문의한다.
◆ 몸의 저항력을 기른다. 영양이 풍부한 음식을 섭취하고 충분한 휴식을 취하며, 적당한 운동을 하고 지나치게 스트레스를 받지 않도록 한다.

요로 아랫부분에 걸리는 요로감염은 분명 괴로운 증상이지만 보다 더 심각한 위험은 요로감염을 치료하지 않아 박테리아가 신장까지 이동해 신우신염에 걸리는 것이다. 신우신염을 치료하지 않으면 상당히 위험할 수 있으며, 조기 진통, 저체중아 출산, 그 밖에 더 많은 합병증으로 발전할지 모른다. 신우신염의 증상은 요로감염의 증상과 같지만 종종 39.5℃의 고열과 오한, 피가 섞인 소변, 요통(등허리 가운데나 허리 양쪽의 통증), 메스꺼움, 구토를 동반한다. 이런 증상이 나타나면 즉시 담당 의사에게 알려 신속하게 치료를 받아야 한다.

질염에 걸렸어요

Q "질염에 걸린 것 같아요. 평소에 사용하던 약을 이용해도 될까요? 아니면 진료를 받아야 할까요?"

A 질염처럼 간단해 보이는 질병도 임신 기간에는 절대 자가 진단이나 치료를 하면 안 된다. 질염에

걸리면 누르스름하거나 푸르스름한 색깔에 탁하고 악취가 나는 분비물이 나오며, 질 부위가 화끈거리며 따갑거나 쓰라리거나 빨개진다. 과거에 여러 번 질염에 걸려서 증상을 속속들이 알고 있고, 혼자서 처방전 없이 구입한 약으로 치료를 잘해낸 적이 있다고 해도 임신 기간에는 반드시 의사의 진료를 받아야 한다.

치료 과정은 감염의 종류에 따라 다른데, 담당 의사가 실험실에서 테스트를 거쳐야만 알 수 있다. 질염은 임신 기간에 아주 흔하게 나타나며 질염으로 밝혀지면 질 좌약이나 젤, 연고, 크림 등을 처방받게 된다. 경구용 항진균제인 플루코나졸(디플루칸)을 처방받을 수도 있지만 임신 기간에는 소량만 복용하고 이틀 이상 복용하지 않는다.

안타깝지만 약물을 이용해도 치료 효과는 일시적이다. 출산 후까지 수시로 재발하기 때문에 반복적으로 치료를 받아야 한다.

생식기 부위를 청결히 하고 건조하게 유지하면 회복을 앞당기고 재감염을 예방할 수 있다. 특히 볼일을 본 뒤에는 반드시 앞에서 뒤를 향해 닦고 청결에 꼼꼼하게 신경을 쓴다. 목욕이나 샤워를 할 때는 비누로 몸을 닦은 후 질 부위를 완전히 헹구고, 자극적이거나 향이 나는 비누는 사용하지 않는다. 거품 목욕은 하지 않는다. 면 소재의 속옷을 입고, 딱 붙는 바지나 레깅스는 입지 않는다(면 소재가 아닌 것은 더욱). 가능하면 잠을 잘 때 속옷을 입지 않는 등 최대한 질 부위에 통풍이 잘되도록 한다.

생균제가 함유된 요구르트를 먹어도 질염 균을 예방하는 데 도움이 된다. 시중에 판매되는 대부분의 생균제는 별로 효과가 없으므로 담당 의사에게 효과적인 생균제를 추천해달라고 부탁한다. 만성 질염으로 고생하는 사람들 가운데 정제된 밀가루로 만든 빵과 설탕 섭취량을 줄이면 도움이 되는 경우도 있다. 질 세정제를 이용하면 질 속 세균의 정상적인 균형을 무너뜨리게 되므로 사용하지 않는다.

세균성 질염이란?

세균성 질염은 가임기 여성에게 가장 흔한 질환이며 임신부의 16%가량이 이 질환에 시달린다. 세균성 질염은 질 속에서 자주 발견되는 특정한 종류의 박테리아가 엄청나게 번식하면서 나타나는 증상으로, 회색이나 흰색의 비정상적인 질 분비물에서 강한 비린내가 나며 통증이나 가려움, 화끈거리는 느낌을 동반한다. 간혹 아무런 증상이나 징후가 없는 경우도 있다. 그 원인은 아직 정확하게 드러나지 않았다. 다수의 사람들과 성관계를 맺거나, 질 세정제로 질을 세척하거나, 자궁 내 피임기구를 이용하는 등 몇 가지 위험 요인이 발견되긴 하지만, 질 내 박테리아의 정상적인 균형을 무너뜨리는 요인은 아직 밝혀지지 않고 있다. 세균성 질염은 성적 접촉으로는 전염되지 않지만 성관계와 관련이 있어, 한 번도 성관계를 하지 않은 여성은 이 질환에 거의 걸리지 않는다.

임신 기간에 세균성 질염에 걸리면 조기 양막 파열과 양수 감염과 같은 합병증의 위험이 약간 높아져 조기 진통에 이를 수 있다. 세균성 질염은 유산과 저체중아 출산과도 관련이 있을 수 있다. 일부 의사들은 조기분만의 위험이 높은 여성에게 세균성 질염 검사를 실시하기도 하지만 이러한 고위험 여성을 치료한다고 해서 조기분만의 발생 정도가 줄어든다는 확실한 증거는 없다. 그렇긴 해도 증상이 나타나는 세균성 질염을 항생제로 치료하면 증상이 효과적으로 완화된다. 일부 연구에 따르면 치료를 하면 세균성 질염에 의한 조기분만과 관련된 합병증이 완화될 수 있으며, 조기분만으로 태어난 아기들이 신생아집중치료실에서 보내는 날을 줄일 수도 있다고 한다.

— 배탈이 났어요

Q "배탈이 났는데 도무지 낫지 않는군요. 아기에게 해가 되지는 않을까요?"

A 비로소 입덧에서 해방됐다 싶을 때쯤 배탈에 시달리게 된다. 임신 초기에 배탈까지 같이 겪으면 입덧인지 배탈인지 구분하기가 어려울 수 있다. 다행히 위장의 바이러스는 임신부의 위를 괴롭히긴 해도 태아에게는 해를 입히지 않는다. 하지만 바이러스가 태아를 괴롭히지 않는다고 해서 치료를 하지 않고 내버려두면 안 된다. 호르몬이나 바이러스에 의한 배탈이든 오래된 달걀 샐러드를 먹고 생긴 배탈이든 치료 방법은 같다. 휴식을 취해 통증을 가라앉힌다. 특히 구토나 설사로 수분을 빼앗겼다면 수분을 충분히 섭취한다. 당분간은 고형식을 먹는 것보다 수분을 잘 섭취하는 것이 훨씬 중요하다.

소변을 보는 횟수가 뜸해지거나 담황색이어야 할 소변 색깔이 거무스름하면 탈수 상태로 볼 수 있다. 이럴 때는 재빨리 수분을 섭취해야 한다. 물이나 물로 희석한 주스(흰 포도주스가 가장 좋다), 묽은 죽, 카페인 성분이 없는 묽은 차, 레몬을 띄운 따뜻한 물을 조금씩 자주 마신다. 수분을 넘기기도 힘들 정도면 얼음 조각이나 아이스바를 빨아 먹는다. 위장의 상태에 따라 고형식을 같이 섭취할 수도 있는데, 이때 자극적이지 않고 간단하며 지방이 없는 음식을 먹는다. 흰쌀이나 버터를 바르지 않은 토스트, 섬유질이 적은 시리얼, 사과소스, 바나나 등을 선택한다. 위장에 탈이 날 때는 생강도 효과가 좋다. 생강차나 생강음료를 마시거나 생강으로 만든 사탕을 빨거나 씹어도 좋다. 가능하면 잊지 말고 보충제도 섭취한다. 지금 같은 때에는 비타민을 보충하는 것이 좋으니 구토할 가능성이 거의 없다면 보충제를 섭취해본다. 며칠 동안은 물 말고는 아무것도 넘길 수 없다 해도 괜찮다.

도무지 음식을 넘길 수 없다면 담당 의사와 상의한다. 탈수증상은 배탈로 고생하는 사람이라면 누구나 겪는 문제지만 수분이 일정하게 유지되어야 하는 임신 기간에는 더욱 문제가 된다. 이 경우 전해질 용액, 즉 페디아라이트(Pedialyte)처럼 얼려 먹어도 되는 음료를 마시는 것이 좋다.

배탈 증상을 완화하기 위해 집에 있는 상비약을 찾기 전에도 우선 담당 의사와 상의해야 한다. 텀스(Tums)나 로레이드(Rolaids)와 같은 제산제는 임신 중에 복용해도 안전하다. 일부 의사는 가스제거제도 허용하지만 약을 복용하기 전에 반드시 먼저 문의를 해야 한다. 일부 지사제는 복용해도 좋지만 안전을 기하려면 임신 초기는 지나야 한다(479쪽 참조). 늘 그렇듯이 어떤 약물을 복용하든 먼저 의사와 상담을 거친 후 복용하는 것이 안전을 위한 최선의 방법이다.

대부분의 배탈은 하루 정도 지나면 저절로 나으므로 걱정하지 않아도 된다.

— 유제품을 먹지 말아야 하나요?

Q "임신한 제 친구가 그러는데 일부 유제품은 임신부에게 탈을 일으킬 수 있기 때문에 임신 기간에는 먹지 않는 게 좋다는군요. 정말 그런가요?"

A 저온살균을 하지 않은 우유와 이런 우유로 만든 치즈, 즉 일부 모차렐라치즈와 블루치즈,

멕시칸 치즈, 브리치즈, 카망베르치즈, 페타치즈 등은 간혹 탈을 일으킬 수 있는데, 임신 기간에는 이런 식품으로 인해 탈이 날 가능성이 조금 높아진다. 저온살균을 한 주스, 육회나 덜 익힌 육류, 생선, 조개류, 가금류, 달걀, 세척하지 않은 생채소, 핫도그, 가공육과 함께 이러한 식품들에는 식중독 원인균의 일종인 리스테리아균이 아주 가끔 포함될 수 있다. 이러한 박테리아는 리스테리아병이라는 심각한 질병을 일으키는데, 특히 면역 기능이 제대로 발휘되지 못하는 어린아이나 고령자, 면역 기능이 어느 정도 억제된 임신부 등 고위험군에게 위험하다. 리스테리아병에 걸릴 위험은 전반적으로 극히 낮고 임신부의 경우도 마찬가지이다. 하지만 임신 기간에는 문제를 일으킬 가능성이 조금 높다. 많은 다른 세균과 달리 리스테리아균은 혈류 속에 바로 침투되므로 태반을 통해 아기에게 재빨리 다다를 수 있다. 일반적으로 오염된 음식을 섭취하면 양수 안으로 흘러 들어갈 때에만 문제가 된다.

리스테리아병은 발견하기 어렵다. 오염된 음식을 먹은 지 12~30시간 사이에 증상이 나타나기 때문이기도 하고, 증상(두통, 발열, 피로, 근육통, 이따금 메스꺼움과 설사 등)이 독감 증상과 유사해 임신 부작용으로 오인하기 쉽기 때문이기도 하다. 치료를 위해서는 항생제를 복용해야 하며, 치료하지 않으면 엄마와 아기 모두에게 심각한 합병증을 일으킬 수 있다.

예방을 위해서는 무엇보다 리스테리아균을 옮길 가능성이 있는 위험한 음식을 피하는 것이 중요하다. 지금 같은 임신 기간에는 유제품을 조심해야 한다. 식품 안전과 식품으로 인한 질병 예방을 위한 보다 자세한 요령은 100쪽을 참조한다. 하지만 매일 먹는 음식을 통해 감염될 위험은 임신 기간이라 해도 극히 낮으므로, 지금까지 맛있게 먹어온 훈제 칠면조 고기나 치즈에 대해서는 크게 스트레스를 받지 않아도 된다.

톡소플라스마증에 걸릴까 봐 걱정돼요

Q "고양이를 돌보는 일을 전부 남편한테 맡겼지만, 고양이와 함께 살고 있다는 사실만으로도 톡소플라스마증에 걸리지 않을까 걱정됩니다. 이 병에 걸렸는지 어떻게 알 수 있나요?"

A 아마 그럴 가능성은 없을 것이다. 간혹 경미한 불쾌감, 미열이 있고 병에 노출된 시 2~3주 뒤에 분비선이 부으며, 이후 하루나 이틀 뒤에 발진이 생기는 등의 증상이 나타나는 경우도 있지만, 대부분의 사람들은 전혀 아무런 증상을 보이지 않는다.

하지만 무엇보다 병에 걸리지 않을 가능성이 높다. 오랫동안 고양이와 함께 생활했다면 벌써 감염되어 톡소플라스마증을 일으키는 바이러스에 항체가 생겼을 가능성이 매우 높기 때문이다. 아직 면역되지 않았는데 톡소플라스마증의 증상을 겪고 있다면 검사를 받게 될 것이다. 톡소플라스마증에 대한 자가 테스트는 신뢰성이 매우 떨어지므로 시도하지 않는다. 테스트 결과 드물게 양성반응이 나왔다면 아기에게 전염될 위험을 줄이기 위해 항생제를 투여받게 된다.

임신부가 톡소플라스마증에 걸릴 위험은 거의 없으며, 임신부가 감염됐지만 치료를 받지 않은 경우 태아에게 감염될 위험은 대략 15%에 불과하다. 엄마가 임신 초기에 감염될수록 아기에게 전염될 가능성은 적다. 하지만 전염이 된다면 결과는 매우 심각하다. 엄마가 임신 후기에 감염될수록 아기에게 전염될 가능성은 상당히 높지만 잠재적인 위험은 훨씬 덜 심각하다. 다행히 톡소플라스마증에 걸리는 경우는 거의 없고, 심각한 선천적 톡소플라스마증을 지니고 태어나는 아기는 1만 명 가운데 1명에 불과하다.

최근 의학의 발전으로 대개 임신 20주에서 22주 후부터 태아의 혈액검사 및 양수 검사, 초음파를 통한 태아의 간 검사를 실시해 실제로 태아가 톡소플라스마증에 감염됐는지 여부를 알아볼 수 있다. 감염의 징후가 포착되지 않으면 태아의 상태는 대체로 괜찮다고 봐도 좋다.

톡소플라스마증에 대비하는 가장 좋은 방법은 뭐니 뭐니 해도 예방이다. 감염을 예방하는 요령은 68쪽을 참조한다.

── 거대세포바이러스에 걸릴 가능성은요?

Q "아들이 다니는 유치원에서 거대세포바이러스(CMV : Cytomegalovirus)가 발생했다는데 임신부도 걸릴 수 있는 건가요?"

A 다행히 아들이 거대세포바이러스에 감염돼 태아에게 옮길 가능성은 거의 없다. 대부분의 성인은 어린 시절에 감염된 경력이 있는데, 그럴 경우 임신 기간에 거대세포바이러스에 감염될 리가 없기 때문이다. 단, 재발성 거대세포바이러스에 감염될 수는 있다. 임신 기간에 처음으로 거대세포바이러스에 감염됐다 해도 태아에게 미치는 위험은 거의 없다. 감염된 엄마의 절반가량이 감염된 아기를 낳지만 아기가 위험할 가능성은 극히 미미하다. 임신 기간에 재발성 거대세포바이러스에 감염됐다 해도 아기에게 나쁜 영향을 미칠 가능성은 그보다 더 낮다.

그러나 과거에 감염된 적이 있는지 확신이 들지 않아 거대세포바이러스에 면역력이 있는지 의심된다면 무엇보다 예방이 최선의 방법이다. 큰아이의 기저귀를 갈거나 유아용 변기에서 대소변을 보는 걸 도와준 후에는 세심하게 손을 씻고, 아이가 유치원에서 먹다 남겨 온 간식을 먹지 않는 등 예방 조치를 취한다. 어린이집이나 유치원에서 근무하는 경우 항상 위생 관리를 철저히 해야 한다.

거대세포바이러스에 감염되면 뚜렷한 증상 없이 지나가는 게 보통이지만, 간혹 열이 나고 피로하며 분비선이 붓고 목이 아픈 증상을 겪기도 한다. 이런 증상 가운데 일부가 나타나면 진료를 받도록 한다. 이런 증상들이 거대세포바이러스의 증상이든 독감이나 패혈성 인두염 같은 다른 질병의 증상이든 약간의 치료를 해야 한다.

── 제5병이 문제가 될까요?

Q "지금까지 한 번도 들어본 적이 없는 제5병이라는 질병이 임신 중에 문제를 일으킬 수 있다고 하는군요."

A 제5병(전염성 홍반)은 어린아이들에게 발열과 발진을 유발하는 여섯 가지 질병군 가운데 다섯 번째 질병이다. 그러나 유사한 다른 질병, 즉 홍역, 수두와 같이 모두가 조심하는 질병과 달리 제5병은 증상이 미미하거나 눈에 띄지 않거나 아무런 증상 없이 지나가기 때문에 크게 알려지지 않고 있다. 제5병에 걸린 사람의 15~30%만이

발열 증상을 보인다. 발진은 처음 며칠 동안 뺨을 맞은 것처럼 부어올랐다가 몸통, 엉덩이, 허벅지에 레이스 문양으로 퍼지면서 1~3주 동안 재발됐다 사라졌다 한다. 주로 햇볕에 노출되거나 따뜻한 물에 목욕할 때 반응을 보인다. 풍진의 발진과 아동기의 다른 질병, 심지어 햇볕으로 인한 화상이나 바람에 의한 피부염과도 자주 혼동된다.

제5병에 감염될 위험은 극히 적지만 제5병에 걸린 아이를 돌보거나 이 병이 돌고 있는 학교에서 아이들을 가르치는 등 집중적으로 노출되는 경우 감염될 위험이 아주 약간 높아질 수 있다. 그러나 가임기 여성의 절반 정도가 어린 시절에 제5병에 걸린 경험이 있어 이미 면역력이 있으므로 다행히 임신부가 감염되는 경우는 거의 없다. 임신부가 제5병에 걸려 태아에게 감염되는 경우는 거의 없지만, 이 경우 바이러스는 태아의 적혈구 생산

미리미리 질병을 예방하자

배 속 아기와 함께 건강한 생활을 유지해야 하는 임신 기간에는 치료보다 예방이 훨씬 중요하다. 임신 기간에 건강을 유지하기 위한 예방법을 알아보자.

저항력을 높인다 영양이 풍부한 음식을 섭취하고 잠을 충분히 잔다. 적당한 운동을 하되, 녹초가 될 정도로 몸을 혹사하면 안 된다. 최대한 스트레스를 줄이면 면역 체계를 최상의 상태로 유지하는 데 도움이 된다.

환자를 피한다 감기나 독감, 장염, 기타 전염성이 강한 질병에 걸린 사람과 가까이 접촉하지 않도록 한다. 버스에서는 기침을 하는 사람과 거리를 유지하고, 목이 아프다고 불평하는 동료 직원과 점심 식사를 함께하지 않으며, 콧물을 흘리는 친구와 악수를 하지 않는다. 사람이 많은 장소나 밀폐된 장소에 가지 않는다.

손을 깨끗이 씻는다 손은 감염의 주된 경로이므로 자주 손을 씻는다. 손에 비누를 묻혀 따뜻한 물에 10~20초간 꼼꼼하게 씻고, 아픈 사람을 접했거나 공공장소에 다녀왔거나 대중교통을 이용한 후에는 반드시 손을 씻는다. 음식을 먹기 전에 손을 씻는 것은 특히 중요하다. 자동차 앞좌석의 사물함과 책상 서랍, 핸드백이나 서류 가방에 손 세정제를 넣어두면 물로 씻을 수 없을 때에도 손을 깨끗하게 닦을 수 있다.

세균을 멀리한다 아이나 남편이 아프면 최대한 거리를 둔다. 환자가 먹다 남긴 샌드위치를 마저 먹지 않고 컵을 같이 사용하지 않는다. 아픈 아이를 돌볼 때는 이따금 뽀뽀와 포옹을 해주어야 아이가 잘 낫는데, 아이를 안아준 후에는 반드시 손과 얼굴을 씻어야 한다. 환자의 속옷, 타월, 사용한 휴지는 세균투성이이므로 이런 것들을 만진 후에도 손을 씻어야 한다. 특히 자신의 눈, 코, 입을 만지기 전에는 반드시 손을 씻어야 한다. 환자에게도 자주 손을 씻게 하고, 기침이나 재채기를 할 때는 손 대신 팔꿈치 안쪽으로 입을 가리도록 한다. 전화기, 컴퓨터 키보드, 리모컨 등 환자가 사용한 물건의 표면은 살균 스프레이나 세척제로 닦는다. 자녀나 자주 접하는 아이에게

발진이 나타나면 가까이 가지 말고, 자신이 풍진이나 수두, 제5병, 거대세포바이러스 등에 면역력이 있는지 아직 모를 경우 최대한 빨리 병원에 가서 진료를 받는다.

애완동물을 관리한다 애완동물을 건강하게 관리하고 필요하면 예방주사를 다시 맞힌다. 고양이를 기른다면 톡소플라스마증을 피하기 위해 예방 조치를 취한다.

라임병에 주의한다 숲, 초원 등에 사는 진드기에 의해 세균이 감염되는 라임병에 걸리지 않도록 라임병이 퍼져 있는 야외에 나가지 않거나 적절하게 몸을 보호한다(475쪽 참조).

개인 용품을 사용한다 칫솔 등 개인 용품은 공동으로 사용하지 않으며, 칫솔이 서로 닿지 않게 한다. 화장실에서 양치를 할 때는 일회용 컵을 사용한다.

음식을 안전하게 관리한다 음식으로 인한 질병을 예방하기 위해 음식을 안전하게 조리하고 저장하는 습관을 기른다(100쪽 참조).

능력을 방해해 빈혈이나 기타 합병증을 일으킬 수 있다. 제5병에 걸린 경우 담당 의사는 태아 빈혈의 증상을 알아보기 위해 8~10주 동안 매주 초음파검사를 실시한다. 임신 기간 중 상반기 동안 태아가 이 바이러스에 감염됐다면 유산의 위험이 높아진다.

다시 말하지만 제5병이 임신부나 임신 상태, 혹은 태아에게 미칠 가능성은 극히 드물다. 그러나 늘 그렇듯이 임신 기간에는 어떠한 감염이든 예방을 위해 적절한 조치를 취하는 것이 현명하다. 감염 예방 조치에 대해서는 472쪽을 참조한다.

── 홍역 예방주사를 맞아야 할까요?

Q "어릴 때 홍역 예방주사를 맞았는지 기억이 안 나요. 지금 예방주사를 맞아야 할까요?"

A 임신 기간에는 홍역 예방주사(홍역, 풍진, 볼거리의 신 3종 전염병 혼합 백신 MMR의 한 성분)를 맞으면 안 된다. 무심코 예방주사를 맞았다 하더라도 신생아에게 이상이 있다는 보고는 아직 없지만, 이론적으로는 태아에게 위험할 수 있기 때문이다. 더구나 대부분의 가임기 여성들은 어린 시절에 이 병에 걸렸거나 이미 예방주사를 맞았기 때문에 홍역에 면역이 있을 가능성이 높다. 의료 기록에 이런 정보가 없고 부모님도 기억을 못한다면 병원에서 검사를 통해 면역 여부를 알아낼 수 있다.

홍역에 걸린 사람에게 직접적으로 노출되어 영향을 받는 경우는 극히 드물지만, 만에 하나 이런 경우 잠복기(노출된 시점과 증상이 시작된 시점 사이의 기간)에 감마글로불린(항체)을 투여해 심각한 증상을 약화시킬 수 있다. 홍역은 유산이나 조기 진통의 위험 증가와 관련이 있을지 모르지만 풍진과 달리 태아의 선천적 결함을 일으키는 것 같지는 않다. 출산 예정일이 다가올 무렵 엄마가 홍역에 걸릴 경우 신생아가 감염될 위험이 있다. 이 경우에도 역시 심각한 증상을 완화하기 위해 감마글로불린을 투여받는다. 그러나 요즘은 홍역에 걸리는 경우가 거의 없으므로 이런 우려들은 순전히 이론적이라는 사실을 기억한다.

── 볼거리에 걸리지 않으려면요?

Q "직장 동료가 볼거리에 심하게 걸렸어요. 이 병에 걸리지 않으려면 예방주사를 맞아야 할까요?"

A 요즘에는 볼거리에 걸리기가 쉽지 않으며 사실상 거의 불가능하다고 봐야 한다. 어렸을 때 예방주사를 맞았거나, 그럴 가능성은 거의 없지만 볼거리에 걸렸다면 지금 볼거리에 걸릴 리가 없다. 볼거리 예방주사를 맞았거나 병이 걸린 적이 있는지 확신이 서지 않는 경우 부모님에게 물어보거나 어릴 때 찾아간 병원에 문의하면 거의 예방주사를 맞았다는 대답을 들을 것이다.

면역력이 없다는 결과가 나왔다면 백신이 태아에게 해로울 수 있으므로 지금 예방주사를 맞으면 안 된다. 그러나 면역력이 없다 해도 볼거리에 걸릴 위험은 매우 낮다. 일반적인 접촉으로는 볼거리에 전염될 가능성이 거의 없다. 하지만 볼거리는 자궁 수축을 유발할 수 있으며, 임신 초기에는 유산의 위험이, 이후에는 조기 진통의 위험이 증가되는 것과 관련이 있으므로 볼거리의 초기 증상에 주의를 기울여야 한다.

볼거리 증상은 막연한 통증, 발열, 식욕부진이 나타나고 이후 타액선이 부은 다음 귀가 아프고, 음식을 씹거나 신 음식과 쓴 음식을 먹거나 마실 때 통증이 느껴진다. 증상이 나타나는 즉시 치료하면 크게 문제가 되지 않으므로 이런 증상이 나타나면 즉시 담당 의사에게 알린다. 안전을 기하는 차원에서 나중에 재임신을 결정하기 전에 MMR 예방주사를 맞는 건 괜찮다.

—— 풍진도 위험한가요?

Q "해외여행 중에 풍진에 노출된 것 같아요. 걱정할 일인가요?"

A 내다수의 임신부들은 어릴 때 풍진 예방주사를 맞았거나 살면서 어느 시기에, 대개 어린 시절에 풍진에 걸린 적이 있기 때문에 다행히 풍진에 면역력을 갖고 있다. 풍진에 면역력이 있는지 확신이 들지 않는다면 풍진 바이러스에 대한 혈중 항체 수치를 측정하는 간단한 테스트(풍진 항체 역가)를 통해 확인할 수 있다. 대부분의 병원에서는 첫 산전 진료 때 의례적으로 이 검사를 실시하는데, 아직 검사를 받지 않았다면 지금 받아야 한다.

그럴 가능성은 거의 없지만 풍진에 면역력이 없거나 혈중 항체 수치가 낮다는 결과가 나오더라도 당장 극단적인 조치를 고려할 필요는 없다. 임신부가 바이러스의 해를 입으려면 실제로 풍진에 걸려야 한다. 풍진의 증상은 풍진에 노출된 지 2~3주 후에 나타나며 대체로 경미하다. 때문에 임신부는 풍진에 걸린지 모르고 지나갈 수도 있다. 증상이 나타나는 경우에는 불쾌감, 미열, 분비선 부종이 있고 하루나 이틀 뒤에 가벼운 발진이 나타난다. 임신 중에 풍진에 걸렸다면(다시 말하지만 그럴 가능성은 극히 드물다) 풍진에 걸린 시기에 따라 아기의 위험 여부가 결정될 것이다. 임신 1개월째에 감염된 경우 태아가 자궁 내 노출로 인해 심각한 선천성 결함에 걸릴 가능성이 매우 높다. 임신 3개월 무렵에는 위험이 현저하게 낮고 그 이후에는 더욱 낮다.

풍진에 대한 면역력이 없는 임신부가 풍진에 노출된 경우 풍진에 전혀 걸리지 않게 하는 방법은 없다. 그러나 면역력이 없고 최근 풍진에 걸리지 않았다면 출산 후 예방주사를 맞아 이후 임신을 할 때는 마음을 푹 놓도록 한다. 예방주사를 맞은 후 한 달 동안은 임신을 하지 않는 것이 바람직하다. 그러나 이 시기에 우연히 임신이 됐거나 임신 초기에 임신한 사실을 모르고 예방주사를 맞았더라도 걱정하지 않아도 된다. 임신 초기에 무심코 예방주사를 맞거나 예방주사를 맞은 직후 임신이 됐어도 전혀 위험하지 않다.

—— 큰아이가 수두에 노출되었어요

Q "막 걸음마를 배운 제 아이가 어린이집에서 수두에 노출됐어요. 그곳에 다니는 다른 아이가 예방주사를 맞지 않은 거죠. 배 속에 있는 태아에게 해가 될까요?"

A 그럴 것 같지는 않다. 태아는 바깥세상과 철저하게 단절되어 있어 제삼자로 인해 수두에 걸릴 수는 없으며, 옮는다면 엄마한테서만 옮게 된다. 다시 말해 엄마가 먼저 수두에 걸려야 태아에게도 전염되는데 그럴 가능성은 거의 없다. 그 이유는 첫째, 큰아이가 수두 예방주사를 맞았다면 수두에 걸려 집 안에 옮길 가능성은

없기 때문이다. 둘째, 임신부가 어릴 때 수두에 감염된 경험이 있어(성인 인구의 85~95% 이상이 수두에 감염된 경험이 있다) 이미 면역이 됐을 가능성이 매우 크기 때문이다. 부모님께 물어보거나 건강 기록부를 찾아 수두에 걸린 적이 있는지 확인해본다. 확실하지 않으면 면역 여부를 알아보기 위해 병원에서 검사를 실시한다.

수두에 면역력이 없다 해도 감염될 가능성은 매우 적지만, 만약 수두에 노출되었다면 수두 환자와 접촉한 지(수두로 진단받은 사람과 직접적으로 접촉한 지) 96시간 이내에 수두 면역글로불린(VZIG) 주사를 맞는 것이 좋다. 임신부가 수두에 걸릴 경우 이 방법이 아기를 보호할 수 있을지 여부는 확실하지 않지만 임신부가 겪을 수 있는 합병증을 최소화할 수 있다. 그리고 수두가 아동기에는 약하게 지나가지만 성인에게는 대단히 심각할 수 있기 때문에 수두 면역글로불린 주사를 맞는 것은 큰 도움이 된다. 수두에 걸려 심하게 앓게 될 경우 항바이러스성 약물을 투여받으면 합병증의 위험을 크게 줄일 수 있다.

임신부가 임신 전반부에 수두에 감염될 경우 태아가 일부 선천성 결함을 나타낼 수 있는 선천성 수두 증후군에 걸릴 가능성은 약 2% 정도로 매우 낮다. 임신부가 임신 후반기에 수두에 걸릴 경우 태아에게 미칠 위험은 거의 없다. 그러나 출산 직전(출산 전 일주일 이내)이나 분만 직후에 임신부가 수두에 걸릴 경우는 예외이다. 이럴 가능성은 거의 없지만, 이 경우 신생아가 감염되어 일주일 이내에 특유의 발진이 나타날 가능성이 약간 있다. 그러므로 신생아 감염을 예방하기 위해 신생아는 분만 후(혹은 산후 회복기에 임신부의

감염 사실이 분명하게 드러난 직후) 즉시 수두 항체 주사를 맞게 된다.

예전에 수두에 걸렸던 사람 가운데 수두의 재발 형태인 대상포진에 걸리는 경우가 있다. 하지만 임신부와 아기가 이미 바이러스에 항체를 갖고 있기 때문에 발달 중인 태아에게 해가 미치지는 않을 것이다.

면역력은 없지만 다행히 이번에 감염되지 않았다면 다음 임신을 위해 출산 후 예방주사를 맞는 문제에 대해 담당 의사에게 문의한다. 예방주사는 다음 임신이 되기 최소 한 달 전에 맞아야 한다.

사는 곳이 라임병 위험 지역이에요

Q "라임병의 위험이 큰 지역에 살고 있습니다. 임신하면 위험할까요?"

A 라임병은 사슴 진드기를 옮기는 사슴, 쥐 등의 동물들이 자주 드나드는 숲에서 많은 시간을 보내는 사람들에게 흔히 나타나는 질병이지만, 숲이 없는 도시에서도 시골에서 옮겨져 감염되거나 농장에서 구입한 화초에 의해 감염될 수 있다.

임신부뿐 아니라 태아가 이 병에 걸리지 않을 가장 좋은 방법은 예방 조치를 취하는 것이다. 숲이나 풀밭에 있거나 그런 지역에서 자라는 화초들을 가꾼다면 긴 바지를 입고, 장화나 양말을 신고, 긴팔 옷을 입고, 옷 위에 사슴 진드기에 효과가 있는 방충제를 뿌린다. 집에 돌아오면 진드기가 붙지 않았는지 주의 깊게 살피고, 진드기가 발견되면 즉시 핀셋으로 잡아 작은 병에 넣은 다음 담당 의사에게 진료를 받는다. 24시간

이내에 진드기를 제거하면 감염의 위험을 거의 완벽하게 제거할 수 있다.

진드기에 물린 경우 즉시 진료를 받는다. 혈액검사를 통해 라임병에 감염됐는지 여부를 판단할 수 있다. 라임병의 초기 증상은 물린 부위에 발갛게 발진이 번지고, 피로와 두통이 생기며, 목이 뻣뻣하고, 열이 나고 오한이 들며, 온몸이 아프고, 물린 부위의 분비선이 붓는 것이다. 후기 증상은 관절염과 유사한 통증이 느껴지고 기억력이 흐려지는 것이다.

연구 결과에 따르면 엄마가 라임병에 감염됐다 해도 즉시 항생제로 치료하면 아기에게 전혀 해가 되지 않으며 엄마 역시 심각한 증상이 나타나지 않는다고 한다.

── A형 간염이 임신에 나쁜 영향을 미칠까요?

Q "제가 일하는 어린이집 아기들 가운데 한 명이 A형 간염 진단을 받았습니다. 제가 이 병에 걸리면 임신에 영향을 미칠까요?"

A A형 간염은 매우 흔하고 대부분 증상이 약하며 대개는 별다른 증상 없이 지나가기도 한다. 태아나 신생아에게 전염될 가능성은 거의 없으므로 설사 전염이 됐다 해도 임신에 영향을 미치지는 않을 것이다. 하지만 어떤 종류의 감염이든 걸리지 않는 것이 가장 좋다. 그러므로 예방 조치를 취하도록 하자. A형 간염은 대변과 구강을 통해 전달되므로 기저귀를 갈아주거나 아이들을 데리고 화장실에 다녀온 후에는 반드시 손을 씻는다. 음식을 먹기 전에도 손을 씻어야 한다. A형 간염에 면역력이 있는지 담당 의사에게 문의한다.

── B형 간염 보균자인데 아기에게 해로울까요?

Q "B형 간염 보균자인데 방금 임신 사실을 확인했어요. 아기에게 해가 될까요?"

A 아기에게 해를 주지 않기 위한 첫 단계는 바로 임신부 자신이 B형 간염 보균자라는 사실을 아는 것이다. B형 간염은 분만을 하는 동안 엄마에게서 아기에게 전달될 수 있으므로 아기가 태어나는 즉시 신속하게 조치를 취해야 한다. 신생아는 생후 12시간 이내에 B형 간염 면역글로불린(HBIG)과 B형 간염 백신(아기가 태어날 때 의례적으로 맞는다)을 맞아 감염을 막는다. 아기는 생후 1~2개월 뒤에 예방주사를 맞은 다음 6개월째에 다시 맞고(역시 의례적인 B형 간염 절차의 일부이다), 예방주사의 효과를 확인하기 위해 12~15개월 무렵에 검사를 받는다.

── C형 간염도 위험할까요?

Q "임신 기간에 C형 간염도 문제가 될까요?"

A 임신부가 C형 간염에 걸리면 분만 중에 아기에게 전염될 수 있으며, 전염 확률은 약 7~8% 정도이다. 그러나 C형 간염은 혈액을 통해 감염되기 때문에(과거에 수혈을 했거나 불법 약물 주사를 맞은 경우) 수혈을 받지 않았거나 고위험 범주에 들지 않는다면 감염될 가능성이 거의 없다. C형 간염으로 진단을 받은 경우 치료할 수는 있지만 임신 기간에는 불가능하다.

── 얼굴이 갑자기 축 늘어졌어요

Q "아침에 귀 뒤쪽에 통증이 느껴져 깼는데 혀도 마비되어 있더군요. 거울을 들여다봤더니 얼굴 전체가 축 늘어져 있고요. 왜 이런 거지요?"

A 안면신경에 손상을 입어 얼굴 한쪽에 힘이 없거나 마비가 되는 '안면신경마비'의 증상으로 일시적인 현상이다. 안면신경마비가 나타나는 경우는 아주 드물지만 임신부가 안면신경마비에 걸리는 빈도는 임신하지 않은 여성에 비해 세 배 이상 많으며, 임신 후기나 산후 회복 초기에 더욱 자주 나타난다. 갑작스럽게 발병되며, 이 질병이 있는 사람들 대부분이 아무런 증상 없이 아침에 일어났다가 얼굴이 축 늘어져 있는 것을 발견하게 된다.

이처럼 일시적으로 안면이 마비되는 원인은 아직 밝혀지지 않았지만, 전문가들은 일종의 바이러스나 세균에 의한 감염이 안면신경을 붓게 하고 염증을 일으켜 마비에까지 이르게 하는 것으로 보고 있다.

이따금 안면 마비와 함께 귀 뒤쪽이나 머리 뒷부분에 통증이 느껴지고 현기증이 나며, 침을 흘리고(근육이 약해져서) 입이 마른다. 눈을 깜빡일 수 없고 미각이 손상되며, 혀가 마비되고 심한 경우 말을 하지 못하기도 한다.

다행히 얼굴 외에 다른 부위로 번지지는 않으며 더 악화되지도 않는다. 대부분 치료를 받지 않아도 3주에서 3개월 사이에 증상이 완벽하게 사라진다. 간혹 6개월이 걸려야 증상이 완벽하게 사라지는 경우도 있다. 무엇보다 안면신경마비는 임신이나 태아에 아무런 영향을 미치지 않는다. 담당 의사에게 문의를 해도 별다른 치료를 받지 못할 것이다.

ALL ABOUT   **임신 기간의 약물 복용**

처방을 받은 약이든 처방전이 필요 없는 약이든 삽입된 안내문을 읽어보면 거의 모두 임신부는 의사의 지시 없이 약물을 이용하지 말라는 경고성 문구가 나와 있다. 하지만 보통의 평범한 임신부들은 임신 기간 동안 적어도 한 번은 약을 처방받게 되고, 처방전 없는 약을 구입하는 경우는 그보다 더 많다. 그렇다면 어떤 약이 안전하고 어떤 약은 안전하지 않은지 어떻게 알 수 있을까?

처방받은 약이든 처방전 없이 구입한 약이든, 일반 약물이든 허브 치료제든, 모든 사람에게 언제나 100% 안전한 약은 없다. 더구나 임신 기간에는 약물을 복용할 때마다 두 사람의 건강을 고려해야 하고 배 속에 아주 작고 나약한 아기가 자라고 있다는 사실을 기억해야 한다. 다행히 발달 중인 태아에게 해로운 것으로 알려진 약물은 소수이며, 임신 기간에도 안전하게 이용할 수 있는 약물이 많다. 사실 특정한 상황에서는 임신 기간이라도 반드시 약물을 복용해야 할 경우가 있다.

어떤 상황에서든 약물 복용으로 인한 잠재적인 이익과 위험을 비교하는 것이 현명하다. 임신 기간에는 이런 득실을 더욱 따져봐야 한다. 평소에도 약물 복용 여부에 대해 의사에게 문의하는 것이 좋지만 임신 기간에는 반드시 그래야 한다. 그러므로 임신 기간에는 어떤 약물을 복용하든, 심지어 임신 전에 자주 복용하던 처방전이 필요 없는 약물에 대해서도 복용하기 전에 반드시 의사에게 확인받도록 한다.

어떤 약물을 복용해야 할지 잘 모르겠다면 한 가지 사항만 확실하게 기억하면 된다. 담당 의사의 허락 없이는 처방받은 약이든 처방전이 필요 없는 약이든 허브 치료제든 어떤 약도 복용하면 안 된다.

일반 약물 복용

임신부는 대부분의 약물을 복용해도 안전하므로 코가 막히거나 지끈거리는 두통에 시달리는 경우 약물로 시원하게 해결할 수 있다. 그렇지 않은 약물들은 대부분의 경우 복용하지 말아야 하지만, 어떤 경우 임신 초기 이후나 특별한 문세가 있을 때는 복용하기도 한다. 임신부가 복용하면 안 되는 약물도 있으므로 미리 알아둔다. 임신 기간 동안 흔히 접하게 되는 약물의 종류를 알아보자.

타이레놀 임신 기간 동안 타이레놀의 성분인 아세트아미노펜은 단기간이라면 복용해도 된다. 처음 복용할 때는 담당 의사에게 적당한 용량을 문의해야 한다.

아스피린 담당 의사는 아스피린을 복용하지 말라고 권할 것이다. 특히 임신 후기에는 더욱 복용을 삼가야 하는데, 분만 전과 분만 중에 과다 출혈과 같은 합병증을 일으킬 뿐 아니라 신생아에게 잠재적인 문제를 일으킬 위험이 증가하기 때문이다. 일부 연구는 특정한 상황에서 극소량의 아스피린을 복용하면 전자간증을 예방하는 데 도움이 될 수 있다고 주장하기도 하지만, 자신의 경우에 아스피린 처방이 가능한지 여부는 담당 의사만이 알 수 있다. 또한 항인지질 항체 증후군이라는 질환을 앓고 있는 일부 여성의 경우 혈액 응고를 방지하는 물질인 헤파린과 함께 소량의 아스피린을 복용하면 유산의 재발률이 줄어들 수 있다는 연구 결과도 나와 있다. 이 경우에도 역시 이러한 약물들이 각자에게 안전한지, 어떤 상황에서 안전한지 의사에게 문의해야 한다.

애드빌(Advil)과 모트린(Motrin), 부르펜 이들 약물의 성분인 이부프로펜(Ibuprofen)은 임신 중에 주의해서 복용해야 한다. 특히 임신 초기와 후기에는 아스피린과 똑같은 부작용을 일으킬 수 있으므로 더욱 주의해야 한다. 자신이 임신 상태임을 아는 의사가 특별히 권하는 경우에만 복용한다.

코 스프레이 코막힘 증상을 잠시 완화해주는 코 스프레이는 대부분 사용해도 괜찮다. 담당 의사에게 사용해도 되는 제품이 있는지, 얼마나 투여해야 하는지 문의한다. 옥시졸 나잘액(임신

약의 안전성 여부는 꼭 의사에게 물어보자

임신 기간에 복용해도 정말 안전한 약, 아마도 안전한 약, 어쩌면 안전하지 않은 약, 절대 안전하지 않은 약의 목록은 늘 바뀌기 마련이다. 새로운 약이 출시되면 더욱 그렇다. 처방전이 필요한 약이 처방전 없이 구입할 수 있는 약으로 바뀌기도 하고, 임신부가 복용해도 안전한지 여부를 결정하기 위해 연구가 진행 중인 약물도 있다. 요즘엔 어떤 약이 안전한지 어떤 약은 안전하지 않은지, 항상 제일 먼저 담당 의사에게 물어보자. 임신 기간에 특정 약물에 대한 안정성 여부를 확인하려면 식품의약품안전처(www.mfds.go.kr)에서도 정보를 얻을 수 있다.

중기 이후에 쓰는 것이 좋다), 나조넥스 나잘 스프레이 등이 있다. 코 밴드와 식염수 분무액도 언제든 안전하게 이용할 수 있다.

제산제 좀처럼 멈추지 않는 속 쓰림 증상은 잔탁, 알마겔F, 겔포스, 게비스콘(산모에 대한 안전성 언급은 없다. 비교적 안전하게 쓸 수 있는 약으로 간주된다) 등으로 쉽게 치료할 수 있다. 여기에 칼슘을 복용하면 효과가 빠르게 나타날 것이다. 담당 의사에게 올바른 용법을 문의한다.

가스제거제 임신 증상으로 속이 더부룩하고 부어오를 때는 시메티콘 같은 가스제거제가 도움이 된다. 처음 복용할 때는 담당 의사와 상의한다.

항히스타민제 임신부에게 모든 항히스타민제(알레르기 치료제)가 안전한 것은 아니지만 담당 의사가 허용하는 약물이 더러 있다. 임신부에게 가장 많이 권장되는 약물은 지르텍, 페니라민, 씨잘 등이다. 비염, 두드러기 등에 쓴다.

수면제 잘덴(Doxylamine)은 임신 중에 복용해도 안전한 것으로 알려져 있어 많은 의사들이 가끔 이용하는 정도는 허용한다. 수면제를 복용하기 전에 반드시 의사와 상의한다.

충혈완화제 슈다페드(Sudafed)는 임신 기간 동안 꼭 복용해야 할 경우 제한된 용량에 한해서 가장 안전하다고 여겨지는 경구 충혈완화제이다. 알러지성 비염, 코막힘 등의 증상이 있을 때 쓴다. 먼저 담당 의사와 상의하고 올바른 복용량을 지켜야 한다.

지사제 스멕타(Smecta)는 제한된 양으로 제한된 시기에 복용하면 임신 기간에도 안전한 편이다. 하지만 복용 전에 담당 의사와 상의해야 한다. 대부분의 의사들은 임신 초기를 지날 때까지 기다리도록 권할 것이다. 펩토-비스몰(Pepto-Bismol)과 그 밖에 살리실산염은 임신 기간에 이용하면 안 된다.

항생제 담당 의사가 임신부에게 항생제를 처방했다면 항생제를 복용하는 것보다 박테리아에 감염되는 것이 더 위험하기 때문일 것이다. 임신 기간에는 주로 아목사실린(Amoxacillin) 등 페니실린(Penicillin) 계열의 항생제와 지스로맥스(Zithromax) 등 에리트로마이신(Erythromycin) 계열의 항생제를 복용하게 된다.

항우울제 임신부가 우울증을 치료하지 않고 방치하면 아기에게 많은 이상 반응이 일어날 수 있다. 항우울제가 임신부와 태아에 미치는 영향에 대해 의견이 분분한데, 안전하게 복용할 수 있는 약물이 있는가 하면, 복용이 완전히 금지된 약물도

약품 분류와 등급

우리나라는 약품이 일반의약품(환자가 약국에서 처방전 없이 살 수 있는 약)과 전문의약품(병원에서 처방전을 발급받아야 살 수 있는 약)으로 나누어져 있다. 약품 등급은 A, B, C, D, X로 나누어지는데, A · B 등급은 임신 초기부터 써도 되는 약이며, C 등급은 의사의 판단 하에 위험보다 이득이 더 많다고 판단될 때 제한적으로 사용되는 약이다. 따라서 C 등급의 약은 일반적으로 임신 중기 이후에 쓰는 것이 더 안전하다고 볼 수 있다.

있고, 개개인의 사례에 따라 복용했을 때의 위험과 복용하지 않았을 때의 위험을 비교해보아 복용 여부가 결정되는 약물도 있다. 항우울제를 꼭 써야 할 때는 의사가 처방한다. 오메가-3(DHA)도 항우울 효과가 있으니 참고하자. 항우울제에 대한 자세한 정보는 485쪽을 참조한다.

구토억제제 유니솜 슬립 정제(Unisom Sleep Tabs, 항히스타민의 일종인 독실아민 함유)와 피리독신(Pyridoxine, 비타민 B₆)을 함께 복용하면 입덧 증상을 완화할 수 있지만 담당 의사의 허락이 있을 때만 복용해야 한다. 이 약을 복용하는 날은 하루 종일 졸릴 수 있다.

국소 항생제 후시딘, 마데카솔과 같은 국소 항생제(항생 연고)를 소량 바르는 것은 임신 기간에도 안전하다.

국소 스테로이드제 데스오웬 로션 등을 소량 이용하는 것은 임신 기간에도 안전하다.

임신 기간에 약물을 복용해야 한다면?

임신 기간 동안 담당 의사가 특정한 약물을 복용하도록 권할 경우, 효과는 높이고 위험은 낮추기 위해 다음 조치를 따른다.

- ✦ 최대한 단기간에 가장 적은 분량으로 효과를 볼 수 방법을 담당 의사와 의논한다.
- ✦ 효과를 극대화할 수 있을 때 약물을 복용한다. 예를 들어 밤에 감기약을 복용하면 숙면에

허브 보충제, 임신부에게 해롭다

허브 보충제와 치료제들은 구미가 당기는 효과(기억력 향상, 숙면, 면역력 강화)를 최대한 활용해 사람들의 이목을 끈다. 특히 임신으로 인해 스스로 치료할 수 있는 방법이 거의 없고 약장을 열어봐도 복용할 수 있는 약이 제한되어 있을 땐 이런 허브 보충제에 더욱 눈길이 간다.

이번 달 전기 요금 납부를 제발 잊어버리지 않기 위해 뇌세포를 좀 강화해야겠는데, 은행잎추출액으로 만든 알약 두 알을 좀 먹었기로서니 그게 그렇게 해가 되겠어? 아기 때문에 잠을 이루지 못할 때 아기처럼 숙면을 취하게 해준다고 장담하는 멜라토닌을 복용했다고 해서 무슨 큰일이라도 날까? 오후 회의 때 옆 사람의 재채기 세례를 받았는데 세균의 공격을 막기 위해 에키네시아 한두 알쯤

먹어두면 좋지 않을까? 약병에는 엄연히 '순수 생약 성분'이라고 써 있는데다 건강식품 매장에서 구입했는데, 이보다 더 건강에 좋은 보충제가 어디 있겠어? 이런 생각이 들기 마련이다.

하지만 단도직입적으로 말하면 허브는 임신부에게 해로울 수 있으며, 특히나 지금처럼 배 속의 아기와 성분을 나눠 가질 때는 더욱 그렇다. '순수 생약 성분'이라고 해서 허브로 조제한 약물이 100% 안전한 것은 아니며, 건강식품 매장에서 판매하는 보충제들이 모든 사람의 건강에 좋은 것도 아니다.

아무리 임신부에게 좋다는 허브도 10개월 동안 때에 따라 몸에 해로울 수가 있다. 예를 들어 진통을 일으키는 데 효과가 있다고 알려진 일부

허브를 막달 전에 복용하면 조기 진통을 일으킬 수도 있다. 그리고 임신 기간 어느 때라도 복용할 수 있는 대부분의 허브, 즉 바질오일, 블랙코시, 블루코시, 클로브오일, 컴프리, 주니퍼, 겨우살이, 페니로열, 사사프라스, 와일드얌 등 많은 허브들은 매우 위험하다.

평소에도 허브를 이용해 자가 치료를 시도할 때는 신중해야 하지만 임신 기간에는 두 배로 신중해야 한다. 임신 전에 마음 놓고 복용하던 것이라 해도 임신 기간에는 담당 의사가 처방하지 않는 한 허브 성분의 보충제나 치료제는 어떤 것도 복용하지 않는다.

자연적인 방법으로 건강에 도움을 받고 싶다면 침술이나 마사지, 명상과 같은 보완대체요법을 찾아본다.

도움이 된다거나 하는 상황일 때 복용한다.
- ✦ 지시 사항을 주의 깊게 따른다. 공복에 복용해야 하는 약이 있는 반면, 음식이나 우유와 함께 복용해야 하는 약도 있다. 담당 의사가 아무런 지시 사항을 내리지 않은 경우 약사에게 자세한 사항을 문의한다. 대부분의 약사들은 처방 약에 따른 자세한 지시 사항과 정보(혹시 모를 부작용을 비롯해)가 안내된 인쇄물을 제공한다. 임신부에게 권장되지 않는다는 내용이 나와 있더라도 당황하지 않는다. 거의 대부분의 약물에, 심지어 안전하다고 판명된 약조차 이런 문구가 안내되어 있다. 환자가 임신부임을 알고 있고 임신 기간에 복용할 안전한 약물에 대해 잘 아는 의사가 처방하거나 권장한 약이라면 안심하고 복용해도 된다.
- ✦ 약물 치료에 도움이 되기 위해 약물 이외의 치료 방법을 알아보고 적절하게 이용한다. 가령 집 안에 알레르기를 유발하는 물질을 최대한 제거하면 항히스타민제 처방 용량을 평소보다 줄일 수 있다.
- ✦ 캡슐이나 알약은 쉽게 넘길 수 있도록 삼키기 전에 물을 한 모금 마시고, 약을 넘긴 후에는 물을 한 컵 다 마셔 약이 흡수되어야 할 곳에 신속히 내려가게 한다.
- ✦ 안전을 기하기 위해 처방받은 약은 모두 같은 약국에서 구입한다. 약사는 컴퓨터에 처방 약을 모두 저장해놓기 때문에 약물의 잠재적인 상호작용에 대해 경고해줄 수 있다. 또한 처방대로 약을 받았는지도 확인해야 한다. 약의 이름과 용량을 점검해 담당 의사가 명시한 약이 맞는지 확인한다. 약사에게 이 약이 어떤 효과가 있는지 묻거나 약에 삽입된 인쇄물을 확인하면 더욱 안심할 수 있을 것이다. 알레르기 치료를 위해 항히스타민제를 받아야 하는데 고혈압 치료제를 받았다면 분명히 약을 잘못 받은 것이다.
- ✦ 어떤 부작용이 발생할 수 있는지, 어떤 부작용이 발생할 때 연락을 해야 하는지 담당 의사에게 문의한다.

처방받은 약물이 임신부가 복용해도 안전한지 확인했다면, '그래도 혹시 아기에게 해가 될지 모른다'는 생각에 망설이다 복용 시기를 늦추지 않도록 한다. 제때에 복용하면 아무 문제가 없지만 치료가 늦어지면 해가 될 수 있다.

21장

만성질환을 앓고 있다면?

❖❖❖

만성질환을 앓고 있는 사람이라면 특별한 식단에, 약물에, 검사에, 생활이 얼마나 복잡한지 잘 알고 있다. 여기에 임신까지 하게 되면 식단 변경하랴, 약물 종류 바꾸랴, 검사 강화하랴 가뜩이나 복잡한 생활이 더 정신없어진다. 다행히 요즘에는 조금 더 신경 쓰고 노력하면 대부분의 만성질환은 임신 중에도 거뜬히 이길 수 있다.

만성질환이 임신에 얼마나 영향을 미칠지, 그리고 임신이 만성질환에 얼마나 영향을 미칠지를 결정하는 요인은 아주 많으며, 개개인에 따라 다르다. 이번 장에서는 일반적인 만성질환을 앓는 임신부들을 위해 전반적인 권고 사항을 간략하게 소개한다. 소개한 내용을 참고하되, 담당 의사가 개개인의 특정한 요구에 맞게 지시를 내려줄 터이므로 의사의 지시를 잘 따르도록 한다.

무엇이든 물어보세요 Q&A

─ 천식을 앓고 있어요

Q "어릴 때부터 천식을 앓았어요. 임신 중인데 천식 발작과 복용하는 약이 해가 되지 않을지 걱정이 됩니다."

A 심한 천식이 임신에 상당한 위험 요소가 될 수 있는 건 사실이다. 다행히 이런 위험은 거의 완벽하게 제거할 수 있다. 사실상 산부인과 의사, 내과 전문의, 천식 담당 의사가 한 팀을 이루어 철저하고 전문적인 의료 관리를 해준다면, 임신부가 정상적인 임신 기간을 보내고 건강한 아기를 얻을 가능성은 천식을 앓지 않는 임신부와 거의 유사하다.

평소에 관리를 잘했다면 천식이 임신에 미치는 영향은 극히 미미하다. 하지만 임신은 천식에 영향을 미칠 수 있으며, 어느 정도 영향을 미치느냐는 임신부에 따라 다르다. 천식을 앓는 임신부의 약 1/3가량은 임신이 천식에 긍정적인 영향을 미쳐 오히려 천식이 호전되고, 다른 1/3가량은 상태에 변화가 없으며, 나머지 1/3(대체로 천식이 아주 심한 경우)가량은 천식이 악화된다. 과거에 임신한 경력이 있다면 이번 임신에도 과거의 임신 때 보인 천식 양상과 상당히 유사한 양상을 보일 가능성이 크다.

임신 전이나 임신 초기에 천식을 최대한 잘 관리하는 것이 임신부와 아기를 위한 최선의 방법이다. 다음 방법을 참고하자.

환경적인 원인을 확인한다 알레르기는 천식의 주요인이다. 자신에게 어떤 알레르기가 문제가 되는지 이미 잘 알고 있을 것이다. 이러한 요인을 피하면 임신 기간에 한결 편안하게 호흡할 수 있다. 알레르기 유발 원인을 피하는 요령은 185쪽을 참조한다. 가장 흔한 천식 유발 요인은 꽃가루, 동물의 비듬, 곰팡이, 먼지이다. 담배 연기, 가정용 세정제, 향수 등 자극을 주는 물질도 천식을 유발할 수 있으므로 이러한 물건을 없애는 것이 좋다. 물론 흡연자라면 담배를 끊어야 하고 남편 역시 담배를 끊어야 한다. 임신 전에 알레르기 주사를 맞기 시작했다면 계속 맞을 수 있다.

조심해서 운동한다 운동으로 인해 천식이 유발될 경우 운동이나 그 밖의 힘든 활동을 하기 전에 처방받은 약을 복용하면 천식을 예방할 수 있다. 담당 의사에게 운동할 때 필요한 지침에 대해 알려달라고 부탁한다.

건강을 유지한다 감기, 독감, 기타 호흡기 감염도 천식을 유발할 수 있으므로 미리 예방한다. 건강을 유지하기 위한 요령은 472쪽을 참고한다. 담당 의사는 감기 초기에 천식 발작을 피하는 약을 처방하고, 아주 경미한 바이러스성 호흡기 감염 외에는 대개 항생제로 치료할 것이다. 독감 예방주사는 모든 임신부에게 권장되는데, 폐렴 감염을 예방하는 효과도 있으므로 자신이 고위험 임신부라고 생각된다면(담당 의사에게 물어본다) 반드시 맞도록 한다. 만성 축농증이나 위식도역류질환 역시 임신부에게도 아주 흔한 질병이며 천식을 관리하는 데 지장을 줄 수 있으므로 담당 의사와 치료 계획을 세운다.

자신의 최대 폐활량을 측정한다 자신과 태아에게 필요한 산소를 공급하기 위해 의사의 지시를 따른다. 담당 의사의 지시에 따라 폐활량 측정기로 호흡을 측정한다.

자신의 약물을 새로운 시각으로 살펴본다 임신을 하면 모든 약물 규정이 바뀌므로, 임신 기간 동안에는 담당 의사가 처방한 약만 복용해야 한다. 증상이 경미하면 약물을 복용하지 않아도 된다. 증상이 보통이거나 심하다면 임신 기간에 복용해도 안전하다고 판명된 약물을 복용한다. 대체로 경구 복용 약물보다 흡입형 약물이 더 안전한 것 같다. 약물이 필요한 상황이면 망설이지

임신 기간에 암에 걸렸다면

임신 기간에 암에 걸리는 경우는 드물지만, 인생의 어느 시기에나 암에 걸릴 수 있는 것처럼 임신 기간에도 그럴 수 있다. 임신이 암을 유발하거나 암 발병 가능성을 높이는 것은 아니다.

임신 기간에 암을 치료하기 위해서는 임신부에게 최상의 치료를 제공한다는 것과 태아에게 미칠 수 있는 모든 위험을 제한한다는 것 사이의 미묘한 균형을 유지해야 한다는 어려움이 있다. 어떤 형태의 치료를 받을지는 여러 가지 요인에 달려 있는데, 임신 개월 수, 암의 종류, 암의 진행 상황, 그리고 물론 임신부 자신의 요구가 치료에 영향을 미친다. 자신의 건강과 아기의 건강을 사이에 놓고 결정해야 한다는 것은 무척 고통스러운 일이어서, 결정을 내리기 위해 많은 도움이 필요할 것이다.

일부 암 치료는 태아에게 해로울 수 있다. 특히 임신 초기에는 더욱 해로울 수 있기 때문에 의사들은 대체로 임신 중기나 후기까지 치료를 미룬다. 임신 후기에 암이 진단되면 출산 후까지 치료를 미루거나 일찌감치 진통을 유도한다. 안심이 될 만한 소식은 다른 조건이 동일하다면 임신을 한 여성이나 임신을 하지 않은 여성이나 암 치료 효과는 동일하다는 것이다.

말고 복용한다. 지금은 두 사람을 위해 편안한 호흡이 필요하다는 것을 잊지 말자.

천식 발작이 일어나면 처방받은 약물로 신속히 치료해야 태아가 산소 부족을 겪지 않는다. 그러나 약을 복용해도 아무런 효과가 없다면 곧바로 병원에 전화하거나 가까운 응급실로 향해야 한다. 천식 발작은 조기 자궁 수축을 유발하기도 하지만, 발작이 멎으면 대개 자궁 수축도 멎는다. 때문에 발작을 신속하게 멈추는 것이 중요하다.

천식 환자는 호흡곤란 병력이 있기 때문에 임신 후기에 흔히 나타나는 호흡곤란 증상을 유독 걱정하게 된다. 그러나 이런 현상은 정상이며 위험하지 않으므로 걱정하지 않아도 된다. 하지만 자궁이 커지면서 폐가 옆으로 바싹 붙기 시작하면 천식이 다시 심해지면서 악화될 수 있다. 발작이 일어나면 즉시 치료를 해야 한다.

천식은 진통과 분만에 얼마나 영향을 미치게 될까? 진통 및 분만 과정에서 약물을 이용하지 않을 계획이라면 안심해도 된다. 다행히 천식은 라마즈 호흡 방법은 물론 다른 출산 방법에도 지장을 주지 않는다. 경막외 마취 주사(무통주사)를 투여해도 문제가 되지 않는다. 그러나 데메롤 같은 마약성 진통제는 천식 발작을 유발할 수 있으므로 피해야 한다. 출산 중에 천식이 재발하는 경우는 드물지만 담당 의사는 임신부가 분만실에 들어갈 때 평소 복용하던 약을 계속 복용하도록 권할 것이다. 경구 스테로이드제나 코르티손 유형의 약물이 필요할 만큼 천식이 심각하면 스테로이드 정맥 주사를 투여해 진통과 분만 스트레스를 좀 더 편안하게 다루도록 한다. 병원에 입원하면 체내 산소 이용도를 점검하게 되는데, 수치가 낮으면 예방 차원에서 약물을 복용하게 된다. 천식 경험이 있는 임신부의 아기들 가운데 일부는 출산 후 가쁜 호흡을 하는 경우도 있지만 대체로 일시적인 증상에 불과하다. 천식 증상은 출산 후 3개월 이내에 임신 전 상태로 돌아올 것이다.

— 낭포성 섬유증을 앓고 있어요

Q "낭포성 섬유증을 앓고 있습니다. 이 병을 앓으면 임신 과정이 힘들다고 하던데, 얼마나 힘든가요?"

A 평생 낭포성 섬유증을 안고 살아온 만큼 이미 이 병으로 인한 어려움에 익숙할 뿐 아니라 어려움을 극복하기 위해 애쓰는 데도 익숙할 것이다. 물론 임신으로 인해 어려움은 더 커지겠지만, 담당 의사와 협조하면 성공적으로 임신 기간을 마칠 수 있는 방법이 많다.

가장 큰 어려움은 몸무게를 늘리는 것이다. 그러므로 저울의 숫자가 꾸준히 올라갈 수 있도록 담당 의사와 긴밀히 협조하는 것이 중요하다. 영양사를 두면 더 많은 도움을 받을 수 있을 것이다. 몸무게와 아기의 성장, 그리고 임신에 관한 모든 양상들을 주의 깊게 지켜보기 위해 일반 임신부들보다 더 자주 산전 검사를 받게 될 것이다. 덕분에 아기의 심장박동 소리를 들을 기회도 많고 궁금한 점에 대해 질문할 기회도 많다. 또한 활동이 제한될 수 있으며, 조기분만의 위험이 높기 때문에 출산 때까지 위험을 줄이고 아기를 안전하게 지키기 위해 추가적인 예방 조치를 취해야 한다. 따라서 주기적으로 입원도 해야 할 것이다.

아직 유전 상담을 받지 않았다면 유전 상담을

통해 아기가 낭포성 섬유증을 갖고 태어날지 여부를 알아낼 수 있다. 물론 그럴 가능성은 아주 적다. 남편이 낭포성 섬유증 보균자가 아닌 경우 아기가 이 병에 영향을 받을 가능성은 거의 없다. 하지만 보균자로 남기는 할 것이다. 남편이 보균자일 경우 2명의 아기 가운데 1명꼴로 영향을 받게 될 것이다. 산전 검사를 통해 확실하게 알 수 있다.

또한 임신부는 두 사람의 몫을 호흡하고 있으며, 특히나 자궁이 커지면서 폐가 늘어날 공간이 적어지기 때문에 담당 의사는 폐의 관리에도 주의를 기울일 것이다. 이때 폐 감염도 함께 검사를 받게 된다. 폐에 심각한 질환이 있는 경우 임신 기간 동안 상태가 약간 악화되긴 하겠지만 일시적인 현상일 뿐이다. 대체로 임신으로 인해 낭포성 섬유증이 장기간 악화되는 경우는 별로 없는 것으로 보인다.

아무리 건강한 상태여도 임신은 쉽지 않으며 낭포성 섬유증을 앓는 경우라면 더더욱 힘든 일이 많을 것이다. 하지만 그 대가로 얻는 보상, 품속에 안길 사랑스런 아기를 생각하면 10개월 동안의 고생은 그 이상의 가치가 있을 것이다.

항우울제를 복용하고 있어요

Q "몇 년 전 만성 우울증 진단을 받아 항우울제를 소량씩 복용하고 있어요. 지금 임신 중인데 약을 중단해야 할까요?"

A 가임기 여성의 10명 가운데 1명 이상이 한두 차례 우울증에 시달리고 있는 걸 보면 이런 현상은 결코 혼자만의 일이 아니다. 다행히 만성 우울증을 앓는 모든 임신부들을 위한 희소식이 있으니, 우울증을 앓는 여성도 적절한 치료를 받으면 완벽하게 정상적인 임신을 할 수 있다는 것이다. 하지만 어떤 식으로 치료할지 결정하기 위해서는 갈등을 조정하는 미묘한 절차가 따라야 하며, 특히 약물을 이용해야 할 땐 더욱 그렇다. 심리치료사와 산전 검사를 담당하는 의사와 협조하여, 배 속에 아기가 자라는 동안 약물을 복용할 때와 복용하지 않을 때 생기는 위험과 이득을 따져봐야 할 것이다.

언뜻 보기에는 결정하기 쉬운 문제인 것 같다. 당연히 엄마의 정신적인 행복보다 아기의 신체적인 건강이 우선이지, 뭘 더 고민하지? 하지만 실제로 문제는 이보다 훨씬 복잡하다. 무엇보다 먼저, 임신 호르몬이 임신부의 감정적인 상태를 엉망으로 만들어버리기 때문이다. 한 번도 감정적인 혼란이나 우울증, 기타 정신적인 건강 상태로 애를 먹어본 적이 없는 여성조차 임신을 하게 되면 격렬한 감정 기복을 경험하게 되는데, 하물며 우울증 병력이 있는 경우라면 임신 기간에 우울증 증상을 수차례 겪을 위험이 상당히 크고 산후 우울증을 앓게 될 가능성도 매우 높다. 특히 임신 중에 항우울제 복용을 중단하는 경우 이러한 증상은 더욱 두드러지게 나타난다.

더구나 우울증을 치료하지 않으면 임신부뿐 아니라 아기의 건강에도 영향을 미치게 된다. 우울증을 앓는 임신부는 잘 먹지도 잘 자지도 못할 뿐 아니라 산전 관리에 별 관심을 두지 않으며 술, 담배를 할 가능성도 높다. 일부 연구 결과에 따르면 이러한 요인들에 지나친 불안과 스트레스 등 건강을 해치는 요인까지 더하면 조기분만, 저체중아 출산의 위험이 증가할 수 있으며, 신생아의 아프가 점수가 낮게 나올 수 있다고 한다. 그러나 우울증을 효율적으로 치료하고 꾸준히 관리하면 아기에게 충분한 영양을 공급해 아기가 정상적으로 성장할 수 있다.

그러므로 항우울제를 끊어야 하나 고민하기 전에 한 번 더 생각하고 담당 의사와 상의하는 것이 좋다. 그리고 임신 기간에 가장 좋은 항우울제가 어떤 것이 있는지, 임신 전에 복용하던 항우울제를 계속 복용해도 되는지 알아본다. 다른 약물보다 안전한 약물도 있고, 임신부에게 절대 권장되지 않는 약물도 있다. 약물에 대한 정보는 계속 바뀌므로 담당 의사는 최신 정보를 제공할 것이다.

현재로서 임신 기간에 주로 선택하는 약물은 웰부트린(Wellbutrin)이다. 푸로작(Prozac), 팩실(Paxil), 졸로프트(Zoloft) 등 선택적 세로토닌 재흡수 억제제(SSRIs)는 태아에게 미치는 위험이 거의 없으며, 따라서 탁월한 선택이 될 수 있을 것이다. 몇몇 연구들에 따르면 임신부가 프로작을 복용할 경우 조기에 분만할 가능성이 다소 높고, 자궁 안에서 프로작과 기타 선택적 세로토닌 재흡수 억제제에 노출된 신생아는 지나치게 많이 울고, 몸을 떨며, 잠을 잘 못자고, 출산 직후 위장장애를 일으키는 등 단기간(48시간 이상 지속되지 않는다) 금단증상을 보인다고 한다. 그러나 또 한편 우울증을 치료받지 못하면 장기간 많은 부분에 악영향을 미칠 뿐 아니라 우울증 자체의 위험도 크기 때문에, 달리 효율적인 치료 방법이 없다면 프로작이나 기타 선택적 세로토닌 재흡수 억제제를 복용해 이러한 위험을 예방해야 한다고 경고하기도 한다.

심리치료사와 함께 산전 관리를 담당하는 의사는 임신부에게 가장 좋은 약물을 복용하도록 안내하므로 두 담당자와 함께 가장 효율적인 방법을 의논하고 이를 따르는 것이 좋다.

때로는 약물을 사용하지 않는 접근 방법이 우울증 관리에 도움을 줄 수 있다는 사실도 기억하자. 심리치료는 그 자체로도 효과가 있지만 약물을 병행해도 효과가 있다. 약물과 함께 이용할 때 도움이 되는 치료법으로는 밝은 빛 치료법과 보완대체요법이 있다. 운동을 하면 기분을 좋게 하는 엔도르핀이 분비되고, 명상을 하면 스트레스 관리에 도움이 된다. 규칙적으로 식사를 하고 간식을 챙겨 먹으면 혈당을 일정하게 유지할 수 있고, 오메가-3 지방산을 다량 섭취하면 기분이 좋아진다. 이런 방법들을 치료 프로그램과 함께 병행하면 많은 도움이 될 것이다. 담당 의사나 심리치료사와 함께 상의해 자신에게 알맞은 방법을 찾아보자.

당뇨병을 앓고 있어요

Q "당뇨병을 앓고 있어요. 아기에게 어떤 영향을 미칠까요?"

A 당뇨병을 앓는다 해도 전문적인 의료 관리와 부지런한 자기 관리가 이루어지면 일반 임신부 못지않게 성공적인 임신 과정을 거쳐 건강한 아기를 낳을 가능성이 대단히 높다. 한 연구의 주장에 따르면, 제1유형(청소년기에 시작되었으며 체내에서 인슐린을 분비하지 않는다)이든 제2유형(성인이 된 후에 시작되었으며 인체가 인슐린에 제대로 반응하지 않는다)이든 당뇨병을 앓는 임신부가 임신 기간을 성공적으로 보내기 위한 비결은 임신 전에 혈중 포도당 수치를 정상으로 유지하고 이후 10개월 동안 계속해서 이 수치를 유지하는 것이라고 한다.

임신 전부터 당뇨병을 앓았든 임신을 시작하면서 임신성 당뇨병을 앓게 됐든, 다음 사항을 실천하면 임신 기간을 안전하게 보내고 건강한 아기를 낳는 데 도움이 될 것이다.

올바른 의사를 선택한다 담당 의사는 당뇨병을 앓는 임신부에 대한 경험이 풍부해야 하고, 지금까지 임신부의 당뇨병을 관리해온 의사와 협력해야 한다. 당뇨병을 앓는 임신부는 일반 임신부보다 자주 산전 검사를 받게 되므로 의사의 지시를 많이 받게 될 것이다.

양질의 식단을 짜서 실천한다 당뇨병 치료 경험이 많은 내과 의사, 영양사, 간호사와 함께 개개인의 상태에 맞도록 세심하게 식단을 짜야 한다. 식단에는 복합탄수화물은 풍부하게, 단백질은 적당하게, 콜레스테롤과 지방은 적게 포함시키고, 설탕류는 거의 혹은 전혀 포함시키지 않는다. 당뇨병 환자의 임신 기간에는 섬유질이 인슐린 필요량을 낮출 수 있다는 연구 결과가 있으므로 매일 섬유질을 풍부하게 섭취하는 것이 중요하다.

한두 번의 식사에서 적정량 이상으로 탄수화물을 섭취한다 해도 인슐린 조절이 신속하게 이루어지므로 임신 전처럼 탄수화물을 엄격하게 조절하려 애쓰지 않아도 된다. 하지만 탄수화물 섭취를 얼마나 제한하느냐는 특정한 음식에 대해 몸이 반응하는 정도에 따라 다르다. 대부분의 당뇨병 환자들은 과일보다는 채소, 곡물(통곡물이 가장 좋다), 콩류에서 탄수화물을 얻는 것이 가장 좋다. 정상적인 혈당 수치를 유지하기 위해 아침에 탄수화물을 충분히 섭취할 수 있도록 각별히 주의를 기울여야 한다. 간식 섭취는 일반 임신부의 경우보다 더욱 중요하다.

통곡물빵 등 복합탄수화물과 콩이나 치즈, 치킨 등 단백질이 모두 포함된 간식이 가장 좋다. 식사나 간식을 건너뛰면 혈당이 위험할 정도로 낮아질 수 있으므로 입덧이나 소화불량 등으로 식욕이 없을 때에도 규칙적으로 식사를 해야 한다. 주의 깊게 식단을 계획해 일정한 시간 간격을 두고 하루 여섯 차례 소량의 식사를 하면서 몸에 좋은 간식으로 필요한 영양을 보충하는 것이 가장 똑똑한 전략이 될 것이다.

적당히 몸무게를 늘린다 임신 전에 이상적인 몸무게에 도달하는 것이 가장 좋다. 다음에도 임신 계획이 있다면 꼭 기억해두자. 그러나 이미 과체중 상태로 임신을 시작했다 해도 10개월의 임신 기간 동안 몸무게를 줄일 계획을 세우면 안 된다. 아기의 건강을 위해서는 충분히 칼로리를 섭취해야 한다. 담당 의사가 마련한 지침에 따라 몸무게를 늘리도록 노력한다. 천천히 꾸준히 늘리는 것이 가장 좋다. 당뇨병을 앓는 임신부의 경우 적정한 몸무게인데도 이따금 아기가 지나치게 클 수 있으므로 초음파를 이용해 아기의 크기를 점검한다.

운동을 한다 특히 제2유형 당뇨병을 앓고 있다면 적당한 운동 프로그램으로 에너지를 향상시키고 혈당을 조절하며 출산에 대비해 몸을 단련시킬 수 있다. 하지만 담당 의료팀의 도움을 받아 약물 복용 계획 및 식단과 병행해서 계획을 세워야 한다. 다른 의료적 합병증이나 임신 합병증이 없고 신체적으로 건강하다면 빨리 걷기, 수영, 실내 운동용 자전거 타기 등의 적당한 운동을 하는 것이 바람직하다. 조깅은 하지 않도록 한다. 임신 전에 건강 상태가 좋지 않았거나, 당뇨병 상태,

임신 상태, 혹은 아기의 성장에 조금이라도 문제가 있다는 조짐이 보이면 천천히 걷기 같은 아주 가벼운 운동만 하는 것이 좋다.

운동을 할 때 취해야 할 예방 조치는 일반 임신부를 위한 안전 요령과 크게 다르지 않다. 운동을 하기 전에 간식을 먹고, 기진맥진할 때까지 운동을 하면 안 된다. 또 27℃ 이상의 온도 등 아주 더운 환경에서 운동을 하면 안 된다. 인슐린을 맞고 있다면 운동을 하는 신체 부위(가령 걷기 운동을 할 경우에는 다리)에는 맞지 않으며, 운동 전에는 인슐린 투여량을 줄이면 안 된다.

휴식을 취한다 특히 임신 후기에는 충분한 휴식이 매우 중요하다. 힘이 많이 드는 일을 하지 말고 낮에는 시간을 내 발을 높이 올리고 쉬거나 낮잠을 잔다. 힘든 직업을 갖고 있다면 담당 의사는 일찍 출산 휴가를 시작하도록 권할 수도 있다.

약물을 조절한다 식단과 운동만으로 혈당을 조절할 수 없다면 인슐린을 투여하게 될 것이다. 처음으로 인슐린 주사를 맞게 될 경우 의료진의 세심한 관리하에 혈당 수치를 안정시켜야 한다. 임신 전에 인슐린을 경구 복용했다면 임신 기간에는 인슐린 주사나 피하 인슐린 펌프로 바꾸게 될 것이다. 임신이 진행되면서 인슐린 분비를 저해하는 임신 호르몬 수치도 높아지므로 인슐린 복용량을 정기적으로 늘려가며 조절해야 한다. 임신부가 아프거나 정신적으로 스트레스를 받는 경우, 혹은 탄수화물을 과다 섭취한 경우에는 임신부와 아기의 몸무게 증가 정도에 따라 인슐린 복용량도 조절해야 한다. 연구 결과에 따르면 증상이 약한 당뇨병의 경우 임신 중에는 경구용 글리브라이드제가 인슐린 치료의 효과적인 대안이 될 수 있다고 한다.

적당한 용량으로 당뇨병 치료제를 복용하는 것 외에 다른 약물을 복용할 때에도 각별히 주의를 기울여야 한다. 처방전 없이 구입하는 약 가운데 인슐린 수치에 영향을 미치는 약이 상당히 많고 일부는 임신에 안전하지 않을 수도 있으므로, 당뇨병을 관리하는 내과 의사와 임신을 돌보는 담당 의사 모두의 상담을 받기 전까지는 어떠한 약도 복용하면 안 된다.

혈당을 조절한다 혈당이 안전한 수치를 유지하는지 확인하기 위해 하루 최소 네 번, 많게는 열 번까지(가능하면 식사 전후에) 손가락으로 찌르는 간단한 방법으로 혈당검사를 실시해야 한다. 제1유형 당뇨병을 앓는 경우 혈액검사를 통해 당화혈색소(헤모글로빈 A1c) 수치를 측정해야 한다. 당화혈색소 수치가 높게 나오면 혈당 수치가 제대로 관리되지 않은 것으로 볼 수 있다. 정상적인 혈당 수치를 유지하려면

약물 복용량을 조절해야 한다

지금까지 경구용 약물에 의지해 만성질환을 관리했다면 임신 후에는 약물 복용량을 조금 조절할 필요가 있다. 예를 들어 임신 초기에 입덧에 시달릴 경우 저녁에 잠자리에 들기 직전에 약을 복용하면 아침에 구토가 시작되기 전에 체내에 약물이 축적되어 구토로 인해 아까운 약물을 잃지 않을 수 있다. 단, 일부 약물은 특정 시간에만 복용해야 하므로 먼저 담당 의사에게 문의한다.

그 밖에 명심할 사항이 있다. 일부 약물은 임신 기간 동안 대사 작용이 달라져, 임신 후에는 반드시 평소에 복용하던 용량대로 복용하지 않아도 된다는 것이다. 임신 후 올바른 복용량을 지키고 있는지 확신이 들지 않거나, 혹은 약물을 충분히 복용하지 않거나 과다 복용한다는 생각이 들면 담당 의사에게 알린다.

규칙적으로 식사하고, 식단과 운동을 적절히 조절하며, 필요하면 약물을 복용해야 한다. 임신 전에 인슐린에 의존했다면 특히 임신 초기에 임신 전보다 저혈당증이 생길 위험이 높다. 이 경우에는 더욱 세심하게 관리해야 하며 외출할 때 반드시 간식을 챙겨가야 한다.

소변검사를 한다 당뇨병을 철저하게 단속하는 동안 우리 몸에서 케톤(인체가 지방을 산화시킬 때 발생하는 산성 물질)이 분비될 수 있으므로 정기적으로 소변검사를 실시한다.

철저하게 관리한다 특히 임신 후기에 내과 의사가 검사를 많이 받도록 지시하더라도, 혹은 출산 몇 주 전부터 입원을 하도록 권하더라도 걱정하지 않는다. 뭔가 문제가 있어서가 아니라 단지 모든 상태를 양호하게 하기 위해서이다. 검사를 실시하는 주된 목적은 임신부와 아기의 상태를 정기적으로 평가해 출산에 가장 좋은 때를 결정하고 다른 의료적 개입이 필요한지 여부를 판단하기 위해서이다.

망막 상태를 점검하기 위해 정기적으로 안과 검사를 받고, 신장의 상태를 평가하기 위해 24시간마다 혈액검사와 소변 배양 검사를 실시하게 될 것이다. 임신 중에는 망막과 신장의 이상이 악화되는 경향이 있지만 임신 기간 동안 몸을 잘 돌봤다면 대체로 출산 후에 임신 전 상태로 돌아갈 것이다. 임신 기간 동안 계속해서 자극 검사와 비자극 검사(316쪽 참조), 생체 물리학적 지표, 초음파검사(아기가 정상적으로 성장하고 있는지 측정해서 자연분만을 하기에는 아기가 너무 크기 전에 분만을 실시하기 위해)를 실시해 아기와 태반의 상태를 점검한다. 당뇨병을 앓는 임신부의 아기들은 심장에 문제가 생길 위험이 약간 높으므로, 임신 16주에 태아의 해부학적 구조를 알아보기 위해 정밀 초음파검사를 받고, 28주쯤에 태아의 심장(태아 심전도) 상태를 알아보기 위해 특별한 초음파검사를 받아 모든 상태를 건강하게 유지하도록 한다.

임신 28주 후에는 임신부 스스로 하루 세 차례 태동 자가 진단을 하게 된다. 262쪽에 소개된 방법을 이용하거나 담당 의사가 권장하는 방법을 따른다.

당뇨병이 있을 땐 전자간증(임신중독증)의 위험이 다소 높으므로 담당 의사는 전자간증의 증상을 초기에 알아내기 위해 임신부를 면밀하게 살펴볼 것이다.

선택적으로 조기분만을 실시한다 임신 전부터 경미한 정도의 당뇨병에 걸린 상태지만 관리를 잘해온 임신부와 임신성 당뇨병에 걸린 임신부 모두 예정된 출산일에 무사히 출산할 수 있다. 하지만 임신 기간 동안 임신부의 정상 혈당 수치가 고르게 유지되지 않거나, 태반의 상태가 조기에 악화되거나, 임신 후기에 여러 가지 문제가 발생할 경우 예정일보다 한두 주 일찍 분만을 시도할 수 있다. 위에 언급한 여러 종류의 검사를 통해 진통을 유도할지 제왕절개 분만을 실시할지 결정한다. 가능한 한 분만 시기를 늦춰 태아의 폐가 자궁 밖에서도 기능할 수 있을 만큼 충분히 성숙하도록 해야 하지만, 너무 늦추면 아기의 안전이 위태로울 수 있다.

분만 직후 아기가 신생아집중치료실에 들어가도 걱정할 필요는 없다. 당뇨병을 앓는 임신부에게 태어난 아기를 위해 대부분의 병원에서 의례적으로 행하는 절차이다. 병원에서는 아기가 호흡기에 이상이 있는지(폐 검사 결과 분만을 해도 좋을 만큼 충분히 성숙하다고 판단되면 호흡기 이상은 거의 없다), 저혈당증이 있는지(당뇨병을 앓는 임신부의 아기에게 아주 흔한 증상이지만 쉽게 치료된다) 관찰할 것이다. 모유 수유를 계획할 경우 곧 아기를 안고 수유를 시작할 수 있다.

간질 환자도 안전하게 임신할 수 있을까요?

Q "간질 환자인데 아기를 갖고 싶습니다. 안전하게 임신할 수 있을까요?"

A 올바른 예방책을 따른다면 건강한 아기를 낳을 수 있다. 제일 먼저 해야 할 일은 담당 신경 전문의와 산전 관리를 위해 선택한 의사의 도움을 받아 최상의 관리를 받고 건강을 호전시키는 것이다. 가급적 임신 전에 이런 시도를 하는 것이 가장 좋지만 이미 임신을 했다면 가능한 한 빨리 이런 도움을 구하는 것이 중요하다. 최상의 결과를 위해 의료진은 임신부의 상태를 면밀히 관리하고 가능한 한 자주 약물 수준을 조절해야 하며, 임신부는 의사와 자주 상담해야 한다.

<u>대부분의 경우 임신이 간질(뇌전증)을 악화시키지는 않는다. 임신을 해도 절반가량이 간질 상태에 아무런 변화가 없으며, 그보다 적은 수의 사람들이 사실상 발작이 일어나는 횟수가 더 적어지고 증상이 경미하게 나타난다.</u> 그러나 소수의 경우는 발작 횟수가 더 많고 더 심각하다.

간질을 앓는 임신부는 심한 메스꺼움과 구토(입덧)를 경험할 가능성이 약간 더 높지만 달리 심각한 합병증을 일으킬 위험은 더 높지 않다. 간질을 앓는 임신부의 아기가 특정한 선천적 결함을 지니고 태어날 가능성이 약간 높긴 하지만, 간질 자체에 원인이 있다기보다 임신 중에 복용하는 일부 항경련제에 원인이 있는 경우가 더 많다.

임신 전에 복용하던 약물을 끊어도 될지 사전에 담당 의사와 상의한다. 일정 기간 동안 발작을 일으키지 않았다면 끊을 수도 있다. 그러나 계속 발작을 일으켜왔다면 가능한 한 빨리 간질 상태를 다스리기 위해 노력하는 것이 중요하다. 그러려면 약물을 복용해야 하는데 기존에 복용하던 약물보다 덜 위험한 약으로 바꿀 수 있다. 임신 중에는 한 가지 약물로 치료하는 것이 복합적인 약물로 치료하는 것보다 문제를 덜 일으키며, 의사들도 이 방법을 선호한다. 아기에게 해가 될까 두려워 필요한 약물 복용을 그만두면 안 된다. 약물을 복용하지 않아 자주 발작을 일으키면 오히려 아기에게 더 위험할 수 있다.

간질 약을 복용한 경우 정밀 초음파검사를 받는 것이 좋으며 임신 초기에는 선별검사도 받아야 한다. 발프로인산제(데파킨)를 복용해왔다면 척추 파열과 같은 신경관 결함이 있는지 구체적으로 검사를 받게 된다.

간질을 앓는 모든 임신부는 충분한 수면을

간질 정보를 볼 수 있는 곳

◆ 한국뇌전증협회 http://epilepsy.re.kr : '자료실'에서 '뇌전증' 클릭

◆ 에필리아 www.epilia.net : '뇌전증 의료정보'에서 '연령/성별' → '여성' 클릭

◆ 대한뇌전증학회 http://kes.or.kr : '환자와 가족을 위한 공간' 클릭

취하고, 최상의 영양을 섭취하며, 적절한 수분 보유량을 유지해야 한다. 일부 간질 약은 비타민의 신진대사를 방해할 수 있으므로 비타민 D 보충제도 먹어야 한다. 아기가 출혈을 일으킬 위험을 줄이기 위해 출산 전 4주부터 비타민 K 보충제를 처방받는다. 임신부가 간질 약을 복용할 경우 아기가 출혈을 일으킬 위험이 높아지기 때문이다.

간질 때문에 진통과 분만 과정이 더 복잡해지지는 않지만, 분만 중에 발작이 일어날 위험을 최소화하기 위해 진통 중에도 계속해서 항경련제를 투여받아야 한다. 진통과 분만 통증을 다스리기 위해 경막외 마취 주사(무통주사)를 이용할 수 있다.

모유 수유 역시 문제가 되지 않는다. 대부분의 간질 약이 모유 안으로 들어가긴 하지만 극소량이 들어가기 때문에 엄마 젖을 먹는 아기에게 영향을 미칠 가능성은 거의 없다.

── **섬유근육통을 앓은 적이 있어요**

Q "몇 년 전에 섬유근육통을 앓았어요. 임신에 얼마나 영향을 미칠까요?"

A 자신의 증상을 알고 있다는 것만으로도 실제로 많은 여성들보다 유리한 위치에 있다고 할 수 있다.

섬유근육통의 증상은 몸의 근육과 연조직의 통증, 타는 듯한 느낌, 쑤시고 뻣뻣한 통증이다. 임신 기간에는 섬유근육통으로 인한 피로, 나른함, 심리적 스트레스를 임신의 정상적인 증상으로 여겨 대체로 섬유근육통인지 모르고 지나가기 쉽다.

아마 섬유근육통으로 인해 불편하고 이용

가능한 정보와 효율적인 치료 방법이 부족한 현실에 이미 익숙해져 있을 것이다. 안타깝게도 임신이 섬유근육통에 미치는 영향과 섬유근육통이 임신에 미치는 영향에 대해서는 알려진 바가 별로 없다. 약간의 정보를 바탕으로 한다면, 섬유근육통을 앓는 여성에게 태어난 아기들은 어쨌든 이 증상에 전혀 영향을 받지 않는다. 그 밖에 최근의 연구와 입증되지 않은 무수한 증거에 따르면 섬유근육통을 앓는 여성의 경우 임신이 상당히 힘들 수 있다. 섬유근육통을 앓는 임신부는 그렇지 않은 임신부보다 몸의 더 많은 부분이 뻣뻣하고, 쑤시고 아픈 통증을 경험하며, 쉽게 피로해질 수 있다. 그러나 일부 운이 좋은 경우 임신 기간에 상태가 호전되기도 한다.

증상을 최소화하기 위해 최대한 스트레스를

만성피로증후군이라면?

다행히 만성피로증후군은 정상적인 임신과 건강한 출산에 전혀 지장을 주지 않는다. 하지만 불행히도 만성피로증후군이 임신에 미치는 영향에 대해서는 과학자들이 이론적으로 알고 있는 것이 전부이다. 아직 이렇다 할 연구가 진행되지 않았으며, 입증되지 않은 증거를 통해 알려진 빈약한 정보에 따르면 만성피로증후군이 임신부에게 미치는 영향은 임신부마다 다르다는 것 정도이다. 임신 기간에 만성피로증후군이 오히려 호전됐다는 임신부가 있는가 하면 오히려 나빠졌다고 말하는 임신부도 있다. 꼭 만성피로증후군이 아니더라도 임신 기간에는 모든 여성이 육체적으로 피로한 상태이므로 만성피로증후군인지 구별하기도 어렵다. 만성피로증후군을 앓는 임신부라면 자신의 건강을 관리해온 의사에게 임신 상태에 대해 알리고 산전 관리를 위해 선택한 의사에게 만성피로증후군에 대해 알린다. 과거에 도움이 됐던 전략을 수립해 두 의사가 함께 협력하면 배 속의 아기가 무럭무럭 자라는 동안 임신부는 만성피로증후군을 잘 극복할 수 있을 것이다.

줄이고 균형 잡힌 식사를 한다. 적당한 운동을 하고 안전한 스트레칭을 지속적으로 실시한다. 지나친 운동은 삼간다. 임신 전에 요가나 수중 운동 등 건강을 유지하는 운동을 하는 것도 도움이 된다. 섬유근육통을 앓는 여성들은 증상이 나타난 첫 해에 대체로 11~15kg 정도 몸무게가 증가하므로, 임신 기간 동안 지나친 몸무게 증가는 문제가 될 수 있다. 갑자기 몸이 부풀어 오르는 정도까지는 아니지만 권장 체중 증가량을 유지하는 데 어려움이 있을 수 있다. 이 증상은 대체로 항우울제와 통증억제제로 치료하게 되므로 기존의 담당 의사와 산전 관리 의사가 서로 연락을 취해 임신 기간 동안 안전하게 복용할 수 있는 약물만 처방하도록 해야 한다.

고혈압을 앓고 있어요

Q "몇 년 동안 고혈압을 앓아왔습니다. 고혈압이 임신에 어떤 영향을 미칠까요?"

A 고령 임신이 늘어남에 따라 나이가 들수록 점점 흔해지는 증상인 만성 고혈압을 앓는 상태로 임신하는 사람들이 늘고 있다.

고혈압 환자가 임신을 하면 고위험군으로 분류되는데, 이 말은 곧 병원에 자주 방문해야 하고 의사의 지시에 따르기 위해 더 많은 노력을 기울여야 한다는 의미이기도 하다. 여기에는 다 그럴 만한 이유가 있다. 세심한 진료와 철저한 자기 관리로 고혈압을 잘 관리하면 안전한 임신과 건강한 아기라는 최고의 이익을 모두 얻게 될 테니까. 다음 내용을 참고하면 임신 기간을 보다 건강하게 보낼 수 있을 것이다.

훌륭한 의료팀 만성 고혈압을 앓는 임신부를 보살핀 경험이 많은 산부인과 의사와 지금까지 고혈압을 담당해온 의사가 한 팀을 이루어 진료에 참여해야 한다.

정밀한 의료적 진단 담당 의사는 일반 임신부보다 더 자주 병원에 방문하도록 일정을 짜고 더욱 많은 검사를 받도록 지시할 것이다. 만성 고혈압 환자는 임신 기간 동안 전자간증(임신중독증)의 위험이 클 뿐 아니라 다른 임신 합병증의 위험도 증가하므로 담당 의사는 임신 40주 동안 특별히 주의를 기울이게 될 것이다.

긴장 이완 긴장 이완 운동은 모든 임신부의 마음을 진정시켜주지만, 고혈압을 앓는 임신부에게 특히 도움이 된다. 연구 결과에 따르면 이런 운동을 하면 실제로 혈압을 낮출 수 있다고 한다. 127쪽의 긴장 이완 운동을 참고해 실천하거나 명상 CD를 이용하거나 명상 교실에 참여한다.

보완대체요법 생체자기제어, 침술, 마사지 등 담당 의사가 권장하는 보완대체요법을 시도한다.

충분한 휴식 정신적·육체적 스트레스 모두 혈압을 상승시킬 수 있으므로 어떤 일이든 무리하지 않는다. 자주 휴식 시간을 갖고, 휴식을 취할 땐 가급적 다리를 높이 올린다. 업무상 스트레스가 많은 일을 할 경우 휴식만으로는 해결되지 않을 것이다. 출산 후까지 휴가를 내는 것을 고려하거나 근무시간이나 업무량을 줄이는 방법을 생각해본다. 집에서 다른 자녀를 돌보느라 쉴 시간이 없다면 여건이 허락하는 대로 주변의 도움을 구한다.

혈압 측정 집에서 자신의 혈압을 측정해 기록한다. 가장 편안하게 쉬면서 긴장이 이완되어 있을 때 혈압을 측정한다.

양질의 식단 '임신 기간의 권장 식단'을 참고하여 적합한 양질의 식단을 실천한다. 단, 이때 담당 의사의 도움으로 자신의 상태에 맞게 조절한다. 과일과 채소, 저지방이나 무지방 유제품, 통곡물을 많이 섭취하면 혈압을 낮게 유지하는 데 도움이 된다.

충분한 수분 섭취 잊지 말고 하루에 최소 8잔의 물을 마시도록 한다. 이렇게 하면 발과 발목의 경미한 부종은 쉽게 가라앉을 것이다. 대부분의 경우 임신 기간에는 이뇨제(체내에서 수분을 빼내는 약물로 간혹 고혈압 치료에 이용된다)를 권장하지 않는다.

처방받은 약물 임신 기간 동안 약물을 변경할지 말지는 그동안 복용한 약의 종류가 무엇이냐에 달려 있다. 임신부에게 안전한 약물도 있지만 그렇지 않은 약물도 있다.

─── **과민성대장증후군을 앓고 있어요**

Q "과민성대장증후군을 앓고 있습니다. 임신을 하면 증상이 더 악화되지 않을지 궁금합니다."

A 임신이 과민성대장증후군에 미치는 영향은 임신부마다 다르기 때문에 각자에게 어떤 영향을 미칠지는 전혀 예상할 수 없다. 임신 기간 동안 증상이 전혀 나타나지 않는 경우도 있고 다소 악화되는 경우도 있다. 임신이 과민성대장증후군에 미치는 영향(반대의 경우도 마찬가지)을 딱 꼬집어 말하기 어려운 한 가지 이유는 임신으로 인해 장이 대부분 충격을 받는 상태이기 때문이다.

임신부들은 변비에 잘 걸리지만, 오히려 설사를 더 자주 하는 경우도 있다. 변비와 설사는 과민성대장증후군의 증상이기도 하다. 가스가 차고 속이 더부룩한 증상도 마찬가지이다. 이 증상들 역시 과민성대장증후군 여부와 상관없이 일반적으로 임신 기간에 더 악화된다. 더구나 임신 호르몬이 온몸의 체계를 어지럽게 만들기 때문에 과민성대장증후군에 시달리는 사람들조차 자신의 상태를 예측하기 어렵다. 다시 말해, 평소 설사 증상이 두드러진 사람이 갑자기 변비가 생긴다든가, 평소 변비였던 사람이 장운동이 활발해지기 때문이다.

증상을 관리하기 위해 임신 전에 익숙하게 이용하던 방법을 고수한다. 음식을 조금씩 자주 먹고 변비를 개선하기 위해 섬유질이 풍부한 음식을 섭취하며, 양념 맛이 강한 음식은 삼간다. 과도한 스트레스는 피하고 증상을 악화시키는 음식이나 음료는 가까이하지 않는다. 이들 방법은 모든 임신부에게 좋은 방법이다. 식단에 생균제(능동 배양균이 함유된 요구르트나 요구르트음료 형태, 혹은 분말이나 캡슐 형태로)를 첨가하는 것도 좋은 방법이다. 이러한 생균제는 장 기능을 조절하는 데 탁월한 효과가 있다. 하지만 꼭 담당 의사와 상의한다.

과민성대장증후군 증상이 있으면 조기분만의 위험이 약간 증가한다. 그러므로 조기 자궁 수축 증상이 나타나는지 주의를 기울여야 한다(264쪽 참조). 과민성대장증후군 증상으로 제왕절개 분만을 하게 될 가능성도 매우 높다.

루푸스가 재발될까 봐 걱정돼요

Q "최근 루푸스 증상이 상당히 잠잠해진 상태입니다. 이제 막 임신을 했는데, 혹시 임신 때문에 루푸스가 재발될까요?"

A 루푸스에 대해서는 아직 알려진 것이 많지 않으며, 특히 임신과 루푸스에 대해서는 더더욱 정보가 없다. 연구자들은 임신이 이 자가면역성 질환에 장기적으로 영향을 미치지는 않는다고 밝히고 있다. 임신 기간 동안 증상이 호전되는 여성도 있고 악화되는 여성도 있다. 더구나 이번 임신에서 일어난 증상이 다음 임신에서도 일어나리라고 예측할 수 없어 더욱 혼란스럽다. 산후 회복기에는 증상이 재발되면서 위험이 더욱 커지는 것으로 나타난다.

그러나 루푸스가 임신에 영향을 미치는지, 미친다면 어떻게 미치는지는 불분명하다. 증상이 잠잠한 시기에 임신을 하는 것이 가장 좋은 것 같다. 유산의 위험이 약간 높긴 하지만, 대체로 건강한 아기를 낳을 가능성도 상당히 높다. 예후가 가장 안 좋은 경우는 신장의 기능에 심각한 손상을 입을 때 임신을 하는 것이다. 최소한 임신 전 6개월부터 신장 기능이 안정되어 있는 것이 가장 좋다. 루푸스 항응고제를 지니고 있거나 관련 항인지질항체를 지니고 있다면 아스피린과 헤파린을 처방받아 매일 복용하게 될 것이다.

루푸스로 인해 임신부는 검사와 약물(코르티코스테로이드 같은)을 더 많이 더 자주 이용하게 되며 아마도 제약을 많이 받게 될 것이다. 그러나 임신부 본인과 산부인과 의사, 모체 의학 전문의, 그동안 루푸스를 치료해온 내과 의사가 모두 협조하면 다른 임신부들보다 많은 노력을 기울인 만큼 그 이상의 행복한 보상을 얻게 될 것이다.

다발성 경화증 진단을 받은 적이 있어요

Q "몇 년 전 다발성 경화증 진단을 받았습니다. 지금까지 발병한 횟수는 단 두 차례이고 증상도 비교적 경미했습니다. 다발성 경화증이 임신에 영향을 미칠까요? 혹은 임신이 다발성 경화증에 영향을 미칠까요?"

A 다발성 경화증을 앓는 임신부는 정상적인 임신을 거쳐 건강한 아기를 낳을 수 있다. 임신 초기부터 양질의 산전 검사를 받으면서 신경과 전문의의 정기 검진을 받는다면 대단히 성공적인 결과를 얻을 수 있을 것이다. 물론 임신 전부터 치료법을 조절하는 것이 가장 좋다. 진통과 분만 역시 대체로 다발성 경화증에 영향을 받지 않으며, 어떠한 진통제를 투여해도 안전하다. 경막외 마취(무통주사)와 그 밖에 마취 형태도 완벽하게 안전한 것으로 나타난다.

임신이 다발성 경화증에 미치는 영향에 대해서는, 일부 여성의 경우 임신 기간과 산후 회복 기간에 증상이 악화되기도 하지만 대부분은 출산 후 3개월에서 6개월 이내에 임신 전 상태로 돌아간다. 보행에 어려움을 겪는 일부 여성의 경우 임신 기간 동안 몸무게가 증가하면서 당연한 결과지만 이동하기가 더욱 힘들어진다. 그러므로 몸무게가 과도하게 늘어나지 않도록 주의해, 이러한 문제를 최소화하는 것이 좋겠다. 증상의 악화 여부와 관계없이, 임신 때문에 평생 증상이 재발될 가능성이라든지 궁극적으로 장애로 확대될 가능성은 없는 것 같다.

임신 기간 동안 최대한 건강을 유지하려면 스트레스를 최소화하고 충분한 휴식을 취하기 위해 노력해야 한다. 또한 체온이 지나치게 상승되지 않도록 해야 하며, 그러기 위해서는 뜨거운 욕조에 몸을 담근다든지, 너무 따뜻한 물로 목욕을 한다든지, 격렬한 운동을 한다든지, 더운 날씨에 야외 활동을 하는 일은 피해야 한다. 감염을 예방하기 위해 최선을 다해야 하며, 특히 임신 기간에 아주 흔하게 나타나는 요로감염에 주의해야 한다. 예방법은 466쪽을 참조한다.

임신이 다발성 경화증 치료에 약간은 영향을 미칠 수 있다. 프레드니손(부신피질호르몬제)을 소량 혹은 적정량 복용하는 것은 임신 중에도 안전하지만 다발성 경화증을 치료하기 위한 그 밖에 다른 약물은 안전하지 않다. 아기에게 안전하고 자신에게도 최대한 효과가 좋은 약물을 투여받도록 담당 의사와 상의해야 한다.

분만 후 모유 수유를 할 수 있는 가능성이 높고, 정 힘들면 부분적으로라도 할 수 있다. 복용해야 하는 약물 때문에, 혹은 단지 육체적으로 너무 힘이 들어 모유 수유를 고려하지 않는다 해도 괜찮다. 아기들은 분유로도 잘 자랄 뿐 아니라 무엇보다 아기에게는 엄마의 건강이 가장 필요하다.

산후 회복 기간에 일찍 직장에 복직하게 되면 피로와 스트레스가 커지고 따라서 증상이 악화될 수 있으므로, 경제적으로 여건이 허락된다면 복직 시기를 가능한 한 늦추는 것이 좋다. 다발성 경화증으로 인해 아이의 양육에 지장이 생긴다면 494쪽의 장애를 가진 부모를 위한 양육 방법을 참고한다.

다발성 경화증을 앓는 많은 여성들이 자신의 병이 아이에게 유전되지 않을까 걱정한다. 이 병에 유전적인 요인이 있어 아이가 성인이 될수록 영향을 받을 위험이 증가하긴 하지만, 그런 위험은 극히 미미하다. 엄마가 다발성 경화증을 앓는 아이들의 95~98%가 이 증상을 전혀 경험하지 않는다.

── 선천적으로 페닐케톤뇨증을 앓고 있어요

Q "선천적으로 페닐케톤뇨증(경련 및 발달장애를 일으키는 상염색체성 유전질환)을 앓았습니다. 십대부터 저페닐알라닌 식이요법은 하지 않았으며 지금은 건강합니다. 그런데 임신 문제를 상담할 때 산부인과 의사가 저페닐알라닌 식이요법을 다시 시작해야 한다고 하더군요. 정말 그래야 하나요?"

A 육류와 가금류, 생선, 유제품, 달걀, 콩류, 견과류를 비롯한 고단백 식품을 모두 배제한 저페닐알라닌 식이요법은 당연히 맛이 없고 먹기도 쉽지 않다. 하지만 페닐케톤뇨증을 앓는 임신부는 반드시 식이요법을 지켜야 한다. 임신 중에 식이요법을 지키지 않으면 아기가 정신지체를 비롯한 여러 가지 심각한 위험에 놓이게 된다. 가장 이상적인 방법은 임신 3개월 전부터 저페닐알라닌 식이요법을 실시하고, 분만할 때까지 혈중 페닐알라닌 수치를 낮게 유지하는 것이다. 임신 초기에 식이요법을 시작해도 페닐케톤뇨증을 앓는 임신부의 아기가 겪는 발달 지체 정도가 낮아질 수 있다. 물론 이퀄(Equal)이나 뉴트라스위트(Nutrasweet) 등 아스파탐 같은 인공감미료가 들어 있는 음식은 모두 일체 먹지 말아야 한다.

물론 오랫동안 이런 식단을 지키지 않다가 다시

식이요법을 시작하려니 상당히 힘이 들겠지만, 아기의 성장을 위해 충분히 희생할 가치가 있을 것이다. 이러한 이점에도 불구하고 식이요법을 하고 싶지 않다면 자신의 상태에 대해 잘 아는 치료사에게 전문적인 도움을 받는 것도 좋은 방법이다. 페닐케톤뇨증을 앓는 엄마들을 위한 지원 단체를 이용해도 도움을 받을 수 있을 것이다. 마음대로 음식을 먹지 못하는 괴로움을 혼자만 안고 있기보다 비슷한 처지의 같은 사람들과 함께하다 보면 틀림없이 많은 힘을 얻게 될 것이다.

하반신 마비지만 임신에 성공했어요

Q "척수 부상으로 하반신 마비가 되어 휠체어 신세를 지고 있어요. 남편과 저는 오래 전부터 아기를 원했고 마침내 임신이 됐답니다. 그런데 이제 어떻게 해야 하지요?"

A 모든 임신부들과 마찬가지로 가장 중요할 일, 즉 담당 의사를 선택하는 일부터 먼저 해결해야 한다. 그리고 고위험군에 속한 임신부들과 마찬가지로 산부인과 의사나, 지금과 같은 유사한 어려움에 처한 여성들을 다뤄본 경험이 있는 모태의학 전문가를 담당 의사로 선택하는 것이 가장 좋다. 신체적 장애를 지닌 여성들에게 보다 나은 산전 관리와 산과 관리를 제공하기 위한 특별 프로그램을 계발하는 병원들이 점점 늘고 있기 때문에 이런 의사들을 찾기는 생각보다 쉬울 것이다. 주변에 이런 프로그램이나 의사를 찾기 어렵다면, 자신의 전공 분야 업무를 담당하면서 이런 분야를 배울 의향이 있고 필요한 지원을 제공해줄 수 있는 의사를 찾아야 한다.

성공적인 임신을 위해 그 밖에 어떤 부가적인 조치가 필요할지는 각자의 신체적 장애 정도에 달려 있다. 어떤 경우든 체중 증가량을 권장 범위 내로 제한하는 것이 신체에 가해지는 스트레스를 최소화하는 데 도움이 된다. 가능한 한 최상의 식단을 섭취하면 전반적인 신체적 건강을 향상시키고 임신 합병증의 가능성도 줄일 수 있다. 또한 꾸준히 운동을 하면 아기를 낳을 때 체력과 이동 능력을 최대로 끌어올릴 수 있다. 수중 치료가 특히 유용하고 안전하다.

다른 임신부들에 비해 임신이 어려울 수는 있지만, 아기에게 가해지는 스트레스가 그렇게 많지 않다는 사실을 알면 다소 안심이 될 것이다. 척수 부상을 입은 엄마에게 태어난 아기들에게 선천적 기형이 많다는 증거는 없다. 유전질환이나 전신성 질환과 관련 없는 기타 신체적 장애를 지닌 엄마의 경우도 마찬가지이다. 그러나 척수 부상을 입은 여성들은 신장 감염과 방광 이상 증세, 심계 항진증이나 발한, 빈혈, 근육 경련 같은 임신과 관련된 질환에 걸리기가 더 쉽다. 대부분의 경우 자연분만이 가능하지만, 출산을 할 때 특별한 문제가 생길 수 있다. 척수 손상 종류에 따라 자궁 수축이 일어나도 통증을 느끼지 못할 수 있으므로 진통이 임박할 때 느껴지는 다른 증상(이슬이 비치거나 양막이 파열되는 것)에 주의하거나 자궁 수축이 시작됐는지 알아보기 위해 자궁을 자주 만져보라는 지시를 받게 될 것이다.

출산 예정일이 다가오기 오래 전부터 병원에 안전하게 도착하기 위한 계획을 세우되, 집에 혼자 있을 때 진통이 시작될 가능성도 고려해야 한다. 병원에 도착하는 시간이 지체되어 문제가 발생하지 않도록 진통 초기에 일찌감치 병원으로 향하도록 계획을 세우는 것이 좋다. 또한 병원 직원들이 임신부의 추가적인 조치에 대비할 수 있도록 자신의 상황을 미리 분명하게 알려야 한다.

육아는 언제나 힘든 일이며 특히 출산 후 처음 몇 주는 더욱 힘들지만, 이 경우 임신부와 남편은 더 많은 어려움을 겪게 되며 남편은 임신부보다 육아에 더 많이 참여해야 할 것이다. 미리 계획을 세워두면 이런 어려움을 보다 성공적으로 대처할 수 있다. 아기를 돌보기 쉽게 집 안 구조를 변경하고, 적어도 산후 회복 초기에는 다른 사람의 도움을 구한다.

모유 수유가 가능하면 생활이 좀 더 간편해질 것이다. 분유를 준비하러 부엌으로 서둘러 달려가지 않아도 되고 분유를 구입하러 쇼핑을 하지 않아도 된다. 기저귀와 그 밖의 아기 용품은 배달을 이용하면 시간과 노력을 절약할 수 있다. 휠체어에 앉아 이용할 수 있도록 기저귀 가는 탁자를 고치고, 아기 침대 한쪽의 난간을 내려 엄마가 아기를 쉽게 안아 올리고 내려놓을 수 있게 한다. 아기를 목욕시킬 수 있다면 쉽게 접근할 수 있는 장소에 아기 욕조를 올려놓아야 한다. 아기를 매일 욕조에서 목욕시킬 필요는 없으며, 격일로 기저귀를 가는 탁자나 무릎 위에 아기를 올려놓고 스펀지로 씻겨도 된다. 포대기나 아기띠로 아기를 엎거나 안으면 두 손을 자유롭게 쓸 수 있어 아기를 데리고 다니는 데 가장 편리한 방법이 될 것이다. 아침에 아기띠를 채워두면 필요할 때마다 아기를 띠 안에 넣었다가 내려놓았다가 할 수 있다. 장애를 가진 부모를 위한 지원 단체에 가입하거나 온라인 카페에 가입하면 많은 위안과 힘을 얻을 수 있고 아주 많은 아이디어와 충고를 접할 수 있다.

보다 자세한 정보는 한국척수장애인협회 (www.kscia.org)로 문의한다.

── 류머티즘성 관절염을 앓고 있어요

Q "류머티즘성 관절염을 앓고 있어요. 임신에 어떤 영향을 미칠까요?"

A 류머티즘성 관절염은 임신에 큰 영향을 미치지 않지만, 임신은 류머티즘성 관절염에 보다 나은 쪽으로 영향을 미친다. 류머티즘성 관절염을 앓는 대부분의 여성들은 임신 중에 관절의 통증과 부종이 현저하게 줄어드는 걸 느낄 수 있다. 하지만 산후 회복 기간에는 일시적으로 증상이 다소 악화될 위험이 크다.

임신 중에는 증상 관리에 많은 변화를 주어야 할 것이다. 류머티즘성 관절염 치료에 이용되는 일부 약물(이부프로펜과 나프록센 등)은 임신 후기나 임신 전체 기간에 안전하지 않으므로 스테로이드제 같은 보다 안전한 치료제로 바꿔야 한다.

진통과 분만 중에는 관절에 영향을 미칠 만큼 무리하게 힘을 주거나 긴장하는 자세를 취하지 않는 것이 중요하다. 산전 관리를 담당하는 의사와 관절염을 관리하는 내과 의사가 어떤 자세가 가장 효율적인지 함께 상의한다.

── 척추측만증이 있는데 임신에 지장을 줄까요?

Q "십대 시절에 경미한 척추측만증 진단을 받았어요. 척추가 휘는 증상이 임신에 어떤 영향을 미칠까요?"

A 다행히 임신에 큰 영향을 미치지 않는다. 척추측만증을 앓는 여성들은 대체로 특별한 이상 없이 임신과 분만을 거쳐 건강한 아기를 품에

안게 된다. 연구 결과에 따르면 특별히 척추측만증 때문에 임신 기간에 큰 문제가 야기되는 일은 없다고 한다.

척추가 심하게 굽어 있거나 척추측만증으로 인해 엉덩이, 골반, 어깨에 이르기까지 영향을 받는 여성들은 임신 후기 동안 불편함, 호흡곤란, 체중 부하 등의 문제로 애를 먹게 된다. 임신 기간에 요통이 심해진다 싶으면 가능한 한 편하게 앉아 쉬고, 따뜻한 물에 목욕을 하며, 남편에게 등을 문질러달라고 부탁하고, 215쪽에 소개된 요통 예방법을 시도한다. 임신부를 대상으로 하는 물리 치료사를 소개시켜달라고 담당 의사에게 부탁해 척추측만증과 관련된 통증에 도움이 되는 운동을 해도 좋겠다. 효과적인 보완대체요법(74쪽 참조)에 대해서도 문의한다.

진통을 하는 동안 경막외 마취(무통주사)를 원한다면 척추측만증을 앓는 임신부를 다뤄본 경험이 있는 마취과 의사를 찾아달라고 담당 의사에게 부탁한다. 척추측만증이 있어도 경막외 마취를 하는 데 지장이 있는 건 아니지만 다소 힘들 수 있다. 그러나 경험이 풍부한 마취과 전문의라면 어렵지 않게 해당 부위에 주사를 투여할 수 있을 것이다.

── 갑상선 치료제를 계속 복용해도 될까요?

Q "십대 때 갑상선기능저하증 진단을 받아 지금까지 갑상선 치료제를 복용하고 있습니다. 임신 기간에 계속 이 약을 복용해도 괜찮을까요?"

A 계속해서 약을 복용해도 안전할 뿐 아니라 태아와 산모의 건강을 위해 필수다. 한 가지 이유는 갑상선기증저하증(갑상선에서 티록신 호르몬을 충분히 분비하지 못하는 증상)을 치료하지 않으면 유산 가능성이 높기 때문이다. 또 다른 이유는 엄마의 갑상선호르몬이 임신 초 태아의 두뇌 발달에 중요하기 때문이다. 임신 초기에 태아가 갑상선호르몬을 충분히 공급받지 못하면 아기는 선천적으로 신경 발달에 문제가 생기고, 어쩌면 선천적 귀머거리가 될 수도 있다. 임신 초기가 지나면 태아는 스스로 갑상선호르몬을 분비해, 엄마의 호르몬 수치가 낮아도 스스로를 보호한다. 갑상선 수치가 낮으면 임신 기간과 산후 회복 기간에 우울증이 생길 수 있으므로, 이러한 이유 때문이라도 치료는 필수다.

하지만 임신 기간에는 몸이 갑상선호르몬을 더 많이 요구하므로 약물 복용량을 조절해야 한다. 담당 내분비 전문의 및 산과 전문의와 상의해 현재 복용하기에 가장 적절한 양을 정하되, 임신 기간과 산후 회복 기간 동안 정기적으로 갑상선 수치를 점검받아 복용량을 더 조절해야 하는지 그때그때 확인해야 한다. 갑상선 수치가 너무 낮거나 너무 높게 나오는지 증상을 세심하게 살펴보아, 증상이 나타나면 담당 의사에게 알린다. 피로, 변비, 건조한 피부 등 갑상선 증상의 많은 부분이 임신 증상과도 매우 유사해 증상의 원인이 무엇인지 알아내기 어려울 때가 많지만 어쨌든 증상이 나타나는 대로 알린다.

요오드 첨가 식염의 소비 감소로 가임기 여성의 대다수가 요오드 결핍 현상을 보이고 있는데, 요오드 결핍은 갑상선호르몬 분비를 방해할 수 있으므로 이러한 미량무기물을 적당량 섭취해야 한다. 요오드는 요오드 첨가 식염과 해산물에 풍부하다.

Q "저는 그레이브스병을 앓고 있습니다. 임신에 문제가 될까요?"

A 그레이브스병은 갑상선에서 지나치게 많은 양의 갑상선호르몬이 분비되면서 생기는 질병인 갑상선기능항진증의 가장 흔한 형태다. 임신 기간에는 우리 몸이 평소보다 많은 갑상선호르몬을 요구하기 때문에 증상이 경미할 경우 간혹 임신 중에 상태가 호전되기도 한다. 그러나 중간 수위에서 심각한 수위의 갑상선기능항진증은 경우가 다르다. 치료를 하지 않고 방치하면 유산과 조기분만 등 임신부와 아기 모두에게 심각한 합병증을 유발할 수 있으므로 적절한 치료가 필요하다. 다행히 임신 기간에 적절히 치료를 받으면 임신부와 아기 모두 바람직한 결과를 얻을 수 있다.

임신 기간에 받을 수 있는 최선의 치료 방법은 항갑상선 약물인 프로필티오우라실(PTU: Propylthiouracil)을 효과가 나타나는 선에서 최소량을 복용하는 것이다. 프로필티오우라실에 알레르기가 있다면 메티마졸(약명은 타파졸(Tapazole))을 이용할 수 있다. 약물을 전혀 복용할 수 없다면 수술을 통해 갑상선을 제거해야 한다. 임신 초기에 유산을 하거나 임신 중기 말과 임신 후기에 조기분만을 할 위험이 있으므로 수술은 임신 중기 초에 실시해야 한다. 방사성 요오드는 임신 중에 안전하지 않으므로 치료 계획에서 제외하는 것이 좋다.

임신 전에 그레이브스병으로 수술을 했거나 방사성 요오드 치료를 받은 경험이 있다면 임신 기간 동안 갑상선호르몬 대체요법을 계속 실시해야 한다. 이 방법은 안전할 뿐 아니라 아기의 성장에도 중요하다.

ALL ABOUT   만성질환을 앓고 있는 경우 어떤 도움을 받을 수 있을까?

모든 임신부가 많은 도움을 필요로 하듯, 만성질환을 앓는 임신부들 역시 다른 임신부들 못지않게 많은 도움을 필요로 한다. 물론 수 년 동안 자신의 질환을 감당하면서 관련 정보들을 속속들이 알고 있으며 이제는 자신의 질병을 다루는 데 선수가 다 됐지만, 임신을 하게 되면 지금까지 적용했던 규칙들을 조금씩 수정해야 할지 모른다.

일반 임신부들도 다른 사람의 도움을 필요로 하겠지만, 만성질환을 앓고 있는 임신부들은 더욱 많은 지원과 관련 단체의 도움을 원하고 또 필요로 할 것이다. 어떤 도움을 받을 수 있는지 알아보자.

의료적 지원 모든 임신부들과 마찬가지로 가능하면 임신 전에 상담을 받을 수 있고, 임신 기간 동안 임신부를 관리할 수 있으며, 예정일에는 특별한 분만을 해줄 수 있는 담당 의사를 찾아야 한다. 다른 일반 임신부들과는 달리 이런 부분을 담당하는 의사 한 사람만 있어서는 안 되며, 만성질환을 관리하는 의사 혹은 의료진도 같이 있어야 한다. 이렇게 구성된 의료팀은 서로 긴밀하게 협조해 임신부와 아기 모두를 건강하게 관리해야 한다. 엄마의 만성질환을 잘 관리하는 것으로 아기에게 가장 큰 이익을 돌려주고, 아기를 잘 관리하는 것으로 엄마에게 가장 큰 이익을 돌려주어야 한다. 의사소통은 팀워크의 가장 중요한 요소이므로 의료진들이 핵심이 되어 검사와 약물, 그 밖의 관리를 담당한다.

그러나 의료진들은 다른 환자들도 상대하므로 의사소통이 언제나 원활하게 이루어질 수는 없다는 점도 감안해야 한다. 만성질환을 관리하는 전문의가 새로운 약물을 처방했다면 임신부는 산전 관리를 담당하는 의사에게 그 약물을 복용해도 좋은지 묻는다. 반대의 상황도 마찬가지이다.

정서적인 지원 누구나 의지할 사람이 필요하지만 만성질환을 앓는 임신부는 의지할 대상이 더 많이 필요하다. 특별한 식이요법을 해야 할 때 억울한 심정을 받아주고, 툭하면 바뀌는 의료 절차에 불만을 토로할 이가 필요하다. 유난히 불안할 때 엉엉 울음을 터뜨리고, 속마음을 털어놓고 함께 이야기를 나누면서 부담을 내려놓을 수 있으며, 모든 임신부들이 바라는 감정적인 지원을 해줄 대상이 필요하다.

물론 이런 지원을 해줄 가장 완벽한 대상은 남편이다. 특히 남편은 임신부가 어떤 일을 겪고 있는지, 임신부를 돕기 위해 어떤 일을 해야 할지 잘 알고 있기 때문이다. 친구와 친척들은 비교적 정상적인 임신을 경험했고 항상 이야기를 들어줄 수는 없지만, 그래도 임신부가 필요할 때 기꺼이 고민에 귀를 기울여줄 것이다. 뭐니 뭐니 해도 같은 처지의 엄마들처럼 한마음이 되어주는 사람은 없다. 이런저런 어려움을 겪을 때마다, 그들처럼 위안과 동정과 만족스러운 지원을 해주는 사람도 없다는 걸 알게 될 것이다.

만성질환의 종류와 사는 지역에 따라 유사한 상황에 처한 임신부 혹은 초보 엄마에게 맞는 지원 단체를 찾을 수 있을 것이다. 혹은 의료진에게 약간의 도움을 받아 비슷한 처지의 임신부들과 모임을 시작할 수도 있다. 비록 단둘만의 모임이 되더라도 상대방과 점심을 함께하거나 전화로 수다를 떨 수도 있다. 혹은 같은 만성질환을 앓는 임신부들이 모인 온라인 카페에 가입해 이야기를 나누어도 좋다. 바라던 정서적 결속력을 느낄 수 있을 뿐 아니라 실질적인 도움도 얻을 수 있다. 치료 방법과 전략, 식이요법에 대한 아이디어, 그 밖에 만성질환을 관리하는 동시에 배 속의 아기를 보살펴야 하는 이중의 의무를 현명하게 수행하는 데 필요한 정보를 나눌 수 있다.

육체적인 지원 임신 기간에 육체적인 지원이 필요하지 않은 임신부는 아무도 없다. 꼼짝하기도 힘들 만큼 피곤할 때 대신 쇼핑해줄 사람, 화장실 변기 청소를 해줄 사람, 요리해줄 사람이 절실하다. 하지만 임신으로 인한 신체적 부담과 만성질환으로 인한 신체적 괴로움이라는 두 가지 어려움을 함께 해결해야 하는 임신부의 경우 아무리 많은 도움을 받아도 모자라다. 도움을 받을 수 있을 땐 기꺼이 받고 도움을 요청할 땐 부끄러워하지 않는다. 손가락 하나 움직일 힘이 없을 땐 남편에게 집 안을 정리하거나 세탁물을 맡기거나 장을 봐달라고 부탁한다. 친구나 친척들에게도 부탁하고, 여유가 된다면 비용을 지불해 도우미를 부른다.

제 7 부

복잡한 임신

22장

복잡한 임신 관리

임신 합병증으로 진단을 받았거나 그렇다고 의심이 된다면 이번 장에서 증상과 치료 방법을 찾아보자. 하지만 지금까지 이상 없이 건강하게 임신 기간을 보내고 있다면 이번 장은 그냥 넘겨도 좋다. 대부분의 여성들은 아무런 합병증 없이 임신과 출산을 순조롭게 넘긴다. 필요할 땐 더할 나위 없이 소중한 정보가 되지만, 임신에 아무런 이상이 없을 때 문제가 되는 모든 상황을 낱낱이 읽다 보면 오히려 스트레스만 가중될 수 있으며, 읽어 봐야 아무런 도움이 되지 않는다. 그러므로 이번 장을 덮고 쓸데없는 걱정을 접기 바란다.

임신 합병증

다음에 소개하는 합병증들은 일부 임신 합병증보다는 흔하지만 일반 임신부들이 경험할 가능성은 별로 없다. 그러므로 합병증 진단을 받았거나 합병증으로 의심되는 증상을 겪고 있을 때에만 이번 장을 읽는다. 합병증 진단을 받은 경우 이번 장에 소개된 내용을 전반적인 개요로 이용하고 자신의 합병증을 어떻게 다루어야 할지 참고하되, 보다 구체적이고 다양한 조언은 담당 의사를 통해 듣도록 한다.

─ 조기유산

조기유산이 뭐지? 자발적 낙태라고도 하는 유산은 태아가 자궁 밖에서 생존하기 전에 배아나 태아의 상태로 자궁에서 자발적으로 배출되는 현상이다. 다시 말해 계획에 없던, 임신의 종말이라고 할 수 있다. 임신 초기에 이렇게 유산이 되는 현상을 조기유산이라고 하며, 유산의 80%가 임신 초기에 발생한다. 임신 초기 말에서 20주 사이에 발생하는 유산은 후기 유산으로 여긴다(505쪽 참조).

조기유산은 대체로 배아의 염색체나 기타 유전적인 결함과 관련이 있지만, 호르몬과 그 밖의 요인으로도 일어날 수 있다. 하지만 원인을 알 수 없는 경우가 대부분이다.

얼마나 많이 발생할까? 조기유산은 임신 초기에 가장 흔한 합병증 가운데 하나다. 얼마나 자주 발생하는지 정확하게 알 수는 없지만, 연구 결과에 따르면 임신의 40% 이상이 조기유산으로 끝맺는 것으로 추정된다. 그리고 이 가운데 절반을 훌쩍 넘는 비율이 임신인 줄도 모를 정도로 아주 초기에 발생한다. 다시 말해 평소와 다름없이 정상적이거나 간혹 많은 양의 생리혈이 나온다고 여길 뿐 유산을 알아차리지 못한 채 넘기는 경우가 대부분이다. 조기유산의 여러 형태에 대해서는 박스를 참고하자.

유산은 누구에게나 일어날 수 있으며, 유산을 경험한 대부분의 여성들에게 이렇다 할 위험 요소가 있는 것은 아니다. 하지만 일부 요소들이 유산의 위험을 다소 증가시키기는 한다. 하나는 연령이다. 임신부의 나이가 많아 난자가 노화될수록, 그리고 남편의 정자가 노화될수록 유전적 결함으로 인해 유산이 될 가능성이 높다. 40세 여성이 유산될 가능성은 33%인 반면, 20세 여성의 유산 가능성은 15%다. 그 밖의 위험 요인으로는 비타민 결핍, 특히 엽산의 결핍과 과체중 혹은 저체중, 흡연, 치료받지 않은 갑상선 질환 등 호르몬 부족이나 불균형, 일부 성병, 특정한 만성질환 등이 있다.

증상과 징후는 어떨까? 유산의 증상은 다음과 같으며 이 중 일부 혹은 전부를 경험한다.

✦ 하복부 중앙이나 허리의 경련이나 통증(때로 심각한 통증)
✦ 생리혈과 유사한 많은 양의 질 출혈 : 혈전이나 조직이 포함되기도 한다.
✦ 사흘 이상 지속적으로 가벼운 얼룩이 묻는다.
✦ 유방의 예민함, 메스꺼움 등 평소의 임신 초기 증상이 눈에 띄게 줄거나 사라진다.

임신부와 담당 의사가 할 일은? 출혈이나 얼룩이 있다고 해서 무조건 유산이라고 볼 수는 없다.

유산의 유형

임신 초에 유산이 된 경험이 있다면 원인이나 공식적인 병명이 무엇이든 슬픔을 느끼는 건 마찬가지이다. 유산의 여러 유형에 대해 알아두고 담당 의사가 사용하는 용어에 익숙해지면 유산을 이해하는 데 도움이 될 것이다.

고사난자 고사난자, 혹은 무태아성 임신은 자궁벽에 안착된 수정란이 태반을 형성(융모성선자극호르몬을 분비한다)하기 시작하지만 이후 배아로 발전하지 못할 때 일어난다. 따라서 아기가 없는 텅 빈 태낭만 남게 된다. 이는 초음파를 통해 확인할 수 있다.

화학적 임신 화학적 임신은 난자가 수정이 됐지만 이후 개체로 진행되지 못하거나 자궁에 완전히 안착되지 못할 때 일어난다. 이 경우의 여성은 생리를 건너뛰어 혹시 임신이 아닐까 의심하게 되며, 체내에서 임신 호르몬인 융모성선자극호르몬이 눈에 띌 정도로 분비되기 때문에 임신 테스트를 하면 양성반응이 나오기도 한다. 하지만 화학적 임신일 경우 초음파검사를 했을 때 태낭이나 태반이 발견되지 않는다.

계류유산 계류유산은 배아나 태아가 유산됐지만 여전히 자궁 안에 남아 있을 때 일어난다. 주로 나타나는 증상은 임신 증상이 완전히 사라지는 것이며, 드문 경우 갈색의 분비물이 나오기도 한다. 초음파를 통해 태아의 심장박동이 보이지 않으면 유산을 확정한다.

불완전유산 불완전유산은 대반 조직 일부는 자궁에 남아 있고 일부는 출혈을 통해 질을 빠져나갈 때 일어난다. 이 경우 위경련과 출혈(때로는 많은 양의 출혈)이 계속되고 자궁경부가 열리며, 임신 테스트는 여전히 양성으로 나온다. 융모성선자극호르몬 수치도 정상 임신과 유사하게 나타나며 아래로 떨어지지 않는다. 초음파로는 여전히 임신 상태의 일부가 확인된다.

절박유산 약간의 질 출혈은 있지만 자궁경부가 닫혀 있고 태아의 심장박동도 여전히 감지될 때(초음파로 확인한다) 절박유산으로 간주한다. 절박유산을 경험한 여성의 절반가량은 완벽하게 건강한 임신을 진행한다.

유산 외에도 많은 상황에서 출혈이 일어날 수 있다(124쪽 참조).

그러나 일단 출혈이나 얼룩이 보이면 병원에 연락한다. 담당 의사는 출혈을 검사하고 아마도 초음파검사를 실시할 것이다. 임신이 지속될 가능성이 보이면(다시 말해 초음파를 통해 심장박동이 감지되면) 담당 의사는 임신부에게 침대에 누워 잠시 안정을 취하게 하고, 임신 초기라면 호르몬 수치를 검사한다. 검사 결과 융모성성선자극호르몬(HCG) 수치가 높으면 좋은 증상이다. 출혈은 대체로 저절로 멈출 것이다.

자궁경부가 열리거나 초음파로 태아의 심장박동이 감지되지 않으면 유산이 됐거나 진행 중인 것으로 판단한다. 이 경우 유산을 예방하기 위해 할 수 있는 방법은 아무것도 없다.

경련성 복통이 심하면 담당 의사는 진통제를 권하거나 처방한다. 필요하면 망설이지 말고 진통제를 요구한다.

예방이 가능할까? 대부분의 유산은 배아나 태아의 결함에 의한 것이므로 예방이 어렵다. 하지만 예방할 수 있는 유산은 몇 가지 방법을 통해 위험을 낮출 수 있으니 다음 내용을 참조한다.

✦ 임신 전에 만성질환 상태를 관리한다.
✦ 엽산과 비타민 B군이 함유된 산전 보충제를 매일 복용한다. 최근 연구 결과에 따르면 일부 여성들은 엽산이나 비타민 B_{12} 결핍으로 임신을 하거나 유지하기 어렵다고 한다. 이런 여성들이 적절한 보충제를 섭취하면 임신을 해 출산까지 유지할 수 있다.
✦ 가능한 한 임신 전에 이상적인 몸무게에 가깝게 몸무게를 조절한다. 지나치게 과체중이거나 저체중이면 임신을 하거나 유지하기 어렵다.
✦ 음주, 흡연 등 유산의 위험을 높이는 생활 습관을 피한다.
✦ 약물을 복용할 땐 주의 사항을 잘 지킨다. 임신 사실을 아는 의사가 허용하는 약물만 복용하고 임신 기간에 위험하다고 알려진 약물은 피한다.
✦ 성병 등의 감염을 피하기 위해 조치를 취한다. 두세 차례 유산의 경험이 있다면 이후 예방

유산에 대해 너무 걱정하지 말자

정상적인 임신에서는 운동이나 성관계를 하거나, 힘든 일을 하거나, 무거운 물건을 들거나, 갑자기 놀라거나, 정서적으로 스트레스를 받거나, 떨어지거나, 복부에 타격을 받았다고 해서 유산이 되지 않는다. 입덧으로 속이 메스껍고 구토가 나도, 그 증상이 아무리 심해도 유산이 되지는 않는다. 사실 입덧을 하면 유산이 될 위험이 낮아진다. 또 하나, 유산을 경험한 대부분의 여성들이 다음엔 정상적인 임신을 할 가능성이 아주 높다는 것도 기억하자.

잘못 진단할 수도 있다

아무리 건강한 임신이라도 아직 너무 초기 상태면 초음파로 태아의 심장박동을 듣거나 태낭을 확인하기 어려울 수 있다. 초음파 장비가 썩 정교하지 않거나 데이터가 잘못 나올 수도 있다. 자궁경부가 여전히 닫혀 있고 약간의 얼룩만 묻어나오며 초음파 결과가 모호하다면, 일주일쯤 뒤에 재검사를 실시해 정확한 진단을 받게 된다. 융모성성선자극호르몬(HCG) 수치도 확인해야 한다.

차원의 검사를 통해 재발 가능성을 알아볼 수 있다. 자세한 내용은 507쪽을 참조한다.

후기 유산

후기 유산이 뭐지? 임신 초기 말에서 임신 20주 사이에 태아가 자발적으로 배출되는 현상이다. 20주 후에 자궁에서 태아가 유산되는 현상은 사산이라고 한다.

후기 유산의 원인은 대개 임신부의 건강, 자궁경부나 자궁의 상태, 특정 약물이나 그 밖에 독성 물질에 대한 노출, 태반 이상 등과 관련이 있다.

얼마나 많이 발생할까? 후기 유산은 임신부 1,000명당 1명꼴로 발생한다.

증상과 징후는 어떨까? 임신 초기 이후에 며칠 동안 분홍색 분비물이 나오거나 몇 주 동안 약간의 갈색 분비물이 나오면 절박유산을 의심할 수 있다. 심한 출혈이 일어나고 특히 복부 경련이 동반되면 유산이 불가피하며, 자궁경부가 벌어졌다면 더욱 그렇다. 심한 출혈에는 전치태반(516쪽 참조), 태반조기박리(517쪽 참조), 자궁 내벽의 열상이나

유산이 된다면

유산으로 아기를 잃은 당시에는 유산의 원인을 받아들이기 힘들겠지만, 대부분의 조기유산은 배아나 태아의 상태가 정상적인 생활을 지속할 능력이 없기 때문에 일어난다. 조기유산은 배아나 태아가 유전적으로 이상이 있거나, 방사선이나 약물 등의 환경적 요인으로 손상을 입었거나, 자궁 착상에 실패했거나, 임신부가 감염이 됐거나, 뜻밖의 사고를 당했거나, 그 밖에 알 수 없는 이유로 결함이 생겨 더 이상 생존할 능력이 없을 때 이러한 태아를 제거하는 자연적인 선별 과정이다.

그렇긴 하지만 아무리 임신 초기라도 아기를 잃는다는 건 대단한 비극이고 충격적인 일이다. 그러나 괴로운 마음에 죄책감까지 더하지는 말자. 마음껏 슬퍼하되 치유에 필요한 단계를 밟아나가도록 하자. 많이 들어봐서 알겠지만 한동안은 많이 우울해지기도 할 것이다. 이럴 때 남편이나 담당 의사, 친척, 친구에게 감정을 털어놓으면 도움이 된다. 유산을 경험한 사람들을 위한 지원 단체에 가입하거나 모임을 만들거나, 관련된 온라인 카페에 가입해도 좋겠다. 특히나 반복적으로 유산을 했다면 내 심정을 진심으로 이해하는 사람들과 마음을 나누는 것이 더욱 중요하다. 상실감을 극복하는 방법에 대해서는 23장을 참조한다.

일부 여성의 경우 최고의 치료법은 몸이 회복되자마자 바로 재임신이 되는 것이다. 그러나 임신을 하기 전에 유산의 원인에 대해 담당 의사와 상담하는 것이 좋다. 유산은 염색체 이상, 감염, 화학물질이나 그 밖에 선천적 결함을 유발하는 물질에 노출되거나 그럴 가능성으로 인해 우발적으로 일어나는 경우가 대부분이므로 반복될 가능성은 별로 없다.

유산의 원인이 무엇이든 일부 의사는 두세 달 지난 후에 재임신을 시도하도록 권한다. 하지만 성관계는 기력이 회복되는 대로 즉시 시작할 수 있다. 그런가 하면 언제 다시 임신하면 좋을지 우리 몸이 잘 알고 있으므로 흐름에 몸을 맡기라고 권하는 의사도 있다. 일부 연구 결과에 따르면 임신 초기에 유산이 된 후 세 차례의 생리 주기가 지날 무렵 재임신할 가능성이 정상적인 임신 비율보다 높다고 한다. 그러나 담당 의사가 좀 더 기다리기를 권하면 대기 기간이 끝날 때까지 가급적 신뢰할 만한 피임법, 즉 콘돔, 피임용 가로막 등을 이용하는 것이 좋다. 이 시기를 임신하기에 좋은 최상의 건강 상태로 만드는 기회로 활용한다(1장 참조).

다행히 다음 임신에는 정상적인 임신 기간을 보내고 건강한 아기를 낳을 가능성이 매우 높다. 한 차례 유산을 경험한 여성 대부분이 다시 유산을 반복하지 않는다. 사실 유산은 임신 능력이 있다는 확인이며, 이런 식으로 유산을 한 거의 대부분의 여성들은 정상적인 임신으로 완벽하게 임신을 마치게 된다.

조기 진통(521쪽 참조) 등 다른 원인이 있을 수 있다.

임신부와 담당 의사가 할 일은? 연분홍색이나 갈색의 얼룩이 묻어나오면 담당 의사와 상담한다. 담당 의사는 출혈의 정도를 평가하고, 초음파검사를 실시하며, 자궁경부를 확인한 후 안정을 취하도록 지시할 것이다. 출혈이 멈추면 유산이 아닐 가능성이 높고(간혹 성관계나 내진으로 출혈이 생길 수 있다) 이 경우 대개 정상적인 활동을 재개할 수 있다. 자궁경부가 벌어지고 출혈이나 통증이 없다면 자궁경부 무력증으로 진단할 수 있는데, 자궁경부 봉합술(41쪽 참조)을 시행하면 후기 유산을 예방할 수 있다.

유산의 증상인 과도한 출혈과 경련성 복부

유산 후 마무리 작업

대부분의 유산은 자궁 안에 있는 내용물이 모두 질을 통해 외부로 배출된다. 그렇기 때문에 유산이 되면 많은 양의 출혈이 생긴다. 하지만 간혹, 특히 임신 초기 후반에는 임신의 흔적이 일부 자궁 안에 남아 있는 경우도 있다(불완전유산). 혹은 태아나 배아의 사망으로 초음파에 의해 더 이상 심장박동이 감지되지 않지만 출혈은 일어나지 않는 경우도 있다(계류유산). 두 경우 모두 정상적인 생리 주기를 다시 시작하고 이후 임신을 시도하려면 결국 자궁 속이 잔여물 없이 깨끗한 상태가 되어야 한다. 유산을 마무리하기 위한 몇 가지 방법을 살펴보자.

기대요법 자연스럽게 과정이 진행되어 임신 흔적이 저절로 배출되기를 기다린다. 계류유산이나 불완전유산이 끝나려면 며칠, 또는 경우에 따라 3~4주까지 기다려야 한다.

수술 또 다른 방법은 자궁경부 확장 및 소파수술이라는 가벼운 수술 절차를 밟는 것이다. 이 절차가 진행되는 동안 의사는 자궁경부를 확장해 흡입이나 긁어내기, 혹은 두 가지 방법을 이용해 자궁에서 태아의 조직과 태반을 조심스럽게 제거한다. 수술 후 대개 일주일 동안 출혈이 지속된다. 부작용은 거의 없지만 수술 후 감염될 위험이 조금 있다.

약물 미소프로스톨 알약을 복용하거나 좌약 형태로 질에 삽입하면 태아 조직과 태반이 즉시 배출된다. 배출되는 데 걸리는 시간은 임신부마다 다르지만 대개 며칠만 지나면 출혈이 시작된다. 약물요법은 메스꺼움, 구토, 위경련, 설사 등의 부작용이 생길 수 있다.

어떤 방법을 이용해야 할지 결정하기 위해 몇 가지 사항을 고려하자.

유산이 진행된 기간 이미 출혈이 많고 복부의 경련이 심한 상태라면 아마도 유산이 진행된 지 꽤 오래됐을 것이다. 이 경우 소파수술을 하기보다 자연스럽게 유산을 진행시키는 것이 더 바람직하다. 하지만 출혈이 없다면 (계류유산) 미소프로스톨이나 소파수술을 이용하는 것이 낫다.

임신 기간 자궁 안에 남아 있는 태아 조직이 많을수록 자궁 속을 말끔하게 비워내기 위해 소파수술을 해야 할 가능성이 높다.

정서적·신체적 상태 자연유산을 위해 태아가 자궁 안에서 사망하기를 기다린다는 것은 임신부와 남편 모두 정신적으로 몹시 힘들 수 있다. 여전히 자궁 안에서는 임신이 진행되고 있는데 유산을 받아들일 준비를 한다는 것은 힘들고 괴로운 일이다. 그러나 유산을 신속히 마무리하면 곧 다시 생리를 시작할 수 있고, 시기가 적절하면 다시 임신을 시도할 수 있다.

득과 실 소파수술은 외과 수술인 만큼 감염의 위험이 약간 있다. 그러나 소파수술로 인한 위험보다는 빠른 시일에 유산을 마무리할수록 얻게 되는 이익이 훨씬 많다. 자연유산의 경우 자궁이 완벽하게 비워지지 않을 위험이 있으므로 이때에도 소파수술이 필요할 수 있다.

유산에 대한 평가 소파수술을 실시하면 태아 조직 검사를 통해 유산의 원인을 알아내기 쉽다.

어떤 과정을 이용하든 유산이라는 상실감을 이겨내기란 쉽지 않다. 어려움을 극복하는 데 도움을 얻기 위해 23장을 참조한다.

통증이 일어날 경우, 안타깝지만 불가피한 현상을 멈출 방법이 전혀 없다. 임신이 오래 경과될수록 병원에 입원할 가능성이 높고, 임신의 잔여물을 제거하기 위해 소파수술을 할 수도 있다.

예방이 가능할까? 후기 유산이 진행되면 예방은 어렵다. 하지만 후기 유산의 원인이 밝혀지면 재발을 막을 수 있다. 자궁경부 무력증을 미처 진단받지 못한 것이 원인이라면 다음 임신 땐 초기에 자궁경부가 벌어지기 전에 자궁경부 봉합술을 실시해 유산을 예방할 수 있다. 당뇨병이나 고혈압, 갑상선 질환 등 만성질환이 원인이라면 다음에 임신을 하기 전에 질병 상태를 관리한다. 심한 감염은 예방이나 치료가 가능하다. 자궁의 기형이나 자궁근종, 그 밖에 양성종양은 수술로 바로잡을 수 있다. 태반 염증이나 태반 혈전을 유발하는 항체는 차후 임신 때 소량의 아스피린과 헤파린 주입으로 치료할 수 있다.

재발성 유산

한 번 유산이 됐다고 해서 다음에 또 유산이 될 가능성이 있는 건 아니지만, 간혹 재발성 유산(두세 차례 연속적으로 유산되는 경우)을 경험하는 경우도 있다. 여러 차례 유산을 경험했다면 과연 건강한 임신을 할 수 있을지 의심이 들지 모른다. 하지만 각별히 관리를 잘 한다면 차후 임신부터는 건강한 임신을 할 가능성이 아주 높다. 재발성 유산의 원인을 알아내기 어려운 경우도 있지만 대개는 검사를 통해 유산의 원인을 분명하게 밝힐 수 있다.

재발성 유산의 원인 한 번의 유산으로 원인을 밝히려 드는 건 별 의미가 없지만, 두 차례 이상 연속적으로 유산을 한다면 의료적 평가를 받을 필요가 있다. 재발성 유산과 관련되는 몇 가지 요인으로는 갑상선 질환, 자가면역질환(엄마의 면역 체계가 배아를 공격한다), 비타민 결핍, 자궁의 기형 등을 들 수 있다. 요즘은 유산의 위험 요인을 정확하게 집어낼 뿐 아니라 예방법, 경우에 따라 아주 쉬운 예방법을 제시하는 검사들이 많이 나와 있다. 태아에게 전달될 수 있는 염색체 이상을 선별하기 위해 부모 모두 혈액검사를 받을 수도 있고, 임신부의 혈액 응고 장애를 검사받기도 한다(일부 여성은 스스로 조직을 공격하는 항체가 분비돼 혈액이 응고되어 태반에 영양분을 공급하는 혈관이 막히기도 한다). 자궁에 초음파검사, MRI, CT 촬영을 실시하기도 하고 자궁 내시경을 이용해 자궁경부 상태를 평가하기도 하며, 유산된 태아를 대상으로 염색체 이상을 검사하기도 한다.

원인에 따라 치료한다 일단 원인을 알게 되면 치료 방법과 다음 임신을 위한 최선의 관리 방법에 대해 담당 의사와 상의한다. 수술을 통해 자궁과 자궁경부 조직을 바로잡을 수 있고, 갑상선 약물로 갑상선 질환을 쉽게 치료할 수도 있으며, 의학적인 관리 하에 제조된 보충제를 통해 비타민 결핍을 쉽게 해결할 수도 있다. 혈액 응고를 예방하기 위해 항체를 검사하고 치료 방법을 검토할 뿐 아니라 호르몬 치료를 할 수도 있다. 어떤 경우 조기유산의 경험이 있는 환자들에게 프로게스테론이 극소량 분비되는 것을 볼 수 있는데, 논란의 여지가 많긴 하지만 호르몬 복용으로 도움을 줄 수 있다. 과도한 프로락틴 분비가 원인이라면 엄마의 혈액에서 프로락틴 수치를 줄이는 약물을 통해 임신을 끝까지 유지시킬 수 있다.

두려움을 다스리는 것이 중요하다
재발성 유산 경험이 있더라도 차후에 성공적으로 임신을 유지할 가능성은 매우 높다. 하지만 그럴 가능성을 믿지 못하거나 희망조차 품지 못할 수도 있다. 어차피 임신해봐야 유산이 될 거라는 두려움 때문인데, 이런 두려움을 다스릴 방법을 찾는 것이 중요하다. 요가, 시각화 연습, 단전호흡 등은 불안을 가라앉히는 데 도움이 되며, 유사한 경험을 한 다른 사람들로부터 조언을 구하고 자신의 심정을 남편에게 솔직하게 털어놓는 것도 도움이 된다.

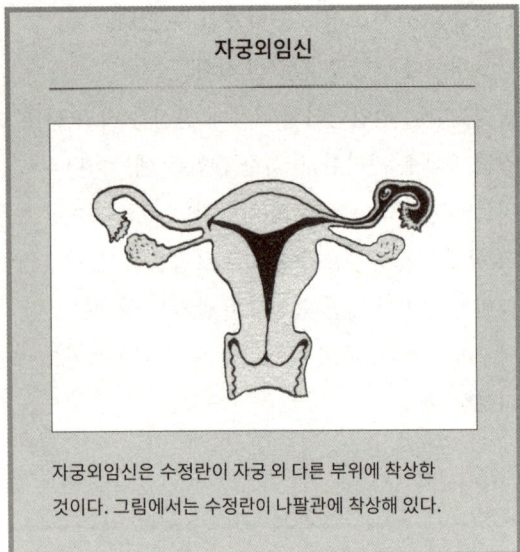

자궁외임신은 수정란이 자궁 외 다른 부위에 착상한 것이다. 그림에서는 수정란이 나팔관에 착상해 있다.

자궁외임신

자궁외임신이 뭐지? 자궁외임신은 사궁 외부에서 착상이 되는 임신으로 나팔관 착상이 가장 흔하다. 수정란이 자궁 안으로 이동해야 하는데 이 움직임이 차단되거나(나팔관의 상처로 인해) 느려지는 것이 주된 원인이다. 자궁경부 안, 난소 위, 복부 안에서 착상이 이루어질 수도 있으며 정상적으로 임신이 유지될 방법은 없다.

주로 임신 5주 무렵에 초음파를 통해 자궁외임신을 확인한다. 자궁외임신을 조기에 진단해 치료하지 않으면 수정란이 나팔관 안에서 계속 성장해 결국 나팔관이 파열되고, 나팔관이 파열되면 장차 수정란이 자궁으로 이동할 능력을 상실하게 된다. 파열된 나팔관을 치료하지 않고 방치하면 생명에 지장을 줄 정도로 심각한 내부 출혈이 생기고 충격을 입게 된다. 다행히 수술이나 약물 등으로 신속하게 치료하면 이러한 파열을 피하고 임신부가 겪을 대부분의 위험을 제거할 수 있으며 생식 능력을 보존할 가능성이 크게 향상된다.

얼마나 많이 발생할까? 전체 임신의 2%가량이 자궁외임신이다. 자궁내막증이나 골반염의 병력이 있거나, 과거에 자궁외임신이나 나팔관 수술(나팔관을 봉합한 후 착상을 하게 되면 60%가량이 자궁외임신을 하게 된다)을 한 경험이 있다면 자궁외임신의 위험이 있을 수 있다. 프로게스테론 단독제로 피임하는 동안 임신이 된 경우, 자궁내피임기구를 이용하는 동안 임신이 되는 경우(요즘 새로 나오는 자궁내피임기구, 특히 호르몬이 일정 속도로 방출되는 형태는 자궁외임신 가능성이 현저히 낮다), 성병에 걸린 경우, 흡연을 하는 경우도 자궁외임신의 원인이 된다.

증상과 징후는 어떨까? 자궁외임신의 초기 증상은 다음과 같다.

- ✦ 주로 하복부의 예리한 경련성 통증. 대개 처음에는 둔탁한 통증이 느껴지다가 경련성 통증으로 발전한다. 변을 보거나 기침을 하거나 몸을 움직일 때 힘을 주면 통증이 심해지기도 한다.
- ✦ 비정상적인 출혈. 통증이 시작되기 전에 갈색의 분비물이 얼룩처럼 묻거나 가벼운 출혈이 지속된다.

하복부 경련, 자궁외임신이 아니다

간혹 임신 초기에 하복부에 경련이 일어날 때가 있는데, 이는 착상의 결과 정상적으로 혈류량이 늘어나거나 자궁이 커지면서 인대가 늘어나기 때문이지 자궁외임신의 증상은 아니다.

자궁외임신이 모르는 사이에 진행되어 나팔관이 파열된 경우 다음과 같은 증상을 보인다.

- 메스꺼움과 구토
- 허약함
- 현기증이나 실신
- 심하고 예리한 복부 통증
- 직장의 압박감
- 어깨 통증(횡경막 아래에 혈액이 축적되기 때문)
- 심한 질 출혈

임신부와 담당 의사가 할 일은? 임신 초기에 간혹 경련성 복통이 일고 심지어 약간의 질 분비물이 묻어나오는 증상 정도는 불안해할 필요가 없지만 어떤 형태든 통증이나 얼룩, 출혈을 경험한다면 담당 의사에게 알려야 한다. 하복부에 예리한 경련성 복통을 느끼거나, 출혈이 심하거나, 그 밖에 위에 언급한 파열된 자궁외임신의 증상이 보이면 즉시 담당 의사에게 알린다. 초음파와 혈액검사로 자궁외임신이라고 확인되면 안타깝지만 임신을 지속할 방법이 없다. 복강경하 자궁적출술로 나팔관을 제거하거나 약물(메토트렉세이트)을 복용해 비정상적으로 발생한 임신을 종결한다. 자궁외임신이 더 이상 진행되지 않고 시간이 지나면서 저절로 사라질 것으로 진단되는 경우도 있는데 이 경우 수술할 필요는 없다. 나팔관에 남은 잔여물은 해가 될 수 있으므로, 치료 후 융모성성선자극호르몬(HCG) 수치를 검사해 나팔관에 남은 잔여물이 깨끗이 제거되었는지 혹은 재흡수됐는지 확인한다.

예방이 가능할까? 담배를 끊거나 안전한 성관계를 통해 성병을 예방하면 자궁외임신의 위험도 줄어든다.

융모막하 출혈

융모막하 출혈이 뭐지? 자궁벽과 융모막(태막 외부, 자궁 옆에 위치) 사이 혹은 태반 아래에 혈액이 고여 종종(항상 그런 건 아니다) 두드러지게 얼룩이 묻거나 출혈이 일어나는 현상이다.

융모막하 출혈이 있는 여성들은 거의 대부분 완벽하게 건강한 임신을 진행한다. 하지만 드문 경우 태반 아래에서 일어나는 출혈이나 혈종이 상당히 심하면 문제가 생길 수 있으므로 모든 융모막하 출혈에 대해 검사를 받아야 한다.

얼마나 많이 발생할까? 모든 임신의 약 5~10%가량이 융모막하 출혈을 경험한다. 임신 초기에 출혈이 있는 여성 가운데 20%는 분비물에 얼룩이 묻어나오는 원인이 융모막하 출혈 때문인 것으로 진단된다.

증상과 징후는 어떨까? 얼룩이 묻거나 출혈이 생기는 것으로 증상을 알 수 있으며, 주로 임신 초기에 시작된다. 하지만 많은 경우 특별히 눈에 띄는 증상이나 징후 없이 정기적인 초음파검사를 통해 발견된다.

정상적인 임신을 할 수 있다

자궁외임신을 치료한 여성의 절반 이상이 일 년 안에 정상적인 임신을 한다.

임신부와 담당 의사가 할 일은? 얼룩이 묻어나오거나 출혈이 시작되면 담당 의사와 상담한다. 담당 의사는 초음파검사를 실시해 융모막하 출혈이 맞는지, 출혈량은 어느 정도인지, 위치는 어느 쪽인지 확인한다.

임신오조

임신오조가 뭐지? 임신으로 인한 메스꺼움과 구토 증상이 오랫동안 심하게 지속돼 심신을 약하게 만드는 증상이다. 일반 입덧보다 훨씬 심하므로 입덧과 혼동하면 안 된다. 주로 임신 12주에서 16주면 서서히 사라지지만 경우에 따라 임신 기간 내내 지속될 수도 있다. 치료받지 않고 방치하면 체중 감소, 영양실조, 탈수증으로 이어질 수 있다. 심각한 임신오조는 입원 치료를 해야 하는데, 대체로 정맥을 통해 수액과 메스꺼움억제제를 투여받는다.

얼마나 많이 발생할까? 임신부 200명당 1명꼴로 발생하며 초산부, 젊은 임신부, 비만인 여성, 다태아 임신부, 과거에 임신오조를 경험한 여성에게 많이 나타난다. 과도한 정신적 스트레스 역시 임신오조를 유발할 가능성을 높일 수 있는데, 내분비 호르몬의 불균형과 비타민 B 결핍이 원인일 수 있다.

증상과 징후는 어떨까? 임신오조의 증상은 다음과 같다.

- 매우 잦고 심각한 메스꺼움과 구토 증상을 겪는다.
- 어떤 음식도, 심지어 물조차 소화시키지 못한다.
- 소변을 자주 보지 못하거나 검은빛을 띠는 누런 소변을 보는 등 탈수증 증상을 보인다.
- 몸무게가 5% 이상 감소된다.
- 구토 중에 피가 섞여 나온다.

임신부와 담당 의사가 할 일은? 증상이 비교적 가볍다면 생강, 침술, 손목 압박붕대(120쪽 참조) 등 일반 입덧을 예방하는 자연적인 치료법을 우선 시도해본다. 이 방법으로 효과가 없다면 도움이 되는 약물을 처방받는다. 심한 입덧의 경우 비타민 B6 복합제와 유니솜 수면제를 주로 처방받는다. 그러나 구토가 지속되거나 몸무게가 심각하게 줄면 정맥 내 수액을 투여받거나 입원을 해야 한다. 입원을 하면 구토억제제 계통의 약물을 처방받게 된다. 음식을 다시 소화할 수 있게 되면 메스꺼움을 유발할 가능성이 높은 지방이 많고 매운 음식을 제외하는 등 식단을 변경하고, 메스꺼움을 일으킬 만한 냄새나 맛은

아기는 안전하다

융모막하 출혈은 아기에게 영향을 미치지 않으며, 혈종이 저절로 치료될 때까지 초음파로 검사를 받기 때문에 매번 아기의 심장박동을 보면서 안심할 수 있다. 아마 일반 임신부보다 아기의 심장박동을 훨씬 자주 볼 수 있을 것이다!

아기는 건강하다

임신오조의 증상은 상당히 괴롭지만 아기에게 미치는 영향은 거의 없다. 많은 연구들이 임신오조를 경험하는 여성이 낳은 아기나 그렇지 않은 여성이 낳은 아기나 모두 건강과 성장에 아무런 차이가 없다는 걸 보여주고 있다.

어떤 것이든 피하는 것이 좋다. 뿐만 아니라 매일 주식으로 탄수화물과 단백질 함량이 높은 음식을 조금씩 자주 섭취하고 수분을 충분히 섭취하는 데 주력해야 한다. 수분을 충분히 섭취했는지 판단할 수 있는 가장 좋은 방법은 소변 상태를 확인하는 것이다. 수분을 충분히 섭취하지 않으면 소변의 양이 적고 색깔이 거무스름하다.

─── 임신성 당뇨병

임신성 당뇨병이 뭐지? 임신성 당뇨병은 임신 기간에만 나타나는 당뇨병의 한 형태로, 체내에서 충분한 양의 인슐린(체내에서 혈당을 에너지로 전환시키는 호르몬)이 분비되지 않아 혈당이 효율적으로 조절되지 못할 때 발생한다. 주로 임신 24~28주 사이에 시작되기 때문에 이 무렵에 통상적으로 글루코스 선별검사를 받게 된다. 분만 후에는 대부분 사라지지만 일단 한 번 발생했다면 출산 회복기에 확실하게 사라졌는지 검사를 받게 된다.

임신을 하면서 시작됐든 착상 이전부터 시작됐든 제대로 관리하면 태아나 임신부에게 해가 되지 않는다. 하지만 과도한 당이 임신부의 혈액 안을 순환하다가 태반을 지나 태아에게 전달되면 임신부와 아기 모두에게 잠재적인 문제를 일으킬 위험이 크다. 임신성 당뇨병을 관리하지 않을 경우 아기가 지나치게 비대해질 가능성이 높아 분만이 복잡해질 수 있고, 전자간증(임신중독증, 임신으로 인한 고혈압)이 발생할 위험도 있다. 또한 출산 후 아기에게 황달, 호흡곤란, 저혈당 등 잠재적인 문제가 발생할 수 있으며 나중에 자라면서 비만과 제2유형 당뇨병에 걸릴 위험도 증가한다.

얼마나 많이 발생할까? 임신성 당뇨병은 아주 흔한 합병증으로 임신부의 4~7%가량 영향을 미친다. 비만 여성에게 더 흔하게 나타나기 때문에 비만율이 높아짐에 따라 임신성 당뇨병의 비율도 높아지고 있는 추세다. 당뇨병이나 임신성 당뇨병의 가족력이 있거나 고령 임신인 경우에도 임신성 당뇨병에 걸릴 위험이 높다.

증상과 징후는 어떨까? 임신성 당뇨병이 있는 여성들 대부분이 아무런 증상을 보이지 않지만 간혹 다음과 같은 증상이 나타나기도 한다.

◆ 유독 갈증이 심하다.
◆ 자주 아주 많은 양의 소변을 본다. 소변을 자주 보지만 대체로 양이 적은 임신 초기 증상과 다르다.
◆ 피로하다. 임신 초기에 나타나는 피로 증상과 구분하기 어렵다.
◆ 소변에서 당이 검출된다. 산전 검사 때 확인할 수 있다.

임신부와 담당 의사가 할 일은? 24~28주 무렵 글루코스 선별검사(270쪽 참조)를 받고, 필요하면 보다 정교한 3시간 당부하 검사를 받는다. 이러한 검사를 통해 임신성 당뇨병이 확인되면 담당 의사는 임신성 당뇨병을 억제하기 위해 특별히 식이요법(임신 기간의 권장 식단과 유사하다)과 운동을 권장한다. 한편 임신부는 글루코스 측정기를 이용해 집에서 포도당 수치를 측정해야 한다. 식단과 운동만으로 혈당 수치가 조절되지 않는다면(대체로 두 가지 방법으로 조절되지만) 인슐린을 추가로 보충해야 한다. 인슐린은 주사를 통해 주입될 수도 있지만 글리브라이드라는 경구용 약물이 임신성 당뇨병의 대안적인 치료 방법으로 점점 많이 이용되고 있다. 다행히 올바른 자기 관리와 약물 관리를 통해 주의 깊게 혈당 수치를 통제하면 임신성 당뇨병과 관련된 잠재적 위험들을 거의 모두 제거할 수 있다. 당뇨병 관리에 대한 내용은 486쪽을 참조한다.

예방이 가능할까? 임신 전과 임신 기간 동안 몸무게 조절에 신경을 쓰면 임신성 당뇨 예방에 도움이 된다. 우선 건강한 식습관을 유지한다. 채소와 과일, 통곡물을 많이 먹고 정제된 설탕을 먹지 않으며, 엽산을 충분히 섭취해야 한다. 규칙적인 운동도 도움이 된다. 연구 결과에 따르면 비만인 여성이 규칙적으로 운동을 하면 임신성 당뇨병이 생길 가능성이 절반가량 줄어든다고 한다. 임신 이후에도 이러한 예방법을 꾸준히 실천하면 나중에 당뇨병이 발생할 가능성이 현저하게 줄어든다.

임신 중에 임신성 당뇨병이 발생하면 임신 이후 제2형 당뇨병에 걸릴 위험이 상당히 높다는 사실을 명심하자. 하지만 식습관을 통해 정상적인 몸무게를 유지하고 출산 후에도 지속적으로 규칙적인 운동을 실시하면 이러한 위험을 크게 줄일 수 있다.

── 전자간증

전자간증(임신중독증)이 뭐지? 임신성 고혈압 혹은 임신 중독증이라고도 하는 전자간증은 대체로 임신 후기(20주 이후)에 나타나는 질병이며 고혈압, 지나친 부종, 단백뇨를 특징으로 한다. 전자간증을 치료하지 않고 방치하면 훨씬 심각하게 발전해 경련이나 발작을 동반하는 자간증에 이를 수 있다(512쪽 참조). 뿐만 아니라 조기분만이나 자궁 내 성장 제한과 같은 여러 가지 임신 합병증을 일으키기도 한다.

얼마나 많이 발생할까? 임신부의 약 8%가 전자간증으로 진단된다. 다태아 임신부, 40세 이상의 임신부, 고혈압이나 당뇨병이 있는 임신부는 전자간증이 나타날 위험이 매우 높다. 과거 임신 중에 전자간증의 병력이 있었다면 차후 임신에도 세 번 가운데 한 번은 전자간증이 나타날 가능성이 있다. 첫 임신 때 전자간증을 진단받았거나 몇 번째 임신이든 임신 초기에 전자간증이 발병되었다면 그 위험은 더욱 크다.

증상과 징후는 어떨까? 전자간증의 증상은 다음과 같으며 전부 혹은 일부를 경험한다.

- ◆ 손과 발이 심하게 붓는다.
- ◆ 휴식을 취한 지 12시간이 지났는데도 발목의 부종이 가라앉지 않는다.
- ◆ 식사량과 관계없이 몸무게가 갑자기 심하게 늘어난다.
- ◆ 처방전이 필요 없는 진통제로는 두통이 낫지 않는다.
- ◆ 상복부에 통증이 느껴진다.
- ◆ 시야가 흐릿하거나 물체가 둘로 보인다.
- ◆ 혈압이 상승한다. 지금까지 한 번도 고혈압인

관리만 잘하면 아기는 안전하다

임신성 당뇨병은 주의 깊게 관리를 잘하면 별로 걱정하지 않아도 된다. 임신은 정상적으로 진행되고 아기는 아무런 영향도 받지 않을 것이다.

적이 없는 여성이 140/90 이상까지 혈압이 올라간다.
- 단백뇨가 나온다.
- 심장박동이 빠르게 뛴다.
- 소변의 양이 적다.
- 신장이 정상적으로 기능하지 않는다.
- 과장된 반사작용을 보인다.

임신부와 담당 의사가 할 일은? 정기적인 산전 검사는 전자간증을 조기에 발견할 수 있는 최선의 방법이다. 담당 의사는 소변에 검출된 단백질과 혈압 상승 혹은 위에 언급된 증상을 통해 전자간증을 의심하게 된다. 임신부는 이러한 증상이 나타난다 싶으면 주의 깊게 관찰했다가 담당 의사에게 알린다. 특히 과거 임신에서 전자간증의 병력이 있었다면 더욱 주의한다.

전자간증으로 진단을 받으면 집에서 안정을 취하고 혈압을 주의 깊게 살피며 태아의 상태를 감시한다. 증상이 심한 경우 병원에 입원해 안정을 취해야 한다. 증상이 심각하면 보다 적극적인 치료가 이루어지고 진단 후 3일 안에 분만을 진행한다. 황산마그네슘은 자간증으로 진전되는 것을 예방할 수 있으므로 정맥 내 황산마그네슘을 투여받는다.

치료를 하면 단기간 동안 전자간증을 통제할 수 있지만 사실상 분만 외에는 이렇다 할 치료 방법이 없기 때문에, 태아가 신체적으로 충분히 성장했거나 약물을 이용해 태아의 폐 성장 속도를 활발하게 한 후 최대한 빨리 분만을 시도한다. 다행히 전자간증이 있는 여성의 97%가 완벽하게 회복되어 분만 후 빠른 속도로 정상 혈압으로 돌아온다.

어떤 임신부가 이 합병증에 걸릴 가능성이 있는지 예측하기 위해 현재 연구자들이 간단한

전자간증의 이론적 근거

전자간증(임신중독증)의 원인에 대해 확실하게 밝혀진 바는 없지만 이론적인 근거들은 몇 가지 제시되고 있다.

유전적인 원인 연구자들은 태아의 유전자 구성이 임신 기간에 전자간증을 유발하는 요인 가운데 하나일 수 있다고 가정한다. 그러므로 임신부의 어머니나 남편의 어머니가 과거 임신부나 남편을 임신했을 때 전자간증을 앓았다면 임신부 역시 전자간증을 앓을 가능성이 다소 높다.

혈관의 결함 혈관에 결함이 있는 일부 여성의 경우 임신 기간에 혈관이 넓어지는 것(대부분의 임신부처럼)이 아니라 오히려 혈관이 수축된다는 주장이 제기되고 있다. 연구자들은 이러한 혈관 결함의 결과, 신장과 간 등의 기관에 혈액 공급이 원활하지 못해 전자간증이 일어난다고 이론을 제시한다. 임신 기간에 전자간증을 경험하는 여성이 나중에 여러 형태의 심혈관 질환을 앓게 될 위험이 높다는 사실 역시 고혈압이 있는 여성에게 전자간증이 나타날 위험이 높다는 걸 보여준다.

잇몸 질환 잇몸 질환이 심한 임신부는 잇몸이 건강한 여성에 비해 전자간증을 앓게 될 위험이 두 배 이상 높다. 전문가들은 치주 질환을 일으키는 세균이 태반으로 이동하거나 전자간증을 유발하는 화학물질이 분비된다는 이론을 제시한다. 그러나 치주 질환이 전자간증을 유발하는 건지, 단지 전자간증과 관련이 있는 건지는 아직 밝혀지지 않았다.

외부 침입자에 대한 면역반응 이 이론은 임신부의 몸이 아기와 태반에 알레르기 반응을 일으킨다는 사실을 시사한다. 이러한 알레르기 반응은 임신부의 몸에 반응을 일으켜 혈액과 혈관을 손상시킨다. 아빠와 엄마의 유전자 표지가 유사할수록 이러한 면역반응이 일어날 가능성이 높다.

> **전자간증에 걸려도 건강한 아기를 낳는다**
>
> 다행히 정기적으로 의료 관리를 받는 여성은 거의 예외 없이 임신 초기에 전자간증(임신중독증)이 진단되어 성공적으로 관리를 받을 수 있다. 출산이 가까워올 무렵 전자간증을 앓게 되더라도 적절하고 신속하게 의료 관리를 받는다면 혈압이 정상인 일반 여성과 마찬가지로 건강한 출산으로 임신을 마무리할 가능성이 아주 높다.

혈액검사와 소변검사 방법을 개발 중이다. 이들의 연구에 따르면 전자간증을 보이는 여성의 혈액과 소변에서 수용성 FH-1이라는 물질의 수치가 높게 나타난다고 한다. 엔도글린이라는 물질로도 이 질병을 확인할 수 있다. 이상적인 방법은 이러한 연구를 통해 전자간증을 최대한 빨리 발견하는 것이다.

예방이 가능할까? 의학적으로 유도하는 치료의 장점과 이론상의 위험을 비교해야 하겠지만, 연구자들은 전자간증의 위험이 있는 여성이 임신 기간 동안 아스피린이나 기타 항응고제 약물을 복용하면 위험을 줄일 수 있다고 한다. 일부 연구 결과에 따르면 항산화제, 마그네슘, 비타민, 미네랄이 적당히 함유된 영양분이 풍부한 음식을 섭취하면 적절한 치아 관리와 함께 전자간증의 위험을 줄일 수 있다고 한다.

헬프증후군

헬프증후군이 뭐지? 헬프증후군(HELLP syndrome)은 임신부에게 영향을 미치는 복합적인 질병 상태를 말한다. 독자적으로 발병하거나 전자간증(임신중독증)과 함께 발병되기도 하며, 거의 항상 임신 후기에 나타난다. 헬프(HELLP)는 용혈현상(H: Hemolysis, 적혈구가 아주 빨리 파괴되어 적혈구 수가 줄어든다), 간의 효소 상승(EL: Elevated Liver enzymes, 간 기능이 약화되어 체내의 독성 물질을 효율적으로 처리하지 못한다), 혈소판 수 감소(LP: Low Platelet count, 혈액의 응고를 어렵게 만든다)의 약자다.

헬프증후군은 임신부의 생명과 태아의 생명 모두에 위협이 될 수 있다. 신속한 진단과 치료가 이루어지지 않으면 주로 광범위한 범위의 간 손상이나 뇌졸중 등의 형태로 네 번 가운데 한 번꼴로 심각한 합병증이 일어난다.

얼마나 많이 발생할까? 헬프증후군은 전자간증이나 자간증 임신 10회 가운데 1회 미만, 일반 임신 500회 가운데 1회 미만으로 발생한다. 전자간증이나 자간증을 앓는 여성, 이전 임신에서 헬프증후군을 앓았던 여성에게 발병 위험이 높다.

증상과 징후는 어떨까? 헬프증후군의 증상은 매우 모호하다. 임신 후기에 다음과 같은 증상이 나타난다.

- ◆ 메스꺼움
- ◆ 구토와 두통
- ◆ 전신 권태
- ◆ 상복부 오른쪽의 복통과 압통
- ◆ 바이러스성 질환의 증상

혈액검사를 하면 혈소판 수 감소, 간 효소 상승, 용혈현상(적혈구 붕괴) 등이 확인된다. 헬프증후군을 앓는 여성은 간 기능이 신속하게 악화되므로 반드시 치료를 받아야 한다.

임신부와 담당 의사가 할 일은? 헬프증후군의 유일한 치료는 분만이므로, 무엇보다 이 증후군에 대해 잘 알고 있어야 하고(특히 이미 전자간증을 앓고 있거나 앓게 될 위험이 클 경우), 조금이라도 증상이 나타나면 즉시 담당 의사에게 문의해야 한다. 헬프증후군이라는 진단을 받으면 질병 치료와 태아의 폐 성장을 위해 스테로이드제를 투여받고 발작을 예방하기 위해 황산마그네슘을 투여받는다.

예방이 가능할까? 과거 임신에서 헬프증후군을 앓았던 여성은 이번에도 같은 증상이 나타날 가능성이 있으므로 차후 임신부터는 정밀 검사를 받아야 한다. 안타깝지만 이 질병의 예방법은 딱히 없다.

── 자궁 내 성장 제한

'자궁 내 성장 제한'이 뭐지? 자궁 내 성장 제한은 임신 기간 동안 정상보다 작은 아기에게 사용하는 용어다. 아기의 몸무게가 임신 주수에 비해 10번째 백분위수 이하면(이 시기 100명의 아기를 몸무게가 적은 순으로 나열할 때 1~10번) 자궁 내 성장 제한으로 진단한다. 태반의 건강이 손상되거나 태반의 혈액 공급에 이상이 생기거나, 임신부의 영양 부족, 허약한 건강 상태, 나쁜 생활 방식으로 태아가 건강하게 성장하지 못할 때 발생한다.

얼마나 많이 발생할까? 전체 임신의 약 10% 정도가 자궁 내 성장 제한으로 진단된다. 초산 혹은 다섯 번째 이후의 임신, 17세 미만이거나 35세 이상의 여성, 과거에 저체중아를 출산한 경험이 있는 여성, 태반에 이상이 있거나 자궁이 기형인 여성에게 아주 흔히 나타난다. 다태아 임신도 위험 요인이 될 수 있지만 태반에 문제가 있어서라기보다 아마도 좁은 자궁 환경 탓으로 보인다. 하나의 자궁 안에 3kg 정도의 아기가 두 명 이상 들어 있기에는 너무 답답할 테니까. 임신부 자신이 작게 태어났어도 태아의 성장이 제한될 위험이 높고 아기 아빠가 작게 태어났어도 마찬가지이다.

증상과 징후는 어떨까? 놀랍게도 배가 작은 것과 자궁 내 성장 제한과는 별 관련이 없다. 사실상 아기가 배 속에서 제대로 성장하지 못하고 있다는 걸 겉으로 분명하게 보여주는 증상은 거의 없다. 대신 담당 의사가 정기적인 산전 진료 중에 자궁저 높이(치골에서 자궁 맨 위까지의 거리)를 측정해 아기가 임신 주수에 비해 너무 작다는 걸 알게 되는 경우가 대부분이다. 초음파를 통해서도 임신 주수에 비해 아기의 성장이 더딘 것을 확인할 수 있다.

임신부와 담당 의사가 할 일은? 아기의 건강을 알 수 있는 최고의 지표는 출생 시 몸무게이다. 따라서 자궁 내 성장 제한을 보인다는 것은 아기가 정상적인 체온을 유지하거나 감염과 싸우는 데 어려움이 있는 등 신생아의 건강에 문제가 생길 수 있음을 시사한다. 그렇기 때문에 조기에 문제를

작게 태어나도 무럭무럭 잘 자란다

출산 때 작게 태어난 아기들의 90% 이상이 생후 만 2개월이 지나면 또래 친구들한테 절대 뒤지지 않을 만큼 무럭무럭 잘 자란다.

진단해 마침내 아기가 건강하게 태어나도록 노력하는 것이 가장 중요하다. 안정을 취하거나 필요하면 정맥 내 주사를 투여해 영양분을 공급받거나 약물을 통해 태반의 혈액 공급을 원활하게 하거나 자궁 내 성장 제한의 원인이 된다고 진단된 문제들을 바로잡는 등 의심되는 증상에 따라 다양한 접근을 시도한다. 자궁 내 환경이 열악하고 개선될 여지가 없으며 태아의 폐가 충분히 성숙하다고 판단되면 신속히 분만을 시도하는 것이 최선의 방법이다. 태아가 더 건강한 환경에서 생활을 시작할 수 있도록 돕는 길이니까.

예방이 가능할까? 최고의 영양을 섭취하고 위험 요인을 제거하면 정상적인 태아의 성장과 정상적인 출생 시 몸무게를 만들 가능성을 크게 향상시킬 수 있다. 태아의 성장 제한에 원인이 되는 임신부의 특정한 위험 요인, 즉 만성 고혈압, 흡연, 음주, 향정신성 약물 복용 등을 통제해도 자궁 내 성장 제한을 예방할 수 있다. 양질의 산전 관리, 훌륭한 식단, 권장 체중 증가율에 따른 적절한 체중 증가, 신체적 스트레스와 과도한 정신적 스트레스 최소화 역시 위험을 최소화할 수 있다. 예방과 치료가 성공적으로 이루어지지 않아 아기가 정상보다 작게 태어나더라도, 신생아 관리 기술의 발달 덕분에 아기가 건강하게 성장할 가능성이 매우 높다.

── 전치태반

전치태반이 뭐지? 전치태반이란 태반이 자궁경부의 출구를 부분적으로 혹은 완전히 덮고 있는 것을 말한다. 임신 초기에는 하위태반(태반의 가장자리가 자궁 하단에 부착되어 있으나 자궁 출구의 가장자리까지는 도달하지 못한 경우)이 아주 흔하지만 임신이 진행되어 자궁이 커질수록 태반이 위로 이동해 자궁경부에서 멀어지는 것이 보통이다. 태반이 위로 이동하지 않고 자궁경부를 부분적으로 덮거나 자궁경부에 닿는 것을 부분 전치태반이라고 하고, 태반이 자궁경부를 완전히 덮는 것을 완전 전치태반이라고 한다. 두 가지 경우 모두 아기가 산도 안으로 향하는 길을 물리적으로 막아 자연분만을 불가능하게 만든다. 또한 임신 후기와 분만 중에 출혈을 일으킬 수도 있다. 태반이 자궁경부에 가까이 위치할수록 출혈의 가능성이 커진다.

얼마나 많이 발생할까? 전치태반은 200회 분만마다 1회꼴로 발생한다. 21세 이상의 임신부보다 30세 이상의 임신부에게 발생할 가능성이 많고, 적어도 한 번 이상의 임신 경력이 있거나 자궁 관련 수술(과거에 제왕절개 분만을 했거나 유산 후 소파수술을 한 경우)을 한 경험이 있는 여성에게도 많이 나타난다. 흡연이나 다태아 임신도 위험을 증가시킨다.

증상과 징후는 어떨까? 전치태반은 증상을 통해서뿐 아니라 임신 중기의 정기 초음파검사를

첫아이 때 관리를 잘하자

과거 임신에서 저체중아를 낳은 경험이 있다면 다음 임신 때 저체중아를 낳을 위험은 아주 약간 증가한다. 다행히 통계자료를 보면 이 경우 나중에 태어난 아기는 먼저 태어난 아기보다 체중이 조금 더 나갈 가능성이 있다. 첫 임신 때 자궁 내 성장 제한 진단을 받은 경우 원인이 되는 모든 요인을 신경 써서 관리하면 이번엔 이러한 위험을 줄일 수 있다.

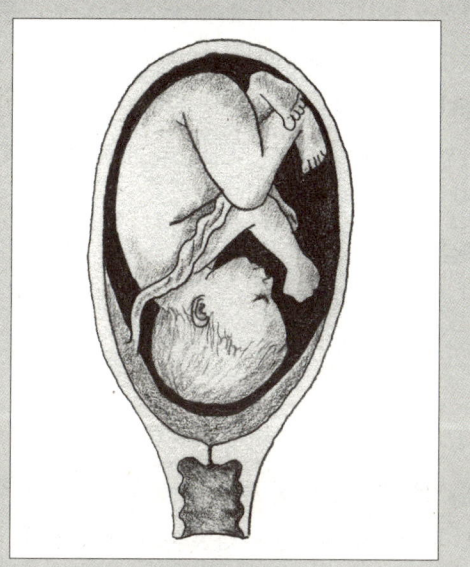

전치태반인 경우 제왕절개 분만을 한다
전치태반은 임신 후반부 출혈의 가장 큰 원인이다. 대부분의 전치태반은 조기에 발견되고 잘 관리되어 제왕절개 분만으로 무사히 임신을 완료할 수 있다. 이 경우 약 75%가량이 진통이 시작되기 전에 제왕절개로 분만을 한다.

통해서도 아주 쉽게 발견된다. 때때로 임신 후기에(간혹 임신 후기 초) 선홍색 출혈로 전치태반 증상이 나타난다. 대체로 출혈이 유일한 증상이며 통증은 없다.

임신부와 담당 의사가 할 일은? 임신 후기까지 따로 조치를 취할 필요는 없다(하위태반 역시 마찬가지이다). 임신 후기에 들어서면서 대부분 전치태반이 저절로 제자리를 찾아간다. 전치태반으로 진단을 받았지만 출혈이 없다면 시일이 경과해도 치료할 필요는 없다. 출혈이나 조기 진통의 증상에 유의해야 하는데, 두 가지 모두 전치태반이 있을 때 아주 흔하게 보이는 현상이다. 전치태반으로 인해 출혈이 생기면 담당 의사는 임신부에게 안정을 취하고 골반을 쉬도록(성관계를 하지 않는다) 지시하고 면밀히 관찰한다. 조기 진통이 임박했다 싶으면 아기의 폐가 신속하게 성장하도록 스테로이드제 주사를 놓는다. 전치태반으로 임신에 문제가 되는 일은 전혀 없지만 제왕절개 분만을 해야 한다.

태반조기박리

태반조기박리가 뭐지? 태반조기박리란 아기의 생명 유지 장치인 태반이 출산 후가 아니라 임신 중에 자궁벽에서 일찍 분리되는 현상이다. 분리된 정도가 경미할 경우 신속한 치료와 적절한 예방 조치만 이루어지면 엄마나 아기 모두 거의 위험하지 않다. 그러나 심하게 분리된 경우 아기에게 가해지는 위험이 상당히 크다. 태반이 자궁벽에서 완전히 떨어져 나가면 아기가 산소나 영양분을 더 이상 공급받을 수 없기 때문이다.

얼마나 많이 발생할까? 임신의 1% 미만 정도로 거의 임신 후반부, 그 가운데 임신 후기에 가장 많이 발생한다. 누구에게나 일어날 수 있지만 다태아 임신부나 과거 임신 때 박리 현상이 있었던 임신부, 담배나 마약류를 이용한 경우, 임신성 당뇨병을 앓는 경우, 혈전이나 전자간증(임신중독증) 혹은 임신 중 고혈압 질환 등의 상태를 보이는 경우 보다 흔하게 나타난다. 탯줄이 짧거나 사고로 인한 외상도 간혹 태반조기박리의 원인이 된다.

증상과 징후는 어떨까? 증상은 태반이 박리된 정도에 따라 다르지만 보통 다음과 같은 증상을 보인다.

- 출혈(혈전이 포함되거나 그렇지 않은 가벼운 출혈에서 심한 출혈까지)
- 복부의 경련이나 예리한 통증
- 자궁의 압통
- 요통이나 복통

임신부와 담당 의사가 할 일은? 임신 후반부에 출혈을 동반한 복통이 일어나면 즉시 담당 의사에게 알린다. 담당 의사가 임신부의 병력, 신체검사, 자궁 수축과 태아의 반응을 관찰해 태반박리 진단을 내린다. 초음파검사도 도움이 되지만 사실 초음파로 태반박리를 진단할 수 있는 경우는 25%에 불과하다. 태반이 자궁벽에서 약간만 분리됐을 뿐 완전히 박리되지 않은 것으로 밝혀지고 태아의 바이탈 사인(Vital signs, 호흡, 체온, 심장박동의 측정치)이 규칙적으로 유지된다면 안정을 취하라고 지시할 것이다. 출혈이 계속되면 정맥 주사를 투여한다. 조기에 분만을 해야 할 상황이라면 태아의 폐 성숙도를 촉진하기 위해 스테로이드제를 투여한다. 박리 정도가 심각하거나 계속 진행 중이라면 유일한 치료는 분만뿐이며 주로 제왕절개 분만을 하게 된다.

── 융모막 양막염

융모막 양막염이 뭐지? 융모막 양막염은 아기를 둘러싸 보호하는 양막과 양수의 세균 감염이다. 원인은 대장균과 같은 흔한 세균이나 B그룹 연쇄상구균 감염(GBS, 임신 36주쯤 GBS 검사를 받게 된다)이다. 만삭 전 조기 양막 파열(PPROM)과 조기분만의 주원인이 되기도 한다.

얼마나 많이 발생할까? 전체 임신의 1~2%가량 발생한다. 조기 양막 파열을 경험한 여성은 양막이 파열된 후 세균이 질을 통해 양막 주머니로 침투할 수 있기 때문에 융모막 양막염에 걸릴 위험이 높다. 첫 임신 기간에 융모막 양막염을 경험했던 여성은 차후 임신에서 재 감염될 가능성이 높다.

증상과 징후는 어떨까? 간단한 검사로는 감염 여부를 확인하기 어렵기 때문에 진단을 내리기 복잡하다. 증상은 다음과 같다.

- 발열
- 자궁의 압통과 통증
- 임신부와 아기 모두 심장박동이 빨라진다.
- 양막이 이미 파열됐다면 양수가 새어 나오면서 불쾌한 냄새가 난다.
- 양막이 손상되지 않았다면 질 분비물에서 불쾌한 냄새가 난다.
- 백혈구 수가 증가한다. 이는 몸이 감염과 싸우고 있다는 증거이다.

임신부와 담당 의사가 할 일은? 양수가 새는 느낌이 들면 아무리 양이 적어도 반드시 담당 의사와 상담한다. 양수나 질 분비물에서 불쾌한 냄새가 나거나 위에 언급된 다른 증상이 느껴질 때도 즉시 상담한다. 융모막 양막염으로 진단을 받으면 세균을 제거하기 위해 항생제를 투여받고

빨리 진단하고 치료하는 것이 중요

융모막 양막염은 빨리 진단하고 치료하면 엄마와 아기에게 위험이 크게 줄어든다.

즉시 분만을 시도하게 된다. 분만 후에도 차후 감염을 막기 위해 산모와 아기 모두 항생제를 투여받는다.

── 양수과소증

양수과소증이 뭐지? 양수과소증은 태아를 둘러싸 충격을 흡수해주는 양수의 양이 정상보다 적은 상태를 말한다. 임신 초기에도 나타나지만 대개 임신 후기 후반에 많이 나타난다. 양수과소증이 있는 대부분의 임신부들이 완벽하게 정상적으로 임신을 마치지만, 태아가 지내기 힘들 만큼 양수의 양이 너무 적을 경우 탯줄 압박의 위험이 있을 수 있다. 주로 양수가 새거나 양막이 파열되는 단순한 이유로 인해 발생한다. 드문 경우 양수과소증으로 인해 태아가 잘 성장하지 못하거나 요도가 감염될 수 있다.

얼마나 많이 발생할까? 전체 임신 기간 동안 4~8%의 임신부가 양수과소증 진단을 받으며, 예정일이 지난 임신부의 경우(예정일에서 2주가 지난 경우) 12%로 증가한다. 지연 임신이 되면 진통 전에 양막이 파수되기 때문에 양수과소증이 생길 가능성이 높다.

증상과 징후는 어떨까? 임신부에게 아무런 증상이 나타나지 않지만, 초음파를 통해 자궁의 크기가 작다든지 양수가 줄어든 것이 확인된다. 태아의 활동이 눈에 띄게 줄어들고 경우에 따라 태아의 심장박동이 갑자기 줄어들기도 한다.

임신부와 담당 의사가 할 일은? 양수과소증으로 진단을 받으면 충분히 휴식을 취하고 수분을 많이 섭취해야 한다. 담당 의사는 양수의 양을 자세하게 관찰할 것이다. 언제든 양수과소증으로 태아의 건강에 이상이 생기면 양막내 양수 주입술(살균된 식염수로 양수의 양을 늘린다)을 시도하거나 조기분만을 시도한다.

── 양수과다증

양수과다증이 뭐지? 태아를 둘러싼 양수가 지나치게 많은 상태다. 대부분의 경우 일시적으로 약하게 증상이 나타나다가 지나간다. 양수 분비의 균형을 맞추는 정상적인 과정일 뿐, 과도한 양수는 치료 없이도 재흡수된다.

그러나 드문 경우에는 양수과다증이 심하면 태아의 중추신경계 및 위장 결함, 태아가 양수를 잘 삼키지 못하는 등 태아에게 문제가 있다는 신호일 수 있다. 지나친 양수과다증은 조기 양막 파열, 조기 진통, 태반조기박리, 역아, 제대탈출 등의 위험이 있을 수 있다.

얼마나 많이 발생할까? 전체 임신의 3~4%에 발생한다. 다태아 임신일 때 발생할 가능성이 높고, 임신부가 당뇨병을 치료하지 않아도 발생할 수 있다.

증상과 징후는 어떨까? 대개는 아무런 증상이 없지만 일부 여성의 경우 다음과 같은 증상이 나타나기도 한다.

- ✦ 과도한 양의 완충 장치로 인해 태동을 느끼기 어렵다.
- ✦ 자궁의 성장 속도가 유난히 빠르다.
- ✦ 복부의 불편함
- ✦ 변비
- ✦ 다리의 부종

♦ 호흡곤란
♦ 자궁 수축이 일어날 수도 있다.

대체로 산전 검사 때 자궁저의 높이(치골에서 자궁 맨 위까지의 거리)가 정상보다 높을 때 혹은 초음파검사를 통해 양막 내 양수의 양을 측정하면 알 수 있다.

임신부와 담당 의사가 할 일은? 양수의 양이 심각할 정도로 많지 않다면 특별한 조치를 취할 필요 없이 계속해서 담당 의사를 찾아가 상태를 확인한다. 양수의 양이 지나치게 많으면 치료적 양수천자를 실시해 양막에서 양수를 빼내 양을 줄인다. 양수과다증은 제대탈출의 위험이 크므로 진통 전에 양수가 서설로 터지면 즉시 담당 의사와 상담한다.

만삭 전 조기 양막 파열

만삭 전 조기 양막 파열(PPROM)이 뭐지? 자궁 안에서 태아를 부드럽게 받쳐주는 양막이 임신 37주 이전에, 다시 말해 아기가 아직 미숙한 상태인 만삭 전에 파열되는 현상이다. 가장 큰 위험은 조기분만이며, 그밖에도 양수 감염, 제대탈출, 탯줄 압박 등의 위험이 있다. 조기 양막 파열(PROM), 즉 출산 예정일에 즈음한 37주 이후 진통이 시작되기 전에 양막이 파열되는 현상은 328쪽을 참고한다.

얼마나 많이 발생할까? 전체 임신의 3% 미만에 발생한다. 임신 기간 동안 흡연을 하거나 특정한 성병에 걸리거나 만성 질 출혈이나 태반박리가 일어나거나 과거 임신 때 조기 양막 파열을 경험했거나 세균성 질염(BV)에 걸렸거나 한 경우 또는 다태아 임신부에게 주로 발생한다.

증상과 징후는 어떨까? 증상은 질을 통해 양수가 새거나 뿜어져 나온다. 냄새를 맡아보아 양수가 새어 나오는 건지 소변이 새어 나오는 건지 알 수 있다. 암모니아 냄새가 나면 소변이 새어 나오는 것이다. 하지만 다소 달콤한 냄새가 나면 양수일 가능성이 있다. 감염이 되지 않을 경우 달콤한 냄새가 나지만, 감염이 되면 악취가 난다. 양수가 새어 나오는 것 같은 의심이 들면 담당 의사와 상담하는 것이 안전하다.

임신부와 담당 의사가 할 일은? 34주 후에 양막이 파열되면 유도 분만을 통해 아기를 분만한다. 아기를 안전하게 분만하기에 시기가 너무 이르면 병원에 입원해 안정을 취하고, 감염을 예방하기 위해 항생제를 투여받고 태아의 폐가 최대한 빨리 성장해 좀 더 안전하게 조기분만을 할 수 있도록 스테로이드제를 투여받는다. 자궁 수축이 시작되었지만 분만을 하기에는 아기가 너무 미숙하다면 자궁 수축을 멈추기 위해 약물을 투여받을 수도 있다.

드물지만 양막 파열이 저절로 치료되어 양수가 새는 현상이 멈추기도 한다. 이 경우 평소처럼 생활하면서 다시 양수가 새는지 살펴본다.

신속한 진단과 관리가 중요하다

만삭 전 조기 양막 파열(PPROM)은 신속하고 적절한 진단과 관리를 받으면 엄마와 아기 모두 건강하게 지낼 수 있다. 하지만 혹시 조기에 분만을 하게 된다면 아기는 신생아집중치료실에 오랫동안 지내게 될 수도 있다.

예방이 가능할까? 질의 감염, 특히 세균성 질염은 만삭 전 조기 양막 파열로 이어질 수 있다. 그러므로 이러한 감염에 주의하고 치료를 하면 효율적으로 예방이 가능하다.

── 조기 진통

조기 진통이 뭐지? 임신 20주를 지난 후 37주가 끝나기 전에 시작되는 진통을 말한다.

얼마나 많이 발생할까? 조기 진통은 상당히 흔하게 볼 수 있는 현상으로 위험 요인은 흡연과 음주, 약물 남용, 심한 저체중, 심한 과체중, 불충분한 영양 섭취, 잇몸 감염, 여러 종류의 감염(성병, 세균성 질염, 요도 감염, 양수 감염 등), 자궁경부 무력증, 자궁의 염증, 임신부의 만성 질병, 태반조기박리, 전치태반 등을 들 수 있다. 17세 미만의 임신부나 35세 이상의 임신부, 다태아 임신부, 조기분만의 병력이 있는 임신부도 조기 진통의 위험이 증가할 수 있으며 특히 사회적으로 빈곤한 계층의 여성들에게 더 흔하게 나타나는 경향이 있다. 그 밖에도 전자간증(임신중독증)이나 만삭 전 조기 양막 파열과 같은 조기분만이 불가피한 의료적 상태에 효과적으로 대응하기 위해, 의료진에 의해 조기 진통이 유도되는 경우도 아주 많다.

조기에 진통이 시작되는 원인에 대해서는 아직 더 많은 연구가 이루어져야 한다. 조기 진통을 겪는 임산부들 가운데 최소 절반가량은 뚜렷한 위험 요인이 밝혀지지 않고 있다.

증상과 징후는 어떨까? 조기 진통이 있을 경우, 다음과 같은 증상 모두 혹은 일부를 경험한다.

- ◆ 생리통 같은 경련성 복통
- ◆ 규칙적인 자궁 수축이 점점 심하게 자주 일어나고 자세를 바꾸어도 계속된다.
- ◆ 허리의 압박감
- ◆ 예사롭지 않은 골반의 압박감
- ◆ 질에서 분비물이 나온다.
- ◆ 양막 파열
- ◆ 초음파를 통해 자궁경부의 변화가 측정된다. 얇아지거나 벌어지거나 짧아진다.

임신부와 담당 의사가 할 일은? 아기가 하루라도 더 자궁 안에 머물러 있어야 생존 가능성은 물론 건강하게 성장할 가능성이 높아지므로, 최대한 진통을 멈추게 하는 것이 주된 목표다. 자궁 수축이 일찍 시작되면 집에서 안정을 취하거나 병원에 입원해 정맥 내 주사를 맞게 된다. 체내에 수분이 많을수록 자궁 수축의 가능성이 낮아진다. 그러므로 집에서 안정을 취하는 경우에도 체내에 계속 수분이 흐르도록 해야 한다. 특별히 감염으로 인해 진통이 유발되는 것으로 여겨지면 항생제를 투여받는다. 터부탈린이나 황산마그네슘 등 자궁 수축 억제제처럼 일시적으로 수축을 멈추게 해주는 약물도 있다.

예정일보다 일찍 태어나도 잘 자란다

조기분만으로 태어난 아기는 신생아집중치료실에서 며칠이나 몇 주, 경우에 따라 몇 달 동안 지내게 된다. 하지만 예정일보다 아주 일찍 태어났다고 해서 성장이 더디거나 발달이 늦어지는 건 아니다. 대부분의 아기들은 무럭무럭 자라 또래 아기들을 따라잡게 되고 전혀 아무런 이상을 보이지 않는다. 더구나 의학의 발달 덕분에 아주 건강하고 정상적인 상태로 퇴원할 가능성이 매우 높다.

조기분만이 불가피하거나 필요한 경우 태아가 좀 더 건강한 상태로 태어나도록 하기 위해 태아의 폐 성장을 촉진시키는 스테로이드제도 투여받는다. 언제든 담당 의사가 임신을 지속시키는 것이 조기분만보다 더 위험하다고 판단을 내리면 더 이상 분만을 지연시키기 위한 시도를 하지 않는다.

예방이 가능할까? 위험 요인들이 모두 예방 가능한 것이 아니라서 조기분만을 모두 피하기는 어렵다. 하지만 다음의 방법으로 대비하면 조기분만의 위험을 줄일 뿐 아니라 건강한 임신을 유지할 가능성을 높일 수 있다. 임신 전에 엽산을 섭취하고 임신 초부터 산전 관리를 한다. 영양분이 풍부한 음식과 수분을 충분히 섭취하고 꾸준히 치과 관리를 받는다. 담배, 술 기타 담당 의사의 처방이 없는 약은 복용하지 말고, 필요하면 세균성 질염과 요로감염 등의 감염 진단을 받아 치료한다. 성관계나 근무 중에 장시간 서거나 걷는 등 힘이 많이 드는 활동을 제한한다. 특히 과거에 조기분만을 경험하거나 자궁경부가 짧은 임신부는 프로게스테론을 매일 혹은 매주 젤이나 주사 형태로 보충하면 도움이 된다.

치골 결합 기능 부전

치골 결합 기능 부전이 뭐지? 치골 결합 기능 부전은 치골을 정상적인 상태로 가지런히 놓이게 하는 인대가 출산이 시작되기도 전에 지나치게 느슨해지고 늘어지는 현상이다. 정상적인 경우 분만이 다가올수록 이 부위의 인대가 서서히 느슨해진다. 그리고 이런 현상으로 인해 치골의 관절(치골 결합이라고도 하는)이 불안정해져 경미하거나 심한 통증을 일으킨다.

얼마나 많이 발생할까? 300회의 임신 가운데 1회꼴로 진단되지만, 일부 전문가들은 전체 임신부의 2%가 치골 결합 기능 부전을 경험한다고 추측한다. 다만 모두가 이 질환으로 진단이 내려지지는 않는다.

증상과 징후는 어떨까? 가장 일반적인 증상은 골반 뼈가 뻔 듯한 통증이 느껴져 걸을 때 힘들다. 주로 치골 부위에 통증이 집중되지만 일부 여성의 경우 허벅지 윗부분과 회음부에 통증이 번지기도 한다. 걷거나 체중이 실리는 활동, 특히 계단을 오르고 옷을 입거나, 차에 타고 내리거나, 침대에서 몸을 뒤집는 등 한쪽 다리를 들어야 하는 활동을 할 때 통증이 더욱 악화될 수 있다. 아주

조기 진통을 예측하는 방법

조기 진통의 위험이 높은 임신부들도 대부분 출산 예정일까지 임신을 지속한다. 조기 진통을 예측하는 한 가지 방법은 태아 파이브로넥틴이라는 물질로 자궁경부나 질 분비물을 검사하는 것이다. 연구 결과에 따르면 파이브로넥틴 검사로 양성반응이 나온 임신부는 검사 후 1~2주 내에 조기 진통을 시작할 가능성이 높다고 한다. 그러나 이 검사는 조기 진통의 위험이 높은 임신부에 대해 정확하게 예측하기보다 조기 진통이 일어날 위험이 없는 여성(파이브로넥틴에 반응하지 않는다)을 진단하는 데 더 효과적이다. 파이브로넥틴이 검출되면 조기 진통의 위험을 줄이기 위해 조치를 취해야 한다. 이 검사는 대체로 위험이 높은 여성에 한해 이용된다. 조기분만의 위험이 높다고 생각되지 않으면 굳이 파이브로넥틴 검사를 받을 필요가 없다.

또 다른 선별검사는 자궁경부의 길이를 측정하는 것이다. 초음파를 통해 자궁경부의 길이를 측정해, 자궁경부가 짧아지거나 열리는 조짐이 보이면 담당 의사는 조기 진통을 예방하기 위해 안정을 취하는 등 몇 가지 조치를 취할 것이다.

드문 경우 치골 부위의 관절이 벌어지는 치골 결합 이개라는 질환으로 발전해 골반, 사타구니, 고관절, 엉덩이에 심한 통증을 일으키기도 한다.

임신부와 담당 의사가 할 일은? 몸무게가 실리는 자세를 제한하고 다리를 들거나 벌리는 동작을 최대한 자제해 상태를 악화시키지 않도록 해야 한다. 통증이 심하면 걷는 것도 제한해야 한다. 골반 지지 벨트를 착용해 골반 뼈를 제 위치에 돌아오게 고정시키고 늘어진 인대를 안정되게 유지한다. 케겔 운동과 골반 기울이기 운동은 골반 근육을 강화하는 데 도움이 된다. 통증이 심각하면 진통제를 처방받거나 침술, 척추지압 등의 보완대체요법에 의지한다.

극히 드문 경우 치골 결합 기능 부전으로 인해 자연분만이 불가능해 제왕절개 분만을 해야 할 수도 있다. 그보다 더 드문 경우지만 분만 후에 증상이 악화되어 의료적 개입이 필요할 수도 있다. 그러나 대부분의 임신부들은 분만을 마치고 릴랙신(인대를 느슨하게 하는 호르몬) 분비가 중단되면 인대가 정상으로 돌아온다.

── 탯줄 결찰과 얽힘

탯줄 결찰과 얽힘이 뭐지? 이따금 탯줄이 태아를 묶거나 감는 상태를 말한다. 주로 태아의 목을 감는 경우가 많은데, 이런 상태를 '목덜미 제대륜'이라고 한다. 분만 중에 일어나기도 하고 임신 중에 아기가 몸을 움직이면서 일어나기도 한다. 얽혀 있는 정도가 느슨하면 문제가 될 가능성이 전혀 없다. 그러나 태반이 아기를 단단하게 조이면 태반에서 아기에게 전해지는 혈액순환에 지장이 생겨 산소 결핍을 일으킬 수 있다. 극히 드물지만 혹시라도 이런 경우가 발생한다면 태아가 산도로 하강하는 동안 발생할 가능성이 높다.

얼마나 많이 발생할까? 탯줄 결찰은 매 100회의 임신마다 1회꼴로 일어나지만 아기에게 문제가 생길 정도로 결찰이 팽팽해지는 경우는 2,000회의 분만 가운데 1회꼴에 불과하다. 목덜미 제대륜은 모든 임신의 4분의 1정도에 해당할 만큼 흔하지만 아기에게 위험을 미치는 경우는 극히 드물다. 탯줄이 길수록, 임신 기간에 비해 몸무게가 많이 나가는 부당과중아일수록 탯줄 결찰의 위험이 훨씬 높아진다. 연구자들은 탯줄의 구조와 보호 장벽에 영향을 미치는 영양분의 결핍, 흡연이나 약물 이용, 다태아 임신, 양수과다증과 같은 위험 요인이 탯줄 결찰을 일으킬 가능성이 높다고 추측한다.

증상과 징후는 어떨까? 탯줄 결찰의 가장 흔한 징후는 37주 이후 태동이 줄어드는 것이다. 진통 중에 결찰이 일어날 경우 태아 감시기로 비정상적인 심장박동이 감지된다.

임신부와 담당 의사가 할 일은? 임신 후기에는 태동의 횟수를 규칙적으로 세면서 아기의 움직임을 주시해야 한다. 태동에 어떤 변화가 느껴지면 병원에 간다. 느슨하던 탯줄 결찰이 분만 중에 단단히 조여지면 의사는 아기의 심장박동 수가 떨어지는 것을 확인하고 안전한 분만을 위한 결정을 내린다. 대체로 즉시 제왕절개 분만을 한다.

── 단일제대동맥

단일제대동맥이 뭐지? 정상적인 탯줄은 하나의 정맥과 두 개의 동맥이 있다. 정맥은 영양분과 산소를 태아에게 전달하는 통로이며, 동맥은 태아의 노폐물을 태반과 엄마의 혈관으로 내보내는 통로이다. 하지만 간혹 탯줄에 두 개의 혈관, 즉 정맥 하나와 동맥 하나만 있는 경우도 있다.

얼마나 많이 발생할까? 외둥이 임신부의 경우 약 1%, 다태아 임신부의 경우 약 5%가 단일제대동맥이다. 백인 임신부, 40세 이상의 임신부, 다태아 임신부, 당뇨병이 있는 임신부에게 나타날 위험이 매우 높고 남자아기보다 여자아기에게 나타날 가능성이 높다.

증상과 징후는 어떨까? 증상이나 징후는 없으며, 초음파검사로 확인된다.

임신부와 담당 의사가 할 일은? 단일제대동맥으로 진단을 받으면 태아의 성장이 지체될 위험이 약간 높기 때문에 보다 면밀하게 임신 상태를 관찰하게 된다. 하지만 다른 이상이 없다면 단일제대동맥은 임신에 전혀 해를 미치지 않는다. 아기는 완벽하게 건강한 상태로 태어날 가능성이 높으므로 전혀 걱정하지 않아도 된다.

흔치 않은 임신 합병증

다음에 소개하는 임신 합병증은 거의 대부분 드물게 나타나는 경우다. 일반 임신부들이 이런 문제를 겪을 가능성은 극히 낮다. 그러므로 다시 말하지만 꼭 필요한 경우에 한해, 자신에게 해당하는 부분만 읽도록 한다. 임신 기간 동안 아래에 열거한 문제 가운데 하나를 진단받았다면 합병증의 상태와 일반적인 치료 방법, 그리고 차후 임신을 할 때 예방법을 알아두되, 담당 의사에 따라 치료 방법이 다를 수 있다는 사실도 염두에 둔다.

── 포상기태

포상기태가 뭐지? 포상기태는 태반에서 태아 대신 포상기태라는 낭종 덩어리가 비정상적으로 증식되는 질환이다. 간혹 확인은 가능하지만 눈에 보이지는 않는 배아 조직이나 태아 조직이 남아 있는 경우도 있는데 이 경우를 부분적 포상기태라고 한다. 비정상적인 수정 과정이 원인으로, 아빠의 염색체 두 개가 엄마의 염색체에 각각 하나씩 합쳐지거나(부분적 포상기태) 전혀 합쳐지지 않은 경우다(완전 포상기태). 대부분의 포상기태는 착상한 지 몇 주 안에 발견되며, 모든 포상기태는 유산으로 종결된다.

얼마나 많이 발생할까? 다행히 포상기태는 비교적 드물다. 1,000회의 임신당 1회에 불과하다. 15세 이상의 임신부나 45세 이상의 임신부, 다태아 임신부에게 나타날 위험이 약간 증가한다.

증상과 징후는 어떨까? 포상기태의 증상은 다음과 같다.

◆ 지속적이거나 간헐적으로 갈색 분비물이 나온다.

- ◆ 심한 메스꺼움과 구토
- ◆ 불편한 경련성 복통
- ◆ 고혈압
- ◆ 자궁이 정상 크기보다 크다.
- ◆ 자궁이 단단하지 않고 무르다.
- ◆ 배아 조직이나 태아 조직이 없다(초음파로 확인).
- ◆ 임신부의 체내에 분비되는 갑상선호르몬 수치가 지나치게 높다.

임신부와 담당 의사가 할 일은? 위에 언급한 증상이 나타나면 담당 의사에게 문의한다. 이 증상들 가운데 일부는 정상적인 임신 초기 증상 및 징후와 구별하기 어렵다. 완벽하게 정상적인 임신의 경우에도 약간의 분비물과 경련성 복통이 나타나고 대부분 메스꺼운 증상을 보인다. 하지만 자신의 직관을 믿어보자. 뭔가 이상이 있다 싶으면 안심하기 위한 차원에서라도 담당 의사에게 문의한다.

초음파를 통해 포상기태임을 확인하게 되면 소파수술로 비정상적인 조직들을 제거해야 한다. 포상기태를 치료하면 악성으로 발전될 가능성은 매우 낮지만, 융모막 암종(다음 질문의 답변 참조)으로 발전하지 않도록 하려면 반드시 후속 조치를 취해야 한다. 포상기태 이후 1년 동안은 임신을 하지 않는다.

융모막 암종

융모막 암종이 뭐지? 융모막 암종은 임신과 관련된 아주 희귀한 암으로 태반 조직에서 성장한다. 대부분 포상기태, 유산, 임신중절, 자궁외임신 이후 태아가 없는데도 남은 태반 조직이 계속 성장하면서 발생한다.

얼마나 많이 발생할까? 융모막 암종은 매 4만 회의 임신마다 3~10회꼴로 극히 드물다.

증상과 징후는 어떨까? 융모막 암종의 징후는 다음과 같다.

- ◆ 유산이나 임신, 포상기태 제거 후 간헐적으로 출혈이 일어난다.
- ◆ 비정상적인 조직 분비물이 보인다.
- ◆ 임신이 끝난 후에도 융모성성선자극호르몬(HCG) 수치가 정상으로 돌아가지 않고 계속 높은 상태를 유지한다.
- ◆ 질, 자궁, 폐에 종양이 생긴다.

임신부와 담당 의사가 할 일은? 위에 언급한 증상 가운데 하나라도 경험하면 담당 의사에게 문의하되, 이러한 증상들이 융모막 암종을 나타낼 가능성은 극히 드물다는 사실을 기억한다.

포상기태를 두 차례나 겪기는 극히 드물다

한 차례 포상기태를 경험했다고 해서 다음 임신 때 또다시 경험할 가능성은 크게 높지 않다. 사실 포상기태를 두 차례나 경험하는 여성의 비율은 1~2%에 불과하다.

1년 동안은 임신을 연기한다

융모막 암종으로 진단 및 치료를 받아도 수정에는 전혀 영향을 미치지 않는다. 하지만 대체로 융모막 암종이 완벽히 치료되어 질병의 흔적이 깨끗하게 사라진 후 1년 동안은 임신을 지연하도록 권장하고 있다.

혹시 융모막 암종으로 진단받더라도 걱정할 필요는 없다. 어떤 종류의 암이든, 암은 어느 정도의 위험을 동반한다. 하지만 융모막 암종은 화학요법과 방사선 치료에 매우 긍정적으로 반응하며 90% 이상이 치료 가능하다. 이런 유형의 종양은 화학요법 약물에 대단히 긍정적인 반응을 보이므로 자궁절제술은 거의 필요하지 않다.

자간증

자간증이 뭐지? 자간증은 전자간증(임신중독증, 512쪽 참조)이 통제되지 않거나 해결되지 않아 발전된 결과다. 임신의 어느 단계에서 자간증이 발병되면 즉시 분만하는 방법만이 유일한 치료법이므로 아기는 조기에 태어나야 할 위험이 있다. 임신부에게 생명의 위협이 있긴 하지만 사망까지 가는 일은 극히 드물다. 최상의 치료와 관리가 이루어진다면 전자간증이 있는 대부분의 임신부들이 출산 후 건강을 되찾을 수 있다.

얼마나 많이 발생할까? 전자간증보다는 자간증을 앓는 비율은 훨씬 드물다. 자간증은 매 2,000~3,000회의 임신마다 1회에 불과하다. 주로 정기 산전 검사를 받지 않는 여성에게 나타난다.

증상과 징후는 어떨까? 대체로 분만이 임박할 때나 분만 중에 발작을 일으키는 현상이 가장 흔한 증상이다. 산후 발작이 일어나기도 하는데, 대개 분만 후 48시간 내에 발작이 일어난다.

임신부와 담당 의사가 할 일은? 이미 전자간증이 시작되어 발작을 일으킨 경험이 있다면, 발작을 억제하기 위해 산소와 약물을 투여받고 분만 유도를 거쳐 안정되면 제왕절개 분만을 한다.

대부분의 여성은 분만 후 정상적인 상태로 빠르게 회복된다. 그렇다고 하더라도 혈압이 일정하게 상승되지 않고 발작이 지속되지 않으려면 후속 조치를 세심하게 해야 한다.

예방이 가능할까? 정기적인 산전 검사로 미리 전자간증의 증상을 알아내야 한다. 전자간증으로 진단이 내려지면 담당 의사는 자간증으로 발전하지 않도록 임신부의 상태와 혈압을 지속적으로 살펴본다. 전자간증을 예방하기 위한 조치를 취하면 자간증도 피할 수 있다.

담즙울체

담즙울체가 뭐지? 임신성 담즙울체는 임신 호르몬의 결과로 쓸개에서 담즙이 정상적으로 흐르지 못해 간에서 담즙산이 쌓이다가 마침내 혈관으로 흘러들어가는 현상이다. 호르몬 분비가 가장 활발한 임신 후기에 일어날 가능성이 높다. 대개 분만 후에 사라진다.

담즙울체가 있으면 태아 곤란증, 조기분만, 사산 등의 위험이 커지므로 반드시 조기에 진단과 치료가 이루어져야 한다.

얼마나 많이 발생할까? 1,000회의 임신에서 1~2회 정도에 영향을 미친다. 다태아 임신부, 과거 간 손상을 앓았던 임신부, 어머니나 자매 가운데 담즙울체가 있었던 임신부에게 많이 발생한다.

정기적인 산전 검사가 중요하다

정기적인 산전 검사를 받으면 관리가 가능한 전자간증에서 아주 심각한 자간증으로 발전할 가능성이 거의 없다.

증상과 징후는 어떨까? 거의 대부분 유일한 증상은 대체로 임신 후기에 나타나는 손과 발의 심한 가려움이다.

임신부와 담당 의사가 할 일은? 임신성 담즙울체를 치료하는 목적은 가려움을 완화하고 임신 합병증을 예방하는 것이다. 가려움은 국소적인 약물이나 로션, 코르티코스테로이드제로 치료할 수 있다. 약물은 때때로 담즙산의 농도를 약하게 하는 데에도 이용된다. 담즙울체가 임신부나 태아의 건강에 해를 미치는 경우 조기분만을 해야 할 수도 있다.

심부정맥혈전증

심부정맥혈전증이 뭐지? 심부정맥혈전증이란 심부정맥에 혈액이 굳어 혈전이 생기는 질환을 말한다. 심장에서 먼 신체 부위에 아주 흔하게 나타난다. 임신부들은 임신 기간과 분만 중에, 특히 산후 회복 기간에 혈전이 생기기 쉽다. 출산 과정에서 피를 너무 많이 흘릴까 봐 걱정하는 것과 달리 다행히 혈액이 빠르게 응고되는데, 간혹 혈액 응고가 너무 빨리 이루어질 때 이런 질환이 발생한다. 또 다른 원인은 자궁이 커지면서 혈액이 하체에 흐르지 못하고 심장으로 되돌아오기 때문이다. 심부정맥혈전증을 치료하지 못하면 혈전이 폐 쪽으로 움직여 위험할 수 있다.

얼마나 많이 발생할까? 심부정맥혈전증은 1,000~2,000회의 임신마다 1회 꼴로 발생하며, 산후 회복 기간에도 발생할 수 있다. 고령 임신부, 흡연자, 혈전에 대한 가족력이나 개인적인 병력이 있는 경우, 고혈압, 당뇨병, 혈관 질환을 비롯한 기타 여러 종류의 질환이 있는 경우 발생 위험이 높다.

증상과 징후는 어떨까? 심부정맥혈전증의 가장 흔한 증상은 다음과 같다.

- ◆ 다리가 무겁거나 통증이 느껴진다.
- ◆ 종아리나 허벅지의 압통이 느껴진다.
- ◆ 약하거나 심하게 붓는다.
- ◆ 피부 바로 밑에 보이는 정맥이 팽창한다.
- ◆ 발가락이 턱을 향하도록 올리면서 발을 구부리면 종아리에 통증이 느껴진다.

혈전이 폐로 이동할 경우(폐색전) 다음과 같은 증상이 나타날 수 있다.

- ◆ 가슴 통증
- ◆ 숨 가쁨
- ◆ 기침을 하면 거품이 일고 피가 섞인 가래가 나온다.
- ◆ 심장박동이 빨라지고 호흡 수가 많아진다.
- ◆ 입술과 손가락 끝이 파랗다.
- ◆ 열이 난다.

임신부와 담당 의사가 할 일은?

심부정맥혈전증으로 진단을 받거나 과거 임신에서 어떤 종류든 혈전을 진단받았다면 담당 의사에게 알린다. 또한 임신 중 어느 때라도 한쪽 다리만 붓거나 통증이 느껴지면 담당 의사에게 즉시 연락한다.

초음파나 MRI로 혈전을 진단할 수 있다. 혈전이 있다는 진단이 나오면 혈액을 희석해 혈전이 생기지 않도록 예방하기 위해 헤파린으로 치료를 받는다. 하지만 분만 중에 혈액이 과도하게 흐르는 걸 방지하기 위해 진통이 다가오면 헤파린을 중단해야 한다. 혈액 응고 작용이 계속해서 나타난다. 혈전이 폐로 이동하면 혈전용해제를 이용하거나 드문 경우 수술을 해야 하며, 혹시 모를 부작용 예방 치료도 병행해야 한다.

예방이 가능할까? 혈액이 지속적으로 흐르게 해 혈전을 예방한다. 충분한 운동을 하고 장시간 앉아 있는 자세를 피하는 것이 좋다. 혈전의 위험이 높으면 다리에 혈전이 생기지 않도록 의학용 탄성 스타킹을 착용한다.

태반유착증

태반유착증이 뭐지? 태반유착증은 태반이 자궁벽에 비정상적으로 단단히 부착되는 질환이다. 태반 세포가 얼마나 깊이 침투하느냐에 따라 천공 태반이나 감입 태반으로 불린다. 태반유착증은 태반 분만 중에 과도한 출혈을 일으킬 위험이 높다.

얼마나 많이 발생할까? 임신 2,500회 가운데 1회 정도가 이러한 이상 유착 증상을 보인다. 태반유착증은 이상 유착 증상 가운데 가장 흔한 증상으로 이상 유착의 75%가 여기에 해당한다. 태반이 자궁벽으로 깊숙이 침투하지만 자궁 근육을 뚫지는 않는다. 하지만 태반유착증의 15%에 해당하는 감입 태반은 자궁 근육을 뚫는다. 10%에 해당하는 천공 태반은 자궁벽과 자궁 근육을 파고들 뿐 아니라 자궁벽의 바깥 부분까지 구멍을 내 가까이에 있는 다른 기관에까지 유착되기도 한다.

전치태반을 앓고 있으며 과거 한두 차례 제왕절개 분만을 한 경우 태반유착증의 위험이 증가한다.

증상과 징후는 어떨까? 대체로 뚜렷한 증상은 없다. 대개 컬러 도플러 초음파검사를 통해 진단하거나 분만 중에 아기가 출산된 뒤에도 태반이 자궁벽에서 떨어지지 않을 때 알게 되기도 한다.

임신부와 담당 의사가 할 일은? 안타깝지만 임신부가 할 수 있는 일은 거의 없다. 대부분의 경우 출혈을 멈추기 위해 분만 후 수술로 태반을 제거해야 한다. 아주 드문 경우지만 노출된 혈관을 묶어도 출혈을 통제하지 못하면 자궁 전체를 들어내야 할 수도 있다.

전치 혈관

전치 혈관이 뭐지? 전치 혈관이란 아기를 엄마와 연결시키는 태아의 혈관 가운데 일부가 탯줄 밖으로 나와 양막을 따라서 자경경부로 나온 상태를 말한다. 진통이 시작되어 자궁 수축과 자궁경부 개대가 이루어지면서 이 혈관이 파열되면 태아에게 해를 미칠 수 있다. 진통 전에 전치 혈관이 진단되면 제왕절개 분만 일정을 잡는다. 아기는 거의 100% 건강하게 태어난다.

얼마나 많이 발생할까? 드문 현상으로 5,200회의 임신 가운데 1회에 영향을 준다. 전치태반 상태인 여성, 자궁 수술 경력이 있는 여성, 다태아 임신부의 경우 전치 혈관의 위험이 크게 증가한다.

증상과 징후는 어떨까? 대체로 아무런 증상이 없으며 임신 중기나 후기에 약간의 출혈이 있을 수 있다.

임신부와 담당 의사가 할 일은? 초음파검사를 통한 진단 검사로 전치 혈관을 알아낼 수 있으며, 컬러 도플러 초음파를 이용하면 더 확실하게 알 수 있다. 전치 혈관을 진단받으면 진통이 자발적으로 시작되지 않도록 대개 37주 이전에 제왕절개 분만을 하게 된다. 레이저요법을 통해 비정상적으로 위치하고 있는 혈관을 봉쇄해 전치 혈관을 치료할 수 있는지 현재 연구 중에 있다.

출산 및 산후의 합병증

다음에 설명하는 질환들 가운데 대부분은 진통과 분만 전에는 예측할 수 없으며, 사실상 분만 중이나 분만 후에 일어날 가능성이 매우 적으므로 미리부터 걱정해 열심히 읽어둘 필요는 없다. 혹시라도 다음의 질환 가운데 하나를 경험하게 되면 진단을 받은 후에 해당 내용을 알아도 되고, 경우에 따라 다음 진통과 분만을 위해 해당 증상을 예방하는 차원에서 참고할 수 있다.

── 태아 곤란증

태아 곤란증이 뭐지? 태아 곤란증은 진통 전이나 진통 중에 자궁에 있는 태아에게 산소 공급이 제대로 이루어지지 않을 때 발생하는 증상이다. 원인은 전자간증(임신중독증)이 있는 경우, 당뇨병을 치료받지 않은 경우, 태반조기박리, 양수과소증이나 양수과다증, 탯줄 압축이나 결찰, 태아의 자궁 내 성장 제한 등 다양하다. 또한 임신부의 자세 때문에 주요 혈관들이 압박을 받아 태아의 산소 공급이 제한되기도 한다. 산소 부족 현상이 지속되거나 심장박동 수가 감소되면 태아에게 심각한 해가 될 수 있으므로 최대한 빨리 치료가 이루어져야 한다. 대개 즉시 분만이 이루어지는데, 자연분만이 임박하지 않은 경우 거의 대부분 제왕절개 분만을 하게 된다.

얼마나 많이 발생할까? 25~100회의 분만 가운데 1회 정도 발생하는 것으로 추측된다.

증상과 징후는 어떨까? 자궁 안에서 건강하게 자라는 아기들은 심장박동이 강하고 안정적이며 자극이 가해지면 적당한 태동으로 반응한다. 그러나 태아 곤란증을 겪는 아기들은 심장박동 수가 감소하고, 태동의 패턴에 변화가 생기거나 심지어 전혀 태동이 없으며, 아직 자궁에 있는 동안 태변이라는 첫 대변을 본다.

임신부와 담당 의사가 할 일은? 태동에 변화를 느껴 태아 곤란증이 의심되면 즉시 담당 의사에게 알린다. 태동이 현저하게 느려지고 멈추다가 갑자기 확 움직이거나 그 반대로 진행될 경우다. 병원에 도착하면 태아 곤란증 여부를 확인하기 위해 임신부에게 태아 감시 장치가 부착된다. 태아에게 산소를 원활하게 공급해주고 태아의 심장박동 수를 정상으로 회복시키기 위해 임신부는 정맥 주사를 통해 산소와 많은 양의 수분을 투여받는다. 주요 혈관의 압박을 덜기 위해 왼쪽으로 돌아누워도 효과가 있다.

이러한 방법들이 효과가 없다면 가장 좋은 치료법은 신속히 분만을 하는 것이다.

── 제대탈출

제대탈출이 뭐지? 제대탈출은 진통 중에 탯줄이

자궁경부를 미끄러져 나와 아기보다 먼저 산도 속으로 들어갈 때 일어난다. 분만 중에 아기의 머리가 탯줄을 눌러 탯줄이 압박을 받으면 아기의 산소 공급이 원활하게 이루어지지 않는다.

얼마나 많이 발생할까? 다행히 제대탈출이 일어나는 경우는 드물어, 300회 분만 가운데 1회 정도 일어난다. 특정한 임신 합병증이 위험 요인이 되는데 주로 양수과다증, 역아나 아기의 머리가 자궁경부를 덮지 않는 자세, 조기분만이 이에 해당된다. 쌍둥이를 분만하는 동안에도 일어날 수 있다. 아기의 머리가 산도에 꼭 맞게 들어가기 전에 양수가 터져도 제대탈출이 일어날 수 있다.

증상과 징후는 어떨까? 탯줄이 질 안으로 미끄러져 내려오면 실제로 탯줄이 보이거나 안에 무언가 있는 느낌이 든다. 아기의 머리에 탯줄이 눌리면 태아 감시기에 태아 곤란증의 증상이 나타난다.

임신부와 담당 의사가 할 일은? 제대탈출을 미리 알 수 있는 방법은 전혀 없고, 태아 감시기 없이는 그 상태를 알기 어렵다. 제대탈출의 의심이 들지만 아직 병원에 가지 못했다면 두 손과 무릎을 바닥에 대고 엎드려 머리를 아래로 숙이고 골반을 위로 들어 올려 탯줄에 압력이 가해지지 않도록 한다. 질 밖으로 탯줄이 튀어나오는 느낌이 들면 깨끗한 타월로 탯줄을 살짝 받친다. 119에 전화를 걸거나 누군가에게 부탁해 속히 병원에 데려달라고 한다.

병원에 이동하는 길에는 뒷좌석에 누워 엉덩이를 들어 올린다. 병원에 있을 때 제대탈출이 일어나면 담당 의사는 임신부에게 재빨리 다른 자세를 취하도록 해 아기의 머리에 탯줄이 눌리지 않도록 한다. 신속히 분만을 해야 하며 대개 제왕절개 분만을 하게 된다.

견갑골 난산

견갑골 난산이 뭐지? 견갑골 난산은 아기가 산도 아래로 하강할 때 어깨 한쪽이나 양쪽이 엄마의 골반 뼈 뒤에 걸리는 진통 및 분만 합병증이다.

얼마나 많이 발생할까? 견갑골 난산은 확실히 아기의 크기가 문제가 되며, 정상보다 큰 아기들에게 비교적 많이 나타난다. 2.7kg의 아기들에게 견갑골 난산이 일어나는 경우는 1% 미만이지만 4kg 이상의 아기들에게는 상당히 높게 나타난다. 그런 만큼 당뇨병을 치료하지 않았거나 임신성 당뇨병이 있는 임신부, 따라서 상당히 큰 아기를 출산하게 되는 임신부는 분만 중에 견갑골 난산을 겪게 될 가능성이 높다. 출산 예정일이 지나서 분만을 하거나(아기가 크게 자라므로) 과거 분만 때 견갑골 난산을 경험한 경우에도 가능성이 높다. 그러나 이러한 위험 요인 없이도 분만 중에 견갑골 난산이 일어날 수 있다.

증상과 징후는 어떨까? 아기의 머리가 나온 후 어깨가 나오기 전에 분만을 중단한다. 정상적으로 분만이 진행되다가 예기치 않게 견갑골 난산에 부딪히게 된다.

임신부와 담당 의사가 할 일은? 아기의 어깨가 골반에 걸릴 경우 아기를 분만하기 위해 다리를 복부 위로 들어 올리거나 골반 뼈 바로 위 복부에 압력을 가하는 등 임신부의 자세를 바꾼다.

예방이 가능할까? 당뇨병이나 임신성 당뇨병을 세심하게 관리하고, 몸무게가 권장 범위 밖을 넘지 않도록 조절하면 아기가 너무 커서 산도 밖을 통과하지 못하는 일은 없다. 진통을 할 때 골반이 최대한 크게 벌어지도록 자세를 취해도 견갑골 난산을 예방하는 데 도움이 된다.

── 심각한 회음부 열상

심각한 회음부 열상이 뭐지? 자궁경부와 질의 연약한 조직들이 아기의 머리에 눌려, 질과 항문 사이의 부위인 회음부가 심각하게 찢어지거나 열상을 입는 경우다.

피부가 찢어지는 정도인 1도 열상과 피부와 질 근육이 찢어지는 2도 열상이 일반적이다. 하지만 심각한 경우 직장 부근의 피부는 물론 질의 피부와 조직, 회음부 근육에 열상을 입거나(3도 열상) 항문 괄약근 근육까지 열상을 입어(4도 열상) 통증을 일으키고, 산후 회복 기간이 길어지며, 요실금 및 기타 골반저 문제의 위험을 유발할 수 있다. 자궁경부에도 열상이 나타날 수 있다.

얼마나 많이 발생할까? 자연분만을 하는 여성이라면 누구나 열상을 입을 위험이 있으며, 모든 여성의 절반가량이 분만 중 약간의 열상을 입기 마련이다. 그러나 3도, 4도 열상은 매우 드물다.

증상과 징후는 어떨까? 당장 나타나는 증상은 출혈이다. 열상이 회복된 후에도 해당 부위에 통증과 압통이 느껴진다.

임신부와 담당 의사가 할 일은? 2cm 이상의 열상이나 출혈이 지속되는 열상은 대개 봉합한다. 분만 중에 국소 마취가 이뤄지지 않았다면 먼저 국소 마취제를 투여받게 된다.

열상을 입거나 회음절개술을 한 경우 좌욕, 얼음 팩, 하마메리스, 마취 스프레이를 이용하면 신속하게 치료가 되고 통증을 덜 느낄 수 있다. 열상 부위를 공기에 노출하는 것도 도움이 된다.

예방이 가능할까? 출산 예정일이 있는 달이나 그 전부터 회음부 마사지와 케겔 운동(266, 319쪽 참조)을 하면 회음부의 탄력이 강해져 아기가 산도를 빠져 나올 때 아기 머리의 압력을 견디기가 쉬워진다. 진통 중에 회음부에 더운 찜질을 하고 마사지하면 열상을 예방하는 데 도움이 된다.

── 자궁파열

자궁파열이 뭐지? 자궁파열은 진통과 분만 중에 힘을 주다가 자궁벽의 약한 부위(제왕절개 분만이나 자궁근종 수술 등 과거에 자궁 수술을 한 부위)가 찢어질 때 일어난다. 복부에 과도한 출혈이 있거나 드물게는 태반의 일부 혹은 아기 몸의 일부가 복부 속으로 들어가기도 한다.

얼마나 많이 발생할까? 제왕절개 수술이나 자궁 관련 수술 경험이 없는 여성은 자궁파열을 경험할 가능성이 거의 없다. 과거에 제왕절개 분만을 했더라도 진통 중에 자궁파열이 일어날 가능성은 100회의 분만 가운데 1회에 불과하며, 진통 과정 없이 반복해서 제왕절개 분만을 할 경우 위험은 훨씬 낮아진다. 자궁파열의 위험이 가장 큰 경우는 제왕절개 분만 후 자연분만을 시도하고 프로스타글란딘이나 피토신(옥시토신)으로 유도 분만을 할 때다. 태반 관련 이상(태반이 조기에 떨어져 나오는 태반조기박리, 태반이 자궁벽에 깊이 달라붙는 태반 유착 등)이나 태아의 자세가 비정상적인 경우(태아가 횡으로 누워 있는 등)에도 자궁 파열의 위험이 증가할 수 있다. 이미 여섯 차례 이상 출산을 경험하거나, 다태아 임신이나, 양수 과다로 자궁이 지나치게 늘어난 경우도 자궁파열을 일으킬 위험이 높다.

증상과 징후는 어떨까? 자궁파열의 가장 흔한 증상은 진통 중에 타는 듯하고 찢어지는 듯한 복부 통증에 이어 복부 전체의 통증과 압통이다. 태아 감시 장치에 태아의 심장박동 능력이 현저하게 떨어지는 것이 감지되기도 한다. 임신부는 심장박동 수 감소, 저혈압, 현기증, 숨 가쁨, 의식 불명 등 저혈량에 따른 증상이 나타난다.

임신부와 담당 의사가 할 일은? 과거에 제왕절개 분만을 했거나 자궁벽을 완전히 가르고 복부 수술을 한 경험이 있다면, 자연분만을 시도할 경우 각종 진통 방법에 따른 위험 요인을 따져보아야 한다. 과거 자궁 수술을 경험한 여성에게는 프로스타글란딘을 투여해 진통을 유도하지 않는다는 자료가 있으므로 이 자료를 바탕으로 담당 의사와 진통 문제를 의논한다.

자궁파열이 발생할 경우 즉시 제왕절개 분만을 시도한 후 자궁 회복 과정이 이루어져야 한다. 감염을 예방하기 위해 항생제도 투여받는다.

예방이 가능할까? 위험 요인이 높은 여성의 경우 진통 중에 태아 감시기를 연결하면 자궁파열이 임박한지 혹은 현재 일어나고 있는지 담당 의사가 주의 깊게 살펴볼 수 있다. 제왕절개 후 자연분만을 시도하는 여성은 유도 분만을 하면 안 된다.

자궁내번증

자궁내번증이 뭐지? 자궁내번증은 자궁벽의 일부가 허물어지고 뒤집어질 때 나타나는 희귀한 출산 합병증이다. 간혹 자궁경부를 통해 질 속으로 돌출되기도 한다. 자궁내번증의 원인은 충분히 밝혀지지 않았지만, 태반이 자궁벽에서 완전히 분리되지 않은 채 산도를 빠져나오다가 자궁도 같이 딸려 나오는 것이 대부분이다. 자궁내번증인지 모르고 지나가거나 치료를 받지 않으면 출혈과 쇼크를 일으킬 수 있다. 그러나 자궁내번증이 일어날 가능성은 극히 드물뿐더러 몰라서 치료를 받지 않고 지나갈 가능성도 거의 없다.

얼마나 많이 발생할까? 자궁내번증은 극히 드물다. 보고된 발생률은 2,000회의 분만 가운데 1회에서 몇십만 회 가운데 1회로 범위가 매우 넓다. 과거 분만 중에 자궁내번증을 경험했다면 이번에도 위험이 높다. 자궁내번증과 거의 관계가 없지만 발생 위험을 약간 증가시키는 다른 요인은 진통이 지연되는 경우(24시간 이상 지속), 과거 여러 차례 자연분만을 한 경우, 황산마그네슘이나 터부탈린 같은 약물(조기분만을 멈추기 위해)을 이용한 경우다. 자궁이 지나치게 늘어나거나 만출기에 태반도 같이 힘껏 끌어당겨질 경우에도 자궁이 뒤집어질 가능성이 높아진다.

증상과 징후는 어떨까? 자궁내번증의 증상은 다음과 같다.

◆ 복통
◆ 출혈 과다
◆ 쇼크 증상

✦ 불완전한 자궁내번증의 경우 질 속에서 자궁이 보인다.

임신부와 담당 의사가 할 일은? 과거에 자궁내번증을 경험했다면 담당 의사에게 알리고 위험 요인에 주의한다. 현재 자궁내번증을 경험하고 있다면 담당 의사는 자궁을 본래 자리로 밀어넣은 다음 늘어진 근육이 수축되도록 피토신(옥시토신)을 투여한다. 드문 경우지만 이러한 방법이 효과가 없으면 수술을 하게 된다. 어떤 방법이든 자궁내번증이 일어나는 동안 잃어버린 혈액을 보충하기 위해 수혈을 해야 한다. 감염을 막기 위해 항생제도 투여한다.

예방이 가능할까? 과거에 자궁내번증을 경험했다면 이번에도 경험할 위험이 크므로 의사에게 알린다.

─ 산후출혈

산후출혈이 뭐지? 분만 후 오로라고 하는 출혈이 나오는 건 정상이다. 하지만 간혹 분만 후 자궁이 수축해야 하는 데 더 이상 수축하지 않아 태반이 유착된 부위에서 과도한 혹은 제어하기 힘든 출혈이 일어나는 경우가 있다. 질이나 자궁경부의 열상이 회복되지 않을 때에도 산후출혈이 있을 수 있다.

태반의 일부가 자궁 안에 남아 있거나 부착된 경우 분만 후 1~2주까지도 출혈이 일어날 수 있다. 감염도 산후출혈의 원인이 되며 분만 직후나 몇 주 후에 일어난다.

얼마나 많이 발생할까? 산후출혈은 분만의 2~4% 사이에 발생한다. 장시간 진이 빠질 만큼 심한 진통으로 자궁이 지나치게 느슨해지고 자궁 수축이 일어나지 않을 경우, 출산 중에 외상을 입은 경우, 다태아나 거대아 혹은 양수 과다로 자궁이 지나치게 팽창된 경우, 태반의 기형이나 태반조기박리가 일어난 경우, 자궁근종으로 대칭적인 자궁 수축을 하지 못하는 경우, 분만을 할 무렵 임신부의 상태가 전반적으로 약해진 경우(가령 빈혈, 전자간증(임신중독증), 극심한 피로 때문에) 과도한 출혈이 일어날 가능성이 높다. 혈액 응고를 방해하는 약물이나 허브를 복용하는 경우(아스피린, 이부프로펜, 은행잎, 다량의 비타민 E 등)에도 산후출혈의 위험이 크다. 드문 경우 임신부가 유전적인 출혈성 질환이 있는 걸 모르고 있다가 산후출혈이 일어날 수도 있다.

증상과 징후는 어떨까? 산후출혈의 증상은 다음과 같다.

✦ 한 시간에 패드 한 개 이상을 적시는 출혈이 몇 시간 동안 계속된다.
✦ 많은 양의 선홍색 출혈이 며칠 이상 계속된다.
✦ 분비물에 아주 큰 핏덩어리(레몬 크기이거나 그보다 큰)가 나온다.
✦ 분만 후 며칠이 지나 하복부 부위에 통증이 있거나 부어오른다.

출혈이 심하면 현기증, 어지러움, 숨 가쁨 등의 증상이 나타나고 심장박동이 빨라질 수 있다.

임신부와 담당 의사가 할 일은? 태반이 분만되면 담당 의사는 남은 태반이 자궁에서 완벽하게 제거되었는지 검사한다. 출혈을 최소화하기 위해 자궁이 수축되도록 피토신(옥시토신)을 투여하고 자궁 마사지도 실시한다. 모유 수유를 하는 경우 최대한 빨리 모유 수유를 하는 것도 자궁 수축에 도움이 된다.

분만 후에는 어느 정도 출혈이 있기 마련이지만, 산후 첫 주 동안 비정상적으로 출혈이 과도하거나 위에 언급한 증상이 보이면 즉시 담당 의사에게 알린다. 산후출혈로 분류될 만큼 출혈이 심각하면 정맥내 주사를 맞거나 수혈을 해야 할 수도 있다.

예방이 가능할까? 특히 임신 후기와 출산 직후에 혈액 응고를 방해하는 보충제나 약물(533쪽에 언급한 약물들)을 피하면 비정상적인 산후출혈의 가능성을 줄일 수 있다.

── 산후 감염

산후 감염이 뭐지? 대다수의 여성들이 분만 후 전혀 아무런 문제없이 회복되지만 간혹 분만으로 인해 감염의 여지가 있을 수 있다. 분만 중에 다양한 부위에서, 즉 자궁(태반이 유착되는 부위), 자궁경부나 질, 혹은 회음부에서(특히 열상이 있거나 회음절개술을 받은 경우), 제왕절개 분만을 할 때 절개된 부위에서 열린 상처들이 생기기 때문이다. 도뇨관을 삽입할 경우 방광이나 신장에도 감염이 생길 수 있으며, 어쩌다 태반의 일부가 자궁에 남아 있는 경우에도 감염이 일어날 수 있다. 그러나 가장 일반적인 산후 감염은 자궁 내막의 감염인 자궁내막염이다.

일부 감염은 위험할 수 있으며 특히 발견되지 않거나 치료되지 않으면 더욱 그렇다. 하지만 대부분의 감염은 산후 회복을 더디게 하고 아기와 친해질 시간과 여력을 빼앗을 뿐 크게 해를 미치지는 않는다. 그렇더라도 감염이 의심되면 가능한 한 빨리 진단을 받아야 한다.

얼마나 많이 발생할까? 전체 분만의 8%가 감염이 된다. 제왕절개 분만을 한 여성이나 조기 양막 파열 경험이 있는 경우 감염 위험이 더 크다.

증상과 징후는 어떨까? 산후 감염의 증상은 감염 부위에 따라 다양하지만 대체로 다음과 같다.

◆ 발열
◆ 감염 부위의 통증이나 압통
◆ 상처 부위나 자궁 감염의 경우 질에서 질 분비물의 악취

임신부와 담당 의사가 할 일은? 출산 후 며칠 동안 40℃ 이상의 고열이 계속되면 담당 의사에게 문의한다. 그보다 높은 열이 나거나 위에 언급한 증상이 나타나면 더 신속히 찾아간다. 감염 진단이 내려지면 항생제를 처방받게 되는데, 빨리 효과가 나타나더라도 처방받은 약을 모두 다 복용해야 한다. 충분한 휴식을 취하고 수분을 많이 섭취한다. 물론 신생아와 함께 집에 있으면서 충분한 휴식을 취하기란 거의 불가능하지만 최대한 휴식을 취하기 위해 노력한다. 모유 수유를 하는 경우 처방받은 약물을 복용해도 모유 수유에 문제가 없는지(대부분의 항생제는 안전하지만) 내과 의사와 약사에게 확인한다.

예방이 가능할까? 분만 후 세심한 상처 관리와 청결이 감염을 예방하는 데 크게 도움이 된다. 회음부를 만지기 전에 손을 깨끗이 씻고, 화장실에서 볼일을 본 후에는 앞에서 뒤로 닦고, 산후출혈이 있을 땐 탐폰이 아닌 대형 패드만 착용한다.

ALL ABOUT

안정을 취해야 한다면?

잡지를 쌓아놓고 텔레비전 리모컨을 눌러가며 침대에 누워 시간을 보내다니, 생각만 해도 기분이 좋은가? 안타깝지만 안정을 취하는 일은 파자마 파티하고는 다르다. 막상 실제로 안정을 취해야 하는 상황이 되면 우유 한 병 사러 밖에 나갈 수도 없고 친구들을 만나 커피를 마실 수도 없다는 사실을 깨닫고, 하루 종일 어슬렁거리며 쉴 수 있어 좋겠다는 꿈 같은 생각은 순식간에 깨지고 말 것이다. 그렇기 때문에 건강한 임신과 건강한 아기라는 큰 그림을 우선시하고, 담당 의사가 안정을 취하라고 처방을 한 데에는 그만한 이유가 있으리라는 사실을 기억해야 한다.

안정을 취해야 한다 해서 걱정할 필요는 없다. 매년 백만 명의 임신부(전체 임신부의 4분의 1)가 '고위험' 혹은 '위험'한 임신부로 분류되고 있다. 그리고 이러한 임신부들 가운데 70%는 임신 40주 가운데 어느 시점에 안정을 취하게 된다. 안정을 취하는 것이 도움이 되느냐 하는 문제에 대해서는 논란의 여지가 많지만, 많은 의사들이 안정을 취하면 조기분만을 예방하고 전자간증(임신중독증)의 진행을 더디게 하는 데 효과가 있으며, 그 밖에 고위험 임신이 더 복잡한 질환으로 발전하지 않는다고 믿고 있다.

안정을 취하라는 처방을 내리는 근거는 이렇다. 안정을 취하면 자궁경부에 가해지는 압박이 줄고, 심장에 무리가 덜 가고, 신장으로 향하는 혈액의 흐름이 원활해져 체액 과다를 줄여주며, 자궁으로 흐르는 혈액의 흐름이 증가해 태아에게 산소와 영양분을 더 많이 공급하고, 혈류 속의 자궁 수축을 유발하는 스트레스 호르몬 수치를 최소화한다.

출산 전까지 안정을 취해야 하는 경우도 있는데 35세 이상의 임신부, 다태아 임신부, 자궁경부 무력증으로 유산을 한 경험이 있는 임신부, 특정한 임신 합병증이 있는 임신부, 특정한 만성질환을 앓고 있는 임신부 등이 여기에 해당한다.

안정을 취하는 것이 조기 진통을 예방하거나 기타 합병증의 위험을 최소화하는 데 정말로 도움이 되는지 여부와 관계없이, 장기간 침대에 누워 있게 되면 그에 따른 문제점이 생기기 마련이다. 장기간 안정을 취하는 경우 엉덩이와 근육의 통증, 두통, 근육 상실(분만 후 근육을 회복하기가 훨씬 더 어려워진다), 피부 자극, 우울증이 생길 수 있으며, 혈전이 생길 가능성도 높아진다. 뿐만 아니라 몸을 움직이지 않으면 속 쓰림, 변비, 다리의 부종, 요통 등 정상적인 임신 증상 대부분이 악화될 수 있다. 최종적으로 식욕이 감소해 허리 둘레는 날씬해질지 몰라도(이 상황에 허리 둘레가 날씬해지기도 힘들겠지만) 어느 때보다 많은 칼로리와 영양분이 필요한 아기에게는 이만저만 해가 되는 게 아니다.

── 안정을 취할 때 부작용을 최소화하는 방법

다행히 안정을 취할 때 생길 수 있는 많은 부작용을 최소화할 수 있는 방법이 있다. 다음 내용을 참고하자.

혈액순환을 원활하게 유지한다 자궁으로 흐르는 혈액의 흐름을 극대화하기 위해 등을 대고 눕지 말고 옆으로 돌아눕는다. 머리 밑에 베개 하나를 받치고, 배 아래와 양 무릎 사이에 전신

베개나 베개 두 개를 받치며, 균형을 유지하는
데 도움이 된다면 몸 뒤쪽으로도 베개 하나를 더
받친다. 시간을 정해 규칙적으로 방향을 바꾸어
돌아누우면 쑤시는 통증을 줄이고 피부 자극을
예방할 수 있다.

가볍게 움직인다 상체 근육이 약해지지 않도록
매일 가벼운 아령을 이용해 팔운동을 해도 좋은지
담당 의사와 상의한다. 철저하게 안정을 취해야
하는 경우가 아니라면 대체로 가능할 것이다.
담당 의사의 허락 하에 이두근 운동, 삼두근 운동,
머리 위로 팔 들어 올리기 등을 실시할 수 있다.
모두 앉은 자세에서 실시한다. 스트레칭과 어깨
돌리기도 할 수 있다.

스트레칭을 자주 한다 몸을 스트레칭할 수 있다면
가능한 한 자주 실시한다. 안정을 취하는 시기에
가벼운 다리 스트레칭을 해도 좋은지 담당 의사와
상의하고, 괜찮다면 두 발을 구부려 발목을
돌린다. 이때 발을 엉덩이 높이 이상 들면
안 된다. 스트레칭을 하면 다리의 혈전을 예방하고
조금이나마 근육을 강화할 수 있다.

음식의 내용과 양에 신경 쓴다 식욕이 급격히
떨어지면 몸무게가 줄어 저체중아를 낳을 수 있다.
그러므로 식욕이 돌지 않을 때에는 영양이 풍부하고
소화하기 쉬운 간식을 먹어 몸무게가 줄지 않도록
해야 한다. 말린 과일 등 섬유질이 풍부한 음식을
함께 섭취하면 변비도 예방할 수 있다. 반면 가만히
누워 있자니 지루하기도 하고 우울하기도 해서
너무 많이 먹게 되는 경우도 생기는데, 체중 과다도
문제가 될 수 있으므로 특히 칼로리가 높은 음식을
쉴 새 없이 먹지 않도록 주의한다.

체액이 원활하게 흐르게 한다 임신 중에는 언제나
체내에 수분을 유지하는 것이 중요하지만 안정을
취할 땐 더욱 그렇다. 충분한 수분을 섭취하면
부종과 변비를 최소화할 수 있으며 자궁 수축도
예방할 수 있다. 그러므로 침대 옆 탁자에 항상
물과 음료를 놓아두도록 한다.

중력을 이용해 속 쓰림을 예방한다 오랫동안 누워
있으면 속 쓰림 증상이 자주 나타날 수 있다. 담당
의사의 허락 하에 특히 식사 후 침대에서 약간
일어나 앉으면 속 쓰림 증상을 예방할 수 있다.

분만 후에는 현실 가능한 기대를 한다 그동안
내 몸에서 일어난 과정들을 감안해 산후 회복
기간에는 당분간 자신을 편안하게 내버려둔다.
고작 몇 주 안정을 취했다고 해서 유산소 능력이나
근육의 강도가 분만 전과 같을 수는 없다.
그러므로 몸이 회복될 때까지 조금 더 기다리고,
이전의 건강 수준을 서서히 회복할 수 있도록
계획을 세운다.
걷기, 산후 요가, 수영 등은 출산 후에 시작할
수 있는 바람직한 활동이지만 역시 담당 의사의
허락을 구해야 한다.

건강한 정신을 유지하는 방법

안정은 단지 신체적인 건강에만 영향을
미치는 것이 아니라 분별력에도 영향을
미친다. 침대에 누워 지내는 동안 건강한 정신을
유지하는 방법을 알아보자.

사람들과 연락한다 전화기를 가까이 두고 감정을
털어놓고 싶을 때면 언제든 가족과 친구들에게
전화를 건다. 하소연하고 싶을 때, 걱정을

털어놓고 실없는 소리로 웃고 싶을 때 전화로 이야기를 나눈다. 이메일로 연락을 유지하는 것도 좋은 방법이므로 침대 옆에 컴퓨터를 두거나 무릎 위에 노트북을 올려놓고 사용한다. 같은 처지에 있는 산모들과 의사소통을 할 수 있는 인터넷 사이트와 게시판을 방문하는 것도 잊지 말자.

미리 준비한다 그날그날 필요한 것을 미리 생각해두었다가 남편이 출근하기 전에 미리 준비해줄 수 있도록 아침에 부탁한다. 침대 곁에 미니 냉장고를 설치해 물이나 과일, 요구르트, 치즈, 샌드위치 등을 넣어둔다. 전화기, 잡지, 책, 텔레비전 리모컨은 팔을 뻗으면 닿을 수 있는 곳에 놓아둔다.

하루를 계획한다 하루 일과를 계획한다. 그래봐야 미지근한 물에 몸을 푹 담근 다음 낮잠을 자거나 오전 내내 소파에 있다가 오후에 침대로 가서 쉬는 게 대부분이겠지만 기분이 조금 나아질 것이다.

재택근무를 한다 엄격하게 안정을 취하지 않아도 되고 인터넷이 연결된 곳 어디서나 근무가 가능한

얼마나 어떻게 안정을 취하면 될까?

"안정을 취하십시오."라는 말은 담당 의사가 임신부의 활동을 제한할 때 흔히 사용하는 말이다. 하지만 이런 처방은 개개인의 특정한 사정이 뒷받침되어야 한다. 몇 시간마다 휴식을 취하는 간단한 방법부터 침대에서 안정을 취하되 수시로 일어나 돌아다니는 방법, 일주일 내내 하루 온종일 침대에만 누워 있어야 하는(간혹 병원에 입원하기도 한다) 방법 등 안정을 취하기 위한 다양한 방법 가운데 자신에게 맞는 방법을 선택하게 될 것이다. 어떤 방법으로 안정을 취할지는 우선 안정을 취해야 하는 이유에 달려 있다. 안정을 취하는 방법을 가벼운 순서대로 알아보자.

계획된 휴식 나중에 본격적으로 안정을 취해야 하는 일이 벌어지지 않도록 하기 위해, 일부 의사들은 특정한 위험 요인이 있는 임신부들(다태아 임신부나 고령 임신부)에게 하루 중 정해진 시간 동안 휴식을 취하도록 권한다. 가장 좋은 방법은 매일 근무가 끝나면 2시간 동안 다리를 위에 올려놓고 앉거나 바닥에 눕거나 기왕이면 낮잠을 자는 것이다. 혹은 깨어 있는 동안 4시간마다 1시간씩 옆으로 누워 쉬는 방법도 좋다. 일부 의사들은 임신 후기에는 근무시간을 단축하고 운동이나 계단 오르기, 걷기 같은 활동을 제한하며 장시간 서 있지 않도록 권하기도 한다.

가볍게 안정 취하기 가볍게 안정을 취할 때는 일, 운전, 집안일에서 벗어나야 한다. 책상에 앉아 인터넷 서핑을 하거나, 샌드위치를 만들고 샤워할 정도의 시간 동안 서 있는 건 괜찮다. 일주일에 하루 정도 외출하는 건 괜찮지만 장시간 걷거나 계단을 오르는 건 안 된다. 소파와 침대에서 쉬는 사이사이에 간단한 일을 하는 건 괜찮지만 계단을 오르내리는 일은 자제해야 한다.

엄격하게 안정 취하기 화장실에 가거나 간단하게 샤워(가급적 미지근한 물에)할 때를 제외하면 하루 종일 누워 있어야 한다. 집에 계단이 있다면 계단을 오르는 건 삼가고 바닥에만 머물러야 한다. 경우에 따라 하루에 한 번, 혹은 일주일에 한 번 집 안을 왔다 갔다 할 수는 있다. 남편이나 친정 엄마, 친구, 도우미 등에게 집안일을 맡기고 필요한 모든 일을 부탁한다. 미니 냉장고에 아침, 점심, 저녁을 넣고 침대 곁에는 몸에 좋은 간식을 충분히 비치해달라고 부탁한다.

병원에서 안정 취하기 이미 조기 진통이 시작되어 정맥내 약물 투여는 물론 지속적인 관찰이 필요한 경우 병원에 입원해야 한다. 다행히 진통이 멎더라도 좀 더 입원해서 완벽하게 안정을 취해야 한다. 중력의 도움으로 아기가 최대한 오랫동안 자궁 안에서 자랄 수 있도록 하기 위해 침대를 약간 비스듬히 기울여 발의 위치가 머리보다 높게 올라가도록 한다.

직업이라면 재택근무를 할 수도 있다. 전화로 회의를 하고 이메일을 주고받으면서 근무를 하는 등 통신시설을 이용해 집에서 근무하는 것이 훨씬 생산적일 수 있다. 담당 의사와 상사에게 이야기해 자신의 능력과 한계로는 재택근무가 효율적이라는 걸 입증한다.

하지만 정신적으로 스트레스가 많은 직업인 경우에는 의사로부터 근무를 중단하라는 권고를 받을 수도 있다.

인터넷으로 아기를 맞이할 준비를 마친다 오프라인에서 할 수 있는 웬만한 일은 온라인에서도 얼마든지 할 수 있다. 안정을 취하는 동안 인터넷으로 아기 맞을 준비를 마친다. 신생아 용품을 판매하는 인터넷 쇼핑몰에 아기 침대를 주문할 수도 있고, 웹 사이트를 통해 분만 간호사나 모유 수유 상담가, 베이비시터를 알아볼 수도 있다. 식료품도 인터넷으로 구입하면 편리하다.

식사를 주문한다 가까운 배달 음식점 정보를 구하고 음식점 메뉴를 가까이 비치해놓는다.

영화 감상을 한다 영화를 볼 수 있는 인터넷 사이트에 가입해 극장에서 놓친 영화를 감상한다. 아기가 태어나면 볼 시간이 없으니 미리 실컷 감상해둔다.

친구들을 부른다 친구들을 침실로 불러 모아 피자를 먹으면서 영화를 본다. 헤어질 때 친구들이 방을 깨끗하게 정리해주면 금상첨화.

취미 활동을 한다 뜨개질이나 퀼트를 배운다. 재주 많은 친구에게 집으로 와서 가르쳐달라고 하면 더 좋겠다. 아기 옷을 만들다 보면 아기에 대한 애정이 새록새록 더해질 수도 있고 이런 시기에 더욱 절실한 친구와 우정도 쌓을 수 있다. 좋아하는 자료들을 스크랩하는 것도 좋겠다. 그 어느 때보다 많은 자료들을 스크랩하게 될 것이다.

밀린 일을 정리한다 오래된 사진들을 전부 앨범에 정리하거나 수첩의 주소록에 기록한 주소들을 모두 컴퓨터 주소록에 옮긴다. 컴퓨터에 옮긴 주소를 프린터로 인쇄하면 나중에 아기 돌잔치 초대장이나 크리스마스카드를 보낼 때 일일이 손으로 주소를 쓰지 않아도 된다.

몸단장을 한다 때로는 쓸데없는 짓이라는 생각이 들 때도 있겠지만 매일 몸을 단장하면 기분이 좋아진다. 머리를 빗고, 화장을 하고, 향이 좋은 로션을 듬뿍 바른다. 가능하면 피부관리사를 집으로 부르는 방법도 고려해본다. 친구들에게 임신 축하 파티 때 미용권을 끊어달라고 넌지시 귀띔해도 좋겠다. '누구한테 보이겠다고 이러나' 하는 생각일랑 접어두길. 예쁘게 꾸미고 있으면 누가 보든 말든 상관없이 기분이 좋아지니까.

서로 의지하자

모든 임신부가 이런저런 어려움을 겪기 마련이지만 고위험 임신부나 합병증이 있는 임신부는 훨씬 많은 어려움을 겪게 된다. 이런 어려움에 처할 때 나와 똑같은 어려움을 겪고 있어 내 사정을 누구보다 잘 아는 다른 엄마들을 만나면 한결 힘이 난다. 지역별로 자신이 겪고 있는 특정한 어려움을 도와줄 지원 단체가 있는지 알아보거나(담당 의사에게 물어본다) 온라인에서 찾아본다.

주변을 청결하게 한다 남편에게 일주일에 한 번씩 침대 시트를 갈아달라고 부탁한다. 물수건과 손 세정제를 가까이 두고 사용하여 언제나 몸을 깨끗이 하고 상쾌한 기분을 유지한다.

일기를 쓴다 지금은 임신 기간이나 안정을 취하는 동안 자신의 생각이나 느낌을 기록하고, 몇 년 후 아기와 함께 읽게 될 편지를 쓰기에 알맞은 시기다. 자신의 기분을 기록하는 일은 마음을 털어놓는 훌륭한 방법이다.

자신의 성과를 기억한다 초음파 사진을 액자에 넣어 침대 곁에 두자. 안정을 취하다가 힘들어질 때마다 꼼짝없이 침대에서 지내야 할 최고의 이유를 되새길 수 있다.

23장

유산 극복하기

◆◆◆

임신 기간은 장차 태어날 아기와 함께할 생활을 그리며 흥분과 기대 속에 달콤한 백일몽을 꾸는(약간의 정상적인 불안, 두려움과 함께) 즐거운 시간이 되어야 한다. 대개는 이처럼 설레는 마음으로 아기를 기다리지만 모두가 그럴 수 있는 것은 아니다. 유산을 하거나 신생아의 죽음을 맞게 되면 그 슬픔은 말로 다할 수 없을 만큼 클 것이다. 이번 장은 이런 어려움에 처한 사람들에게 고통을 다스리고 인생의 가장 힘든 상실감을 극복하는 데 조금이라도 도움을 주기 위해 마련했다.

유산

임신 초기에 유산이 되었다고 해서 유산이 고통스럽지 않은 건 아니다. 아무리 일찍 유산이 되었다 해도 아기를 잃는다는 것은 무척 슬픈 일이다. 비록 한 번도 본 적이 없는 아기지만, 아기가 배 속에서 자라고 있다는 걸 알고 있었고 막연하나마 벌써 정이 들었으니 말이다. 임신이 되었다는 사실을 안 순간부터 아기에 대해 상상하고 엄마가 되어 있는 자신의 모습을 그려보았을 것이다. 그런데 몇 달(어쩌면 몇 년, 몇십 년)간의 그 모든 흥분이 돌연 한순간에 멈춰버리고 말았다.

당연히 여러 가지 감정으로 마음이 복잡할 것이다. 아기를 잃은 것에 대해 슬퍼하거나 낙담하고, 왜 하필 나에게 이런 일이 생기나 하는 분노와 억울함도 느낄 것이다. 친구도 가족도 만나고 싶지 않고 특히나 임신한 사람들, 방금 아기를 낳은 사람들은 더욱 외면하고 싶어질 것이다. 처음에는 잠도 못 자고 입맛도 잃은 채 이제 모든 것이 끝이라는 생각만 하게 될 것이다. 하루 종일 소리 내어 울거나, 아예 눈물을 보이지 않을지도 모른다. 이런 모습들은 모두 아주 건강하고 자연스러운 반응이다. 내가 어떤 반응을 보이든 현재 나에게는 모두 정상이라는 걸 기억하자.

사실 임신 초기의 유산이 어떤 면에서는 임신 후기에 유산을 극복하는 것만큼이나 힘들 수 있다. 그 이유는 다음과 같다. 첫째, 임신 3개월이 지날 때까지는 아무리 가까운 가족과 친구들에게도 임신 사실에 대해 발표를 미루는 경우가 많기 때문에 필요한 도움을 받기 어렵다. 주변 사람들이 임신 사실을 알거나 유산 소식을 들었다 해도 임신이 한참 진행된 후의 유산이 아니므로 대수롭지 않게 생각해 별 도움을 주지 않는 경향이 있다. 이들은 임신 초기의 유산도 대단히 충격적일 수 있다는 사실을 깨닫지 못한 채 그저 "걱정 마, 다시 임신하면 되지, 뭐."라는 말로 유산의 심각함을 가볍게 여기려 한다. 둘째, 아기를 안아볼 기회도 없고 사진을 찍고 장례를 치를 기회도 없다는 사실 때문에 슬픔에서 벗어나기가 더 어려울 수 있다. 비통한 가운데 나름의 의식을 치르면 사산된 아기를 떠나보내는 데 도움이 된다.

그러나 자궁외임신이든 포상기태든 어떠한 이유로 유산이 되었든 간에 필요한 만큼 실컷 비탄에 빠질 권리가 있다는 사실을 기억해야 한다. 어떤 방법으로든 슬픔을 표현하다 보면 슬픔을 치유하고 정상적인 생활을 하는 데 도움이 될 것이다.

가까운 가족들끼리 혹은 남편과 단둘이 조용히 의식을 치러 슬픔을 종결할 수도 있다. 혹은 지원 단체나 온라인 카페를 통해 임신 초기에 유산을 경험한 사람들과 감정을 공유할 수도 있다. 아주 많은 여성들이 가임기 동안 적어도 한 번은 유산을 경험하기 때문에, 많은 사람들이 자신과 같은 경험을 했다는 사실을 알게 되면 깜짝 놀랄지 모른다. 하지만 자신의 감정을 공유하고 싶지 않거나 그럴 필요를 느끼지 않는다면 안 해도 된다. 임신 후기에 유산이 된 사람들을 위한 조언도 도움이 될 것이다. 자신에게 해당되든 그렇지 않든 '슬픔의 단계(548쪽 참조)'에 대해 읽어봐도 좋겠다.

잃어버린 아기에 대한 그리움을 영원히 간직하게 되리라는 걸 받아들이면, 떠난 아기의 출산 예정일이나 아기를 유산한 날에도, 심지어 몇 년 뒤까지도 마음 편히 슬퍼하거나 낙심할 수 있을 것이다. 이 방법이 도움이 된다고 생각되면 적어도 첫 해 정도는 그날에 맞추어 마음에 위안이 되면서도 기념이 될 만한 뭔가 특별한 일을 계획한다. 꽃이나 나무를 심어도 좋고, 조용히 공원을 거닐면서 아기를 생각해도 좋고, 남편과 함께 아기와 작별을 기념하며 저녁 식사를 해도 좋다.

유산을 슬퍼하는 것은 정상이며 나름의 방식대로 이 일을 받아들이려 애쓰는 것도 중요하다. 하지만 시간이 지날수록 차츰 회복해야 한다. 먹지도 자지도 못하고, 일에 집중하지도 못하며, 가족과 친구들과 떨어져 혼자 지내는 등 일상생활을 해나가기 힘들거나 지나치게 불안하다면(불안은 유산 이후 우울보다 훨씬 많이 겪게 되는 흔한 증상이다) 전문가에게 상담을 받아본다.

다시 임신해 건강한 아기를 낳을 수 있다는 사실을 자꾸만 떠올리자. 유산은 대부분의 여성들이 한 번쯤 겪게 되는 일이며, 사실상 임신할 수 있는 능력이 있음을 나타내는 표시이기도 하다.

개인적인 치유 과정

유산을 극복하기 위해 따라야 할 감정적인 공식 같은 건 없다. 저마다 완전히 다른 방식으로 자신의 감정을 마주하고 극복하고 해결해나가는 것이다. 유산으로 인해 몹시 슬퍼하며 깊은 충격에서 헤어나지 못하는 사람도 있다. 생각보다 치유 기간이 길어 힘들어하는 사람도 있다. 그런가 하면 아기를 가졌던 일을 마치 길에서 접촉 사고가 난 것처럼 여기며 의외로 담담하게 받아들이는 사람도 있다. 잠시 슬퍼한 후 생각보다 빨리 잊어버리고 유산에 대해 미련을 갖기보다는 앞을 바라보며 다시 임신을 시도하기로 결심하는 사람도 있다. 어떤 반응을 보이든 유산에 대해 내가 보이는 반응들이 모두 정상임을 기억하자. 마음을 치유하고 앞으로 나가기 위해 필요한 감정이라면 어떤 감정이든 받아들인다.

─ 자궁 내 사망

몇 시간 이상 태아의 움직임이 느껴지지 않으면 '혹시 최악의 상황이 닥친 게 아닐까' '배 속의 아기가 사망했으면 어쩌지' 하며 두려워하는 건 당연하다.

아기의 심장박동이 잡히지 않으며 자궁 속에서 사망했다는 말을 들으면 도무지 믿기지 않고 정신이 아찔할 것이다. 더 이상 숨을 잇지 못하는 태아를 배 속에 품은 채 일상생활을 유지하기란 어렵거나 불가능할 수 있다. 연구 결과에 따르면 태아의 사망 진단을 받은 후 사흘 이상 분만을 지연하는 경우 사산된 아기를 분만한 후 심각한 우울증에 걸릴 가능성이 매우 높다고 한다. 그렇기 때문에 담당 의사는 다음 단계를 결정하는 한편 임신부의 정신적 상태를 고려해야 한다. 진통이 임박하거나 이미 시작됐다면 사산아를 분만하게 될 것이다. 진통이 시작될 기미가 없다면 담당 의사는 임신부의 출산 예정일이 얼마나 남았는지, 임신부의 신체적·정신적 상태가 어떤지에 따라 당장 진통을 유도할지 혹은 집으로 돌려보내 자발적으로 진통이 시작되기를 기다릴지 결정한다.

태아가 자궁 안에서 사망한 경우 임신부가 겪는 슬픔의 과정은 분만 중이나 분만 후에 태아를 잃은 경우와 매우 유사하다. 가능하다면 아기를 품에 안고 장례를 치르거나 추도식을 하는 등 분만 후 사망한 아기와 같은 절차를 밟는 것이 긴 치유 과정을 시작하는 데 도움이 될 것이다. 다음 내용을 참고한다.

─ 분만 중이나 분만 후 아기 사망

간 혹 진통 중이나 분만 중에 혹은 분만 직후에 아기를 잃는 경우가 있다. 어느 쪽이든 하늘이 무너지는 것 같은 기분이 들 것이다. 수개월 동안 아기를 기다려왔는데 이제 빈손으로 집에 돌아가야 하니 말이다.

유산으로 인한 고통보다 더 큰 고통은 아마 없을 것이다. 세상 그 무엇도 마음의 상처를 완벽하게 치유할 수는 없겠지만, 그런 비극 뒤에

반복되는 유산에 대처하기

한 번의 유산도 극복하기 힘든데 여러 차례 유산을 겪게 되면 감당하기 힘들 만큼 괴로울 것이다. 더구나 유산을 할 때마다 몸과 마음의 상처는 점점 깊어진다. 낙심하고 우울하며, 화가 나고 짜증이 나며, 유산에 대한 생각 외에는 아무 생각도 할 수 없어 생활에 집중이 되지 않는다. 이처럼 상처받은 마음을 치유하는 것은 몸을 치유하는 것보다 훨씬 오랜 시간이 걸린다.

슬픔은 그야말로 심신을 약화시킬 수 있다. 더구나 마음의 상처가 몸의 증상으로 이어져 두통, 식욕 상실이나 식욕 과다, 불면증, 극도의 피로 등이 나타난다. 반복되는 유산을 아주 덤덤하게 받아들이는 사람도 있는데, 이 경우도 완벽하게 정상이다. 시간이 모든 걸 해결해주지는 못하겠지만 결국 큰 도움이 될 것이다. 그동안 인내심을 갖고 주변의 도움을 받으며 상황을 이해하면 완벽하게 치유될 수 있다.

부부가 서로 의지하면서 힘을 얻는 것도 중요하다. 도움이 될 만하다고 생각되는 온라인 모임을 찾아본다. 유산을 경험한 사람들, 특히 여러 차례 유산을 경험한 사람들과 이야기를 나누다 보면 혼자가 아니라는 생각에 위안도 되고 유용한 정보도 얻게 될 것이다.

무엇보다 중요한 것은 가뜩이나 무거운 짐 위에 죄책감까지 얹지 않아야 한다는 것이다. 유산은 내 잘못이 아니다. 그보다는 자신이 얼마나 강해졌는지(한 번도 강하다고 생각하지 못했더라도), 아기를 갖겠다는 결심이 얼마나 단호해졌는지에만 집중하자.

이어지는 슬픔을 조금이라도 덜기 위해 다음 방법을 시도해보자.

아기 이름을 지어준다 아기를 품에 안고 바라보면서 이름을 지어준다. 비통함을 표현하는 것은 아기의 죽음을 받아들이고 회복하는 데 꼭 필요한 과정이지만, 한 번도 본 적 없고 이름도 없는 아기의 죽음을 슬퍼하기란 어려운 일이다. 전문가들의 충고에 따르면 설사 아기가 기형이라 할지라도 상상만 하는 것이 실제로 보는 것보다 심각한 상황을 초래하므로 오히려 보는 것이 낫다고 한다. 아기를 안고 이름을 부르면 아기의 죽음이 보다 현실적으로 다가와 유산의 상처를 극복하기가 훨씬 쉬워진다. 그러므로 장례식이나 추도식을 준비해 아기에게 작별 인사를 할 시간을 갖도록 한다. 매장을 하면 앞으로 아기를 찾아갈 수 있는 영구적인 장소가 마련될 것이다.

아기 유품을 간직한다 사진이나 머리카락 등 유품들을 보관해둔다. 그러면 앞으로 아기가 떠오를 때 이런 물건들을 보며 그리워할 수 있다. 아기의 커다란 눈과 긴 눈썹, 예쁜 손과 섬세한 손가락, 아름다운 머리카락 등 기억하고 싶은 아기의 모습을 떠올리기 위해 노력한다.

담당 의사와 이야기를 나눈다 부검 결과 밝혀진 사실과 기타 사인에 대해 담당 의사와 이야기를 나누며 현재 일어나고 있는 일을 받아들이면 슬픔을 치유하는 데 도움이 될 것이다. 분만실에서 자세한 설명을 들었겠지만 약물이나 임신부의 호르몬 상태, 정신적인 충격 등으로 상황을 충분히 이해하지 못했을 것이다.

집에 있는 아기 물건을 그대로 둔다 집에 아기를 위해 준비해둔 물건을 없애지 말고 그대로 두라고 친구나 친척들에게 부탁한다. 집에 돌아왔는데 마치 전혀 임신한 적이 없었던 것처럼 아기에 대한 흔적이 사라져버리면 오히려 현실을 받아들이기가 더 힘들다.

다양한 감정이 드는 것은 자연스러운 현상이다
슬픔이 치유되기까지 거부와 고립, 분노, 좌절, 인정 등 여러 단계를 지나야 한다는 걸 기억하자. 반드시 이 순서로 진행되지는 않지만 이런 감정이 찾아오더라도 놀라지 말자. 그리고 이런 감정들이 전혀 들지 않거나, 이런 감정 대신 다른 감정이 들거나, 추가로 여러 감정들이 더해지더라도 당황하지 말자. 사람은 저마다 달라서 똑같은 상황에 대해서, 특히 개인적인 상황에 대해서 각기 다른 반응을 보이기 마련이다.

어떤 감정 변화도 정상이다 앞으로 힘든 시간을 견뎌야 하리라는 걸 예상하자. 한동안 우울, 심각한 불안, 깊은 슬픔에 젖어 자거나 먹지도 못하고 일에 집중하기 힘들지 모른다. 남편과 다른 자녀들에게 짜증을 낼지도 모른다. 나를 사랑하는 사람들이 주위에 있을 때조차 외롭고 허전한 느낌이 들고, 한밤중에 아기 울음소리가 들리는 것 같은 착각마저 들지 모른다. 바로 자기 자신이 아기처럼 사랑과 보살핌을 받아야 한다는 생각이 들 수도 있다. 어떤 감정이 들더라도 모두 정상이다.

마음껏 운다 울고 싶으면 더 이상 눈물이 나오지 않을 때까지 실컷 운다.

남편도 슬퍼하고 있다는 사실을 기억하자 수개월 동안 배 속에 아기를 품어온 아내와 달리 남편은 좀 덜 슬프거나 비교적 짧은 기간에 슬픔을 털고 일어서는 것처럼 보인다. 하지만 그렇다고 해서 남편이 느끼는 고통을 대수롭지 않게 여기거나 남편의 애도 과정을 소홀히 하면 안 된다.

아빠들은 마음속 슬픔을 드러내길 힘들어하거나, 아내에게 강한 모습을 보이려 애쓰느라 감정을 억누르는지도 모른다. 남편이 그렇다고 생각되면 함께 대화를 나누며 남편을 위로하고 편안하게 고통을 털어놓게 해준다. 또한 상담가나 이런 일을 경험한 다른 아빠들과 이야기를 나누도록 권한다.

서로를 보살핀다 지금은 각자의 슬픔에 사로잡혀 있을 수 있다. 하지만 각자의 고통에 지나치게 몰두하다 보면 서로를 위로할 정신적인 여력이 남아 있지 않게 된다. 이런 식으로 서로에게 마음을 닫다 보면 부부 관계에 문제가 생기고 나중에도 관계를 회복하기가 힘들어진다. 혼자 생각할 시간을 갖고 싶기도 하겠지만, 남편과 서로의 생각을 털어놓는 시간도 마련한다. 슬픔을 치유하기 위해 부부가 함께 상담가를 찾아가거나 비슷한 일을 겪은 사람들의 모임에 참여하는 방법을 고려해보자. 두 사람 모두 위로를 받을 수 있을 뿐 아니라 부부 관계도 더 깊어질 수 있다.

혼자 세상에 맞서지 않는다 "출산은 잘했어요?"라고 친절하게 묻는 얼굴을 대하기 두렵다면, 마트나 세탁소 등에 갈 땐 질문을 대신 받아넘겨줄 친구 한 명을 데리고 간다. 직장이나 교회, 혹은 내가 활동하는 모임의 사람들에게 미리 사실을 알려놓으면 구태여 설명하느라 고통스러워할 필요가 없다.

아기 사망 후 모유 분비 억제하기

아기를 잃은 엄청난 슬픔으로 괴로운 상황에서 아기를 생각나게 하는 것은 무엇이 됐든 더 이상 필요하지 않을 것이다. 하지만 임신이 비극적으로 끝날 때에도 우리 몸은 모유 분비가 시작된다는 신호를 자동적으로 보내고, 아기에게 젖을 물리기 위해 유방은 모유로 가득 찬다. 이런 일을 극복하기란 정신적·육체적으로 대단히 고통스러울 수 있으며, 이미 충분히 나오기 시작한 모유 분비를 통제하는 것 역시 쉬운 일이 아니다. 모유가 분비된 후, 혹은 신생아집중치료실에서 모유를 먹이기 위해 유축한 후 아기가 사망한 경우 더 그렇다.

아기가 자궁 안에서 사망했거나 분만 중에 사망했다면 젖몸살을 다스려야 한다. 냉찜질과 약한 진통제, 가슴을 충분히 받쳐주는 브래지어는 가슴의 불편함을 최소화하는 데 도움이 된다. 뜨거운 물에 샤워를 하거나 유두를 자극하고 젖을 짜는 일을 삼가면 모유 분비 억제에 도움이 된다. 젖몸살은 며칠 내로 사라진다.

이미 아기에게 젖을 물린 후, 혹은 아기가 신생아집중치료실에 있었고 모유를 유축한 후 아기가 사망했다면 간호사나 모유 수유 상담가에게 도움을 요청한다. 유축기나 손을 이용해 젖을 충분히 짜서 유방의 압력을 덜되, 유방을 완전히 비워 더 많은 젖이 분비되지 않도록 해야 한다. 젖을 짜는 기간은 그동안 분비된 젖의 양과 출산 후 경과된 시간, 아기에게 젖을 물린 횟수에 따라 다르지만 일반적으로 그동안 젖을 물린 기간보다 오래 걸린다. 차츰 젖을 짜는 횟수가 줄어들 것이다. 모유 수유가 중단된 후에도 유방에 남아 있는 젖이 몇 주, 심지어 몇 달 동안 똑똑 떨어질 수 있다.

많은 양의 모유가 분비되고 있다면 모유은행에 기증하는 방법을 고려해본다. 모유 기증은 아기의 죽음에 의미를 부여하는 방법이 될 수 있을 것이다. 하지만 늘 그렇듯 자신이 가장 원하는 대로 하는 것이 좋다.

친구나 가족이 상처를 건드리지 않게 한다 친구나 가족 중에는 나를 어떻게 대해야 할지, 무슨 말을 해야 할지 모르는 사람도 있다는 걸 알아두자. 너무 불편하게 생각해 애도 기간 동안 외면하는 사람도 있고, 도움이 되는 말은커녕 상처가 되는 말을 하는 사람도 있을 것이다. "당신 기분이 어떤지 잘 알아요."라든가 "아이야 또 낳으면 되지." "더 정들기 전에 죽어서 다행이지, 뭐." 같은 말은 물론 선의로 했겠지만 강한 반감을 일으킬 수 있다. 아기를 잃어보지 않은 사람은 결코 내 기분을 알 수 없다. 아기를 또 낳는다고 해서 잃어버린 아기의 자리가 메워지는 것도 아니다. 아기가 태어나기 오래 전부터 아기와 정이 들 수 있다는 사실을 아무도 이해하지 못할 것이다. 이런 말을 자주 듣는다면 친구나 친척에게 부탁해 자신의 감정이 어떤지 설명하고, 아기를 잃어서 유감이라는 말을 듣는 편이 차라리 낫다고 알린다.

같은 처지의 사람들에게 도움을 받는다 아기를 잃은 부모들의 모임에 참석하면 힘을 얻을 수 있다. 온라인 모임에서도 어느 정도 위안을 얻을 수 있다. 하지만 이런 모임을 통해 슬픔을 놓아버리지 못한 채 계속 붙잡고 있으면 안 된다. 1년이 지나도록 아기의 죽음을 받아들이지 못하거나 일상생활이 힘들다면 심리치료사를 찾아본다.

자신을 돌본다 극심하게 힘든 정신적 고통을 겪게 되면 신체적인 욕구는 안중에도 없게 된다. 하지만 그러면 안 된다. 균형 잡힌 식사와 충분한 수면, 규칙적인 운동은 건강 유지뿐 아니라 빠른 회복에도 도움이 된다. 아무리 입맛이 없더라도 식사를 하기 위해 의식적으로 노력한다. 잠자리에 들기 전 따뜻한 물로 목욕을 하거나 긴장 이완 운동을 하면 숙면을 취하는 데 도움이 된다. 저녁 식사 전에 잠깐 산책을 하는 정도라도 매일 어느 정도 신체 활동을 하려고 노력한다. 가끔은 슬픔에서 벗어나는 시간을 갖는다. 영화를 보거나 친구 집을 방문하거나 주말에 야외로 놀러가 아무런 죄책감 없이 즐거운 시간을 보낸다. 어쨌든 삶은 지속되고, 살아 있는 사람은 계속 살아야 한다.

아기의 죽음을 애도한다 필요하면 개인적으로나 공적으로 아기의 죽음을 애도한다. 추도식을 하는 게 좋겠다 싶으면 남편과 단둘이 진행하거나, 가족과 친구들을 포함한 주변 사람들이 모두 참석하는 추도식을 준비한다.

보람 있는 일을 한다 의미 있는 방식으로 아기를 기릴 수 있는 일을 한다. 형편이 어려운 아이들을

유산 후 산후 우울증, 심리치료 필요

아기를 잃은 부모는 누구나 슬퍼하기 마련이다. 하지만 어떤 경우 산후 우울증이나 불안으로 인해 슬픔이 더 깊어질 수 있다. 산후 우울증을 치료하지 않으면 치유 과정이 필요한 슬픔의 단계에까지 이를 수 있다. 산후 우울증인지 유산이라는 비극적인 사건으로 인한 우울증인지 구분하기 어렵지만, 어떤 형태든 우울증에는 도움이 필요하다. 일상적인 활동에 관심이 없고, 잠을 잘 못자며, 식욕이 없고, 지나친 슬픔으로 정상적인 생활에 지장을 받는 등 우울증 증상이 나타나면 망설이지 말고 필요한 도움을 받는다. 담당 의사에게 자신의 증상을 말하고 정신과 전문의를 추천해달라고 부탁한다. 심리치료를 받으면 기분이 나아지는 데 도움이 될 것이다.

돌보는 양육 기관에 책을 기증하거나 사회적으로 혜택을 받지 못하는 임신부와 엄마들을 돕는 기관에 기부를 한다. 뒷마당이나 마을 공원에 나무를 심거나 화단을 만든다.

종교를 가져본다 종교를 통해 마음의 위안을 얻을 수 있다면 종교를 갖는다. 신앙을 통해 큰 위안을 받는 사람도 있다.

임신을 시도한다 원한다면 다시 임신을 시도하되, 기분 전환을 위해서라든가 죽은 아이를 대신하기 위해 시도하면 안 된다. 깊은 애도의 기간이 끝날 때까지 기다린 후에 임신을 다시 고려하는 것이 가장 좋다. 549쪽을 참조한다.

오랜 시간이 지나도 너무 힘들다면 전문가의 도움을 받는다 처음에는 하루하루가 그저 괴롭기만 하다가 시간이 지나면 드문드문 좋은 날이 생기고, 마침내 괴로운 날보다 즐거운 날이 더 많아질

것이다. 하지만 남은 고통이 아주 오랫동안 지속될 수 있으므로 대비하는 것이 좋다. 비통한 마음은 2년이 지나도 완전히 가시지 않겠지만, 대개 아기가 사망한 후 3개월에서 6개월이 지나면 가장 힘든 시기는 지나간다. 6개월 내지 9개월이 지나도 슬픔이 삶의 중심에 남아 있고, 일상생활을 하는 데 지장이 있거나 일에 집중하기 힘들거나 다른 일에 거의 관심이 없다면 도움을 구한다. 처음부터 전혀 슬픔을 느끼지 못한 경우에도 도움을 구한다. 치유 과정을 거치면 산후 우울증도 함께 치료할 수 있다. 548쪽을 참조한다.

죄의식을 덜도록 노력한다 죄의식은 슬픔을 쓸데없이 악화시키고 상실감을 조절하기 힘들게 한다는 걸 기억하자. 임신을 썩 기뻐하지 않았다거나 아기에게 충분히 영양을 공급하지 못했다거나 엄마 역할에 필요한 자질이 부족했다거나, 그 밖에 다른 이유에 대한 벌로 아기를 잃었다는 생각이 들면 전문가의 도움을 받아 아기를 잃은 데에 결코 아무런 책임이 없다는 사실을 인식해야 한다. 살아 있는 아기를 낳을 수 없다는 자기 불신으로 괴로워했던 경험이 있고, 지금 그 불신이 증명됐다는 생각이 드는 경우에도 도움을 구한다. 죽은 아기에 대한 신의를 저버린다는 생각 때문에 정상적인 생활로 돌아가려는 생각조차 죄책감으로 느껴진다면, 마음속으로 아기에게 용서를 구하거나 다시 인생을 즐길 수 있게 해달라고 허락을 구하는 것도 도움이 될 수 있다. 편지에 자신의 감정과 소망, 꿈을 모두 표현하는 것도 좋다.

장기 기증을 고려한다 출산 후 아기가 살아 있어 몇몇 기관은 제대로 기능하고 있지만 경과가

왜 하필 나지?

"왜 하필 나지?"라는 고통스러운 질문에는 결코 답이 없다. 그러나 태아나 신생아의 신체적 사망 원인을 알면 이 비극을 현실로 받아들이는 데 도움이 될지 모른다. 대체로 아기들은 아주 정상으로 보이기 때문에, 임신 기간의 병력을 주의 깊게 조사하고 태아나 아기를 철저하게 검사하는 것만이 사망 원인을 밝히는 유일한 방법이다. 태아가 자궁 안에서 사망했거나 사산된 경우, 전문 병리학자에 의해 태반 조직을 검사하는 것도 중요하다. 언제나 정확한 사망 원인이 밝혀지는 것은 아니며, 사망 원인을 안다고 해서 왜 하필 나에게 이런 일이 일어나는지 이해할 수 있는 것도 아니지만, 슬픔을 마무리하고 앞으로 다시 임신을 준비하는 데 도움이 될 것이다.

절망적일 땐 장기 기증을 할 수도 있다. 다른 아기를 도울 수 있다고 생각하면 어느 정도 위안이 될지 모른다.

쌍둥이 중 한 아이를 잃었을 때

쌍둥이 중 한 아이를, 혹은 세쌍둥이나 네쌍둥이 중 여러 아이를 잃은 부모는 한 아기의 탄생을 축하하는 동시에 다른 아기의 죽음을 애도해야 한다. 이런 경우 잃어버린 아기를 애도해야 할지 살아 있는 아기로 인해 기뻐해야 할지 몹시 혼란스러우며, 두 가지 모두 아주 중요한 과정인 만큼 갈등은 더욱 클 것이다. 왜 이런 느낌이 들 수밖에 없는지 이해하면 이런 감정에 대처하는 데 도움이 될 것이다.

◆ 몹시 가슴이 아플 것이다. 한 아기가 살아 있다고 해서 다른 아기를 잃은 슬픔이 줄어들지는 않는다. 살아 있는 아기의 탄생을 축하할 때조차 잃어버린 아기를 애도할 자격이 있다는 사실을 기억하자. 잃어버린 아기를 애도하는 것은 치유 과정에서 중요한 부분이다. 앞부분에 소개한 슬픔에 잠긴 부모들을 위한 방법을 참고하면 아기의 죽음을 현실적으로 받아들이기가 조금 쉬워질 것이다.

◆ 속으로는 행복해도 겉으로 드러내면 안 될 것 같은 기분이 들 수 있다. 한 아기가 살아 있다는 사실에 설레고 기뻐하는 모습이 어쩐지 부적절하다는 생각이 들거나, 살아남지 못한 아기를 배신하는 것 같은 기분이 들지 모른다. 모두 자연스러운 감정이지만 털어버려야 할 감정이기도 하다. 살아 있는 아기를 사랑하고 보살피는 것이 잃어버린 아기를 기억하는 훌륭한 방법일 뿐 아니라, 살아 있는 아기의 건강과 행복을 위한 방법이다.

◆ 아기를 잃은 사실을 인정하지 않은 채 아기의 탄생을 환영하는 파티가 거북하다면, 세상을

태아 감소술

다태아의 경우 간혹 한 명 이상의 태아가 존속을 지속하지 못하거나, 심각한 기형으로 자궁 밖에서 생존할 가능성이 거의 없으며, 심한 경우 병든 태아가 다른 건강한 태아를 위태롭게 만들 수도 있다는 사실이 초음파를 통해 밝혀진다. 혹은 다태아의 수가 너무 많으면 임신부와 아기들에게 크게 위험할 수도 있다. 이 경우 담당 의사는 태아의 수를 감소하는 방법을 권장하게 된다. 나머지 아기를 보호하기 위해 한 아기를 희생해야 하는 만큼 이러한 절차를 고민해야 한다는 건 무척 고통스러운 일이며 죄책감과 혼란, 갈등에 시달릴 수도 있다. 이 절차를 따르기로, 혹은 따르지 않기로 쉽게 결정을 내릴 수도 있고, 극심한 고통 끝에 결정을 내릴 수도 있다. 정답도 없고 마땅한 대안도 없지만, 심사숙고해서 내린 결정을 받아들이기 위해 할 수 있는 일은 뭐든 하는 것이 좋다. 담당 의사와 이 상황을 재차 검토하고, 최선의 결정을 내렸다는 확신이 들 때까지 다른 의사들의 의견을 구한다. 병원에 생명 윤리와 관련된 부서가 있다면 해당 직원을 소개해달라고 담당 의사에게 부탁한다.
가까운 친구들에게 이 문제를 의논하고 싶을 수도 있고, 혼자 은밀히 결정하고 싶을 수도 있다. 종교가 삶에 중요한 역할을 하고 있다면 성직자의 조언을 구해도 좋다. 일단 결정을 하고 나면 더 이상 뒤돌아보지 않도록 하자. 어려운 상황에서 내릴 수 있는 최선의 결정을 내렸음을 인정하자. 어떤 선택을 하든 죄책감을 갖지 않도록 노력하자.
그 어떤 일도 내 잘못은 아니므로 이 일에 죄책감을 느낄 이유는 전혀 없다. 태아 감소술을 받을 경우 아기를 잃은 부모와 똑같은 슬픔을 경험하게 될 것이다.

떠난 아기의 추도식이나 작별 의식을 먼저 치르는 방법을 고려한다.
- 쌍둥이 부모가 되고 싶지 않았다거나 쌍둥이를 감당할 자신이 없었기 때문에, 아들보다는 딸을 더 원했기 때문에, 혹은 그 반대를 원했기 때문에 이처럼 아기를 잃는 벌을 받게 된 거라고 생각할 수도 있다. 이런 식의 죄책감은 어떤 종류의 유산이든 유산을 경험한 부모들에게 흔히 볼 수 있지만, 매우 부당한 감정이다. 어떤 행동을 했든, 어떤 생각이나 상상을 하고 어떤 바람을 가졌든 아기의 죽음과는 전혀 관계가 없다.
- 다태아의 부모가 된다는 생각에 들떴지만 더 이상 그럴 수 없다는 사실에 몹시 낙담할지 모른다. 수개월 동안 쌍둥이들이 태어날 날을 상상하고 계획해왔는데 기대가 와르르 무너져 버렸으니 슬퍼하는 건 당연하다. 쌍둥이들을 볼 때마다 뼈저린 후회를 할 수도 있다. 이런 감정은 아주 당연한 것이므로 죄책감을 갖지 말자.
- 쌍둥이를 간절히 기다리는 가족과 친구들에게 자신의 상황을 설명하기가 거북하고 어려워질까 봐 걱정이 될지 모른다. 현실을 좀 더 쉽게 대처하기 위해 가까운 친구나 친척에게 부탁해 자신의 상황을 대신 알려달라고 한다. 처음 몇 주 동안은 아기를 안고 외출할 때 누군가와 동행해 사람들의 질문에 대신 답해주도록 한다.
- 가족과 친구들의 반응과 충고를 받아들이기 어려울 수 있다. 친구와 친척들은 도와주려는 마음에 잃어버린 아기는 간과한 채 살아 있는 아기를 환영하면서 지나치게 흥분하는 모습을 보일지도 모른다. 혹은 세상을 떠난 아기는 잊어버리고 살아남은 아기를 감사하게

슬픔의 단계를 거쳐 상처를 치유한다

임신 초기에 아기를 잃었든, 출산이 다 될 무렵이나 분만 중에 아기를 잃었든, 임신부는 수많은 감정과 반응을 경험하게 될 것이다. 혼란스런 감정을 몰아낼 수는 없지만 자신의 감정을 이해하면 아기를 잃은 사실을 받아들이는 데 도움이 된다. 상실감을 겪는 많은 사람들이 여러 단계를 거쳐 마침내 감정을 치유하게 된다. 다음에 소개한 단계들은 대부분의 사람들이 흔히 겪는 단계이며, 사람마다 경험하는 감정이 다르므로 처음 세 개의 순서도 달라질 수 있다.

1. **충격과 부정** '나한테 이런 일이 일어날 리 없다'는 생각을 하게 된다. 이런 감정은 상실의 충격으로부터 정신을 보호하려는 심리적 메커니즘이다.

2. **죄책감과 분노** 비극의 원인을 어딘가에 돌리려는 필사적인 몸부림 끝에 결국 자기 자신을 탓하게 된다. '내가 뭔가 잘못해서 유산이 된 게 틀림없어' '임신을 더 기쁘게 받아들였다면 아기가 여전히 살아 있을 텐데' 하며 자신을 채찍질하거나 이런 일을 일어나게 했다며 신을 탓하거나 아무 잘못 없는 담당 의사를 탓할 수도 있다. 주변의 임신부나 아기가 있는 사람들에게 분개하고 그들을 시기하며, 잠깐이나마 그들을 증오하기도 한다.

3. **우울과 절망** 하루의 대부분 혹은 하루 종일 슬퍼하거나 끊임없이 울거나 먹지도 자지도 못하거나 아무 일에도 흥미를 보이지 않거나 일상적인 활동을 하지 못한다. 다시는 건강한 아기를 낳을 수 없을 거라는 생각도 든다.

4. **인정** 마침내 아기를 잃은 현실을 받아들이게 된다. 인정을 한다는 것은 나에게 있었던 일을 잊는다는 의미가 아니라, 현실을 받아들이고 일상생활로 돌아갈 수 있게 됐다는 의미임을 기억하자.

받아들이라고 충고할지 모른다. 물론 좋은 의도에서 나온 행동과 말이지만, 상처가 되고 속이 상할 수 있다. 이럴 땐 망설이지 말고 자신의 심정을 이야기하고, 살아 있는 아기를 축하하는 것만큼이나 잃어버린 아기에 대해 슬퍼할 필요가 있다고 알려준다.

✦ 잃어버린 아기 생각에 너무 우울한 나머지 살아 있는 아기를 제대로 돌보지 못할 수도 있다. 아직 임신 중이라면 최대한 자기 몸을 돌보는 데 신경 쓰느라 아기를 보살피기 어려울 수 있다. 불행한 기분과 갈등으로 자신을 너무 몰아붙이지 않는다. 이런 감정은 정상이며 완벽하게 이해받을 수 있다. 하지만 아기의 신체적·정신적 욕구를 충족시키기 위해 필요하면 반드시 도움을 받아야 한다. 상담가의 도움을 받을 수도 있다.

✦ 이런 고통을 당하는 사람이 나 한 사람뿐이라는 생각이 들지 모른다. 내 사정을 잘 아는 외부의 지원을 받는다면 생각보다 큰 도움이 될 수 있다. 같은 상처를 안고 있는 사람들이 모이는 온라인 모임에서 도움을 구해본다.

지금 같은 상황에서는 온갖 감정들이 마음속을 헤집고 다닐 것이다. 어떤 감정이 들든 자신에게 시간을 주자. 시간이 지날수록 기분이 점점 나아지는 걸 느끼게 될 것이다.

다시 임신 시도하기

아기를 잃은 후 다시 임신을 시도하기로 결정하기란 쉬운 일이 아니며, 주변 사람들이 생각하듯 그렇게 간단한 일이 아니다. 이것은 아주 개인적인 결정이며, 어쩌면 또다시 고통을 경험할지 모르는 일이다. 다시 임신을 시도하기로 결정하기 전에 다음 몇 가지 사항을 고려하자.

용기가 필요하다 아기를 잃은 후 다시 임신을 시도한다는 것은 용기가 필요한 일이다. 이런 결정을 내린 자신을 충분히 칭찬하고 한껏 격려해준다.

자신이 준비되었을 때 시도한다 스스로 임신을 할 때라고 생각하는 때가 가장 적합한 때다. 다시 임신을 시도할 마음의 준비가 될 때까지 시간이 얼마 걸리지 않을 수도 있고 아주 한참이 걸릴 수도 있다. 너무 빨리 임신을 시도하려고 자신을 재촉하지도 말고, 다른 사람이 나를 재촉하게 해서도 안 된다. 얼마나 더 오래 기다려야 하나 예측하지도 말자. 마음의 소리를 듣다 보면 정신적으로 치유될 때, 임신을 고려할 준비가 될 때를 알게 될 것이다.

육체적으로도 준비가 되어야 한다 담당 의사와 상의해 자신의 경우 임신을 시도할 때까지 대기 기간이 얼마나 필요한지 알아본다. 대개 임신을 시도할 만큼 기력을 되찾고 생리 주기가 다시 시작되면 곧바로 임신을 시도할 수 있다. 생각보다 오래 기다려야 한다면(가령 포상기태로 유산이 된 경우) 이 기간을 이용해 임신을 할 수 있는 최상의 건강 상태(1장 참조)를 만든다.

마음을 다스리자 이제 다시 임신을 하게 되면 처음 임신 때처럼 마냥 순진하게 받아들이지는 않을 것이다. 모든 임신이 행복하게 종결되는 것은 아니라는 걸 알게 된 만큼 새로운 임신을 당연하게 여기지는 않을 테니 말이다. 첫 임신 때보다 더 불안해질 수 있으며, 특히 지난 임신에서 아기를 잃어버린 임신 주수가 지날 때까지는 더욱 신경이 곤두설 것이다.

출산 직전이나 출산 후에 아기를 잃었다면 임신 기간 내내 더욱 불안하게 보낼지 모른다. 흥분을 억제하려 애쓰고, 또다시 아기를 잃을지 모른다는 두려움에 자기도 모르게 기쁨을 자제할지 모른다. 그런 두려움이 너무 심하다 보면 다시 아기를 잃지 않을까 하는 불안한 마음이 사라질 때까지 새로 임신한 아기에게 선뜻 애정을 주지 못할 수도 있다. 모든 임신 증상에 아주 민감해져서 가슴이 커지고 입덧을 하고 화장실에 자주 가는 증상을 반갑게 받아들이는 한편, 골반의 찌릿찌릿한 통증이나 복부 경련 같은 증상이 느껴지면 불안해질 수 있다.

유산을 경험한 후 정상적으로 임신을 마친 다른 임신부들 이야기를 들어보면 알 수 있듯이 이런 감정들이 생기는 건 아주 당연하며 완벽하게 정상이다. 다만 이런 감정들 때문에 새로운 임신을 소홀히 하면 안 되며 가능한 한 빨리 효과적인 관리와 충분한 영양 공급이 이루어지도록 신경을 써야 한다.

잃어버린 아기에게 미련을 갖기보다 그토록 바라는 최고의 보상을 기다리는 것이 긍정적인 마음을 유지하는 데 도움이 될 것이다. 유산이나 아기의 죽음을 경험한 대부분의 여성들이 아주 정상적인 임신 기간을 보내고 완벽하게 건강한 아기를 낳는다는 사실을 잊지 말자.

찾아보기

ㄱ

가금류
　놓아기른 가금류 / 유기농으로 키운 가금류　104
　안전하게 조리하기　100

가려움
　건성 피부와 가려움　142~143
　복부의 가려움　243~244
　손과 발의 심각한 가려움　527
　손바닥과 발바닥의 가려움　218~219
　습진과 가려움　143~144
　전신의 가려움　125, 249

가스제거제　469

가슴
　가슴 스트레칭　208
　가슴의 통증과 호흡곤란　183~184, 283
　진통 중 가슴이 조이는 느낌　353
　출산 후 가슴의 예리한 통증　389
　출산 후 찌르는 듯한 가슴 통증　282~283, 389

가습기
　코막힘을 위한 가습기　185, 464

가정 폭력　72

가정의　20~22　의사도 참조

가족
　가족에게 임신 소식 알리기　113
　가족의 건강한 식습관　81
　가족의 병력　3, 10, 49~51, 111
　분만에 참여하기　249, 347, 363, 451
　임신 경험이 많다면　37~38, 189, 282

가진통　324~325　브랙스턴 힉스 자궁 수축도 참조

간 효소 상승　514

간접흡연　11, 66, 442

간질　490~491

갈망
　식탐　138~139
　얼음을 먹고 싶어 함　119, 139
　진흙, 재, 종이를 먹고 싶어 함　139

갈증
　갈증이 심해지는 경우　124, 361~362, 511

감미료　66, 95, 99, 101~102, 409, 496

감염
　감염과 조기분만　38~39
　감염이 될까 봐 섹스가 두려움　234
　리스테리아균　92, 101, 470
　분만과 관련된 감염　390, 534
　성관계에 의해 전염되는 감염　30~31
　신장 감염　467, 534
　양수의 감염　518
　요로감염　466~467
　유방 감염　305~306, 410~411
　잇몸 감염　38~39, 182~183, 513
　질염　467~468
　출산 후 감염　534
　출산 후 회음부 감염　386~387
　톡소플라스마증　68~69, 470~471

감정 기복　146~149
　감정 기복과 갑상선 질환　157
　감정 기복과 DHA / 오메가-3　89, 480
　배우자의 감정 기복 극복하기　447~449
　예비 아빠의 감정 기복　447~449　산후 우울감도 참조

감정 변화
　출산 후 감정 변화　416　산후 우울감, 산후 우울증도 참조

갑상선 질환　157, 498~499

갑상선기능저하증　157, 425, 498
　임신 전 갑상선 기능 검사　3
　출산 후 갑상선기능저하증　425

갑상선기능항진증　90, 157, 425, 499
　출산 후 갑상선기능항진증　425

갑상선염
　출산 후 갑상선염　425

강박장애
　산후의 강박장애　425~426

거대세포바이러스　471~472
　임신 전 검사　3

거미정맥류　139~140

거식증　7, 45~46

걱정하지 않아도 됨　122

건강검진　이달의 검사 내용도 참조

예비 아빠의 임신 전 건강검진 10~12
예비 엄마의 임신 전 건강검진 2~5
임신 전 건강검진 2~5
임신을 확인하기 위한 건강검진 15~16
첫 산전 검사 2~5, 111~113
첫 산전 내원 때 111~113
출산 후 검사할 내용 416
치과 2~3, 182~183
건망증 23, 171, 178, 194, 244, 441
건성 피부 142~143
걷기 202~203, 259
진통 중 걷기 341~343, 350
진통을 유도하기 위해 걷기 320
검사 선별검사 참조
가정에서 임신 테스트 검사 15~18 임신 테스트기도 참조
글루코스 선별검사 188, 270~271, 511
산전 진단 50~58
소변검사 112, 489
신생아 선별검사 3, 50~58, 268
자궁경부의 길이 39~41, 522
첫 산전 방문 때 111~113
태아의 건강, 9~10개월에 검사 311
태아의 파이브로넥틴 40, 522
포도당 부하 검사 171, 271
혈액검사, 임신을 진단하기 위한 검사 16, 111~112, 126
검은색 임신선 218
견갑골 난산 530
견과류 80~81, 84, 409 땅콩도 참조
결찰된 탯줄 523
결핵
임신 전 결핵 검사 3
겸자 269, 275, 339~341, 359
경구피임약
임신 전 경구피임약 4
경련 자궁 수축도 참조
걱정하지 않아도 되는 경련 122
경련과 유산 377, 503~507, 550
경련과 자궁외임신 508~509
경련과 조기 진통 521
경미한 경련 122, 125
골반의 경련과 전진통 323
급히 병원에 전화를 걸어야 할 때 124~125
다리의 경련 168, 353, 368

배란기 동안의 경련 9
복부 양옆의 경련 122, 167
오르가슴 후 경련 167~168
운동 중 경련 201
임신 중기나 후기의 경련과 출혈 217, 505~507
임신 초기 경련과 출혈 122~123, 125~126
진통 초기 생리통과 유사한 경련성 복통 346
출산 후 경련 386
경막외 마취 248~252, 272~278
경막외 마취와 다태아 분만 379~381
경막외 마취와 문신 161
경막외 마취와 요통성 진통 332
경막외 마취와 정맥내 주사 273~275
경피 신경자극 치료
진통 중에 경피 신경자극 치료 278
계단 오르기 기구 203
고양이 68~69, 470, 472 애완동물, 톡소플라스마증도 참조
고위험 임신
고위험 임신부의 의사 선택 20
고지대 198, 227
고혈압 혈압도 참조
만성 고혈압 492~493, 507, 516, 527
고환
임신 전 예비 아빠의 고환 10~11
태아의 고환이 음낭으로 내려옴 211, 280
곡물
식품군 84, 87~88
정제된 곡물 80, 87
채식주의자와 곡물 84
통곡물, 임신 중에 필요한 곡물 87~88
통곡물의 이점 84, 87~88
골반
골반의 크기와 분만 112, 286
아프고 붓는 골반 141
전진통 증상으로서 골반 내 압박감 323
치골 결합 기능 부전 522~523
태아가 골반에 자리를 잡음 314~315, 323
골반 검사 310
골반 근육 196, 266, 284, 344, 523 케겔 운동 참조
골반 기울이기 운동 202, 432
골반울혈증후군 141
골반 검사 후 출혈 310
곱슬기를 펴는 약

머리카락의 곱슬기를 펴는 약 130
과다한 침 분비 120
과민성대장증후군 493~494
과색소침착 218
과숙아 309, 319, 359
과열 68, 213
    과열과 두통 160
    과열과 운동 198
    과열과 임신 7
    예비 아빠의 과열과 임신 11
과일 81, 85~90
    과일 세척 69, 105
    과일의 색깔 97
    유기농 과일 104~105
과즙농축액 101
과체중 38, 43~45, 82 체중 증가도 참조
    과체중과 체중 증가 149~152
    과체중과 칼로리 섭취량 44~45, 82, 163
    임신 전 과체중 7, 44
교실
    유아 심폐소생술 251
    출산 교실 251~255
구리
    산전 비타민에서 구리 91
구토 입덧도 참조
    구토 해소를 위한 약물 복용 480, 488
    구토억제제 480
    구토와 배탈 469
    구토와 식중독 98
    급히 병원에 전화를 걸어야 할 때 125
    심각한 구토 117, 125
    진통 중에 구토 336
국소 아젤라익산 131
그레이브스병 499
근육통 196~197, 246, 491~492
글루코스 선별검사 270~271
글리브라이드제 488, 511
    글리브라이드제와 임신성 당뇨병 488, 511
글리콜산 131
금속성 맛 121
기미 132~133, 218
    화장으로 가리기 132
기본 운동 자세 432

기울어진 자궁 146
기차 여행 230
기초체온 8, 15
    임신 후 기초체온 15
기침 184, 462~464,
긴장 이완 운동 75, 127
꼬리뼈 통증
    출산 후 꼬리뼈 통증 388
꽃가루
    꽃가루와 알레르기 185, 483
꿀 80, 101
꿈 265~267
    아기 꿈 265~267
    예비 아빠의 꿈 266~267

ㄴ

나이
    예비 아빠의 나이 49
    예비 엄마의 나이 47~48, 56
    17세 이하 엄마 39
나팔관
    나팔관과 자궁외임신 508~509
    나팔관과 착상 109
나프록센 497
낙관적이고 긍정적인 임신 결과 128
낙타 등 만들기 자세 201
난소 배란도 참조
    난소낭종 160
    난포와 배란 108~109
    태아의 난소 발달 154, 211
난황막 109
납
    납에 노출 9, 70
    물 속에 함유된 납 성분 70~71
    임신 전 납 9, 35
낭포성 섬유증 51, 484~485
    낭포성 섬유증 검사 51, 53, 112
내부 태아 감시기 337~338
냉동수술
    비정상적인 자궁경부 세포 제거를 위한 냉동수술 29
노트북 173~174

예비 아빠의 임신 전 사용 11
녹색식물 71, 73
녹색을 띰
    녹색을 띤 양수 326, 329
    녹색을 띤 질 분비물 24, 31, 264
녹차 60, 102, 410
농약
    식품에 있는 농약 100, 104~105
눈 시력도 참조
    시술 220
    안과 질환 220
    안구건조증 220
    출산 후 충혈 356, 384, 388
눈금이 새겨진 확장기
    유도 분만 중에 눈금이 새겨진 확장기 333
뉴트라스위트 99, 495
니코틴
    금단증상 65~66
    니코틴 함량이 적은 담배 63
    패치 65

ㄷ

다리 거미정맥류, 하지정맥류도 참조
    다리 운동 202, 204~207
    다리의 통증 완화 218, 260
    벌레가 근질근질 기어가는 느낌 262
    얼룩덜룩한 다리 219
    쥐, 경련 245~247
    진통 중 불편함 348, 353
    출산 후 다리의 통증 389, 527
    푸르스름한 다리 140, 219
    하지불안증후군 262~263
다리 들어올리기 205
다리 미끄러뜨리기 433~434
다리가 얼룩덜룩함 219
다리가 푸르스름함 219
    푸르스름한 정맥 140
다리에 쥐가 남 245~246
다발성 경화증 494~495
다운증후군
    다운증후군 검사 3, 48, 52~57, 112

다운증후군과 예비 아빠의 나이 49
다운증후군과 예비 엄마의 나이 47
다태아 366~382
    다태아를 위한 의사 선택 367~368
    다태아를 임신한 데 대한 실망 372~373
    다태아에 대한 무신경한 말들 373~374
    다태아와 분만 초기 378~379
    다태아와 쌍둥이 간 수혈 증후군 376
    다태아와 쌍둥이 소실 증후군 377~378
    다태아와 안정 392, 398
    다태아와 운동 371~372
    다태아와 임신 증후군 368~369
    다태아와 임신성 당뇨병 376
    다태아와 전자간증 376
    다태아와 조기분만 370~372, 375~378
    다태아와 체중 증가 370~371
    다태아와 출생 시 저체중 376
    다태아와 칼로리 섭취량 370, 376, 381
    다태아와 태동 369
    다태아와 태반 질환 376
    다태아의 자세와 분만 379~381
    모유 수유 381
    분만 후 회복 380~381
    임신 기간 372
    임신 비율 증가 367
    임신 중 잘 먹기 369~370
    임신 확인 방법 165, 366~367
    임신부의 모임 373
    임신으로 인한 위험 372, 375~376
    임신의 소인 165
    임신의 안전 375, 378
    자연분만 368, 378~381
    진통과 분만 378~382
    태아 감소술 후 극복 547
    한 아이 유산 377, 547~549
단둔위 289
단백질
    소변 안에 단백질 513
    식품군 83
    임신 중 필요량 83
    채식주의자의 단백질 84, 93
단일제대동맥 524
달걀

안전한 요리법 92, 100
오메가-3(DHA) 89, 95
저온살균 92, 100
닭고기 가금류 참조
담배 흡연 참조
담즙울체 526~527
당뇨병 39, 486~490
대기오염 73
대변에 피가 섞여 나옴 125, 158
대사장애
　신생아의 선별검사 268
대상포진 475
대장균 92, 518
더운 느낌 213
데메롤 252, 275~276, 484
데포-프로베라
　임신 전 중지 5
도관 삽입
　양막 내 양수 주입술을 위한 도관 삽입 329, 519
　자궁경부를 부드럽게 하기 위해 도관 삽입 333
도뇨관
　경막외 마취와 도뇨관 273~274
　기울어진 자궁과 도뇨관 146
　제왕절개 분만 후 도뇨관 제거 397
　제왕절개 분만과 도뇨관 534
　출산 후 도뇨관 삽입 390
도플러 109, 317, 337, 528
　다태아를 확인하기 위한 도플러 366~367
독감 463
독감 예방주사, 독감 백신 43, 187, 464~465, 483
독실아민 120, 480
동물 고양이, 애완동물도 참조
　동물과 알레르기 483
동종요법 보완대체요법, 한방 치료, 허브 보충제 참조
두정위
　다태아의 두정위 379
　태아의 두정위 289
두통 159~161
　심각한 두통 124, 261
들어 올리기
　들어 올리기와 조기분만 38, 175
　물건 244
　물건을 드는 올바른 방법 173, 216, 244

제왕절개 분만 후 들어 올리기 396
직장에서 들어 올리기 173, 175
큰아이 들어 올리기 224
등산 116
디프테리아 백신 43
딜도 233
딸꾹질
　태아의 딸꾹질 210, 263
땀
　땀과 땀띠 219
　땀으로 잃어버린 수분 보충 198, 200, 214
　임신 중 땀 144, 172, 213
　출산 후 과도한 땀 392, 425
땅콩
　땅콩과 알레르기 185
뜸과 역아 76, 288~289

ㄹ

라놀린
　유방에 바르는 크림 302, 409
라마즈 24~25, 253~254
라미나리아
　유도 분만 중에 라미나리아 333
라이프 스타일 59~76
　생활 방식의 변화 예측 192, 452
라임병 472, 475~476
락토오스
　감미료로서 락토오스 101
　유당불내증 84, 92, 101, 306
랩
　바디 129~133
러닝머신 195, 203
레스틸렌 131
레이저
　시력 교정 시술 220
　여드름 치료 67, 131, 142
　제모 시술 130
레트로비르 31
레티노이드 131
레틴-A 131, 163
로감 42

		양수천자 후 로감 42, 57
		융모막 융모 생검 후 로감 42
로레이드 469
로션
		향이 있는 로션 133, 538
루푸스 494
루프 전기소작 절제술 29
류머티즘성 관절염 497
르봐이예 분만 25
리스테리아 92, 101, 470
		리스테리아균과 저온살균 92
		리스테리아병 470
릴랙신 136, 217, 523
릴리프 밴드
		릴리프 밴드와 입덧 120

ㅁ

마그네슘 보충제 157, 241
마니톨 101
마리화나 306
마사지 75, 130~133, 246
		두통 해소를 위한 마사지 161
		스트레스 해소를 위한 마사지 128, 360, 429
		요통성 진통 해소를 위한 마사지 332
		좌골신경통 해소를 위한 마사지 262
		진통 중 마사지 277, 332
		회음부 마사지 319
마지막 생리 기간 19, 109, 111, 319
마취
		제왕절개의 경우 마취 273, 275, 362~363
		진통 중 전신 마취 275
		진통이 오는 경우 마취 273~275
		치과 진료의 경우 마취 183
만삭 전 조기 양막 파열 72, 520~521
만성질환 4, 482~500
		도움 받기 499~500
		만성질환과 조기분만 39
		임신 전 관리 4
만성피로증후군 491
만출
		만출을 위한 자세 341~342, 355~357, 379

		밀어내기 혹은 힘 주기 355~359
		태반 360~361
맛
		금속성 맛 121
매니큐어 133
매독 30
		매독 검사 30, 112
매운 음식 98, 137, 510
맥락망 낭종 55
맥주 술, 음주, 알코올 참조
머리와 어깨 들어올리기 433
머리카락과 털 129~130
		곱슬기 펴기 혹은 스트레이트파마 130
		레이저로 제거하기 130
		빨리 자람 130, 219
		얼굴과 몸에 원치 않는 털 130, 219
		열에 의한 시술 130
		염색 129
		왁싱 130
		전기분해요법 130
		제모 129~130
		제모제 130
		출산 후 머리카락 빠짐 418, 425
		탈모와 갑상선 질환 425
		탈색 130
		탈색제 130
		파마 129~130
먹기 임신 기간의 식단, 모유 수유 중 산모의 식단 참조
		시간이 없을 때 먹기 81, 94, 417
		여행 중에 먹기 227~228
		음식점에서 먹기 96~97
		임신 중 잘 먹기 77~105
		진통 중 먹기 335~336
먼지로 인한 알레르기 186, 483
멍울 혹은 농양
		유방의 멍울 혹은 농양 247, 411
메스꺼움 입덧, 구토도 참조
		배탈과 메스꺼움 264, 470
		심각한 메스꺼움 125, 510
		제왕절개 분만 후 메스꺼움 396
		조기 임신 증상으로 메스꺼움 14, 78
		진통 중 메스꺼움 264, 336
메스꺼움억제제 480

메토트렉세이트
    자궁외임신 때 메토트렉세이트 509
면역 체계 462, 472, 507
명상 75, 159, 173
    긴장 이완 기법 75, 127
    스트레스를 위한 명상 128, 138, 159
모기 물림 227
    살충제 227
모유 초유도 참조
    모유 공급 393~394
    신생아집중치료실에 있는 아기를 위한 모유 유축 402, 412
    아기를 위한 모유 유축 302, 411, 412, 431
    알레르기와 모유 301, 409
    유산 후 젖 말리기 544
    젖 말리기 393
    젖이 샐 때 407~408
    출산 후 모유가 잘 나오지 않을 때 393~394
모유 수유
    다태아 모유 수유 381, 412~414
    둘째 아이 이후의 모유 수유 36
    모유 수유 방법 404~405
    모유 수유 시작하기 399~403
    모유 수유 자세 404~405
    모유 수유 중 산모의 식단 408~409
    모유 수유 중 체중 감소 415, 426~427
    모유 수유가 어려운 경우 410~411
    모유 수유를 위한 준비 302
    모유 수유를 할 수 없는 경우 305~307
    모유 수유에 대한 고려 304
    모유 수유와 배란 430~431
    모유 수유의 장점 300~303
    모유가 잘 나오지 않을 때 393~394
    분만 후 모유 수유 400
    분유 수유와 병행 305
    성생활과 모유 수유 304, 428
    신생아집중치료실에 있는 아기를 위한 모유 수유 402, 412
    아빠의 지원과 모유 수유 305, 454~455
    약물 복용과 모유 수유 407
    운동과 모유 수유 431
    유두의 모양과 모유 수유 302
    유방 수술 이후 모유 수유 306
    유방암 이후 모유 수유 306
    유선염과 모유 수유 410~411
    유선의 막힘과 모유 수유 408, 410~411
    임신 중 모유 수유 36
    젖꼭지 쓰라림과 모유 수유 408~410
    젖몸살과 모유 수유 393, 403
    제왕절개 분만 후 모유 수유 412
    피임과 모유 수유 303, 429~430
모유 수유 상담가 400, 454
모자동실 395~396, 398, 400
모태 의학 전문가
    모태 의학 전문가 선택 20
    모태 의학 전문가와 다태아 임신 367~368
    모태 의학 전문가와 유전질환 상담 49~50
모트린 478
목구멍
    따끔따끔한 목구멍 464
    목구멍이 조이는 느낌, 진통 중에 목구멍 353
    패혈성 인두염 466
목덜미 제대륜 523
목욕
    긴장 이완을 위한 목욕 241
    뜨거운 목욕 68, 143, 198, 394
    분만실에서 욕조 이용 가능 24
    임신 후기의 목욕 297~298
    출산 후 회음부 통증 완화를 위한 좌욕 386~387, 531
목의 긴장을 이완하는 운동 203
몸 가꾸기 129~133
몸매 관리 145, 430~431
몽고메리 결절 혹은 유륜 위의 작은 돌기 14
몽고반점
    신생아의 몽고반점 359
무감각
    손의 무감각 244~245
무거운 물건을 들 때 141, 216, 244, 366
무른 변 158
    출산 후 무른 변 392, 397~398
무릎 꿇기
    진통 중 무릎 꿇기 342
무릎을 구부리기 172, 244
무월경
    임신 증상으로서 무월경 15
문신 161
물
    수돗물, 물의 안전 69~71, 229

수중 운동 204, 262
물건을 떨어뜨림 244
물리요법
    진통 중 물리요법 277
미각
    태아의 미각 211, 238
미각의 이상 121, 477
미네랄 혹은 무기질
    미네랄이 풍부한 식품 86~88, 91
    산전 비타민에서 미네랄 혹은 무기질 90~92
미백
    치아 미백 131
미소프로스톨
    미소프로스톨과 유산 506
    유도 분만 중에 미소프로스톨 334
미혼모 29, 49
밀크커피색반점
    신생아의 밀크커피색반점 359

ㅂ

바디 스크럽제 133, 142
바이브레이터 233
박피술 130
반사요법 75, 277, 332
    요통성 진통을 위해 반사요법 332
    진통 중에 반사요법 75, 273, 277
반지
    반지와 부은 손가락 260
발
    발바닥의 붉은 기 218
    부종 157, 204, 229, 260~261
    커짐 217
    페디큐어 133
    푸르스름한 반점 219
    흉곽 사이에 끼인 태아의 발 282~283
발목 부종 260~261, 369
발열 465
    발열과 감기 392~393, 463
    발열과 독감 392~393, 463
    발열과 출산 후 유방 감염 389, 411
    임신 중 발열로 인해 병원에 알려야 할 상황 124, 465

출산 후 발열 389, 392~393
출산 후 발열로 인해 병원에 알려야 할 상황
    389, 392~393, 411
발작
    발작과 간질 490~491
밝은 빛 치료법
    산후 우울증을 위한 밝은 빛 치료법 149
    우울증을 위한 밝은 빛 치료법 149, 486
방광염 요로감염 참조
방사선 182
    임신 전 방사선에 노출 5, 505
    직장에서 방사선에 노출 174, 176
빠른 태동 태동 참조
배 복부, 배꼽도 참조
    다른 사람이 허락 없이 배를 만질 때 193
    배의 모양 144, 284~286
    배의 변화 144, 314
    벌써 배가 나왔어요 164~165
    사진 찍기 189
    임신 5~6개월의 배 모양 225
    임신 8~9개월의 배 모양 285
    자궁의 크기가 작아요 145
    자궁의 크기가 커요 145
    피어싱 143
배 속 모습 배, 벌써 배가 나왔어요, 체중 증가도 참조
    1개월 110
    2개월 135
    3~4개월 155
    4~5개월 181
    5~6개월 212
    6~7개월 239
    7~8개월 258
    8~9개월 281
    9~10개월 310
    몸매 189~190
    몸매의 변화와 섹스 231
    배의 모양 284~286
    임신 전 몸매로 돌아가기 430~431
배가 더부룩함 변비도 참조
    더부룩하고 가스가 참 158~159, 493
    더부룩하고 일찍 배가 나옴 144, 164~165
    임신 증상으로서 배가 더부룩함 14, 136, 493
배꼽

배꼽이 튀어나왔어요 242
배뇨
　고통스러운 배뇨 125, 146, 389
　배뇨가 어려움, 임신 중에 배뇨 145~146
　배뇨를 참음 173, 267
　분만 후 배뇨가 어려움 388~390
　아주 많은 양의 배뇨, 임신성 당뇨병에서 배뇨 121, 511
　양이 적은 배뇨 124, 390, 511, 513
　임신 증상으로서 잦은 배뇨 440
　임신 초기 잦은 배뇨 14, 121, 440
　임신 후기 잦은 배뇨 41
　잦은 배뇨, 배뇨 현상 없음, 임신 초기에 배뇨 121~122
　진통 중 배뇨 347, 350~352
배란 109
　모유 수유 기간 중 배란 430~431
　배란과 과도한 운동 7
　배란과 출산 예정일 8~9, 19
　배란일 정확하게 파악하기 8~9
배란 테스트기 8~9, 166, 234
배란통 9
배반포 109
배변 변비, 설사도 참조
　무른 변 158
　배탈 469
　잦은 배변 158
　진통 중 배변 353, 356
　출산 후 첫 배변 391~392
배설물 통
　고양이의 배설물 통 69
배아 15, 33, 68, 124, 502 태아도 참조
배아 소실(혹은 무태아성 임신) 503
배아의 착상 109
　자궁외임신에서 비정상적인 배아의 착상 508
　화학적 임신에서 불완전한 배아의 착상 17
배에 가스가 차는 현상 144, 156, 158~159
　배에 가스가 차는 현상과 일찍 배가 나옴 144, 165
　제왕절개 분만 후 배에 가스가 차는 현상 397
　출산 후 배에 가스가 차는 현상 419~420
배우자 예비 아빠도 참조
　배우자와의 관계 234, 299~300, 451
　임신을 시도할 때 배우자와의 관계 6
배의 모양 배, 벌써 배가 나왔어요도 참조
　배의 모양과 아기의 성별 286

　배의 모양과 아기의 크기 257, 285
백대하 186 질, 질 분비물도 참조
베타카로틴 85~86, 91, 103
베타하이드록시애시드 크림 131
벤조일퍼옥사이드 131
변비 156~158
　변비가 없음 158
　변비와 갑상선 질환 157
　변비와 치질 156
　제왕절개 분만 후 변비 397
　출산 후 변비 391~392
변실금
　출산 후 변실금 339, 419
변형된 생체물리학적 지표 317
병원
　모자동실 395~396, 398, 400
　병원 내 분만실 22
　병원 순례 2, 250
　병원에 알려야 할 때 124~125
　분만 후 입원 기간 296, 392
　입원을 위해 챙길 물건들 322
　진통 중 병원에 가기 323~326, 330
　진통 중 제 시간에 도착하지 못할 경우 330
보온 패드 70
보완대체요법 74~76, 523 한방 치료, 허브 보충제도 참조
　금연을 위해 64~66
　두통의 경우 161
　속 쓰림의 경우 75
　스트레스를 받은 경우 74
　요통성 진통 중 332
　요통의 경우 74, 75
　임신 전 5
　입덧의 경우 74, 120
　입덧이 심한 경우 74~76
　좌골신경통의 경우 75, 261~262
　진통 중 74~75, 276~278
보충제 비타민, 비타민 보충제 참조
보톡스 131
보행 가능한 경막외 마취 274
보호자
　만출기 동안 할 일 360
　보호자를 위한 응급 출산 요령 334~335
　이행기 동안 할 일 354~355

제왕절개 분만 때 362~363
준비기 동안 할 일 347~348
진행기 동안 할 일 351~353
후산기 동안 할 일 362
복대 216
복부 배, 임신, 자궁도 참조
다른 증상을 동반한 복부 통증 386, 389
배가 가려워요 243~244
벌써 배가 나왔어요 164~165
산후 복직근 이개 434
상복부 통증 512
심각한 통증 124, 503, 509
엎드려 자기 222~223
자궁 수축 중 복부 통증 자궁 수축 참조
자궁의 크기가 작아요 145
자궁의 크기가 커요 145
제왕절개 후 복부 통증 396~398
진통의 증상으로서 복부 압력 346 진통, 조기 진통도 참조
진통의 증상으로서 복부 통증 진통 참조
하복부 압박감 41, 325, 346
복부 근육
복부 근육과 요통 35, 217
분만 후 복부 근육 391, 416, 434
복압성 요실금 284
복직근 이개
출산 후 복직근 이개 434
볼거리 473~474
백신 43
봉합
자궁경부의 봉합 39, 41
제왕절개 분만 후 봉합한 실 제거 398
출산 후 회음부 봉합 361, 384, 415
부드러운 조명이 있는 분만실 22
부모가 된다는 것
부모가 된다는 것에 대한 예상과 걱정 192, 224~225, 321~322
부모의 나이 49
부분 염색
머리카락 부분 염색 129
부분적 포상기태 524
부인과 병력 27~32
산과 병력 32~43
일반 병력 43~50

임신 전 부인과 병력 3
부종 260~261
발의 부종 157, 204, 229, 260~261
부종과 소금 섭취 90, 261
부종과 수분 섭취 90, 260~261
부종을 위한 탄력 스타킹 141, 172
손가락의 부종 261
심각한 부종 260~261
전자간증에서 부종 512
분만 327~363
진통, 자연분만, 제왕절개 분만 후 자연분만도 참조
가정이나 병원에 가는 길의 응급조치 334~335
겸자 분만 혹은 흡입 분만 292, 340~341
두 번째 이후 분만 34
만출기 355~360
분만 방법 선택 24~25
분만과 다태아 378~382
분만과 임신부의 체격 150, 286~287
분만일 예측 19, 318
혼자 있을 때 응급 출산 331
후산기 360~362
분만 간호사 둘라 270~271
분만 전문의 20~22
분만 중 약물 이용 273~276
분만 진행기 348~353
분만실 22, 250
분만을 위해 병원에 가지고 갈 것들 322
분만할 곳 20~22 병원도 참조
분유 수유 303~304
모유 수유와 병행 305
분유 수유를 고려하는 이유 303~304
불면증 184, 240~242
불법 약물 8, 38, 476
불법 약물과 조기분만 38
예비 아빠의 임신 전 불법 약물 이용 10~11
임신 전 불법 약물 8, 476
불안 스트레스도 참조
곧 짊어져야 할 책임에 대한 불안 234, 267
분만에 대한 불안 248~249
불안과 패닉 발작 148
섹스에 대한 불안 428, 442~446
임신 전 불안 10
출산 후 불안 421, 423~426

붉은 기
  손바닥과 발바닥의 붉은 기 218~219
붉은 육류
  날것 혹은 덜 익힌 것 100
  식단에서 제외 81, 103
  안전한 식생활 100~111
  유기농으로 키운 동물의 붉은 육류 104
  풀을 먹여 키운 동물의 붉은 육류 104
브래지어
  수유 중 브래지어 착용 406
  임신 중 브래지어 착용 122~123, 191
브랙스턴 힉스 자궁 수축 282, 372
비디오
  태아의 영상 58
비만 43~45
  비만과 임신성 당뇨병 511~512
  비만과 제왕절개 분만 292
  비만과 체중 증가 44, 149~152
  비만과 칼로리 섭취 81~82
비만대사 수술 후 임신 44
비스테로이드성
  국소적 143
  소염제 245
비자극 검사 316
비타민 보충제 113~114, 418, 463
  과다 복용 144, 463
  모유 수유 기간의 비타민 보충제 418
  비타민 보충제와 변비 114, 157
  비타민 보충제와 입덧 113~114
  임신 전 비타민 보충제 18, 90
  임신 전 예비 아빠의 비타민 보충제 10
비타민 A 91, 114
  비타민 A와 지방 90
비타민 B 80, 87, 93
비타민 B$_6$ 5
  비타민 B$_6$과 입덧 113~114, 119, 510
  임신 전 비타민 B$_6$ 92, 113
비타민 B$_{12}$ 94, 504
  채식주의자의 식단에서 비타민 B$_{12}$ 93~94
비타민 C 84~85, 88, 141, 184
  비타민 C가 철분 흡수를 도와줌 88
  식품군 85~87
  코막힘의 경우 184
  코피가 나는 경우 184
비타민 D 84, 91, 93~94, 491
  과다 복용 91
  채식주의자의 식단에서 비타민 D 94
비타민 E 91
  과다 복용 533
비행 여행, 비행기 여행 참조
  비행기 승무원 176
비행기 여행 229
빈혈 188
뾰루지 132 여드름도 참조
  뾰루지와 살이 틈 261

ㅅ

사고 263
  사고와 유산 505
사망
  신생아 사망 극복하기 542~547
  쌍둥이 혹은 다태아 가운데 한 아기의 사망 극복하기 547~549
  태아 사망 극복하기 540~550
사무직 173~174
사산 540~542
사슴 진드기
  사슴 진드기와 라임병 475
사우나 68, 133, 198
  예비 아빠의 임신 전 사우나 이용 11
  임신 전 사우나 이용 7
사위
  쌍둥이와 사위 379
  태아의 자세 287~290
사이클로스포린 143
사카린 99, 409
  모유 수유 기간에 사카린 섭취 409
산과 병력 32~43
산과 전문의 20 의사도 참조
산딸기 혹은 산딸기잎차
  산딸기 혹은 산딸기잎차의 안전 102
  진통을 유도하기 위해 321
산부인과 20~22
산전 검사

양수천자 55~57
융모막 융모 생검 50~51
산전 관리 18~19
　정기적인 산전 관리 112
산전 비타민 비타민 보충제 참조
산전 진단 50~58
산화방지제 80
산후 갑상선염 425
산후 강박장애 425~426
산후 우울감 421~423
　예비 아빠의 산후 우울감 448~449, 454
　출산 후 산후 우울감이 없는 경우 423　산후 우울증도 참조
산후 우울증 423~426
　산후 우울증과 갑상선 질환 425
　산후 우울증과 산후 우울감 424
　산후 우울증에 대해 도움 받기 424
　산후 우울증에 대해 의사와 상담해야 할 경우 389
　예비 아빠의 산후 우울증 448~449
　유산 후 산후 우울증 545
산후 우울증 선별 척도 424
산후 정신병 426
산후 회복 기간의 운동
　산후 회복 기간의 운동과 모유 수유 431
　산후 회복 기간의 운동과 변비 391
　산후 회복 기간의 운동과 산후 우울감 422
　산후 회복 기간의 운동과 예비 아빠의 감정 기복 449
　제왕절개 분만 후 운동 427
살리실산 131, 479
　크림 131
살모넬라 92, 100, 104
살정제
　살정제를 사용했는데도 임신이 됨 27
살충제
　가정에서 사용하는 살충제 69, 71, 227
상사에게 임신 사실 말하기 168~171
상한 음식 98
생강
　생강과 배탈 469
　생강과 입덧 116, 119
생리
　불규칙한 주기와 임신 테스트 13~14, 16
　불규칙한 주기와 출산 예정일 19
생리 주기 8, 109

마지막 생리 기간 19, 109, 111
모유 수유로 인한 생리 억제 429~430
불규칙한 생리 주기와 임신 테스트 16
생리 주기와 배란일 정확하게 파악하기 8~9
생리 주기와 출산 예정일 19
예정일 즈음 출혈 27~28
임신 증상으로서 생리가 없음 15
임신 테스트 양성반응 후 생리 주기 15, 17
출산 후 재개 429~430
생선 232
　모유 수유 중 섭취 408~409
　안전한 조리 방법 100~101
　임신 전 89, 470
　회 98, 100
생식기
　부종과 아픔 141
　생식기 부위의 하지정맥류 141
　울혈과 섹스 166~167
　통증과 헤르페스 32
생식기 사마귀 31
생체물리학적 지표 317, 489
생체자기제어 74, 120, 128, 138　보완대체요법도 참조
　두통의 경우 74, 161
　산후 요실금과 변실금의 경우 419
　스트레스의 경우 74, 138
　요통의 경우 74
　입덧의 경우 120
서 있기
　서 있기와 부종 260
　서 있기와 요통 332
　서 있기와 조기분만 38
　직장에서 서 있기 172, 175
　진통 중에 서 있기 341
서서 다리 스트레칭하기 245~246
선별검사
　순차적 통합분석검사 1차 52~53, 58
　신생아 268
　임신 중기 초음파검사 58
　초음파검사 초음파검사 참조
　쿼드 검사 52, 54~57
선천성 결함　산전 검사도 참조
　선천성 결함과 부모의 연령 49
　선천성 결함에 대한 상담 50~51

선천성 수두 증후군 475
선천적인 신진대사장애 56, 268
선크림 143, 147, 218
선택적 세로토닌 재흡수 억제제 항우울제 참조
설사 158
    설사와 배탈 469
    설사와 식중독 98, 470
    잦은 설사 125, 158
    전진통 증후군으로서 설사 324
    준비기 동안의 설사 346
설탕 80~81, 97~98
    모유 수유 기간의 설탕 대체 식품 409
    설탕 대체 식품 99~102
    설탕과 혈당 혈당 참조
    소변의 혈당 187~188, 489
설피 205
섬유근육통 491~492
섬유질 80~81, 86, 156, 391
    변비의 경우 156, 391
성관계 섹스 참조
성기 헤르페스 32
성별
    성별 예측 163, 286
    아기의 성별 알기 221, 286
성병 30~31
    임신 전 검사 3~4
    임신 중 검사 112
성분표
    식품의 영양 성분표 97~98
성생활 섹스 참조
성욕 섹스 참조
세균성 질염 186, 468
세쌍둥이 다태아 참조
    모유 수유 381
    분만 378~382
    세쌍둥이를 위한 충분한 음식 섭취 369~370
세인트존스워트 5
섹스 230~236 수음, 오르가슴도 참조
    모유 수유와 섹스 304
    섹스 후 출혈 124~125, 232, 312~313
    섹스를 위한 윤활제, 출산 후 섹스 427~429
    섹스를 제한하는 경우 234~235
    섹스에 관심이 없음 165~166

    섹스에 관심이 없음, 출산 후 섹스 428~429
    섹스에 대한 관심 증가 165~166
    섹스와 예비 아빠 166~167, 442~443
    섹스와 임신 233, 446
    안전한 섹스에 대한 걱정 233~234, 445
    오럴 섹스 429, 446
    임신 후기 동안의 섹스 299
    진통을 유발하는 섹스 320
    체위 235~236, 429, 446
    체위와 임신 429, 446
    출산 후 재개 427~428
    출산 후 통증 428~429
    항문 233
소금
    소금과 부종 90, 261
    식단에서 소금 89~90
소르비톨 101
소변
    소변에 단백질이 함유됨 187, 513
    소변에 당이 함유됨 187~188
    소변이 샘 284, 390, 418~419
    임신을 위한 소변검사 16
    출산 후 소변이 샘 390, 418~419
    탈수 증상인 검은색 소변 469
    혈액이 섞인 소변 125, 467
소변검사 112, 489 검사, 소변도 참조
소변에 피가 섞여 나옴 125, 467
    분만 중에 피가 보이는 문제 344~345, 361
소변이 샐 때 요실금 참조
소아과 의사
    선택하기 283
소음
    소음과 두통 160
    심한 소음 175
소파수술 506~507, 516
소프트 마커 55
소화불량 136~137 배에 가스가 차는 현상도 참조
    임신 초기에 소화불량 136
속 쓰림 98
    속 쓰림과 아기의 머리카락 136~138
손 손가락, 손톱도 참조
    매니큐어 133
    부어오름과 전자간증 187, 249

손의 붉은 기 218
  통증과 마비 244~245
손가락
  감각이 없고 얼얼함 245
  부종 261
손과 무릎을 바닥에 대고 엎드리는 자세
  역아를 돌리기 위해 손과 무릎을 바닥에 대고 엎드리는
    자세 288, 341
  요통성 진통을 완화하기 위해 손과 무릎을 바닥에 대고
    엎드리는 자세 332
  진통을 완화하기 위해 손과 무릎을 바닥에 대고 엎드리는
    자세 341~343
손목터널증후군 174, 244~245
손바닥의 붉은 기 218
손톱
  건조하고 잘 부러지는 손톱 219
  매니큐어 133, 422
  빨리 자라는 손톱 133
  아크릴 성분 133
솜털 179, 257, 309, 359
쇠고기 93, 104
수치료법 75, 133
  요통성 진통 중에 수치료법 332
  진통 중에 수치료법 75, 277, 332
수돗물 69~71
수두 472, 474~475
  예방접종 43
수두 면역글로불린 475
수면 240~242 꿈, 피로도 참조
  다리의 경련과 수면 245~246
  무호흡 185
  수면 중 코골이 184~185
  수면과 속 쓰림 240
  수면과 하지불안증후군 262~263
  수면을 위한 자세 222~223
  수면의 어려움 184, 240
  태아의 수면 220~221, 223, 256~257
수면무호흡증 63, 185
수면제 67, 479, 510
수분 90, 118
  감기와 수분 463
  건성 피부와 수분 142~143
  모유 수유와 수분 408

배탈과 수분 469
변비와 수분 90, 156, 158
부종과 수분 90, 217, 260
브랙스턴 힉스 자궁 수축과 수분 282
수면 방해 240
식중독과 수분 98
여드름과 수분 131, 142
요로감염과 수분 172, 467
요실금과 수분 284
운동과 수분 198, 200
입덧과 수분 118~119
잦은 배뇨와 수분 121~122
직장에서 수분 섭취 172
진통 중 수분 335~336, 351
출산 후 수분 390
탈수증과 수분 98, 214
현기증과 수분 213
수술
  레이저 시력 교정 시술 220
  제왕절개 제왕절개 참조
수영 204
  부종을 위한 수영 260
  좌골신경통 해소를 위한 수영 262
수유 모유 수유, 분유 수유 참조
  브래지어 312, 406
  패드 312, 407
수은
  생선에 함유된 수은 103, 409
수음
  마스터베이션 233
수정란 17, 108~109
수축 자극 검사 316~317
수크랄로스 99, 409
순차적 통합분석검사 1차
  임신 초기 순차적 통합분석검사 1차 52~53, 58
술, 음주, 알코올 11, 35, 38, 61~62
  모유 수유 기간의 음주 409
  술, 음주, 알코올과 조기분만 38
  임신 전 예비 아빠의 음주 10~11
  임신 전 음주 7
숨 가쁨 183, 283, 527 호흡곤란도 참조
슈다페드 479
스케이팅 204

스쿠버다이빙 198
스크럽제
    보디 스크럽제 133
스키 202, 204, 205
스테로이드제
    국소 480
    태아의 폐 성숙을 촉진하기 위한 스테로이드제 518
스테비아 101
스트레스 126~129 불안, 감정 변화도 참조
    과도한 스트레스와 조기분만 38
    스트레스와 두통 159
    스트레스와 속 쓰림 138
    스트레스와 유산 504
    스트레스와 입덧 35, 117
    임신 전 스트레스 10, 12
    직장에서 스트레스 175~176
스트레이트파마
    머리카락 130
스포츠 59, 195, 202 임신 기간의 운동도 참조
    실외 스포츠 198, 204
    예비 아빠와 임신 전 스포츠 11
스플렌다 99
슬픔
    슬픔의 단계 541, 545, 548
    유산 후 슬픔 505, 540~549
습진 143~144 부종도 참조
승마 11, 205
시각화 75, 138, 277, 332
시력
    변화 220
    장애 124, 220, 512
    태아의 시력 180, 211
시야가 흐려짐 124, 220
시차 적응 228
시험관 수정
    시험관 수정 후 임신 32~33
식염수 주입 140, 329
식욕 음식, 음식 기피와 식탐, 체중 증가도 참조
    식욕과 우울증 127, 147~148
    식욕과 태아의 성별 163
    억제제 45, 152
    임신 중기에 식욕이 되돌아옴 150~152
식이장애 45~47

식이장애와 이뇨제 46~47
식품 안전 92, 98~99, 470
    식품 안전과 리스테리아병 100~101
    식품 안전과 톡소플라스마증 176, 470~471
    식품 안전과 화학첨가물 100, 102~103
신경관
    태아의 신경관 발달 134
신경관 결손 113
    신경관 결손을 진단하는 선별검사 52~55
    위험 감소 6, 113
신경안정제 305~306
신발 141, 172, 215, 217~218
신생아 모반 359
신생아 선별검사 268 아프가 점수도 참조
신생아를 위한 눈 연고 30~31, 359
신생아의 구순열과 모유 수유 306~307
신생아의 눈 359
신생아의 생식기 부종 359
신생아집중치료실 395, 402, 520
신우염 55
신장염 467, 534
신진대사
    신진대사 활발 45, 82, 213, 219
신체 장애 496~497
신체검사 건강검진, 골반 검사 참조
신체적인 증상
    1개월 110
    2개월 135~136
    3~4개월 154~155
    4~5개월 180~181
    5~6개월 211~212
    6~7개월 238~239
    7~8개월 257~258
    8~9개월 280~281
    9~10개월 310~311
    다태아 임신의 신체적 증상 368~369, 371
    신체적 증상이 없음 30, 140, 528
    출산 후 신체적 증상 384, 415~416
실신 213~214, 509 현기증도 참조
    실신과 빈혈 188
심리치료 424~425, 449, 485~487
    임신 기간의 우울증, 산후 우울증도 참조
심부정맥혈전증 527~528

심장 발달
    태아의 심장 발달 109, 125, 134
심장 초음파검사 혹은 초음파 심전도 검사 52, 489
심장박동
    아기의 심장박동 소리 듣기 19, 52, 109, 125, 287
    초음파로 아기의 심장박동 보기 125, 134
심장박동 수
    심장박동 수와 태아의 건강 상태 검사 316, 337~338
    진통 중 태아 감시기 337~338
십대 임신
    십대 임신과 조기분만 39
    십대 임신과 칼로리 섭취 82
싱글맘 49
싸이밴드
    싸이밴드와 입덧 120
쌍둥이 다태아도 참조
    모유 수유 381
    이란성 쌍둥이 367, 369, 376
    일란성 쌍둥이 369, 376
    진통과 분만 378~382
쌍둥이 간 수혈 증후군 376
쌍둥이 소실 증후군 377~378
썬넷 99
쑥 들어가 있던 배꼽 242
쓰라린 젖꼭지 젖꼭지 혹은 유두 참조

ㅇ

아기
    눈 연고 30, 359
    모반 359
    모자동실 395~396
    분만 전 아기 태아 참조
    분만 후 아기의 모습 358~359
    수유 분유 수유, 모유 수유 참조
    아기 머리 모양 358
    아기 머리카락 358
    아기 분만 후 절차 360~362
    아기 생식기 부종 359
    아기 솜털 359
    아기 태지 358~359
    아기 피부 359

아기와 애착 형성 엄마가 된다는 것 참조
    아기의 부은 눈 359
    아기의 선별검사 268
    출산(그림) 357
아기 머리의 위치
    진통 중 아기 머리의 위치 314~315
아기 사망 후 모유 수유 억제 544
아기를 맞이하기 위한 예산 9
아기를 밀어낼 때 생긴 타박상과 멍 356, 388
아기의 가슴이 부풀어 오름 359
아기의 머리
    신생아의 머리 모양 358
    아기의 머리가 질 밖으로 나옴 315, 357
아기의 머리가 골반에 자리를 잡음 314~315, 323
아기의 머리가 나옴 315, 356~357
아기의 머리카락
    아기의 머리카락과 엄마의 속 쓰림 137
    출생 시 358
아기의 면역 체계와 모유 수유 301
아기의 방향 돌리기 역아 참조
아두골반 불균형 293
아로마요법 68, 132~133
아산화질소
    아산화질소와 치과 진료 183
아세설팜칼륨 99
아세트아미노펜 478
    두통의 경우 161
    발열의 경우 465
    산후 통증의 경우 386~387, 406
    젖꼭지가 쓰라린 경우 410
아스파탐 496
    모유 수유 중 아스파탐 복용 409
아스피린 478
    아스피린과 전자간증 478
    아스피린과 재발성 유산 507
아연 5, 91
    감기의 경우 463
    생식력을 위해 5, 10
아프가 점수 336
아플 때
    임신 기간에 아플 때 462~481
안면신경마비 477
안색에 문제가 있을 때 여드름, 피부 참조

안장 차단법 275
안전
    자동차　자동차 참조
    식품 99~102　식품 안전도 참조
안전벨트 226
안전한 세정제 사용 69~70
안정 535~536
    안정과 다태아 377
안정 취하기 535~536
앉는 자세
    앉는 자세와 요통 214~217
    앉는 자세와 하지정맥류 140
    직장에서 앉는 자세 172~174
    진통 중에 앉는 자세 341~342
    출산 후 앉는 자세 387
    치질과 앉는 자세 246~247
알레르기 185~186
    알레르기와 모유 수유 301
    알레르기와 천식 483
알레르기 주사 112, 185
    임신 전 알레르기 주사 4, 185
알파 태아 단백질 54　쿼드 검사도 참조
알파하이드록시애시드 크림 131
암 483
    융모막 암종 525~526
압박감
    골반의 압박감과 전진통 323
    골반의 압박감과 조기 진통 264
    복부의 압박감 123~124
    진통 중 직장의 압박감 323, 353
애완동물
    동물　고양이도 참조
    아기가 태어나기 전 조치를 취하기 324
    안전하게 기르기 472
애착 형성 361, 455~457
    모유 수유 중 애착 형성 303
    아빠의 애착 형성 456~457
    자궁 안에서 애착 형성 224
약물 복용 478~481
    보완대체요법, 한방 치료, 허브 보충제도 참조
    모유 수유 기간의 약물 복용 407
    안전하게 복용 480~481
    약물 복용과 만성질환 67, 157, 483~484

    임신 전 약물 복용 5
    입덧을 위한 약물 복용 120
    진통 완화를 위한 약물 복용 273~276
양막　양수도 참조
    공공장소에서 파열 313
    양막 세포막 벗겨내기 333
    양막 주머니 생성 109
    양막 파열 338
    양막이 샘 264, 313
    유도 분만 중 파열 348
    인공적으로 파열 334, 338
    조기 양막 파열 520~521
    진통 전 파열 331, 328
    진통 중 파열 346
양막 내 양수 주입술 329, 519
양막 파열　양막 참조
양막 파열기 338
양배추 잎
    젖몸살을 가라앉히기 위해 406
양수　양막도 참조
    거무스름한 양수(태변에 양수 오염) 329
    양수 감염 518~519
    양수 악취 518, 520
    양수가 너무 많은 경우 519~520
    양수가 너무 적은 경우 519
    양수가 새는 경우 264, 313, 520
    양수와 양수천자 55~57
    양수와 태아의 미각 발달 211
    진통 중 양수 부족 329
    확인하는 법 328
양수과다증 519~520
양수과소증 519
양수천자 55~57
    양수 과다를 치료하기 위한 양수천자 520
양수표본검사 317　양수천자도 참조
양육비
    양육비에 대한 아빠의 걱정 452
    출산 후 재정 계획 9
어깨 스트레칭 199
어깨 통증
    자궁외임신일 때 어깨 통증 509
    제왕절개 분만 후 어깨 통증 397
어떤 느낌일까?

1개월 110~111
2개월 135~136
3~4개월 154~155
4~5개월 180~181
5~6개월 211~212
6~7개월 238~239
7~8개월 257~258
8~9개월 280~281
9~10개월 310~311
출산 후 첫 주 384~385
출산 후 6주 415~416
어큐테인 131
얼굴 피부도 참조
  심한 부종 124, 249
  출산 후 얼굴에 멍 388
얼굴 마사지 130
  글리콜 박피 130
  크리스털 필링 130
얼룩이 묻어남 124~126 출혈도 참조
  걱정하지 않아도 되는 경우 125
  성관계 후 얼룩이 묻어남 125, 312~313
  양수천자 후 얼룩이 묻어남 57
  융모막 융모 생검 후 얼룩이 묻어남 54
  임신 9~10개월에 얼룩이 묻어남 312
  임신 중기나 후기에 얼룩이 묻어남 248
  임신 초기에 얼룩이 묻어남 14
얼얼하고 저림 245
얼얼함
  다리의 얼얼함 262
  손의 얼얼함 174
  유방이 얼얼함 13~14
얼음
  얼음을 씹고 싶은 충동 139
  진통 중에 얼음 빨기 335, 351
엄격한 채식주의자 채식주의자 참조
엄마가 된다는 것
  엄마가 된다는 걱정과 기대 193, 224~225, 321
  엄마가 된다는 것과 애착 형성 394~395
  엄마가 된다는 것에 적응하기 394~396, 398~399
엉덩이 굴근 운동 206
엉덩이 통증 261~262
  출산 후 엉덩이 통증 523
에딘버러 척도 424

에리트로마이신 479
  국소 131
에스트로겐
  에스트로겐과 예민한 후각 116
  에스트로겐과 입덧 117
  에스트로겐과 황체 160
에스트리올 54
에어백 226
에코발생점 55
에키네시아 혹은 에키네이셔 5, 480
  임신 전 에키네시아 혹은 에키네이셔 5
엑스폴리레이팅 스크럽제 131
엘리델 144
여드름 142
  여드름 치료 67, 131
  화장으로 가리기 132
여행 298~299
  임신 후기 중에 여행 298~299
역가 검사
  수두 3
  풍진 3
역류 137 속 쓰림도 참조
역아 288~290
  단둔위 289
  뜸으로 태아의 방향 돌리기 76, 288
  방향 돌리기 76, 288
  역아와 다태아 379
  역아와 자연분만 289
  족위 289
  횡위 289
역아외회전술 288
  역아외회전술과 다태아 379
역압
  요통성 진통을 달래기 위한 역압 332
연어반점
  신생아의 연어반점 359
열상
  진통 중 자궁경부 330
  회음부 회음부 열상 참조
열에 의한 시술
  머리카락 129
염색 129
염색체 이상 산전 검사 참조

　　　　염색체 이상이 발견된다면　47~48
염소 냄새
　　　　수돗물의 염소 냄새　71
엽산　91
　　　　보충제로 섭취　91, 113
　　　　임신 전 엽산　5
영양　임신 기간의 식단, 출산 후 식단 참조
영양 보충제　비타민 보충제 참조
영양이 풍부한 식품과 산전 비타민　90~92
옆구리에 끼고 먹이기
　　　　모유 수유 자세　404~405
옆으로 눕기
　　　　모유 수유 중에 옆으로 눕기　404~405
　　　　수면 중에 옆으로 눕기　222~223
　　　　진통 중에 옆으로 눕기　332
옆으로 안아서 먹이기
　　　　모유 수유 자세　404~405
예민함
　　　　냄새에 예민함　14, 116, 119
　　　　유방의 예민함　13, 33, 122, 166, 232
예방접종　예방주사 참조
예방주사　43
　　　　아기를 위한 예방주사　360
　　　　여행을 위한 예방주사　226
　　　　임신 전 예방주사　5
예비 아빠　438~459
　　　　꿈　446~447
　　　　모유 수유와 예비 아빠　454~455
　　　　부모 역할에 대한 걱정　451, 453~454
　　　　분만에 대한 걱정　449~451
　　　　산전 검사에 동행　441
　　　　산후 회복 기간에 시간 내기　453
　　　　생식 능력　11
　　　　섹스에 대한 걱정　442~443
　　　　섹스에 대한 관심 부족　457~459
　　　　섹스와 예비 아빠　444~446
　　　　소외감　441~442
　　　　아기와 애착 형성　455~457
　　　　아기와 애착이 형성되지 않음　456
　　　　예비 아빠와 배우자의 감정 기복　447~448
　　　　예비 아빠와 배우자의 산후 우울증　454
　　　　예비 아빠의 증상들　438~440
　　　　예비 아빠와 섹스에 대한 배우자의 관심 부족　443~446

　　　　예비 아빠와 섹스에 대한 배우자의 지속적인 관심　442~443
　　　　예비 아빠의 나이　49
　　　　유산 후 슬픔　542~547
　　　　임신 기간 동안 울적함　447~449
　　　　임신 전 유전질환 검사　10
　　　　임신 준비　10~12
　　　　정자의 수　10~11
　　　　제왕절개 분만과 예비 아빠　450~451
　　　　출산 교실과 예비 아빠　451
　　　　출산 때 예비 아빠의 역할　보호자 참조
　　　　출산 후 섹스와 예비 아빠　457~458
　　　　출산 후 울적함　454
　　　　출산 휴가　453
　　　　쿠바드증후군　440
　　　　호르몬 변화　440, 444
예비 아빠의 불안
　　　　분만에 대한 예비 아빠의 불안　449~450
　　　　생활의 변화에 대한 예비 아빠의 불안　451~453
　　　　섹스에 대한 예비 아빠의 불안　442~446
　　　　임신 전 예비 아빠의 불안　10
예비 아빠의 재정에 대한 걱정　452
예비 아빠의 호르몬　449　테스토스테론도 참조
오럴 섹스　233
오로　361, 380, 384~385
　　　　과도한 오로　361, 385, 388, 533
　　　　다태아 출산 후 오로　380
　　　　악취가 나는 오로　388
　　　　오로가 없음　389
　　　　의사에게 알려야 할 상황　388~389
오르가슴　섹스도 참조
　　　　더 자주 느낌　166
　　　　오르가슴 이후 경련　167~168
　　　　오르가슴과 예비 아빠의 걱정　445~446
　　　　오르가슴과 유산의 두려움　233
　　　　오르가슴에 대한 아기의 반응　264
　　　　오르가슴을 잘 느끼지 않음　166
　　　　오르가슴이 제한되는 경우　235
오메가-3 지방산　89　지방, DHA도 참조
　　　　생선에 함유된 오메가-3 지방산　104
　　　　오메가-3 지방산과 감정 기복　486
　　　　오메가-3 지방산과 우울증　149
오염　대기오염 참조
옥시토신

분만 후 옥시토신 386
옥시토신과 모유 수유 302, 386
옥시토신과 진통 325
유도 분만 중 옥시토신 321
진통이 지연될 때 335, 349
출산 후 옥시토신 363, 385
옥시토신 부하 검사 316~317
온도
  안전한 식품 보관 및 조리 온도 100~101
온수 욕조 68
온천 133
  수치료 133
와인 술, 음주, 알코올 참조
완화제 158
  완화제와 식이장애 47
  출산 후 완화제 392
외모 422 체중 증가와 몸매, 자궁도 참조
외부 태아 감시기 337~338
요가 205
요람 안기 자세
  모유 수유 자세 405
요로감염 466~467
요실금 284
  출산 후 요실금 390, 418~419
요오드
  요오드 결핍 498
  요오드 첨가 식염 498
요통
  조기 진통 중 요통 364
  준비기 동안의 요통 346
  진통의 증상으로서 요통 346
  진행기 동안의 요통 348
  출산 후 요통 420~421
요통 중 수면 자세 222~223
요통성 진통 332
요통성 진통과 아기의 자세 332
요통성 진통의 경우 진통 자세 332
요통을 완화하는 복대 216
욕조 목욕, 수치료법 참조
우발적으로 넘어짐 263
우유 유제품, 칼슘도 참조
  유당불내증 84, 92
  저온살균하지 않은 우유 69, 92, 101

운동기구 203
운전 자동차, 안전벨트도 참조
  임신 후기 중의 운전 298, 324
원격 태아 감시기 338
원추절제술 29~30
  원추절제술과 자궁경부 무력증 41
월풀 욕조 75
웨이트트레이닝 372
웰부트린 486
위식도역류 질환 137~138, 483
위양성 판정
  선별검사 결과 57
위치
  아기의 위치 287~290
유기농 식품 103~105
유니솜 수면제 479
유당분해효소
  알약이나 물약 92~93
유두 자극
  분만을 유도하기 위해 320~321
  진통이 지연되는 경우 321
유란 채식주의자 93 채식주의자도 참조
유륜 유방, 모유 수유도 참조
  유륜의 돌기 14, 123
  유륜의 변화 110, 122~123
  유륜이 검어짐 14, 110
유륜의 돌기 14, 123
유방 모유 수유도 참조
  두 번째 임신 이후 유방의 변화 123
  모유 수유 중 유방의 감염 302, 306
  브레스트 쉘 302, 409
  유방 농양 411
  유방 수술과 모유 수유 306
  유방 축소 수술과 모유 수유 306
  유방 확대 수술과 모유 수유 306
  유방과 섹스 304
  유방섬유낭종과 모유 수유 306
  유방암 이후 모유 수유 306
  유방에 대한 예비 아빠의 태도 변화 454~455, 458
  유방에 정맥이 보임 139
  유방의 멍울 247
  유방의 변화 122~123
  유방의 변화가 없는 경우 123

유방의 실용적인 기능과 성적인 기능 304, 458
유방의 예민함 122~123, 232
유방의 자가 진단 247
임신 중 젖이 샐 때 232, 312
임신 초기 증상으로서 유방의 예민함 122~123
젖몸살 294, 385, 393
출산 후 유방의 통증 389
출산 후 젖이 샐 때 407~408

유산
계류유산 503, 506
유산 가능성에 대해 걱정하지 않아도 되는 경우 122
유산 후 관리 506
유산과 산전 진단(혹은 산전검사) 54, 56
유산과 성관계 233
유산과 스트레스 504
유산을 극복하기 540~550
유산을 예방하기 위해 아스피린 저용량 복용 478
유산을 일으키지 않는 활동들 504
유산의 유형 503
유산의 증상과 징후 503~505
자궁경부 무력증과 유산 41~42, 506~507, 535
재발성 유산 507
절박유산 503
조기유산 502~504

유산 후 기대요법 506
유선염 306, 410~411
유선의 막힘
모유 수유 중에 유선의 막힘 410
임신 중에 유선의 막힘 247

유아 심폐소생술 251
유전자 선별검사 112 선별검사도 참조
문제가 발견된다면 56
예비 아빠의 임신 전 유전자 선별검사 10
임신 전 유전자 선별검사 3

유전질환 상담 49~50, 56
임신 전 유전질환 상담 49~50

유제품
유제품 기피 혹은 소화하기 어려움 92~93
저온살균 하지 않은 유제품 92, 101, 228, 469 칼슘도 참조

유해 환경 69~73
임신 전 유해 환경 8~9

육류 없는 식단 84, 93~94
육아 휴직 442

육체적으로 힘이 많이 드는 직업 175
육체적으로 힘이 많이 드는 직업과 조기분만 175

윤활제
임신 기간에 윤활제 이용 232
출산 후 윤활제 429

융모막 암종 525~526
융모막 양막염 518~519
융모막 융모 생검 53~54
융모막하 출혈 125~126, 509~510
융모성성선자극호르몬 15~17
은행잎추출물 194, 480
임신 전 5

음료 섭취 수분도 참조
진통 중 음료 섭취 335~336

음부 신경 차단법 275

음식 임신기간의 식단도 참조
매운 음식 98
몸에 좋은 대체 식품 79
식중독 98
식품첨가물 102~103
알레르기 185
영양 성분표 97~98
영양이 풍부한 음식 5~7, 77~81
유기농 음식 103~104
음식 기피와 식탐 138~139, 439
음식점에서 주문 69, 95~97
정크푸드 95~96
진통 중에 음식 335~336
진통을 유도하는 음식 335~336

음식 기피 439
음식점 96~97
음악
음악이 태아에 미치는 영향 223~224

응급
가정이나 병원에 가는 길에 응급 분만 334~335
병원에 알려야 할 응급 상황 124~125
제왕절개 분만 362~363
혼자 있을 때 응급 분만 331

의료 서비스업 174
의료 지원 20, 48
의사 2
다태아 임신의 경우 의사 선택하기 367~368
문제가 있을 때 문의하기 23

병원에 연락을 해야 할 때 325~326
　　　소아과 의사 선택 283
　　　의사 선택하기 20
　　　의사와 협력하기 22~26
　　　제왕절개 분만 중에 의사의 적극적인 개입 362~363
　　　진통 중 병원에 연락을 해야 할 때 330
　　　진통 중에 의사의 적극적인 개입 358~360
　　　첫 예약하기 21
　　　출산 후 병원에 연락을 해야 할 때 388~389
의사 선택과 검진 20~22
의사가 산도 안으로 손을 넣음 379~380
의사에게 알려야 할 때 388~389
이달의 검사 내용
　　　1개월 111~113
　　　2개월 136
　　　3~4개월 155
　　　4~5개월 181
　　　5~6개월 212
　　　6~7개월 239
　　　7~8개월 258
　　　8~9개월 281
　　　9~10개월 311
이부프로펜 478
이분척추 신경관 결손 참조
이슬 비침 324~325, 328, 496
　　　전진통의 증상으로서 이슬 비침 324
이식증 139
이퀄 99
이행기 353~355
인대가 늘어남 217~218, 244
인라인스케이팅 205
인슐린 187~188, 376, 486~489, 511
　　　당뇨병, 임신성 당뇨병도 참조
인유두종바이러스 30~31
　　　임신 전 검사 4
　　　임신 전 예방접종 4, 31
인후염 463
인히빈 에이 54
일립티컬 203
일반 감기 462~464
일정
　　　임신 일정 109
임부복 190~192
　　　날씬해 보이는 임부복 191
임신 107 임신 전도 참조
　　　35세 이후 임신 47~48
　　　나팔관 착상 자궁외임신 참조
　　　너무 빠른 재임신 36~37
　　　다태아 임신 366~382
　　　두 번째 이후의 임신 33~36
　　　마스크 218
　　　무태아성 503
　　　소식 알리기 113, 168~171
　　　식단 임신 기간의 식단 참조
　　　유산 극복하기 540~550
　　　일정 109
　　　임신 기간의 생활 방식 59~76
　　　임신 중 만성질환 482~500
　　　임신 중 병이 나면 462~481
　　　임신 중 섹스 섹스 참조
　　　임신 중 약물 복용 477~481
　　　임신 중 여행 226~230
　　　임신 중 우울증 147~149
　　　임신 중 운동 임신 기간의 운동 참조
　　　임신 증상 신체적인 증상 참조
　　　임신 진단 13~19
　　　임신 후기 318~322
　　　임신과 미용 129~133
　　　임신과 보완대체요법 74~76
　　　임신과 시간을 두고 기다리기 9~10
　　　임신과 일 168~178
　　　임신과 출산 예정일 19
　　　임신에 대한 양면적인 감정 146
　　　임신에 대한 준비 2~12
　　　임신이 현실이 됨 192
　　　자궁외임신 508~509
　　　체중 증가 체중 증가 참조
　　　초기의 증상 13~15
　　　태아 감소술 극복하기 547
　　　테스트 임신 테스트기 참조
　　　포상기태 524~525
　　　프로필 27~58
　　　합병증 502~534
　　　화학적 임신 17~18, 503
임신 관련 혈장단백질 A 52
임신 기간의 감정 변화 146~147

1개월　111
　　2개월　136
　　3~4개월　155
　　4~5개월　181
　　5~6개월　212
　　6~7개월　239
　　7~8개월　258
　　8~9개월　281
　　9~10개월　311
　　불안　감정 변화, 스트레스도 참조
　　예비 아빠의 감정 변화　예비 아빠 참조
　　임신 중기에 감정 변화　181, 212, 239
　　진통 중 감정 변화　346, 348, 354
임신 기간의 권장 식단　82~92　임신 기간의 식단 참조
　　하루 필수영양소　82~92
임신 기간의 식단　82~92
　　가끔은 마음대로 먹기　81
　　가족의 식습관　81
　　감정 기복과 임신 기간의 식단　146
　　건강에 좋은 대체 식품　79
　　건강에 좋은 음식의 중요성　77~80
　　고기 없는 식단　93~94
　　과일과 채소　85~87
　　기타 과일과 채소　86~87
　　녹황색 채소와 황색 과일　85~86
　　다태아와 임신 기간의 식단　369~370
　　단백질 섭취　83
　　당뇨병과 임신 기간의 식단　486~487
　　매운 음식　98
　　변비와 임신 기간의 식단　156~158
　　비타민 C 섭취　85
　　설탕 섭취　80~81, 99~102
　　섬유질 섭취　80
　　소금 섭취　89~90
　　속 쓰림과 임신 기간의 식단　137
　　수분 섭취　90
　　스트레스와 임신 기간의 식단　128
　　식사를 거르는 문제　79
　　식품군　82~92
　　아홉 가지 기본 원칙　78~82
　　안전한 식생활 원칙　100~101
　　여행 중에 임신 기간의 식단　227~228
　　우울증과 임신 기간의 식단　148

　　음식 기피와 식탐　138~139, 439
　　음식점과 임신 기간의 식단　96~97
　　임신성 당뇨병과 임신 기간의 식단　512
　　입덧과 임신 기간의 식단　118~119
　　저탄수화물　94
　　저페닐알라닌　495
　　정크푸드　95~96
　　조금씩 자주 먹기와 임신 기간의 식단　80
　　조기분만과 임신 기간의 식단　38
　　지방 섭취　88~89
　　직장에서 임신 기간의 식단　173
　　채식주의자　93~94
　　채식주의자의 단백질 섭취　84
　　철분 섭취　88
　　카페인　카페인 참조
　　칼로리와 임신 기간의 식단　78~80, 82~83
　　칼슘　83~85
　　콜레스테롤　95
　　콩과 식물　84
　　통곡물 섭취　84, 87~88, 96
　　하루 필수영양소　82~92
　　효과적인 식습관　78~82
임신 기간의 우울증　147~149
　　만성 우울증　485~486
　　임신 기간의 우울증과 감정 기복　147~149
　　임신 기간의 우울증과 갑상선 질환　157, 498
　　임신 기간의 우울증과 항우울제　479~480, 485~486
임신 기간의 운동　59, 195~209
　　규칙적인 운동　200
　　긴장 이완　127
　　다리의 경련을 완화하는 운동　245
　　등을 위한 임신 기간의 운동　201, 217
　　스트레스 해소　126~127
　　스포츠　202~209
　　안전한 운동을 위한 요령　197~202
　　운동을 하지 않아야 하는 경우　208~209
　　임신 기간의 운동과 감정 기복　147
　　임신 기간의 운동과 다태아 임신　371
　　임신 기간의 운동과 당뇨병　487
　　임신 기간의 운동과 변비　157
　　임신 기간의 운동과 수면　240
　　임신 기간의 운동과 안정　536
　　임신 기간의 운동과 피로　116, 214

임신 기간의 운동의 이점 195~197
진통에 대비하기 위한 운동 202
호흡 208
임신 기간의 하루 필수영양소 82~92
임신 소식 알리기 113
직장에서 임신 소식 알리기 168~171
임신 소양성 두드러기성 구진과 반점 261
임신 연령 47~48
임신 전 2~12
예비 아빠의 준비 10~12
예비 엄마의 준비 2~10
임신 전 식단 5~7
예비 아빠를 위한 임신 전 식단 10
임신 전 우울증 4, 485~486
임신 전 운동 7
예비 아빠의 임신 전 운동 11
임신 전 재정 계획 9
임신 전 체중으로 돌아가기 145, 426~427
임신 중기
모유 수유 399
유방의 변화 122~123
일찍 배가 나옴 164~165
임신 중기를 위한 출산 교실 252~255
입덧 116~120
태동 188~189
임신 중절 39
임신 촉진 치료
임신 촉진 치료와 다태아 366
임신 테스트기
가정에서 임신 테스트기 15~16
더 이상 양성반응이 나오지 않을 때 17~18
생리 주기가 불규칙할 때 16
음성반응 18
임신 테스트기를 사용하는 요령 17
임신 테스트기의 민감도 16
흐릿한 선 16~17
임신과 직장 생활 168~178
임신부의 체격
임신부의 체격과 출산 286
임신성 고혈압 전자간증 참조
임신성 당뇨병 187~188, 511~512
선별검사 44, 268, 270, 511
식단으로 예방하기 512

운동으로 예방하기 195~196, 512
임신성 당뇨병과 다태아 376
임신성 당뇨병을 위한 검사 270~271
임신오조 510
임신중독증 전자간증 참조
임질 30
임신 전 검사 3~4
입덧 116~120
심각한 입덧 125, 510
예비 아빠의 입덧 440~441
입덧과 다태아 368
입덧과 산전 비타민 113
입덧을 위한 약물 복용 120
입덧이 없음 116~117
입맛의 변화 음식, 음식 기피와 식탐 참조
잇몸
니코틴 63
잇몸 출혈 183
잇몸에 생긴 혹 183
자일리톨 101, 182
잇몸 감염 182~183
잇몸 감염과 전자간증 513
잇몸 감염과 조기분만 38

ㅈ

자가 진단
유방 247
자간증 512~513
자궁
1개월 110
2개월 135
3~4개월 155
4~5개월 181
5~6개월 212
6~7개월 239
7~8개월 258
8~9개월 281
9~10개월 310
기울어진 자궁 146
내번증 532~533
임신 일수에 비해 큰 자궁과 쌍둥이 165

임신 전 자궁내막용종 치료 4
임신 중기의 자궁 181, 212, 239
자궁 염증과 조기 진통 521
자궁 파열 294~295, 532
자궁의 크기가 작음 145
자궁의 크기가 큼 145
자궁의 크기와 다태아 367~368
자궁의 크기와 임신 단계 19
자궁저(부) 19
제왕절개 분만 후 자궁 절개 부위 감염 388~389
제왕절개 분만 후 자궁 절개 부위 통증 427
제왕절개 분만에서 자궁의 절개 295, 427
자궁 내 성장 제한 512 저체중아도 참조
자궁 세포진 검사 혹은 자궁경부암 검사 124
자궁 세포진 검사 혹은 자궁경부암 검사 후 출혈 124~125
자궁 수축 진통도 참조
가진통 중 자궁 수축 282~283
브랙스턴 힉스 자궁 수축 324
양막 파열 후 자궁 수축 325, 328
자궁 수축과 오르가슴 167, 233
자궁 수축과 탈수 282~283
조기 진통 중 자궁 수축 264, 521
진통 중 자궁 수축 325, 345~347
진통 초기 불규칙한 자궁 수축 330
출산 후 자궁 수축 385
자궁 수축 억제제
조기 진통을 위한 자궁 수축 억제제 522
자궁경부
개대와 소실 318, 324, 327~328, 344~345, 353
무력증 39, 507, 521, 535
배란의 변화 8~9
열상 531
유도 분만 때 자궁경부 개대와 소실 333
유도 분만 때 자궁경부를 무르익게 함 333
자궁경부가 부드러워짐 318, 333
자궁경부의 예민함으로 인한 약간의 질 출혈 124~125, 232, 312~313
조기 자궁경부 개대 522
조직 검사 29~30
자궁경부 개대 318, 323, 327, 333, 340, 344 진통도 참조
유도 분만에서 자궁경부 개대 333~335
조기 자궁경부 개대 38~39
자궁경부 봉합술 41, 507

자궁경부 길이
자궁경부 길이를 위한 선별검사와 조기 진통 40, 522
프로게스테론과 자궁경부 길이 522
자궁경부 무력증 40~41
자궁경부 무력증과 조기분만 39
자궁경부 무력증과 후기 유산 506~507
자궁경부 소실 318, 323~324, 327~328, 333, 340, 344
진통도 참조
조기 자궁경부 소실 39
자궁경부 점액의 변화 8
자궁근종 4, 28
자궁내막염 534
자궁내막용종
임신 전 치료 4
자궁내번증 532~533
자궁내피임기구
임신 기간의 자궁내피임기구 27~28
임신 전 제거 5
자궁저
자궁저와 다태아 367
자궁저와 임신 단계 19
자동차
안전벨트 착용 225~226
에어백 226
여행 229~230
자동차 안전 자동차 참조
자발적 낙태 유산 참조
자세
다태아의 자세 379
모유 수유 404~405
분만 341~343
수면 222~223
아기의 자세 287~290
역아 288~290
임신 기간의 섹스 234~236
진통 341~343
출산 후 섹스 427~429
자연분만 289~296 분만도 참조
자연분만과 다태아 368
자연분만과 역아 290
제왕절개 분만 후 자연분만 295
자일리톨 101, 182
자전거 타기 205

임신 전 예비 아빠의 자전거 타기 11
작은 혹
　잇몸에 생긴 작은 혹 183
잠복기　준비기 참조
장기 기증 547
장의 팽창　배가 더부룩함 참조
저온살균 92, 100
　순간 저온살균 92
저체중 45
　임신 전 저체중 7
　저체중과 체중 증가 150~151　체중 증가도 참조
　저체중과 칼로리 섭취량 82
저체중아 272　출생 시 체중도 참조
　저체중아와 다태아 376
　저체중아와 자궁 내 성장 제한 315~316
저탄수화물 식단 94
　임신 전 저탄수화물 식단 7
전기담요 70
　임신 전 예비 아빠의 전기담요 사용 11
　임신 전 전기담요 사용 7
전기분해요법 130
전반적인 건강 472~473
전방후두위 287
전신 마취 275
전유　초유 참조
전자간증(임신중독증) 512~514
　전자간증과 다태아 376
　전자간증과 아스피린 478
　진단 249
전자레인지 67~68
전진통 323~324
전치 혈관 528
전치태반 221~222
전치태반과 태동 188~189
전해질 용액 469
절개
　제왕절개 분만으로 인한 절개 295, 396, 398
　회음절개술로 인한 절개 339
점
　검게 짙어지는 점 218
점액
　자궁경부의 점액과 배란 8~9
점액 마개 327

전진통의 증상으로서 점액질의 마개 소실 324
정맥
　거미정맥류 140
　유방 위의 푸른색 123
　정맥염 140
　정맥이 보임 139
　하지정맥류 141
　혈전증 527~528
정맥내 주사
　경막외 마취와 정맥내 주사 273~274, 516
　심각한 입덧과 정맥내 주사 510
　의례적인 정맥내 주사 336~337
　제왕절개 분만과 정맥내 주사 362
　조기 진통과 정맥내 주사 521
정맥염 140
정신병
　산후의 정신병 426
정원 손질과 톡소플라스마증 3, 68~69
정자
　정자와 임신 가능성 10
　진통 유도제로서 정자 321
정크푸드 95
　정크푸드를 대체할 건강식 79
젖꼭지 혹은 유두　유방, 모유 수유도 참조
　갈라지는 젖꼭지 혹은 유두 408
　모유 수유를 위한 준비 302
　쓰라림 408~410
　임신 초기 증상으로서 닿으면 따가움 13
　편평유두와 모유 수유 302
　함몰된 젖꼭지 혹은 유두 302
젖몸살　유방, 모유 수유도 참조
　출산 후 젖몸살 385, 393
젖을 물릴 때 401
젖의 분비　모유 수유 참조
제5병(전염성 홍반) 471
제대 동맥 도플러 혈류 검사 317
제대혈은행 297
제산제 157, 479
제왕절개 분만 290~296, 362~363
　반복적인 제왕절개 분만 294
　선택적 제왕절개 분만 293~294
　응급 제왕절개 분만 363
　제왕절개 분만 미리 계획하기 292~293

제왕절개 분만 후 모유 수유 412
제왕절개 분만 후 자연분만 295
제왕절개 분만 후 회복 396, 427
제왕절개 분만과 다태아 381
제왕절개 분만과 역아 자세 290
제왕절개 분만과 예비 아빠 450
제왕절개 분만을 위한 출산 교실 294
제왕절개 분만을 준비해야 하는 경우 290
제왕절개 후 자연분만할 때 진통 시도 295
    통제 250
제조업
    제조업 안전 대책 174~175
조개류
    날것 100, 228 생선도 참조
조금씩 자주 먹기 79~80, 116, 118, 137, 173
조기 진통 521~522 조기분만도 참조
    예측하기 40, 522
    조기 진통의 증상 264
조기 파열
    조기 양막 파열 만삭 전 조기 양막 파열 참조
조기분만 38~39, 40
    조기분만과 다태아 39, 375
조기유산 유산 참조
조깅 203
조리된 육류 101, 104
조절형 위밴드 삽입술 후 임신 44
족위 289
졸로프트 486
종아리 통증 다리 참조
좌골신경통 202, 261~262
좌욕 387, 531
주근깨
    점점 짙어지는 주근깨 218
주름살 치료 130
주스
    저온살균된 주스 101, 470
준비기 345, 348
쥬비덤 130
지나친 체온 상승 208, 411
지도부딘 31
지방
    식단에서 지방 88~89
    식품군 89

DHA 89 오메가-3 지방산도 참조
지사제 469, 479
지성 피부 여드름 참조
지압 74 보완대체요법도 참조
    두통의 경우 161
    입덧의 경우 120
    진통 중 지압 74, 276
지원받기
    만성질환을 위한 지원받기 499~500
직업 직장도 참조
    비행기 승무원이나 조종사 176
    사무직 173~174
    육체적으로 힘이 많이 드는 직업 175
    의료 서비스업 174
    정신적으로 스트레스가 많은 직업 175~176
    제조업 174
    직장에서 부당한 대우 177
    직장에서 안전하게 생활하려면 171
    직장에서도 편안하게 생활하려면 171
    직장에서의 권리 168
직업과 관련된 위험 176
    임신 전 직업과 관련된 위험 9
직장 168~178
    상사에게 말하기 168
    옮기기 177~178
    임신 기간의 직장 생활 171
    임신 전 직장에서 안전 대책 8
    직장에서 부당한 대우 177
    직장에서 스트레스 관리 126~129
    직장에서 안전 대책 173~176
    직장에서 임신부의 권리 168
    직장에서 편안하게 보내기 171
직장 내 압박감
    전진통 증상으로서 압박감 323
    진통 중 압박감 353
직장 출혈 247
진동 자극법 316
진통 325, 344~349 분만, 출산, 조기 진통도 참조
    가진통의 증상 282, 324~325
    두 번째 이후의 임신 34, 320
    분만실 22, 250
    섹스 도중 진통 유발 234, 320~321
    역아 자세일 때 진통 시도 289~290

완화 방법 272~273
요통성 332
유도 333~335
의사에게 알려야 할 상황 324~326, 330
이행기 353~355
전진통 증상 323~324
조기 진통 345~347
지연된 진통 350
진진통의 증상 325
진통 중 당황스러움 249~250
진통 중 먹고 마시기 335~336
진통 중 태아의 상태 314~315
진통 중에 불규칙한 자궁 수축 329~330
진통과 다태아 378~379
진통과 역아 288~290
진통과 예비 아빠 451 보호자도 참조
진통에 대비하는 방법 324
진통에 좋은 자세 341~343
진통을 유발하는 민간요법 320~321
진통의 단계와 양상 344
진통의 아픔에 대한 두려움 248~249
진통이 시작될 때를 예측하기 318
진통이 임박할 때 증상 318
진통이 진행되지 않는다면 350
진행기 348~353
진통 시도 289~290, 295
진통 유도 320, 333~335
민간요법에 의한 진통 유도 320~321
제왕절개 분만 후 자연분만을 할 때 295
진통 중 분만 공 342~343
진통 중 분만 의자 342
진통 중 주의를 돌리기 277~278
진통 중 한기가 듦 361
진통제
진통 중 통증 완화를 위한 진통제 273~276
질 생식기, 회음부도 참조
냄새가 나는 질 분비물 31, 468
분만 중 늘어남 344
분만 중에 따끔거리고 쓰린 느낌 355
열상 386~387, 531
임신 중 건조함 232
전진통에서 질 분비물의 변화 324, 328
질 분비물 186, 232

질 분비물과 섹스 232
질 분비물과 조기 진통 264
질의 감염 467~468
출산 후 건조함 428
출산 후 냄새가 나는 질 분비물 468
출산 후 지속적인 통증 389
출산 후 통증 386~387
피임약은 임신 전 중단 4~5
질 세정제, 질 세척제 186, 468
질 출혈
걱정하지 않아도 되는 질 출혈 125
내진 후 출혈 124~125, 312~313
성관계 후 질 출혈 124~125, 312~313
심각한 질 출혈 124
양수천자 후 질 출혈 57
유산 질, 질 분비물도 참조
융모막 융모 생검 후 질 출혈 54
융모막하 출혈 125, 509~510
임박한 진통의 증상으로서 질 출혈 324~325
임신 9~10개월의 질 출혈 312
임신 중기 혹은 후기의 질 출혈 248, 312
임신 초기의 질 출혈 124
자궁외임신 때 질 출혈 508
전치태반일 때 질 출혈 505
조기 진통일 때 질 출혈 264, 521
조기유산일 때 질 출혈 504
진통이 시작될 때 선홍색 질 출혈 328, 347
질 출혈에 대해 병원에 연락해야 할 때 124~125
착상혈 14, 110, 124
출산 후 과도한 질 출혈 390, 533
출산 후 질 출혈 385 오로도 참조
태반박리가 일어날 때 질 출혈 518
태반조기박리일 때 질 출혈 517~518
후기 유산일 때 질 출혈 505~506
질 확대경 검사 29~30
질산염과 아질산염
음식에 함유된 질산염과 아질산염 103
질염 467~468
세균성 468
집 안의 유해 물질로부터 안전 69~73
집중력이 떨어지는 현상 194, 244
쭈그려 앉기 운동 207
쭈그려 앉는 자세

진통과 분만 중에 쭈그려 앉는 자세 341~343
찜질방 68, 133

大

차
    녹차 410
    모유 수유 기간의 차 409
    산딸기 잎 102, 321
    캐모마일차 159
    허브차 102, 321
    홍차 102
착상혈 14, 110, 124
참치 생선 참조
창백한 피부와 빈혈 188
채소 86~87
    식품군 86~87
    유기농 채소 105
    채소의 색깔 97
    채소 세척 100, 105
채식주의자
    단백질 83
    식단 93~94
    채식주의자와 칼슘 필요량 83~84
책상다리로 앉아 스트레칭하기 206
척수 차단법 275
척추 경막외 병용 마취 274
    보행 가능한 경막외 마취 274
척추교정의학 74 보완대체요법도 참조
    좌골신경통을 완화하는 척추교정의학 75
척추측만증 497
천식 482~484
철분 88~89
    결핍(빈혈) 188~189
    모유 수유 기간에 필요한 섭취량 408~409
    보충제 88, 91, 188
    산전 비타민에서 철분 91, 114
    식품군 88
    철분과 변비 114, 157
    철분과 설사 114
청각
    태아의 청각 211, 238

청량음료 카페인, 정크푸드 참조
체온 발열, 과열도 참조
    상승 68
    임신 전 체온 상승 7
    체온과 임신 7, 15
    체온과 운동 198~199
체중
    예비 아빠의 체중 11
    임신 전 체중 7
체중 감소
    9~10개월에 체중 감소 313
    임신 전 체중 감소 7
    임신 초기에 체중 감소 163
    체중 감소와 모유 수유 303
    체중 감소와 입덧 116~117, 163
    체중 감소와 전진통 323
    출산 후 체중 감소 426~427
체중 증가 145, 149~152
    갑작스러운 체중 증가 125, 249
    두 번째 임신 이후의 체중 증가 35
    임신 초기 동안 지나친 체중 증가 163~164
    임신 초기에 변화 없음 163
    체중 증가와 다태아 임신 371
    체중 증가와 몸매 189~190
    체중 증가와 비만 43~45, 149~150
    체중 증가와 식이장애 45~47
    체중 증가와 조기만 38~39
    체중 증가와 칼로리 82~83
    체중 증가와 태아의 크기 286~287
    체중 증가와 흡연 63~64
체질량지수 150
초유 312
    초유가 새는 현상 232, 312
    출산 후 초유 393~394
초음파검사
    경질 초음파검사 51~52
    다태아를 확인하기 위한 초음파검사 366
    복부(경복부) 51~52
    임신 중기의 초음파검사 58, 221
    임신 초기의 초음파검사 51~52
    임신한 날짜를 확인하기 위한 초음파검사 19
    자궁경부의 길이를 측정하기 위한 초음파검사 39
    초음파검사에 나타난 소프트 마커 55

초음파검사와 아기의 성별 판단 221
초음파검사와 양수천자 55~56
초음파검사와 융모막 융모 생검 53~54
태아 전용 사진관에서 초음파 촬영 221
최면 75 보완대체요법도 참조
    스트레스를 완화하는 최면 128
    입덧을 완화하는 최면 120
    진통 중 277
최면 출산 75, 277
축농증 464
출산 345~363 분만, 진통도 참조
    준비 314
    진통 중 당황스러운 행동이 걱정됨 249~250
    진통을 통제하고 싶음 250
    출산 중 합병증 529~534
    출산과 다태아 378~382
    출산과 아기의 크기 286
    출산의 고통에 대한 두려움 248~249
    출산의 단계와 양상 345~363
출산 계획 268~270
출산 교실 251~255
    두 번째 이후 임신을 위한 출산 교실 254
    유아의 응급처치 251
    출산 교실 선택 252~253
    출산 교실 종류 253~255
    출산 교실과 제왕절개 분만 294
    출산 교실의 좋은 점 251~252
출산 예정일 계산 19
출산 의료 전문가
    출산 의료 전문가와 다태아 임신 368
출산 후 384~435
    가스가 나옴 419~420
    감염 534
    갑상선염 425
    건강검진 416
    모유 수유 모유 수유 참조
    모유 수유 시작하기 399~414
    모유가 부족할 때 393~394
    모자동실 395~396
    발열 392~393
    배변 391~392
    변실금 419~420
    섹스 427~429

소변을 보기 어려움 145~146
심한 회음부 통증 386~387
아기와 애착 형성 394
아기와 퇴원하기 398~399
요실금 418~419
요통 420~421
우울감 421~423
유방 감염 410~411
유선의 막힘 410
의사에게 알려야 할 때 388~389
젖몸살 393
제왕절개 분만 후 회복 396~398, 427
지나치게 땀을 흘림 392
체중 감소 426~427
초유 393~394
출혈 385, 533~534
타박상 혹은 멍 388
탈모 418, 425
피로 416~418
피임 429~430
합병증 502~524
회음부 청결 386~387
회음부 통증 386~387
훗배앓이 386
출산 후 식단 397
    모유 수유와 출산 후 식단 408~409
    변비와 출산 후 식단 391
    산후 우울감과 출산 후 식단 422
    제왕절개 분만 후 397
    피로와 출산 후 식단 417
출산전 증후군 316~317
출생 시 체중 309
    저체중아 272
    저체중아와 다태아 376
    출생 시 체중과 배의 모양 284~285
    출생 시 체중과 임신부의 체중 증가 286
출혈
    출산 후 출혈 385, 533~534
충치 182~183
    임신 전 충치 3
충혈완화제 479
치골 결합 기능 부전 522~523
치골 결합 이개 522~523

치과
    X-선 182
    임신 기간의 치아 관리 120, 182~183
    임신 기간의 치아 미용 131
    자일리톨과 충치 예방 101, 182
    치과 질환 182~183 잇몸 감염도 참조
    치과 질환과 조기분만 38
치근 피개술 131
치료 약물 한방 치료, 허브 보충제, 약물 복용 참조
치아 치과, 잇몸 참조
치아 미백 제품 131
치열 247
치은염 182~183
치주염 183
    치주염과 전자간증 513
    치주염과 조기 진통 38
치즈 83~84, 101, 470
치질 246~247
    출산 후 치질 391~392
    치질과 변비 156~158
침술 74 보완대체요법 참조
    두통의 경우 161
    생식력을 위한 침술 74
    손목터널증후군 174, 244~245
    스트레스의 경우 128
    요통의 경우 217
    입덧의 경우 120
    좌골신경통의 경우 262
    진통 중 침술 276

ㅋ

카페인 59~61
    모유 수유 중 카페인 섭취 409
    임신 전 카페인 섭취 7
칼로리 혹은 열량
    모유 수유 중 필요한 칼로리 섭취량 408
    운동을 통한 칼로리 소모 200
    임신 중 필요한 칼로리 섭취량 82
    칼로리 혹은 열량과 다태아 412
    칼로리의 질 78~80
칼슘
    모유 수유 중 필요한 칼슘 섭취량 408
    산전 비타민에서 칼슘 섭취 91
    임신 중 필요한 칼슘 섭취량 83
    채식주의자의 식단에서 칼슘 섭취 93
    칼슘 보충제 93
    칼슘과 우유의 기피 83, 92~93
    칼슘이 풍부한 식단 83~85
커피 카페인 참조
컴퓨터 173~174
    예비 아빠의 임신 전 노트북 사용 11
케겔 운동 196, 232, 266, 284, 344
    출산 후 케겔 운동 387, 391, 419~420, 427, 429~431, 523
켈 항원 42
코 알레르기, 일반 감기, 코골이도 참조
    다운증후군 검사를 위한 태아의 코뼈 52
    밴드 184~185, 464, 479
    스프레이 184, 465, 478
    코피와 코막힘 184
코 스프레이 184, 465, 478
코골이 184~185
코막힘 184~185 알레르기, 일반 감기도 참조
코카인 306
    임신 전 복용 8
코피 184
콘돔
    임신 전 콘돔 4~5
    콘돔 사용 후 임신 27~28
콜라 카페인, 정크푸드 참조
콜라겐 필러제 131
콜레스테롤 95
콩과 식물 83~84
쿠바드증후군 440
쿤닐링구스 233
쿼드 검사 54~55
큰아이 36~37
    동생이 생기는 변화에 대해 알려주기 36
    큰아이 안기 224
클라미디아 30~31
킥복싱 243

ㅌ

타는 듯한 느낌
    소변을 보는 동안 타는 듯한 느낌   요로감염 참조
    출산 후 회음부의 타는 듯한 느낌 386~387

타액 검사
    배란일 예측을 위한 타액 검사 9

타이레놀 465, 478   아세트아미노펜도 참조

탄력 스타킹 141, 229, 261

탄수화물 80, 87
    임신 전 저탄수화물 식단 7
    임신 중 저탄수화물 식단 94

탈수증
    출산 후 탈수증 418~419
    탈수증과 배탈 469
    탈수증과 브랙스턴 힉스 자궁 수축 282
    탈수증과 식중독 98
    탈수증과 심각한 구토 증상 510~511
    탈수증의 증상 469

태극권 208

태낭
    초음파로 발견 52

태닝 133
    스프레이나 로션 133
    일광욕 133

태동
    9~10개월에 태동의 변화 315~316
    9~10개월에 태동이 줄어듦 315~316
    격렬하거나 갑작스럽거나 정신없는 태동 315
    두 번째 임신 이후 태동 33
    성관계 중에 태동의 변화 264
    진통을 시작할 때 태동의 느낌이 없음 347
    첫 태동의 느낌 189
    초기에 태동의 느낌이 없음 189
    초기의 잦은 태동 220~221, 242~243
    태동과 다태아 369
    태동과 태반의 위치 189, 222
    태동과 태아의 건강 측정 316~317
    태동으로 인한 통증 243, 369
    태동의 양상 189, 220~221, 242~243, 315~316
    횟수 점검 262
    후기에 태동의 느낌이 없음 315

태동 횟수 점검 262

태반
    감입 태반 528
    박리 517~518
    유착증 528
    전치태반 221~222, 516~517
    전치태반과 태동 188~189
    질환과 다태아 376
    천공 태반 528
    태반의 위치 221~222
    태반이 만들어짐 109
    태반이 자궁 아래에 남아 있을 때 221~222
    태반이 자궁 앞에서 자람 222
    후산기 360~362

태반조기박리 517~518

태변
    양수를 오염시킴 329

태아 아기, 태아 발달도 참조
    5~6개월의 임신부 모습 225
    8~9개월의 임신부 모습 285
    골반에 자리를 잡음 313~315, 323
    과숙아 309, 319~320
    딸꾹질 220, 238, 263
    미각 238
    오르가슴 때 반응 264
    임신 후기에 태아의 건강 진단 316~317
    자궁 안에서 태아의 울음 312
    저체중아 272
    출산 예정일 지연 318~320
    태교 223~224
    태아를 잃음, 유산 502~507
    태아에 대한 양면적인 감정 146
    태아의 머리가 질 밖으로 나옴 315, 355~359
    태아의 산전 치료 56
    태아의 성별   성별 참조
    태아의 성장 제한 515~516
    태아의 심장박동 소리가 들림 109, 153
    태아의 자세와 방향 287~290
    태아의 청각 175, 211, 223
    태아의 크기와 임신부의 배 모양 284~286
    태아의 크기와 임신부의 체중 증가 286~287
    태아의 크기와 제왕절개 분만 291
    태아의 하강 313~315, 323

태아 감시기

내부 338
외부 337
원격 338
진통 중 태아 감시 장치 337~338
태아 곤란증 529
태아 목덜미 검사 52
태아 발달
1개월 108~109
2개월 134~135
3~4개월 153~154
4~5개월 179~180
5~6개월 210~211
6~7개월 237~238
7~8개월 256~257
8~9개월 279~280
9~10개월 308~310
태아 심장 초음파검사 혹은 초음파 심전도 검사 52, 317
태아 알코올 증후군 62
태아 알코올 효과 62
태아 청각 자극법 316
태아 파이브로넥틴 522
선별검사 40
태아의 건강을 확인하기 위한 검사들
임신 9~10개월에 태아의 건강을 확인하기 위한 검사들 316~317
태아의 두피 자극법 317
태아의 심장박동 심장박동 참조
태아의 치료
자궁 내에 있는 태아의 치료 56
태아의 폐 성숙도 폐, 태아도 참조
평가를 위한 양수천자 검사 55~57
태아의 하강감
진통 전 태아의 하강감 314~315, 323
태아의 딸꾹질 태아, 딸꾹질 참조
태지 210, 309, 319, 358~359
탯줄
결찰과 얽힘 523
단일제대동맥 524
제대탈출 519~520, 529~530
탯줄 결찰 523
터부탈린
조기 진통 시 터부탈린 521~522
텀스 469

테스토스테론
예비 아빠의 테스토스테론 11~12, 449, 457
태아의 테스토스테론 분비 153
톡소플라스마증 176, 470~472
역가 검사 3
톡소플라스마증과 고양이 3, 470~472
통곡물 84, 87~88
통밀
흰 통밀 87
통증 보완대체요법, 진통 참조
통증의 원인 214~215
튀어나온 배꼽 242
트리코모나스증 31
트리플 검사 54, 57 쿼드 검사도 참조
튼살 162~163
튼살 부위의 두드러기 261
티록신 157, 498
티백
쓰라린 젖꼭지 위에 녹차 티백 얹기 410

ㅍ

파고드는 반사작용
신생아의 파고드는 반사작용 405
파마
머리카락의 파마 130
파상풍 디프테리아 백신 43
임신 전 파상풍 디프테리아 백신 4
파상풍 백신 43
임신 전 파상풍 백신 4
파이브로넥틴 40, 522
파이토케미컬 81, 86~87
팔의 근육 만들기 204
패혈성 인두염 466
팩실 486
페니실린 479
페닐케톤뇨증
엄마의 페닐케톤뇨증 495~496
임신 전 페닐케톤뇨증 4
페닐케톤뇨증이 있는 아기와 모유 수유 306
페디큐어 133
페서리

이용 중 피임 실패 27
출산 후 페서리 삽입 416
펠라티오 233
펩토-비스몰 479
편두통 162
폐
    태아의 폐 56~57, 238, 309, 489
폐렴구균 백신 43
폐색전 527
포도당 부하 검사 271
포상기태 524~525
폭력
    가정 폭력 72
폭식증 45~46
표면활성물질 238
풀을 먹여 키운 동물의 육류 104
풍진 472~474
    예방주사 474
프레드니손 495
프로게스테론
    임신 초기에 프로게스테론 160
    조기분만을 예방하기 위한 프로게스테론 40, 522
    프로게스테론과 임신 증후군 136, 156, 214, 283
    프로게스테론과 재발성 유산 507
    프로게스테론과 황체낭종 160
프로바이오틱스 혹은 생균제 467, 469, 493
    프로바이오틱스 혹은 생균제와 과민성대장증후군 493
    프로바이오틱스 혹은 생균제와 변비 157
프로스타글란딘
    자궁경부를 무르익게 하기 위한 프로스타글란딘 325, 333
    정액 속의 프로스타글란딘 299
    진통 유도제로서 프로스타글란딘 295
프로작 486
프로토픽 144
플루미스트 187, 465
피로 114~116
    갑상선 질환과 피로 157, 425
    다태아 임신의 경우 368
    두통과 피로 159
    섹스와 피로 231
    운동을 할 때 피로 200~201, 214
    임신 증상으로서 피로 14
    임신 후기 259

입덧과 피로 117
진통 중 피로 348
피마자유
    변비의 경우 157
    진통을 유도하기 위해 320~321
피부
    가려움 142~144, 218~219, 261
    건조 142~144
    반점 218~219
    발진 219, 261, 472
    변화 218~219 흰색 임신선도 참조
    뽀루지 뽀루지 참조
    살이 트고 두드러기가 남 261
    색소침착 219 여드름 참조
    습진 143~144
    신생아의 피부 359
    연성 섬유종 219
피어싱
    배 143
피임
    모유 수유 중 피임 303, 429~430
    산후 회복 기간의 임신 429~430
    살정제 이용 중 임신 27
    임신 전 피임 중지 4~5
    자궁내피임기구 이용 중 임신 27~28
    콘돔 사용 중 임신 27
    피임 실패 27~28
    피임 효과로서 모유 수유 303, 429~430
피토신 옥시토신 참조
필라테스 208
필러제
    화장품 131

ㅎ

하루 여섯 끼 식사 80, 137, 296
하마메리스 패드
    치질을 위해 246~247
    회음부 통증 완화를 위한 출산 후 하마메리스 패드 사용 387
하반신 마비 496~497
하이드로코르티손 143, 480
하지불안증후군 262~263

하지정맥류 140~141
한 부모 49
한방 치료, 허브 보충제 76, 480
    자궁경부를 무르익게 하기 위해 321
합병증
    과거 임신에서 합병증 경험 35
    임신 합병증 502~503
    출산 529~534
    출산 후 합병증 529~534
    합병증과 조기분만 39
    흔치 않은 합병증 524~529
핫도그 103
항문 섹스 233
항생제
    경구 항생제 479
    국소 항생제 131, 480
    모유 수유 중 항생제 복용 410~411
    신생아의 눈 연고 30, 359
항우울제 479, 485~486
항인지질 항체 증후군 478
항히스타민제 143, 185, 479
    항히스타민제와 입덧 120, 480
해부학적 구조 검사 58, 489
해산물 생선 참조
허리 돌리기 운동 207
허리둘레가 늘어남 복부, 배, 체중 증가 참조
허벅지 통증 다리 참조
허브 성분의 바디 랩 133
허브차 102 보완대체요법도 참조
    모유 수유 기간 동안 허브차 409
    임신 전 허브 치료제와 보충제 5
    진통을 유도하기 위한 허브차 321
    허브 치료제와 보충제 76, 480
헤나 161
헤로인 불법 약물 참조
헤르페스
    성기 32
    임신 전 검사 3
헤파린 478, 527
헤파린 락 336
현기증 213~214
    진통 중 현기증 353
혈관종

신생아의 혈관종 359
혈당 당뇨병, 임신성 당뇨병도 참조
    혈당 수준 유지 80
    혈당검사 112, 270
    혈당과 감정 기복 146
    혈당과 두통 160
    혈당과 산후 우울감 421
    혈당과 입덧 118
    혈당과 피로 259
혈압 전자간증도 참조
    경막외 마취제와 혈압 273~274
    만성 고혈압 492~493
    혈압 상승 186
    혈압 상승과 부종 261
혈액 응고
    혈액 응고와 다리에 심하게 쥐가 나는 현상 245
    혈액 응고와 심부정맥혈전증 527~528
    혈액 응고와 하지정맥류 140
혈액검사 112
    융모성성선자극호르몬 산전 검사도 참조
    임신 전 건강검진 2
    임신 확인을 위한 혈액검사 16
혈액순환
    혈액순환과 수면 자세 222~223
    혈액순환과 피부 반점 218~219
혈우병 검사 56~57
형광동소보합법과 양수천자 57
호르몬 15~18, 117, 121~123, 157
호흡 항진증
    진통 중 호흡항진증 353
호흡곤란 183~184, 283
    호흡곤란과 가슴 통증 183~184, 283
    호흡곤란과 빈혈 188, 283
    호흡곤란과 운동 201
호흡운동 207, 431~433
호흡이 어려움 283
화농성 육종 183
화장 132, 142
화장품 132
화학물질
    식품에 포함된 화학물질 102~105
    임신 전 예비 아빠의 화학물질 노출 11
    임신 전 화학물질에 노출 8~9

직장에서 화학물질에 노출 176
  집 안에서 화학물질에 노출 69~73
화학적 임신 17~18, 503
황산마그네슘
  조기 진통을 위한 황산마그네슘 521
  황산마그네슘과 전자간증 513
황체낭종 160
황체형성호르몬 수치 급증 9
회 98
  모유 수유 기간에 회 섭취 409
회음부 질도 참조
  마사지 319, 339
  분만 중에 회음부 늘어남 344
  출산 후 쓰라림 386~387
  출산 후 위생 387
  출산 후 회음부의 부종 386~387
  출산 후 회음부의 지속적인 통증 389
  회음부를 위한 운동 케겔 운동 참조
  회음부에 더운 찜질, 분만 중에 회음부 339, 531
회음부 열상 386
  심각한 회음부 열상 531
  예방 196, 266, 319, 339
  회음부 열상으로 인한 통증, 출산 후 회음부 열상 386~387
  회음부 열상의 회복 361
회음절개술 339
  회복 361
  회음절개술 예방 196, 266
  회음절개술로 인한 출산 후 통증 386~387
횡위 290
  쌍둥이의 횡위 379
후각
  예민해진 후각 14, 117, 119
후기 유산 505~506
  후기 유산과 자궁경부 무력증 39~41
후방위
  아기의 자세 281, 287
후방후두위 287 요통도 참조
후비루증후군 184

후산기 360~362
훈제 요리 103
훗배앓이 386
휴가 226~230
휴대전화 67
흔들기
  진통 중에 흔들기 341
흡연 63~65
  간접흡연 65~66, 73
  금연 64~65
  예비 아빠의 임신 전 흡연 11
  임신 전 흡연 7~8
  흡연과 조기분만 38
흡입 분만 340
희거나 분홍빛 물질 분비
  신생아의 유방에서 희거나 분홍빛 물질 분비 359
흰색 임신선 218

A~Z

BMI(체질량지수) 150
CMV(거대세포바이러스) 471~472
CVS(융모막 융모 생검) 53~54
DHA 89
ECV(역아외회전술) 288
HCG(융모성성선자극호르몬) 15~17
HPV(인유두종바이러스) 30~31
IVF(시험관 수정) 32~33
LH(황체형성호르몬) 9
PKU(페닐케톤뇨증) 4, 495~496
PPROM(만삭 전 조기 양막 파열) 520~521
Rh 부적합 41~43
RhoGAM(로감) 42, 57
TENS(경피 신경자극 치료) 278
VBAC(제왕절개 분만 후 자연분만) 292, 295
X-선 182

지은이
하이디 머코프 Heidi Murkoff

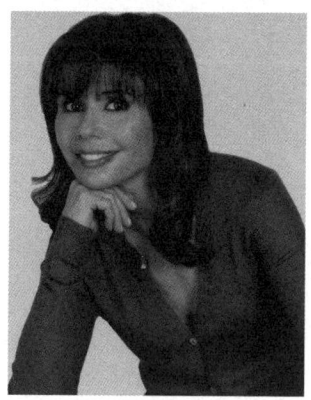

What to Expect 재단 설립자
2011년 타임지 선정 '세계에서 가장 영향력 있는 100인'

하이디 머코프는 미국을 비롯 전 세계에서 가장 많이 팔린 '임신 출산, 육아 소아과' 시리즈인 〈The Bible〉 시리즈의 저자이자 2011년에 타임지가 선정한 '세계에서 가장 영향력 있는 100인' 중 한 명이다. 《The Bible ① 임신 출산 수업》은 미국에서 2,000만 부가 판매된 스테디셀러로, 미국 임신부의 93%가 선택하는 명실공히 '임신 바이블'로 자리매김해왔다. 전 세계 30개 언어로 번역되었고 《해리포터와 마법사의 돌》과 함께 「USA투데이」가 선정한 '가장 영향력 있는 책 25권'으로 꼽혔다. 이 시리즈는 《The Bible ① 임신 출산 수업》을 시작으로 《The Bible ② 육아 소아과 수업(0~12개월)》 《The Bible ③ 육아 소아과 수업(12~36개월)》이 출간되었으며, 그 외에도 임신과 육아에 관한 다양한 주제의 시리즈가 기획되고 있다. 〈The Bible〉 시리즈는 지금까지 총 3,500만 부 이상 판매되었다. 저자는 이 시리즈를 출간하면서 임신과 육아에 대해 많은 관심을 갖게 되었고, 모든 여성들이 건강하고 안전하고 행복하게 아이를 낳고 기를 수 있는 환경을 만들기 위해 비영리단체 'WTE(What to Expect)재단'을 설립했고, 세계 각국에서 도움을 필요로 하는 예비 엄마들을 위한 글로벌 사업을 준비하고 있다. 현재 캘리포니아, 로스앤젤리스에서 가족과 함께 살고 있으며 'www.WhatToExpect.com'을 통해 더 많은 정보를 얻을 수 있다.

부부 공동감수
김병인 · 이유미

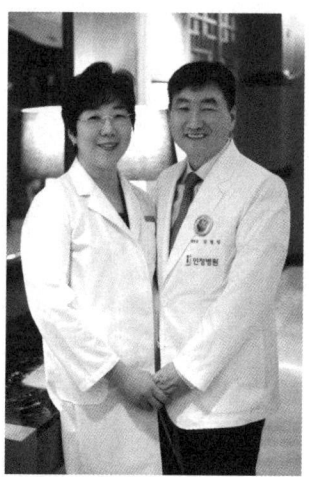

부부 모두 산부인과 전문의인 김병인 · 이유미 원장은 지금까지 부부 합쳐서 1만 건 이상(김병인 원장 7천~8천 건, 이유미 원장 5천 건 이상)의 분만을 받으며 다양하고 깊은 경험을 쌓아왔다. 산모와 아기의 행복하고 자연스러운 분만을 위하여 지금도 부부가 매일 대화를 나누며 노력하고 있다. 현재 김병인 원장은 서울 서대문구, 은평구에서 가장 규모가 큰 산부인과 병원인 인정병원을 운영 중이고, 이유미 원장은 청담마리산부인과의원에서 진료하고 있다. 인정병원과 청담마리산부인과의원은 두 곳 모두 '제왕절개율 낮은 병원'으로 건강보험 심사평가원의 인정을 10년 연속으로 받았다.

김병인(의학박사)
서울시 은평구 인정병원 원장

이유미(의학박사)
서울시 강남구 청담마리산부인과 원장

옮긴이 서민아

역자 서민아는 대학에서 영문학과 경영학을 전공하고, 대학원에서 비교문학을 공부했다.
옮긴 책으로 《비트겐슈타인 가문》《고릴라 이스마엘》《치와와 오두막에서》
《나는 재즈팡, 히피, 마약중독자 그리고 경계성 인격장애 환자였다》
《너에게 닿는 거리, 17년》《상호의존성이란 무엇인가》《그 여자가 우리 엄마야》
《도리언 그레이의 초상》《프로즌 파이어 1, 2》《히든 페이스》《프랑켄슈타인》
《오만과 편견》《이성과 감성》《책 사냥꾼》《달콤한 잠의 유혹》 등이 있다.

The Bible ① 임신 출산 수업

초판 1쇄 발행 2014년 12월 26일
초판 2쇄 발행 2015년 4월 10일

지은이: 하이디 머코프, 샤론 마젤
옮긴이: 서민아
감수자: 김병인, 이유미
펴낸이: 김선식

경영총괄: 김은영
마케팅총괄: 최창규
북프로듀싱: 장재용
책임편집: 장재용, 조영혜 찾아보기: 심순영, 이승은
디자인: 박연주(표지 및 본문 포맷), 박수경(본문 레이아웃)
일러스트: 최경식(본문), 최인애(표지)
마케팅본부: 이주화, 이상혁, 최혜령, 박현미, 반여진, 이소연
경영관리팀: 송현주, 권송이, 윤이경, 김민아, 임해랑, 하지은

펴낸곳: 다산북스 출판등록: 2005년 12월 23일 제313-2005-00277호
주소: 경기도 파주시 회동길 37-14 3, 4층
전화: 070-5055-4390(기획편집) 02-6217-1726(마케팅) 02-704-1724(경영지원)
팩스: 070-8299-1212 이메일: o2o@io2o.co.kr
홈페이지: www.dasanbooks.com 블로그: blog.naver.com/dasan_books
종이: 한솔P&S 인쇄·제본: (주)현문 후가공: 이지앤비

ISBN 979-11-306-0458-9 (14510)
     979-11-306-0457-2 (세트)

- 책값은 뒤표지에 있습니다.
- 파본은 구입하신 서점에서 교환해드립니다.
- 이 책은 저작권법에 의하여 보호를 받는 저작물이므로 무단 전재와 복제를 금합니다.

> 다산북스(DASANBOOKS)는 독자 여러분의 책에 관한 아이디어와 원고 투고를 기쁜 마음으로 기다리고 있습니다. 책 출간을 원하는 아이디어가 있으신 분은 이메일 dasanbooks@dasanbooks.com 또는 다산북스 홈페이지 '투고원고'란으로 간단한 개요와 취지, 연락처 등을 보내주세요. 머뭇거리지 말고 문을 두드리세요.